中文翻译版

贝塞斯达临床肿瘤学手册

The Bethesda Handbook of Clinical Oncology

原书第 6 版

主　编　〔美〕詹姆·亚伯拉罕
（Jame Abraham）
〔美〕詹姆斯·L. 格利
（James L. Gulley）
主　译　刘连科　顾艳宏

科学出版社
北　京

图字：01–2023–1522 号

内 容 简 介

本书由美国国家癌症研究所及综合权威机构的医生编写，内容几乎涵盖了所有恶性肿瘤。第 6 版在上一版的基础上做了全面更新，尤其强化了基因组学、免疫肿瘤学及靶向治疗的内容。本书侧重于介绍临床实践内容，重点为读者介绍每种肿瘤的诊断和治疗方案，以及最新临床试验结果。

本书内容以表格、流程图等多种简明、直观的形式呈现，便于查阅。可作为临床肿瘤科医生、研究生、护士及综合医疗保健人员的参考书。

图书在版编目（CIP）数据

贝塞斯达临床肿瘤学手册 ：原书第 6 版 /（美）詹姆·亚伯拉罕(Jame Abraham)，(美）詹姆斯·L. 格利(James L. Gulley）主编 ；刘连科，顾艳宏主译. -- 北京 ：科学出版社，2025. 7. -- ISBN 978-7-03-079982-1

Ⅰ. R73-62

中国国家版本馆 CIP 数据核字第 2024U0Z682 号

责任编辑：张艺璇　沈红芬　魏静姝　许红霞 / 责任校对：张小霞

责任印制：肖　兴/ 封面设计：龙　岩

Jame Abraham，James L. Gulley：The Bethesda Handbook of Clinical Oncology，6th Edition

ISBN：978-1-9751-8459-9

本书虽提供了准确的药品适应症、不良反应及用药剂量说明，但这些信息可能会变更。建议读者务必查阅所涉药品生产商提供的包装说明书。本书作者、编辑、出版方及经销商对信息错漏、应用本作品信息产生的后果不承担任何责任，亦不对本书内容作任何明示或默示担保。因本书导致的任何人身或财产损害，作者、编辑、出版方及经销商概不负责。

科学出版社 出版

北京东黄城根北街 16 号

邮政编码：100717

http://www.sciencep.com

北京九天鸿程印刷有限责任公司印刷

科学出版社发行　各地新华书店经销

*

2025 年 7 月第　一　版　开本：720×1000　1/16

2025 年 7 月第一次印刷　印张：65　1/2

字数：1 300 000

定价：288.00 元

（如有印装质量问题，我社负责调换）

《贝塞斯达临床肿瘤学手册》

原书第6版

翻 译 人 员

主　译　刘连科　顾艳宏

副主译　雷开键　王育生　印明柱　吴　昊　孙　婧

译　者　（按姓氏汉语拼音排序）

曹彦硕　北京大学肿瘤医院
崔诗允　南京医科大学第一附属医院（江苏省人民医院）
党　琦　山东第一医科大学附属肿瘤医院（山东省肿瘤医院）
杜　斌　江苏省中医院（南京中医药大学附属医院）
高　飞　福建医科大学附属协和医院
葛莉莉　南京市妇幼保健院
顾艳宏　南京医科大学第一附属医院（江苏省人民医院）
管晓翔　南京医科大学第一附属医院（江苏省人民医院）
韩　亮　徐州市中心医院
何敬东　南京医科大学附属淮安第一医院（淮安市第一人民医院）
黄　香　南京医科大学第一附属医院（江苏省人民医院）
姬颖华　新乡医学院第一附属医院
贾雪梅　南京市妇幼保健院
江　浩　蚌埠医科大学第一附属医院
雷开键　宜宾市第二人民医院
李　萍　南京医科大学第一附属医院（江苏省人民医院）
李　薇（安医）　安徽医科大学第二附属医院
李　薇（南医）　南京医科大学第一附属医院（江苏省人民医院）
李　响　大连大学附属中山医院
李永生　福建医科大学附属协和医院
刘连科　南京医科大学第一附属医院（江苏省人民医院）
刘怡茜　南京医科大学第一附属医院（江苏省人民医院）
鲁希夷　南京医科大学第一附属医院（江苏省人民医院）

缪扣荣　南京医科大学第一附属医院（江苏省人民医院）
潘　涛　东南大学附属中大医院
钱小军　中国科学技术大学附属第一医院（安徽省立医院）
邱天竹　南京医科大学第一附属医院（江苏省人民医院）
仇金荣　上海东方肝胆外科医院
任铁军　郑州大学附属洛阳中心医院（洛阳市中心医院）
山长平　济宁医学院附属医院
沈　华　南京医科大学第一附属医院（江苏省人民医院）
孙　婧　南京医科大学第一附属医院（江苏省人民医院）
孙美丽　山东第一医科大学附属中心医院（济南市中心医院）
孙岩鑫　山东第一医科大学附属肿瘤医院（山东省肿瘤医院）
汪婷婷　蚌埠医科大学第一附属医院
汪子书　蚌埠医科大学第一附属医院
王　蓉　南京医科大学第一附属医院（江苏省人民医院）
王　婷　南京医科大学第一附属医院（江苏省人民医院）
王丽君　江苏省肿瘤医院
王同杉　南京医科大学第一附属医院（江苏省人民医院）
王育生　山西医科大学第一医院
王朝霞　南京医科大学第二附属医院
吴　昊　南京医科大学第一附属医院（江苏省人民医院）
向旭东　云南省肿瘤医院
徐信兰　南京医科大学附属泰州人民医院（泰州市人民医院）
许佳丽　南京医科大学第一附属医院（江苏省人民医院）
许勇刚　复旦大学附属华山医院
许贞书　福建医科大学附属协和医院
尹光丽　南京医科大学第一附属医院（江苏省人民医院）
印明柱　重庆大学附属三峡医院
张　嘉　南京医科大学第一附属医院（江苏省人民医院）
张　齐　东南大学附属中大医院
张明辉　重庆大学附属三峡医院
郑　璐　河南省肿瘤医院
周慧俊　湖南省肿瘤医院
朱　晗　南京医科大学第一附属医院（江苏省人民医院）
朱传东　南京市第二医院（南京中医药大学附属南京医院）
朱华渊　南京医科大学第一附属医院（江苏省人民医院）

CONTRIBUTORS

Jame Abraham, MD, FACP Chairman, Department of Hematology and Medical Oncology, Professor of Medicine, Lerner College of Medicine, Taussig Cancer Institute, Cleveland Clinic, Cleveland, Ohio

Anjali Advani, MD Director, Inpatient Leukemia Unit, Staff Physician, Department of Hematology/Oncology, Professor of Medicine, Lerner College of Medicine, Taussig Cancer Institute, Cleveland Clinic, Cleveland, Ohio

Sanjiv S. Agarwala, MD Professor and CMO Cancer Expert Now, Temple University and Cancer Expert Now, Philadelphia, Pennsylvania

Leonard C. Alsfeld, MD Attending Physician, Department of Cancer Services, Division of Hematology and Stem Cell Transplantation, Ochsner Health, New Orleans, Louisiana

Christina M. Annunziata, MD, PhD Senior Investigator, Women's Malignancies Branch, National Cancer Institute, Bethesda, Maryland

Andrea B. Apolo, MD Investigator and Lasker Scholar, Head, Bladder Cancer Section, Genitourinary Malignancies Branch, Center for Cancer Research, National Cancer Institute, National Institutes of Health, Bethesda, Maryland

Philip M. Arlen, MD Attending Physician, Medical Oncology Service, National Cancer Institute, Bethesda, Maryland

Mohammad O. Atiq, MD Clinical Fellow, Medical Oncology Service, Center for Cancer Research, National Cancer Institute, National Institutes of Health, Bethesda, Maryland

Ehsan H. Balagamwala, MD Assistant Professor, Lerner College of Medicine, Department of Radiation Oncology, Taussig Cancer Institute, Cleveland Clinic, Cleveland, Ohio

Shimoli V. Barot, MD Fellow, Hematology and Medical Oncology, Taussig Cancer Institute, Cleveland Clinic, Cleveland, Ohio

Marijo Bilusic, MD, PhD Associate Research Physician, Genitourinary Malignancy Branch, Center for Cancer Research, National Cancer Institute, Bethesda, Maryland

James R. Broughman, MD Resident Physician, Department of Radiation Oncology, Taussig Cancer Institute, Cleveland Clinic, Cleveland, Ohio

Brian Burkey, MD, MEd Professor and Chair, Otolaryngology-Head and Neck Surgery, Cleveland Clinic Indian River Hospital, Cleveland Clinic Foundation, Vero Beach, Florida

George Carter, MMS, PA-C Senior Physician Assistant, Medical Oncology Service, Center for Cancer Research, National Cancer Institute, National Institute of Health, Bethesda, Maryland

Kaleena Chilcote, MD Director, Psycho-Oncology, Department of Palliative and Supportive Care Medicine, Taussig Cancer Institute, Cleveland Clinic, Cleveland, Ohio

Lisa M. Cordes, PharmD, BCACP, BCOP Oncology Clinical Pharmacy Specialist and Educator, Office of Clinical Research and National Cancer Institute, National Institutes of Health, Bethesda, Maryland

Amanda C. Cousins, MD, FACOG Gynecologic Oncology Fellow, Walter Reed National Military Medical Center, Bethesda, Maryland

William L. Dahut, MD Scientific Director for Clinical Research, Center for Cancer Research, National Cancer Institute, National Institutes of Health, Bethesda, Maryland

Michael A. Daneshvar, MD, MS Urologic Oncology Fellow, Urologic Oncology Branch, Center for Cancer Research, National Cancer Institute, National Institutes of Health, Bethesda, Maryland

Robert Dean, MD Staff Physician, Assistant Professor of Medicine, Lerner College of Medicine, Department of Hematology and Medical Oncology, Taussig Cancer Institute, Cleveland Clinic, Cleveland, Ohio

Jaydira Del Rivero, MD Medical Oncologist, Developmental Therapeutics Branch, Center for Cancer Research, National Cancer Institute, National Institutes of Health, Bethesda, Maryland

Bassam Estfan, MD GI Oncology Staff, Assistant Professor of Medicine, Lerner College of Medicine, Department of Hematology and Oncology, Taussig Cancer Institute, Cleveland Clinic, Cleveland, Ohio

Daniel Fischer, DO, EMT-P Physician, Division of Geriatrics and Palliative Medicine, Department of Medicine, George Washington University, Washington, District of Columbia

Juan C. Gea-Banacloche, MD Staff Clinician, Division of Clinical Research, NIAID, Transplant Infectious Diseases Consult Service, NIH Clinical Center, Bethesda, Maryland

Jessica Geiger, MD Director, Head and Neck Medical Oncology Program, Assistant Professor of Medicine, Lerner College of Medicine, Department of Hematology and Medical Oncology, Taussig Cancer Institute, Cleveland Clinic, Cleveland, Ohio

Thomas J. George, MD, FACP Professor and Associate Director for Clinical Research, Department of Medicine, University of Florida, Gainesville, Florida

Aaron T. Gerds, MD, MS Associate Professor of Medicine and Deputy Director for Clinical Research, Medical Director, Case Comprehensive Cancer Center Clinical Research Office, Cleveland Clinic, Taussig Cancer Institute, Cleveland, Ohio

Mark R. Gilbert, MD Senior Investigator and Chief, Neuro-Oncology Branch, Center for Cancer Research, National Cancer Institute, National Institute of Neurologic Disorders and Stroke, Bethesda, Maryland

Ann W. Gramza, MD Associate Professor of Medicine, Director of Head and Neck Cancer for Medical Oncology, Division of Hematology and Oncology, MedStar Georgetown University Lombardi Comprehensive Cancer Center, Washington, District of Columbia

F. Anthony Greco, MD Director, Sarah Cannon Cancer Center, Centennial Medical Center/Tennessee Oncology, Nashville, Tennessee

James L. Gulley, MD, PhD, FACP Director, Medical Oncology Service, Center for Cancer Research, National Cancer Institute, National Institutes of Health, Bethesda, Maryland; Formerly of Emory University School of Medicine, and Loma Linda University School of Medicine

Sandeep Gurram, MD Urologic Oncologist, Urologic Oncology Branch, Center for Cancer Research, National Cancer Institute, National Institutes of Health, Bethesda, Maryland

Hannah W. Hazard-Jenkins, MD, FACS Director, WVU Cancer Institute, Jean & Laurence DeLynn Chair of Oncology, Associate Professor of Surgery, West Virginia University School of Medicine, Morgantown, West Virginia

Brandie Heald Leach, MS, CGC Clinical Program Manager, Invitae, San Francisco, California

Upendra P. Hegde, MBBS, MD Professor of Medicine, Division of Hematology/Oncology, Neag Comprehensive Cancer Center, University of Connecticut, School of Medicine, Farmington, Connecticut

Sarah Henke, RD, LD, CNSC Clinical Research Dietitian, National Institutes of Health Clinical Center, Bethesda, Maryland

Thomas E. Hughes, PharmD, BCOP Clinical Pharmacy Specialist, Hematology/Oncology, Pharmacy Department, National Institutes of Health Clinical Center, Bethesda, Maryland

Nikhil Joshi, MD Assistant Professor, Department of Radiation Oncology, Rush University Medical Center, Chicago, Illinois

Suneel D. Kamath, MD Assistant Professor of Medicine, Cleveland Clinic Lerner College of Medicine, Associate Staff, Cleveland Clinic Taussig Cancer Institute, Cleveland, Ohio

Abraham S. Kanate, MD Attending Physician, Transplantation and Cellular Therapy, HonorHealth Cancer Transplant Institute, Scottsdale, Arizona

Fatima Karzai, MD Associate Research Physician, Genitourinary Malignancies Branch, Center for Cancer Research, National Cancer Institute, National Institutes of Health, Bethesda, Maryland

R. Garrett Key, MD Assistant Professor, Department of Psychiatry and Behavioral Sciences, University of Texas at Austin Dell Medical School, Austin, Texas

Alok A. Khorana, MD Director of GI Oncology Program, Sondra and Stephen Hardis Chair in Oncology Research, Professor of Medicine, Lerner College of Medicine, Taussig Cancer Institute, Cleveland Clinic, Cleveland, Ohio

Elise C. Kohn, MD Senior Investigator and Head of Gynecologic Cancer Therapeutics, Cancer Therapy Evaluation Program, National Cancer Institute, National Institutes of Health, Bethesda, Maryland

Edina Komlodi-Pasztor, MD, PhD Clinical and Research Fellow, Neuro-Oncology Branch, Center for Cancer Research, National Institutes of Health, Bethesda, Maryland

Megan Kruse, MD Associate Staff Physician, Assistant Professor of Medicine, Lerner College of Medicine, Department of Hematology and Medical Oncology, Taussig Cancer Institute, Cleveland Clinic, Cleveland, Ohio

Shaji K. Kumar, MD Mark and Judy Mullins Professor of Hematological Malignancies, Division of Hematology, Department of Medicine, Mayo Clinic, Rochester, Minnesota

Charles A. Kunos, MD, PhD Professor, Radiation Medicine, University of Kentucky, Lexington, Kentucky

Siddharth Kunte, MD Associate Staff, Hematology and Medical Oncology, Taussig Cancer Institute, Cleveland Clinic, Cleveland, Ohio

Bahar Laderian, MD Assistant Professor of Medicine, Cleveland Clinic Lerner College of Medicine of Case Western Reserve University, Taussig Cancer Center, Hematology and Medical Oncology, Cleveland Clinic Foundation, Cleveland, Ohio

Arjun Lakshman, MD, MRCP Hematology-Oncology Fellow, Division of Hematology, Department of Medicine and Department of Medical Oncology, Mayo Clinic, Rochester, Minnesota

Jung-min Lee, MD Investigator, Women's Malignancies Branch, Center for Cancer Research, National Cancer Institute, Bethesda, Maryland

Gregory D. Leonard, MB Consultant Medical Oncologist, Galway University Hospital, Galway, Ireland

Abraham Levitin, MD Section Head, Interventional Radiology, Department of Diagnostic Radiology, Cleveland Clinic, Cleveland, Ohio

Sarah E. Lochrin, MB, BCh, BAO, MRCPI Specialist Registrar in Medical Oncology, Galway University Hospital, Galway, Ireland

Ravi A. Madan, MD Senior Clinician, Genitourinary Malignancies Branch, Center for Cancer Research, National Cancer Institute, Bethesda, Maryland

Tara L. Magge, MD, MS Physician, Department of Internal Medicine, University of Cincinnati, Cincinnati, Ohio

Navneet Majhail, MD, MS, FASTCT Deputy Physician-in-Chief of Blood Cancers, Director, Sarah Cannon Transplant and Cellular Therapy Program, TriStar Centennial, Nashville, Tennessee

Rita Manfredi, MD Professor of Clinical Emergency Medicine, Emergency Medicine, Palliative Medicine, George Washington University, Washington, District of Columbia

Lekha Mikkilineni, MD, MA Staff Clinician/Assistant Research Physician, Surgery Branch, National Institutes of Health, Center for Cancer Research, National Cancer Institute, National Institutes of Health, Bethesda, Maryland

Scot A. Niglio, MD, MS Assistant Clinical Research Physician, Genitourinary Malignancy Branch, Center for Cancer Research, National Cancer Institute, National Institutes of Health, Bethesda, Maryland

Tiffany Onger, MD Hematology/Oncology Fellow, Department of Hematology and Medical Oncology, Taussig Cancer Institute, Cleveland Clinic, Cleveland, Ohio

Tanmay S. Panchabhai, MD, FACP, FCCP, DAABIP Attending Physician, Interventional Pulmonary and Critical Care Medicine, Department of Medicine, University Hospitals, Cleveland Medical Center, Cleveland, Ohio

Danielle M. Pastor, DO, PhD Assistant Research Physician, Laboratory of Tumor Immunology and Biology, Center for Cancer Research, National Cancer Institute, National Institutes of Health, Bethesda, Maryland

Bhumika J. Patel, MD Associate Staff, Department of Hematology and Medical Oncology, Taussig Cancer Institute, Cleveland Clinic, Cleveland, Ohio

Pradnya D. Patil, MD, FACP Associate Staff, Department of Hematology and Medical Oncology, Taussig Cancer Institute, Cleveland Clinic, Cleveland, Ohio

Holly J. Pederson, MD Director, Medical Breast Services, Department of Surgery, Associate Professor of Medicine, Cleveland Clinic Lerner College of Medicine, Cleveland, Ohio

Christina Poh, MD Clinical Assistant Professor of Medicine, Division of Medical Oncology, University of Washington, Seattle, Washington

Muzaffar H. Qazilbash, MD Professor of Medicine, Department of Stem Cell Transplantation, M.D. Anderson Cancer Center, Houston, Texas

Haniya Raza, DO, MPH Chief, Psychiatry Consultation-Liaison Service, National Institute of Mental Health, National Institutes of Health, Bethesda, Maryland

Sherise Rogers, MD, MPH Assistant Professor, Hematology and Oncology, University of Florida, Gainesville, Florida

Logan N. Roof, MD, MSCR Fellow, Department of Hematology and Medical Oncology, Taussig Cancer Institute, Cleveland Clinic, Cleveland, Ohio

Mark Roschewski, MD Clinical Director, Lymphoid Malignancies Branch, Center for Cancer Research, National Cancer Institute, National Institutes of Health, Bethesda, Maryland

Inger L. Rosner, MD Schar Chair for Urologic Oncology, Urology, Inova Schar Cancer Institute, Fairfax, Virginia

Kerry Ryan, MPH, MS, PA-C Physician Assistant, Pulmonary Branch, National Institutes of Health, National Heart Lung and Blood Institute, Bethesda, Maryland

Anwaar Saeed, MD Associate Professor of Medicine, Department of Medicine, Division of Medical Oncology, Kansas University Medical Center, Kansas City, Kansas

Yogen Saunthararajah, MB, BCh Professor of Medicine, Lerner College of Medicine of Cleveland Clinic and Case Western Reserve University, Translational Hematology and Oncology Research, Taussig Cancer Institute, Cleveland Clinic, Cleveland, Ohio

Crystal Seldon, MD Radiation Oncology Resident, PGY-4, Department of Radiation Oncology, University of Miami/Jackson Health System, Miami, Florida

Chirag Shah, MD Director of Breast Radiation Oncology, Department of Radiation Oncology, Taussig Cancer Institute, Cleveland Clinic, Cleveland, Ohio

Dale R. Shepard, MD, PhD Director, Phase I and Sarcoma Programs, Department of Hematology and Medical Oncology, Taussig Cancer Institute, Cleveland Clinic, Cleveland, Ohio

Jillian Simard, MD Clinical Fellow, Medical Oncology Service, Center for Cancer Research, National Cancer Institute, National Institutes of Health, Bethesda, Maryland

Davendra P. S. Sohal, MD, MPH Associate Professor of Medicine, Director of Experimental Therapeutics, Clinical Medical Director, Division of Hematology/Oncology, University of Cincinnati, Cincinnati, Ohio

Ramaprasad Srinivasan, MD, PhD Investigator and Head, Molecular Cancer Section, Urologic Oncology Branch, Center for Cancer Research, National Cancer Institute, National Institutes of Health, Bethesda, Maryland

James P. Stevenson, MD Vice-Chairman, Department of Hematology and Medical Oncology, Taussig Cancer Institute, Cleveland Clinic, Cleveland, Ohio

Julius Strauss, MD Associate Research Physician, Laboratory of Tumor Immunology and Biology, Center for Cancer Research, National Cancer Institute, National Institutes of Health, Bethesda, Maryland

Roxanne B. Sukol, MD, MS Medical Breast Specialist, Department of Surgery, Cleveland Clinic, Cleveland, Ohio

Nobuyuki Takahashi, MD, PhD Clinic Fellow, Medical Oncology Service, Developmental Therapeutics Branch, National Cancer Institute, Bethesda, Maryland

Sarah M. Temkin, MD Associate Director for Clinical Research, Office of Research on Women's Health, National Institutes of Health, Bethesda, Maryland

Anish Thomas, MD Investigator, Center for Cancer Research, National Cancer Institute, National Institutes of Health, Bethesda, Maryland

Paulette Lebda Turk, MD, MBA Radiologist, Section of Breast Imaging, Imaging Medical Director Section of Financial Operations, Cleveland Clinic, Cleveland, Ohio

Chaitra Ujjani, MD Associate Professor, Division of Medical Oncology, University of Washington, Fred Hutchinson Cancer Center, Seattle, Washington

Stephanie Valente, DO, FACS Associate Professor of Surgery, Breast Surgical Oncologist, Cleveland Clinic, Cleveland, Ohio

Andrew Vassil, MD Staff Physician, Department of Radiation Oncology, Taussig Cancer Center, Cleveland Clinic, Cleveland, Ohio

Lauren Veltri, MD Assistant Professor of Medicine, Osborn Hematopoietic Malignancy and Cellular Therapy Program, West Virginia University, Morgantown, West Virginia

前　言

《贝塞斯达临床肿瘤学手册》是一部内容清晰、简洁、全面的参考书，适合临床工作繁忙的医生在日常患者诊疗工作中查阅。本书由在美国国家癌症研究所和美国国立卫生研究院、克利夫兰诊所、M.D.安德森癌症中心、梅奥诊所工作的临床医生，以及综合学术机构的专家共同编写。受篇幅所限，本书涉及病因学、病理生理学和流行病学的相关内容较少，而侧重于对实际临床信息的介绍。本书采用了大量的表格和缩略语，从而避免了长篇累牍式的叙述。

《贝塞斯达临床肿瘤学手册》并不能完全取代优秀的肿瘤学参考书，因为这些参考书对于更加全面地了解复杂肿瘤患者的病理生理学和进行患者管理至关重要。我们希望这种读者友好的编写方式，即对每种疾病治疗方案管理的全面回顾，包括剂量和用药时间表，对血液科/肿瘤科医生、血液学和肿瘤学研究生、肿瘤科护士和综合医疗保健人员是独特而有用的。

自从本书第 1 版出版以来，肿瘤学领域发生了巨大变化。在第 6 版中，我们对所有章节做了更新，并且更加重视基因组学、免疫肿瘤学和靶向治疗。

我们一如既往地努力获取这一领域的最新进展，并虚心接受读者的反馈意见来完善本书；希望每个需要了解肿瘤学概况的读者都能将《贝塞斯达临床肿瘤学手册》视为一种必不可少的资源。

詹姆·亚伯拉罕（Jame Abraham）
詹姆斯·L. 格利（James L. Gulley）

致　谢

衷心感谢所有为本书做出贡献的尊敬的同事和朋友。

感谢我们的出版商 Wolters Kluwer，以及 21 年来一直支持本书的敬业的公司员工。

感谢策划编辑 Nicole Dernoski、资深主管编辑 Stacey Sebring，以及编辑协调人员 Priyanka Alagar。

感谢我们的妻子，Shyla 和 Trenise，感谢她们在这项工作中给予的鼓励和支持。

最重要的是，感谢您的支持和反馈。

目　　录

第 1 章　头颈部癌……1
第 2 章　非小细胞肺癌……28
第 3 章　小细胞肺癌……56
第 4 章　食管癌……64
第 5 章　胃癌……82
第 6 章　胆道肿瘤……100
第 7 章　原发性肝癌……110
第 8 章　胃肠道间质瘤……119
第 9 章　结直肠癌……125
第 10 章　胰腺癌……147
第 11 章　肛管癌……153
第 12 章　乳腺癌……163
第 13 章　肾细胞癌……216
第 14 章　前列腺癌……237
第 15 章　膀胱癌……256
第 16 章　睾丸癌……272
第 17 章　卵巢癌……290
第 18 章　子宫内膜癌……303
第 19 章　宫颈癌……317
第 20 章　外阴癌……331
第 21 章　肉瘤和骨恶性肿瘤……339
第 22 章　皮肤癌和黑色素瘤……347
第 23 章　急性白血病……384
第 24 章　慢性淋巴细胞白血病……404
第 25 章　慢性髓细胞性白血病……411
第 26 章　慢性骨髓增殖性肿瘤……422
第 27 章　多发性骨髓瘤……432
第 28 章　非霍奇金淋巴瘤……458
第 29 章　霍奇金淋巴瘤……480

第 30 章 造血干细胞移植和细胞治疗 …… 492
第 31 章 原发灶不明的恶性肿瘤 …… 511
第 32 章 中枢神经系统肿瘤 …… 521
第 33 章 内分泌肿瘤 …… 545
第 34 章 造血生长因子 …… 569
第 35 章 肿瘤感染并发症 …… 577
第 36 章 肿瘤急症和副肿瘤综合征 …… 608
第 37 章 肿瘤领域的精神类药物治疗 …… 623
第 38 章 呕吐的管理 …… 633
第 39 章 营养 …… 662
第 40 章 疼痛和姑息治疗 …… 673
第 41 章 中心静脉通路装置 …… 680
第 42 章 肿瘤内科操作 …… 691
第 43 章 放射肿瘤学的基本原则 …… 700
第 44 章 临床遗传学 …… 706
第 45 章 免疫肿瘤学的基本原理 …… 722
第 46 章 抗癌药物 …… 754

第1章　头颈部癌

Nikhil Joshi，Jessica Geiger，James R. Broughman，Brian Burkey

一、流行病学和危险因素

绝大多数头颈部癌是头颈部鳞状细胞癌（HNSCC）。HNSCC 的发病率持续增加，2018 年全球报道了 89 万例新发病例、45 万例死亡病例。在美国，HNSCC 占所有癌症的 4%。大多数患者的年龄在 50 岁以上，发病率随年龄增长而增加，男女比例为（2～5）∶1。在男性黑种人中，年龄调整后的发病率较高，并且，从各个年龄段来看，非裔美国人的总生存率低于白种人。至少自 1975 年以来，死亡率一直在下降，过去的十年里，死亡率下降得更快。人乳头瘤病毒（HPV）相关的口咽癌是头颈部癌的一个亚群，发病人数在增加，并且与更好的预后相关，部分原因是其有更好的治疗效果。在美国，头颈部癌最常见的部位是口腔、咽、喉和下咽。鼻腔癌、口颊癌、鼻旁窦癌、涎腺恶性肿瘤及各种肉瘤、淋巴瘤和黑色素瘤不太常见。本章将把讨论范围限制在头颈部更常见的肿瘤，即鳞状细胞癌和相关组织学类型。淋巴瘤、肉瘤、皮肤恶性肿瘤（包括黑色素瘤）和甲状腺癌将不予讨论。

常见的危险因素包括烟草（吸烟和其他形式）及酒精摄入。酗酒可使患头颈部鳞状细胞癌的风险增加 2～6 倍，而吸烟使风险增加 5～25 倍，这取决于性别、种族和吸烟量。这两种因素加在一起可使患病风险增加 15～40 倍。使用无烟烟草/咀嚼烟草和鼻烟与口腔癌相关。使用无烟烟草、咀嚼槟榔加或不加烟草及熟石灰（常见于亚洲许多地区和非洲的一些地区）与癌前病变及口腔鳞状细胞癌有关。由不合适的义齿、尖锐的牙齿或炎性病变如口腔扁平苔藓引起的慢性口腔刺激也易导致口腔癌。

有研究者已在头颈部癌患者中描述了多灶性黏膜异常（区域癌化）。在该区域，有烟草相关癌症病史的患者每年有 2%～6%的风险患第二原发头颈部癌、肺癌或食管癌。第二原发癌是头颈部鳞状细胞癌幸存者死亡的主要危险因素。

在北美，几乎所有的非角化和未分化鼻咽癌中均检测到 EB 病毒（EBV），但在角化鼻咽鳞状细胞癌上不太一致。HPV 感染与高达 70%的口咽部（舌底部及扁桃体）癌，以及一些鼻咽鳞状细胞癌有关。在一些国家，HPV 相关口咽癌的发病率正在增加，而且 HPV 阳性在不吸烟的癌症患者中更为常见。DNA 修复障碍（如范科尼贫血和先天性角化不良）及器官移植使用免疫抑制剂也与头颈部鳞状细胞癌的风险增加有关。

二、解剖学和病理学

颅外头颈部解剖的简化示意如图 1.1 所示。上呼吸道的主要部位和亚部位分为鼻腔和鼻旁窦、鼻咽、口腔［口唇、牙龈、颊部、口腔底部、硬腭和舌（轮廓乳头前方）］、口咽（软腭、扁桃体、舌根和舌扁桃体、上腭与会厌谷之间的咽壁）、下咽（位于咽腔和食管入口之间的咽后壁、梨状隐窝和乳突后间隙）、喉（声门上、声门和声门下）。声门上喉部包括会厌、杓状会厌襞、假声带和喉室。声门包括真声带（包括声带的下侧，称为声门下）、前连合和后连合。声门下喉部在声门以下延伸到环状软骨的底部，再向下为气管。

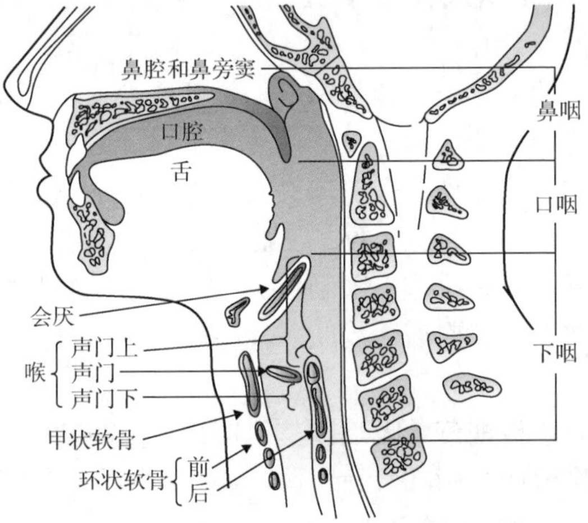

图 1.1 上气道、消化道矢状面解剖图

（引自 Oatis CA. Kinesiology：the Mechanics and Pathomechanics of Human Movement. Baltimore，MD：Lippincott Williams & Wilkins；2004）

当可触及的淋巴结为首发表现时，了解颈部淋巴引流有助于确定原发肿瘤的部位，有助于对转移扩散进行分期，有助于外科医生或放射肿瘤科医生设计针对原发部位和颈部疾病的合适治疗。淋巴引流模式将颈部分为多个区域（图 1.2）。Ⅰ区包括颏下和颌下淋巴结，是口腔、鼻腔或颌下腺疾病最常累及的区域。Ⅱ区（颈上淋巴结）从颅底延伸至舌骨，通常是鼻或口咽原发肿瘤的转移部位。Ⅲ区（舌骨和环状软骨下缘之间的颈中淋巴结）和Ⅳ区（环状软骨和锁骨之间的颈下淋巴结）最常受到来自下咽、喉部或以上部位转移性肿瘤的累及。Ⅴ区为颈后三角，包括沿第Ⅺ对脑神经分布的颈部淋巴结，在鼻咽或口咽癌中，常与Ⅱ区同时受累；Ⅵ区位于从舌骨到胸骨上切迹的前腔室，两侧以颈动脉内鞘为界，是喉癌及甲状腺癌扩散的重要区域；除甲状腺癌外，上纵隔部位病变大多预示着远处转移。

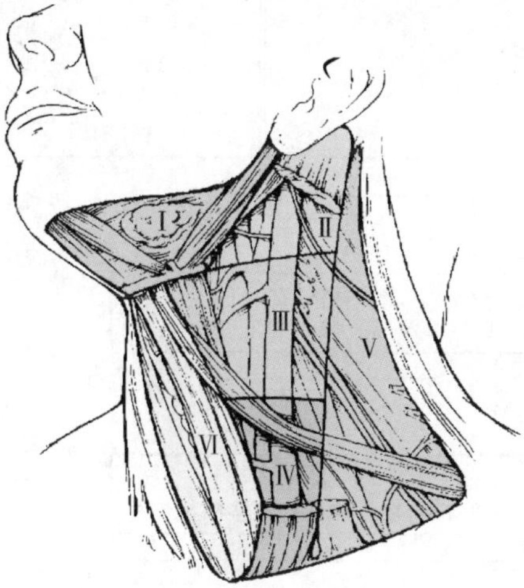

图 1.2　颈部淋巴结分区图

Ⅰ，颌骨下群；Ⅱ，上颈群；Ⅲ，中颈群；Ⅳ，下颈群；Ⅴ，后颈群；Ⅵ，气管食管群；Ⅶ，上纵隔群（本图中未显示）

（引自 Robbins KT，Samant S，Ronen O. Neck dissection. In：Flint PW，Haughey BH，Lund VJ，et al.，eds. Cumming's Otolaryngology Head and Neck Surgery. 5th ed. Elsevier；2010. 经医学博士 K.Thomas Robbins 许可转载）

三、临床表现、评估、诊断和分期

头颈部癌的症状和体征通常包括疼痛和（或）肿块效应，涉及邻近组织、神经或区域淋巴结（表 1.1），这在口腔癌中很常见。成人患者出现上述任何症状且持续超过 2 周，应该转诊至耳鼻喉科。由于患者的延误，反复使用抗生素治疗中耳炎或咽喉痛，或缺乏随访，诊断延误很常见。持续的偏侧症状或坚硬的颈部肿块则高度提示恶性肿瘤，可能为鳞状细胞癌（图 1.3）。对于鼻咽癌和口咽癌，常见的症状是颈部肿块，通常是位于颈内静脉二腹肌区和（或）颈后三角区的淋巴结肿大。在晚期病变中，可能存在脑神经异常。声音嘶哑、咯血、吞咽痛或吞咽困难等症状可能提示原发性喉癌或下咽癌。远处转移并不常见，但可发生于鼻咽癌、口咽癌和下咽癌。最常见的远处转移部位是肺和骨骼；肝脏和中枢神经系统受累不太常见。

表 1.1 头颈部癌的常见症状和体征

无痛性颈部肿块	耳痛
吞咽痛	中耳炎
吞咽困难	牙齿松动
声音嘶哑	脑神经损伤
咯血	不愈合的口腔溃疡
牙关紧闭	鼻出血

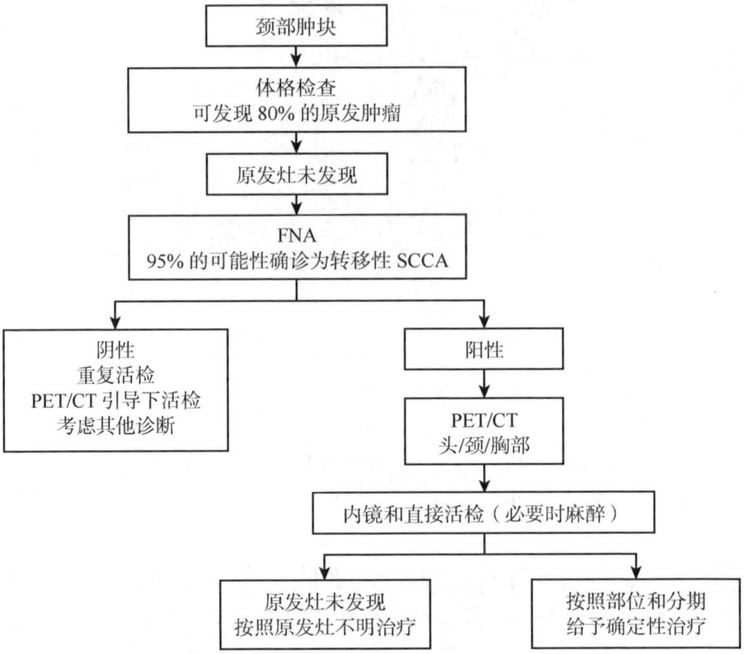

图 1.3 怀疑头颈部原发性癌时评估的颈部肿大淋巴结

FNA，细针穿刺抽吸术；SCCA，鳞状细胞癌；PET/CT，正电子发射计算机体层成像

病史应该包括以下内容：

（1）表 1.1 及上文所列的症状和体征。

（2）烟草暴露（吸入数量、咀嚼数量、习惯持续时间，现在或以前）。

（3）酒精暴露（每天饮酒的次数和习惯持续时间）。

（4）其他危险因素（咀嚼槟榔、长期牙齿刺激、口腔扁平苔藓、口腔黏膜下纤维化、黏膜白斑病或红斑病）。

（5）患者及家族有癌症病史，以及免疫抑制剂应用史或先天性疾病史。

（6）全面的系统回顾。

头颈部体格检查应包括以下内容：

（1）仔细检查头皮、耳、鼻腔、口腔和口咽。

（2）颈部触诊，包括腮腺、甲状腺和口腔，评估舌的活动度，张口能力限制的确定（牙关紧闭），双手触诊舌根和口底。

（3）检查鼻道、鼻咽、口咽、下咽或喉部的过程中，若声音嘶哑、喉咙痛或淋巴结肿大等症状和体征不能通过1个疗程的抗生素治愈，则应酌情考虑行软式内镜或喉镜检查。原发部位不明的颈部肿块为首发临床表现时，约80%的病例通过临床或软式内镜检查可以找到原发部位。

（4）对脑神经的检查应特别注意。

（5）头部和颈部专用的皮肤检查能评估可能的皮肤癌。

对于病史、体格检查和（或）内镜检查发现的异常，应进行以下评估。对于浅表皮肤或口腔黏膜病变，伴不规则的形状、红斑、硬结、溃疡和（或）持续时间超过2周的脆性（易出血）黏膜，均需要进行活检，因为这些常常是重度不典型增生、原位癌或侵袭性恶性过程的早期迹象。对于累及鼻、鼻咽、口咽、下咽和喉部或颈部的原发部位不明的发现或病变，首先应行对比增强计算机体层成像（CT）和（或）磁共振成像（MRI）检查确定病变的原发部位、范围和病变的潜在血管情况。如果怀疑有鳞状细胞癌，通常不建议在内镜检查之前对颈部肿块进行手术活检。开放式活检可能使区域控制复杂化，尽管开放式活检可能提供细针穿刺抽吸术（FNA）或空芯针活检获得的信息以外的信息。直接喉镜检查对于进行分期和制订治疗计划仍然是必要的。通过对淋巴结进行FNA活检获得的组织诊断具有接近99%的敏感度和特异度。然而，非诊断性FNA或软式内镜检查阴性并不能排除肿瘤。正电子发射计算机体层成像（PET/CT）或MRI通常可以发现位于鼻咽部和口咽部的较小或黏膜下原发癌，这些部位肿瘤表现为Ⅱ区或Ⅴ区的颈部淋巴结肿大。术中内镜活检是在麻醉下通过安全气道进行的。双侧扁桃体切除术有时会发现隐匿性癌症的来源，特别是对于HPV阳性患者。食管镜检查和支气管镜检查可能适用于有吞咽困难、声音嘶哑、咳嗽等症状的患者，或用于寻找隐匿性原发灶。可切除舌根淋巴组织的经口机器人手术（TORS）也可以用来诊断其他隐匿性口咽癌。

患者癌症确诊后，应通过体格检查、内镜检查和影像学检查进行分期，这些检查通常包括对原发肿瘤部位、颈部和胸部进行CT扫描和（或）MRI。CT扫描被认为是主要的影像学检查，用来评价骨受累及区域、纵隔、肺转移。MRI可以对CT扫描进行补充，在软组织显像方面具有更高的分辨率，用于原发性肿瘤分期，以及评估颅底和颅内侵犯情况。PET/CT扫描被更常用于检查在其他扫描中不明显的肿瘤或淋巴结，以及被用于监测同步化疗和放疗的晚期局部区域性疾病患者的复发。PET/CT扫描也适用于原发灶不明患者的分期，以及晚期头颈部癌。此外，也可以对局部晚期疾病患者进行胸部CT检查，因为有转移或发生肺第二原发恶性肿瘤的风险。

特异性检查包括对口咽癌组织 p16 免疫染色、鼻咽癌组织 Epstein-Barr 编码 RNA（EBER）和血浆 EBV DNA 拷贝数。在开始治疗之前通常需获得的实验室检查包括全血细胞计数、肝肾功能检查、血清钙和镁检测（若要给予以顺铂为基础的化疗）、基线甲状腺功能检测和育龄女性妊娠试验。基线和治疗后 EBV DNA 水平检测推荐用于与 EBV 相关鼻咽癌患者。

应在任何放疗计划之前至少 2 周进行口腔科的评估，并进行任何必要的拔牙。根据受累及的原发部位和治疗预期，可能需要进行基线言语、吞咽和听力测量评估。戒烟和咨询应作为多学科治疗计划的一部分。

临床分期基于体格检查、内镜检查和影像学检查。采用美国癌症联合委员会（AJCC）或国际抗癌联盟（UICC）[肿瘤、淋巴结、转移（TNM），Ⅰ～Ⅳ期]的分期系统。AJCC 分类将最晚期疾病进一步细分为ⅣA 期（中度晚期）、ⅣB 期（非常晚期）和ⅣC 期（远处转移）。

虽然有部分共性，但头颈各部位原发肿瘤的分期是不同的。2016 年发布的《AJCC 癌症分期手册》第 8 版对之前的 T、N 和 M 分期定义进行了几处重大修改。

以下是《AJCC 癌症分期手册》第 8 版中详细介绍的头颈部癌分期的相关变化摘要。

（1）作为一个重要因素，目前口腔癌的分期反映了浸润深度。

（2）p16 阳性和 p16 阴性口咽癌的 T 期和 N 期有不同的分期系统。

（3）p16 阳性口咽癌的淋巴结分期更加类似于鼻咽癌的淋巴结分期；分期分组也不同于其他头颈亚部位。

（4）对鼻咽癌的肿瘤分期进行了修改，以更准确地反映解剖学受累情况。

（5）对鼻咽癌的淋巴结分期进行了修改，以反映环状软骨上下的受累情况；ⅣC 期已被去除。

（6）对非口咽/鼻咽癌的淋巴结分期进行了修改，以反映淋巴结外侵犯（ENE）的重要性——临床和病理淋巴结分期因淋巴结大小和是否存在结外侵犯的不同而不同。

2018 年 1 月开始使用《AJCC 癌症分期手册》第 8 版。然而，对第 7 版及两版之间的差异的了解有助于治疗，尤其是与 HPV 相关的口咽癌症。

四、疾病管理的原则和治疗目标

由于头颈部癌累及多个单独的部位，因此根据疾病的范围考虑疾病管理的原则是有用的。管理的某些共同点显而易见，具体如下所述。

1. 早期疾病（通常为Ⅰ期、Ⅱ期和选定的Ⅲ期） 通过单一的治疗模式可以最佳地管理早期疾病。这可能包括手术治疗或放疗。目的是获得很高的局部控制率和治愈率，同时限制治疗的并发症和保留器官功能。器官保护是早期癌症管理的核心。治疗模式的选择取决于如何能更好地实现这些目标，同时要考虑专业知识的可及性和患者选择。

2. 局部晚期疾病（通常为Ⅲ期、ⅣA期、ⅣB期） 这涉及一组跨越可切除和不可切除疾病的异质性患者。两种或两种以上的治疗方式常常联合使用，以实现最佳的疾病控制。治疗的主要方式取决于疾病的部位。例如，虽然初始手术被认为是口腔癌病例的标准治疗，但对于喉癌病例，可能考虑放疗和化疗。在大多数情况下，鼻咽癌病例采用确定性放化疗，有时有必要采用三合一的治疗模式。例如，包括局部晚期口腔癌的手术后辅助放化疗，或口咽/喉/下咽癌的确定性放化疗后的手术挽救。虽然器官保留仍然是喉癌和下咽癌的重要目标，但疾病控制是首要目的。当无法保留器官时，通常需要包括手术切除在内的多模式治疗来降低局部复发和（或）远处转移的风险，并提高生存率。

3. 复发/转移性疾病（ⅣC期） 复发/转移性疾病的预后通常都很差。例外情况可能包括"寡转移性"疾病、长时间无病间期后的第二种癌症和HPV相关口咽癌的转移性疾病。这类疾病可能具有很长的自然病史和相对较长的疗程。长期治愈虽不常见，但可以见到，特别是发生第二种癌症时。这将在下文单独讨论。大部分复发/转移性癌症最好采用姑息性治疗，通常采用姑息性放疗、姑息性化疗或两者结合，偶尔可以通过手术来减轻肿瘤负荷并迅速缓解症状。气道受损者可能需要气管切开，营养加强可能需要通过营养管操作。采用立体定向技术的大剂量放疗可用于实现毒性发生率低的持久缓解。在疾病过程中，临终关怀和姑息药物的早期干预可能是合适的。

五、手术原则

外科手术在头颈部癌的治疗中起着核心作用。这包括在大多数情况下对原发性癌和颈部病变的诊断与治疗。对于原发性肿瘤，手术目标包括切除肿瘤，并留有足够的切缘（通常为0.5cm的镜下切缘），同时保留功能（对于早期癌症），通常采用整块切除，不赞成分块切除。例外情况包括鼻内镜下手术切除鼻窦肿瘤，而不是开放式手术。原发性肿瘤手术切除的范围取决于侵犯的亚部位，其描述也不尽相同。例如，根据疾病的侵犯范围，口腔舌癌手术可以涵盖局部广泛切除术、半舌切除术和全舌切除术。早期口咽和喉癌适合使用经口机器人切除术或使用激光经口显微外科手术。这些现代手术远没有过去的开放式手术（如经颈入路或下颌切开）那么多并发症。然而，有时可能需要行开放式手术，这必须与非手术治疗的替代方案相权衡。虽然经口手术越来越流行，但选择合适的病例对于优化肿瘤和功能预后至关重要。

颈部的管理包括对于早期疾病，切除颈部有疾病扩散风险的所有纤维脂肪组织；而对于局部晚期疾病，切除所有明显受累的淋巴结和这些淋巴结所累及的结构。颈部淋巴结清扫的范围取决于颈部病灶的负荷。扩散更广泛的颈部疾病需要更全面的颈部淋巴结清扫。例如，对于可选择性淋巴结切除或局限性颈部疾病患者，选择性颈部淋巴结清扫术或改良根治性颈部淋巴结清扫术（Ⅲ型）就足够了，但如果疾病累及颈部的各种非淋巴结构（根治性，Ⅰ型），则可能需要行更广泛的颈部淋巴结清扫术。在挽救治疗中，如果存在广泛的颈部疾病，包括累及胸锁乳突肌和（或）颈内静脉，可能需要行根治性颈部淋巴结清扫术。有时，需要多模式的外科专业知识，包括心血管手术用于重建颈动脉和锁骨下动脉，或神经外科手术协助颅底或颅内疾病的切除。

如前所述，手术切除不可避免地导致组织缺损，这会显著影响愈合、机体功能及美容，或者兼而有之。这导致了专门从事重建手术的外科专业的建立。重建手术需要各种移植物，包括皮肤、软组织和（或）骨骼的移植，以重建或覆盖组织缺损。这对于初始手术或确定性放疗/放化疗后复发疾病的挽救性治疗尤其有价值。详细的讨论超出了本章的范围，但有理由这么说，在进行现代头颈手术时需要具备能够在肿瘤摘除的同时进行精心重建的能力。

六、放疗原则

与手术一样，放疗在 HNSCC 的治疗中也起着重要作用。它包括准确地将辐射传递到肿瘤靶区，同时尽可能多地保留正常组织。放疗的目的可能是确定性的（联合或不联合同步化疗）、术后辅助性的（对于显微镜下病灶）或姑息性的。确定性放疗剂量（70Gy）通常用于治疗大病灶，而较低剂量（60～66Gy）用于术后镜下病灶。某些复发病例可采用确定性再程放疗或术后再程放疗。再程放疗可以采用每天 1 次的常规放疗或每天 2 次的超分割照射。偶尔，可以使用新辅助放疗（联合或不联合化疗）。一般来说，确定性放疗剂量用于单一方式治疗或与化疗联合用于局部晚期疾病的非手术治疗。剂量通常为 70Gy，在 7 周内以每次分割 2Gy 给予。在美国，这被认为是标准分割。然而，世界各地已经采用了其他确定性剂量的分割方案。例如，5 周内 60Gy 的 25 次分割，4 周内 64Gy 的 40 次分割，以及 4 周内 55Gy 的 20 次分割。改变的分割方案包括加速分割（在较短的时间段内给予相同的剂量）、超分割（每天 2 次或 2 次以上的更小的分割剂量，更高的总剂量）和低分割（每次分割给予较大剂量，总剂量较低）。与标准分割相比，超分割显示出总生存获益和较好的局部区域控制率。毒性谱也不同。一般而言，超分割相比于标准分割方案更易发生急性毒性，但迟发性毒性却相似。手术后辅助放疗用于降低局部复发的风险。根据两项研究（RTOG 9501 和 EORTC 22931）的综合分析，对于高危疾病（切缘阳性或淋巴结包膜外疾病），应采取与化疗联合的方案。辅助放疗剂量为 60～66Gy，在 6～6.5 周分割给予，每次给予 2Gy。辅助放疗的一般适应证包括 T3 和 T4 期疾病、紧邻切缘（＜0.5cm）、切缘阳性、脉管侵犯、神经周围疾病，以及有或无包膜外扩散的淋巴结阳性疾病。

近年来，放疗技术有了显著的进步，调强适形放疗（IMRT）被认为是 HNSCC 的标准治疗方法。这涉及使用多束辐射以可变辐射束强度靶向病灶，目的在于更好地保护正常组织。许多中心已逐渐使用容积弧形调强放疗（VMAT），这是一种特殊的 IMRT 形式，利用辐射弧产生更多的自由度，并更好地调节辐射强度。此外，这种技术现在通常与图像引导放疗（IGRT）相结合。这涉及患者在治疗机上每天使用类似锥形束 CT 扫描的成像，以确保精确且可重复的患者定位，从而减少照射野中正常组织的体积。

姑息放疗包括快速且有限的照射剂量，通常用于大病灶，以迅速缓解症状。不同的分割方案包括 20Gy 的 5 次分割，30Gy 的 10 次分割，8Gy 的 1 次分割或 14Gy 的 4 次分割（每天 2 次，间隔 6h）。这种缓解通常是短暂的，但可以达到缓解预期寿命有限患者症状的目的。除侵犯口咽或鼻咽的 HPV/EBV 阳性疾病外，HNSCC 仍然存在局部复发的问题。对这种复发模式的认识，再加上对常规姑息性放疗的短期缓解，导致了立体定向体部放射治疗（SBRT）的发展。SBRT 是一种高精度的辐射传递技术，用于复发/转移性疾病，通过几次治疗（通常为 5 次）传递超大剂量的辐射。这项技术有持久的有效率、可接受的并发症，并且在预期寿命超过 6 个月时更受到青睐。

质子治疗是一种特殊形式的放疗，它可以使剂量沉积在靶区内，同时保护靶区以外的结构。它最常用于儿科肿瘤、颅底肿瘤，以及靠近视觉结构和脊髓/脑干的肿瘤，尤其是在复发的情况下。HNSCC 的质子治疗仍存在一些挑战，其中一些具有技术特定性（如射程不确定性，放射生物学效应值接近射程末端，需要强度调节，缺乏影像引导等）。也许，最重要的挑战仍然是质子治疗的成本，其成本比标准光子治疗高出数倍。在将该疗法作为标准治疗之前，有必要提供质子治疗可用于 HNSCC 的更多证据，特别是与使用光子的 VMAT、IGRT 等技术相比时。最后，所有这些复杂的技术都有很长的学习曲线，并且有证据表明，在病例量大的中心接受治疗的患者，其治疗效果更好。

七、系统性治疗的原则

在头颈部癌症中给予系统性治疗是基于这样的假设，即头颈部鳞状细胞恶性肿瘤对化疗具有共同的敏感性。因此，大多数系统性化疗的临床试验纳入了多个亚部位、不同疾病的患者。对于大多数实体瘤，对系统性化疗作用的初步探索开始于使用这些药物能缓解那些认为其他治疗方式无法治愈的复发或转移性癌症患者。尽管这些患者通常接受了手术治疗和大量的放疗，并且通常表现为体能状况较差或体能状况不理想，但发现多种单一化疗药物具有适度的疗效。例如，甲氨蝶呤、博来霉素、氟尿嘧啶、铂类药物（顺铂和卡铂）、紫杉类药物（多西他赛和紫杉醇）和吉西他滨等药物作为单一药物均表现出适度的疗效，促使人们进一步研究将这些药物联合应用的效果。在这些联合应用中，研究发现效果最好的是氟尿嘧啶和顺铂方案，该方案在大约 1/3 的晚期疾病患者中产生了一致的疗效。其他药物组合也同样有效。虽然这些疗效具有重要的姑息作用，但总生存率并未受到该治疗的显著影响。

表皮生长因子受体（EGFR）抑制剂包括单克隆抗体如西妥昔单抗，以及酪氨酸激酶抑制剂如吉非替尼、厄洛替尼和阿法替尼，在常规化疗后进展的复发性疾病患者中，其有效率非常低，虽然短暂的疾病稳定常常是可能的。然而，当西妥昔单抗添加到氟尿嘧啶和顺铂(或卡铂)联合治疗中时，2008 年的欧洲 EXTREME 临床试验首次发现有适度的生存改善。

最近在其他疾病中使用免疫检查点抑制剂的成功导致了其在复发性头颈部癌中的研究。目前已经产生了Ⅲ期临床数据，证明了在一线含铂治疗方案失败后使用抗程序性死亡受体 1（PD-1）单克隆抗体的生存获益，这些药物已被批准用于这种情况。根据程序性死亡受体配体 1（PD-L1）状态，帕博利珠单抗作为单药或联合化疗，也被批准用于一线姑息治疗。虽然有效率相当低，但所观察到的缓解可能是持久的，并且正在各种治疗情况下对这些药物进行积极的研究。表 1.2 为用于转移性头颈部癌姑息治疗选择的系统性治疗方案。

表 1.2　转移性头颈部癌的姑息性系统性治疗方案选择

方案	常见的毒性
顺铂 100mg/m^2，静脉注射（或卡铂 AUC=5），第 1 天，每 3 周重复 1 次，6 个周期+5-FU 1000mg/（m^2·d），持续静脉输注，第 1～4 天，每 3 周重复 1 次，6 个周期+帕博利珠单抗 200mg，静脉注射，每 3 周 1 次	肾衰竭、耳毒性、骨髓抑制、黏膜炎、腹泻、手足综合征、各种免疫相关毒性
帕博利珠单抗 200mg，静脉注射，每 3 周 1 次，或 400mg，静脉注射，每 6 周 1 次	免疫相关毒性
纳武利尤单抗 240mg，静脉注射，每 2 周 1 次，或 480mg，静脉注射，每 4 周 1 次	免疫相关毒性
顺铂 100mg/m^2，静脉注射（或卡铂 AUC=5），第 1 天，每 3 周重复 1 次，6 个周期+5-FU 1000mg/（m^2·d），持续静脉输注，第 1～4 天，每 3 周重复 1 次，6 个周期+西妥昔单抗负荷剂量 400mg/m^2，静脉注射，第 1 天，之后每周 250mg/m^2，静脉注射，每周 1 次（EXTREME 方案）	肾衰竭、耳毒性、骨髓抑制、黏膜炎、腹泻、手足综合征、过敏反应和痤疮样皮疹、黑框警示心脏毒性
卡铂 AUC=6，静脉注射，第 1 天+紫杉醇 175～200mg/m^2，静脉注射，第 1 天，每 3 周重复 1 次	神经病变、骨髓抑制、脱发

续表

方案	常见的毒性
甲氨蝶呤 40mg/m^2，静脉注射，每周 1 次	黏膜炎、骨髓抑制
多西他赛 30～40mg/m^2，每周 1 次	神经病变、脱发、腹泻
西妥昔单抗 250mg/m^2，每周 1 次，或 500mg/m^2，每 2 周 1 次	过敏反应、电解质紊乱、痤疮样皮疹、黑框警示心脏毒性

注：AUC，曲线下面积；5-FU，氟尿嘧啶。

对体能状况差的晚期疾病患者进行系统性化疗的效果表明，可能有更好的方法来利用这种治疗方式。至于其他恶性肿瘤，系统性化疗对于既往未接受过化疗患者的有效率高于复发性肿瘤患者。在头颈部癌中，氟尿嘧啶和顺铂联合治疗在既往治疗的复发性疾病患者中仅产生 30%的有效率，据报道在先前未治疗的患者中则产生高达 90%的有效率。然而，当患者继续接受多个疗程的化疗时，他们无一例外地出现疾病进展；当单独使用时，单一模式化疗不能被认为是一种治愈性治疗。相反，显而易见的建议是利用这种生物活性药物作为确定性管理的一部分，而不是将其局限于复发和转移性疾病。这就出现了多种多模式治疗计划。

考虑的第一种治疗方法是使用诱导化疗。这是基于既往未经治疗患者的高有效率，以及化疗引起的肿瘤缩小可能导致更成功的确定性局部区域管理的希望。诱导化疗的多项Ⅱ期临床试验已成功完成，表明患者系统性化疗有较高的有效率，但维持时间短暂，对随后的局部区域确定性治疗有良好的耐受性。然而，Ⅲ期临床试验将诱导化疗后行确定性放疗或手术与单独确定性治疗进行了比较，但没有成功，也没有产生任何有意义的生存改善。因此，该治疗方案尚未被采用。

在确定性手术和（或）放疗后增加系统性化疗的替代策略也已经过临床试验验证。这种方法的Ⅲ期临床试验同样未能证明总生存期的改善。然而，值得注意的是，无论是诱导还是辅助治疗，系统性化疗都能成功地降低远处转移性疾病的风险。对总生存期缺乏影响可能反映了在疾病自然史中，远处转移的重要性有限。

只有在化疗与放疗同步的情况下才能始终如一地确定任何获益。同步治疗是有效的，因为化疗可以增强放疗的效果，再加上化疗在降低远处微转移性疾病的风险上已被证明是成功的。然而，该方法有几个潜在的缺点，包括同时使用两种治疗方式产生的附加毒性，从而导致放疗或化疗的剂量强度降低的趋势。尽管如此，将同步放化疗与单纯放疗进行比较的Ⅲ期临床试验证明，同步放化疗具有明显生存获益。在这些同步治疗方案中，最好的研究是每 3 周使用 1 次大剂量单剂顺铂联合放疗。替代的单药和多药同步放化疗方案也已被证明是成功的，但是研究得不充分。来自 17 000 多例患者的 93 项临床试验的荟萃分析数据证实，与同步放化疗时生存率获得明显改善相比，诱导或辅助化疗并未带来生存获益。因此，这种治疗方法已成为局部区域性晚期疾病患者的确定性非手术管理的标准治疗。表 1.3 列出了最常用的头颈部癌同步和诱导化疗方案。

表 1.3 头颈部癌的同步和诱导系统性化疗方案

方案	常见毒性
同步：放疗期间，顺铂 100mg/m^2，静脉注射，每 21 天 1 次；或顺铂 40mg/m^2，每周 1 次	肾毒性、严重恶心/延迟呕吐、脱水、黏膜炎、耳毒性、神经病变、骨髓抑制
同步：卡铂 70mg/（m^2·d），第 1～4 天、第 22～25 天和第 43～46 天+5-FU 600mg/（m^2·d），在第 1～4 天、第 22～25 天和第 43～46 天持续静脉输注	血小板减少、黏膜炎、腹泻、手足综合征、神经病变
同步：西妥昔单抗负荷剂量 400mg/m^2，静脉注射，然后每周 250mg/m^2，静脉注射	痤疮样皮疹、黏膜炎、过敏反应
诱导：多西他赛 75mg/m^2，静脉注射，第 1 天；顺铂 100mg/m^2，静脉注射，第 1 天；5-FU 1000mg/（m^2·d）（连续 24h 输液），持续 4 天（第 1～4 天）	肾毒性、严重恶心/延迟呕吐、脱水、黏膜炎、耳毒性、神经病变、骨髓抑制、腹泻
诱导：顺铂 80～100mg/m^2，静脉注射，第 1 天；5-FU 1000mg/（m^2·d）（连续 24h 输液），持续 4～5 天	肾毒性、严重恶心/延迟呕吐、脱水、黏膜炎、耳毒性、神经病变、骨髓抑制、腹泻

对抗表皮生长因子受体（EGFR）单克隆抗体西妥昔单抗联合放疗也进行了研究，并与单纯放疗进行比较。同样，联合治疗被证实具有生存获益。因此，这种方法成为局部区域性晚期疾病非手术治疗的另一种潜在治疗选择。

毫不奇怪，同步放化疗获得的局部区域控制显著改善了伴随着远处转移性疾病的相对发生率增加。鉴于诱导化疗对远处转移的发生率具有可重复的益处，有学者提出，进行诱导化疗后使用同步放化疗或序贯治疗可能会进一步改善治疗结果。此外，在氟尿嘧啶和顺铂诱导联合用药中加入紫杉类药物已被证明能成功提高诱导化疗后的有效率，这表明在该顺序表中的三种药物方案具有额外的潜在益处。虽然这是一种理论上有吸引力的方法，但这种治疗模式伴随着治疗持续时间的增加、治疗毒性的增加和费用的显著增加。到目前为止，已经完成了三项Ⅲ期临床试验，对同步放化疗与诱导序贯同步放化疗进行了比较。这三项Ⅲ期临床试验中没有一项证明序贯治疗对生存有益处，且均导致毒性增加。因此，目前对局部区域性晚期疾病非手术管理的标准治疗是同步放化疗，而序贯治疗方案没有明确的作用。

然而，许多患者首先接受手术切除，但随后被发现其病理特征提示疾病复发的风险很高。这些高危患者的标准治疗方法是术后进行辅助放疗。来自美国肿瘤放射治疗协作组织（RTOG）和欧洲癌症研究和治疗组织（EORTC）的两项Ⅲ期协作组临床试验，在术后具有高风险特征的患者中探索了术后放疗同步大剂量顺铂对比单纯放疗的作用。这些试验均报道了在同步治疗的患者中局部疾病控制和无病生存率均明显改善。当对两项试验的汇总数据进行非计划的亚组分析时，发现这种益处似乎仅限于淋巴结包膜外扩散或切缘阳性的患者。因此，同步使用大剂量顺铂和放疗已成为这一亚组患者术后的治疗标准。

最近报道了术后放疗同步大剂量顺铂对比术后放疗联合较低的周剂量顺铂的前瞻性随机研究。Tata Memorial 小组的研究表明，与周剂量顺铂组相比，大剂量组的 2 年局部控制率更高（73.1% vs. 58.5%，HR=1.76，*P*=0.014），尽管无进展生存率（PFS）和总生存率（OS）之间差异没有统计学意义。然而，一些限制可能影响了研究结果，包括使用顺铂 30mg/m^2，而不是美国通常使用的 40mg/m^2。最近的一项 JCOG1008 研究是一项多机构研究，对高危患者进行了术后放化疗（CRT），比较了 3 周 1 次顺铂和每周 1 次顺铂（40mg/m^2）的疗效。该研究显示，与 3 周给药相比，每周给药组在 3 年 OS、局部无复发生存率和毒性谱改善上均具有统计学意义。

八、特别注意事项

（一）口腔癌

口腔包括唇、舌前 2/3、口底、颊黏膜、牙龈、硬腭和磨牙后区。具体亚部位肿瘤的流行病学、自然病史、常见临床症状、淋巴结转移风险如表 1.4 所示。

表 1.4 头颈部：口腔癌

部位	流行病学	自然病史及常见临床症状	淋巴结转移风险
唇	危险因素为日光照射和烟草；美国每年有 3600 例新发病例；白种人男性比黑种人男性或女性（白种人或黑种人）发病率高 10～40 倍	外生性肿块或溃疡性病变；下唇更常见（92%）；肿瘤生长缓慢；疼痛和出血	5%～10% 正中线肿瘤向两侧扩散；Ⅰ区更常见（颌下、颏下）；上唇病变转移更早：Ⅰ区和耳前淋巴结
牙槽嵴和磨牙后三角	占所有口腔癌的 10% M∶F＝4∶1	外生性肿块或浸润性肿瘤，可侵犯骨；出血，因咀嚼疼痛加重，牙齿脱落，不合适的义齿	30%（若 T4 为 70%） Ⅰ、Ⅱ区最常见
口底	占所有口腔癌的 10%～15%（发病率 0.6/10 万）；M∶F＝3∶1；中位年龄 60 岁	疼痛性浸润性病灶，可侵犯骨质、口底肌和舌肌	T1 12%；T2 30%；T3 47%；T4 53%；Ⅰ、Ⅱ区更常见
硬腭	发病率为 0.4/10 万（占所有口腔癌的 5%）；M∶F＝8∶1；鳞癌占 50%，唾液腺癌占 50%	深部浸润或向表浅扩散性疼痛	不常发生：6%～29%

续表

部位	流行病学	自然病史及常见临床症状	淋巴结转移风险
颊黏膜	占美国所有口腔癌的 8%；发病率女性高于男性	外生性更常见；无症状表现；疼痛、出血、咀嚼困难、张口困难	诊断时 10%

注：M∶F，男女比。

早期口腔癌可以单用手术治疗。这通常包括原发灶局部广泛切除术及颈部手术治疗。除非常小的浅表原发性肿瘤（浸润深度小于 3～4mm 的 T1 期肿瘤）外，选择性淋巴结清扫被认为是标准的治疗。最近，一项Ⅲ期研究证明了对 T1 期、T2 期口腔癌和口咽癌行前哨淋巴结活检及颈部淋巴结清扫的肿瘤学等效性。前哨淋巴结活检组的相关发病率更低。因此，前哨淋巴结活检成为该患者群体的一种新的替代治疗标准。切除后切缘较宽的口腔小原发灶无不良病理特征，淋巴结阴性，无须辅助治疗。另一种治疗原发灶的替代方法是确定性放疗，通常使用近距离放疗。这种方法仍然依赖于当地的医疗实践模式和专业知识的可及性，在美国通常不是治疗的标准术式。

局部区域性晚期病例，包括浸润深度超过 5mm 的 T2 期口腔舌癌，通常采用局部广泛切除术伴颈部淋巴结清扫术。在适当情况下，部分病例可进行前哨淋巴结活检。原发部位切除范围取决于原发病灶的大小。例如，口腔舌切除术的范围可能从局部广泛切除到次全舌或全舌切除。同样，颈部淋巴结清扫的范围因颈部疾病的范围和舌癌靠近中线的程度而异（靠近/穿过中线的病变可能需要行双侧淋巴结清扫）。

一项针对早期偏侧口腔鳞状细胞癌复发时行选择性淋巴结清扫对比治疗性淋巴结清扫的Ⅲ期临床试验显示，选择性淋巴结清扫具有生存优势。如前所述，前哨淋巴结活检已成为这些患者的一种新的替代治疗标准。当有指征时，对大多数颈部淋巴结阴性的病例及那些有微小颈部疾病的患者进行选择性颈部淋巴结清扫术（Ⅰ～Ⅳ级）或改良根治性颈部淋巴结清扫术。有更广泛颈部疾病的患者和挽救性病例可能需要更广泛的手术，如根治性颈部淋巴结清扫术。许多病例需要在接受过头颈部重建术培训的外科医生的帮助下进行重建。对于局部晚期口腔癌，确定性放疗或放化疗是一种比初始手术治疗更差的替代方法，除非患者在医学上无法手术或不能切除，否则不会采用。

放疗在局部区域性晚期口腔癌的辅助治疗中发挥了重要作用，并已被证明可以改善疾病局部控制。对于切缘阳性或淋巴结包膜外累及的患者，通常增加化疗。这种方法已被证明较单纯放疗有局部控制获益。一些中度危险因素已被确认，包括近切缘（＜5mm）、淋巴血管间隙浸润、神经周围侵犯、T3/T4 期疾病、原发病灶厚度＞5mm 的 T2 期口腔癌（AJCC 第 7 版标准）及淋巴结阳性且无包膜外侵犯。辅助放疗联合西妥昔单抗正在一项Ⅲ期临床试验（RTOG 0920）中被探索，旨在改善中度风险疾病的预后，对于这些疾病，手术和放疗仍然是目前的标准治疗，但局部区域控制仍远未达到最佳水平。类似地，即使高危患者（淋巴结包膜外侵犯、切缘阳性）术后辅助化疗，局部区域控制和总生存率仍然很低。RTOG 0234 是一项Ⅱ期临床试验，旨在探索多西他赛联合西妥昔单抗进一步强化治疗高危疾病的安全性和有效性。这项研究的令人鼓舞的结果促进了正在进行的 RTOG 1216 研究，后者比较了放疗联合顺铂、放疗联合多西他赛，或放疗联合多西他赛和西妥昔单抗治疗高危患者的疗效。

（二）口咽癌

口咽包括舌根、会厌谷、扁桃体、咽后壁和软腭。口咽癌的流行病学、自然病史、常见症状和淋巴结转移风险见表 1.5。

表 1.5　头颈部：口咽癌

部位	流行病学	自然病史及常见症状	淋巴结转移风险
舌根	美国每年有 4000 例新发病例；M∶F=（3～5）∶1。可能与 HPV 相关	出现症状时为晚期（局部无症状、侵袭性行为）；疼痛、吞咽困难、体重减轻和耳痛（因脑神经受侵犯）；颈部肿块为常见的临床表现	所有分期：70%（T1）～80%（T4） Ⅱ区和Ⅲ区更常受累及
扁桃体、扁桃体弓和软腭	吸烟和饮酒；HPV 感染常见	扁桃体窝：出现症状时多数为晚期：75%为Ⅲ期或Ⅳ期，疼痛、吞咽困难、体重减轻和颈部肿块 软腭：更加惰性，可表现为红斑	扁桃体弓：T2 38% 扁桃体窝：T2 68%（55%表现为 N2 或 N3 疾病）
咽后壁		诊断时为晚期（局部无症状）；疼痛、出血和体重减轻；颈部肿块为常见的首发症状	临床可触及淋巴结 T1 25% T2 30% T3 66% T4 75% 双侧淋巴结受累常见

注：M∶F，男女比。

口咽癌按其病因可分为两大预后组，即 HPV 诱导的或 HPV 无关的，通常为烟草诱导的癌症，最新的 AJCC 分期系统将其识别为两种不同的疾病，具有两种不同的分期系统。在西方国家，大多数口咽癌患者 HPV 呈阳性。免疫组化 p16 阳性是 HPV 作为致病因素存在的替代物。RTOG 的大量经验证实了 HPV 的预后价值，并将口咽癌分为低危、中危、高危组。

来自加拿大玛格丽特公主医院的数据进一步将 HPV 阳性疾病分为低危组和高危组。年龄和吸烟也被作为预后影响因素。根据这些数据，显然 HPV 阳性肿瘤比 HPV 阴性肿瘤具有更好的预后。目前，无论病因如何，所有口咽癌的治疗都相似。然而，基于病因（HPV 相关或 HPV 不相关疾病）和风险分组，正在探讨各种治疗降级和强化策略。

早期口咽癌通常采用单一方式治疗，即手术或确定性放疗（T1/T2，N0/N1，AJCC 第 7 版）。这些分期的局部区域控制和总生存率仍然很高。更为局部晚期的疾病传统上是通过确定性放化疗或生物放疗（使用西妥昔单抗）进行治疗，并保留手术用于挽救性治疗（尤其是晚期颈部疾病）。选定的患者亚群可以进行手术及术后辅助治疗。手术选择包括经口切除（不太常见的开放式手术）和适当的颈部淋巴结清扫术或前哨淋巴结活检术。病例选择通常是为了达到最佳功能结果，避免多种治疗方式，从而将并发症降至最低。例如，对于 T2N2bM0（AJCC 第 7 版）原发性扁桃体肿瘤，在淋巴结没有明显的包膜外累及的情况下，可以进行经口机器人手术（TORS）和颈部淋巴结清扫术，从而避免同时进行化疗和辅助放疗。

由于 HPV 相关疾病的预后优于 HPV 不相关疾病，因此各种治疗降级方法已经开展过研究或正在积极研究。RTOG 1016 是一项随机Ⅲ期非劣效性研究，旨在探讨放疗联合西妥昔单抗对比放疗联合顺铂治疗局部晚期 HPV 相关口咽癌的疗效。与标准组相比，放射组联合西妥昔单抗组的总生存率和 PFS 均较低，且毒性相似。在针对 HPV 相关低风险疾病的 De-ESCALaTE HPV 研究中也发现了类似的结果，强调了谨慎进行的随机试验对治疗降级的价值。NRG Oncology HN002 是一项随机Ⅱ期试验，研究了更有利的 HPV 相关患者群体（吸烟≤10 包 · 年）。

这项研究确定了 6 周内 60Gy 的 IMRT 和同步每周 1 次顺铂作为一种有利的降级策略，可达到预先设定的生存和吞咽功能的研究终点。该单臂将在更大的Ⅲ期研究中按照治疗标准进行验证。同样，美国东部肿瘤协作组（ECOG）3311 也是一项类似的研究，探讨了 TORS 和颈部淋巴结清扫术在降级辅助治疗中的作用。虽然已经开展或正在开展其他一些治疗降级的研究，但必须强调的是，在临床试验之外，目前口咽癌的治疗并不因 HPV 状态而有所差异。

高风险 HPV 阳性口咽癌（T4，N2c～N3，吸烟）仍然与相对较高的局部复发率和远处失败率相关。因此，该组可能无法从治疗降级（特别是除去全身治疗）中获益，并且有必要采取改善局部区域和全身控制的策略。高风险 HPV 阴性口咽癌（T3，T4，N2c～N3 疾病）也同样与严重的远处失败有关。局部区域控制也较差，3 年内约 40%失败。幸运的是，这类患者越来越不常见。对这些患者进行积极治疗是必要的，通常采用确定性放化疗，然后根据需要进行手术挽救。巩固性免疫治疗的方法也在研究中，旨在改善这一患者群体的预后。

（三）喉癌

喉癌可分为声门上癌、声门癌和声门下癌。表1.6显示了喉特定亚部位癌的流行病学、自然病史、常见症状、淋巴结转移风险。

表1.6 头颈部：喉癌

部位	流行病学	自然病史及常见症状	淋巴结转移风险
声门上	占喉癌的35%	大多数起源于会厌部；因淋巴结回流丰富导致早期淋巴结转移；2/3的患者确诊时已有淋巴结转移	总转移率：T1 63%；T2 70%；T3 79%；T4 73% Ⅱ、Ⅲ、Ⅳ区淋巴结转移最常见
声门	最常见的喉癌	预后最好，晚期可出现淋巴结转移；常为高分化，但有浸润性生长方式；声音嘶哑为早期症状；70%在诊断时已有局部病变	淋巴回流极少，早期病变很少有淋巴结转移。临床阳性：T1、T2，Ⅱ、Ⅲ和Ⅳ区淋巴结转移更常见；T3、T4 20%～25%
声门下	罕见，占喉癌的1%～8%	低分化，不受组织屏障限制的浸润性生长方式；声音嘶哑罕见，因气道侵犯可引起呼吸困难；2/3的患者出现症状时已有远处转移	支气管前和支气管旁淋巴结更常受累，总体上占20%～30%

喉癌主要是声门癌和声门上癌，声门下癌较少见。考虑到声门没有淋巴管，而声门上和声门下有丰富的淋巴管，这种区别很重要。

T1期声门癌可以采用保留发音的经口喉显微手术治疗。这种技术的局部控制非常出色，通常患者术后具有优异的声音质量。一般来说，影响一侧声带而未延伸至前连合的浅表病变最好采用该手术治疗。只要是浅表病变，局部复发可以通过进一步的手术来控制。深部浸润性病变需要采用更广泛的手术治疗。虽然这些病变在技术上是可以切除的，但更广泛的手术或多次手术可能会进一步损害发音质量，故应尽可能避免使用这些手术方法。

确定性放疗是早期声门癌的一种替代疗法，尤其是当病变范围更广且不适合显微手术切除时。放疗对于保持声音质量通常有利，但取决于基线声音质量。早期声门癌可以采用确定性放疗，效果很好。放射野通常是一个小的喉平行对穿野。对比2Gy的分割，2.25Gy的分割显示出局部控制改善。

声门上的T1期癌可以采用经口或经颈（开放式）保留发音的手术治疗。通常进行开放式或内镜式声门上喉切除术，并且鉴于淋巴结扩散的高风险，通常提倡某种形式的双侧颈部管理。确定性放疗是一种替代治疗选择，治疗野通常包括双侧颈部。

声门和声门上的T2期癌可以采用手术治疗或确定性放疗。根据肿瘤的范围，采用各种形式的保留发音的喉切除术。其中一些选择包括声门上喉切除术（开放式或内镜下）、环状软骨上喉切除术和垂直部分喉切除术。对于声门上癌患者，也建议进行双侧颈部淋巴结清扫术；或者，对原发病灶和双侧颈部也可以进行确定性放疗，剂量通常略高于 T1 期癌。尽管 T2 期声门癌不是正式 AJCC 分期的一部分，但根据真声带活动限制，它被分为 T2a 期和 T2b 期。T2b 期声门癌单用标准剂量放疗的效果差。一般认为，这些病例代表早期的声门旁间隙受累，可能需要更密集的治疗。超分割和放化疗是实现更好的局部控制的一些策略。

T3N0M0 喉癌的治疗一直存在争议。在某些情况下，可能需要采用保留发音的手术方法。声带固定通常是此类保守手术的禁忌证。如果没有发现不良的术后病理因素，可以对患者进行观察，不需要进一步的辅助治疗。通常应避免全喉切除术，但其仍然是肿瘤学上可以接受的选择。确定性放化疗仍然是另一种保留发音的治疗策略，尽管可能需要挽救性手术，但其肿瘤的治疗效果相似。

局部晚期喉癌的治疗要考虑喉部的基线功能、基线吞咽功能和疾病范围。标准的手术治疗仍然是喉全切除术加双侧淋巴结清扫术。根据病理危险因素，此类患者可采用辅助放疗或放化疗。这种外科治疗方法最适用于喉和（或）吞咽功能严重受损的患者。若有指征，选定的病例可能会进行保留发音的手术，切除原发灶及进行颈部淋巴结清扫，然后进行辅助治疗。对于接受喉全切除术的晚期喉癌患者，围术期语音康复至关重要。发音选择包括喉全切除术时气管食管穿刺、食管发音或机械电子喉，大多数患者可以通过其中的一种获得满意的交流。

尽管如此，由于存在显著的功能损害，喉全切除术并不是一种容易被患者接受的外科手术。保留喉部的非手术方法已成为合理的选择，最适合于那些没有明显喉部和（或）吞咽功能障碍的患者。局部晚期喉癌的放疗/放化疗的非手术治疗已经发展为一种系统化形式。VA 喉部研究比较了顺铂/氟尿嘧啶诱导化疗后放疗与喉全切除术后放疗对局部晚期喉癌的疗效，显示保喉率为 64%，总生存率不受影响。RTOG 91-11 研究比较了诱导化疗后序贯放疗与确定性同步放化疗或单纯放疗的疗效，排除大体积 T4 期病变（伴有喉部破坏或声门上喉癌广泛延伸至舌根），因为这些病变被认为最好采用初始手术治疗。同步放化疗组 10 年保喉率为 82%，该方法已成为北美地区的标准治疗。尽管 3 个治疗组的总生存率在统计学上相似，可能反映了挽救手术的成功，但同步治疗组的生存率较低，原因尚不完全清楚。因此，尽管保留喉部的可能性降低，但诱导化疗后再放疗，甚至仅仅放疗仍然是可接受的治疗标准。

（四）下咽癌

下咽特定亚部位癌的流行病学、自然病史、常见症状、淋巴结转移风险如表 1.7 所示。

绝大多数下咽癌被发现时处于晚期，由于下咽具有丰富的淋巴网络，淋巴结转移是常见的表现。咽后淋巴结也可能受累。当有适应证时，早期原发性癌症可通过经口或开放式保留发音手术和颈部淋巴结清扫术治疗。根据病理结果进行辅助治疗。

表 1.7 头颈部：下咽癌、鼻腔和鼻旁窦癌、鼻咽癌

部位	流行病学	自然病史和常见症状	淋巴结转移风险
下咽	美国每年有 2500 例新发病例；病因：吸烟、饮酒、营养异常	侵袭性，弥漫性局部扩散，早期淋巴结转移；隐匿性远处转移至甲状腺或支气管旁淋巴结链；疼痛、颈强直（咽后淋巴结）、耳痛（第Ⅹ对脑神经）、刺激及黏液潴留 50%表现为颈部肿块；远处转移高风险	淋巴结回流丰富；诊断时高达 60%的为临床阳性淋巴结
鼻腔和鼻旁窦	罕见，在美国发病率为 0.75/10 万；4/5 的发生于鼻腔和上颌窦；M∶F=2∶1 危险因素：生产家具、制鞋、纺织行业工作者的风险增加；镍、铬、芥子气、异丙醇、酒精和镭	不可治愈的溃疡，偶尔出血，单侧鼻腔阻塞、牙痛、牙齿脱落、不合适的义齿、张口困难、复视、眼球突出、溢泪、嗅觉丧失、头痛，取决于侵犯部位 通常表现为晚期	10%～20%的为临床阳性淋巴结 Ⅰ、Ⅱ区淋巴结转移更常见
鼻咽	除北非、东南亚、中国及远北半球外，罕见（1/10 万） 与 EB 病毒、饮食、遗传因素有关	最常见的首发临床表现：颈部肿块 其他表现：中耳炎、鼻塞、耳鸣、疼痛、脑神经侵犯	临床阳性： WHO Ⅰ型，60% WHO Ⅱ型和Ⅲ型，80%～90%

注：M∶F，男女比。

局部晚期下咽癌的标准手术方法是喉全切除术、咽部分切除术和双侧淋巴结清扫术。手术缺损的微血管游离皮瓣修复在现代很常见。辅助治疗是基于病理学上的不良因素，通常包括辅助放疗。与喉癌试验相似，对下咽癌也进行了保留发音非手术治疗的研究。EORTC 24891 研究比较了顺铂/氟尿嘧啶诱导后放疗与手术后放疗的疗效。5 年时保喉率为 22%（存活患者），两组的总生存率相似。最近的几项回顾性研究表明，现代放疗/放化疗技术具有很高的保喉率（3 年时约为 90%），较高的总生存率（3 年时约为 50%）。总体来说，与喉癌相似，有明显喉部/吞咽功能障碍的患者最好进行初始手术和辅助治疗。保留喉功能和吞咽功能的患者最好采用确定性非手术放化疗。这两种方法的一般医学适用性都是至关重要的，因为这些患者往往会受到医学伤害。

（五）鼻咽癌

鼻咽癌的流行病学、自然病史、常见症状、淋巴结转移风险如表 1.7 所示。

鼻咽癌的范围较广，从地方性 EB 病毒相关未分化癌（WHO Ⅲ型）到角化鳞状细胞癌（WHO Ⅰ型）。最近还发现了 p16 阳性、EB 病毒阴性的亚群。鼻咽部淋巴管非常丰富，鼻咽癌常有淋巴结转移。鼻咽的解剖结构通常排除了初始手术方法，特别是因为两侧颈部都有病变扩散的风险。因此，放疗在这种癌症的治疗中起着重要作用。早期淋巴结阴性鼻咽原发灶可以仅给予放疗，包括原发灶和两侧颈部，适当的选择性颅底覆盖是必要的。根据 INT 0099 研究，局部晚期鼻咽癌通常采用确定性放化疗，随后进行 3 个周期的辅助化疗。该研究表明，与单独放疗相比，同步放化疗及辅助化疗具有较大的生存获益。尽管对这种方法提出了几点批评，并且注意到西方人群和东方人群鼻咽鳞状细胞癌的人口统计学存在差异，但这种方法仍然是美国的标准治疗。

最近，报道了两项大型Ⅲ期临床试验，对诱导化疗后序贯同步放化疗与单纯放化疗进行了比较，证明了诱导化疗的疗效有所改善。顺铂和氟尿嘧啶序贯同步放化疗可提高无病生存率和无转移生存率。吉西他滨/顺铂诱导化疗（该联合也被批准用于复发或转移条件下）显示诱导组的无复发生存率和总体生存率提高，该结果为这些患者提供了令人信服的新治疗标准。

正在进行的 NRG HN 001 研究是一项随机试验，基于临床反应和血浆 EBV DNA 水平探讨辅助化疗的重要性。同步放化疗后，检测不到血浆 EBV DNA 的患者将被随机分为标准顺铂/氟尿嘧啶辅助治疗组和观察组。同步放化疗后，可检测到血浆 EBV DNA 的患者将被随机分为标准顺铂/氟尿嘧啶辅助治疗组和紫杉醇/吉西他滨治疗组。非转移性的局部复发鼻咽癌可以通过手术和非手术方法治疗，尤其是当患者不是手术候选者时，通常提倡再次放疗。

新发转移性鼻咽癌传统上采用指定的姑息性系统性治疗和放射治疗。前瞻性Ⅲ期试验数据显示，吉西他滨/顺铂较氟尿嘧啶/顺铂更可延长 PFS，将其作为标准的一线系统性治疗。最近的一项Ⅲ期随机试验比较了化疗联合局部放疗对比单纯化疗在未经治疗的转移性鼻咽癌癌症患者的疗效，并证明化疗加放疗有助于提高总体生存率。这项研究也为新发鼻咽癌转移患者提供了一种新的治疗标准。

（六）鼻腔和鼻旁窦癌

鼻腔和鼻旁窦癌的流行病学、自然病史、常见症状、淋巴结转移风险如表 1.7 所示。鼻腔和鼻旁窦癌包括多种，如鳞状细胞癌、各种类型的腺癌、移行细胞癌、小唾液腺癌、小细胞癌、嗅神经母细胞瘤和鼻窦未分化癌；罕见良性肿瘤，如血管瘤和血管纤维瘤也可以见到。

对于这些肿瘤的治疗尚无共识。一般来说，这些肿瘤可以通过手术切除，最好采用内镜治疗，或者在必要时采用开放式手术和内镜相联合的方式。肿瘤通常采用分块切除，而不是整块切除，而且通常很难获得切缘阴性。尤其是侵犯颅底的肿瘤，可能需要与神经外科团队合作。某些肿瘤接近眼眶的病例可能需要进行眼眶切除。例外的情况包括放疗敏感性和化疗敏感性肿瘤，如小细胞癌（高级别神经内分泌癌），可采用确定性放化疗。辅助放疗/放化疗通常在任何高级别组织学肿瘤手术治疗后进行。局部晚期不可切除肿瘤可采用确定性放化疗，前提是患者具有良好的体能状况，并且医学上适合接受积极的放化疗。其余患者最好采用姑息性放疗和化疗。

（七）唾液腺肿瘤

唾液腺肿瘤是头颈部肿瘤中一种罕见的亚型。它由多种组织学成分组成，遍布头部和颈部，包括大、小唾液腺。唾液腺肿瘤既可以是良性的，也可以是恶性的。良性病变更常见于大唾液腺，而小唾液腺病变更可能是恶性的。第 4 版 WHO 头颈部肿瘤分类详细介绍了各种唾液腺组织学。良性唾液腺肿瘤如表 1.8 所示，恶性唾液腺肿瘤如表 1.9 所示。特定的恶性唾液腺肿瘤的临床特点和预后如表 1.10 所示。

表 1.8　良性唾液腺肿瘤

多形性腺瘤（良性混合瘤）	嗜酸细胞瘤
Warthin 瘤（淋巴瘤性乳头状囊腺瘤）	导管内乳头状瘤
单形性腺瘤	皮脂淋巴腺瘤
良性淋巴上皮病变	

表 1.9　恶性唾液腺肿瘤

腺泡细胞癌	黏液腺癌
黏液表皮样癌	嗜酸细胞癌
腺样囊性癌	涎腺导管癌
多形性低度恶性腺癌	腺癌
上皮-肌上皮癌	肌上皮癌
基底细胞腺癌	多形性腺瘤
皮脂腺癌	鳞状细胞癌
乳头状囊腺癌	小细胞癌

表 1.10　特定的恶性唾液腺肿瘤的临床特点和预后

组织学	临床特点
黏液表皮样癌	大唾液腺中最常见的恶性肿瘤；最常见于腮腺（32%）
	低分化：局部病变，病史长，积极切除可治愈；罕见转移
	50%～70%为 t（11；19）（q21；p13）
	高级别：局部侵袭性，侵犯神经和血管，早期转移
腺癌	16%为腮腺，9%为下颌下腺恶性肿瘤
	分级与生存相关

续表

组织学	临床特点
鳞状细胞癌	不常见 分级与生存相关 颞部、耳廓和面部皮肤的鳞状上皮癌可以转移至腮腺淋巴结，与原发性腮腺肿瘤相混淆
腺泡细胞癌	＜10%的所有唾液腺恶性肿瘤 低级别缓慢增长，罕见面神经受累，罕见，晚期转移（肺） 5%～10%的患者出现区域性转移
腺样囊性癌	恶性肿瘤最常见于下颌下腺（41%）、腮腺（11%） 神经侵犯发生率高，会影响局部控制 50%的患者为 t（6；9）（q22—q23；p23—p24） 40%的患者出现转移，肺是最常见的转移部位。肺转移患者可以存活多年，但其他内脏和骨转移提示预后不良

虽然大唾液腺肿瘤的起源部位在临床上通常很明显，但小唾液腺肿瘤通常被误认为是更常见的黏膜病变。无论哪种情况，治疗前影像学和组织学诊断对优化管理非常重要。不经意地切除部分病灶可能会进一步影响肿瘤手术切除。FNA 活检通常是诊断的第一步，且有助于治疗，因为它可以有效地确定良恶性。确定性手术被认为是标准的初始治疗。在缺乏明确的术前诊断的情况下，大唾液腺病变通常通过手术切除、术中冰冻切片进行诊断。在确定诊断后，可进行肿瘤切除，联合或不联合颈部淋巴结清扫。良性病变也要切除，如多形性腺瘤，要牢记肿瘤学原则（无肿瘤溢出），因为这些肿瘤显示出局部复发的优势。明显的恶性病变（术前快速生长、面神经麻痹）应切除，需要有宽切缘。当病变在面神经附近时，需要宽切缘阴性，但可能难以获得。如果术前面神经功能正常，术中完全不受影响，则通常会保留面神经；幸运的是，这里的紧邻切缘通常不会影响局部控制。要舍弃麻痹的或严重受累及的面神经，并尝试获得近端和远端切缘阴性。术中可能需要细致地切开颅底。在初始手术期间，应重建（移植）面神经，并考虑其他辅助手术，如颞肌肌腱转移。颈部的管理是有争议的。一般来说，T3/T4 期、高级别或淋巴结阳性疾病的患者通常采用同侧颈部淋巴结清扫术。

唾液腺癌的辅助治疗是基于回顾性数据而进行的。辅助放疗似乎在改善局部区域控制方面起到了重要作用。术后放疗的一般适应证包括 T3/T4 期原发性病变、高级别、淋巴血管间隙浸润、神经周围侵犯、近切缘/切缘阳性、淋巴结阳性病变或复发性病变。包括所需剂量在内的辅助放疗原则与前面讨论的更常见的黏膜肿瘤相似。辅助放疗对良性肿瘤如多发性多形性腺瘤的局部控制也起作用。化疗是有争议的，对于涎腺肿瘤的作用还远未确定。RTOG 1008 试验是一项Ⅲ期临床试验，旨在探讨放疗同步顺铂治疗高风险涎腺肿瘤的作用。某些组织学亚型可能表达潜在的激素治疗或其他治疗靶点，如涎腺导管癌中的人表皮生长因子受体-2

（HER-2）和雄激素受体。这些疾病的靶向治疗作用正在各种情况下探索。与其他头颈部癌一样，目前单一模式的辅助化疗在唾液腺癌的治疗中没有明确的作用。

在复发/转移性疾病中，尽管有效率变化不定，并且取决于组织学，但是考虑联合化疗、单药化疗或以酪氨酸激酶抑制剂形式的靶向治疗是合理的。仑伐替尼是一种多激酶抑制剂，在复发或转移性腺样囊性癌中显示出临床获益。二代测序可用于评估可能适用于涎腺癌靶向治疗的分子异常。

（八）头颈部原发灶不明癌

头颈部原发灶不明癌约占所有头颈部癌的3%。虽然鳞状细胞癌被认为起源于黏膜，但也可见其他组织学类型，并可能表明其原发灶来源。例如，腺癌可能起源于唾液腺或甲状腺/甲状旁腺。淋巴结受累的部位通常与原发灶的潜在部位有关，这一认识有助于评估和管理。例如，Ⅲ区淋巴结转移可能起源于喉、下咽或上颈部食管。ⅠA区淋巴结转移可能由原发性口腔癌引起，而ⅠB区淋巴结转移可能表示原发灶位于口腔、上颌窦或鼻腔。Ⅱ区淋巴结转移可能提示口咽部为原发灶，尽管有几个部位主要引流至Ⅱ区淋巴结。Ⅴ区淋巴结增加了鼻咽癌或皮肤癌的可能性。腮腺淋巴结转移通常提示皮肤原发性鳞状细胞癌。孤立的锁骨上淋巴结（Virchow 淋巴结）不太可能提示头颈部原发性肿瘤。在这种情况下，原发灶几乎总是位于锁骨以下部位（如肺、胸段食管、乳腺等）。评估遵循头颈部癌的常规检查。首选检查是对淋巴结进行超声引导下空芯针穿刺活检，尤其是为了获得p16和EBER评估,这可能分别指向HPV相关的口咽原发性癌或鼻咽原发性癌。然而，若这样做，建议谨慎操作，在解释免疫组化结果之前，应注意受累淋巴结的主要引流模式。例如，孤立的Ⅴ区淋巴结转移可能是p16阳性，但更可能表示皮肤原发性/鼻咽原发性，而不是口咽原发性。在执行外科诊断性手术之前，应考虑进行PET/CT检查，因为该检查可能有助于发现原发性肿瘤，特别是当增强CT未显示时。随机活检被认为阳性率低且不推荐。扁桃体切除术、舌根活检和鼻咽活检被认为是标准的操作，尽管盲法活检的成功率很低。经口舌扁桃体切除术（舌根切除术）被越来越多地用于探查舌根原发性肿瘤，通常在大量的Ⅱ区淋巴结受累的病例中遇到，尤其是当腭扁桃体切除术未显示时。

当手术活检未发现原发性肿瘤时，通常按照所认为的原发性肿瘤的部位进行管理。例如，假设口腔为原发部位，则对Ⅰ区淋巴结进行清扫。N1期疾病可以切除，在没有不良病理特征的情况下，患者也可以观察，无须进一步治疗。这是基于这样一个事实，关于原发性肿瘤出现频率的数据虽然在文献中不一致，但似乎很低。然而，当使用放疗时，预防性照射潜在的原发部位被认为是标准方法。例如，用确定性颈部放疗和口咽预防性覆盖治疗p16阳性的Ⅱ区淋巴结。p16阴性Ⅱ区淋巴结的治疗类似，但根据临床情况，除口咽外，还可考虑对鼻咽和下咽进行预防性覆盖。EBV 阳性淋巴结的治疗与鼻咽癌相似。

一般来说，因为这种方法被认为并发症过多且获益不多，所以口腔、喉和下咽被排除在预防性照射之外。根据病理危险因素，更为晚期的疾病可通过手术治疗，随后进行放疗，联合或不联合化疗。在非手术治疗 N2/N3 期疾病时，通常在放疗中加入同步化疗，尽管其益处尚不清楚。对于更加晚期的颈部疾病，可能需要进行挽救性手术。有远处转移的患者表现为颈部淋巴结转移而没有原发灶，则采用姑息治疗（放疗和化疗）。治疗结果通常遵循类似分期的已知原发病灶的头颈部癌。因此，在非转移性病例中，虽然不知道原发性肿瘤的起源，但仍有可能治愈。ASCO 最近发布了关于头颈部原发灶不明的鳞状细胞癌的诊断和治疗指南。

（九）复发性非转移性疾病

局部复发是局部晚期头颈癌患者最常见的疾病治疗失败模式，且仍是主要的挑战。然而，远处失败更加常见，尤其是在 HPV 诱发的口咽癌患者中。这些癌症可能是真正的复发性疾病，也可能是第二原发性疾病，通常很难区分，特别是如果疾病在原发性疾病发生后 2～3 年被确诊。管理是基于治疗的意图，这可能是姑息性的或确定性的。较短的时间跨度（通常为 6 个月）内复发的癌症、老年、体能状况差和大负荷不可切除的病灶是导致预后特别差的因素，最好采用姑息性放疗和（或）系统性姑息性治疗。对于一些估计生存期超过 6 个月的病例，SBRT 可能是一种选择。该策略用于快速提供合理持久的姑息性治疗，并具有可接受的并发症。

更有利的疾病特征包括第二原发性疾病或原发性疾病治疗后 2 年以上出现的复发性疾病、年轻、体能状况良好、肿瘤体积小、可切除性疾病，以及先前治疗的并发症低。在可能的情况下，这些患者应该先接受手术治疗，然后进行辅助性放化疗。GORTE 试验表明，在这组患者中，与术后观察相比，术后辅助性放化疗组的无病生存率有优势，而总生存率没有优势。照射体积通常最小化至包括复发性病变瘤床，同时最大限度地保留正常组织，从而减少并发症。病例选择至关重要，因为这种方法的并发症并不是微不足道的。技术更先进的放疗可能会消除以往出现的并发症。

九、毒性管理和随访

（一）急性毒性的治疗

接受放疗或同步放化疗（CRT）的患者需要频繁地进行临床评估和及时的支持性治疗，以避免在治疗的急性期（治疗期间和治疗后的前几个月）出现严重或致命的后果。

1. 营养 应仔细评估是否需要使用喂养管。一般来说，在治疗开始前，反应式喂养管置入优于预防性置入。这些装置已被证明对瘦弱或体重显著减轻的患者有益。并非所有患者都需要使用喂养管，但如果没有放置，则必须每 1～2 周对这些患者进行一次毒性和体重减轻评估。

2. 补液 放疗和放化疗导致液体流失增加，尤其是严重的黏膜炎和（或）失去正常味觉或食欲的患者。患者应每 1～2 周进行一次评估，包括皮肤肿胀、直立性低血压、站立性头晕或肾功能不全（尤其是使用以铂类为基础的化疗时）。

3. 黏膜炎 接受大剂量放化疗的患者会出现严重的黏膜炎，从而影响营养吸收并导致重度疼痛。受影响黏膜表面的念珠菌感染相当常见。在出现念珠菌病的第一个症状时，应该开始局部使用和（或）口服抗真菌药物治疗。含有抗真菌药物、麻醉剂和碳酸钙悬浮液的制剂是有用的。麻醉性疼痛控制应是积极的，在疼痛达到顶峰之前，应指导患者跟踪疼痛的严重程度并自行服用麻醉药物。使用经皮给药途径是有效的，根据短效麻醉剂的总使用量仔细计算剂量，联合使用短效（液体）麻醉剂以控制疼痛。

4. 放射性皮炎和皮疹 轻度放射性皮炎在放疗期间和放疗后可用润肤霜进行治疗。湿性脱皮可以用醋浸泡和盐水敷料处理。这些反应通常会在放疗结束后消失。浅表感染应使用抗生素治疗。西妥昔单抗可能导致上半身和面部出现痤疮样皮疹，如果不治疗，可能发生感染。患者应预防性使用保湿霜作为局部治疗。含类固醇的外用药膏和米诺环素有助于治疗更严重的皮疹（在一个以上的体表区域融合）。皮疹通常在几周后好转，并且可能在放射野外出现。

5. 过敏反应 顺铂、紫杉类药物、卡铂和抗表皮生长因子受体抗体均已发生过严重甚至危及生命的过敏反应，只有配备了合适的应急设备和经过培训的人员时才可以输注这些药物。

（二）治疗的晚期毒性

1. 口干症 唾液腺偶然的照射导致口干的风险是存在的，但通过采用更精确的治疗计划并给予调强适形放疗（IMRT），口干的风险已经降低。最初的治疗通常包括唾液替代品、口腔黏膜润滑剂和频繁小口喝水。对于治疗完成后持续 1 年以上的口干症可考虑用全身性胆碱能激动剂。越来越多的证据支持针灸或类似针灸的经皮神经电刺激在缓解口干症中的作用。

2. 晚期吞咽困难 少数患者会有吞咽困难数年或永久性吞咽困难，并伴随吸入和肺炎的风险。这些患者可能需要给予吞咽疗法和经皮导管持续肠内营养，可能需要对口咽入口和食管进行连续扩张，以处理与放疗/手术相关的狭窄。

3. 龋齿 唾液流量或组成的任何变化都会增加龋齿的风险。因此，任何接受过头颈部放疗的患者都应定期、频繁地进行口腔科评估。推荐长期每天使用含氟牙托。细致的口腔护理可以减少其他迟发效应的可能性，如放射性骨坏死（ORN）。

4. 放射性骨坏死 照射后的骨暴露可能导致进行性放射性骨坏死，在接受放疗的患者中有 5%～7%发生放射性骨坏死。为防止放射性骨坏死，在治疗前，牙列不良的患者应拔牙，并在治疗前留出足够的时间愈合（至少 2 周）。如果出现放射性骨坏死，则患者应转诊至口腔颌面外科进行死骨切除术。培养可为静脉注射抗生素治疗提供药物敏感性信息。据报道，死骨切除术加长期服用己酮可可碱可使大多数患者在 1 年内治愈。高压氧治疗已使用多年，但在一项随机临床试验中并未发现高压氧治疗的益处。对于治疗无反应的或晚期放射性骨坏死患者需要行开放式手术切除（如下颌骨节段切除术）和带血管组织重建，如下颌骨节段切除的腓骨游离皮瓣重建。

5. 活动受限 手术和放疗可导致颈部软组织纤维化，影响美容和（或）颈部活动。治疗通常包括颈部伸展、强化和按摩等物理治疗。早期开始治疗通常可以实现更大程度的恢复。

6. 甲状腺功能减退症 高达 75%的患者在放疗后可能有促甲状腺激素（TSH）水平升高。颈部放疗后，应定期监测 TSH 并进行适当的替代疗法。

（三）随访

头颈部癌患者治愈后，应在治疗后的第 1 年内每 1～3 个月进行 1 次、第 2 年内每 2～4 个月进行 1 次、第 3～5 年每 3～6 个月进行 1 次、第 5 年后每 6～12 个月进行 1 次全面的头颈部体格检查。对于非手术治疗的患者，应在放疗结束后约 12 周进行再分期影像学检查，然后根据需要对任何提示复发或第二原发癌的症状或体征进行检查。一项随机研究证实了 PET/CT 扫描在确定性放化疗后 12 周用于疾病监测的作用。未完全缓解和影像学检查结果模棱两可者，需要行颈部淋巴结清扫术。与计划的颈部淋巴结清扫术相比，这种方法同样具有良好的生存率和成本效益。在治疗后的前 3 年复发风险最高。3 年后，肺部或头颈部的第二原发癌是发病或死亡的重要原因。由于这种风险，建议每年进行 1 次胸部影像学检查，尤其是吸烟者。

十、预　　防

预防头颈部癌最重要的建议是戒烟和限制饮酒。应鼓励合适的人群（男性和女性，9～45 岁）接种 HPV 疫苗，因为疫苗已被证明可以预防女性宫颈癌，并有望对口咽癌产生类似的影响。

口腔、咽和喉部发生的癌前病变可表现为白斑（一种白色斑块，不能刮掉，且无其他明显原因）或红斑（脆的红色或斑点状病变）。这些病变需要活检，并尽可能切除。不伴有不典型增生白斑进展为癌症的风险约为 4%。然而，高达 40% 的重度不典型增生或增殖性红斑进展为癌症。

目前，没有针对头颈部鳞状细胞癌高风险患者的有效化学预防措施，不建议在临床试验之外进行化学预防。

（管晓翔　王丽君　译）

参 考 文 献

第 2 章　非小细胞肺癌

Nobuyuki Takahashi，Anish Thomas

一、流 行 病 学

（1）肺癌大致分为小细胞肺癌（SCLC）和非小细胞肺癌（NSCLC），是美国及全球癌症死亡的首要原因。

（2）2020 年，美国新诊断出约 227 875 例肺癌和支气管癌（男性 116 335 例和女性 111 540 例），造成了 138 225 例死亡（男性 73 009 例，女性 65 216 例）。

（3）2014 年，美国普通人群中肺癌的 2 年相对生存率约为 35%和 44%，从 2001 年开始，肺癌的相对生存率从 26%大幅提高到 35%。所有种族和族裔群体的生存率均有所提高。这可能是由于吸烟的显著减少和治疗的进展，特别是靶向治疗和免疫治疗。

（4）诊断时分期对预后变化的影响最显著。与预后较差相关的其他临床特征包括老年、男性、体能状况和吸烟。

（5）尽管肺癌在普通人群中男性比女性更常见，但在年轻人（年龄＜50 岁）中这种趋势却发生了逆转，这并不能由吸烟行为的差异来完全解释。大多数年轻女性肺癌患者被诊断为腺癌，这可能意味着该群体具有不同的生物学特征。

二、病因学和危险因素

（1）绝大多数的肺癌患者死亡与吸烟直接相关。

（2）烟草烟雾中高度复杂的混合物具有致癌性及可能具有损伤 DNA 的潜能。多环芳烃、芳香胺和烟草特有的亚硝胺被认为是主要的致突变致癌物，导致 DNA 加合物形成。形成的 DNA 加合物数量与吸烟量直接相关。重度吸烟者每个细胞基因组中可有多达 100 个碱基突变。

（3）与从未吸烟者比较，吸烟者的肺癌发生风险增加约 20 倍。与持续吸烟者相比，已戒烟者发展为肺癌的可能性降低。

（4）在美国估计每年有 3000 例被动吸烟的肺癌患者死亡。

（5）氡是一种由镭-226 衰变产生的放射性气体，是美国肺癌的第二大发病原因，每年可导致 6000～36 000 例肺癌患者。镭-226 衰变产生能释放 α 粒子的物质，可引起细胞损伤。室内氡暴露与罹患肺癌的风险增加有关。

（6）工作中接触石棉、砷、铬酸盐、氯醚、镍、多环芳香烃化合物和一些其他化学致癌物可使肺癌发病率增加 9%～15%。吸烟者的石棉暴露增加肺癌发生的风险，这是由于吸烟损伤支气管清除功能而延长石棉在肺上皮细胞内的存留时间。

（7）遗传因素对肺癌发生发展的作用尚不清楚。*EGFR* T790M 突变罕见地被确定为与遗传性癌症相关的胚系变异。一项荟萃分析显示，与患病亲属相关的癌症风险增加（RR=1.8，95% CI 1.6～2.0）。在肺癌的病因学中，吸烟的核心作用可将肺癌家族发生的遗传基础的证据复杂化。

（8）20 世纪 90 年代的大型随机、双盲、安慰剂对照的化疗预防试验表明，目前尚没有特殊膳食成分可以预防肺癌。

三、病　理　学

（1）非小细胞肺癌（NSCLC）可分为 3 个主要的亚型：①腺癌；②鳞状细胞癌；③大细胞癌。

（2）腺癌是 NSCLC 最常见的诊断类型；在美国男性和女性中约 50%的 NSCLC 为腺癌。腺癌是典型的外周性肿瘤，起源于表层上皮或支气管黏膜腺体。组织学诊断需要有肿瘤腺体形成、肺细胞标志物表达（TTF-1±Napsin）或胞质内黏蛋白的证据。

（3）在过去的几十年里，包括美国在内的一些发达国家的肺癌组织学特征发生了变化，研究显示腺癌的发病率有所上升，而鳞癌的发病率有所下降。这可能归功于吸烟率的下降。

（4）自 2015 年以来，WHO 分类淘汰了细支气管肺泡癌（BAC），反而引入了新的分类，以便于根据浸润程度对肿瘤进行更好的分类。

1）非典型腺瘤性增生：通常 <5mm。

2）原位腺癌：≤3cm 的腺癌，其生长仅限于肿瘤细胞，沿着肺泡结构生长（贴壁型生长模式），且缺乏任何浸润性成分。

3）微浸润性腺癌：≤3cm 的贴壁型肿瘤，浸润程度≤5mm。

4）浸润性腺癌：包括贴壁型为主、浸润程度＞5mm 的肿瘤（既往是非黏液性 BAC），以及诸如浸润性黏液腺癌（既往是黏液性 BAC）的变异型。

（5）鳞状细胞癌约占 NSCLC 的 25%，与吸烟的关系最为密切。这种肿瘤最常见于中央近端支气管，可导致支气管阻塞，并由此导致肺不张或肺炎。鳞状细胞癌的诊断取决于可见的角质化、突出的桥粒和细胞间桥，或与鳞状细胞癌一致的免疫组化（即 p40、p63、CK5 或 CK5/6、桥粒蛋白的表达）。

（6）大细胞癌是肺癌中最不常见的亚型，它既缺乏腺癌的特征，又缺乏鳞癌或小细胞癌的特征，约占 NSCLC 的 10%。大细胞癌通常表现为较大的周围性肿块，伴有明显的坏死。

（7）肉瘤样癌含有肉瘤或肉瘤样成分。该组织学类型是一个广义的术语，代表了 NSCLC 的一组异质性群体，不足所有 NSCLC 的 1%。总体上，肉瘤样癌组织学类型与较差的生存期相关。

（8）最近更新的 2020 年 WHO 分类增加了几种新的肿瘤实体，如细支气管腺瘤（纤毛黏液腺乳头状瘤）、胸部 SMARCA4 缺失型未分化肿瘤和侵袭性非黏液型肺腺癌。

四、生　物　学

肺癌的发生发展包括多个阶段，从正常的支气管上皮到异型增生，继而形成原位癌，最终形成浸润性癌。这一系列的变化包括致癌基因的激活、肿瘤抑癌基因的失活及基因组稳定性的丧失。这些改变可以是遗传性的（通过缺失或突变），也可以是表观遗传学的（甲基化），结果导致细胞增殖、分化和凋亡等改变。NSCLC 的发生与多种抑癌基因及癌基因的突变有关。一小部分体细胞突变（驱动突变）对肺癌发生、肿瘤进展至关重要，赋予癌细胞选择性生长优势。癌细胞常对持续激活的体细胞突变的基因“成瘾”，以维持其恶性表型。

（1）*p53* 基因与 DNA 修复、细胞分裂、细胞凋亡及生长调节有关。在正常条件下，当发生 DNA 损伤时，*p53* 产物增加。*p53* 量的增加可诱导细胞周期阻滞于 G_1 期，允许 DNA 修复。如果存在 *p53* 缺失或突变，则不能获得 G_1 期阻滞，异常细胞进入 S 期，进一步细胞分裂、扩大遗传学损害。50%的 NSCLC 患者有 *p53* 突变。

（2）*Rb*（视网膜母细胞瘤）基因也同样调节 G_1 期生长阻滞。*Rb* 基因 5′端富含 CpG 岛的超甲基化被认为可导致 *Rb* 基因沉默和肿瘤进展。15%的 NSCLC 患者发生 *Rb* 基因突变。

（3）人表皮生长因子受体（HER）家族含 4 个跨膜酪氨酸激酶受体，即表皮生长因子受体（EGFR、ErbB1、HER-1）、ErbB2（HER-2/neu 或 HER-2）、ErbB3（HER-3）和 ErbB4（HER-4）。配体与胞外受体结合后发生二聚化，导致酪氨酸激酶活化，以及随后的下游信号转导通路，包括 RAS-RAF 和 AKT 蛋白激酶的增强。这些通路调节血管生成、细胞生存和增殖。编码 EGFR 酪氨酸激酶结构域部分的 *EGFR* 外显子 18～21 点突变，可预测肿瘤对 EGFR 酪氨酸激酶抑制剂（TKI）的敏感性。常见的 *EGFR* 敏感性突变包括 19 号外显子缺失和 21 号外显子 L858R 突变，这些突变更常见于腺癌、亚裔、从未或少量吸烟的女性患者。美国或欧洲 NSCLC 患者的 *EGFR* 突变率可达 10%，亚洲 NSCLC 患者的 *EGFR* 突变率为 30%～

50%，亚洲吸烟患者的突变率较低。

（4）*KRAS* 为癌基因 *RAS* 家族成员之一，编码一种 21kDa 的鸟嘌呤结合蛋白，介导从细胞表面受体向胞内转导信号。RAS-RAF 途径在 EGFR 跨膜酪氨酸激酶下游产生的信号促进细胞生存和增殖。*KRAS* 突变型 NSCLC 中最常见的突变是 G12C（在 NSCLC 中，占 *KRAS* 变异体的 42%）。在一般情况下，*EGFR* 突变和 *KRAS* 突变相互排斥。*RAS* 的激活可以通过点突变或过表达实现。*KRAS* 突变更多发生于组织学为腺癌的患者（15%～30%）、高加索人和吸烟者，而亚洲患者的发生概率较低。

（5）间变性淋巴瘤激酶（ALK）是一种受体酪氨酸激酶，在多种恶性肿瘤中异常表达。*ALK* 重排是由于 2 号染色体短臂倒位导致棘皮动物微管相关蛋白样 4（*EML4*）-*ALK* 融合基因形成。*ALK* 与其最常见的融合伴侣 *EML4* 融合，与多种其他伴侣基因的融合频率较低，导致其二聚化及组成性激酶活化，这种活化可以引起参与细胞生长和增殖的通路激活。3%～7%的 NSCLC 患者有 *ALK* 融合。*ALK* 融合更常见于年轻患者、从不或少量吸烟者、含有印戒或腺泡组织的腺癌患者，大多数患者为 *EGFR* 和 *KRAS* 突变相互排斥。*ALK* 融合预示对 ALK/MET TKI 敏感。

（6）原癌基因酪氨酸蛋白激酶（*ROS1*）是一种编码胰岛素受体家族中的酪氨酸激酶受体的基因。涉及 *ROS1* 基因的染色体重组可导致组成性激酶活化，约 2% 的 NSCLC 患者存在 *ROS1* 重排。*ROS1* 重排的 NSCLC 患者的临床特征谱与 *ALK* 重排相似；更常见于年轻、从不吸烟及腺癌患者。*ROS1* 重排预示着对一些靶向 TKI 的药物敏感，包括恩曲替尼和克唑替尼。

（7）c-MET 是肝细胞生长因子酪氨酸激酶受体。*MET* 外显子 14 跳跃突变（在 3%的 NSCLC 中发现）和 *MET* 基因扩增（在 2%～4%未经治疗的 NSCLC 和 5%～20% 的对 EGFR 抑制剂产生耐药性的 *EGFR* 突变肿瘤中发现）可激活 MET 信号。*MET* 外显子 14 跳跃突变可以预测 MET 抑制剂（包括卡马替尼和特泊替尼）的敏感性。

（8）转染期间重排（*RET*）基因编码跨膜酪氨酸激酶受体。RET 与各种上游基因伴侣（CCD6、KIF5B、NCOA4）之间的融合导致配体非依赖性信号传导和肿瘤发生的组成性激活。已在 1%～2%的腺癌中发现 *RET* 融合，并且在年轻患者和从不吸烟的患者中更常见。RET 抑制剂（塞普替尼、普拉替尼）在 *RET* 融合阳性 NSCLC 中显示出抗肿瘤作用。

（9）*BRAF* 是编码 B-Raf 蛋白的基因，位于激活丝裂原活化蛋白激酶（MAPK）途径的 KRAS 信号的下游。*BRAF* 突变，尤其是在外显子 15 的 V600 位置，可组成性激活 RAF 激酶和随后的 MAPK 通路。在 1%～3%的 NSCLC 中观察到激活的 *BRAF* 突变，通常与吸烟史相关。与非 *BRAF* V600 突变相比，*BRAR* V600 突变与更好的总生存率相关。BRAF 和 MEK 抑制剂（达拉非尼和曲美替尼）对 BRAF 信号通路的双重阻断在 *BRAF* V600 突变 NSCLC 中有效。

（10）三种原肌球蛋白受体激酶（*NTRK1*、*NTRK2*、*NTKR3*）之一的融合发生在多种肿瘤类型中，尽管在 NSCLC 中少见（发生率<1%）。NTRK 融合导致嵌合蛋白的过度表达，导致配体非依赖性下游信号的组成性激活。*NTRK* 融合预测 NTRK 抑制剂（拉罗替尼、恩曲替尼）的敏感性。

（11）细胞免疫（T 细胞介导）和体液免疫（抗体介导）的免疫抗肿瘤反应也被认为发生于晚期肺癌患者。尽管如此，自发性肿瘤消退很少发生，表明肿瘤细胞能够逃避免疫反应。

（12）NSCLC 的发生越来越多地被认为是通过多种机制来逃避宿主免疫反应和促进免疫耐受。这些包括抗原提呈机制的抑制（如改变的人类白细胞抗原表达阻止了抗原提呈和有效的免疫反应），免疫抑制细胞因子的释放[如白细胞介素 10（IL-10）和转化生长因子-β（TGF-β）]，肿瘤微环境中的免疫抑制细胞（如调节性 T 细胞和骨髓源性抑制细胞），以及免疫检查点的表达。免疫检查点是 T 细胞表面表达的分子，它通过抑制或刺激 T 细胞的信号来调节对抗原的免疫反应。其中细胞毒性 T 细胞抗原-4（CTLA-4）、程序性死亡受体-1（PD-1）及其程序性死亡受体配体 1（PD-L1）是研究得最多的免疫检查点。免疫检查点的激活会导致免疫反应下调及抑制。

五、肺 癌 筛 查

（1）伴或不伴痰细胞学检查的胸部 X 线筛查的随机试验显示肺癌死亡率并没有降低。

（2）低剂量 CT 扫描筛查可能对肺癌风险增加的个体有益。

美国国家肺癌筛查试验（NLST）是一项随机试验，在高风险个体（年龄为 55～74 岁，且吸烟指数≥30 包年，曾吸烟者为至少戒烟 15 年，n=53 454）中比较了胸部低剂量 CT（LDCT）与胸部 X 线检查的每年筛查、连续 3 年的检测结果。在低剂量 CT 组，每 100 000 人中每年约有 247 人死于肺癌，而在胸部 X 线检查组，每 100 000 人中每年约有 309 人死于肺癌，表明低剂量 CT 组肺癌死亡率相对减少 20.0%（95% CI 6.8%～26.7%，P=0.004）。与胸部 X 线检查组比较，任何原因引起的死亡率低剂量 CT 组减少了 6.7%（95% CI 1.2%～13.6%，P=0.02）。

（3）荷兰-比利时肺癌筛查（NELSON）试验表明，在高危人群中，与未进行筛查相比，容积 CT 肺癌筛查导致的肺癌死亡率显著降低。在 10 年的随访中，筛查组的癌症发病率为 5.58 例/（1000 人 · 年），对照组为 4.91 例/（1000 人 · 年）；肺癌死亡率分别为 2.50 例/（1000 人 · 年）、3.30 例/（1000 人 · 年）。

（4）美国预防服务工作组建议每年对 50～80 岁、有 20 年吸烟史、目前吸烟或在过去 15 年内戒烟的成年人进行 LDCT 肺癌筛查。一旦一个人 15 年未吸烟或出现严重限制预期寿命的健康问题或有治愈性肺部手术的能力或意愿，应停止筛查。

六、临床表现

（1）少数患者表现为在胸部 X 线片上偶然发现的无症状病灶。肺癌没有特异的症状或体征，因此诊断往往被延误。

（2）肺癌的临床症状和体征如表 2.1 所示。

表 2.1　肺癌的临床症状和体征

原发病变		
	中央或支气管内肿瘤生长	
		咳嗽
		咳痰
		咯血
		呼吸困难
		哮鸣（通常为单侧）
		喘鸣
		肺炎伴有发热和咳嗽（继发于梗阻）
	外周型肿瘤生长	
		胸膜或胸壁受侵犯引起的胸痛
		咳嗽
		呼吸困难
		肺炎
局部侵犯（或直接或转移扩散）		
	声嘶（喉返神经麻痹）	
	吞咽困难（食管压迫）	
	呼吸困难（胸腔积液、气管/支气管阻塞、心包积液、膈神经麻痹、淋巴管浸润、上腔静脉阻塞）	
	霍纳综合征（交感神经麻痹）	
转移侵犯（常见部位）		
	骨（运动或负重时疼痛加重，夜间往往更明显；骨折）	
	肝（右季肋区疼痛、黄疸、精神状态改变）	
	脑（精神状态改变、癫痫、运动和感觉障碍）	
副肿瘤综合征		
	肥大性肺性骨关节病	
	高钙血症	
	皮肌炎（Eaton-Lambert 综合征）	
	高凝状态	
	男性乳腺发育症	

七、临 床 评 估

（一）单发肺结节

（1）定义：孤立性肿块，常偶然发现，被周围肺组织包围，边界清楚，＜3cm，且无纵隔或肺门淋巴结肿大。

（2）本病常表现为良性炎症性血管异常或感染性病变，也可以表现出恶性病变的特征。回顾以前的胸部影像学检查是至关重要的第一步。2 年以上的稳定性病灶意味着是一种良性状态。

（3）需要进行胸部 CT 检查评价其他结节、淋巴结肿大或胸壁浸润情况。

（4）浸润性癌可表现为一系列结节型，包括磨玻璃样影（GGO）、GGO/实性混合结节或实性型。

（5）一旦发现单个肺结节（SPN），将根据 SPN 表现（纯实性 vs. 含 GGO 特征）、风险分层（高风险：吸烟史或其他风险因素，包括一级亲属的肺癌史及石棉、氡或铀接触史；低风险：轻微或无吸烟史或已知其他因素），以及 SPN 的大小确定后续的治疗（图 2.1）。

（6）^{18}F-氟代脱氧葡萄糖正电子发射断层成像（^{18}F-FDG PET）可用于评估单发肺结节（SPN）。PET 扫描假阳性可见于肺结核和组织胞浆菌病等情况。据报道，小病灶（直径＜1cm）和代谢活性低的肿瘤（如某些浸润前或微浸润性疾病）可出现假阴性结果。FDG-PET 扫描的平均敏感度为 96%，平均特异度为 75%。PET 扫描对肺结节的阴性及阳性预测值约为 90%。

（7）正在增长的 SPN 需要进行病理学诊断，可以通过细针穿刺抽吸术（FNA）、经支气管活检或手术切除获得组织。柔性光导纤维支气管镜适用于中央型病灶，通过活检、支气管冲洗、刷检可使 97%的患者确诊。

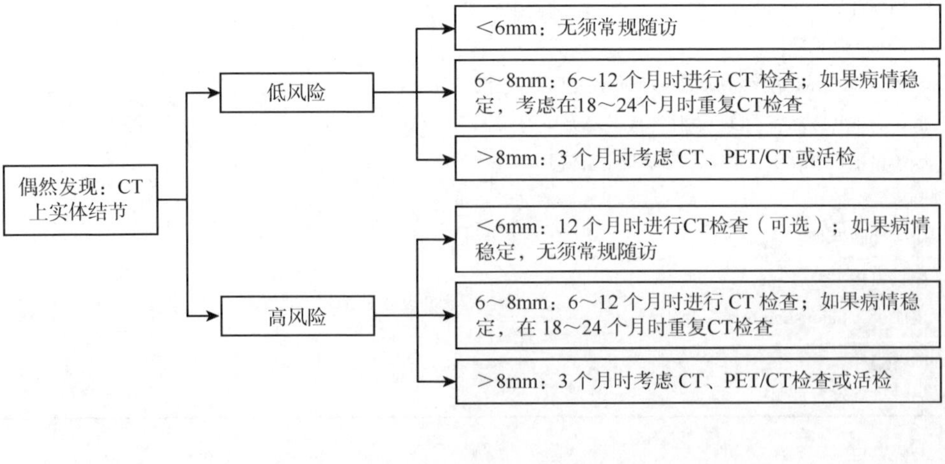

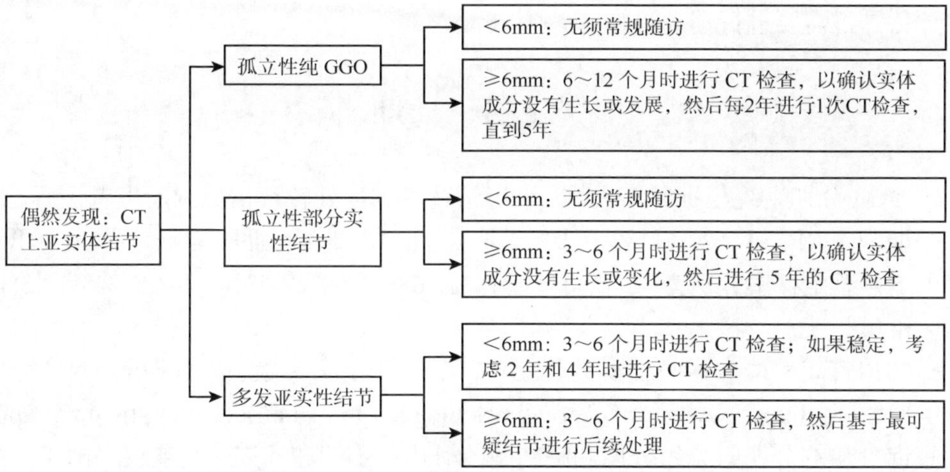

图 2.1 单个肺结节（SPN）的随访算法；风险分层由高风险定义：吸烟史或其他风险因素，包括一级亲属肺癌史，接触石棉、氡或铀；低风险：很少或无吸烟史或已知的其他因素。GGO，磨玻璃样结节

［经许可改编自 NCCN Clinical Practice Guidelines in Oncology（NCCN Guidelines）for Non-Small Cell Lung Cancer V.1.2022。如需查看美国国家综合癌症网络（NCCN）指南的最新完整版本，请在线访问 NCCN.com。NCCN 指南是一项正在进行的工作，可能会随着新的可获得的重要数据而不断完善］

（二）可疑肺癌

（1）建议详细询问病史和进行体格检查，随后行全血细胞计数、生化、胸部 X 线、胸腹部（包括肾上腺）增强 CT 检查。

（2）痰液分析可能对中央型肺癌的诊断有帮助。

（3）有骨痛症状的区域需行骨扫描和 X 线检查。

（4）周围病变需行经皮细针肺穿刺，可在 CT 或透视引导下进行。

（5）纵隔镜检查是一种有创性检查手段，对于难以到达的原发肿瘤，可用于获得组织学诊断。纵隔镜检查可以意外发现纵隔淋巴结肿瘤，其对生存有负影响。建议可疑纵隔疾病在手术前、术中任何切除计划之前进行纵隔评估。

（6）考虑到 NSCLC 患者脑转移的发生率高，当患者出现神经系统症状或患有晚期疾病（病理分期Ⅱ～Ⅳ期）时，需要考虑行脑部 MRI 检查。

（7）在肺癌的管理中，准确的病理学诊断和疾病分期是必不可少的。疾病分期决定是否有必要行手术切除。临床分期通常会低估疾病的真实程度。PET 评估联合纵隔镜检查常规用于完整的肿瘤分期。

（8）全肺切除术患者的术前第一秒用力呼气量（FEV_1）应≥2L，肺叶切除术应≥1L，肺段切除术应≥0.6L。术前用力肺活量应≥1.7L。

（9）对接受手术切除的患者，应该采用手术/病理分期来预测疾病复发风险，

并评估是否需要进行辅助治疗。

八、分　期

TNM 分期系统根据肿瘤大小、淋巴结转移和远处转移情况判断患者预后。病理分期为ⅠA1、ⅠA2、ⅠA3、ⅠB、ⅡA、ⅡB、ⅢA、ⅢB、ⅢC、ⅣA 和ⅣB 期的 5 年总生存率分别为 92%、83%、77%、68%、60%、53%、36%、26%、13%、10%和 0。

2018 年，美国癌症联合委员会（AJCC）采用了第 8 版恶性肿瘤的 TNM 分期（UICC）。在 https://www.cancer.gov/types/lung/hp/non-small-cell-lung-treatment-pdq 可查询 TNM 分期、分组分期和解剖图的概述。Ⅰ期和Ⅱ期，病变仅局限于一侧肺，不累及纵隔或更远的部位；ⅠA 期肿瘤直径＜3cm，ⅠB 期为 3～4cm，Ⅱ期＞4cm。ⅢA 期包括的肿瘤是异质性的，范围从≤1cm 的肿瘤伴同侧纵隔和（或）隆突下淋巴结转移（T1a，N2）至＞7cm 的局部大肿瘤伴无任何淋巴结受累及（T4，N0）。ⅢB 期包括≤5cm 的肿瘤和对侧纵隔、对侧肺门、同侧或对侧斜角肌或锁骨上淋巴结（T1～2b，N3）受累及和（或）肿瘤＞7cm 且 N2 受累及。ⅢC 期为肿瘤直径＞5cm，且 N3 受累及。Ⅳ期包括肿瘤累及对侧肺叶，存在恶性胸膜（或心包）结节/积液或远处转移。

九、治　疗

（一）Ⅰ期和Ⅱ期

（1）Ⅰ期和Ⅱ期 NSCLC 为早期肺癌，占所有 NSCLC 的 30%。

（2）5 年生存率Ⅰ期为 68%～92%，Ⅱ期为 53%～60%。

（3）对于Ⅰ期和Ⅱ期 NSCLC 患者推荐行手术切除。健康状况适合手术切除的患者，推荐行肺叶切除或更大范围的手术，而不建议进行亚肺叶切除（楔形或肺段切除）（图 2.2）。

一项评估楔形切除与肺叶切除的监测、流行病学和最终结果的研究发现，在肿瘤≤1cm 和 1～2cm 的患者中，肺叶切除的总生存期和肺癌特异性生存率（LCSS）较肺段切除或楔形切除更好。在肿瘤 1～2cm 的 NSCLC 患者中，肺叶切除术对比楔形切除显示了更低的总生存率和 LCSS，然而，在肿瘤≤1cm 的 NSCLC 患者中，生存率相似。

（4）电视辅助胸腔镜外科手术（VATS）或机器人辅助胸腔镜外科手术均是可接受的开胸替代手术。

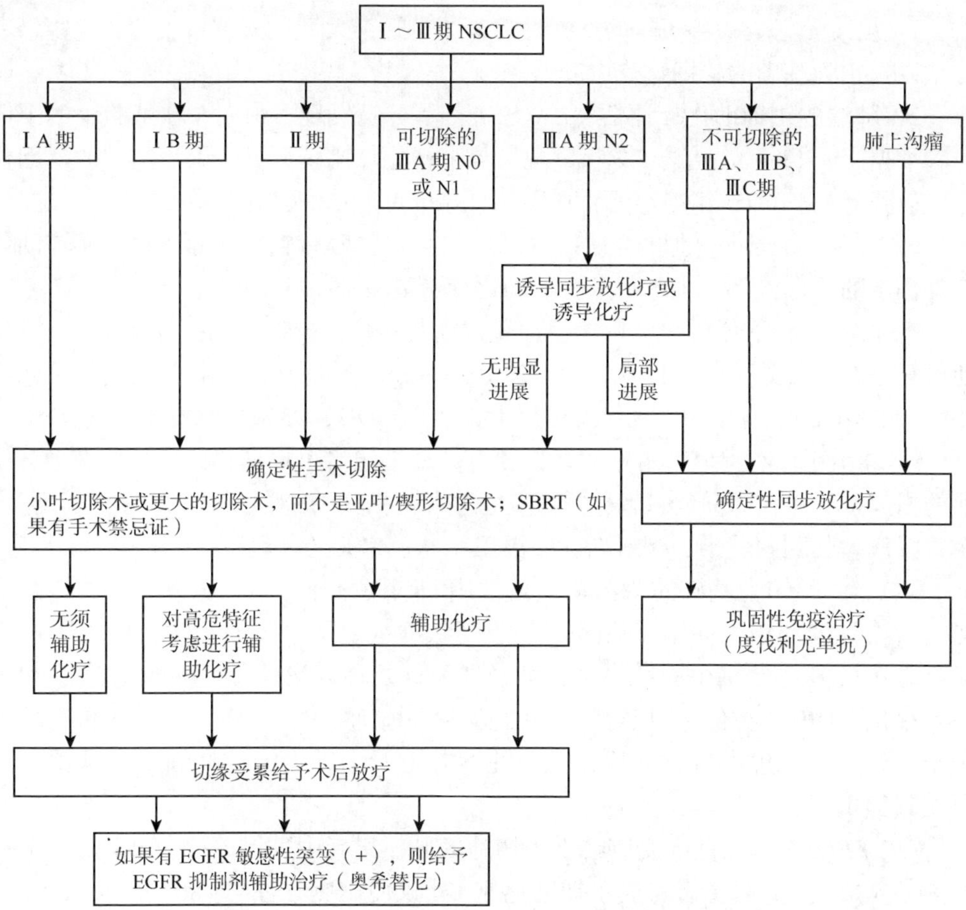

图 2.2　Ⅰ～Ⅲ期 NSCLC 患者的确定性治疗算法

采用美国癌症联合委员会（AJCC）第 8 版 TNM 恶性肿瘤分期（UICC）。ⅠB 期 NSCLC 的高危特征包括分化不良、血管侵犯、肺膜或胸膜受累、楔形切除和淋巴结状态未知（Nx）。SBRT，立体定向体部放射治疗

（5）为了明确病理分期，推荐术中行系统性纵隔淋巴结取样或切除。

（6）如果在早期 NSCLC 中有禁忌证，放疗可以是一种有效的局部控制手段。基于一项Ⅲ期随机研究报告，在Ⅰ期 NSCLC 中，立体定向体部放疗（SBRT）比常规放疗对原发性疾病的局部控制明显更好[HR=0.32，95% CI 0.13～0.77，*P*=0.007 7]，推荐采用 SBRT 而非常规放疗。

（7）如果计划辅助化疗和放疗，则应在辅助化疗完成后进行放疗，因为根据美国国家癌症数据库的观察数据，同步放化疗可能会对给予的化疗推荐剂量和周期产生影响。

（8）即使行完全治愈性治疗，大约仍有半数患者最终术后复发，远处转移复发率比局部复发率高 2～3 倍。辅助化疗对预防复发起着重要作用。

1）在接受完全手术切除的选择性患者中，几个大型试验结果表明，这些患者可从以顺铂为基础的辅助化疗中获益。

2）肺癌顺铂辅助化疗评估（LACE）荟萃分析发现，采用 5 项试验中的个体患者数据（*n*=4584），随访 5.2 年发现，与未行化疗比较，以顺铂为基础的辅助化疗可以降低 5.4%的 5 年绝对死亡风险（HR=0.89，95% CI 0.82～0.96）。

（9）完全手术切除的早期 NSCLC，ⅠA 期不推荐行辅助化疗，而Ⅱ期辅助化疗是标准的治疗，部分ⅠB 期患者辅助化疗可能有益。

在 LACE 荟萃分析中，总体生存获益随着疾病的分期不同而变化很大，ⅠA 期可见潜在的害处（HR=1.40，95% CI 0.95～2.06），ⅠB 期有获益的趋势（HR=0.93，95% CI 0.78～1.10），Ⅱ期获益明显（HR=0.83，95% CI 0.73～0.95）。

（10）由于没有可靠的方法来确定哪些ⅠB 期患者可以从辅助化疗中获益，目前的指南推荐ⅠB 期高危患者化疗，高危患者包括大肿块（＞4cm）、分化程度差、血管浸润、脏胸膜受累、楔形切除、淋巴结状态未知（Nx）。

（11）以顺铂为基础的两药化疗是常用的辅助化疗方案。长春瑞滨、多西他赛、吉西他滨和培美曲塞（后者用于非鳞状细胞癌）可与顺铂联合使用。这些联合方法最多进行 4 个周期。尽管已经证明这几种方案的总生存期（OS）和无病生存期（DFS）类似，但不良事件的发生概率有所不同。在辅助治疗中，顺铂优于卡铂，除非患者有合并症，如既往存在的听力减退或神经病变，顺铂可能会使其加重。

（12）*EGFR* 敏感性突变应在手术切除的肿瘤患者中进行评估。如果确定了靶向 *EGFR* 突变，并且患者完成了辅助化疗，建议使用奥希替尼（80mg，每天 1 次）辅助治疗，直到疾病复发或出现不可接受的毒性，或持续 3 年。

在一项随机、双盲、安慰剂对照试验（ADAURA）中，对 *EGFR* 突变（外显子 19 缺失或外显子 21 L858R）NSCLC 患者进行了疗效验证，这些患者进行了完整肿瘤切除（ⅠB～ⅢA 期），既往进行或未行辅助化疗。在术后恢复和标准辅助化疗（如果给予）后，患者随机接受奥希替尼 80mg，口服，每天 1 次，或接受安慰剂。奥希替尼组的 2 年无病生存发生率显著提高（90% *vs*. 44%，HR=0.17，95% CI 0.11～0.26）。奥希替尼的常见毒性反应为腹泻（46%）、甲沟炎/皮肤干燥/瘙痒（18%～25%）和口腔炎（18%）。

（13）镜下肿瘤切缘受累的患者应考虑再次切除或术后放疗（PORT）。美国国家癌症数据库研究显示，在切缘受累的Ⅱ期和Ⅲ期非小细胞肺癌患者中，使用 PORT 对 OS 有益（使用与不使用 PORT 的中位 OS 分别为 33.5 个月 *vs*. 23.7 个月，$P<0.001$）。

（14）EGFR 以外的靶向治疗和免疫疗法在辅助情况下的作用正在研究中。

（二）ⅢA 期

（1）ⅢA 期 NSCLC 是肺癌治疗中有挑战性的亚群，其 5 年生存率仅为 36%。

（2）随机试验强烈建议ⅢA 期肺癌应采用综合治疗模式。相互矛盾的数据给具体治疗指南的提出带来了困难。这在一定程度上间接反映了ⅢA 期疾病的异质性。

（3）临床上，N0 或 N1 期患者（即无纵隔/颈下淋巴结受累）通常首先采取以治愈为目的的手术切除，这些患者中的 25%～50%的可治愈。但是，如果在手术中意外发现 N2 期病变，推荐完全肿瘤切除及纵隔淋巴结清扫。由于这群患者有很高的复发率，为了解决微转移病灶，推荐术后辅助治疗。

1）国际肺癌辅助试验将 1867 例ⅠB～ⅢA 期患者（其中ⅢA 期占 39%）随机分组，分别接受 3～4 个周期以顺铂为基础的术后辅助化疗或单纯手术治疗，其中两组ⅢA 期患者可给予 60Gy 辅助放疗（研究者决定是否使用放疗）。中位随访时间为 56 个月，化疗组的总生存率显著高于对照组（HR=0.86），化疗组的 5 年生存率为 44.5%，对照组为 40.4%；在亚组分析中，Ⅲ期患者获益最大。

2）在 ANITA 研究中，将 840 例完全手术切除的Ⅰ～ⅢA 期患者（其中ⅢA 期占 35%）随机分组，分为接受 4 个周期顺铂联合长春瑞滨化疗组和对比观察组（根据参与中心的偏好选择放疗）。中位随访时间＞70 个月，ⅢA 期患者的 5 年生存率化疗组（42%）显著高于观察组（26%）（P=0.013）。

（4）与高危期ⅠB 和Ⅱ期相似，手术切除的ⅢA 期 *EGFR* 突变肿瘤辅助化疗完成后，推荐进行奥希替尼辅助治疗。

（5）术后放疗虽然可以减少局部复发，但并不能改善生存期，而且可能是有害的，故不推荐将其作为治疗标准。放疗的倡导者强调，包含在这项荟萃分析的几项试验中所给予的放疗与美国现行的放疗之间存在一些差异。9 项随机试验中治疗的 2128 例患者的术后放疗荟萃分析表明，中位随访时间为 3.9 年，发现给予术后放疗患者的死亡风险显著增加（总风险比为 1∶21，P=0.001）。

（6）临床明显（大肿块）的 N2 期病灶患者或开胸手术前行纵隔镜检查发现的 N2 期患者，基于大肿块ⅢA 期的原发性病灶切除的效果差，不应该进行先期手术。N2 期疾病单纯手术的生存率低，甚至术后化疗或放疗生存率也低，这导致在新辅助情况下，应用放疗和（或）化疗，其目的是使无法切除的肿瘤能够切除并提高长期生存率。理论上，新辅助治疗的优点包括使肿瘤体积缩小以便于手术切除及淋巴结清扫，降低肿瘤手术种植概率，测试化疗方案的体内敏感性，并提高患者的耐受性和依从性。新辅助治疗的缺点包括延误肿瘤切除、增加手术并发症和死亡率。虽然新辅助放化疗具有高病理学完全缓解率及纵隔淋巴结阴性率，但也与大量毒性反应有关。

1）一项评估新辅助化疗的荟萃分析发现，无显著统计学意义的趋势支持新辅助化疗（HR=0.65，95% CI 0.41～1.04）。

2）两项临床试验（欧洲癌症研究与治疗组织 08941 试验和北美组间 0196 试验）均显示，大肿块ⅢA 期 NSCLC 患者给予新辅助化疗后进行手术与单纯根治性放化疗（未行手术），两组之间的总生存率无显著差异。

（7）用于同步放化疗的放射标准剂量为 60Gy，分割为 2Gy，每天 1 次，共 6 周。

（8）推荐的同步化疗方案如下：非鳞状 NSCLC，给予顺铂+培美曲塞、卡铂+培美曲塞、紫杉醇+培美曲塞或顺铂+依托泊苷；鳞状 NSCLC，给予紫杉醇+卡铂或顺铂+依托泊苷。没有一项同步放化疗的随机Ⅲ期试验表明一种化疗方案优于另一种方案。

（9）如果诱导化疗后出现疾病局部进展，与ⅢB 期和ⅢC 期的治疗类似（如下所述），可以考虑同步放化疗。如果疾病出现系统性进展，如同Ⅳ期疾病，考虑姑息性系统性治疗。

（10）已在大量的试验中应用同步化疗/放疗与序贯化疗/放疗。目前，对于大肿块 N2 期或 N3 期患者，推荐行同步化疗/放疗多于序贯化疗/放疗。

（11）目前不推荐将同步放化疗后进行巩固化疗作为标准疗法。

（三）ⅢB、ⅢC 期

（1）ⅢB 期是指所有 N3 期患者（转移至对侧纵隔、对侧肺门、同侧或对侧斜角肌，或锁骨上淋巴结）或 T4N2 期患者。T3～4N3 期 NSCLC 患者为ⅢC 期。大多数ⅢB 和ⅢC 期患者的预期 5 年生存率分别为 26%、13%。

（2）最佳治疗取决于病变范围、患者年龄、并发症、体能状况（PS 评分）和体重减轻。

（3）ⅢB 或ⅢC 期肺癌不适合行治愈性手术切除。

（4）PS 评分为 0～1 分、轻微体重下降（＜5%）的ⅢB 或ⅢC 期患者，推荐行以铂类为基础的联合放化疗后序贯化疗。

（5）诱导化疗后同步放化疗并不优于初始就给予同步放化疗治疗。

（6）同步放化疗后增加化疗周期的作用尚不明确；然而，这通常是用来治疗潜在的微转移性病灶，特别是放疗期间未给予足够全身化疗剂量的人群。

（7）不可切除的Ⅲ期 NSCLC 在完成化疗后，建议使用 PD-L1 抑制剂度伐利尤单抗进行巩固治疗。

一项随机Ⅲ期 PACIFIC 试验显示，在不可切除的Ⅲ期 NSCLC 患者中，与安慰剂组治疗相比，巩固性度伐利尤单抗治疗（10mg/kg，每 2 周 1 次，持续 12 个月）对 PFS 和 OS 均有益处[HR（95%CI）分别为 0.51（0.41～0.63）和 0.68（0.54～0.86）]。

（四）肺上沟瘤

（1）肺上沟瘤（Pancoast 瘤）位于顶部胸膜肺沟，邻近锁骨下血管，导致肩部疼痛、侵犯上肢的神经系统并发症和霍纳综合征。

（2）肺上沟瘤通常＞5cm（T3 或 T4）。在无远处淋巴结和器官转移的情况下，肿瘤通常分为ⅡB 期（T3N0）、ⅢA 期（T3N1 或 T4N0～1）或ⅢB 期（T3～4N2）。

（3）N0 或 N1 受累及的肺上沟瘤应同步进行放化疗。如果放化疗后肿瘤可以切除，可以考虑手术切除。几项研究表明，在肺上沟瘤中，与放疗后进行手术或单独手术相比，同步进行放化疗对生存有益处。

（4）N2 或 N3 受累及的肺上沟瘤被认为是不可切除的，应单独给予同步放化疗治疗。

（5）与上文所述的其他Ⅲ期 NSCLC 类似，放化疗完成后应进行巩固性度伐利尤单抗治疗。

（五）Ⅳ期

（1）晚期 NSCLC 患者的预后很差。最佳支持治疗的中位生存时间为 4.5 个月，1 年生存率为 20%。增加化疗后 1 年生存率可提高，达＞29%。

（2）不适合联合治疗的胸内疾病患者亚群应被视为患有Ⅳ期疾病。

（3）一个例外是 M1a 疾病伴对侧孤立性肺结节。如果通过手术切除或其他确定性局部治疗（包括 SBRT 在内的放射治疗或图像引导热消融）可以治愈，则可将其视为两种原发性肺肿瘤。类似地，局限性疾病（如孤立性脑转移）的复发也可以通过包括手术切除或 SBRT 在内的确定性局部治疗进行治疗。然而，只有相对较小比例（15%～25%）的患者在复发后通过局部治疗达到长期的无病间期。

（4）晚期或转移性疾病的治疗方法包括靶向治疗、免疫治疗和（或）化疗，因为这些治疗均显示出可以改善 OS 和生活质量（QoL）及减轻疾病负荷引起的症状。然而，系统性化疗本质上是姑息性的，并不是治愈性的，如果患者由于 PS 评分较差或其他并发症而不能耐受全身治疗，则可以选择单纯的支持性治疗。一个例外是 PS 评分较差（ECOG PS 评分为 3 分或 4 分）和可以靶向治疗分子谱的 NSCLC 患者，其中 TKI 治疗缓解的可能性很高，最终可以改善体能状况和生活质量。

（5）在选择治疗方案之前，了解靶向治疗和免疫治疗的基本概念，并进行包括免疫检查点标记（*EGFR*、*ALK*、*ROS1*、*BRAF*、*NTRK1/2*、*MET* 外显子 14 突变、*RET*、*KRAS*、*PD-L1* 表达）在内的分子检测非常重要。

（六）驱动基因突变和靶向治疗

1. 一直以来，肺癌的诊断是基于组织学，但是现在它结合了肿瘤的分子特征。识别出驱动每种肿瘤的特定分子突变使靶向治疗得以广泛应用。

2. 应在实体瘤组织上进行分子诊断。如果不可行，可以考虑基于血液的检测（所谓的“液体”活检）。然而，需要记住血液检测的局限性，即与传统的肿瘤活检相比，基于血液的分子检测可能是假阴性，因为肿瘤进入血液循环中的 DNA 量可能会很低。

3. 如果在基因分型检测结果出来之前需要进行紧急的系统性治疗（如内脏危象），可以在肿瘤分子谱出来之前开始系统性化疗。

4. 尽管免疫治疗在无驱动基因突变的 NSCLC 中显示出持久的疗效，但在临床试验外，对于可以靶向驱动基因突变的患者，不建议在靶向治疗之前或与靶向治疗时同步进行 PD-1 或 PD-L1 阻断。免疫治疗联合 TKI 与较高的肺毒性风险相关。

5. *EGFR* 突变

（1）编码部分 EGFR 酪氨酸激酶结构域的 *EGFR* 外显子 18～21 内的点突变可预测肿瘤对 EGFR TKI 的敏感性（第一代：厄洛替尼和吉非替尼；第二代：阿法替尼和达可替尼；第三代：奥希替尼）。通常，第一代 TKI 可逆地与 EGFR 结合，而第二代和第三代 TKI 不可逆地与 EGFR 结合，可以克服一些与耐药性相关的突变。

（2）最初验证了第一代或第二代 EGFR TKI，其在 *EGFR* 突变的 NSCLC 患者中的有效率为 55%～80%，无进展生存期（PFS）为 9～14 个月。EGFR TKI 的活性在不同类型的 *EGFR* 突变中有所不同，外显子 19 缺失突变比外显子 21 L858R 突变的疗效更好。据报道，腹泻、皮疹、恶心和厌食是 EGFR TKI 常见的不良反应。

（3）最终出现的获得性耐药通常会限制对 EGFR TKI 的缓解持续时间。在第一代或第二代 EGFR TKI 治疗进展的患者中，近 50%的患者出现了 *EGFR* T790M “看门基因突变”。第三代 EGFR TKI 阻断激活的 *EGFR* 突变及 T790M 耐药突变，并在 *EGFR* 突变且对初始 TKI 获得耐药的 NSCLC 患者中产生应答。奥希替尼是目前治疗 *EGFR* 突变 NSCLC 患者的标准一线药物。

（4）奥希替尼在 EGFR TKI 治疗进展并证实有 *EGFR* T790M 耐药的患者中总有效率（ORR）为 61%。*EGFR* T790M 阳性患者的中位 PFS 为 9.6 个月，*EGFR* T790M 阴性患者的中位 PFS 为 2.8 个月。

（5）随机双盲Ⅲ期研究（FLAURA）显示，与第一代 EGFR TKI 相比，奥希替尼在既往未经治疗的 *EGFR* 外显子 19 缺失或 L858R 突变 NSCLC 患者中，显著延长了 PFS 和 OS（中位 PFS 分别为 18.9 个月和 10.2 个月，HR=0.46；中位 OS

分别为 38.6 个月和 31.8 个月，HR=0.80）。

（6）奥希替尼也可以降低中枢神经系统进展的发生率。在 FLAURA 研究的 116 例脑转移患者中，奥希替尼组的 PFS 显著长于吉非替尼组或厄洛替尼组（中位 PFS：15.2 个月 *vs*. 9.6 个月，HR=0.47）。奥希替尼组的脑转移特异性 PFS 也更长（未达到 *vs*. 13.9 个月，HR=0.48）。此外，随着治疗时间的推移，颅内疾病进展的发生率较低（6% *vs*. 15%）。在可评估疗效的脑转移患者中，奥希替尼的颅内治疗 ORR 也较高（91% *vs*. 68%）。

（7）EGFR TKI 进展后应考虑重复进行肿瘤或液体活检，从而阐明耐药机制。获得性 EGFR TKI 耐药机制包括另外的 *EGFR* 耐药突变（如奥希替尼的 *C797S* 突变：高达 10%可观察到）、替代途径激活（*MET* 或 *HER-2* 扩增、*NRAS* 或 *PIK3CA* 突变、*ALK* 或 *RET* 融合：高达 17%）和组织学转化（上皮向间质转化，鳞状细胞或 SCLC 转化：高达 15%）。重要的是，TKI 进展后，约 40%的 *EGFR* 突变 NSCLC 的获得性耐药机制仍然未知。

（8）如果患者在奥希替尼治疗下出现全身性疾病进展，对于无任何靶向分子谱的 NSCLC 患者应考虑全身治疗方案（如下所述）。如果患者在 TKI 治疗而非奥希替尼治疗时出现全身性疾病进展，并且发现存在 *EGFR* T790M 突变，建议使用奥希替尼。

（9）新的临床试验结果表明，局部治疗（如手术切除、SBRT 或消融术）可能对 *EGFR* 突变 NSCLC 患者在有限数量的区域进展（＜5 个病变，即所谓的“寡-疾病进展”）方面有效。

（10）如果发现鳞状细胞癌或 SCLC 的组织学转变，则应考虑针对明确组织学的相应的系统性治疗方案。

6. *ALK* 重排

（1）克唑替尼是第一代口服的 *ALK*、*MET* 和 *ROS* 酪氨酸激酶的小分子抑制剂。它最初被美国食品药品监督管理局（FDA）批准用于 *ALK* 重排的非鳞状 NSCLC 患者的一线治疗。

（2）随后开发了下一代 ALK 抑制剂，如阿来替尼、布加替尼和劳拉替尼，并显示出比克唑替尼更具 OS 和（或）PFS 获益，目前推荐将该药用作 *ALK* 重排的 NSCLC 患者的一线治疗。

在一项Ⅲ期试验（ALEX）中，与克唑替尼相比，阿来替尼在治疗未经治疗的晚期 ALK 阳性 NSCLC 患者中显示出明显更好的 PFS 和 OS（中位 PFS：34.8 个月 *vs*. 10.9 个月，HR=0.43；中位 OS：未达到 *vs*. 57.4 个月，HR=0.67）。阿来替尼在改善总体人群的至颅内进展时间方面也优于克唑替尼。阿来替尼的毒性也低于克唑替尼，主要毒性反应是肝转氨酶升高和胃肠道毒性反应（恶心、呕吐、腹泻）增加。

另一项Ⅲ期研究（ALTA 1L）显示，与克唑替尼相比，布加替尼的 PFS 改善（12 个月时估计 PFS：67% *vs.* 43%，HR=0.49）。布加替尼的不良事件发生率高于克唑替尼，包括肌酸激酶水平升高、咳嗽和高血压，而克唑替尼的肝转氨酶升高和胃肠道毒性反应比布加替尼更常见。布加替尼组和克唑替尼组分别有 4%和 2%的患者发生了间质性肺病/肺炎。

一项Ⅲ期研究（CROWN）显示，与克唑替尼相比，劳拉替尼的 PFS 显著改善（12 个月的 PFS：78% *vs.* 38%，HR=0.28）。与克唑替尼相比，劳拉替尼的至颅内进展时间也有所改善（12 个月的颅内 PFS：96% *vs.* 60%，HR=0.07）。劳拉替尼与更高的高胆固醇血症（任何级别：70% *vs.* 4%）、水肿（55% *vs.* 39%）、周围神经病变（34% *vs.* 15%）和认知影响（21% *vs.* 6%）的发生率相关。

（3）在一项纳入既往未经治疗的 *ALK* 突变 NSCLC 患者的Ⅲ期研究中，与联合化疗相比，另一种 ALK 抑制剂色瑞替尼也显示了 PFS 改善（ASCEND-4：中位 PFS 为 16.6 个月 *vs.* 8.1 个月，HR=0.55）。然而，由于缺乏在一线条件下比较色瑞替尼和克唑替尼的临床证据，推荐在一线治疗中优先选择新一代 ALK 抑制剂而非色瑞替尼。

（4）如果患者在服用 ALK 抑制剂后出现全身性疾病进展，且未曾接受过劳拉替尼，则应考虑使用劳拉替尼来治疗。

已知劳拉替尼对 ALK 抑制剂耐药性突变（包括 *ALK* G1202R）具有活性。在一项Ⅱ期研究（B7461001）中，包括 139 例 *ALK* 阳性的 NSCLC 患者亚群，这些患者既往曾接受过第二代 ALK TKI 治疗，劳拉替尼的 ORR 为 40%。除 *ALK* 重排外，具有 *ALK* 突变的肿瘤的 ORR 和 PFS 比没有 *ALK* 重排的肿瘤更好（ORR：62% *vs.* 32%；中位 PFS：11.0 个月 *vs.* 5.4 个月），这表明在第二代 ALK 抑制剂失败后，对 *ALK* 突变进行肿瘤基因分型可以识别出更可能受益于劳拉替尼的患者。

（5）如果患者在克唑替尼治疗下出现疾病进展，可以考虑使用下一代 ALK TKI（阿来替尼、布加替尼或色瑞替尼），鉴于多个Ⅱ期研究表明这些 ALK TKI 的抗肿瘤效果优于克唑替尼治疗后的化疗。

7. *ROS1* 重排

（1）ROS1/MET 抑制剂克唑替尼和 ROS1/原肌球蛋白受体激酶（NTRK）抑制剂恩曲替尼已在晚期 *ROS1* 重排 NSCLC 患者中显示出抗肿瘤活性，并被批准用于此类患者。

在一项开放标签的国际Ⅱ期试验（PROFILE 1001）中，53 例 *ROS1* 重排 NSCLC 患者（其中 80%以上接受过化疗）的 ORR 为 72%，中位 PFS 为 19.3 个月。主要不良事件包括视力障碍（87%）、恶心（51%）、水肿（47%）、腹泻（45%）、呕吐（38%）和转氨酶升高（36%）。

在对包括 161 例 *ROS1* 融合阳性患者在内的 3 项Ⅰ期或Ⅱ期试验的汇总分析

中，恩曲替尼显示 ORR 为 67%，PFS 为 15.7 个月。恩曲替尼也有颅内抗肿瘤活性（颅内 ORR 为 79.2%）。主要不良事件与克唑替尼相似。

（2）色瑞替尼在一项相对小型的单臂Ⅱ期研究（*n*=32）中也显示出抗肿瘤活性，ORR 为 62%，中位 PFS 为 9.3 个月。

（3）如果患者在克唑替尼治疗后出现全身疾病进展，则应考虑使用劳拉替尼，鉴于在一项Ⅰ期/Ⅱ期研究中显示，劳拉替尼在克唑替尼治疗过的携带 *ROS1* 重排的 NSCLC 患者中的 ORR 为 35%。

8. *MET* 外显子 14 跳跃突变

（1）卡马替尼（Capmatinib）是一种 MET 抑制剂，在 *MET* 外显子 14 跳跃突变的 NSCLC 中表现出抗肿瘤反应。在一项Ⅱ期 GEOMETRY-mono-1 试验中，在 97 例携带 *MET* 外显子 14 跳跃突变的 NSCLC 患者（包括 28 例未经治疗的患者）中，卡马替尼显示 ORR 为 41%，中位 PFS 为 5.4 个月。卡马替尼还显示出颅内活性（颅内 ORR 为 54%）。常见的不良事件是水肿（51%）、恶心（45%）、呕吐（28%）和肌酐升高（24%）。

（2）另一种 MET 抑制剂特泊替尼（Tepotinib）对 MET 外显子 14 跳跃突变的 NSCLC 也显示出抗肿瘤活性（ORR 为 46%）。毒性反应与卡马替尼相似。

（3）如果患者对 MET 抑制剂出现全身性疾病进展，则应考虑无任何靶向分子谱的 NSCLC 系统性治疗方案（如下所述）。

9. *RET* 重排

（1）RET 抑制剂塞普替尼（Selpercatinib）已证明对 *RET* 融合阳性 NSCLC 患者有效。在多队列、开放标签的Ⅰ/Ⅱ期研究（LIBRETTO-001）中，未接受治疗和接受铂类治疗的患者的 ORR 分别为 85%和 64%；90%和 63%的患者缓解持续时间分别超过 6 个月。常见的 3 级或 4 级不良事件是高血压（14%）、转氨酶升高（10%）、低钠血症（6%）和淋巴细胞减少（6%）。塞普替尼也显示出颅内活性。

（2）另一种 RET 抑制剂普拉替尼（Pralsetinib）用于治疗未经治疗和经铂类治疗过的 *RET* 重排 NSCLC 患者，显示出抗肿瘤活性，ORR 分别为 70%和 57%，超过 6 个月的缓解持续时间分别为 58%和 80%。

（3）如果患者在 RET 抑制剂上出现全身性疾病进展，则应考虑无任何靶向分子谱的 NSCLC 系统性治疗方案（如下所述）。

10. *BRAF* V600E 突变

（1）在一项Ⅱ期研究中，BRAF 和 MET 抑制剂达拉非尼和曲美替尼的组合在既往治疗的具有 *BRAF* V600E 突变的晚期 NSCLC 患者中获得了 63%的 ORR 和 9.7 个月的中位 PFS。在未接受过治疗的群体中也观察到类似的抗肿瘤效果（ORR 为 64%和中位 PFS 为 10.9 个月）。副作用与治疗黑色素瘤的副作用一致：发热、转氨酶升高和射血分数降低。

（2）如果不能耐受达拉非尼和曲美替尼的联合用药，则可考虑使用单药维莫非尼。

（3）对于非 *BRAF* V600E 突变的 NSCLC，不建议使用 BRAF 或 MET 抑制剂。

（4）如果患者对 BRAF 和（或）MET 抑制剂出现全身性疾病进展，则应考虑无任何靶向分子谱的 NSCLC 系统性治疗方案（如下所述）。

11. *KRAS* p.G12C 突变 索托拉西布（Sotolasib）是 *KRAS* 突变肿瘤患者的第一个靶向药物，已在 NSCLC 患者中进行了验证。在单臂Ⅱ期试验中，*KRAS* p.G12C 突变的转移性 NSCLC 患者口服索托拉西布 960mg，并至少接受一线系统性治疗。在 126 例入选患者中，ORR 为 37.1%，包括 4 例完全缓解的患者。中位缓解时间、PFS 和 OS 分别为 11.1 个月、6.8 个月和 12.5 个月。主要的 3 级及以上治疗相关不良事件为肝功能检测异常和腹泻。根据这些数据，索托拉西布在这种情况下获得了美国 FDA 批准。

12. *NTRK* 融合 鉴于美国 FDA 批准将这些药物用于肿瘤组织未确定的 *NTRK* 基因融合的晚期癌症，对于携带 *NTRK1*、*NTRK2* 或 *NTRK3* 基因融合的肿瘤患者，应考虑使用拉罗替尼或恩曲替尼。NSCLC 中 *NTRK* 融合的频率非常低（患病率＜1%）。在早期临床试验的晚期癌症 *NTRK* 基因融合患者中，拉罗替尼和恩曲替尼的 ORR 分别为 79%和 57%。

13. 其他癌基因突变 在 1%～3%的 NSCLC 中可检测到 *HER-2* 突变。多种抗 *HER-2* 治疗已经在临床试验中进行了验证，但目前没有美国 FDA 批准的 *HER-2* 导向治疗可用于 NSCLC。

（七）免疫治疗和检查点抑制

（1）免疫检查点抑制剂利用适应性免疫系统，并通过形成肿瘤特异性 T 淋巴细胞来清除人体中的恶性细胞，这是该药的重要调节功能之一。

（2）自 20 世纪 90 年代发现免疫检查点抑制剂如 CTLA-4、PD-1 及其配体 PD-L1 以来，抗肿瘤免疫系统一直受到关注，该研究成果于 2018 年获得诺贝尔生理学或医学奖。

（3）适应性免疫系统利用 NK 细胞、巨噬细胞和炎症细胞穿透微环境作为抗原提呈细胞，随后激活 T 淋巴细胞，从而形成 CD4 和 CD8 细胞。这个途径的目的是杀伤癌细胞。然而，两种正常的免疫途径或被称为免疫检查点，包括上述描述的蛋白，已被发现能抑制这种 T 淋巴细胞反应。

（4）这些免疫检查点抑制剂在包括 NSCLC 的多种癌症中显示出耐受性和持续的抗肿瘤效果。

（5）与单药化疗相比，免疫检查点抑制剂单药治疗最初在既往治疗过的复发性或重复发生的 NSCLC 中显示出显著的 OS 获益[详见“（十）二线治疗及后续治疗”]。随后，在一线情况下证明了这些药物的有效性：①与基于铂类的化疗联合使用；②在 PD-L1 高表达的肿瘤中使用单一药物；③联合使用双重免疫检查点抑制剂（PD-1 和 CTLA-4 抑制剂）。结果均显示出比单独的含铂双药化疗有更好的 OS[详见“（八）无靶向分子谱转移性 NSCLC 的一线治疗”]。

（6）PD-L1 表达已被报道为预测免疫检查点抑制剂反应可能性的生物标志物。在不同的免疫检查点抑制剂试验中使用不同的 PD-L1 抗体和评估方法。因此，建议通过参考临床试验中使用的相应方法来评估 PD-L1 的表达（如纳武利尤单抗和伊匹单抗：Dako.PD-L1 IHC 28-8 pharmDx 检测；帕博利珠单抗和西米普利单抗：Dako.PD-L1 IHC 22C3 pharmDx 检测；阿替利珠单抗：VENTANA SP142 PD-L1 IHD 检测）。

（7）肿瘤突变负荷（TMB）可以替代肿瘤新抗原总负荷。据报道，高 TMB 是多种癌症（包括 NSCLC）免疫治疗的预测性生物标志物。帕博利珠单抗于 2020 年 6 月获得美国 FDA 批准，适用于高 TMB（每百万碱基≥10 个突变）的任何癌症类型。尽管没有基于 TMB 的 NSCLC 免疫治疗的特定适应证，但仍需进行进一步的研究。

（8）免疫检查点抑制剂的常见不良事件是由系统自身免疫上调引起的：皮肤（皮疹、瘙痒）、肺部（肺炎）、胃肠道（腹泻、结肠炎）、肝脏（肝炎）、胰腺（胰腺炎）、内分泌器官（甲状腺炎、垂体炎、肾上腺功能不全、1 型糖尿病）和其他不太常见部位的自身免疫疾病。这些症状有时会很严重，最终导致死亡，但通常可以通过类固醇或激素替代治疗等免疫抑制剂进行治疗。

（八）无靶向分子谱转移性 NSCLC 的一线治疗

（1）在选择复发或转移性 NSCLC 一线治疗时，必须考虑几个因素：年龄、PS 评分、患者的并发症，以及肿瘤的分子异常、PD-L1 表达和组织学类型（图 2.3）。

（2）携带 *EGFR* 敏感性突变的肿瘤患者应该接受 EGFR TKI 治疗。相关临床试验数据已在“（六）驱动基因突变和靶向治疗”中讨论过。

（3）对于无靶向分子谱和良好 PS 评分（ECOG PS 评分 0～2 分）的转移性 NSCLC 患者，根据 PD-L1 表达确定治疗方案。对于肿瘤细胞 PD-L1 表达低于 50% 的晚期 NSCLC 患者，建议使用含铂双药化疗和免疫疗法±血管内皮生长因子（VEGF）抑制剂的联合治疗。

在Ⅲ期 KEYNOTE-189 试验中，在无 *EGFR* 或 *ALK* 敏感突变的晚期非鳞状 NSCLC 患者中验证了帕博利珠单抗+含铂双药化疗（顺铂或卡铂+培美曲塞）的一线联合。与单纯化疗相比，免疫化疗联合治疗显示 PFS（中位 PFS：8.8 个月 *vs.* 4.9 个月，HR=0.52）和 OS（中位 OS：未达到 *vs.* 11.3 个月，HR=0.49）的显著改

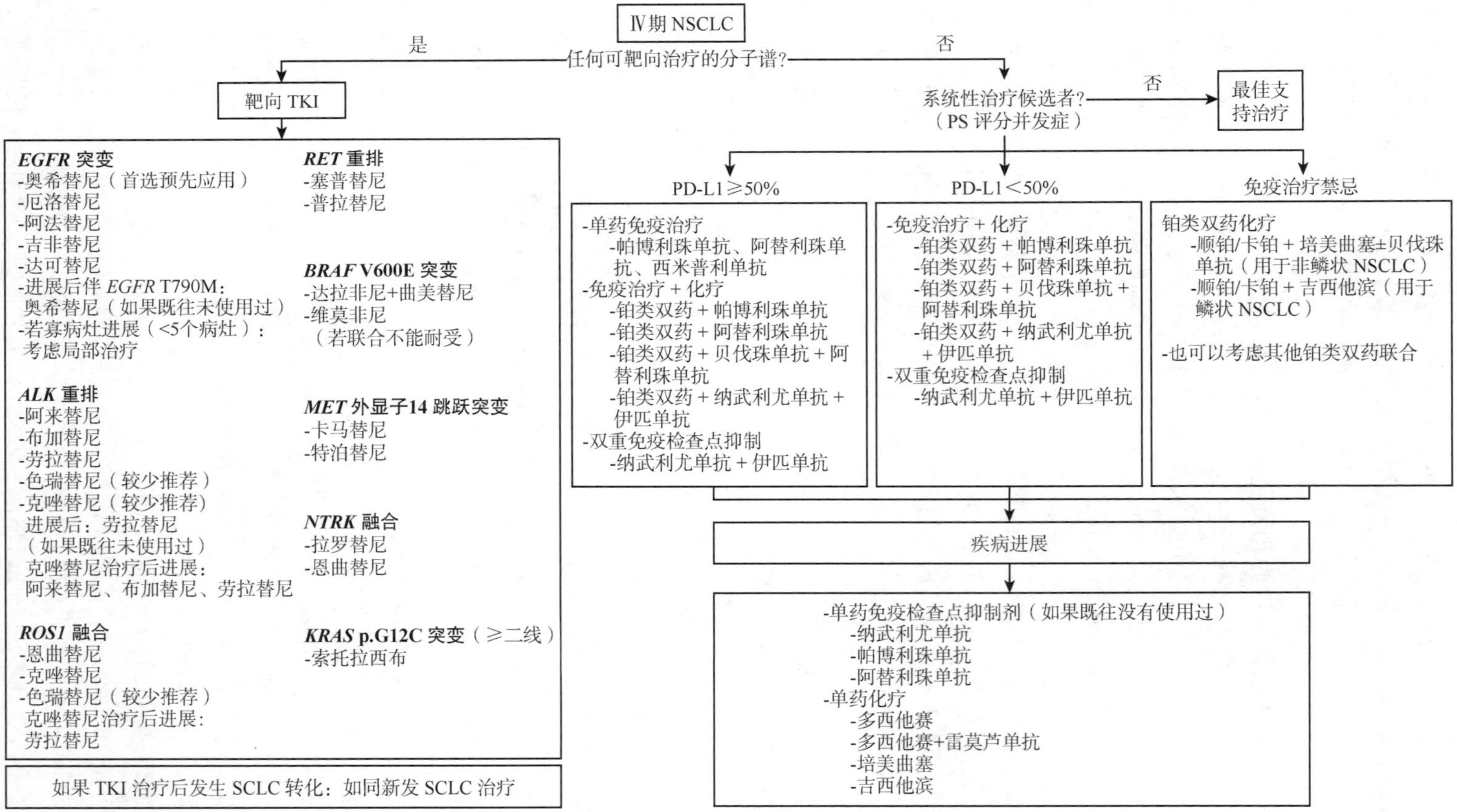

图 2.3 Ⅳ期 NSCLC 患者的姑息治疗算法；即使患者 PS 评分较差，也应考虑使用靶向酪氨酸激酶抑制剂（TKI），因为具有靶向分子谱的患者对 TKI 反应的可能性非常高，从而导致 PS 评分改善，并且 TKI 可方便口服给药。PD-L1 表达应使用与免疫检查点抑制剂相应的临床试验中使用的相同方法进行评估。尽管免疫治疗在一线情况下涉及的治疗方法（PD-L1≥50%肿瘤的单药免疫治疗、免疫治疗+化疗、双重免疫检查点抑制±化疗）分别显示出比单纯化疗有更显著的益处，但目前还没有比较它们疗效的头对头临床试验的结果。因此，这些治疗方案需要根据具体情况处理，应考虑获益（如通过 PD-L1 表达）对比风险（如在单药免疫检查点抑制剂中添加基于铂类的化疗或 CTLA-4 抑制剂，可能增加毒性）的可能性

善。在所有 PD-L1 表达分组中均观察到 1 年 OS 改善，其中在 PD-L1 高表达肿瘤中观察到最大改善（1 年时 PD-L1 表达＜1%亚组的 OS：62% *vs*. 52%，HR=0.59；PD-L1 1%～49%：72% *vs*. 51%，HR=0.55；PD-L1＞50%：73% *vs*. 48%，HR=0.42）。

另一项Ⅲ期研究 IMpower150 将晚期非鳞状 NSCLC 患者随机分为含铂双药化疗（卡铂+紫杉醇）+阿替利珠单抗（ACP）、化疗+阿替利珠单抗+贝伐珠单抗（ABCP），或化疗+贝伐珠单抗（BCP）。在 *EGFR* 或 *ALK* 阴性的 NSCLC 患者中，ABCP 组的 PFS（中位 PFS：8.3 个月 *vs*. 6.8 个月，HR=0.62）和 OS（19.2 个月 *vs*. 14.7 个月，HR=0.78）明显优于 BCP 组。同样，IMpower130 和 IMpower132 的随机Ⅲ期研究表明，将阿替利珠单抗分别添加至卡铂+白蛋白结合型紫杉醇或顺铂+培美曲塞，晚期非鳞状 NSCLC 患者的 PFS 和 OS 均显著改善。

Ⅲ期 KEYNOTE-407 研究显示，与单纯化疗相比，在卡铂+紫杉醇或白蛋白结合型紫杉醇中加入帕博利珠单抗可显著改善晚期鳞状 NSCLC 患者的 PFS 和 OS（中位 PFS 和 OS 分别为 6.4 个月 *vs*. 4.8 个月，HR=0.56；15.9 个月 *vs*. 11.3 个月，HR=0.64）。

（4）对于肿瘤细胞 PD-L1 表达≥50%的晚期 NSCLC 患者，也可考虑使用单药免疫检查点抑制剂，避免发生细胞毒化疗相关性毒性。

在一项Ⅲ期研究（KEYNOTE-024）中，表达 PD-L1≥50%且无 *EGFR* 或 *ALK* 敏感突变的晚期 NSCLC 患者被随机分配到单药帕博利珠单抗组或含铂双药化疗组。初步分析显示 PFS 延长（中位 PFS：10.3 个月 *vs*. 6.0 个月，HR=0.50）；随后，更长的随访时间证实了 OS 获益（中位 OS：30.0 个月 *vs*. 14.2 个月，HR=0.63）。与化疗相比，接受帕博利珠单抗治疗的患者的严重治疗相关不良反应（≥3 级）较低（27% *vs*. 53%）。

在表达 PD-L1≥50%的肿瘤细胞或表达≥10%的肿瘤浸润免疫细胞的晚期 NSCLC 患者中，与铂类为基础的化疗相比，阿替利珠单抗也显示出显著的 OS 和 PFS 益处（IMpower 110，中位 PFS 和 OS 分别为 8.1 个月 *vs*. 5.0 个月，HR=0.63；20 个月 *vs*. 13 个月，HR=0.59）。

另一种 PD-1 抑制剂西米普利单抗（Cemiplimab）在表达 PD-L1≥50%且无 *EGFR*、*ROS1* 或 *ALK* 基因异常的晚期 NSCLC 患者中，与含铂双药化疗相比，改善了 PFS 和 OS（EMPOWER Lung 1 试验，中位 PFS 和 OS 分别为 8.2 个月 *vs*. 5.7 个月，HR=0.54；未达到 *vs*. 14.2 个月，HR=0.57）。

（5）即使肿瘤表达 PD-L1≥50%，如果患者有快速进展疾病或内脏危象，建议化疗联合免疫治疗，对患者来说，早期缓解可能是有益的。

（6）对于表达 PD-L1≥1%的晚期 NSCLC 患者，一种潜在的替代选择是用 PD-1 抑制剂纳武利尤单抗和 CTLA-4 抑制剂伊匹单抗±化疗进行双重免疫检查点抑制。然而，与单药 PD-1 抑制剂相比，联合治疗的毒性更大，最近的阴性研究结果表明，应谨慎选择该方案。

在一项Ⅲ期 CheckMate-227 研究中，未曾治疗的 NSCLC 患者被随机分为纳武利尤单抗+伊匹单抗组或铂类为基础的化疗组。在表达 PD-L1≥1%的患者亚组中，中位 OS 为 17.1 个月 *vs.* 14.9 个月，而 HR 为 0.79。在表达 PD-L1 为 1%～49%的患者中，两个治疗组的中位 OS 相似（中位 OS：15.1 个月 *vs.* 15.1 个月）。在表达 PD-L1≥50%的患者中，纳武利尤单抗+伊匹单抗组显示出 OS 优于化疗组（中位 OS：21 个月 *vs.* 14 个月，HR=0.70）。

CheckMate-9LA 是一项Ⅲ期试验，探讨了在标准含铂双药化疗中加入纳武利尤单抗和伊匹单抗后对未经治疗的晚期 NSCLC 患者的益处。与单纯化疗相比，双免疫疗法联合化疗显示出显著更好的 PFS 和 OS（中位 PFS 和 OS：6.7 个月 *vs.* 5.0 个月，HR=0.68；15.6 个月 *vs.* 10.9 个月，HR=0.66）。

然而，与单药免疫检查点抑制剂相比，使用伊匹单抗+纳武利尤单抗联合治疗时，更多的患者出现严重免疫相关不良事件（≥3 级）。与单药相比，纳武利尤单抗+伊匹单抗（对比纳武利尤单抗）涉及严重不良事件（≥3 级）的主要器官（发生率）为肝脏（8.2% *vs.* 3.8%）、皮肤（4.2% *vs.* 1.0%）、内分泌器官（4.2% *vs.* 0.5%）、肺（3.3% *vs.* 1.5%）和（或）胃肠道（2.4% *vs.* 1.0%）。

最近的一项随机、双盲Ⅲ期研究（KEYNOTE-598）显示了伊匹单抗（1mg/kg，每 6 周 1 次，最多 18 次剂量）与帕博利珠单抗联合用药对 PD-L1 肿瘤比例评分≥50%的既往未治疗的转移性 NSCLC 患者的疗效。与帕博利珠单抗-安慰剂组相比，伊匹单抗-帕博利珠单抗组的中位 PFS 为 8.2 个月，安慰剂组为 8.4 个月（HR=1.08，95% CI 0.85～1.37，*P*=0.74），伊匹单抗-帕博利珠单抗联合用药与更严重的治疗相关毒性相关（3～5 级不良事件发生率：伊匹单抗-帕博利珠单抗组为 62.4%，帕博利珠单抗-安慰剂组为 50.2%，导致的死亡率分别为 13.1%和 7.5%）。

（7）尽管与单纯化疗相比，这些基于免疫治疗的治疗方法显示出显著的益处，但目前还没有比较这些治疗方法的头对头的临床试验。因此，治疗方案需要根据获得益处（如 PD-L1 表达）对比风险（如通过向单药免疫检查点抑制剂中添加铂类为基础的化疗或 CTLA-4 抑制剂而增加毒性）的可能性而进行个体化选择。

（8）对于无靶向分子谱的晚期 NSCLC 患者，免疫治疗有相对或绝对禁忌证[如活动性或先既往记录的自身免疫性疾病和（或）目前使用的免疫抑制剂]，特别是肿瘤不表达 PD-L1（＜1%）的患者，如前所述，在化疗中加入免疫治疗的益处相对较小，应考虑不进行免疫治疗的含铂双药化疗。

（9）组织学类型是选择化疗药物的一个重要决定因素。一项Ⅲ期临床试验比较了培美曲塞/顺铂与顺铂/吉西他滨一线治疗 1700 例晚期/转移性 NSCLC 患者的疗效，结果显示两个治疗组之间具有相似的 OS。然而，组织学亚组分析显示出显著的差异。

1）在组织学类型为腺癌的患者中，与吉西他滨/顺铂比较，培美曲塞/顺铂显示出明显的生存改善和毒性降低。培美曲塞组的OS为12.6个月，而吉西他滨组为10.9个月。

2）反之，在组织学类型为鳞状细胞癌的患者中，与培美曲塞/顺铂（OS 9.4个月）比较，顺铂/吉西他滨方案用于初治患者，其OS（10.8个月）延长。

（10）含铂双药化疗通常给予4～6个周期。额外的化疗周期不会提高疗效，但会增加毒性。化疗完成后，根据前期治疗的疗效和耐受性考虑维持治疗[详情在"（九）维持化疗"中讨论]。在基于铂类的双药中添加第3种化疗药物并没有显示出益处。

（11）贝伐珠单抗是一种重组的人源化单克隆抗体，直接作用于VEGF（由此阻止VEGF与VEGFR相互作用），其已被批准与化疗联合用于一线治疗非鳞状、晚期/转移性NSCLC。

1）ECOG 4599研究随机选择非鳞状NSCLC患者（*n*=878），给予单纯化疗（卡铂/紫杉醇）或化疗与贝伐珠单抗联合治疗，联合组显著改善中位OS（12.3个月 *vs*. 10.3个月）、中位PFS（6.2个月 *vs*. 4.5个月）和有效率（35% *vs*. 15%）。接受贝伐珠单抗的患者的治疗相关死亡风险高于单纯化疗组。

2）AVAiL试验进一步评价贝伐珠单抗在非鳞状细胞癌中的作用，患者被随机分配为顺铂/吉西他滨组、顺铂/吉西他滨联合两种不同剂量的贝伐珠单抗组。虽然添加贝伐珠单抗可显著延长PFS，但改善幅度不大（贝伐珠单抗7.5mg/kg组和15mg/kg组的中位PFS分别为6.7个月、6.5个月，安慰剂组为6.1个月），添加贝伐珠单抗未显示OS获益。在两项试验之间，目前还不清楚OS未获益是否为化疗方案的差异所导致。

3）POINTBREAK试验比较了卡铂和贝伐珠单抗联合培美曲塞或联合紫杉醇在非鳞状NSCLC、ECOG PS评分0～1分患者一线治疗中的疗效。4个周期后，培美曲塞组患者接受贝伐珠单抗联合培美曲塞维持治疗，而紫杉醇组患者仅接受贝伐单抗维持治疗。与紫杉醇组相比，培美曲塞组的OS没有改善（12.6个月 *vs*. 13.4个月）。

（九）维持化疗

（1）维持化疗是指患者一线治疗有效或疾病稳定后，给予全身治疗，直至疾病进展或出现不可接受的毒性，以达到延迟疾病进展、延长生存期、不影响患者生活质量的目标。

（2）如上所述，晚期NSCLC的治疗模式已经转变为使用基于免疫疗法的治疗。正如最初设计的试验一样，完成基于铂类的化疗后，如果选择免疫治疗+化疗或双重免疫检查点抑制剂（纳武利尤单抗+伊匹单抗），建议继续进行免疫治疗，直到疾病进展或患者无法耐受。对于获得持续性缓解（如化疗完成后 1 年 vs. 2 年）的患者，何时停止免疫治疗仍存在争议。目前，考虑到益处和风险（包括经济负担过重），需要逐案解决持续免疫治疗对比停用免疫治疗的问题，并需要与个体患者进行讨论。

（3）对于已完成含铂双药化疗的患者，一线治疗中使用的一种药物（持续性维持治疗）或一种新的药物（转换性维持治疗）可用于维持治疗。

（4）可选择培美曲塞、贝伐珠单抗、吉西他滨或西妥昔单抗用于持续性维持治疗。

1）PARAMOUNT 试验是一项双盲、安慰剂对照试验，观察非鳞状细胞癌患者采用培美曲塞维持治疗的结果发现，培美曲塞维持治疗可以使疾病进展的风险降低 36%（HR=0.64，95% CI 0.51～0.81，*P*=0.000 25）。

2）Ⅲ期 IFCT GFPC0502 试验将顺铂/吉西他滨治疗后无进展的患者随机分配给予吉西他滨维持治疗、厄洛替尼维持治疗或观察，结果显示吉西他滨维持治疗可显著改善 PFS（HR=0.51，95% CI 0.39～0.66）。吉西他滨可用于鳞状细胞癌患者的维持治疗。

上文讨论的 POINTBREAK 试验显示，培美曲塞/贝伐珠单抗维持治疗后，PFS 很少改善（6 个月 *vs*. 5.6 个月），而神经毒性、中性粒细胞减少和脱发等毒性反应增加。

（5）化疗药物可选择培美曲塞（用于非鳞状 NSCLC）或多西他赛（用于鳞状 NSCLC）及厄洛替尼，用于转换性维持治疗。

一项Ⅲ期临床研究评估了不含培美曲塞的以铂类为基础的化疗方案治疗后无进展的患者中，培美曲塞维持治疗与最佳支持治疗的疗效差异。与安慰剂比较，培美曲塞不仅可显著改善 PFS（4.3 个月 *vs*. 2.6 个月，HR=0.5，95% CI 0.42～0.61，*P*＜0.000 1），而且还显著改善了 OS（13.4 个月 *vs*. 10.6 个月；HR=0.79，95% CI 0.65～0.95，*P*=0.012）。

（6）对于无法密切监测病情进展的患者，以及一线治疗完成后、快速疾病进展可能无法使用有效的二线药物治疗患者，维持化疗可能是理想的。

（十）二线治疗及后续治疗

（1）大多数接受一线治疗的患者最终会出现疾病进展，在这种情况下给予患者二线治疗。

（2）二线治疗可影响晚期 NSCLC 患者的生活质量，因此 PS 评分为 0～2 分的患者应在疾病进展后给予进一步的治疗。

（3）如果患者未在一线条件下接受免疫治疗，则认为免疫治疗是首选的二线治疗方案。在含铂双药±维持治疗进展后，对于无该治疗禁忌证的患者，应考虑使用纳武利尤单抗、帕博利珠单抗或阿替利珠单抗。

在对 272 例鳞状 NSCLC 患者进行的 CheckMate-017 试验中，纳武利尤单抗组的中位 OS 为 9.2 个月，而多西他赛组为 6.0 个月。纳武利尤单抗的死亡率为 59%（$P<0.001$），纳武利尤单抗的 1 年 OS 率为 42%，多西他赛为 24%。

CheckMate-057 试验评估了晚期非鳞状 NSCLC 患者中纳武利尤单抗与多西他赛的疗效。纳武利尤单抗治疗患者的中位 OS 为 12.2 个月，多西他赛治疗患者为 9.4 个月，纳武利尤单抗的死亡率为 73%（P=0.002），纳武利尤单抗的 1 年 OS 率为 51%，多西他赛为 39%。本试验的亚组分析显示 PD-L1 阳性肿瘤患者的所有终点均具有更高的疗效。

KEYNOTE-010 试验评估了帕博利珠单抗在既往治疗的晚期 NSCLC 患者中的作用。参加该试验的患者至少有 1%肿瘤细胞表达 PD-L1。对于帕博利珠单抗，2mg/kg 剂量组的中位 OS 为 10.4 个月，10mg/kg 剂量组为 12.7 个月，而多西他赛组为 8.5 个月。与多西他赛相比，两种剂量的帕博利珠单抗均能改善 OS。在至少有 50%肿瘤细胞表达 PD-L1 的患者中，帕博利珠单抗 2mg/kg 的 OS 为 14.9 个月，帕博利珠单抗 10mg/kg 为 17.3 个月，而多西他赛为 8.2 个月。

在Ⅲ期 OAK 试验中，1225 例 PD-L1 表达未经选择的晚期 NSCLC 患者接受了含铂双药化疗、阿替利珠单抗或多西他赛治疗。阿替利珠单抗可显著改善 OS（中位数：13.8 个月 *vs*. 9.6 个月，HR=0.73）。

（4）通常，如果患者已经提前接受了免疫检查点抑制剂，则不建议使用单药免疫检查点抑制剂。

（5）如果没有靶向治疗选择，或患者已经进展，或不能用免疫治疗，并且 PS 评分仍然较好（0～2 分），那么既往未使用过的细胞毒性化疗仍然是可行的选择，包括多西他赛、多西他赛/雷莫芦单抗、吉西他滨或培美曲塞。

TAX317 研究是一项Ⅲ期临床试验，将既往曾接受以铂类为基础化疗的晚期 NSCLC 患者（104 例）随机分配给予多西他赛（$75mg/m^2$，静脉滴注，每 21 天 1 个周期）或者最佳支持治疗，发现多西他赛可延长患者的生存期（中位 OS 为 7.5 个月 *vs*. 4.6 个月）。

在一项开放、随机Ⅲ期临床试验中，对一线化疗方案失败的晚期 NSCLC 患者（571 例）给予培美曲塞（$500mg/m^2$，静脉滴注，21 天为 1 个周期）或多西他赛治疗，两组的中位 OS 相似（分别为 8.3 个月、7.9 个月），但培美曲塞组的不良反应明显更少。

BR21 是一项随机（2∶1）、双盲、安慰剂对照临床试验，入组者为经过一种或两种化疗方案治疗失败的晚期 NSCLC 患者（n=731），结果显示厄洛替尼（150mg，口服，每天 1 次）较安慰剂可改善 OS（6.7 个月 *vs*. 4.3 个月）。Ⅲ期 REVEL 试验纳入了在一线铂类化疗期间或之后进展的鳞状或非鳞状 NSCLC 患者

（*n*=1253），接受多西他赛联合雷莫芦单抗或单药多西他赛治疗。与单用多西他赛组相比，联合用药组的中位 OS 略有增加（分别为 10.5 个月和 9.1 个月），但是联合治疗组增加了胃肠道出血、穿孔或瘘的发生率及高血压的风险。

（6）如果在随后的化疗中出现疾病进展，或所有治疗方案都已尝试，则建议 PS 评分为 0～2 分的患者参加临床试验或接受最佳支持治疗。

十、肺癌与 SARS-CoV-2

（1）2019 年底，一种新型冠状病毒性疾病（COVID-19）在全球迅速传播。导致 COVID-19 的病毒被命名为严重急性呼吸综合征冠状病毒 2 型（SARS-CoV-2），该病毒可迅速加重病情并最终导致患者死亡。2020 年 1 月 30 日，WHO 宣布 COVID-19 疫情暴发为国际关注的突发公共卫生事件。美国疾病控制与预防中心（CDC）认为，鉴于癌症患者因癌症本身和细胞毒性化疗等治疗而被视为免疫功能受损，因此癌症是 SARS-CoV-2 的确定风险。因此，在这场危机期间为癌症患者提供治疗具有挑战性，因为需要权癌症死亡与 SARS-CoV-2 死亡或严重并发症的风险。

（2）新的数据表明，癌症患者，尤其是肺癌患者感染 SARS-CoV-2 的风险更高，且预后更差。

美国利用电子健康记录进行了一项最大规模的回顾性病例对照研究，包括 360 家医院的 7340 万例患者和 317 000 位临床医生。在 16 570 例确诊为 COVID-19 的患者中，1200 例患者被诊断为癌症，690 例患者在 COVID-19 确诊前 1 年内被诊断为近期癌症史。其中，白血病和淋巴瘤等血液恶性肿瘤后的癌症患者感染 SARS-CoV-2 的风险显著增高（校正 OR=7.66，95% CI 7.07～8.29，$P<0.001$）。癌症患者中的 SARS-CoV-2 感染导致的临床结局显著差于未感染者（住院治疗时分别为 47.46% *vs*. 24.26%；死亡率分别为 14.93% *vs*. 5.26%，均 $P<0.001$）。

（3）截至 2021 年 8 月，在流感大流行时期，对高危患者和 SPN 患者进行癌症筛查尚未达成共识。来自专业协会的指南建议，与患者进行讨论，并考虑其他因素（年龄、收益与风险等）而进行个体化管理。

（4）具有治愈目的的确定性治疗（手术、放疗）和新辅助/辅助治疗应不间断地进行。术后辅助化疗延迟多达 4 个月可能是合理的。

（5）对于晚期 NSCLC 患者，姑息性全身治疗（化疗、靶向 TKI、免疫疗法）和放疗也应在无任何中断的情况下进行。鉴于美国 FDA 批准了纳武利尤单抗（480mg，每 4 周 1 次，而不是 240mg，每 2 周 1 次）和帕博利珠单抗（400mg，每 6 周 1 次，而非 200mg，每 3 周 1 次）的替代给药方案，则可以考虑扩大免疫治疗的间隔时间。

（6）TKI 或免疫疗法引起的肺炎或间质性肺病可能与 SARS-CoV-2 的临床症状和影像学表现重叠。因此，应做好准备并适当管理这种可能性（停止药物、COVID-19 PCR、支气管镜检查/支气管肺泡灌洗等）。

（7）化疗、免疫疗法和 TKI 与 SARS-CoV-2 感染严重程度的相互作用仍有待于评估。

（8）包括 NSCLC 在内的癌症患者应尽快接种新冠疫苗。疫苗与全身治疗的相互作用仍有待于评估。

（9）应查询美国临床肿瘤学会、欧洲医学肿瘤学会、国家综合癌症网络的最新指南。

（沈　华　张明辉　韩　亮　译）

参 考 文 献

第 3 章　小细胞肺癌

James P. Stevenson，Logan N. Roof

一、流 行 病 学

小细胞肺癌（SCLC）是主要发生在吸烟人群的一种疾病，约占新发肺恶性肿瘤的 13%。SCLC 在生物学上具有侵袭性，但多学科综合治疗可给早期患者带来长期生存获益，甚至可治愈部分亚群患者。SCLC 对化疗高度敏感，然而，其经常在最初的缓解后很快复发，因此预后较差。

二、病　理　学

SCLC 属于 WHO 分组的肺神经内分泌肿瘤。SCLC 通常分化较差，具有较高的有丝分裂率和增殖指数。组织学表现特点是小蓝细胞，细胞质少，核质比高。与小细胞特征一致的免疫组织化学染色包括角蛋白、组织转录因子-1 和上皮膜抗原。免疫组织化学（IHC）常显示神经内分泌标志物，如嗜铬粒蛋白和突触素，但这些标志物的缺失并不排除小细胞组织学类型的可能性。高达 30%的 SCLC 活检可能包含 NSCLC 成分，从而导致肺癌起源于多能干细胞的假说。约有 5%的 SCLC 和 NSCLC，病理学专家也难以鉴别诊断；因此，可能需要多位病理学家的审查。由于其不同的预后和治疗方法，区分 SCLC 与其他神经内分泌肿瘤（如典型和非典型类癌）也很重要。

三、临 床 表 现

SCLC 由于大块局部区域性病灶和（或）远处转移，通常有典型的临床症状。SCLC 常为中央型，患者通常易出现肺部并发症，包括呼吸困难和阻塞后感染。常见的转移部位包括脑、肝脏、骨骼和肾上腺。最典型的是，SCLC 与许多副肿瘤综合征有关，通常预示预后不良。

（1）兰伯特-伊顿（Lambert-Eaton）综合征。

（2）抗利尿激素分泌失调综合征。

（3）异位促肾上腺皮质激素（ACTH）分泌（库欣综合征）。

（4）异位甲状旁腺激素分泌。

（5）感觉神经病变。

（6）副肿瘤性脑脊髓炎。

四、分　期

美国癌症联合委员会（AJCC）分期系统定义了用于 SCLC 分期的肿瘤、淋巴结、转移（TNM）亚群。

这种分期有助于预后判断和选择可能从多学科治疗方法中获益的患者，包括选定病例的手术切除。

传统上，根据退伍军人管理局肺部研究组两期系统，将 SCLC 分为局限期（LS）SCLC 和广泛期（ES）SCLC。

（1）局限期 SCLC：是指可以安全地包含在一个放射野内的病灶，因此可以接受确定性放化疗。

（2）广泛期 SCLC：是指肿瘤负荷超出一个放射野，因此其治疗主要是带有姑息目的的全身治疗。

考虑到大部分患者在诊断时表现为大块淋巴结病灶和（或）远处转移，这种简化的分期系统在临床上具有实用价值。但是，随着手术切除的作用越来越显著，并且越来越明确，将病例划分为局限期或广泛期已变得不那么有用。需要注意的是，局限期包含多个 AJCC 分期（Ⅰ～Ⅲ期）。AJCC TNM 分期系统的定义更精确，可以更精确地依照分期评估预后，从而更好地选择可能适合多学科治疗的候选者。

五、影　像　学

常规影像学检查常包括胸腹部 CT 及脑部成像。所有患者都有必要进行脑部成像，但广泛期疾病已经确定的病例，通常不需要进一步的分期检查。

10%～15%的 SCLC 患者在有临床表现时出现脑转移，已证明早期发现和治疗可改善患者的发病率和死亡率。除非有禁忌证，否则 MRI 优于 CT，因为 MRI 在检测脑实质转移方面具有更高的敏感性。

PET 成像被推荐用于初始影像学检查完成后怀疑局限期疾病。Fischer 等证明 PET/CT 的敏感度和特异度分别为 93%和 100%，而标准分期为 79%和 100%。PET/CT 不建议用于评估治疗反应。除非对治疗方法产生影响才建议进行额外的成像和检查。对于初始分期后显示为临床 T1～2N0 期疾病的患者，如果患者是外科手术候选者，则应进行侵袭性纵隔分期。

六、生 存 情 况

接受治疗的局限期 SCLC 患者的中位总生存期为 15～20 个月，接受治疗的广泛期 SCLC 患者为 8～13 个月。如果不治疗，广泛期 SCLC 的中位总生存期为 6～12 周。局限期 SCLC 的 2 年生存率为 20%～40%，广泛期 SCLC 的生存率＜5%。

七、治　　疗

（一）局限期小细胞肺癌治疗

1. 一般原则　早期疾病建议采用多模式治疗。最近的数据表明，手术干预可能有益于经病理学纵隔淋巴结分期证实的临床 T1～2N0 期疾病患者（约 5%的 SCLC 患者）。手术患者的最佳辅助治疗方法尚未明确，但通常包括化疗或放化疗。这些患者总体预后较好。根据美国国家癌症数据库对 29 994 例临床Ⅰ～Ⅲ期 SCLC 患者的分析，2089 例接受手术治疗的患者与未接受手术治疗的患者相匹配。接受手术治疗的 N0 期患者的中位总生存期延长，38 个月 *vs.* 22 个月（图 3.1）。

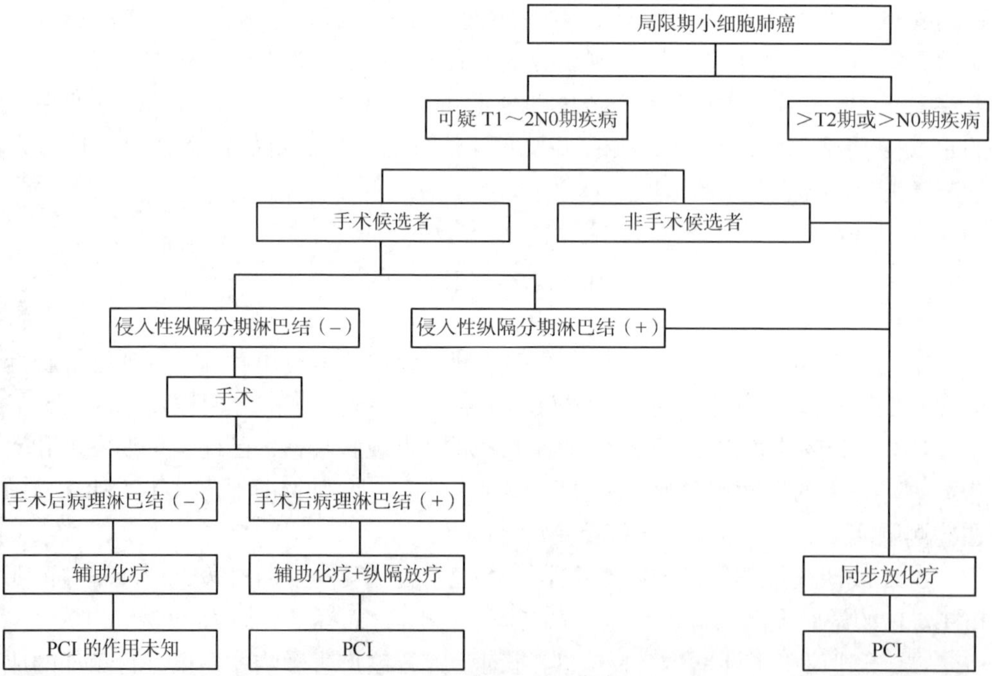

图 3.1　局限期 SCLC 的推荐治疗流程

注：PCI，预防性全脑照射

不能手术治疗（由于淋巴结受累或医学禁忌证）但可以包含在一个放射野内的Ⅰ～Ⅲ期疾病，应给予确定性同步放化疗。单纯接受化疗的局限期 SCLC 患者的局部复发率为 80%，而联合胸部放疗后可以降低局部控制率并改善总生存期。一项接受胸部放疗联合化疗的 LC-SCLC 荟萃分析表明，胸部放疗联合化疗较单纯化疗可提高 25%～30%的局部控制率，2 年生存率也提高 5%～7%。

2. 局限期 SCLC 的化疗　局限期 SCLC 最常用和首选的化疗方案是顺铂联合依托泊苷。卡铂可用于不适合用顺铂（即肾功能不全、严重听力丧失、神经病变）或不能耐受顺铂所需液体量的患者的替代治疗。在同步放化疗期间不建议使用造血生长因子。一项在同步放化疗期间联合或不联合粒细胞-巨噬细胞集落刺激因子（GM-CSF）的局限期 SCLC 患者的随机对照试验发现，虽然接受 GM-CSF 治疗队列患者的白细胞和中性粒细胞最低值较高，但 4 级中性粒细胞减少或白细胞减少无显著性差异。随机分配至 GM-CSF 组被发现有明显更多的致命性血小板减少、输血次数、非血液学毒性反应、住院天数和中毒性死亡人数。

3. 局限期 SCLC 放疗　与序贯治疗相比，同步进行化疗具有更好的效果。与单独使用任一种治疗方法相比，同步放化疗会导致毒性增加；因此，同步放化疗的候选患者必须仔细选择。目前的标准治疗是在每 3 周 1 个周期的顺铂联合依托泊苷（EP）标准方案的第 1 或第 2 周期同步进行早期胸部放疗，该治疗与显著升高的生存率相关。

胸部放疗可在 6 周内以每天 1 次的剂量进行，总剂量为 60Gy，或在 3 周内以每天 2 次的超分割方案进行，总剂量为 45Gy。CONVERT 试验评估了这些治疗方案的疗效，显示两者是等效的；在中位随访 45 个月时，每天 2 次组和每天 1 次组的中位生存期分别为 30 个月和 25 个月，这在统计学上没有显著差异。在成功完成多模式联合治疗后，应为大多数局限期 SCLC 患者提供预防性全脑照射（PCI），这在后续章节中将详细描述。

4. 局限期 SCLC 疗效监测　对于接受辅助治疗或同步放化疗的患者，进行疗效评估时应推迟影像学检查至完成治疗之后。对于单独接受全身治疗或序贯化疗和放疗的患者，影像学检查推荐为 2 个周期 1 次及治疗结束时。不建议使用 PET/CT 监测治疗反应。对于出现完全或部分缓解的患者，可考虑预防性全脑照射。对于完全缓解、部分缓解或疾病稳定的患者，前 2 年需每 3 个月进行 1 次胸部 CT 检查，第 3～5 年每 6 个月进行 1 次，然后每年 1 次。新的肺部结节依据出现时间的不同应考虑第二原发恶性肿瘤的可能。患有复发疾病的局限期 SCLC 患者是后续性非治愈性全身治疗候选者。

（二）广泛期小细胞肺癌治疗（Ⅳ期）

1. 一般原则　广泛期 SCLC 的治疗目的是非治愈性的；治疗目标包括提高

生存率和维持良好的生活质量。治疗选择应为实现这些目标而个体化制订（图 3.2）。

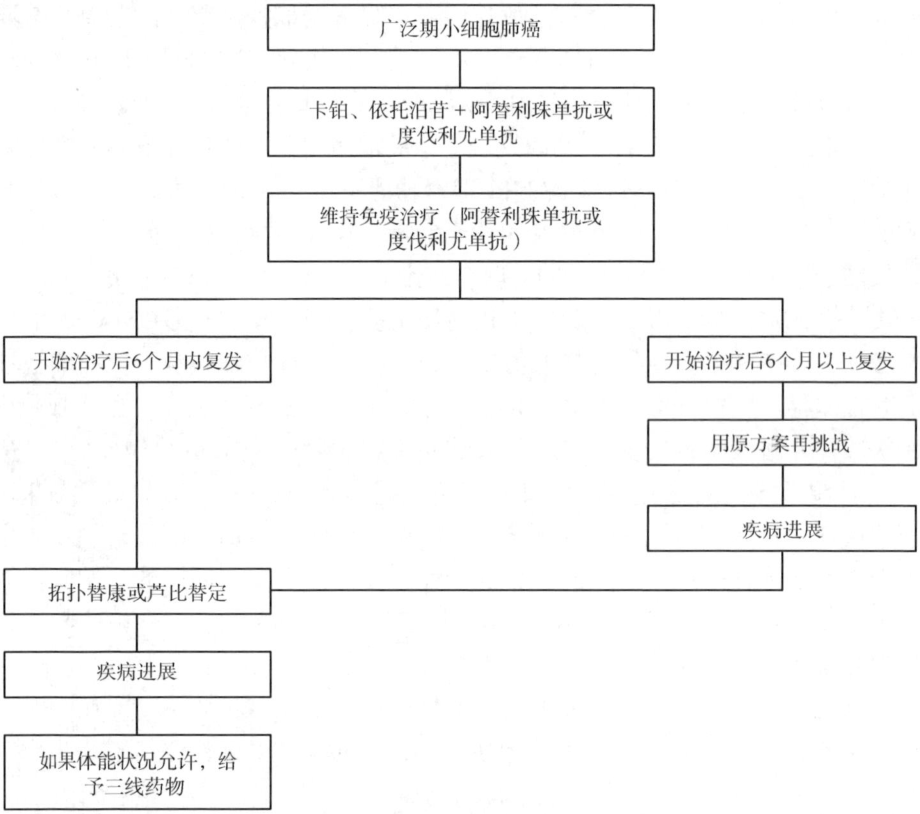

图 3.2　广泛期 SCLC 的推荐治疗流程

2. 广泛期 SCLC 化疗　近年来，广泛期 SCLC 的治疗发生了显著变化。铂类联合依托泊苷方案仍然是广泛期 SCLC 的一线治疗标准。卡铂由于其更友好的毒性谱，通常用于广泛期疾病。对顺铂和卡铂在 SCLC 一线治疗中进行比较的 4 项试验的荟萃分析显示了相似的结果；在纳入分析的 663 例患者中，68.3%的患者为广泛期疾病。在这些患者中，顺铂组的中位 OS 为 9.6 个月，卡铂组为 9.4 个月，中位无进展生存期（PFS）分别为 5.5 个月和 5.3 个月。基线患者特征（即性别、年龄、表现状态、阶段）和结果没有显著差异。

将免疫治疗添加至广泛期 SCLC 的标准一线治疗中已在许多试验中被证明有效。这些试验中的第一项试验是 IMPOWER133 研究，在广泛期 SCLC 的诱导期间将人源化 PD-L1 抗体阿替利珠单抗添加到标准卡铂+依托泊苷中，并继续维持阿替利珠单抗治疗。在这项随机试验中，403 例患者被分配接受卡铂+依托泊苷联合阿替利珠单抗或安慰剂治疗 4 个周期，然后维持阿替利珠单抗或安慰剂治疗。

在中位随访 23 个月时，接受阿替利珠单抗患者的中位 PFS 为 5.2 个月，安慰剂组为 4.3 个月，阿替利珠单抗组的中位 OS 为 12.3 个月，安慰剂组为 10.3 个月；这两项改善都具有统计学意义。

另一项证明有益的试验是 CASPIAN 试验，537 例广泛期 SCLC 患者被随机分配接受抗 PD-L1 抗体度伐利尤单抗+4 个周期的铂类-依托泊苷，序贯度伐利尤单抗维持治疗，对比 4～6 个周期的铂类-依托泊苷。这项研究表明，度伐利尤单抗联合化疗组的 OS 改善，为 12.9 个月，而化疗组为 10.5 个月。24 个月时，更新的度伐利尤单抗联合化疗组无进展生存率为 11%，而更新的化疗组无进展生存率为 2.9%。度伐利尤单抗联合化疗组的 2 年有效率为 13.5%，而化疗组为 3.9%。

基于这些试验，免疫治疗联合铂类+依托泊苷诱导治疗 4～6 个周期，免疫治疗维持直至疾病进展或不可接受的毒性，已成为广泛期 SCLC 一线治疗的新标准。对于广泛期 SCLC 患者，有多项免疫治疗与标准化疗联合治疗的临床试验正在进行，希望这些患者的生存率能够进一步提高。

3. 复发或难治性 SCLC 80%的 SCLC 患者及几乎所有的广泛期 SCLC 患者在一线治疗后的前 12 个月内会复发。如果癌症在最初治疗的前 3 个月内复发，则被定义为难治性/耐药性疾病，且预后不良。如果患者在完成铂类为基础化疗的初始治疗后 3 个月以上出现疾病进展者，则称为敏感性疾病。一项对 21 项试验的系统分析表明，与难治性/耐药性 SCLC 患者相比，敏感性 SCLC 患者有更高的缓解率（27.7% *vs*. 14.8%）和更长的中位总生存期（7.73 个月 *vs*. 5.45 个月）。

一线治疗完成后前 6 个月内出现的难治性疾病或复发的患者，拓扑替康仍然是一种选择。可以口服或静脉注射拓扑替康，因为其疗效和毒性相似；两种给药途径均可带来约 6 个月的总生存期。在一项随机试验中，与最佳支持治疗相比，拓扑替康被证实在生活质量和生存率方面有改善。

拓扑替康治疗复发性 SCLC 的最初随机试验发表于 20 多年前，强调了在这种情况下需要开发更有效的系统性药物。在 105 例接受铂类为基础的化疗后进展的 SCLC 且无脑转移患者中开展的一项烷化剂芦比替定的开放性试验显示总有效率为 35%。中位缓解持续时间为 5.1 个月，25%的获得缓解的患者显示缓解持续时间超过 6 个月。这导致随后美国 FDA 批准芦比替定用于治疗以铂类为基础的化疗期间或之后出现病情进展的转移性小细胞肺癌。

2018 年，纳武利尤单抗获得了美国 FDA 加速批准，用于治疗经过以铂类为基础的化疗和至少一种后线治疗后进展的 SCLC。该批准基于 CheckMate-032，它是一项Ⅰ/Ⅱ期试验。中位随访时间 28.3 个月，客观缓解率为 11.9%，中位缓解时间为 17.9 个月。随后旨在证实这些结果的研究并未达到总生存期的主要终点。CheckMate-451 是一项针对广泛期 SCLC 一线化疗后给予纳武利尤单抗联合伊匹单抗或纳武利尤单抗单药作为维持治疗的Ⅲ期试验，与安慰剂相比，纳武利尤单抗联合伊匹单抗并未显著延长总生存期。CheckMate-331 是一项针对复发性 SCLC 的纳武利尤单抗对比标准化疗（拓扑替康或氨柔比星）的Ⅲ期试验，与化疗相比，纳武利尤单抗的总生存期没有改善。这导致 SCLC 中纳武利尤单抗的适应证被撤销。

完成一线治疗后 6 个月以上复发的患者代表更有利的预后，可采用原方案治疗。目前尚不清楚继续免疫疗法对该群体有多大益处，正在进行的研究有助于阐明各种免疫治疗在复发广泛期 SCLC 中的作用。拓扑替康和芦比替定是不适合铂类/依托泊苷重复治疗疗程患者需要考虑的药物。

4. 广泛期 SCLC 放疗　在一项Ⅲ期随机对照试验中，将化疗有效的广泛期 SCLC 患者随机分为接受胸部放疗组或不接受胸部放疗组。该研究中所有患者均接受 PCI。虽然主要终点 1 年生存率在两组之间无明显差异，但二次分析显示，2 年生存率有显著性差异，放疗组为 13%，而对照组为 3%。对于初始化疗有效的患者，可考虑在选定的患者中增加胸部放疗，特别是那些表现为胸内大体积病灶的患者。

5. 广泛期 SCLC 疗效监测　在广泛期 SCLC 的系统性治疗期间，应在每 2～3 个治疗周期后进行 CT 扫描，从而评估疗效。表现出有效的患者应在一线条件下继续进行长达 6 个周期的化学免疫治疗，并继续进行免疫治疗，直到疾病进展或出现不可接受的毒性。对于后线治疗，有效的患者应继续治疗，如果可以耐受，直到疾病进展。

（三）预防性全脑照射

半数以上的 SCLC 患者会发生脑转移。脑转移是该人群高发病率和死亡率的重要原因。预防性全脑照射（PCI）包括 5～10 次分割的全脑放疗，用来预防症状性脑转移的发生。每次分割的治疗剂量为 1.5～2.0Gy。较高的 PCI 剂量（＞3.0Gy）、同步化疗及较高的总放疗剂量与晚期神经毒性有关。在局限期 SCLC 中，一项荟萃分析显示，给予 PCI 治疗后，3 年时脑转移的累积发生率降低了 25%（33% *vs.* 58%），并且 3 年总生存率改善（20.7% *vs.* 15.3%）。广泛期 SCLC 中 PCI 相关数据存在冲突。一项在联合化疗后获得部分缓解或完全缓解的广泛期 SCLC 患者中进行的 PCI 治疗对比观察的 EORTC 试验表明，脑转移发生率降低，1 年总生存率从 13.3%提高到 27.1%。然而，随后对 224 例患者进行的Ⅲ期试验表明，与单独观察相比，PCI 对广泛期 SCLC 患者无生存益处；与 EORTC 试验不同，该试验要求在基线和随访的特定时间点进行脑部 MRI 检查。

因此，对于在多模式治疗后达到 PR 或 CR 的局限期 SCLC 患者，建议进行 PCI。广泛期 SCLC 患者可单独考虑使用 PCI，但考虑到这些患者具有较差的总生存率及可能增加的毒性，通常不建议使用 PCI。任何 ECOG PS 评分（3～4 分）

较差，多发合并症或认知障碍的患者不建议进行 PCI。由于潜在的累积神经毒性，PCI 不与化疗同时进行。

（四）新的治疗方向

在一线治疗中，很多联合化疗方案与顺铂联合依托泊苷方案进行了比较，但没有任何方案显示出更好的临床疗效。一项Ⅲ期临床研究发现，在顺铂联合依托泊苷的基础上添加紫杉醇用于治疗广泛期 SCLC 并未带来临床获益，并且会导致更多的治疗相关性死亡（6.5% *vs*. 2.4%）。一项随机试验显示，与单纯化疗相比，添加抗血管生成药物贝伐珠单抗联合铂类为基础的化疗并没有显示出贝伐珠单抗的益处。

免疫治疗的突破最近改变了广泛期 SCLC 的治疗标准，即在一线条件下的标准化疗中加入阿替利珠单抗或度伐利尤单抗。在局限期和广泛期 SCLC 治疗中还有许多免疫治疗和化疗联合的研究正在进行。

另一种药物，罗伐普妥单抗-特西林（Rova-T），靶向 δ 样蛋白 3（DLL-3），DLL-3 表达于近 2/3 的 SCLC 肿瘤细胞中。这是一种抗体-药物偶联物，将毒素吡咯苯并二氮杂䓬输送至表达 DLL-3 的肿瘤细胞。一项开放标签的单臂Ⅱ期试验招募了 339 例 SCLC 患者，均为至少二线治疗后出现疾病进展，评估 Rova-T 的安全性和有效性。所有患者的中位总生存期为 5.6 个月，DLL-3 高表达的患者为 5.7 个月。Rova-T 是 SCLC 患者中最早发现的分子靶向药物；不过，该研究结果表明，在三线或三线以外的条件下，Rova-T 有适度的临床活动，并具有相关的毒性。其他以特定的基因组和受体为基础的靶点将继续是 SCLC 的研究领域。

（张明辉　韩　亮　何敬东　译）

参 考 文 献

第4章 食 管 癌

Sarah E. Lochrin，Gregory D. Leonard

一、概 述

在世界范围内，食管癌是第七大常见癌症和第六大常见癌症相关死亡原因。有 50%～60%的患者处于不可治愈的局部晚期或转移阶段。近年来，食管癌的治疗取得了进展，预后也得到了改善。

二、流 行 病 学

1. 美国 在美国，食管癌的发病率低于其他地理区域。据估计，2021 年有 19 260 例新发病例和 15 530 例死亡病例，占美国癌症死亡总数的 2.6%。2014～2018 年，经年龄调整的发病率为每年 4.2/10 万。诊断时中位年龄为 68 岁。

食管癌在男性中的发病率约是女性的 4 倍。社会低收入群体和城市地区群体的发病率较高，尤其是黑种人男性。鳞状细胞癌（SCC）和腺癌（ADC）占所有食管肿瘤的 93%。白种人食管癌的患病率略高；然而，ADC 在白种人中更常见，而 SCC 在黑种人中更常见。在历史上和世界范围内，SCC 是最常见的食管癌类型；然而，ADC 的发病率显著增加，目前 ADC 占西方国家所有病例的一半以上。1973～2001 年 ADC 急剧增加，近年来该病的发病率一直处于平稳状态。相比之下，由于烟草和酒精消费量的减少，SCC 的发病率一直在下降。5 年相对生存率在 1975～1977 年为 5%，1987～1989 年为 10%，2011～2017 年为 20%。

2. 全世界 约 80%的食管癌发生在欠发达地区。发病率最高的是亚洲（中国北部、印度和伊朗），其次是非洲南部和东部。在亚洲高风险地区，90%的病例是 SCC，这可能与潜在的环境和饮食致癌物，如水果和蔬菜的低摄入量及饮用高温饮料有关。

三、病 因 学

表 4.1 概括了食管癌的公认病因。吸烟与饮酒具有协同作用，它们是造成西方国家 90% SCC 病例的原因。Barrett 食管是 ADC 的最大危险因素。Barrett 食管

增加了患 ADC 的风险，其发生 ADC 的风险是普通食管的 30 倍。具体管理建议如下：

（1）无异型增生 Barrett 食管：每 3～5 年做 1 次内镜检查。

（2）低级别异型增生：内镜消融术或每 6～12 个月进行 1 次监测。

（3）高级别异型增生：内镜根除治疗（切除可见的不规则组织，然后进行射频消融术）优于食管切除术或强化的每 3 个月 1 次的内镜检查。

表 4.1　食管腺癌和鳞状细胞癌的病因

腺癌	鳞状细胞癌
Barrett 食管	吸烟
慢性胃食管反流病引起	酒精
胃食管反流病	贲门失弛缓症
肥胖	Plummer-Vinson 综合征
归因于胃食管反流病风险	胼胝症
吸烟	感染人乳头瘤病毒（HPV）
	乳糜泻
	食管憩室和食管蹼
	饮食因素

四、临 床 表 现

ADC 和 SCC 有类似的临床表现。早期症状不明显，呈非特异性；由于模糊的非特异性症状，不幸的是，大多数病例发现时处于局部晚期或转移阶段。表 4.2 描述了晚期症状。通常只在晚期出现的体征包括霍纳综合征、左锁骨上淋巴结肿大（Virchow 淋巴结）、肝大，以及与胸腔积液有关的体征。

表 4.2　食管癌的临床表现

局部肿瘤影响	**远处转移**
吞咽困难（固体，随后液体）	恶病质
体重下降和厌食	高钙血症
继发于慢性胃肠道失血的缺铁性贫血	疼痛
吞咽痛	呼吸困难/黄疸/腹水（转移部位）
未消化食物反流	
周围组织侵犯	
继发于喉返神经受累的声音嘶哑	
气管或支气管食管瘘	
呃逆（膈神经侵犯）	

五、诊　断

内镜检查是诊断的金标准，可以通过活检进行组织学确诊。有研究表明，多处活检提高了诊断准确度，建议进行 6～8 个位点活检，以便获取足够的组织用于组织学诊断，诊断准确度接近 100%。

六、病 理 学

常见的组织学亚型为 ADC 和 SCC，约占食管癌的 93%。食管很少出现小细胞癌、黑色素瘤、肉瘤、淋巴瘤或癌肉瘤。50%的肿瘤发生在食管的下 1/3，40%在食管的中 1/3，10%位于食管的上 1/3。大多数 SCC 发生在食管上段和中段，而 ADC 通常出现在食管远端和食管胃结合部（EGJ）。由于淋巴管位于固有层，因此局部淋巴结转移发生较早。由于肿瘤位于远端，腹腔和肝周淋巴结转移在 ADC 中更常见。

七、分　期

为了确定合适的治疗方法，需要有充分的分期。根据美国癌症联合会和肿瘤-淋巴结-转移分期对患者进行临床分期，该分期系统包含不同的 SCC 和 ADC 系统。Siewert 分类根据其解剖位置将 EGJ 肿瘤分为 3 种类型，可能有助于选择手术入路。Ⅰ型为远端食管肿瘤，Ⅱ型为贲门肿瘤，Ⅲ型为贲门下胃肿瘤。

侵犯 EGJ 且肿瘤中心距近端胃不超过 2cm 的肿瘤被分为食管癌，而 EGJ 肿瘤中心距胃近端超过 2cm 则被分为胃癌。

标准分期包括胸部、腹部和盆腔（TAP）的 CT 检查及超声内镜（EUS）检查。CT 检查可评估是否存在转移性疾病，准确率超过 90%，并可评估局部结构的直接侵犯，这可能排除手术干预。EUS 检查可以评估食管肿块与 5 层食管壁的关系，在评估肿瘤组织学深度和确定淋巴结负荷方面优于 CT 检查（准确度分别约为 80%和 75%）。EUS 检查可以促进对可疑淋巴结的细针穿刺，以确认疾病侵犯。EUS 检查的准确性取决于操作者，不同观察者之间存在显著差异。

PET/CT 比 CT 对检测远处病变更加敏感，指南建议在常规分期后的确定性局部治疗候选者中使用。几项研究表明，在术前评估使用 PET/CT 的患者中，20%的患者治疗方法发生了变化。腹腔镜在排除腹膜疾病中的作用尚不确定。尽管分期扫描呈阴性，但胃食管交界处肿瘤、≥T3 期和（或）淋巴结阳性疾病均有显著的隐匿性腹膜播散风险。诊断性腹腔镜检查可能有助于识别这些病例中的隐匿性腹膜转移，对于那些没有远处转移疾病证据的患者来说，这是一项可选的分期检查，值得多学科团队讨论。

八、治 疗

由于食管和胃之间存在交界区域，临床试验和研究历来是异质性的，具有不同的合格标准，包括 ADC 和 SCC、来自 EGJ 的肿瘤及胃癌本身，这最终导致了异质性的数据和治疗实践。

局部食管癌的管理策略概述如图 4.1 所示。

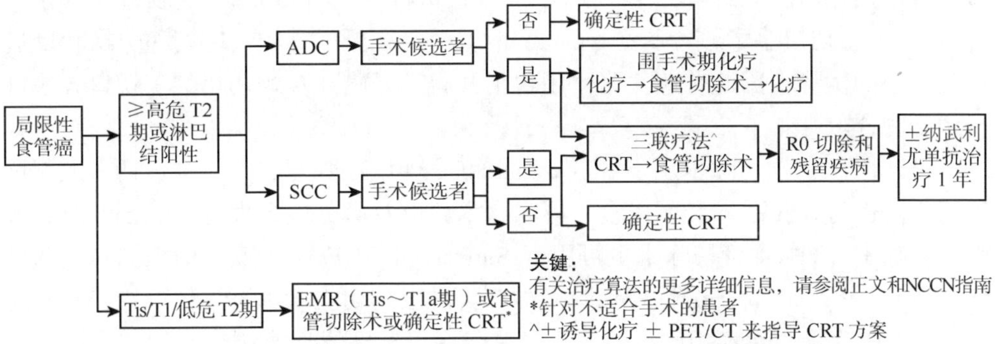

图 4.1 局部食管癌的管理策略

有关治疗算法的更多详细信息，请参阅正文和 NCCN 指南

（一）手术管理

（1）病灶局限于食管的食管癌（EC）约占 22%，局部淋巴结受累占 30%以上。因此，约 50%的患者是潜在的外科手术候选者。

（2）近年来，联合治疗提高了生存率，这意味着只有 T1～2N0M0 期患者才考虑单纯手术治疗。

（3）黏膜内切除术（EMR）是选定的 T1a 期患者的一种治疗选择，因为专业中心已经报道其与食管切除术有相似的治愈率。EMR 不推荐用于 T1b 期患者，因为黏膜下侵犯与 30%的淋巴结转移率有关。

（4）分期技术和患者筛选方法的进步改善了手术并发症发生率和死亡率。外科专业知识、多学科管理，以及大型中心管理均促进手术死亡率降低至 5%以下。

（5）手术原则包括原发肿瘤广泛切除和局部淋巴结切除。术中冷冻切片可以评估是否存在残余病灶，可能是 R1（镜下肿瘤）或 R2（肉眼可见肿瘤）。获得 R0 切除（无残留肿瘤）的可能性与肿瘤浸润食管壁的深度有关。

（6）切除状态是影响癌症预后的重要因素之一。R0 切除对长期预后至关重要；

对 1602 例患者的回顾性调查结果显示，R0 切除患者的 5 年生存率为 43.2%，而 R1 切除患者的生存率为 11.1%。

（7）食管切除术后癌症相关生存率取决于切缘情况和肿瘤分期，而不是手术方式。切除的方式取决于肿瘤位置、通道选择、外科医生的经验和患者意愿。

（8）颈段食管癌（主动脉弓上方）通常不采用手术治疗，确定性放化疗（CRT）是治疗标准（SOC）。

（9）经食管裂孔（TH）、经胸（Ivor-Lewis）和三切口食管切除术在美国是常用的方法，而在亚洲，食管切除术通常采用扩大（三野）淋巴结切除术。

（10）全胸段食管切除术（TTE）推荐用于胸段食管癌患者。这包括颈部食管胃吻合术、根治性双野淋巴结（纵隔和上腹部淋巴结）清扫术、空肠造口喂养。

（11）三切口手术较经胸（Ivor-Lewis）手术有更广泛的近端切除边缘和反流风险减小的优势，因此普遍主张采用包括开腹、开胸和左颈切口的三切口方法进行颈部吻合。

（12）TH 食管切除术用于 Siewert Ⅱ和Ⅲ型 EGJ 肿瘤患者。这包括在远端食管切除后进行开腹手术和颈段食管胃吻合术，以及部分或扩大胃切除术伴双野淋巴结切除术。TH 食管切除术也可用于 Siewert Ⅰ型 EGJ 肿瘤，但根据一项随机研究得知，TTE 联合部分性胃切除术加双野淋巴结切除术也是一种选择，研究显示，与 TH 食管切除术相比，该方法对总生存率无显著改善。

（13）微创手术方法，如腹腔镜、混合型和机器人技术，越来越多地被整合到食管癌的外科治疗中，目的是减少并发症发生率和缩短恢复时间。一项随机试验显示，微创腹腔镜食管切除术后的肺部感染率比开胸手术明显降低，为其 1/3，这一点非常重要，因为肺部并发症是食管手术后最常见的并发症。

（14）应切除的最小淋巴结数目尚未确定。一些数据表明，更广泛的淋巴结切除术与更好的生存率有关。在亚洲，三野淋巴结切除术是近端肿瘤的标准术式，但目前尚不清楚这种术式是否能改善预后，是否与毒性增加有关。在美国，纵隔和上腹部淋巴结的整体切除被认为是经胸食管切除术的标准组成部分。

（二）放化疗

1. 新辅助疗法（三联疗法）　对于局部晚期疾病患者（T3～4N0～3 期），术前 CRT 是标准治疗。若仅接受外科手术，30%～50%的患者不可能获得 R0 切除，长期生存率很少超过 20%。已显示术前 CRT 可实现更高的完全切除率、更好的局部控制率和总生存率。一些随机试验对术前 CRT 与单纯手术进行了评估。

临床 T2N0 期疾病患者的治疗存在争议。这些患者被纳入了 3 项试验，包括 CROSS 试验，该试验显示了新辅助 CRT 的生存益处，但目前对于最佳方法尚无明确共识。

新辅助 CRT 是 T3 期和可切除的 T4 期食管癌的标准治疗，研究表明 CRT 对总生存率有统计学意义。两项最重要的研究是 CROSS 和 CALGB 9781 研究。

（1）CALGB 9781 是一项随机组间试验，采用顺铂联合 5-FU（CF），对 56 例（42 例 ADC，14 例 SCC）Ⅰ～Ⅲ期食管癌患者进行三联疗法与单纯手术治疗。三联疗法组 5 年总生存率为 39%，单纯手术组为 16%，结果支持采用三联疗法，但并没有达到统计学意义。在可评估的患者中，40%的三联疗法组患者获得了病理学完全缓解（pCR），并且围术期死亡率没有增加。

（2）CROSS 试验包括 363 例患者，大多数（75%）的患者为 ADC，80%以上的患者为 T3～4 期，60%以上的患者有淋巴结受累。术前放疗剂量为 41.4Gy，同时每周联合卡铂和紫杉醇治疗（共 5 周），与单纯手术进行比较，观察到 5 年总生存率有显著优势，为 47%，而单纯手术组为 33%，HR 为 0.67，支持 CRT 组。SCC 患者的获益更大。给予 CRT 后发现 R0 切除率较高（92% *vs*. 69%），完全缓解率为 29%。患者对治疗具有良好的耐受性，并且与应用 CRT 相关的术后死亡率没有增加。

2011 年的一项荟萃分析显示，三联疗法优于单纯手术治疗。该分析包括同步或序贯新辅助 CRT 和单纯手术的 12 项随机试验。上述研究也包括在内。在 2 年时，总生存率的绝对获益率为 8.7%，并且在各组织学亚型中观察到获益。

在至少 4 项试验中，对新辅助 CRT 与新辅助化疗进行了比较，所有试验都报道了类似的结果，几乎只针对 ADC。值得注意的是，其中两项试验的效能不足，无法显示出生存优势。在所有研究中，各组间总生存率无差异，但 CRT 组的病理完全缓解率和 R0 切除率较高。

（3）Ⅲ期德国 POET 试验评估了单独诱导化疗与诱导化疗后序贯低剂量 CRT（采用顺铂+依托泊苷）的疗效，两组均采用序贯手术治疗。虽然该试验的效能不足，病例累积较差，但它确实显示出显著更高的 pCR 率（16% *vs*. 2%，P=0.03），而总生存率改善的趋势不显著。

（4）2018 年，一项对包括 5496 例患者的 31 项随机对照试验（RCT）进行的网络荟萃分析表明，与新辅助化疗（HR=0.83）和新辅助放疗（HR=0.82）相比，新辅助 CRT 改善了总生存率。

（5）2021 年 ASCO 报道的 Neo-AEGIS 研究，在食管癌和 EGJ ADC 上将 CROSS CRT 与围术期化疗[表柔比星、顺铂、5-FU（ECF）或等效药物，或 FLOT]进行了比较。3 年总生存率无差异（57% *vs*. 56%），但 CRT 组显示 pCR 率增加（16% *vs*. 5%），毒性降低。

根据Ⅱ期 CALGB 80803 研究，学界对在 CRT 前使用诱导化疗及使用 PET/CT 指导 CRT 诱导后方案越来越感兴趣。缺乏随机的Ⅲ期数据，但进一步的研究正在进行以评估这一方案。已有研究评估了在 CRT 中添加生物类药物，如曲妥珠单抗和西妥昔单抗，但没有显示出获益。

对既往放疗和（或）化疗的疗效评估，按照肿瘤退缩分级报告。切除标本中残留的原发性肿瘤具有预后价值，因为它与 SCC 和 ADC 的总生存率相关，并且具有治疗意义，如辅助治疗使用纳武利尤单抗。

2. 可切除疾病的确定性放化疗 在可切除食管癌中，确定性 CRT 与手术的直接比较结果是有限的。SCC 和 ADC 组织学亚型在放射敏感性及手术管理作用方面有所不同。

（1）鳞状细胞癌：确定性 CRT 适用于大多数 SCC 患者。必须权衡非手术治疗的益处（避免并发症和死亡）与较低的局部控制率。

两项随机试验比较了单纯 CRT 与 CRT 后手术治疗的效果，并为选择性患者的非手术治疗提供了证据。尽管有更好的局部控制率，但三联疗法治疗组的生存率没有提高。

1）一项德国研究评估了 172 例局部晚期可切除 SCC 患者。患者接受 3 个周期的氟尿嘧啶（5-FU）、亚叶酸钙、依托泊苷+顺铂诱导治疗，随后接受同步 CRT（顺铂/依托泊苷+40Gy 放疗），至少部分缓解的患者被随机分为继续接受 CRT（化疗+20Gy 放疗）或手术治疗。术后局部控制率有所改善（2 年时，64% *vs*. 41%），但总生存率无差异，CRT 组的早期死亡率较低（12.8% *vs*. 3.5%；P=0.03）。

2）FFCD 9102 将 444 例 T3N0～1M0 期患者随机分为两组，分别接受确定性 CRT 联合顺铂+5-FU，或 CRT（较低照射剂量）+手术（至少部分缓解的患者随机分配继续 CRT 或接受手术治疗）。大多数（89%）为 SCC。两组的 2 年总生存率（手术组 34%，CRT 组 40%）无显著性差异。手术切除的患者局部复发率较低，不太可能需要姑息治疗。

3）2016 年发表的 Cochrane 分析进一步探讨了这个问题，包括以上两项试验，另外两项试验比较了单纯 CRT 与单纯手术，还有一项试验比较了 CRT 与手术+化疗。同样，大多数患者为 SCC。与手术组相比，CRT 组的长期死亡率无差异（HR=0.88，95% CI 0.76～1.03）。然而，该证据被认为是低质量的，并且包含的试验有很高的偏倚风险。

（2）腺癌：ADC 患者经 CRT 后的 pCR 发生率较低，并且这组患者的非手术治疗数据有限。一些回顾性研究已报道非手术方法的生存率较低。M.D.安德森癌症中心发表了对 276 例患者的回顾性分析，其中大多数患者患有 ADC（78%），并接受了确定性 CRT。结果显示，66.7%的患者复发，其中 14.5%为仅局部复发，15.9%为仅远处复发，36.2%为联合复发。建议为有重大手术风险的 ADC 患者保留确定性 CRT。

合理使用确定性 CRT 需要经验丰富的多学科团队合作，是选择手术还是 CRT，应该与患者一起做出决策。

3. 不可切除疾病的确定性放化疗 局部晚期不可切除的食管癌通常是不可治愈的，但联合治疗确实提供了一个持续疾病控制、长期生存及通过减轻吞咽困难改善生活质量的潜在可能。

CRT 期间，药物的最佳组合、剂量和应用时间表尚未确定。根据 RTOG85-01 研究，顺铂和 5-FU 联合放疗推荐用于 SCC 患者。这项研究证明了总生存期的优势（中位生存期：14 个月 *vs.* 9 个月；5 年生存率：27% *vs.* 0），有利于 CRT 而不是单纯放疗。大多数患者为 SCC，但本研究的入选标准不包括不可手术切除的患者，也不包括 T4 期患者和高淋巴结负荷患者。因此，这个队列可能代表了一个预后更有利的人群。许多 CRT 与单纯放疗的随机试验未能复制这些结果；然而，一篇 Cochrane 综述证实了 CRT 在体能状况良好的患者中优于放疗。

在 PRODIGE-5 研究中，将顺铂/5-FU 与 FOLFOX 进行了比较，结果表明无进展生存期或毒性均无差异。在随机对照试验中，每周卡铂/紫杉醇与顺铂/5-FU 联合 RT 没有直接比较；然而，回顾性分析表明疗效相当。因此，由于易于给药和毒性较小，卡铂/紫杉醇和 FOLFOX 在临床实践中更常用。

4. 辅助放化疗 关于食管癌术后应用 CRT 的资料很少。根据从胃癌研究中推断的数据，通常建议用于未接受术前治疗的淋巴结阳性或 T3～4 期疾病的 EGJ 肿瘤切除患者。

（1）一项有影响力的组间试验（INT-0116）在切除≥ⅠB 期 EGJ 肿瘤患者（20%的患者）和胃 ADC 患者中将术后 CRT+5-FU/亚叶酸钙与单纯手术进行了比较。CRT 组的 3 年总生存率（50% *vs.* 41%）明显优于单纯手术组。然而，在这项试验中，有学者对手术切除的质量提出了批评，因为 54%的患者未做到 D1 手术切除。尽管 EGJ 肿瘤通常采用新辅助治疗，但是在需要时，根据这些数据，术后 CRT 仍然是一种选择。然而，这种方法可能有明显的毒性。

（2）CALGB 80101 研究了在 INT-0116 方案前后使用更加密集的 ECF 化疗方案，但结果发现与组间试验中使用的 5-FU 方案相比，并未改善生存率。

（3）CRITICS 试验比较了胃 ADC 患者（其中 17%的患者为 EGJ 肿瘤）术后给予表柔比星、顺铂/奥沙利铂和卡培他滨（ECC 或 EOC）对比术后给予以顺铂/卡培他滨为基础的 CRT。所有患者在术前接受 3 个周期的 ECC 或 EOC。术后给予 CRT 不能改善 5 年生存率。

（4）INT-0116 试验和 CRITICS 中只有 1/2～2/3 的患者完成了计划的术后治疗，为本组患者使用术前治疗提供了进一步的理论基础。

（三）化疗

1. 新辅助化疗和围术期化疗 一些试验评估了术前和围术期化疗的益处，理由是血行性复发仍然是一个重要问题，早期全身治疗可能根除微小转移性疾病。

迄今为止，研究主要集中于食管远端和 EGJ 肿瘤，并观察到不同的结果。

（1）2015 年的包括 9 项食管癌或 EGJ 癌术前化疗对比单纯手术的随机比较研究的荟萃分析结果显示，新辅助化疗生存获益的风险比为 0.88。未观察到 R0 切除率或远处复发风险有显著差异。

（2）INT-0113 研究将 440 例患者随机分为 3 个周期顺铂+5-FU 术前化疗组或直接手术组。无论是在总体人群中，还是在 SCC 组和 ADC 组之间，生存率均无显著差异。

（3）英国医学研究委员会（MRC）OE2 试验对手术联合/不联合术前顺铂/5-FU 化疗进行研究，证明了术前化疗的生存获益。

（4）MRC OEO5 研究探讨了 T3N0～1 期下段食管癌和 EGJ ADC 患者术前化疗的最佳持续时间，对 4 个周期的表柔比星、顺铂和卡培他滨（ECX）与 2 个周期的顺铂/5-FU 进行了比较，均行化疗后序贯手术治疗。尽管使用 ECX 与较高的 R0 切除率和 pCR 率相关，但无病生存率或总生存率无显著差异。顺铂/5-FU 的毒性较小，但两组之间的手术并发率相似。

包括 EGJ 肿瘤且影响食管癌标准治疗（SOC）的开创性胃癌研究包括：

（1）MRC MAGIC 试验评估了胃和 EGJ ADC 围术期 ECF 治疗与单纯手术治疗的疗效。在 503 例患者中，15%和 11%的患者为 EGJ 和食管下段肿瘤。除手术以外还接受化疗的患者有更好的 5 年总生存率（23% *vs.* 36%）。只有 42%的患者完成了所有计划的治疗，再次突出了术后治疗的难度。

（2）法国 FFCD 研究将顺铂/氟尿嘧啶围术期化疗与单纯手术进行了比较，并显示了无病生存率（34% *vs.* 19%）、5 年总生存率（38% *vs.* 24%）和 R0 切除率（84% *vs.* 73%）的获益。

（3）FLOT 试验定义了胃癌的一种新型的 SOC。该研究将多西他赛、奥沙利铂和氟尿嘧啶的组合与“MAGIC”方案（ECF 或 ECX）进行了比较，56%的入选患者患有 EGJ ADC 肿瘤。FLOT 方案将中位生存期从 35 个月显著提高至 50 个月（3 年总生存率为 57% *vs.* 48%），成为可切除胃癌的一种新型的 SOC。如其他围术期试验所见，仅有 46%的患者完成了所有 8 个周期的化疗。目前在 ADC 的 FLOT 中添加曲妥珠单抗和雷莫芦单抗的研究正在进行。

考虑到上述数据，对于无法耐受三联疗法的患者，尤其是 EGJ ADC，或在部位/组织学方面被认为胃癌多于食管癌的患者，围术期化疗被认为是一种合理的方法。两项正在积极开展的Ⅲ期临床试验，即 TOPGEAR 试验和 ESOPEC 试验，在食管癌中对围术期化疗和 CRT 进行了比较。其结果将有助于指导未来 EGJ ADC 的最佳新辅助治疗方法。

2. 辅助化疗 对于未接受术前化疗或 CRT 的患者，术后化疗可能是有益的，但数据主要来自亚洲的 SCC 数据，以及从胃癌的 ADC 研究中推断。

（1）鳞状细胞癌：辅助化疗不是 SCC 的标准治疗（SOC）。唯一对其进行评估的 RCT 是 JCOG 9204 研究。这项日本试验对 242 例食管鳞状细胞癌患者进行了单独手术和术后序贯 2 个周期 CF 治疗的比较。化疗后 5 年无病生存率显著改善（55% *vs*. 45%），但总生存率无显著差异（61% *vs*. 52%）。随后的 JCOG 9907 研究显示新辅助顺铂/5-FU 化疗优于辅助顺铂/5-FU 化疗。

（2）腺癌：关于 EGJ ADC，辅助化疗的应用数据可以从胃癌研究中推断出来，其中许多研究包括 EGJ 肿瘤，在这些研究中已经看到了辅助化疗的益处。

1）CLASSIC 试验显示，胃癌患者可以从术后 6 个月的 XELOX 治疗中获益，其中包括一小部分 EGJ 肿瘤（2.3%）。

2）ITACA-S 意大利研究评估了一种更加密集的方案，即 4 个周期的 FOLFIRI 治疗，序贯 3 个周期的多西他赛/顺铂，与 9 个周期的 5-FU/亚叶酸钙相比。在无病生存率或总生存率上，更加密集的化疗组没有益处，并且正如预期的那样，毒性显著增加。

3）日本 S-1 治疗胃癌辅助化疗试验（ACTS-GC）将Ⅱ/Ⅲ期胃癌患者随机分为监测和 S-1（一种新型口服氟尿嘧啶类药物）辅助治疗 1 年两组，结果显示，5 年无进展生存率（53% *vs*. 65.4%）和总生存率（61.1% *vs*. 71.7%）有所改善。

4）Ⅲ期 JACCRO GC-07 试验在 ACTS-GC 研究基础上扩展至 S-1 联合多西他赛辅助治疗 1 年，显示出与 S-1 单药治疗相比的优势，但毒性更大。

九、转移性疾病的全身治疗

高达 50%的患者处于转移阶段，尽管采用了多种治疗方法，但大部分局部晚期患者最终会复发；因此，大多数诊断为食管癌的患者将在某一时刻接受姑息性全身治疗。

转移性肿瘤的治疗目标包括改善疾病相关症状和生活质量及延长生存期。在决定最合适的治疗策略时应考虑到体能状况、组织学亚型、症状负荷和患者意愿。

靶向治疗和免疫疗法的进展已经改变一线治疗的前景，而不仅仅是细胞毒性化疗。鉴于这些先进的治疗选择，NCCN 建议考虑在两种组织学亚型中对转移性肿瘤通过聚合酶链反应/高通量测序（PCR/NGS）检测微卫星不稳定性（MSI）状态或通过免疫组化（IHC）检测 DNA 错配修复（MMR）缺陷和 PD-L1 表达，并使用 IHC 或荧光原位杂交（FISH）分析对 ADC 中 HER-2 过度表达进行额外的评估。

晚期疾病管理策略的概述如图 4.2 所示。

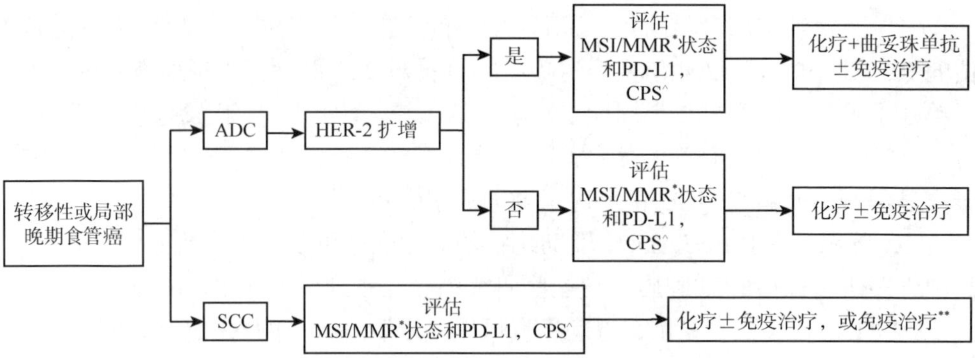

关键：
有关治疗策略的更多详细信息，请参阅正文和 NCCN 指南
*微卫星不稳定性（MSI），错配修复（MMR）
^综合阳性评分（CPS）
** 在这种情况下，伊匹单抗+纳武利尤单抗的双重免疫疗法可能是一种替代方案

图 4.2 转移性或局部晚期食管癌的管理策略

有关治疗策略的更多详细信息，请参阅正文和 NCCN 指南

十、姑息性化疗

在晚期疾病的背景下，化疗的数据有限，大多数证据是从胃癌试验中推断出来的，其中包括 EGJ 肿瘤。对于适合接受积极联合治疗的患者，建议使用含铂类和氟尿嘧啶类的双联疗法。联合化疗方案提供了更高的有效率（25%～45%），而单药的有效率为 15%～25%，但这已被证明只能转化为在疾病控制和生存期的有限改善，因为必须与毒性增加相平衡。由于毒性较低，两药方案在临床上更适合患者，而三药方案应保留给身体健康且易于进行频繁临床评估的患者。

许多一线化疗方案：

（1）长期以来，CF 被确定为转移性食管癌的 SOC。为了改进该方案，进行了多项试验来提高疗效并降低毒性。例如，多西他赛、顺铂和 5-FU（DCF）与 CF 进行了比较，并在总有效率（ORR）（37% *vs*. 25%）和 2 年总生存率（18% *vs*. 9%）方面显示出优势。然而，DCF 与显著毒性相关；82%出现 3 级或 4 级中性粒细胞减少（对比组为 57%），50%的患者因毒性或撤回知情同意书而退出研究。

（2）2008 年发表的 REAL-2 试验是一项里程碑式的试验，该试验评估奥沙利铂和卡培他滨作为顺铂+5-FU 的替代方案。将 1002 例患者随机分为 ECF 组、ECX（表柔比星/顺铂/卡培他滨）组、EOF（表柔比星/奥沙利铂/5-FU）组或 EOX（表柔比星/奥沙利铂/卡培他滨）组。中位生存期分别为 9.9 个月、9.9 个月、9.3 个月和 11.2 个月。由于使用 EOX 的总生存率最高（*P*=0.02），因此 EOX 随后成为许多机构一线治疗的标准方案（SOC）。

（3）由于毒性较低，奥沙利铂通常优于顺铂。2011 年的一项荟萃分析对以奥沙利铂为基础的与以顺铂为基础的治疗方案进行了比较，结果显示奥沙利铂可改善无进展生存率（HR=0.88）和总生存率（死亡 HR=0.88），血液学毒性较少，而腹泻和神经病变较多。

（4）一项Ⅲ期法国试验显示，FOLFIRI 和 ECX 的疗效相当，FOLFIRI 的耐受性更好。

（5）三联方案无显著优势，且导致更多的毒性，因此，双联方案比三联方案更受欢迎。

（6）在亚洲 S-1 代表一种可供替代的氟尿嘧啶，并且分别在日本和韩国的研究表明，单药 S-1 治疗等同于输注 5-FU 和卡培他滨。在亚洲人群中，S-1 联合顺铂或多西他赛与 S-1 单药治疗相比显示出了优越性。FLAGS 研究随后在全球人群中对 S-1 进行了评估，结果显示在一线治疗中顺铂/S-1 与顺铂/5-FU 是等效的。顺铂/S-1 与良好的毒性谱相关。S-1 在美国未被商用。

（7）FLOT65+Ⅱ期试验将老年患者（36%为 EGJ 肿瘤）随机分为 FLO 或 FLOT 化疗，并且 FLOT 组显示出明显更高的毒性（3/4 级不良事件发生率为 82% *vs*. 39%）和 QoL 评分下降。ORR 和无进展生存率的获益仅见于局部晚期疾病及 65～70 岁的亚组患者，进一步强调了双药联合在姑息治疗中的作用。

（8）对于老年患者和体能状况差的患者，单药 5-FU/亚叶酸钙、卡培他滨、每周紫杉醇或伊立替康化疗都是合适的。

十一、二线或后续治疗

体能状况良好的患者通常接受后续多线治疗。如上所述，大多数证据都是从胃癌试验中推断出来的。

（1）多西他赛、紫杉醇和伊立替康均与生存获益相关，优于最佳支持治疗（BSC）；然而，目前还没有标准的治疗方案，在选择治疗方案时考虑了既往的治疗线数、患者意愿和毒性谱。

（2）已经进行了 3 项将 BSC 与多西他赛或伊立替康进行比较的随机对照试验。对这 3 项试验的患者数据进行的荟萃分析表明，与 BSC 相比，系统性化疗的死亡风险显著降低 37%（HR=0.63，*P*＜0.000 1）。

（3）两项Ⅲ期研究表明紫杉醇与伊立替康的疗效相当。日本纳入 223 例患者的 WJOG 4007 研究表明，紫杉醇每周疗法在标准一线治疗难治性患者中的总生存期与伊立替康相当（9.5 个月 *vs*. 8.4 个月，*P*=0.38）。

（4）在大型 RAINBOW RCT 中，对 665 例患者进行了二线紫杉醇联合雷莫芦单抗[抗血管内皮生长因子受体-2（VEGFR-2）单抗]与紫杉醇单药治疗的比较，结果显示中位总生存期延长（9.6 个月 *vs.* 7.4 个月），无进展生存期延长（4.4 个月 *vs.* 2.9 个月）。

（5）在对 507 例多线治疗患者进行的试验表明，与 BSC 相比，曲氟尿苷和替匹嘧啶（一种口服的氟吡啶）的中位总生存期获益（5.7 个月 *vs.* 3.6 个月），且该方案耐受性良好后，批准用于三线或三线以上。

在病情进展时，关于二线治疗的决策还应考虑体能状况、患者意愿和组织学亚型，并应在可行的情况下考虑临床试验。

十二、靶 向 治 疗

大多数活跃的食管癌研究集中在理解和利用这些肿瘤的分子生物学，一致认为，患者取得重大进展的潜力在于靶向治疗。最近的进展导致了一线情况下靶向治疗和（或）免疫治疗与传统细胞毒性化疗的标准结合（图 4.2）。

1. 免疫疗法　免疫检查点抑制剂（ICI）已在转移性食管癌中显示出疗效。这是一个快速发展的领域，正在进行多项研究。在此概述 ICI 在食管癌应用中的关键研究。请参考“第 45 章　免疫肿瘤学的基本原理”，该章讨论了作用机制和生物标志物的使用，如 TMB、MSI-H、dMMR 和 PD-L1 表达评分，从而预测免疫治疗的益处，这是一个正在演变的问题。

2. 新辅助 CRT 联合食管切除术后的辅助免疫治疗　CheckMate-577 试验是对食管癌治疗的一项临床实践改变的补充。在这项Ⅲ期全球研究中，794 例接受新辅助 CRT 治疗且有残瘤病理性疾病的食管癌切除患者被随机分为 1 年的辅助纳武利尤单抗组和安慰剂组。结果显示，与安慰剂组 11 个月的无病生存期相比，辅助纳武利尤单抗组的无病生存期增加了 1 倍，达到 22.4 个月，且复发或死亡风险降低了 31%。在所有预先设定的亚组（包括年龄、性别、种族、ECOG 体能状况、疾病分期、肿瘤位置、组织学、病理性淋巴结状态和 PD-L1 表达）中观察到了这种益处，纳武利尤单抗代表了新的 SOC。

3. 转移性食管癌的一线免疫治疗　免疫治疗联合化疗是 HER-2 阴性转移性/局部晚期食管癌的新 SOC。然而，关于该联合的最佳生物标志物和患者选择的问题仍然存在，这是一个正在积极研究的问题。

（1）帕博利珠单抗

1）KEYNOTE-062 试验导致美国 FDA 批准在 PD-L1 CPS 评分≥1 的转移性 ADC 的一线情况下使用帕博利珠单抗单药治疗。这项 3 个队列研究比较了帕博利珠单抗单药治疗、化疗与帕博利珠单抗联合治疗及单药化疗的疗效和安全性。30% 的患者患有 EGJ 肿瘤。单药治疗在总生存期为非劣性（10.6 个月 *vs.* 11.1 个月），且毒性较小，但与单药化疗相比，客观有效率较低（15% *vs.* 37%）。在 CPS 评分

≥10 的患者亚组中进行探索性分析（37%），单药治疗优于单药化疗，中位总生存期为 17.4 个月 *vs*.10.8 个月，2 年总生存期为 39% *vs*. 22%。由于 ORR 较低，建议在 PD-L1 表达水平较高的无症状非大体积病灶患者中使用。

2）KEYNOTE-590 试验评估了联合治疗在 SCC 中的作用，74%的患者为 SCC。与单纯化疗相比，帕博利珠单抗联合顺铂/5-FU 治疗显示 ORR（45% *vs*. 29%）、中位无进展生存期（6.3 个月 *vs*. 5.8 个月）和总生存期（12.3 个月 *vs*. 9.8 个月）均有改善。该结果可观察到 SCC 比 ADC 更具优势，CPS 评分≥10 的患者获益最大，但所有组均显示出比 SOC 化疗有统计学意义的改善。

3）Ⅲ期 KEYNOTE-811 试验将曲妥珠单抗、化疗（卡培他滨、奥沙利铂）和帕博利珠单抗的三联组合与曲妥珠单抗+化疗的两联组合进行了比较，报道了预先计划好的 264 例患者的中期分析，显示出令人鼓舞的 ORR，为 74%（*vs*. 52%），11%获得完全缓解，65%在 6 个月时持续缓解（*vs*. 53%）。该结果导致在一线治疗条件下该方案被美国 FDA 加速批准。

（2）纳武利尤单抗

1）CheckMate-649 Ⅲ期全球研究正在改变实践，该研究纳入了 ADC 患者，其中 30%为食管癌，70%为胃癌。该研究比较了纳武利尤单抗联合 FOLFOX/XELOX 与单纯化疗的疗效，主要终点为 PD-L1 CPS 评分≥5 的患者的总生存期和无进展生存期。在 CPS 评分≥5 的患者中，无进展生存期分别为 7.7 个月和 6.1 个月，中位总生存期分别为 16.2 个月和 8.8 个月，获益明显。虽然这一总生存期获益较温和，但在所有随机患者中添加纳武利尤单抗（13.8 个月 *vs*. 11.6 个月）仍然显著。然而，在探索性分析中无法显示 CPS 评分＜5 亚组获益。该药物已获得美国 FDA 批准，其使用不受 PD-L1 表达限制，但在无 PD-L1 表达或低 PD-L1 表达 ADC 中的获益仍不确定。

2）ATTRACTION-4 研究进一步证实了免疫治疗（IO）联合化疗在一线治疗 EGJ/胃 ADC 中的有效性和安全性。将纳武利尤单抗与 SOX/XELOX 联合与单纯化疗进行了比较。结果显示，无进展生存期获益为 10.5 个月 *vs*. 8.3 个月（HR=0.68），ORR 更好（58% *vs*. 49%）。未发现总生存期获益；然而，这可能受到多种因素的影响，包括亚洲研究人群、所使用的化疗基础及后续的治疗线数，因为 66%的患者接受了进展后治疗（CheckMate-649 中为 39%），并且中位总生存期明显更长，两组均为 17 个月。

3）2021 年 ASCO 上展现的 CheckMate-648 研究是一项针对 970 例 SCC 患者的大型试验，比较了双药 IO（伊匹单抗/纳武利尤单抗）、纳武利尤单抗联合化疗和单纯化疗（CF）的疗效。在未选择和 PD-L1≥1%的人群中，纳武利尤单抗联合化疗和双药 IO 均显示出优于单纯化疗的总生存期。在所有患者中，无论 PD-L1 表达如何，与单纯化疗相比，纳武利尤单抗联合化疗组的获益最大，ORR 为 47%

（*vs*. 27%），无进展生存期为 5.7 个月（*vs*. 3.4 个月），总生存期为 13.2 个月（*vs*. 10.7 个月）。PD-L1≥1%群体的双药 IO 组 ORR 为 35%，中位总生存期为 13.7 个月，而联合组分别为 53%和 15.4 个月；这为患者提供了真正的无化疗选择。

（3）卡瑞丽珠单抗：在 2021 年 ASCO 上提交的Ⅲ期 ESCORT-1 试验为一线化疗联合免疫治疗提供了进一步证据，将化疗（顺铂/紫杉醇）联合卡瑞丽珠单抗（一种人源化抗 PD-1 单抗）与单纯化疗进行了比较。595 例中国转移性 SCC 患者的 ORR 为 72%（*vs*. 62%），中位无进展生存期为 6.9 个月（*vs*. 5.6 个月），中位总生存期为 15.3 个月（*vs*. 12.0 个月，HR=0.70）。

（4）MSI-H/dMMR 亚组分析：免疫治疗在 MSI-H/dMMR 患者中的作用的最初确定是基于在 MSI-H/dMMR 肿瘤二线治疗条件下，美国 FDA 于 2017 年批准了帕博利珠单抗在未确定部位肿瘤中的应用。两项研究为 PD-L1 过表达的 MSI-H/dMMR 食管癌患者的化疗联合免疫治疗提供了数据。KEYNOTE-062 研究对 CPS 评分＞1（6.5%，50 例）的 MSI-H/dMMR 患者的亚组分析表明，联合治疗优于单纯化疗，试验组的中位总生存期未达到，而对照组为 8.5 个月。CheckMate-649 亚组分析（34 例）进一步支持了这一点，该分析表明 PD-L1 过表达且为 MSI-H/dMMR 肿瘤患者接受联合治疗的益处，联合治疗的中位总生存期未达到，而单纯化疗的中位总生存期为 8.8 个月（死亡 HR=0.33）。

4. 转移性食管癌的二线和三线免疫治疗

（1）帕博利珠单抗：根据 KEYNOTE-181 试验的总生存期和耐受性优势，与 SOC 化疗相比，帕博利珠单抗在 CPS 评分≥10 的 SCC 肿瘤的二线治疗中获得美国 FDA 批准。此外，帕博利珠单抗在 CPS 评分≥1 的 ADC 肿瘤的三线条件下获得美国 FDA 批准，该批准是基于两项单臂Ⅱ期试验的结果，该试验证明在 PD-L1 过表达肿瘤中，ORR 翻倍；在 KEYNOTE-059 试验中，胃和 EGJ ADC 分别为 15.5%和 6.4%；而在 KEYNOTE-180 试验中，食管癌患者（52%的是 SCC，48%的是 ADC）的 ORR 为 14% *vs*. 6%。然而，由于证据不是很一致，该适应证存在争议。在 592 例 ADC 患者（37%的发生在 EGJ）参与的Ⅲ期 KEYNOTE-061 试验中，在 PD-L1 CPS 评分≥1 的患者中，帕博利珠单抗单药二线治疗并不优于单药紫杉醇（总生存期：9.1 个月 *vs*. 8.3 个月），尽管其耐受性更好（3～5 级不良事件：14% *vs*. 35%）。正在进行的生物标志物研究可能会阐明从免疫治疗中获益的患者队列。

（2）纳武利尤单抗：根据 ATTRACTION-3 研究，无论 PD-L1 表达如何，建议 SCC 二线治疗使用纳武利尤单抗。这项Ⅲ期试验包含了 419 例患者，男性达 90%以上且主要是亚洲人群，显示纳武利尤单抗组的 ORR 为 19%，而 SOC 化疗组为 33%；然而，中位缓解持续时间为 6.9 个月 *vs*. 3.9 个月，中位总生存期为 10.9 个月 *vs*. 8.4 个月。除了生存获益外，免疫治疗的耐受性显著较高，18%的患者出现治疗相关不良事件，而化疗组 63%的患者出现了治疗相关不良事件。

（3）阿维鲁单抗：已有两项阴性研究评估了阿维鲁单抗在食管癌中的作用。JAVELIN-100 观察了一线诱导化疗 3 个月后阿维鲁单抗维持治疗的疗效，但未能显示出无进展生存期或总生存期的改善。此外，在三线情况下，阿维鲁单抗并不优于化疗。

在免疫疗法时代，食管癌的治疗正在演变；然而，还有许多问题没有得到解答，一些正在进行的试验正在研究潜在的生物标志物来帮助改善患者选择，从而最大限度地提高这些药物的疗效。这是食管癌患者持续改善治疗、降低毒性的关键因素。

5. 抗 HER-2 治疗 7%～38%的胃食管 ADC 具有 HER-2 的扩增和（或）过表达。与乳腺癌症相比，HER-2 表达/扩增与胃食管癌预后之间的关系尚不明确。

（1）一线治疗：对于 HER-2 阳性的食管 ADC 患者，建议在联合化疗中添加曲妥珠单抗。

1）ToGA 试验表明，与单纯顺铂/5-FU 相比，曲妥珠单抗联合顺铂/5-FU 治疗患者的有效率（47% *vs.* 35%）和总生存期（13.8 个月 *vs.* 11.1 个月）均有所改善。在事后亚组分析中，肿瘤为 IHC 2+且 FISH 阳性或 IHC 3+的患者可以从添加曲妥珠单抗中获益显著，总生存期获益为 16 个月 *vs.* 11 个月，HR=0.65。相比之下，肿瘤为 IHC 0/1+且 FISH 阴性的患者，其总生存期没有显著改善（10 个月 *vs.* 8.7 个月，HR=1.07）。美国 NCCN 指南建议，曲妥珠单抗可用于大多数有效的一线治疗方案，除含蒽环类药物的方案之外。

2）对其他抗 HER-2 药物也进行了评估；不幸且出人意料的是，结果并没有显示出益处。LOGiC 研究评估了在一线化疗（卡培他滨/奥沙利铂）中添加拉帕替尼，但没有发现任何益处；而 JACOB 研究评估了在含曲妥珠单抗联合一线化疗（顺铂+5-FU）中加入帕妥珠单抗，也没有发现任何益处。

（2）二线和三线治疗：抗 HER-2 治疗也在二线情况下进行了评估。初步结果研究为阴性；在 TyTAN 研究中，当拉帕替尼加入紫杉烷类药物时，没有显示出益处，而在 GATSBY 研究中，与紫杉烷类药物相比，T-DM1 没有显示出任何益处。然而，最近报道的 DESTINY-Gastric01 试验（包括 13%的 EGJ 肿瘤，观察抗体药物偶联物德曲妥珠单抗）结果显示，与医生选择的化疗相比，该药有更好的缓解（51% *vs.* 14%）和中位总生存期获益（12.5 个月 *vs.* 8.4 个月），并且现已获得美国 FDA 批准用于 ADC 二线或二线以上的治疗。

6. 抗 VEGF 治疗 针对 VEGF 的治疗一直是实体恶性肿瘤研究的主要焦点，尤其是在胃肠道；然而，缺乏一种可靠的生物标志物来指示其应用。

（1）一线治疗：贝伐珠单抗联合卡培他滨和顺铂在 EGJ ADC 一线治疗中的益处在Ⅲ期 AVAGAST 试验中进行了评估，发现尽管有效率和无进展生存期有所改善，但总生存期没有改善（12.1 个月 *vs.* 10.1 个月）。亚组分析表明，美洲患者可能受益，虽然生物标志物在识别哪些患者能从贝伐珠单抗加入的标准化疗中获益可能是有用的，但其作用仍不明确。RAINFALL Ⅲ期试验观察了一线化疗中加入抗血管内皮生长因子受体-2（VEGFR-2）单抗如雷莫芦单抗，但未显示出任何无进展生存期或总生存期的益处。

（2）二线和三线治疗：在二线治疗情况下，VEGFR-2 作为治疗靶点被评估。在一线治疗进展后使用单药雷莫芦单抗，与安慰剂相比，REGARD 显示适度的但有意义的总生存期获益（5.2 个月 *vs.* 3.8 个月），并且 RAINBOW 研究报道了每周紫杉醇中添加雷莫芦单抗后，中位总生存期（9.6 个月 *vs.* 7.4 个月）和无进展生存期（4.4 个月 *vs.* 2.9 个月）均有所改善。

在中国人群的三线治疗中，与安慰剂相比，阿帕替尼（一种抗 VEGFR-2 酪氨酸激酶抑制剂）能适度改善总生存率；而在一项随机Ⅱ期研究中，瑞戈非尼（多激酶抑制剂）二线和三线治疗表现出适度活性。然而，这两种药物目前都不被视为标准的治疗药物。

7. 抗 EGFR 治疗 EGFR 在大多数食管鳞状细胞癌和 25%～55%的 ADC 中表达，但在一线转移情况下，在化疗中加入帕尼单抗或西妥昔单抗，两项Ⅲ期试验均显示没有获益。值得注意的是，在两项Ⅲ期试验中，抗 EGFR 抗体与 CRT 联合也已在局部晚期条件下进行了研究，但也没有显示出任何益处。

8. 其他靶向治疗 Zolbeuximab 是一种结合 Claudin 18.2 的单克隆抗体，一项在 EGJ ADC 中的Ⅱ期研究显示，在 CLDN 18.2 阳性肿瘤中将 Zolbeuximab 加入 EOX 后，无进展生存期和总生存期获益；这一结果在正在进行的 SPOTLIGHT Ⅲ期试验中进一步评估。

基于对 *NTRK* 基因融合驱动的癌症患者进行的肿瘤类型未确定的篮子研究所显示的令人印象深刻的结果，考虑到 NTRK 抑制剂（恩曲替尼或拉罗替尼）在 *NTRK* 融合驱动的实体肿瘤中的显著益处，有必要对后线治疗的食管癌患者的肿瘤进行二代测序，以评估可靶向治疗的突变。

9. 姑息治疗 由于解剖结构和手术并发症或局部疾病进展，晚期胃食管癌患者营养不良的发生率很高，心理困扰、早期转诊和开始跨学科及姑息治疗服务是治疗的重要组成部分，已被证明可以改善生活质量和总生存期。

单纯放疗可作为姑息治疗，用于缓解吞咽困难。内镜下激光、球囊扩张或支架置入是另一种选择，胃造口术或空肠造口术可以改善患者的营养状况。

10. 局部区域疾病患者的监测 大部分复发发生在 1 年内，超过 90%的复发发生在 2～3 年。局部孤立性复发更常见于确定性 CRT 后，其中挽救性手术可能有用，建议在前 2 年加强监测。

目前还没有数据表明早期发现复发能提高生存率或指导最佳监测策略。NCCN 确实提倡对选定的患者进行影像学和内镜检查。

建议进行多学科讨论来制订监测计划。目前的指南建议在 1～3 年内每 3～6 个月进行 1 次病史采集和体格检查，在第 4 年和第 5 年内每 6 个月检查 1 次，然后每年检查 1 次；在前 2 年内每半年进行 1 次 CT-TAP 检查，如果接受了确定性 CRT 治疗，则应每 3～6 个月增加 1 次食管胃十二指肠镜检查。

（王 蓉 姬颖华 王育生 译）

参 考 文 献

第5章　胃　　癌

Anwaar Saeed，Thomas J. George

一、流 行 病 学

在世界范围内，胃癌居常见恶性肿瘤的第 4 位。近几十年来，在美国，胃内不同位置的胃癌发生率发生了变化。自 1930 年以来，美国的远端胃癌发生率开始下降。然而，在过去的 20 年，贲门癌和胃食管结合部（GEJ）癌的发生率迅速增加，特别是 40 岁以下的患者。胃癌占美国所有新确诊癌症的 1.5%。2021 年美国将有 26 560 例新发胃癌病例和 11 180 例死亡病例。

二、危 险 因 素

（1）诊断时的平均年龄为 68 岁。

（2）男女比为 1.7∶1。

（3）非裔美国人与白种人比为 1.8∶1。

（4）前体疾病：包括慢性萎缩性胃炎和肠上皮化生、恶性贫血（10%～20%的发生率）、良性疾病的胃部分切除术、幽门螺杆菌感染（尤其是儿童时期感染将增加 3～5 倍）、胃黏膜巨大肥厚症和胃腺瘤性息肉。这些前体疾病在很大程度上与远端（肠型）胃癌有关。

（5）家族史：一级（2～3 倍），拿破仑·波拿巴（Napoléon Bonaparte）家族是一个案例；家族聚集性；遗传性非息肉病性结直肠癌患者[林奇综合征（Lynch 综合征）Ⅱ型]的风险增加；E-钙黏蛋白（*CDH1*）的胚系突变与家族性弥漫型胃癌及相关的小叶型乳腺癌有关。胃腺癌与胃近端息肉病（GAPPS）是一种常染色体显性遗传综合征，以胃底腺息肉病和肠型腺癌为特征。

（6）烟草使用导致癌症风险增加 1.5～3 倍。

（7）摄入高盐、发酵和烟熏过的含亚硝胺的食物。

（8）维生素 A、维生素 C、维生素 E、β 胡萝卜素、硒和纤维素的缺乏。

（9）A 型血人群。

（10）酒精摄入。

（11）GEJ 癌和近端胃腺癌发生率的显著升高似乎与 Barret 食管的发生率升

高密切相关。

三、筛 查

在大多数国家，因为胃癌的发病率低，所以一般人群的筛查是不实用的。然而，在胃癌发生率高的国家，筛查是合理的。日本的筛查指南包括 50 岁时开始行首次上消化道内镜检查，对发现异常者行内镜随访。在美国不推荐常规筛查。

四、病理生理学

大部分胃癌为腺癌（超过 90%），有两种不同的组织学类型，即肠型和弥漫型。总体上，“胃癌”通常指胃腺癌。胃的其他肿瘤包括非霍奇金淋巴瘤（NHL）、平滑肌肉瘤、类癌和胃肠道间质瘤（GIST）。腺癌和淋巴瘤的鉴别诊断非常重要，因为两种疾病的预后和治疗差别很大。转移至胃的肿瘤包括黑色素瘤、乳腺癌和卵巢癌，但少见。

（一）肠型

肠型胃癌的流行病学特征是腺体形成而进一步分化，并与癌前病变、胃黏膜萎缩、肠上皮化生相关。肠型占远端胃癌的大多数，发病率呈稳定或下降趋势，与幽门螺杆菌感染显著相关。在这一致癌模型中，环境因素的相互作用导致了腺体萎缩、相对胃酸缺乏、胃 pH 增加。由此产生的细菌过度生长引起亚硝酸盐和亚硝基化合物的产生，后者进一步导致胃萎缩和肠上皮化生，从而增加了癌症发生的风险。

最近，美国胃癌的发病率下降可能是肠型病变发病率下降的结果，但这仍是全球胃癌发病的常见原因。肠型病变与表皮生长因子受体（EGFR）ErbB-2 和 ErbB-3 过表达的频率增加有关。

（二）弥漫型

此型胃癌的特有形式在年轻患者中更常见，表现出未分化的印戒组织类型。因为缺乏细胞黏附，本型有弥漫性黏膜下扩散的偏好，可导致皮革胃。癌细胞向腹膜的连续扩散常见。癌前病变尚未确定。尽管尚未提出本型的致癌模型，但已确定本型与幽门螺杆菌感染有关。已报道这种胃癌的特有形式的遗传易感性，如胃癌与 A 型血个体之间有相关性。本型胃癌发生于胃近端，在世界范围内都观察到近端胃癌的发生率在增加。同一分期，本型胃癌的预后较远端胃癌差。弥漫型病变与成纤维细胞生长因子系统异常有关，包括 *K-sam* 癌基因及 E 钙黏蛋白突变，后者导致细胞与细胞的黏附丧失。

（三）分子分析

（1）染色体 5q 或 *APC* 基因（在 34%的胃癌中缺失）、17p 和 18q（*DCC* 基因）的杂合性丢失。

（2）与错配修复基因缺陷相关的微卫星不稳定性，既可以是遗传性的（即 Lynch 综合征），也可以通过散在的体细胞突变而获得。

（3）40%～60%的 *p53* 基因突变由等位基因缺失和碱基转换突变引起。

（4）E 钙黏蛋白表达的突变（16q 上的 *CDH1* 基因），产生一种细胞黏附调节因子，可在弥漫型未分化癌中观察到，并与小叶型乳腺癌的发生率增加有关。

（5）EGFR 过表达，尤其是 HER-2/neu 和 ErbB-2/ErbB-3 过表达，见于肠型胃癌。

（6）与其他胃肠道癌（如胰腺和结直肠癌）相比，*Ras* 突变很少报道（不到 10%）。

（7）检测到 EB 病毒基因组，在这些患者中，发现 PD-L1 表达更频繁。

五、诊　　断

当胃癌表浅且可手术治愈时，常无典型的症状。美国外科协会分析了 18 365 例患者，患者有以下症状：体重减轻（62%）、腹痛（52%）、恶心（34%）、厌食（32%）、吞咽困难（26%）、黑便（20%）、早饱（18%）、溃疡性疼痛（17%）和下肢水肿（6%）。

临床表现可能包括贫血（42%）、低蛋白血症（26%）、肝功能异常（26%）、粪便潜血（40%）。难治性或持续性消化性溃疡表明重复进行内镜下活检评估的必要性。胃癌主要通过直接蔓延而扩散，侵犯邻近结构而导致腹膜转移癌和恶性腹水。肝脏，其次是肺，均是血行播散最常见的部位。胃癌还可能扩散如下。

（1）转移至腹腔内淋巴结和左锁骨上淋巴结（Virchow 淋巴结）。

（2）沿着腹膜表面转移，导致脐周淋巴结转移（Sister Mary Joseph 淋巴结，以梅奥诊所手术室护士的名字命名，因肿瘤沿镰状韧带扩散至皮下而形成）。

（3）转移至左腋前淋巴结，由近端原发肿瘤播散至低位食管和胸内淋巴管引起（Irish 淋巴结）。

（4）卵巢增大（Krukenberg 瘤，卵巢转移）。

（5）直肠子宫陷凹肿块（Blumer shelf）经直肠指检或双合诊检查可触及。

（一）副肿瘤综合征

（1）皮肤综合征：黑棘皮病、皮肌炎、环状红斑、类天疱疮、脂溢性角化病急性发作（Laser-Trelat 征）。

（2）中枢神经系统综合征：痴呆和小脑共济失调。

（3）其他：血栓性静脉炎、微血管病性溶血性贫血、膜性肾病。

（二）肿瘤标志物

癌胚抗原（CEA）在 40%～50%的患者中升高，在随访和监测治疗反应方面有用，但不用于筛查。甲胎蛋白（AFP）和 CA19-9 在 30%的胃癌患者中升高，但其临床应用有限。

六、分　　期

AJCC 根据 TNM 分类定义了分期。在 2017 年的 AJCC 第 8 版分期系统中，肿瘤起源于 GEJ 或 GEJ 5cm 范围内的胃贲门部，后者延伸至 GEJ 或食管，被定义为食管癌而非胃癌。侵及固有肌层（T2）、浆膜下层（T3）和浆膜层（T4a）的胃癌为可切除的，而侵犯邻近结构（T4b）的胃癌为不可切除的。淋巴结分期与区域淋巴结受累数目相关：N1，1～2 个淋巴结受累；N2，3～6 个淋巴结受累；N3a，7～15 个淋巴结受累；N3b，16 个或更多的淋巴结受累。存在腹水细胞学阳性时考虑是 M1，如同远处转移。大多数分期分类代表了既往 AJCC 分期系统版本的变化，但基于最易获得的预后数据，仍要继续完善预后分组（表 5.1）。值得注意的是，在日本使用替代的分期系统。

表 5.1　观察到的具有代表性的西方人群中手术切除胃腺癌患者的生存情况

分期	生存率（%）		中位生存期（月）
	5 年	10 年	
ⅠA	82	68	ND
ⅠB	69	60	151
ⅡA	60	43	102
ⅡB	42	32	48
ⅢA	28	18	28
ⅢB	18	11	19
ⅢC	11	6	12
Ⅳ	6	5	9

注：ND，未确定。

改编自 Reim D，Loos M，Vogl F，et al. Prognostic implications of the seventh edition of the international union against cancer classification for patients with gastric cancer：the Western experience of patients treated in a single-center European institution. J Clin Oncol. 2013；31（2）：263-271.

（1）初始的上消化道内镜检查和气钡双重造影检查可识别可疑病灶，其诊断准确率分别为 95%和 75%，但在其他方面对分期几乎没有作用。

（2）超声内镜可以评估肿瘤浸润深度（T 分期）和淋巴结受累（N 分期），准确率分别可达 90%和 75%。

（3）CT 检查对评估肿瘤局部扩散、淋巴结受累和远处转移有用，但在大多数病例中出现分期不足。

（4）虽然全身 FDG-PET 检查可作为某些胃癌患者术前分期的一部分，对检测远处转移可能有用，但其检测早期胃癌的敏感度仅约 20%，总体来说，其可靠性不如食管癌。

七、预　　后

病理分期仍然是预后的最重要因素（表 5.1）。已经提出的与不利临床预后相关的其他预后因素如下。

（1）老年。

（2）男性。

（3）体重减轻超过 10%。

（4）肿瘤部位。

（5）肿瘤组织学：弥漫型与肠型（术后 5 年生存率分别为 16%、26%）；高级别或未分化肿瘤。

（6）4 个及以上的淋巴结受累。

（7）非整倍体肿瘤。

（8）EGFR 或 P 糖蛋白水平升高。

（9）ERCC1、p53 过表达；p21 和 p27 丢失。

八、胃癌的管理

（一）治疗标准

虽然手术切除仍然是胃癌治疗的基石，但淋巴结切除的最佳范围仍然存在争议。术后患者的高复发率和低生存率为辅助治疗或围术期治疗的应用提供了理论依据。术后单纯辅助放疗不能改善生存。除了完整的手术切除，术后辅助放化疗或围术期综合化疗似乎赋予了生存优势。Intergroup 0116 研究结果表明，当与没有进行辅助治疗患者比较时，联合以 5-FU 为基础的放化疗可显著延长患者的无病生存期和总生存期。类似地，与观察组比较，术前和术后给予综合化疗可提高无病生存率和总生存率。

在晚期胃癌，与最佳支持治疗相比，化疗可提高生活质量、延长生存期。在常用的化疗方案中，对于大多数患者，多西他赛、顺铂和5-FU（DCF）或表柔比星、奥沙利铂和顺铂（EOX）三药联合的作用是最强的。改良的 FOLFOX 方案（5-FU、亚叶酸钙与奥沙利铂）在美国也经常使用。

人表皮生长因子受体 2（HER-2）是一种促进肿瘤发生的关键驱动因素，在7%～34%的食管胃肿瘤中过表达。HER-2 过表达的晚期或转移性胃癌的治疗标准是曲妥珠单抗联合细胞毒性药物化疗。免疫治疗检查点抑制剂治疗现在也被认为是一些可能过表达或不过表达 PD-L1 的晚期胃肿瘤的标准治疗。

然而，迫切需要在晚期和辅助治疗背景下评估新的药物，包括细胞毒性药物、免疫治疗药物和靶向治疗药物，并大力鼓励开展临床试验。

（二）可切除病变

1. 手术　肿瘤及邻近淋巴结的完全手术切除仍是治愈的唯一机会。不幸的是，在美国仅20%的胃癌患者在就诊时适合手术治疗。Ⅰ～Ⅲ期患者适用胃癌切除术。肿瘤大小和位置决定了手术的类型。在确定性切除术之前行探查以排除胃癌扩散在这种疾病中是合适的。目前的手术问题包括胃次全切除术（SG）与胃全切除术（TG）、淋巴结清扫范围和姑息性手术。

（1）胃次全切除术与胃全切除术：胃次全切除术在近端贲门或远端病变时进行，假定胃底部或食管贲门结合部不受累（图 5.1）。若肿瘤弥漫性累及或起源于胃体部，延伸至距贲门 6cm 的范围内，行胃全切除术更合适。胃全切除术与术后并发症和死亡率增加及生活质量下降相关，因此需要慎重考虑胃全切除术（图 5.2）。

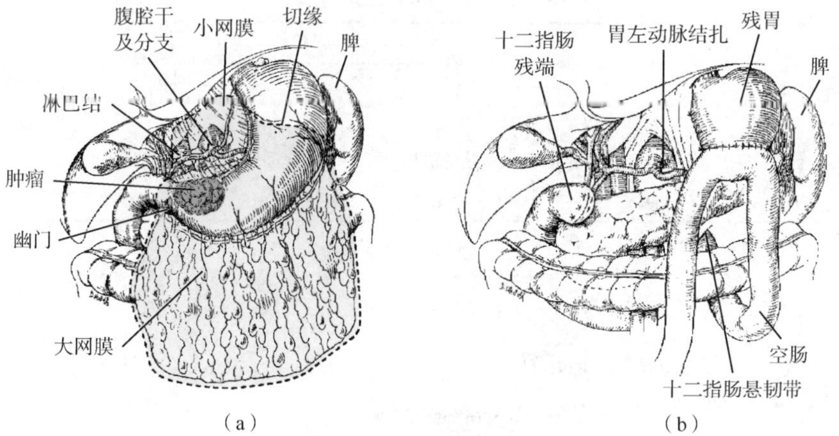

图 5.1　胃次全切除术

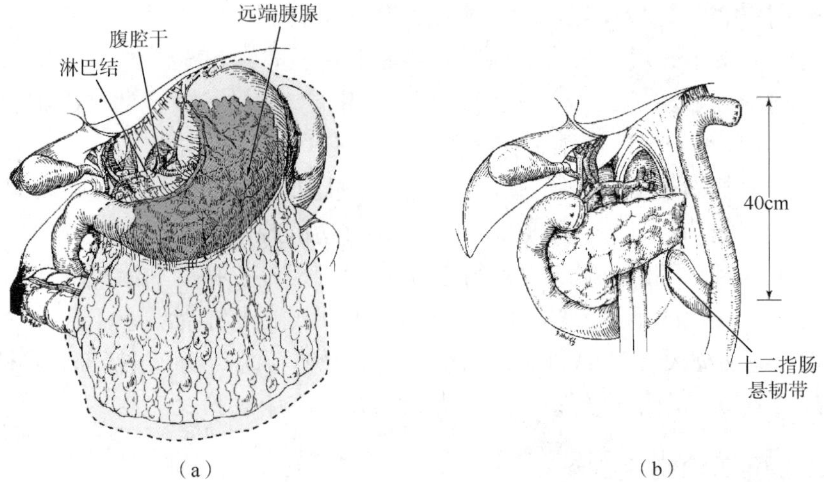

图 5.2　胃全切除术

（2）淋巴结清扫范围：区域淋巴结清扫对于准确分期很重要，可能同样具有治疗益处。淋巴结清扫范围按照切除的区域淋巴结组数而进行分类（表 5.2）。为了准确地进行 AJCC 分期，必须报告至少 16 个淋巴结。与 D1 相比，已报道 D2 淋巴结切除可改善 T1、T2、T3 患者及部分浆膜受侵（T4a 期）患者的生存率。然而，手术时间、住院时间、输血需求和并发症等相关指标均增加。D2 切除术中，考虑到更多的术后并发症，不再提倡常规包含脾切除。更为广泛的淋巴结清扫的最大益处可见于肿块小、浅表黏膜受累的早期胃癌病变，因为高达 20%的此类病变有隐匿性淋巴结受累。

表 5.2　区域淋巴结清扫分类

淋巴结清扫分类（D）	区域淋巴结切除
D0	无
D1	胃周淋巴结
D2	D1+沿着肝总动脉、胃左动脉、腹腔干、脾动脉的淋巴结，脾门淋巴结，±脾切除
D3[a]	D2+腹主动脉旁和肝门淋巴结

a 腹主动脉旁和肝门淋巴结受累通常被认为是远处转移性疾病。

2. 放疗

（1）对于局部晚期或远处转移的患者，中等剂量的外照射可用于缓解疼痛、梗阻、出血的症状，但不能常规改善生存期。

（2）治愈性目的的胃切除术后有 40%～65%的患者出现胃部或瘤床、吻合口或区域淋巴结的局部或区域性复发。这些部位的高频率复发激起了临床医生对围术期治疗的兴趣。在这种情况下，放疗（RT）受到腹腔照射固有的技术挑战、最佳放射野界定、体能状况评分下降及许多胃癌患者营养状况不良的限制。

（3）英国胃癌组的一项前瞻性随机试验未能证实术后单纯辅助放疗可使患者生存获益，虽然局部区域失败率从 27%降至 10.6%。

（4）已开始探讨采用更新的放疗技术来改善疗效、减少毒性。在美国国家癌症研究所接受治愈性切除的 60 例患者随机分为术中辅助放疗（IORT）或常规放疗。在总生存期上，IORT 较常规治疗未能提供益处，在临床试验或专业中心外仍不能使用。

（5）对于局部不能切除的胰腺癌和胃腺癌患者，胃肠道肿瘤研究组研究已显示综合治疗优于单纯放疗或单纯化疗。在这个概念的基础上，在新辅助（术前）和辅助（术后）情况下对联合放化疗（通常联合 5-FU）进行了评估。

3. 围术期放化疗 除了 GEJ 肿瘤和高位胃贲门癌，胃癌新辅助放化疗的可行性治疗数据没有定论。尽管新辅助治疗对很多患者而言可缩小肿块，但是几项随机对照试验已经表明，与初始手术切除相比，对于潜在的可切除肿瘤的患者，多种治疗方式不能带来生存获益。相反，对于局部晚期肿瘤的一些患者（即患者通过前期手术完全切除肿瘤似乎不太可能），新辅助放化疗可能会增加随后的外科手术完全切除肿瘤的可能性。然而，预测有可能受益于这种疗法的患者仍然是一个正在进行研究的问题。

在美国，已经评估辅助放化疗的作用。在一项Ⅲ期组间试验（INT-0116）中，556 例完全切除的ⅠB～Ⅳ M0 期胃腺癌和 GEJ 腺癌患者，随机接受最佳支持治疗或辅助化疗（5-FU 和亚叶酸钙）联合同步放疗（45Gy）。超过 6 年的中位随访时间，辅助放化疗组的中位生存期为 35 个月，相比较单纯手术组为 27 个月（*P*=0.006）。3 年总生存率（50% *vs*. 41%，*P*=0.006）和无复发生存率（48% *vs*. 31%，*P*＜0.000 1）均支持辅助放化疗。尽管在这项试验中治疗相关死亡率为 1%，且仅 65%的患者完成所有治疗计划，许多患者淋巴结清扫不充分（54%为 D0）。经过 10 年的中位随访之后，仍然观察到总生存期（HR=1.32，95% CI 1.10～1.60，*P*=0.004 6）和无复发生存率（HR=1.51，95% CI 1.25～1.83，*P*=0.001）持续获益，且无过多治疗相关的晚期毒性反应。在美国，本研究确立了辅助放化疗为胃癌的标准治疗。

4. 围术期化疗 在日本，接受了 D2 淋巴结清扫的完全手术切除的Ⅱ～Ⅲ期胃癌患者，似乎能从 S-1 辅助治疗中获益，S-1 为一种新的口服氟尿嘧啶类药物。在一项随机对照试验中，患者被随机分配至 1 年单药治疗组或仅给予监测组。这项研究在中期分析确认 3 年总生存率（80% *vs*. 70%，*P*=0.002）和无复发生存率（72% *vs*. 60%，*P*=0.002）均支持辅助化疗后，该试验提早结束。随访 5 年，总生存率（72% *vs*. 61%）和无复发生存率（65% *vs*. 53%）改善均持续存在。S-1 在日本被批准用于胃癌的辅助治疗，在欧洲被批准用于晚期胃癌的治疗，但在美国尚未上市。

欧洲在围术期无放疗的情况下，一直集中于更有潜能的综合化疗方案研究。英国医学研究委员会开展了一项随机对照试验（MAGIC 试验），在可切除的Ⅱ～Ⅳ期无远处转移的胃癌患者中，术前和术后分别给予 3 个周期的表柔比星、顺铂和 5-FU（ECF）方案，并与单纯手术相比较。将 503 例患者按照外科医生的判断、肿瘤部位和体能状况进行分层。围术期化疗可改善 5 年总生存率（36% *vs*. 23%，*P*=0.009），且可减少局部和远处复发。似乎化疗有显著的降期作用：外科医生评估的“治愈性”切除率更高（79% *vs*. 70%，*P*=0.03）、肿瘤更小（中位数 3cm *vs*. 5cm，*P*＜0.001）、更多的 T1/T2 期肿瘤（52% *vs*. 37%，*P*=0.002）、更多的 N1/N2 期疾病（84% *vs*. 71%，*P*=0.01），术后并发症相当，毒性可控。然而，近 1/3 开始术前化疗的患者，因为疾病进展、并发症或患者自身要求而没有接受术后化疗。

法国一项多中心试验也显示了围术期化疗的生存优势。具有潜在可切除的Ⅱ期或Ⅱ期以上的胃腺癌和 GEJ 腺癌或远端食管腺癌（共 224 例）患者被随机分配为术前 2～3 个周期的顺铂/5-FU 输注和术后 3～4 个周期的同样方案，或仅接受手术治疗。中位随访时间为 5.7 年，综合化疗组患者的 5 年总生存率（38% *vs*. 24%，HR=0.69，95% CI 0.50～0.95，*P*=0.02）和无病生存率（34% *vs*. 19%，HR=0.65，95% CI 0.48～0.89，*P*=0.003）均改善。围术期综合化疗组的治愈性切除率显著改善（84% *vs*. 73%，*P*=0.04），而两组术后并发症相似。在欧洲，围术期综合化疗被认为是标准治疗。

5. 术后放化疗与围术期化疗比较 没有随机对照试验直接比较这两种标准治疗方法。ARTIST 随机Ⅲ期试验显示，在 D2 切除的胃癌患者中，与单纯辅助化疗比较，辅助放化疗并未显示生存改善。458 例患者（ⅠB～Ⅳ M0 期）被随机分配至化疗组（卡培他滨+顺铂）或放化疗组[顺铂+卡培他滨后给予卡培他滨联合照射治疗（45Gy），随后给予顺铂+卡培他滨]。经过 4 年多的随访，未观察到局部区域复发率（单纯化疗组 8.3% *vs*. 放化疗组 4.8%，*P*=0.353 3）或远处转移率（单纯化疗组 24.6% *vs*. 放化疗组 20.4%，*P*=0.556 8）的显著差异。治疗完成率比 INT-0116 试验更好，75%的患者完成了计划化疗，82%的患者完成了计划放化疗。考虑到多变量分析显示，在淋巴结阳性患者中放化疗可改善 3 年无病生存期（HR 0.68，95% CI 0.47～0.99，*P*=0.047），研究者已计划一项随后的Ⅲ期临床试验（ARTIST-Ⅱ）来评估放化疗在接受 D2 淋巴结切除且淋巴结阳性患者中的益处，正在入组。

一项美国的组间研究（CALGB80101）比较了 INT-0116 辅助放化疗与术后放化疗前后给予 ECF 的疗效。546 例完全切除的、T2 期以上或淋巴结阳性的胃癌或

GEJ 肿瘤患者入组。初步结果显示，接受 ECF 的患者发生腹泻、黏膜炎和≥4 级中性粒细胞减少的发生率较低。然而，主要研究终点 3 年总生存率 ECF 组并无优势（52% *vs*. 50%）。原发肿瘤的部位并不影响治疗效果。

为了评估术后放化疗强化治疗的作用，CRITICS Ⅲ期研究最近完成。ⅠB～ⅣA 期胃癌患者（*n*=788）接受表柔比星、卡培他滨和铂类化合物（顺铂或奥沙利铂）治疗，然后进行手术。术后被随机分配到另外 3 个周期相同的化疗组与放化疗（45Gy 同步每周顺铂和每天卡培他滨治疗）组。两组患者 5 年生存率无差异（40.8% *vs*. 40.9%）。

（三）不可切除或转移性病变

治疗的主要目标应该集中于改善症状、延缓疾病进展、控制疼痛、给予营养支持和改善生活质量。尽管姑息性手术和放疗可发挥作用（见前面章节），但在这种情况下化疗仍然是姑息性治疗的主要手段。对于晚期胃癌，存在客观有效率的最常用的化疗药物包括丝裂霉素、叶酸拮抗剂及蒽环类、氟尿嘧啶类、铂类、紫杉类药物和拓扑异构酶抑制剂。单药治疗具有 10%～30%的有效率及轻度毒性（表 5.3）。5-FU 是研究最广泛的药物，可获得 20%的有效率。单药获得完全缓解罕见，疾病控制相对短暂。在随机研究中，联合化疗较最佳支持治疗有更好的有效率和生存优势。目前，针对 HER-2、VEGF 通路和 PD-L1 的分子靶向治疗已在转移性胃癌的治疗中起到积极的作用。

表 5.3　晚期胃癌有效的抗肿瘤治疗

分类	举例
叶酸拮抗剂	甲氨蝶呤
蒽环类药物	多柔比星、表柔比星
氟尿嘧啶类药物	5-FU、卡培他滨、S-1、UFT
铂类药物	顺铂、卡铂、奥沙利铂
紫杉类药物	多西他赛、紫杉醇
拓扑异构酶抑制剂	依托泊苷、伊立替康
靶向治疗	曲妥珠单抗、雷莫芦单抗、阿帕替尼、德曲妥珠单抗
免疫治疗	帕博利珠单抗、纳武利尤单抗

1. 姑息性手术和支架　对于梗阻、出血或疼痛的患者，尽管手术死亡率为 25%～50%，但姑息性手术和支架仍然可以考虑。单纯胃空肠造口旁路手术可增加 2 倍的平均生存期。最可能从胃空肠造口旁路手术或其他姑息性手术干预中获益的患者的选择需要通过进一步的前瞻性研究和多学科讨论来评估。对于 85%以上的 GEJ 肿瘤和贲门癌患者，塑料和可膨胀金属支架可成功缓解梗阻症状。

2. 姑息性化疗 已报道多种药物联合应用可提高晚期胃癌患者治疗的有效率（表 5.4）。当以 5-FU 作为基础，在与 FAM（5-FU、多柔比星、丝裂霉素）直接比较后，支持 FAMTX（5-FU、多柔比星、甲氨蝶呤）生存优势的优越性，FAMTX 成为一个国际标准。随后，在欧洲和美国进行的研究都支持将顺铂加入至联合方案中。

表 5.4 晚期胃癌联合抗肿瘤治疗的随机试验

治疗组	患者（例数）	有效率（%）	中位生存期（月）
FAMTX *vs*. FAM	213	41 *vs*. 9[a]	10.5 *vs*. 7.3[a]
PELF *vs*. FAM	147	43 *vs*. 15[a]	8.8 *vs*. 5.8
FAMTX *vs*. EAP	60	33 *vs*. 20	7.3 *vs*. 6.1
ECF *vs*. FAMTX	274	45 *vs*. 21[a]	8.9 *vs*. 5.7[a]
DCF *vs*. CF	445	37 *vs*. 25[a]	9.2 *vs*. 8.6[a]
EOX *vs*. ECF	488	48 *vs*. 40	11.2 *vs*. 9.9[a]
Cis/S-1 *vs*. Cis/5-FU	1053	29 *vs*. 32	8.6 *vs*. 7.9
CF+曲妥珠单抗 *vs*. CF	298	47 *vs*. 35	13.8 *vs*. 11.1
TD *vs*. 伊立替康或紫杉醇	187	51 *vs*. 14[a]	12.5 *vs*. 8.4[a]
Ram *vs*. BSC	355	8 *vs*. 3	5.2 *vs*. 3.8
PAC+Ram *vs*. PAC	655	28 *vs*. 16	9.6 *vs*. 7.4
Ram *vs*. BSC	355	8 *vs*. 3	5.2 *vs*. 3.8
阿帕替尼 *vs*. BSC	270	3 *vs*. 0	6.5 *vs*. 3.7
帕博利珠单抗+化疗 *vs*. 化疗	749	45 *vs*. 29[a]	12.4 *vs*. 9.8[a]
纳武利尤单抗+化疗 *vs*. 化疗	1581	60 *vs*. 45[a]	13.8 *vs*. 11.6[a]

注：BSC，最佳支持治疗；CF，顺铂、5-FU；DCF，多西他赛、顺铂、5-FU；EAP，依托泊苷、多柔比星、顺铂；ECF，表柔比星、顺铂和 5-FU；EOX，表柔比星、奥沙利铂、卡培他滨；FAM，5-FU、多柔比星、丝裂霉素；FAMTX，5-FU、多柔比星、甲氨蝶呤；PAC，紫杉醇；PELF，顺铂、表柔比星、亚叶酸钙、5-FU 联合谷胱甘肽和粒细胞集落刺激因子（非格司亭）；Ram，雷莫芦单抗；S-1，口服的氟尿嘧啶类衍生物；Cis，顺铂；TD，德曲妥珠单抗。

a 差异有统计学意义（$P<0.05$）。

历史上，最常用的联合方案包括 FAMTX、FAM、FAP、ECF、ELF、FLAP（5-FU、多柔比星、顺铂）、PELF（顺铂、表柔比星、亚叶酸钙、5-FU 联合谷胱甘肽和非格司亭）和 FUP 或 CF（5-FU、顺铂）。美国最常用的方案是氟尿嘧啶类和铂类药物的联合。

3. 细胞毒性化疗药物 化疗药物包括伊立替康、多西他赛、紫杉醇，以及替代的铂类和氟尿嘧啶类药物，作为单一药物表现出了良好的活性，并已被积极纳入联合治疗（表 5.3 和表 5.4）。所有药物的全面综述超出了本章的范围。

基于一项大型国际Ⅲ期试验，美国 FDA 批准多西他赛与顺铂、5-FU（DCF）

联合用于治疗晚期或转移性胃癌患者；445 例患者被随机分为顺铂联合 5-FU 加或不加多西他赛两组。添加多西他赛可导致有效率（37% *vs.* 25%，P=0.01）、疾病进展时间（5.6 个月 *vs.* 3.7 个月，P＜0.001）、中位生存期（9.2 个月 *vs.* 8.6 个月，P=0.02）的改善，以及 2 年生存率提高 1 倍（18% *vs.* 9%）。这些发现是以预期毒性增加为代价的；然而，DCF 组的生活质量和体能状况指标的维持时间更长。在日本的一项研究中，20%对既往化疗药物无反应的患者对多西他赛单药有部分反应。

S-1 是一种口服氟尿嘧啶类衍生物，由替加氟（氟尿嘧啶前药）、5-氯-2,4-二羟基吡啶（氟尿嘧啶降解抑制剂）和奥替拉西钾（胃肠道毒性抑制剂）组成。由于 S-1 与静脉滴注 5-FU 相比具有良好的安全性，一项多中心前瞻性随机Ⅲ期试验在包括美国的 24 个西方国家中进行。既往未治疗的晚期胃腺癌或 GEJ 腺癌患者（1053 例）随机接受顺铂/S-1 或顺铂/5-FU 静脉滴注治疗。中位总生存期（8.6 个月 *vs.* 7.9 个月，P=0.20）、总有效率（29.1% *vs.* 31.9%，P=0.40）、中位反应持续时间（6.5 个月 *vs.* 5.8 个月，P=0.08）、治疗相关死亡率（2.5% *vs.* 4.9%，P＜0.05）均有利于顺铂/S-1 组。顺铂/S-1 组也有明显的毒性，无生存获益，但毒性谱改善，可能是顺铂/S-1 组中顺铂所用的剂量较低所致。

卡培他滨是另外一种口服氟尿嘧啶类药物，在多种情况下可替代静脉滴注 5-FU。一项正式研究评估其与铂类替代药物联合使用的疗效，结果令人鼓舞。

奥沙利铂为第 3 代铂类，较顺铂具有更少的神经毒性、恶心和骨髓抑制。在一项晚期胃癌 2×2 设计的研究中，标准 ECF 化疗方案改良为奥沙利铂替代顺铂、卡培他滨替代 5-FU；1002 例患者随机分为 4 组（ECF、EOF、ECX 和 EOX）。卡培他滨和奥沙利铂显示与 5-FU 和顺铂同样有效。组间的有效率和无进展生存率相近，EOX 比 ECF 在总生存期上显示出优势（11.2 个月 *vs.* 9.9 个月，P=0.02）。

4. 生物/靶向药物/免疫治疗 已积极开展旨在抑制或调节胃癌异常信号转导靶点的新的生物疗法研究。正在进行抑制血管生成、血管内皮生长因子（VEGF）和表皮生长因子受体（EGFR）通路药物的临床试验，显示出初期有前景的活性（表 5.3 和表 5.4）。靶向 PD-1 或 PD-L1 的免疫治疗单用或与化疗联合已证明在某些治疗条件下具有生存益处。

5. 表皮生长因子受体 2（HER-2） 7%～22%的食管胃癌可见 EGFR-2（HER-2）过表达。HER-2 过表达在食管胃腺癌的预后意义尚不清楚。与乳腺癌相似，HER-2 过表达可预测抗 HER-2 治疗的反应。可用免疫组织化学（IHC）染色评估 HER-2 蛋白表达，以及用荧光原位杂交（FISH）技术来检测基因扩增。食管胃癌中的 HER-2 过表达与乳腺癌中的不同，因为前者倾向于消化管腔膜不着色。因此，食管胃癌仅伴有部分周膜（即“基底外侧”或“侧膜”）染色就可归类为 2+或 3+。与此相反，乳腺肿瘤必须显示完全周膜染色才可被认为是 2+或 3+。使用乳腺癌 HER-2 评价标准可能会低估食管胃癌中 HER-2 的表达。在食管胃癌中，开发了解释应用 IHC 检测 HER-2 的改良标准，并通过 IHC 0～1+和 3+患者的 HER-2 基因扩增和 HER-2 蛋白过表达的高度一致率进行了验证。对于模棱两可的 IHC 2+表达，建议行 FISH 分析来确认。

曲妥珠单抗是一种 HER-2 过表达食管胃癌靶向治疗的单克隆抗体，已开展该抗体与化疗的联合研究。592 例 HER-2 过表达的晚期胃癌和 GEJ 腺癌患者（ToGA 试验）被随机分为接受标准化疗（顺铂/5-FU）联合或不联合曲妥珠单抗组。这项研究表明，接受曲妥珠单抗组患者的中位生存期改善（13.8 个月 *vs*. 11.1 个月，HR=0.74，95% CI 0.60～0.91，*P*=0.004 6）。两组之间的毒性反应具有可比性。亚组分析表明，HER-2 IHC3+评分的患者从靶向治疗中获益最大（HR=0.66，95% CI 0.50～0.87）。该试验建立了对 HER-2 过表达晚期食管胃癌新的治疗标准。拉帕替尼是一种口服活性小分子，靶点为 EGFR1 和 EGFR2（HER-2），当与卡培他滨和奥沙利铂联合化疗时，未能显示出生存优势。在联合紫杉醇的二线治疗中，拉帕替尼也未能改善总生存期，但表现出中位总生存期改善的趋势（11 个月 *vs*. 8.9 个月，*P*=0.104 4）。值得注意的是，极少的患者前期接受过曲妥珠单抗治疗（拉帕替尼组仅为 7%，联合组为 15%）。在既往以曲妥珠单抗为基础的治疗后，美国 FDA 于 2021 批准了德曲妥珠单抗，一种 HER-2 抗体偶联药物，细胞毒性化疗药物相比，其有效率、无进展生存率和总生存率有所提高。早期试验还证明了新型 HER-2 靶向策略的有效性，包括与免疫检查点抑制剂和其他新型 HER-2 抗体药物偶联物的联合治疗。因此，检测 HER-2 并且用曲妥珠单抗靶向 HER-2 过表达肿瘤代表了一种有临床意义的治疗选择。

6. 表皮生长因子受体　27%～64%的胃癌患者中存在 EGFR 过表达，有些研究显示其为预后差的一种因素。西妥昔单抗是一种部分人源化鼠抗 EGFR 单克隆抗体，在胃癌中广泛地开展了研究。作为单药，其活性很小，而与两药或三药化疗方案联合可显示出不同的总有效率（表 5.4）。EXPAND 试验将 904 例远处转移或局部进展的胃癌患者随机分配至接受化疗（顺铂+卡培他滨）联合或不联合西妥昔单抗治疗组。添加西妥昔单抗对无进展生存期没有提供任何益处且增加了毒性。在一项随机Ⅲ期研究（REAL-3）中探讨了一种完全人源化抗 EGFR 单克隆抗体（帕尼单抗）联合 EOC（表柔比星、奥沙利铂和卡培他滨）的治疗。添加帕尼单抗至化疗可显著缩短生存期，从 11.3 个月降至 8.8 个月。值得注意的是，EGFR 的小分子酪氨酸激酶抑制剂（如厄洛替尼和吉非替尼）在多项Ⅱ期试验中显示出非常有限的活性。根据现有的证据，抗 EGFR 治疗不应在临床试验之外使用。

7. 靶向血管生成　胃癌中肿瘤 VEGF 高表达和循环血清 VEGF 高水平与预后不良有关。雷莫芦单抗是靶向 VEGFR-2 的 IgG1 类重组单克隆抗体，对于既往接受过治疗的胃癌患者的姑息治疗表现出生存优势。Ⅲ期 REGARD 试验中，355 例既往接受过治疗的晚期或转移性食管胃腺癌患者被随机分配到雷莫芦单抗组与最佳支持治疗组。雷莫芦单抗显著改善中位无进展时间（2.1 个月 *vs*. 1.3 个月）和总生存期（5.2 个月 *vs*. 3.8 个月，HR=0.78，95% CI 0.60～0.998，*P*=0.047）。Ⅲ期 RAINBOW 试验中，665 例转移性食管胃腺癌患者在一线铂类联合 5-FU 治疗过程中或治疗后 4 个月内出现疾病进展，接受每周紫杉醇加雷莫芦单抗或安慰剂治疗。联合治疗也与中位无进展生存期（4.4 个月 *vs*. 2.9 个月）和总生存期（9.6 个月 *vs*. 7.4 个月，HR=0.807，95% CI 0.678～0.962，*P*=0.017）的改善有关。雷莫芦单抗单药或联合紫杉醇被认为是既往接受过治疗的转移性胃腺癌患者的一种标准靶向治疗。正在进行临床试验，以确定在一线治疗中的任何益处。

值得注意的是，在晚期胃癌，已验证另外一种抗 VEGF 单克隆抗体贝伐珠单抗联合一线化疗药物（顺铂/卡培他滨或 5-FU）的疗效。虽然最初的Ⅱ期研究结果显示出有希望的总生存期，但在全球的Ⅲ期 AVAGAST 研究中，其益处未能证实。该研究将 774 例患者随机分配至接受顺铂/5-FU 联合或不联合贝伐珠单抗治疗组。贝伐珠单抗可改善有效率（46% *vs*. 37%，*P*=0.031 5）和无进展生存期（6.7 个月 *vs*. 5.3 个月，*P*=0.0037）；然而，总生存期没有改善（12.2 个月 *vs*. 10.1 个月，*P*=0.100 2）。目前贝伐珠单抗正在围术期进行研究。

基于一项多中心、随机、双盲试验，另一个有效的口服 VEGFR-2 抑制剂目前在中国获批，在该试验中，270 例晚期胃癌患者按照 2∶1 被随机分配至阿帕替尼（每天 850mg）组或安慰剂组。阿帕替尼组中位无进展生存期（2.6 个月 *vs*. 1.8 个月）和总生存期（6.5 个月 *vs*. 4.7 个月，HR=0.709，95% CI 0.537～0.937，*P*=0.015 6）均延长。

8. PD-1/PD-L1 免疫治疗已成为治疗晚期胃癌的必要手段。也就是说，抗 PD-1 药物被批准用于某些晚期胃癌患者亚群的一线、二线和三线治疗。在一线情况下，帕博利珠单抗（抗 PD-1）联合化疗于 2021 年被批准用于食管癌患者，包括食管腺癌和 GEJ 癌，两者被视为与胃癌相同的疾病实体。最近的批准是基于 KEYNOTE-590 试验的结果。在总人群中，与单化疗相比，帕博利珠单抗联合化疗可改善总生存期（HR=0.73，0.62～0.86）。

此外，2021 年美国 FDA 还批准了纳武利尤单抗（抗 PD-1）联合化疗用于晚期胃癌患者的一线治疗，不考虑 PD-L1 表达状态。PD-L1 的表达由综合阳性评分（CPS）定义，其定义为 PD-L1 染色阳性的淋巴细胞、巨噬细胞和肿瘤细胞的数目总和除以活的肿瘤细胞总数乘 100。该批准基于随机Ⅲ期 CheckMate-649 试验。与单纯化疗相比，纳武利尤单抗联合化疗显示出更长的总生存期（HR=0.77，0.64～0.92）。

在二线治疗情况下，帕博利珠单抗被批准用于具有错配修复缺陷或微卫星不稳定胃癌患者。基于Ⅱ期 KEYNOTE-158 试验，这是美国 FDA 首次批准的用于肿瘤组织类型未确定癌症治疗的一种药物。该试验纳入 258 例包含 27 种肿瘤类型的患者，包括 24 例胃癌患者。所有患者均接受过至少一种失败的既往系统性治疗，并且存在错配修复缺陷或微卫星不稳定。总体人群的客观有效率为 34.3%，胃癌患者为 45.8%。胃癌患者的中位无进展生存期为 11.0 个月。

对于三线治疗，帕博利珠单抗被批准用于肿瘤 PD-L1 表达的胃癌患者。该批准基于多队列、Ⅱ期 KEYNOTE-059 试验。在 PD-L1 阳性（定义为 PD-L1 CPS 评分≥1）肿瘤患者中，客观有效率为 15.5%，完全有效率为 2.0%。

鉴于免疫疗法在晚期疾病情况下的作用类似，目前正在围术期情况下进行积极的研究。

九、胃癌按照分期的治疗

（一）0 期胃癌

0 期胃癌指病变局限于黏膜。根据日本的经验，0 期诊断更常见。已经发现 90%以上的行胃切除和淋巴结清扫治疗的患者将生存 5 年以上。美国的一系列研究已证实这些发现。不需要行额外的围术期治疗。

（二）Ⅰ期和Ⅱ期胃癌

（1）以下外科手术方式之一建议用于Ⅰ期和Ⅱ期胃癌患者。

1）远端 SG（如果病变不在胃底部或不在食管贲门结合部）。

2）近端 SG 或 TG，以及远端食管切除（如果病变累及贲门）。

3）TG（如果肿瘤呈弥漫型或起源于胃体并延伸至贲门 6cm 内或远端胃窦）。

4）所有前面提到的方法，均推荐行区域淋巴结清扫术。

5）脾切除不作为常规治疗。

（2）术后放化疗推荐给至少为ⅠB 期的患者。

（3）对于术前表现为至少 T2 期病灶的患者，也可以考虑给予围术期综合化疗。

（三）Ⅲ期胃癌

（1）根治性手术：治愈性切除手术仅限于手术探查时未发现广泛淋巴结转移的患者。

（2）推荐术后放化疗或围术期综合化疗，特别是大体积肿瘤或有明显的淋巴结负荷者应考虑后者。

（四）Ⅳ期胃癌

1. 远处转移的患者（M1） 所有新确诊的有血液或腹膜转移的患者应该考虑为临床试验的候选者。虽然不能治愈，对于许多患者，化疗可提供实质性的姑息益处，以及偶然的持续缓解。HER-2 过表达的患者应给予曲妥珠单抗联合化疗。鉴于美国 FDA 批准的药物越来越多，将免疫治疗纳入临床决策是另一个重要的考虑因素。对任何患者均应权衡治疗的风险与获益。

2. 腹膜癌 对于约 50%的晚期胃癌患者，肿瘤可以出现局部复发或在腹膜内某个部位复发，这种复发对生活质量和生存率具有负面影响。在选择的就医中心可腹腔内给予 5-FU、顺铂或丝裂霉素。腹腔内化疗给药常不能改变生存率，仅应在有经验的中心进行临床试验。

十、术后随访

（1）完全手术切除后的随访包括常规病史和体格检查、肝功能检查和 CEA 检测。

（2）建议最初 3 年，每 3～6 个月评估 1 次，以后每年评估 1 次。

（3）进行症状导向的影像学和有指征的实验室检查，在其他方面没有常规的推荐。

（4）由于有 1%～2%的患者发生胃第二原发肿瘤，如果手术未做到 TG，推荐行每年 1 次的上消化道内镜检查。

（5）大多数 TG 和 20%的 SG 患者可出现维生素 B_{12} 缺乏，常发生在 4～10 年内。必须无限期地每月皮下注射或肌内注射 1000μg 维生素 B_{12} 作为替代治疗。

十一、原发性胃淋巴瘤

胃淋巴瘤是不常见的恶性肿瘤，占胃肿瘤的 3%、淋巴瘤的 10%。

（一）分类和组织病理学

胃淋巴瘤可大体上分为原发性胃淋巴瘤和继发性胃淋巴瘤。

（1）原发性胃淋巴瘤（PGL）：被定义为起源于胃的淋巴瘤，通常起源于黏膜相关性淋巴样组织（MALT）。PGL 可以扩散至区域淋巴结，成为播散性疾病。

大多数为 B 细胞非霍奇金淋巴瘤（NHL）起源，偶尔可见 T 细胞和霍奇金淋巴瘤（HL）病例。PGL 的范例包括 MALT 类型、边缘带 B 细胞淋巴瘤（既往被称为低级别 MALT 淋巴瘤），以及弥漫大 B 细胞淋巴瘤（DLBCL，既往被称为高级别 MALT 淋巴瘤）和 Burkitt 淋巴瘤。本章节重点介绍 PGL。

（2）继发性胃淋巴瘤：是指与其他部位起源的淋巴瘤相关的胃侵犯。胃是最常见的淋巴瘤结外侵犯部位。在尸检中，死于播散性 NHL 的患者有 50%～60%侵犯胃肠道。继发性胃淋巴瘤范例包括几种常见的晚期全身性 NHL，特别是套细胞淋巴瘤。

（二）流行病学

（1）在过去的 20 年，PGL 患病率一直在逐步增加，但对此没有一个明确的解释。

（2）PGL 发病率随着年龄的增长而增加，60～70 岁为发病高峰，其中男性略占优势。

（3）危险因素包括幽门螺杆菌感染相关性胃炎（尤其是低级别 MALT 淋巴瘤）、自身免疫性疾病及免疫缺陷综合征[包括获得性免疫缺陷综合征（AIDS）和慢性免疫抑制]。

（三）诊断

就诊时常见的临床表现包括腹痛、体重下降、恶心、呕吐、早饱；明显出血不常见，很少出现穿孔。上消化道内镜检查发现可能多样，可能与典型的腺癌相同。

因为 PGL 能够浸润黏膜下层，没有覆盖黏膜的改变，所以常规穿刺活检可能会漏诊，需采取更深的活检技术。如果存在溃疡，需要在溃疡口边缘多处取材进行活检。采集样本应该行病理学评估，既需采用标准技术来确定组织学和幽门螺杆菌阳性，也要用流式细胞术来确定任何浸润淋巴细胞的克隆性和特征。后者需要放置在生理盐水中的新鲜标本，而不是用防腐剂处理的标本。此外，FISH 或聚合酶链反应（PCR）用于检测 t（11；18）。这种细胞遗传学与更晚期的病变及对幽门螺杆菌治疗相对耐药有关。

（四）分期

Lugano 分期系统常用于胃淋巴瘤，Ann Arbor 分期系统被认为不充分，是由于 Ann Arbor 分期系统没有结合肿瘤浸润深度，已知肿瘤浸润深度可影响预后。早期（ⅠE/ⅡE 期）疾病包括单一原发病灶，或局限于胃肠道且可能有局部或远处淋巴结受累的多发、不连续的病变。Lugano 分期系统中没有Ⅲ期。晚期（Ⅳ期）已有播散性淋巴结转移或伴膈上受累。ⅠE 期和ⅡE 期 PGL 患者有相同的患病率，为 28%～72%。

高级别和低级别病变的临床表现相同，34%～65%的患者表现为高级别淋巴瘤，35%～65%的患者表现为低级别淋巴瘤。胸腹部 CT 扫描对确定淋巴瘤淋巴结转移非常重要。对于高级别 PGL 分期，FDG-PET 检查和骨髓活检可能是有用的。

（五）治疗

PGL 的治疗主要依赖于淋巴瘤的分期和组织学分级。然而，考虑到该病的罕见性及缺乏临床试验资料，推荐的治疗主要基于回顾性研究。

MALT 类型：边缘带 B 细胞淋巴瘤通常是低级别组织学类型（40%～50%），局限于胃（70%～80%，ⅠE 期）。大量可靠的流行病学数据支持幽门螺杆菌导致的慢性胃炎是这种肿瘤的主要病因学因素。使用抗生素清除幽门螺杆菌应该是首要的标准治疗。这种方法治疗的 50%～80%的患者表现为淋巴瘤的完全组织学消退，且有很好的长期无病生存率。对于复发或幽门螺杆菌阴性的患者，放疗可获得持续性缓解。1/3 的 PGL 患者与 t（11；18）有关，这部分患者对抗幽门螺杆菌治疗的有效率低，应考虑放疗作为主要治疗方法。表现为更晚期或侵袭性组织学类型的患者应该像 DLBCL 一样进行治疗。

DLBCL 既往被称为高级别 MALT 淋巴瘤，其比 PGL 更具侵袭性。根除幽门螺杆菌可以提供不太可靠且不太持久的疾病控制。胃切除是传统的治疗选择；然而，该方法似乎不再需要。589 例ⅠE 和ⅡE 期 DLBCL-PGL 患者随机接受手术、手术加放疗、手术加化疗或单纯化疗。化疗为 6 个周期的环磷酰胺、多柔比星、长春新碱和泼尼松（CHOP）。10 年总生存率分别为 54%、53%、91%、96%。接受手术的患者晚期毒性和并发症更常见和严重。初始化疗引起的胃穿孔或出血不明显。随着化疗的应用，器官保留是该病的一大进步。

在过去的 10 年中，高度侵袭性 PGL（包括 Burkitt 淋巴瘤和 Burkitt 样淋巴瘤）患者的生存率有了大幅提高，这是由于采取了强有力的化疗联合治疗全身疾病，以及对基础免疫缺陷状态的更好治疗（如高效抗反转录病毒治疗 AIDS）。

（李 萍 钱小军 王同杉 译）

参 考 文 献

第6章 胆道肿瘤

Suneel D. Kamath，Davendra P. S. Sohal，Alok A. Khorana

一、概 述

胆道癌包括起源于胆囊或胆管系统的癌症，后者通常被称为胆管癌，并进一步分为肝内或肝外胆管癌。2021年美国有11 980例新发胆囊癌和胆管癌（不包括肝内胆管癌），4310例患者死于这些癌症。1973～2012年，美国肝内胆管癌的发病率从0.44/10万上升至1.18/10万，但其中一些增加可能是将原发灶不明的肿瘤重新分类为肝内胆管细胞癌所致。2018年全球报道了219 420例新发病例和165 087例死亡病例。胆囊癌是最常见的胆道癌，发生率几乎是胆管癌的2倍。起源于胆囊和胆管的恶性肿瘤在流行病学、临床特征、分期和外科治疗等方面有很大区别，因此将分别阐述。系统性治疗的选择是相似的，这将在本章的最后一起讨论。

二、胆 囊 癌

（一）流行病学

（1）女性胆囊癌的发病率是男性的2～6倍。

（2）胆囊癌的发病率有明显的地理差异。美国原住民，以及南美洲国家（特别是智利）及印度、巴基斯坦、日本和韩国等国家人群可见更高的发病率。这些人群有很高的胆石症发病率，而胆石症是胆囊癌常见的危险因素之一。

（3）美国被认为是低发病率国家。胆囊癌的年龄调整发病率为1.26/10万。

（二）病因学

（1）胆石症（胆结石）：胆结石病史似乎是胆囊癌重要的危险因素之一。大多数（70%～90%）患者有胆结石病史。胆囊癌的风险随着结石的大小和持续时间的延长而增加。

（2）陶瓷样胆囊：在几乎所有的病例中，胆囊壁广泛钙沉积与胆囊炎有关。以前认为这种情况下患者的胆囊癌发病率为12.5%～60%，然而最近的数据表明其发病率接近 2%～3%。斑点状、黏膜钙化似乎比弥漫性壁内钙化的风险更高。

（3）慢性感染：伤寒沙门菌和幽门螺杆菌定植患者或携带者发生胆囊癌的风险可能增加。

（4）胆囊息肉：息肉直径＞1cm 者有极大的恶性潜能，因此是胆囊切除术的指征。

（5）异常的胰胆管连接可能引起胆囊癌。

（6）其他：肥胖、糖尿病、药物（甲基多巴、雌激素、异烟肼）、致癌物质（氡、橡胶工业中的化学物质、烟草）的暴露也与胆囊癌相关。

（三）临床特征

早期可无症状或表现为以下非特异性症状：①通常，本病在因胆石症或胆囊炎行胆囊切除术后偶然发现；②疼痛；③体重下降；④厌食；⑤恶心或呕吐；⑥右上腹肿物；⑦黄疸；⑧腹胀；⑨瘙痒。

（四）诊断

胆囊癌的发现有 3 种临床情况：常规腹腔镜胆囊切除术后最终病理意外发现的胆囊癌、术中怀疑/诊断胆囊癌或术前怀疑胆囊癌。

（1）大部分胆囊癌是在手术或进行病理检查时偶然发现的。据估计，在术前假定为良性疾病而接受探查的患者中，1%～2%的患者发现有胆囊癌。

（2）超声是胆囊术前影像学检查的一种有效方法。在胆囊癌病例中，超声表现包括增厚的或钙化的胆囊壁、突出的肿块，或胆囊肝脏界面的消失；然而，这些对胆囊癌的诊断并不特异。

（3）三期 CT 扫描（肝脏方案）包括非对比期（平扫期）、肝动脉期和门静脉期，可以观察肿瘤生长的范围，有助于确定淋巴结的状态及识别有无远处转移，尤其有助于确定肿瘤肿块与主要肝门流入结构的关系，这是一个重要的术前决定因素。该检查在区别良恶性息肉上价值不大。

（4）胆管造影：磁共振胰胆管造影（MRCP）可提供有关病变程度的进一步信息。

（5）实验室检查一般不能确诊。血清胆红素或碱性磷酸酶升高提示胆管梗阻。肿瘤标志物 CA19-9 是常用检查，但对诊断既不敏感，也不特异。

（五）病理学

腺癌约占胆囊癌的 85%，进一步可分为乳头状、管状、黏液或印戒细胞型。其他病理类型包括间变性癌、鳞状细胞癌、小细胞神经内分泌肿瘤、肉瘤和淋巴瘤。

（六）分期

有几个分期系统可用于胆囊癌。最初的分期系统由 Nevin 于 1976 年报道，美国首选的是 AJCC TNM 分期系统（表 6.1）。

表 6.1　胆囊癌 AJCC 分期系统（2017 年，第 8 版）

原发肿瘤（T）			
Tx　原发肿瘤无法评估			
T0　无原发肿瘤的证据			
Tis　原位癌			
T1　肿瘤侵及固有层或肌层			
T1a　肿瘤侵及固有层			
T1b　肿瘤侵及肌层			
T2　肿瘤侵及腹膜侧肌周结缔组织，未累及浆膜（内脏腹膜），或肿瘤侵犯肝侧肌周结缔组织，且未侵犯肝脏			
T2a　肿瘤侵及腹膜侧肌周结缔组织，未累及浆膜（内脏腹膜）			
T2b　肿瘤侵及肝侧肌周结缔组织，且未侵入肝脏			
T3　穿透浆膜（脏腹膜）和（或）直接侵入肝脏和（或）一个邻近器官或结构，如胃、十二指肠、结肠、胰腺、网膜或肝外胆管			
T4　侵及门静脉主干或肝动脉，或两个或更多肝外器官或结构			
区域淋巴结（N）			
Nx　区域淋巴结无法评估			
N0　无区域淋巴结转移			
N1　1～3 个区域淋巴结转移			
N2　4 个或 4 个以上的区域淋巴结转移			
远处转移（M）			
M0　无远处转移			
M1　有远处转移			
解剖分期/预后分组			
0 期	Tis	N0	M0
Ⅰ期	T1	N0	M0
ⅡA 期	T2a	N0	M0
ⅡB 期	T2b	N0	M0
ⅢA 期	T3	N0	M0
ⅢB 期	T1～3	N1	M0
ⅣA 期	T4	N0～1	M0
ⅣB 期	任何 T	N2	M0
	任何 T	任何 N	M1

经美国外科学院许可使用。引自 Gallbladder//Amin MB，Edge SB，Greene FL，et al.，eds. AJCC Cancer Staging Manual. 8th ed. Springer；2017：303-309。

（1）AJCC TNM 分期系统于 2017 年更新。

（2）对更新的分期系统进行了调整，使其能更好地关联胆囊癌的可切除性和预后。

（七）治疗

1. 手术

（1）手术切除仍是唯一可能的治愈方法。

（2）胆囊附着在肝脏的一侧，缺乏腹膜覆盖，这是胆囊癌手术中一个重要的解剖学考虑。在单纯胆囊切除术中，外科医生需仔细解剖胆囊肌层和胆囊板之间的平面，这是一种充满胆囊和肝脏之间的纤维膜。基于这个原因，除了最早期的胆囊癌，应用单纯胆囊切除术治疗胆囊癌是不充分的。

（3）决定可切除的因素包括肿瘤的分期及部位。T0～2 期肿瘤可能根治性切除。T3 期肿瘤难以切除。

（4）对于单纯胆囊切除术后偶然发现的胆囊癌，应进行仔细的临床、实验室、影像学和病理学评估，以评估疾病的程度。

（5）对于没有淋巴结受累或转移性疾病证据的完全切除（切缘阴性）的非穿透性 T1a 期肿瘤，仅观察通常是足够的，因为 5 年总生存率超过 90%。

（6）T1b 期或以上患者应在排除转移性疾病后进行扩大胆囊切除术。最佳切除（扩大胆囊切除术）包括胆囊切除加整块肝脏切除和局部淋巴结清扫加或不加胆管切除。获得 R0 切除边缘与长期生存率密切相关。

（7）最终需要获得 R0 切除的类型有时取决于胆囊内肿瘤的位置。位于胆囊体和底部的肿瘤可以行局部Ⅳ/Ⅴ节段切除治疗，而漏斗部肿瘤切除时需要分离流入结构，并因此需要行肝大部切除术，联合或不联合胆管切除/重建。

（8）手术禁忌证包括远处转移、肝门广泛浸润引起黄疸、明显腹水、主要血管被包绕或阻塞。邻近器官直接侵犯并不是手术的绝对禁忌证。

（9）如果怀疑有胆囊癌，应在手术过程中避免胆囊穿孔（如在经皮穿刺活检时），以防止腹腔种植。

2. 放疗 许多报道已证明手术期间和手术后的辅助放疗能够提高患者生存率，目前尚未开展前瞻性随机对照试验来解决这个问题。然而，一项研究发现，仅有 15%的患者有局部区域复发，且这是其唯一的复发病灶，这强调了有效的全身辅助治疗策略的重要性。

3. 系统性治疗和姑息性治疗 对胆囊癌的系统性治疗和姑息性治疗获益及选择与胆管癌相同，将在“三、胆管癌”中讨论。

（八）生存

根据分期，胆囊癌的生存率如表 6.2 所示。

表 6.2　胆囊癌和肝内胆管细胞癌的 5 年生存率（根据分期）

TNM 分期	5 年生存率（%）
胆囊癌	
Ⅰ期（T1N0M0）	90
ⅡA 期（T2aN0M0）	75.5
ⅡB 期（T2bN0M0）	48.2
ⅢA 期（T3N0M0）	38.0
ⅢB 期（T1～3N1M0）	28.0
ⅣA 期（T4N0～1M0）	2.0
ⅣB 期（任何 TN2M0）（任何 T 任何 NM1）	
肝内胆管癌	
ⅠA 期（T1aN0M0）	90.0
ⅠB 期（T1bN0M0）	50.6
Ⅱ期（T2N0M0）	55.1
ⅢA 期（T3N0M0）	49.7
ⅢB 期（T4N0M0）（任何 TN1M0）	16.2
Ⅳ期（任何 T 任何 NM1）	2.0

三、胆　管　癌

（一）流行病学

（1）胆管癌起源于肝内或肝外胆管的上皮细胞。

（2）已报道美国的发病率为（1～2）/10 万。

（3）中位确诊年龄为 50～70 岁。然而，原发性硬化性胆管炎（PSC）和先天性胆总管囊肿患者的发病年龄通常更小。

（4）与胆囊癌相反，胆管癌在男性中更常见。

（5）胆管癌可分为近端肝外（肝门部或 Klatskin 肿瘤，50%～60%）、远端肝外（20%～25%）、肝内（外周肿瘤，20%～25%）及多发（5%）肿瘤。

（6）肝外胆管癌比肝内胆管癌更常见，并且肝门周围胆管癌是最常见的类型。

（二）病因学

在部分患者中，许多危险因素与胆管癌有关；然而，尚未发现任何明确的特定易感因素。

（1）炎症状况：PSC 的每年发病率为 0.6%～1.5%，终身发生胆管癌的风险为 10%～15%。溃疡性结肠炎和慢性胆管内结石也会增加患病风险。近 30%的胆管癌患者在确诊时同时患有溃疡性结肠炎和 PSC。

（2）胆管异常：卡罗利病（肝内胆管囊性扩张）、胆管腺瘤、胆管乳头状瘤病和胆总管囊肿会增加患病风险。胆管癌在这些患者中的总发病率可高达 28%。

（3）感染：在东南亚，泰国肝吸虫和华支睾吸虫感染可使发病风险增加 25～50 倍。这些寄生虫感染更常与肝内胆管细胞癌有关。最近发现病毒性肝炎也与胆管癌有关。在胆管癌患者中已经注意到高于预期的丙型肝炎相关肝硬化的发生率。乙型肝炎也被认为与胆管癌有关。

（4）遗传：Lynch 综合征Ⅱ型和多发性胆管乳头状瘤病与胆管癌发生的风险增加相关。胆管乳头状瘤病应该被视为癌前病变，因为有一项研究提示高达 83%的患者发生恶变。最近，某些遗传多态性（*NKG2D*）被确定为发生胆管癌的可能危险因素。

（5）其他：吸烟，有毒物质暴露，如二氧化钍（20 世纪 60 年代使用的一种放射对比剂）、石棉、氡和亚硝胺等也认为可增加风险。最近发现糖尿病或代谢综合征患者发生胆管癌的风险增加。

（三）临床特征

当胆管系统阻塞时，胆管癌患者常出现以下症状：

（1）肝外胆管癌常表现为胆汁淤积症状和体征（黄疸、大便发白、尿色深、瘙痒，或胆管炎，包括疼痛、黄疸和发热）。实验室检查通常会表现为直接胆红素和碱性磷酸酶升高，提示胆道梗阻。

（2）肝内胆管癌可表现为肿块，无症状或症状不典型，如疼痛、厌食、体重下降、盗汗和精神萎靡等。这些患者不太可能表现为黄疸。

（四）诊断

（1）如前所述，影像学可观察到胆汁淤积的图像。肝功能检查结果中可能有些指标会升高，特别是肝内胆管癌。肿瘤标志物如 CEA 和 CA19-9 对诊断既不敏感，也不特异，不足以做出诊断。超声是怀疑胆管癌的首选检查手段，通常用于确认胆管扩张，定位梗阻部位，并排除胆石症。超声检查常会忽略肿块，而且不能很好地勾画解剖结构。

（2）CT/MRI 被推荐为胆管癌诊断检查的一部分，特别是肝内肿瘤。这些成像方式通过评估肿瘤大小和周围结构（主要有血管、淋巴结、转移灶）来帮助确定肿瘤是否可以切除。

（3）胆管造影术：MRCP 是一种无创检查，可以提供肝内和肝外胆管优质的成像。这为评估疾病严重程度和选择手术方式提供了有价值的信息。由于内镜逆行胰胆管造影（ERCP）和（或）经皮肝穿刺胆道造影（PTC）可在胆道树内进行刷检并且可在胆道树狭窄部位放置支架，因此其在胆道梗阻的诊断和治疗中有重要价值；然而，从胆道刷检获得的细胞学诊断率可能很低。

（4）超声内镜（EUS）用于检测可视化肿瘤的范围及远端胆管病变的淋巴结受累程度。EUS 也可用于获得细针穿刺抽吸或核心针活检，与从胆管刷取的细胞学检查相比，其具有更好的诊断产出率，但其在近端胆管损伤中的作用尚不清楚。

（五）病理学

腺癌占胆管癌的 90%～95%，其余为鳞状细胞癌。腺癌分为高分化癌、中分化癌、低分化癌，进一步可分为硬化、结节和乳头状亚型。乳头状肿瘤患者发病较早，可切除率和治愈率最高；然而，该亚型最不常见。

（六）分期

（1）AJCC TNM 分期系统主要基于肿瘤侵犯胆管的程度。

（2）AJCC 第 8 版肝外胆管癌分期系统将肝门部和远端胆管癌分开。这些改变改善了 TNM 分期系统的预后分层。有关详细信息请参阅 AJCC 分期第 8 版。

（3）起源于肝门周围区域的胆管癌，可根据肝脏胆管的浸润模式进一步分类，即 Bismuth-Corlette 分类。

（七）治疗

Ⅰ. 手术　除了远端胆总管癌，胆管癌手术时常需行肝大部切除术（肝段切除、解剖性肝叶切除、肝三段切除）联合或不联合胆管切除或重建术。因此，应审查此类切除的一般原则。

从肝大部切除的角度看，手术原则很简单，主要围绕留给患者足够体积的有功能的残肝以维持术后肝功能。这需要手术操作中确保剩余肝脏有足够的流入量（肝动脉和门静脉）和流出量（肝静脉和胆管）。

一般而言，患者肝脏体积约 75%可以被安全地切除；然而，必须考虑到背景肝脏的健康状况。这些考虑包括潜在的慢性肝病（肝炎、饮酒史、脂肪变性/脂肪性肝炎），以及任何急性损伤，这些因素使胆管癌患者常常胆汁淤积加重。即使胆汁淤积消退，前者也可能会限制安全切除的程度，后者常导致手术延迟。

如果担心将来的肝残余量是否充足，术前可以尝试对预期切除的那一侧肝脏进行门静脉栓塞，以使对侧肝脏在术前过度生长。

1. 肝内胆管癌

（1）手术是唯一的可能治愈肝内胆管癌的方法；然而，大多数患者已处于疾病晚期，不是手术的候选者。

（2）多发性肝脏肿瘤、区域淋巴结受累、大肿块和血管侵犯预示着肝切除术后无复发生存率较低。

（3）手术范围取决于需要做什么来获得切缘阴性。R0 切除的目标是获得足够的切缘，并最终显著延长生存率，可从 30%上升到 67%。

（4）如果术后有镜下肿瘤切缘阳性（R1）或残留局部病变（R2），应评估患者是否有可能选择再次切除或放化疗。

（5）常规淋巴结清扫术在肝内胆管细胞癌治疗中的作用仍存在争议。

（6）对于开腹手术，肝切除前应全面评估腹腔内淋巴结，对可疑淋巴结应行活检。若术中确认淋巴结转移，则应放弃尝试切除。

（7）肝内胆管癌依据分期的生存率如表 6.2 所示。

2. 远端胆管癌　主要行 Wipple 手术（胰十二指肠切除术）治疗。

3. 肝门部胆管癌

（1）肝外肝门部胆管癌的主要治愈性治疗是手术完全切除。

（2）依据疾病的分期行肝外肝门部胆管癌手术，手术干预的目的是获得无瘤切缘（表 6.3）。

（3）对于肝门部胆管癌患者，单纯行胆管切除术会导致较高的局部复发率。若病变位于肝外胆管树，推荐行淋巴结清扫和整块肝脏切除的肝门切除及胆道重建。通常需要尾叶切除以达到 R0 切除，特别是侵犯肝左管的肿瘤。

（4）肝门部胆管癌患者术后 5 年生存率为 20%～40%。

表 6.3　肝外胆管癌的 5 年生存率（根据分期）

TNM 分期	5 年生存率（%）
0 期（TisN0M0）	100.0
Ⅰ期（T1N0M0）	84.8
Ⅱ期（T2N0M0）	59.0
ⅢA 期（T3N0M0）	45.7
ⅢB 期（T4N0M0）	37.7
ⅢC 期（任何 T，N1M0）	25.4
ⅣA 期（任何 T，N2M0）	10.8
ⅣB 期（任何 T，任何 N，M1）	

Ⅱ. 辅助化疗和放化疗　卡培他滨辅助化疗是胆管癌术后的标准治疗方法。这是基于 BILCAP 研究的结果，该研究将患者随机分为辅助卡培他滨治疗 6 个月

组或观察组。在意向治疗分析中，包括卡培他滨组 223 例患者和观察组 224 例患者，卡培他滨组的中位总生存期在数值上有所改善（51.1 个月 *vs*. 36.4 个月），尽管这一差异未达到统计学意义（HR=0.81；*P*=0.097）。在根据对卡培他滨组 210 例患者和观察组 220 例患者的预先制订的符合方案的分析中，卡培他滨组的中位总生存期为 53 个月，观察组为 36 个月（HR=0.75，*P*=0.028）。尽管存在相互矛盾的统计分析，但卡培他滨辅助治疗似乎对总生存期有临床获益。淋巴结阳性、低分化肿瘤和肿瘤＞5cm 的患者获益最大。

虽然没有前瞻性随机试验数据证明辅助放化疗的益处，但 SWOG 0809 研究为其使用提供了一些有意义的证据。该研究包括 79 例患者，他们接受了吉西他滨联合卡培他滨辅助治疗，随后同步给予卡培他滨联合放疗。结果显示，R0 和 R1 切除患者的疗效非常相似（34 个月 *vs*. 35 个月）。该研究表明，通过放疗改善局部控制可以有意义地影响术后残留疾病患者的总体生存率。

Ⅲ. 晚期疾病的化疗

（1）对于转移性胆道癌，一线标准治疗方案是吉西他滨联合顺铂，这是基于一项大型随机对照试验（ABC-02 研究）的结果，与单用吉西他滨相比，该联合方案显示总生存期延长（11.7 个月 *vs*. 8.1 个月，HR 0.64，95% CI 0.52～0.80）。

（2）基于Ⅱ期临床研究数据推断，可以考虑使用奥沙利铂代替顺铂，与吉西他滨联合使用，可以最大限度地减少治疗过程中的毒性。

（3）NIFTY 和 ABC-06 研究已确定脂质体伊立替康（nal-IRI）联合氟尿嘧啶（5-FU）和 FOLFOX（5-FU、亚叶酸和奥沙利铂）作为晚期胆道癌二线治疗的两种标准治疗选择。NIFTY 研究对 nal-IRI 联合 5-FU 与单独 5-FU 进行了比较，研究结果显示联合组的中位总生存期显著改善（8.6 个月 *vs*. 5.5 个月；HR=0.68，*P*=0.0349）。ABC-06 研究对 FOLFOX 与单独支持治疗进行了比较，研究结果显示 FOLFOX 的中位总生存期略有改善（6.2 个月 *vs*. 5.3 个月；HR=0.69，*P*=0.031）。

Ⅳ. 靶向治疗

（1）近年来，在胆道癌中发现了许多可操作的基因组改变，包括成纤维细胞生长因子受体 2（FGFR2）、异柠檬酸脱氢酶 1（IDH1）和鼠类肉瘤病毒癌基因同源物 B（BRAF）。基于胆道起源部位的这些基因组改变的频率如表 6.4 所示。

表 6.4　胆道癌常见的可操作的基因组改变

项目	胆囊癌（%）	肝外胆管癌（%）	肝内胆管癌（%）
FGFR1～*3* 融合	3	0	11～12.5
IDH1/2 替换	0	3～4	15～23
BRAF 突变	1	3	5
HER2 扩增	16	11	3

续表

项目	胆囊癌（%）	肝外胆管癌（%）	肝内胆管癌（%）
KRAS 突变	11～19	42～57	15～22
MET 扩增	0	0	4
PIK3CA 突变	14	7	5

（2）佩米替尼（pemiginib）是一种有效的 FGFR1～3 抑制剂，似乎对 *FGFR2* 融合或基因重排患者有效。这是基于 FIGHT-202 研究的结果。FIGHT-202 是一项单臂研究，共纳入 146 例接受过至少 1 次先前治疗的晚期胆管癌患者。在 *FGFR2* 融合或基因重排的患者中，研究显示客观缓解率为 35.5%，中位总生存期为 21.1 个月。常见的重要毒性包括高磷血症、眼角膜炎、口腔炎和手足皮疹。

（3）*IDH1* 突变似乎通过其对肝前体细胞分化和增殖的影响在胆管癌的发病机制中起重要作用。在 ClarIDHy 试验中，对 IDH1 抑制剂艾伏尼布（ivosidenib）进行了评估，该试验是一项针对既往治疗过的晚期胆管癌患者的随机、双盲、安慰剂对照的Ⅲ期临床试验。与安慰剂组相比，艾伏尼布组的中位无进展生存期略有改善（2.7 个月 *vs*. 1.4 个月，HR=0.37，$P<0.000\ 1$）。该研究未显示艾伏尼布组与安慰剂组之间的中位总生存期存在差异（10.3 个月 *vs*. 7.5 个月，HR=0.79，P=0.093）。常见不良事件包括恶心、腹泻、乏力、贫血和腹水。截至 2021 年 8 月，艾伏尼布正在美国 FDA 批准的审查中。

（4）胆管癌中，*BRAF* V600E 突变最常见于肝内胆管癌，与较高的肿瘤分期、较大的淋巴结转移可能性和较差的总生存率有关。少见肿瘤类型未定的研究（Rare Oncology Agnostic Research）篮子试验评估了达拉非尼（BRAF 抑制剂）和曲美替尼（MEK 抑制剂）在多种晚期癌症（包括胆道癌）中的安全性和有效性。该研究显示了 47%的客观缓解率和 14 个月的中位总生存期。常见的不良事件包括发热、恶心、乏力和肝炎。达拉非尼和曲美替尼联合用药目前尚未被批准用于胆管癌。

V．姑息性治疗

（1）不能手术切除的或转移性疾病患者可以从姑息性手术、放疗、化疗或这些方法的联合治疗中获益。

（2）胆汁引流可以通过 Roux-en-Y 胆管空肠吻合术来实现，绕开阻塞部位至肝左管或肝右管，或经内镜或经皮放置支架[金属壁支架具有较大的直径，并且不易发生阻塞或迁移，更适于预期生存期＞6 个月和（或）无法手术的患者]。

（3）腹腔神经丛阻滞也可减轻无法手术患者的疼痛症状。

（许佳丽　王同杉　仇金荣　译）

参 考 文 献

第 7 章　原发性肝癌

Bassam Estfan，Alok A. Khorana

一、概　　述

肝细胞癌（HCC）起源于肝细胞，是最常见的原发性肝癌类型，通常发生于肝硬化或慢性乙型肝炎病毒（HBV）感染的背景下。HCC 是全球癌症患者死亡的主要原因之一。肝内胆管细胞癌起源于肝胆管上皮。肝脏的继发性或转移性癌症是在肝脏中发现的最常见的恶性肿瘤类型。本章将重点介绍 HCC。

二、流 行 病 学

（1）HCC 是全球第六大常见癌症，也是癌症死亡的第三大原因。在美国，它是第十三种常见的癌症，但却是癌症死亡的第六大原因。

（2）HCC 发病率最高的是亚洲和非洲，与 HBV 感染流行相关。中国 HCC 患者占全球肝癌的 50%以上。

（3）在美国，发病率自 20 世纪 80 年代初以来稳步上升，但在 2015 年之后开始下降。

1）2014～2018 年美国 HCC 的发病率为男性 13.8/10 万，女性 4.9/10 万（http://seer. cancer.gov/statfacts/html/livibd.html）。

2）黑种人、西班牙裔、太平洋岛民和美洲印第安人的发病率高于白种人和非西班牙人。

（4）诊断时中位年龄为 65 岁。2/3 新发病例的诊断年龄为 55～75 岁。

（5）2021 年，美国有 42 230 例新发原发性肝癌病例和 30 230 例死亡病例。

（6）所有分期患者的 5 年总生存率为 20%。

三、病　因　学

（1）在全球高发区，慢性 HBV 感染是 HCC 的主要危险因素。发病风险随着肝硬化和血清 HBV DNA 水平的升高而增加。

（2）HBV 可通过肝硬化或整合到宿主 DNA 中而导致 HCC。

（3）在美国等低发病率地区，慢性丙型肝炎病毒（HCV）感染、酒精滥用和非酒精性脂肪肝导致的肝硬化在 HCC 的发生发展中起主要作用。

1）在美国，HCV 感染占 HCC 病例的 50%。

2）酒精性肝硬化占 HCC 病例的 15%，并且通常与慢性 HCV 感染共存。

（4）其他少见的病因包括血色素沉着病、α_1-抗胰蛋白酶缺乏症、心源性肝硬化和黄曲霉素暴露。

（5）肝硬化患者发生 HCC 的 5 年累积风险为 5%～30%，具体取决于地区、肝硬化原因和肝脏炎症/肝硬化程度。

四、临床特征

（1）HCC 通常无症状，可能是偶然被发现的，或是在肝硬化患者或那些病毒性乙型或丙型肝炎感染患者筛查期间被发现。

（2）症状（疼痛、全身症状）通常是晚期疾病的一种表现，并且大多数伴随症状是由肝硬化或共存的肝病引起的。

（3）HCC 通常局限于肝脏，但转移的风险随着肿瘤负荷的增加和血管受累的存在而升高。

1）常见的转移部位是区域淋巴结、肺和骨骼。

2）经皮穿刺活检后腹壁内针道播种概率非常低（＜3%）。

（4）肝脏肿瘤较大和（或）位置浅表的患者发生急性剧烈疼痛可能预示着肝脏破裂。

（5）通过 Child-Pugh 评分系统和（或）终末期肝病模型评分评估的肝功能储备对于制订治疗计划至关重要。

五、诊　断

（1）对于常规肝脏超声筛查和（或）甲胎蛋白（AFP）血清水平出现异常的已知肝硬化患者，常怀疑肝癌。

（2）美国肝病研究协会发布了指导 HCC 诊断、分期和管理的指南。

（3）筛查

1）高危人群应每 6 个月对肝脏进行一次超声筛查。

2）如肝脏超声异常，应进行专用肝脏多期断层成像，如 CT 或 MRI 检查。

3）AFP 用于筛查是有争议的，但常用。如用于肝癌筛查，AFP 的敏感性和特异性不足。

（4）肝脏影像学检查

1）当怀疑 HCC 时，需要进行多期 CT 扫描或 MRI 检查（动脉期、静脉期、延迟期）。

2）美国器官获取和移植网络（OPTN）设计了新的成像分类系统，用于移植登记审批。HCC 相容性病变称为 OPTN-5 或 LIRADS-5 病变。

3）在病灶＞2cm 的高危人群中，特征性 HCC 病变显示动脉期增强和静脉期或延迟期快速洗脱。①≤1cm 的病灶应每 3 个月复查 1 次；②除符合诊断标准外，1～2cm 的病变应具有假包膜。

4）如果第一次影像学检查（CT 或 MRI）不确定但高度怀疑，而其他影像学检查显示特征性 OPTN-5 病变，则可以进行诊断。

5）美国器官共享联合网络仅批准允许活检证实病变或 OPTN-5 病变应用原位肝移植（OLT）。

（5）肝活检

1）当无法通过影像学确诊或怀疑有其他诊断时，肝活检可用于可疑病变。

2）由于存在针道播种和腹壁复发风险，应尽可能避免行经皮活组织检查，尤其是那些可能成为 OLT 候选者的患者。

（6）AFP

1）肝硬化合并肿块及 AFP＞400ng/ml，通常提示 HCC。这对于 OLT 登记是不接受的。肝病和胆管癌也可以使 AFP 升高。

2）AFP 对诊断既不敏感，也不特异。

3）在高达 40%的病例中，AFP 可以是正常的。

六、病　理　学

（1）HCC 是原发性肝癌中最常见的类型，占 80%～90%；其次是肝内胆管癌，占 10%～20%。

（2）其他罕见的原发性肝脏恶性肿瘤包括纤维板层癌（HCC 的一种亚型）、肝母细胞瘤、血管肉瘤、血管内皮肉瘤和上皮样血管内皮瘤。

（3）虽然在肝硬化患者中并不常见，但当肝脏病变不符合 HCC 的影像学特征时，应怀疑肝转移。

（4）HCC 是富血管肿瘤，常与微血管或大血管浸润相关。

七、分　　期

（1）目前已经针对 HCC 建立了多个分期系统。

（2）尽管 AJCC TNM 分期系统具有预后意义，但它缺乏对肝功能和功能状态的结合。

（3）其他分期系统，如 Okuda 分期系统、意大利肝癌评分系统（CLIP）和巴塞罗那临床肝癌（BCLC）分期系统，都包含与肝功能相关的要素。

（4）BCLC 分期系统是被广泛使用的分期系统，它包含肿瘤大小、数量及 Child-Pugh 评分和体能状况等要素，这些要素与治疗方案选择相关（图 7.1）。

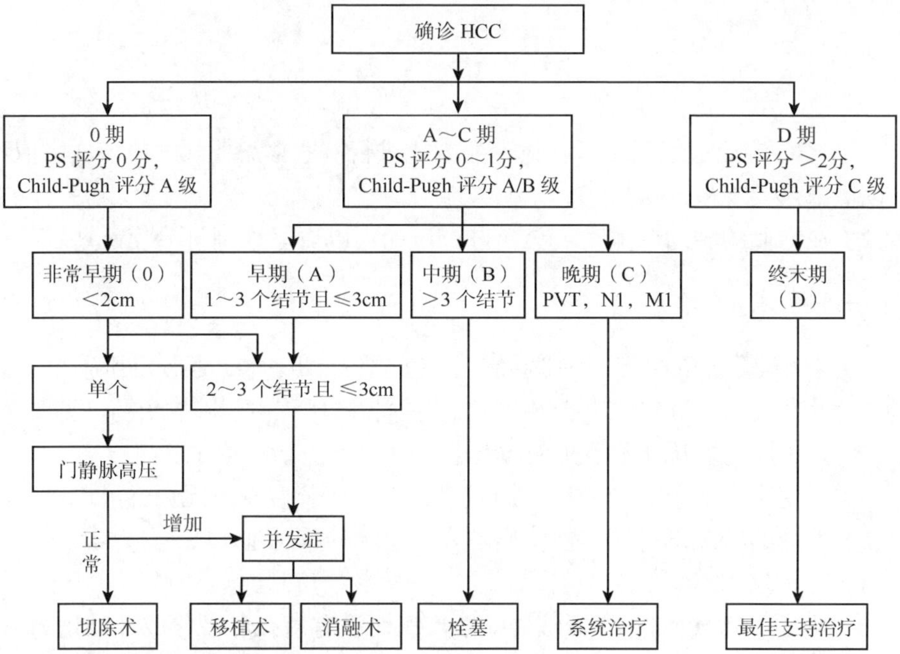

图 7.1　巴塞罗那临床肝癌（BCLC）分期系统的肝细胞癌分期分类

BCLC 分期系统流程图在分期和治疗中整合了肝功能、肿瘤特征、体能状况和并发症。HCC，肝细胞癌；M1，转移性疾病；N1，区域淋巴结阳性；PVT，门静脉肿瘤血栓（改编自 Bruix J，Sherman M. Management of hepatocellular carcinoma：an update. Hepatology. 2011，53（3）：1020-1022.经 John Wiley&Sons 公司许可重印）

（5）Child-Pugh 评分系统是评估肝脏健康状态和确定治疗方案的关键（表 7.1）。

无 HCC 的 Child-Pugh 评分 A 级、B 级和 C 级患者的 1 年生存率分别为 100%、80%和 45%。

表 7.1　Child-Pugh 分级

分数归因	1 分	2 分	3 分
胆红素（mg/dl）	<2	2～3	>3
白蛋白（g/dl）	>3.5	2.8～3.5	<2.8

续表

分数归因	1分	2分	3分
INR[或PT（s）]	<1.7（<4）	1.7～2.3（4～6）	>2.3（>6）
腹水	无	轻度（或药物控制）	中重度（或难治性）
脑病分级	无	1～2	3～4

注：INR，国际标准化比值；PT，凝血酶原时间。A级，5～6分；B级，7～9分；C级，10～15分。A级1年和2年生存率分别为100%、85%；B级分别为81%、57%；C级分别为45%、35%。

八、治　疗

（1）HCC治疗最好以多学科讨论的方式进行。通常需要同时或依次采取不同的干预措施来实现最佳结果。

（2）在专业的肿瘤专家委员会上进行讨论可以更好地制订治疗计划。

（一）手术

（1）手术是肝癌的主要治疗选择，无论是肝脏切除术，还是肝脏移植术。

（2）手术候选者资格取决于肝功能、门静脉高压程度、肿瘤负荷（见图7.1），以及在一定程度上取决于病变的解剖位置。

（3）接受手术的患者应为局限期肝癌、无大血管侵犯、无局部淋巴结受累。除在高度选择的情况下，转移性疾病是外科手术的禁忌证。

（4）肝切除术

1）切除可以治愈那些有肝脏局限性疾病而没有潜在肝硬化或纤维化的患者。

2）无门静脉高压的肝硬化患者可能有机会进行切除，但仍有新发肝癌的风险。

3）5年生存率为50%～70%。影响生存率的因素包括病变的大小和数量。

4）5年复发风险高达70%（60%肝内转移，40%新发肝癌）。

5）术后使用索拉非尼辅助治疗没有益处（STORM 试验）。评估辅助免疫治疗的研究正在进行中。

（5）肝移植

1）肝移植是肝癌和肝硬化患者治疗的主要手段。

2）移植候选者应符合米兰选择标准：①1个病灶≤5cm，或2～3个病灶，每个≤3cm；②无大血管侵犯或门静脉血栓形成；③无局部淋巴结受累或转移性疾病。

3）肝移植依赖于可用的尸体肝脏。活体供肝移植是另一个可行的选择。

4）在米兰标准范围内，HCC移植患者的4年生存率为70%，无复发生存率为80%。

5）在美国，符合条件的患者应该有 OPTN-5 病变，并且只有在疾病得到控制或疾病稳定持续 6 个月后才能成为登记患者而得到照顾。

6）采用肝动脉栓塞进行局部控制，经常被用作等待移植的“桥接”疗法。

7）如果肿瘤特征符合旧金山标准，并且采用局部治疗“降期”达到米兰标准，则排队等待 OLT 有时是可能的。

8）慢性病毒性肝炎患者应在移植前以持续病毒应答为目标进行治疗。HCV 感染有时在移植后进行治疗，以增加供体来源。

9）当有供体可用时，活体供体移植可能是可行的，并且可以提供更及时的移植途径。

（6）术后监测

1）每 3～6 个月对胸部、肝脏和骨盆进行一次影像学检查，持续 2 年，然后每年进行一次。

2）AFP 每 3～6 个月检测一次，为期 2 年，然后每 6 个月检测一次。

（二）局部治疗

HCC 的局部治疗可以采用治愈性（消融）或姑息性（栓塞）治疗。它们还可用于局部控制肿瘤，等待 OLT。

1. 消融治疗

（1）消融治疗包括经皮乙醇注射（PEI）、射频消融（RFA）和微波消融（MWA）。

（2）RFA 和 MWA 可经皮或经腹腔镜进行。

（3）近年来 PEI 的使用较少。

（4）对于＜2cm 的病灶，RFA 或 MWA 对局部控制非常有效。

（5）局部复发率可高达 50%～70%。影响复发的因素包括病灶较大、靠近大血管、包膜下病灶、经皮入路及＜1cm 的消融边缘。

（6）最佳候选者是那些非常早期或 BCLC 早期阶段但无法行手术治疗的患者。

（7）RFA 后，针道播种复发率高达 3%，尤其是对包膜下病灶的反复介入治疗。

2. 肝动脉栓塞

（1）经动脉化疗栓塞（TACE）和微球栓塞是局限性肝癌局部控制的有效手段，但不是治愈性手段。

（2）80%的 HCC 血供来源于肝动脉分支；相反，正常肝实质血供主要来源于门静脉。

（3）与最佳支持治疗相比，TACE 可提高生存率，2 年生存率分别为 63%、27%。

（4）TACE 通常使用含多柔比星的药物洗脱珠（DEB）来完成。传统 TACE

对比 DEB 的一项随机临床试验显示，在不可切除 HCC 中 DEB 显示出更好的局部控制率（6 个月时，44% *vs*. 52%），且毒性更低，支持 DEB/TACE。

（5）关于在洗脱珠上添加化疗药物的额外益处，仍存在争议。

（6）适合的患者是那些肝功能相对较好（Child-Pugh 分级 A～B 级）、病灶不可切除、移植前“桥接”治疗的患者。化疗栓塞通常需要不止一次的治疗，以实现最佳局部控制。

（7）TACE 可被用于降级目的，以满足米兰标准。

（8）根据 SPACE Ⅱ期临床试验，索拉非尼与 TACE 联合没有任何作用。评估辅助免疫疗法的研究正在进行中。

3. 放射性栓塞

（1）HCC 是放射敏感的，同时也位于放射敏感器官内。正常肝脏能耐受高达 20Gy 的辐射。

（2）放射性栓塞使用钇-90 微球。树脂和玻璃微球均可在市场上买到。

（3）肝动脉造影是治疗前排除血管分流的重要的第一步。放射性肺炎是一旦发生大量肝肺辐射分流时的主要并发症。

（4）放射性栓塞通常在肝功能失代偿和胆红素＞2mg/dl 时是禁忌的。

（5）放射性肝段切除术是一种将放射物质选择性地输送到一个或两个肝段而不是整个肝叶的方法。这允许更高的辐射剂量暴露，从而实现更好的肿瘤坏死和局部控制。

（6）放射性栓塞与化学栓塞的治疗指征有重叠。对于较大的病灶，明显的肝叶受累或弥漫性疾病通常是放射性栓塞的指征。最佳的局部区域治疗干预应由多学科肿瘤委员会决定。

（三）放疗

（1）立体定向体部放射治疗（SBRT）是一种特定区域的精确、适形的大剂量外照射疗法。在放射敏感性肿瘤中，SBRT 具有很高的局部控制成功率。

（2）对于不能接受局部治疗或消融的 HCC 小病灶（最好＜5cm），SBRT 是一种合理的选择。在解剖上具有挑战性的消融部位，如肝穹隆，可以用 SBRT。

（3）癌栓（特别是有症状的）也可以给予 SBRT 联合其他局部治疗手段。

（4）在一系列研究中，放疗联合或不联合 TACE 的局部控制率为 96%，3 年总生存率为 67%。

（四）系统性治疗

1. HCC 的系统性治疗用于不适合局部区域治疗的晚期疾病或出现远处转移的患者。治疗的目的是减轻痛苦，主要益处是延长预期寿命。

2. 当有可能时，应考虑纳入晚期肝癌患者参加临床试验。

3. 在某些系列，常规化疗与部分缓解率较低有关，而且尚未显示其能提高生存率。

4. 一线治疗

（1）索拉非尼

1）索拉非尼是一种具有抗血管生成特性的多激酶抑制剂，靶向 RAF-1、BRAF、VGEFR1～3 和 PDGFR-β。它于 2017 年获得美国 FDA 批准。

2）在 SHARP 试验中，将晚期 HCC 和 Child-Pugh 分级 A 级肝硬化患者随机分组，分别给予安慰剂或索拉非尼每次 400mg，每天 2 次。相比安慰剂，索拉非尼显著延长了患者的生存期（10.7 个月 *vs*. 7.9 个月）。亚太地区的临床试验在亚洲人群中采用了类似的研究设计，同样观察到索拉非尼组显著提高了患者生存期（6.5 个月 *vs*. 4.2 个月）。

3）有效率为 2%～3%；约 70%的患者在随访时病情稳定。

4）索拉非尼的副作用包括乏力、腹泻、高血压、口腔溃疡、骨髓和肝毒性。掌跖感觉丧失性红斑（PPE，又称手足综合征）可发生在高达 45%的患者中。至少 30%的患者因副作用而需要减少剂量。

5）Child-Pugh 分级 B 级肝硬化患者应慎用索拉非尼。

6）在根治性切除或消融术后给予索拉非尼辅助治疗没有益处。STROM 试验显示，索拉非尼辅助治疗 4 年，与安慰剂比较，无复发生存率无差异。

7）在 SPACE Ⅱ期临床试验中，索拉非尼联合 TACE 治疗局部晚期肝癌。索拉非尼和安慰剂在至疾病进展时间（TTP）上没有差异。

（2）仑伐替尼

1）仑伐替尼是 VEGFR 1～3、FGFR 1～4、PDGFR-α、RET 和 KIT 的抑制剂。

2）2018 年，基于 REFLECT 研究的结果，该药物被批准用于一线治疗，该研究显示，该药物在总体生存时间上不低于索拉非尼（13.6 个月 *vs*. 12.3 个月）。

3）仑伐替尼的有效率为 24% *vs*. 9%（索拉非尼）。中位至进展时间为 8.9 个月，与 73%的疾病控制率有关。

4）与索拉非尼相比，仑伐替尼与 PPE 和脱发的相关性较小，但与高血压、蛋白尿、发音困难和甲状腺功能减退有关。

（3）阿替利珠单抗和贝伐珠单抗

1）阿替利珠单抗是一种 PD-L1 单克隆抗体（检查点抑制剂），贝伐珠单抗是一种 VEGF 单克隆抗体。

2）该组合于 2020 年获得美国 FDA 批准，根据Ⅲ期 IMBRAVE 150 研究，该组合是第一种在治疗 Child-Pugh 分级 A 级 HCC 患者上显示出优于索拉非尼的治疗方法。

3）联合用药的中位总生存期未达到，而索拉非尼为 13.2 个月。疾病控制率为 73%，有效率为 27.3%。

4）符合条件的患者应在治疗前进行上消化道内镜检查来评估和治疗食管静脉曲张。

5. 二线治疗

（1）瑞戈非尼

1）在索拉非尼治疗后进展的 Child-Pugh 分级 A 级肝癌患者中开展了瑞戈非尼对比安慰剂的 RESORCE 随机研究，瑞戈非尼与生存率的统计学显著改善相关（10.6 个月 vs. 7.8 个月）。有效率为 11%，疾病控制率为 65%。瑞戈非尼于 2017 年获得美国 FDA 批准。

2）常见的副作用包括 PPE、腹泻、乏力和高血压。

（2）卡博替尼

1）卡博替尼是 VEGF 1～3、MET 和 AXL 的抑制剂。在 CELESTIAL 研究中，对索拉非尼治疗后进展的 Child-Pugh 分级 A 级肝癌患者进行了卡博替尼与安慰剂的比较。中位总生存期为 11.3 个月和 7.2 个月。卡博替尼于 2019 年获得美国 FDA 批准。

2）客观有效率为 4%，疾病控制率为 63%。

3）62%的患者需要减少剂量，最常见的副作用包括 PPE、高血压、乏力和腹泻。

（3）纳武利尤单抗/伊匹单抗：2020 年，来自Ⅰ/Ⅱ期 CheckMate 040 研究的数据显示 32%的有效率和 22.2 个月的中位总生存期后，在纳武利尤单抗中加入伊匹单抗获得了美国 FDA 的批准。

（4）帕博利珠单抗：是另一种 PD-1 单克隆抗体，在随机Ⅲ期 KEYNOTE-240 研究中进行了研究。中位总生存期为 13.9 个月，而安慰剂组为 10.6 个月，但差异没有统计学意义。该药有效率为 19.3%，于 2018 年获得美国 FDA 批准。

（5）雷莫芦单抗：是一种抗 VEGFR-2 的单克隆抗体。在 REACH-2 试验中，患有 Child-Pugh 分级 A 级肝硬化和 AFP＞400ng/ml 的患者中，对雷莫芦单抗与安慰剂进行了比较；雷莫芦单抗于 2019 年获得美国 FDA 批准是基于其中位总生存期为 8.5 个月，而安慰剂组为 7.3 个月。雷莫芦单抗的有效率为 5%。

6. 系统性治疗的顺序

（1）目前尚无关于晚期 HCC 系统性治疗的适当顺序的数据。

（2）鉴于生存数据，阿替利珠单抗和贝伐珠单抗联合用药是首选的一线选择，除非有禁忌证或在移植患者中。

（3）目前还没有比较研究来确定二线及二线以上的药物选择。

参 考 文 献

[李　薇（安医）　张　齐　王育生　译]

第 8 章　胃肠道间质瘤

Siddharth Kunte，Dale R. Shepard

一、概　　述

胃肠道间质瘤（GIST）是胃肠道（GI）最常见的间叶性肿瘤。大多数 GIST 存在原癌基因 *KIT* 或血小板源性生长因子受体 α（*PDGFRA*）基因突变。理想情况下，切除这些肿瘤，许多患者可以治愈。抑制 *KIT* 和 *PDGFRA* 的靶向治疗提高了手术后的治愈率并改善了转移性疾病的预后。

二、流 行 病 学

在美国，GIST 的年龄调整发病率大约为 7/100 万，每年导致 4000～6000 例新发病例。大多数病例是散发性的，无 GIST 家族史。诊断时的中位年龄为 63 岁左右。尽管有些情况，包括神经纤维瘤样病变 1（NF-1）与 GIST 的发展有关，但大多数 GIST 的发展尚无确定的危险因素。

三、病　理　学

GIST 来源于 Cajal 间充质细胞。将 GIST 与其他胃肠道黏膜下肿瘤相鉴别是很重要的，包括平滑肌肉瘤、平滑肌瘤和纤维瘤。GIST 可通过 95% GIST 中存在的 KIT 过表达或 80% GIST 中存在的 *KIT* 突变来确诊。KIT 过表达可以通过用抗 CD117 抗体的免疫组织化学（IHC）检测。约 70%的 *KIT* 突变发生在外显子 11 上，10%发生在外显子 9 上；可能发现外显子 13 和 17 突变，但很罕见。IHC 检测的 DOG-1 是诊断 GIST 的另一种敏感和特异的标志物。GIST 也可能存在 *PDGFRA* 突变，其中大多数突变影响外显子 18。*PDGFRA* 突变与其他恶性肿瘤中 KIT 和 FLT-3L 非依赖性激酶激活的突变是同源的，包括急性髓细胞性白血病、肥大细胞疾病和精原细胞瘤。

在 GIST 中，*KIT* 和 *PDGFRA* 突变及过表达通常是相互排斥的。35%的 *KIT* 野生型 GIST 具有 *PDGFRA* 突变。*KIT* 和 *PDGFRA* 突变会导致下游细胞内信号传导过程的失调，包括蛋白激酶和转录因子，如 Akt、丝裂原活化蛋白激酶、信号转导子和转录激活子（STAT1 和 STAT3），它们在癌症的发生发展中起着关键作用。缺少 *KIT* 和 *PDGFRA* 突变的 GIST 通常表现为 *SDH* 基因亚基的功能突变缺失或 SDHB 蛋白表达缺失。

形态学上，GIST 的特征性表现为梭形细胞型（70%）、上皮样细胞型（20%）或混合型（10%）。大约 90%的 GIST 发生在胃和小肠，其次是十二指肠、直肠、食管和阑尾。10%～20%的患者在诊断时出现转移性疾病，主要累及肝脏、网膜或腹膜。罕见表现为淋巴结受累。

四、临 床 表 现

小 GIST 可能是无症状的，通常在影像学或内镜检查中偶然发现。较大的肿瘤可能会引起与其部位相关的症状。这些症状包括早期饱腹感、疼痛、腹胀、出血或与贫血相关的乏力。罕见情况下，患者可能会出现继发于肿瘤破裂或梗阻的急腹症。

五、预 后 因 素

与 GIST 复发相关的因素包括肿瘤大小、有丝分裂指数、肿瘤位置及是否存在肿瘤破裂（表 8.1）。基于这些肿瘤特征，患者可以分层为极低、低、中或高复发风险。＜2cm 的肿瘤具有极低的风险，而＞10cm 的肿瘤与高风险有关。有丝分裂指数≤5/50HPF 与复发风险极低或低相关。有丝分裂指数＞10/50HPF 则为高风险。无论肿瘤大小或有丝分裂指数如何，肿瘤破裂都是高复发风险的预后因素。胃 GIST 与其他部位 GIST 相比有更好的预后。

表 8.1 用于 GIST 复发的改良 NIH 危险分层

危险分层	大小（cm）	有丝分裂指数（1/50HPF）	原发肿瘤部位
极低	＜2	≤5	任何部位
低	2.1～5	≤5	任何部位
中等	2.1～5	＞5	胃
	＜5	6～10	任何部位
	5.1～10	≤5	胃
高	任何	任何	肿瘤破裂
	＞10	任何	任何部位
	任何	＞10	任何部位
	＞5	＞5	任何部位
	2.1～5	＞5	任何部位
	2.1～5	＞5	非胃
	5.1～10	≤5	非胃

注：HPF，高倍视野。[改编自 Joensuu H. Risk stratification of patients diagnosed with gastrointestinal stromal tumor. Hum Pathol. 2008；39（10）：1411-1419.]

六、诊　　断

建议对腹部和盆腔进行 CT 或 MRI 检查，用于初始分期以确定肿瘤的可切除性及评估转移性疾病。可以使用超声内镜（EUS）检查来进一步描述黏膜下胃肠道病变，并且在该过程中可以使用细针穿刺抽吸术（FNA）来收集组织用于细胞学和免疫组化检查以确定诊断。考虑到肿瘤出血和扩散的风险，超声内镜引导细针穿刺抽吸术（EUS-FNA）优于经皮活检。对于肿瘤可切除且高度怀疑 GIST 的患者，不需要行这些活检。对于明显无法切除的肿瘤，或如果术前给予酪氨酸激酶抑制剂（TKI）治疗后可以切除的肿瘤，应进行活检。PET 通常不用于 GIST 患者的诊断或监测。

七、治　　疗

对于无手术禁忌的患者，先期切除通常是可切除疾病的标准治疗。术前应用伊马替尼可能影响复发风险评估，但术前应用伊马替尼应该保留给肿瘤缩小且可将手术并发症风险降至最低的患者。在切除肿瘤之后，具有中或高复发风险的患者（表 8.1）应开始使用伊马替尼 TKI 辅助治疗至少 3 年。接受伊马替尼新辅助治疗后并进行完全切除的患者和手术后有残留病灶的患者应接受术后伊马替尼治疗。对镜下切缘阳性患者给予再次切除通常是没有手术指征的。在治疗期间，患者应在诊所接受腹部和盆腔增强 CT 检查，每 3～6 个月一次，进行 3～5 年，此后每年进行一次监测。约 50%手术切除的 GIST 患者可以通过单纯手术治愈。原发性高危 GIST 切除术后复发的中位时间为 2 年。然而，转移性疾病可能发生在原发肿瘤初始手术切除后的数年，因此需要长期临床随访。

诊断时无法切除或有转移性疾病的患者应开始使用 TKI 治疗，并在 3 个月后重复进行 CT 检查，以评估疗效。检测肿瘤突变有助于 TKI 的选择。*KIT* 外显子 9 突变的肿瘤更有可能受益于伊马替尼剂量从 400mg/d 增加到 800mg/d。具有 *PDGFRA* D842V 突变或 *KIT* 无突变的 GIST 对伊马替尼有效的可能性降低。*PDGFRA* D842V 突变患者应接受阿法替尼（Avapritinib）治疗。最初无法切除的患者对 TKI 有反应，应再次评估切除的可能性，尽管新辅助治疗达到降期作用通常需要几个月。如果肿瘤仍无法切除，或有转移性疾病且病情稳定，或对治疗有反应的患者应长期接受 TKI 治疗。

如果先前没有使用过 TKI，复发性 GIST 患者应接受 TKI 治疗。既往接受过 TKI 治疗后复发的患者，或在接受 TKI 期间出现 GIST 进展的患者的治疗选择包括切除、栓塞、射频消融、姑息性放疗、增加伊马替尼剂量或给予替代 TKI。

肿瘤小于 2cm 且无高风险 EUS 特征，如边界不规则、囊性间隙、溃疡、回声灶和异质性的胃 GIST 患者，可以通过内镜检查进行监测，可能不需要手术。

八、辅助治疗

仅约 50%的患者在治愈性切除后复发，5 年生存率为 50%。辅助治疗已被证明可以增加高复发风险患者的生存率。

根据美国外科医师学会肿瘤学组 GIST 辅助治疗 Z9001 研究，伊马替尼被批准用于 GIST 的辅助治疗。在一项Ⅲ期试验中，713 例表达 KIT 且大小至少为 3cm 的原发 GIST 完整切除术后的患者被随机分组，给予 1 年的伊马替尼 400mg/d 或安慰剂治疗。出现复发后，患者可从安慰剂组交叉到伊马替尼组或者增加伊马替尼剂量至 800mg/d。作为试验的主要研究终点，1 年的无复发生存率在伊马替尼组为 98%，而安慰剂组为 83%（$P<0.0001$）。可能是由于随访时间短，以及从安慰剂组交叉至伊马替尼组，两组之间的总生存期无显著的统计学意义。斯堪的纳维亚肉瘤组的一项后续Ⅲ期研究 SSG XVIII/AIO 显示，在术后复发风险较高的患者中，与 1 年治疗比较，3 年伊马替尼治疗后的 5 年无复发生存率（71.1% *vs*. 52.3%，$P<0.001$）和 5 年总生存率（91.9% *vs*. 85.3%，$P<0.036$）更好。

九、新辅助治疗

一项前瞻性Ⅱ期试验 RTOG 0132/ACRIN 6665 评估了手术前 8～12 周行伊马替尼新辅助治疗的安全性和疗效，并在手术后至少 2 年持续使用伊马替尼至疾病进展。患者具有一个可切除的至少为 5cm 大小的 KIT 阳性 GIST。在原发性 GIST 患者中，7%的患者部分缓解，83%的患者处于疾病稳定。在可切除的转移性疾病患者中，5%的患者为部分缓解，91%的患者疾病稳定。中位随访 5 年，患者原发肿瘤的无进展生存率为 57%，总生存率为 77%。手术并发症少；伊马替尼的毒性轻微。

对于携带对伊马替尼不敏感的 *PDGFRA* 外显子 18 突变的 GIST，包括 D842V 突变者，应考虑对患有不可切除疾病的患者使用阿法替尼进行新辅助治疗。

十、治疗胃肠道间质瘤的药物

1. 伊马替尼　是 c-KIT 和 PDGFRA 受体的酪氨酸激酶抑制剂。伊马替尼被批准用于无法切除或转移性 *KIT*（CD117）阳性的 GIST 患者，或用于 *KIT* 阳性 GIST 切除后的辅助治疗。两项大型随机Ⅲ期试验证实了伊马替尼治疗晚期 GIST 的疗效。在 S0033 试验中，患者被随机分配接受 400mg 伊马替尼每天 1 次（随着疾病进展交叉，达每天 800mg）或 400mg 每天 2 次治疗。对于每天接受 400mg 和 800mg 伊马替尼治疗的患者，中位总生存期分别为 55 个月和 51 个月。两组之间的有效率、无进展生存率或总生存率均无显著性差异。在一项回顾性亚组分析中，*KIT* 外显子 9 突变的患者每天接受 800mg 伊马替尼治疗，无进展生存率有所改善，但总生存率无改善。约 80%的患者最终发生 *KIT* 外显子的继发性突变，导致疾病进展。对于具有 *KIT* 外显子 9 突变的患者，患者应以 400mg/d 或 800mg/d 的剂量开始治疗。伊马替尼的治疗通常耐受性良好，恶心、腹泻、眶周水肿、肌肉痉挛、乏力、头痛和皮炎是最常见的毒性反应。

2. 阿法替尼　是一种 TKI，可抑制 *PDGFRA* 外显子 18 突变，包括对伊马替尼耐药的 D842V 突变。阿法替尼被批准用于在一线情况下携带上述突变的晚期 GIST。该批准基于一项Ⅱ期试验，*PDGFRA* 外显子 18 突变患者（43 例）每天接受 300mg 或 400mg 阿法替尼。84%的患者观察到总体有效（7%的患者为完全缓解，77%的患者为部分缓解）。毒性反应包括乏力、认知障碍、头发颜色改变、腹泻、水肿、恶心和食欲下降。

3. 舒尼替尼　是一种口服多靶点酪氨酸激酶受体抑制剂，被批准用于伊马替尼治疗后出现疾病进展或不能耐受的 GIST 患者。在一项双盲、安慰剂对照、多中心、随机Ⅲ期试验中，伊马替尼治疗后出现疾病进展或对伊马替尼不能耐受的 GIST 患者随机接受舒尼替尼 50mg/d 治疗，连续 4 周，休息 2 周（207 例），或给予安慰剂（105 例）。舒尼替尼组和安慰剂组的客观缓解率分别为 8%和 0，并且舒尼替尼组的中位疾病进展时间明显延长（6.3 个月 *vs*. 1.5 个月）。

在一项Ⅱ期试验中，持续给予较低剂量的舒尼替尼（每天 37.5mg），临床获益率为 53%（13%为部分缓解和 40%为疾病稳定），中位进展时间为 7.5 个月。常见的毒性反应包括乏力、腹泻、PPE、高血压、出血和恶心。

4. 瑞戈非尼　是一种多靶点酪氨酸激酶（包括 KIT 和 PDGFRA）抑制剂，适用于伊马替尼和舒尼替尼治疗后进展的患者。在一项随机Ⅲ期试验中，接受瑞戈非尼治疗患者的中位无进展生存期为 4.8 个月，接受安慰剂治疗患者的中位无进展生存期为 0.9 个月（HR=0.27，P＜0.000 1）。

如果在使用伊马替尼后观察到 *KIT* 中的外显子 17 突变，则在二线治疗中，瑞戈非尼应优于舒尼替尼。这种耐药性突变导致患者对伊马替尼和舒尼替尼产生耐药。常见的毒性反应包括乏力、腹泻、手足皮肤反应、高血压、恶心和高胆红素血症。

5. 瑞派替尼（Ripretinib）　是一种 TKI，可抑制 KIT 和 PDGFRA，包括野生型、原发性和继发性突变。它被批准用于接受 3 线或多线 TKI（包括伊马替尼）后的晚期 GIST 患者。在一项随机的Ⅲ期安慰剂对照试验中，瑞派替尼将无进展生存期从 1.0 个月提高到 6.3 个月（HR=0.15，$P<0.001$）。常见的毒性反应包括脱发、乏力、恶心、PPE、腹泻、腹痛、便秘和呕吐。

（王　婷　王育生　顾艳宏　译）

参考文献

第9章 结直肠癌

Sherise Rogers，Thomas J. George

一、流行病学

（1）在美国，结直肠癌（CRC）是男女合计癌症死亡的第二大原因，并且是男性和女性癌症的第三大常见肿瘤。

（2）2021 年约 104 270 例结肠癌患者被确诊，45 230 例直肠癌患者被确诊，超过 1/3 的患者将因该病而死亡。

（3）终身发生 CRC 的风险，男性为 4.3%，女性为 4.0%。

（4）手术可以治愈接近 50%的确诊患者；然而，40%～50%的新诊断 CRC 患者最终会发展为转移性结直肠癌（mCRC）。

（5）结肠癌在美国或西欧等经济发达地区的发病率高于亚洲、非洲或南美洲。

（6）在 55 岁及以上的人群中，美国 CRC 发病率和死亡率持续下降（每年下降 4.5%）。

（7）小于 50 岁的年轻人群中的 CRC 发病率有所增加（2012～2016 年每年增加 2%）。年轻人增加的原因尚未明确。

二、危险因素

尽管某些情况使患者易发生结肠癌，但高达 70%的患者没有明确的危险因素。

（1）年龄：约 90%的结肠癌发生于 50 岁以上的患者。

（2）性别：男性结肠癌的发病率与女性相似，但直肠癌在男性中更突出。

（3）种族：非裔美国人的 CRC 发病率比白种人高出 20%，而且非裔美国人的死亡率比白种人高出近 40%。

（4）CRC 个人史或腺瘤性息肉个人史。

1）管状腺瘤（最低风险）。

2）管状绒毛状腺瘤（中等程度风险）。

3）绒毛状腺瘤（最高风险）。

（5）相比不吸烟者，吸烟与 CRC 发病率和死亡率增加有关，与直肠癌的关系更大。

（6）肥胖：肥胖人群的 CRC 发生率增加 30%。

（7）饮食因素：高纤维、低热量摄入和低动物脂肪饮食可降低患癌症的风险。

（8）钙缺乏：在一项随机安慰剂对照试验中，每天摄入 1.25～2.0g 钙与复发性腺瘤的风险降低相关。口服双膦酸盐治疗至少 1 年也可以降低患 CRC 的风险。

（9）维生素 D：虽然 5 项研究的荟萃分析显示，CRC 伴有维生素 D 水平较高的患者的总生存率和疾病特异性死亡率有所改善，但是目前尚没有前瞻性证据表明补充维生素 D 可降低患结肠腺瘤或癌症的风险。

（10）微量营养素缺乏：硒、维生素 E 和维生素 D 缺乏可能会增加患癌症的风险。叶酸的作用仍不清楚。

（11）炎症性肠病（IBD）：IBD 与患 CRC 风险增加 2.9 倍有关，并且患 CRC 的风险与 IBD 的持续时间有关。

（12）非甾体抗炎药：美国癌症协会的一项研究表明，规律使用阿司匹林可使死亡率降低 40%，类似的死亡率下降可见于长期使用非甾体抗炎药的风湿性疾病患者。美国 FDA 已批准环氧合酶-2（COX-2）抑制剂塞来昔布用于家族性腺瘤性息肉病（FAP）的辅助治疗。使用选择性 COX-2 抑制剂进行预防必须与增加的心血管病风险相平衡。

（13）家族史：80%的结肠癌病例在确诊时缺乏阳性家族史。在普通人群中，如果有一位一级亲属患结直肠癌，其他家族成员的相对风险增加 1.72 倍；如果有两位亲属受影响，相对风险增加 2.75 倍。如果一级亲属 60 岁前发生腺瘤性息肉病，也可观察到其患病风险增加。真正的遗传性癌症仅占 CRC 的 6%。

三、家族性肿瘤综合征

（一）家族性腺瘤性息肉病

家族性腺瘤性息肉病（FAP）是一种外显率超过 90%的常染色体显性遗传病，表现为青春期后期形成数百个息肉。随着时间的推移，发展为浸润性癌的风险几乎是 100%。定位于染色体 5q21 的大肠腺瘤性息肉病（*APC*）基因的胚系突变已经被确定。APC 基因缺失可引起具有 β-连环蛋白转录活性增加的信号转导改变。有肠外表现的 FAP 变异型包括以下几种。

（1）衰减型 FAP：这种变异型在老年人中会出现扁平腺瘤。突变往往发生在 APC 基因的近端和远端部分。

（2）Gardner 综合征：与硬纤维瘤、骨瘤、脂肪瘤、肠系膜或腹壁纤维瘤有关。

（3）Turcot 综合征：累及中枢神经系统的肿瘤（特别是髓母细胞瘤）。

（4）Peutz-Jeghers 综合征：是一种常染色体显性遗传病，在年轻时有发展为非肿瘤性错构瘤性息肉的倾向，同时表现为整个胃肠道和口腔周围黑色素沉着。该病以 *STK11/LKB1* 基因突变为特征。

（5）幼年性息肉病：是一种常染色体显性遗传病，以从 20 岁开始出现结肠、小肠和胃的良性息肉为特征。*BMPR1A* 和 *SMAD4* 基因的突变与该疾病有关。

（二）遗传性非息肉病性结直肠癌（Lynch 综合征）

以 Henry T. Lynch 命名的 Lynch 综合征包括两型。Lynch Ⅰ型或结肠综合征是一种常染色体显性遗传病，具有明显的临床特征，包括近端结肠受累、黏液性或低分化组织学结构、假二倍性及存在同时性或异时性肿瘤。患者在 50 岁之前发生结肠癌，终身患癌的风险约为 75%。Lynch Ⅱ型或结肠外综合征的个体易发生子宫内膜、卵巢、胃、肝、胆道、小肠和泌尿生殖道恶性肿瘤。

为了确认潜在的 CRC 家族，建立了阿姆斯特丹标准（3-2-1 准则），具体如下：

（1）至少 3 位家庭成员组织学证实为 CRC，至少 1 位是其他 2 位成员的一级亲属。

（2）CRC 累及至少连续两代。

（3）至少有 1 位家庭成员在 50 岁前确诊。

1997 年实施的贝塞斯达标准纳入了肠外肿瘤、临床病理和年龄修正，并且随后进行了修订以解释微卫星不稳定性（MSI）。Lynch 综合征的特征是 DNA 错配修复基因中的胚系缺陷（如 *hMSH2*、*hMLH1*、*hPMS1* 和 *hPMS2*）。这些缺陷导致微卫星长度的改变、重复核苷酸序列 DNA 片段的改变，从而使它们不稳定并且在诊断分析时可检测到。在几乎所有 Lynch 综合征家族和约 15%的散发性 CRC 中都可以发现这种 MSI，后者几乎总是归功于 *MLH1* 启动子的甲基化。

四、筛 查

一些专业协会已经制定了早期检测结肠癌的筛查指南。在中等风险的无症状患者中，有许多结肠癌的早期检测检查。美国预防服务工作组（USPSTF）最近将结直肠筛查开始年龄降低至 45 岁，这是 B 级推荐。在 50～75 岁时开始筛查仍然是 A 级推荐。USPSTF 筛查指南（表 9.1）是目前被引用最多的指南。USPSTF 并不认为一种检查胜过另一种检查，只认可进行某种形式的推荐筛查。任何阳性的或异常的筛查检查均应该进行结肠镜检查随访。有结肠癌、息肉家族史或个人史，或有慢性炎症性肠病病史的个体，应尽早且可能更频繁地接受检查。

表 9.1 无症状平均风险个体的推荐结直肠癌筛查指南（从 45 岁开始，所有结直肠癌平均风险患者应接受以下列出的筛查选项之一）[a]

检查	频率
愈创木脂化学法粪便潜血试验（gFOBT）或粪便免疫化学试验（FIT）	每年 1 次
多靶点粪便 DNA	每 1～3 年 1 次
结肠镜[b]	每 10 年 1 次
软式乙状结肠镜检查	每 5 年 1 次
软式乙状结肠镜检查+FIT	软式乙状结肠镜每 10 年 1 次，FIT 每年 1 次
结肠 CT（仿真结肠镜）	每 5 年 1 次

a 2021 年 USPSTF 推荐没有具体说明首选哪种筛选方法。

b 如果粪便潜血试验显示粪便中有血或乙状结肠镜检查显示息肉，应进行结肠镜检查。这种结肠镜检查被认为是完整的结肠镜筛查。

五、病理生理学

90%以上的 CRC 是腺癌，为本章的重点。其他原发于结肠和直肠的肿瘤包括卡波西肉瘤、非霍奇金淋巴瘤、小细胞癌和类癌。黑色素瘤、卵巢癌和胃癌很少发生大肠转移。

结肠癌的发生过程包括从黏膜过度增生进展至息肉形成、不典型增生，并转化为非侵袭性病变，继而形成有侵袭和转移能力的肿瘤细胞。CRC 是一种独特的由多个基因改变积累引起的多步骤致癌过程导致的肿瘤。逐步分子分析已揭示，其进程涉及几种类型的遗传不稳定性，包括杂合性缺失，其中染色体 8p、17p 和 18q 代表最常见的染色体缺失。17p 缺失导致 p53 功能丧失，18q 包含肿瘤抑制基因结直肠癌缺失基因（如 DCC）和胰腺癌缺失基因 4（如 DPC4）。

结肠癌的发生也可以是 DNA 错配修复（DNA mismatch-repair，dMMR）系统缺陷的结果。*hMLH1* 和 *hMSH2* 缺失主要发生于散发性癌，可导致 DNA 的碱基缺失或增加的加速积累。由于Ⅱ型受体的突变，这种 MSI 有助于 TGF-β 介导的生长抑制丧失。染色体 5q21 上 APC 基因突变是导致 FAP 的原因，这些突变参与细胞信号转导和细胞黏附，可与 β-连环蛋白结合。APC 基因改变发生在肿瘤进展的早期。原癌基因 *Ras* 家族的基因突变对转化很重要，包括 *K-ras* 和 *N-ras*，并且在早期肿瘤发展中也常见。

六、诊　　断

（一）症状和体征

CRC 的表现包括腹痛，通常是间歇性隐痛、体重减轻、早饱和（或）乏力。

对于左侧结肠癌和直肠癌，患者可能会出现排便改变，包括便秘、大便变细（铅笔样大便）和里急后重。肠梗阻或肠穿孔不常见。不常见的表现包括深静脉血栓形成、肾性蛋白尿和牛链球菌菌血症伴或不伴心内膜炎。在没有明显的贫血来源的情况下，临床上发现缺铁应提示进行诊断性内镜检查。

（二）诊断性评估

（1）内镜检查提供组织学信息、潜在的治疗干预，以及总体上更高的敏感性和特异性。

（2）癌胚抗原（CEA）升高可见于非癌症相关的情况下，这在结肠癌初步检测中会降低单独 CEA 检测的特异性。

（3）基本的实验室检查包括全血细胞计数、电解质、肝功能和肾功能检查，以及静脉注射对比剂的胸部、腹部、盆腔 CT 扫描，这些检查有助于癌症的初步诊断和分期。

（4）在结肠癌中，CT 扫描检测远处转移的敏感度（75%～87%）高于淋巴结转移（45%～73%）或局部浸润程度（约 50%）。

（5）在 CT 扫描未见异常的情况下，在 CRC 的初始诊断和分期中，与常规影像学相比，FDG-PET 扫描未增加优势。

（6）对比增强 MRI 有助于确定肝脏可疑病变的性质和直肠周围淋巴结肿大的性质（不仅仅是大小）。

（7）直肠超声内镜（ERUS）是直肠癌术前评估的一种很有价值的工具，其具有确定原发肿瘤的范围（敏感度为 63%～95%）和直肠周围的淋巴结状态（敏感度为 63%～82%）的高度准确性。然而，与 ERUS 相比，MRI 可以更好地显示近端肿瘤并可无创评估周围（如梗阻性）肿瘤。另外，MRI 可以更好地显示直肠周围淋巴结及靠近盆腔侧壁的肿瘤。

七、分　　期

AJCC 第 8 版 CRC 分期采用肿瘤-淋巴结-转移（TNM）分期系统。Dukes 或 MAC 分期系统仅仅具有历史意义。肿瘤范围或 T 分期定义了肠壁浸润深度，包括侵入黏膜下层（T1）、固有肌层（T2）、浆膜下组织（T3）、内脏腹膜表面（T4a）或相邻的器官或其他结构（T4b）。为了精确分期至少需检出 12 个淋巴结，其代表了一项重要的质量控制指标。区域淋巴结的数量为 1～3 个（N1a/b）或为 4 个甚至更多（N2a/b）。N1c 是指在浆膜下、肠系膜或无腹膜覆盖的结肠周围组织或无区域淋巴结转移的直肠周围组织中的直接肿瘤沉积。转移灶局限于一个器官或部位（M1a）比转移灶局限于腹膜或多处转移（M1b）的情况预后更好。

八、预　　后

病理分期是预后的最重要决定因素（表 9.2），在现阶段对于判断结肠癌和直肠癌预后的作用类似。其他与不良预后相关的预后变量包括老年患者、肿瘤分级较高、神经或淋巴血管浸润、高血清 CEA 水平、出现临床表现时发生肠梗阻或穿孔，以及完全手术切除后循环肿瘤 DNA 的持续性存在。

表 9.2　结直肠癌的分期预后

分期	5 年观察生存率（%）	分期	5 年观察生存率（%）
Ⅰ	74	ⅢA	73
ⅡA	65	ⅢB	45
ⅡB	58	ⅢC	28
ⅡC	37	Ⅳ	6

引自 Gunderson LL，Jessup JM，Sargent DJ，et al. Revised TN categorization for colon cancer based on national survival outcomes data. J Clin Oncol. 2010；28（2）：264-271.

生化和分子标志物异常如胸苷酸合成酶升高、p53 突变或染色体 18q 杂合性缺失（DCC 基因）、CDX2 表达缺失被认为是预后因素。后者似乎预示着Ⅱ期和Ⅲ期结肠癌患者的 5 年无病生存率（disease-free survival，DFS）更差，但回顾性分析表明，辅助化疗可显著改善 DFS。然而，dMMR 系统缺陷（如改变的 *MLH1*、*MSH2*；与 Lynch 综合征相关）与早期淋巴结阴性疾病患者的预后改善有关。无论分期如何，*B-raf*（V600E）突变与较差的预后相关。在 *MLH1* 缺失的情况下，存在体细胞 *B-raf* 突变排除了 Lynch 综合征的胚系突变诊断。有多种商业化的多基因检测可用于帮助确定Ⅱ期 CRC 的复发和预后风险（参见结肠癌辅助化疗方案）。

九、管 理 方 法

（一）手术治疗

（1）对于结肠癌患者，为了分期和治疗，主要的治疗干预需要整块切除受累肠段和肠系膜，同时行结肠周围和中间肿大淋巴结切除。近端、远端和手术侧切缘阴性是非常重要的。遵守这些外科原则的腹腔镜手术是一种可以接受的选择。

（2）对于直肠癌，近端、远端和径向切缘阴性的原发肿瘤的整块切除及直肠系膜的锐性剥离[全直肠系膜切除（TME）]是减少局部复发的关键。肿瘤相对于肛门括约肌的位置是行低位前切除术还是行腹会阴联合切除术的主要决定因素。后者产生永久性结肠造口。对于高度选择的早期直肠癌病例，可考虑经肛门内镜显微手术。

（3）如果息肉切除术后病理提示黏膜肌层浸润或穿透，则需要手术干预。

（4）外科姑息治疗可能包括结肠造口，甚至切除转移性病灶，以解除急性肠梗阻或持续性出血症状。

（二）放射治疗

（1）常规腹部放疗受到肠段移动、邻近小肠毒性、既往手术引起的粘连及其他医学并发症的限制。

（2）回顾性系列研究表明，T4病变或穿孔、淋巴结肿大，以及次全切除术患者接受针对原发肿瘤床和引流淋巴结的5000～5400cGy放疗获得了局部控制和无病生存期的改善。然而，没有随机数据支持放疗在结肠癌中的常规应用。

（3）在选定的姑息性情况下，放疗可用于与mCRC相关的肝包膜拉伸引起的疼痛缓解。

（4）相比之下，放疗常规用于直肠癌以减少局部复发和提高切除率，也可用于缓解直肠癌引起的疼痛和出血。

（三）关键的结肠癌辅助化疗研究

1. 明确辅助氟尿嘧啶治疗的益处和持续时间 Intergroup 0035试验具有历史意义，因为该试验证明使用氟尿嘧啶（5-FU）和左旋咪唑（Lev）可使复发率降低41%，癌症总死亡率降低33%。基于这项研究，美国国立卫生研究院共识小组建议，对所有切除的Ⅲ期结肠癌患者进行基于氟尿嘧啶的辅助治疗。

随后的Intergroup 0089试验将3759例Ⅱ期或Ⅲ期疾病患者随机分配至4个治疗组。结果表明，氟尿嘧啶+亚叶酸钙（LV）方案（梅奥诊所和Roswell Park方案）的疗效等同于氟尿嘧啶+左旋咪唑方案。氟尿嘧啶+亚叶酸钙的6个月方案疗效类似于延长12个月治疗方案。

在Ⅲ期疾病中评估了口服氟尿嘧啶类药物（卡培他滨）的疗效。对卡培他滨（1250mg/m^2，2次/天，连服14天，每3周重复）与静脉注射氟尿嘧啶+亚叶酸钙的梅奥诊所方案进行比较，设计该研究是为了证实其等效性，主要研究终点是3年无病生存期。卡培他滨组为非劣效性，并显示出无病生存期优势（64% *vs*. 60%，HR=0.87，95% CI 0.75～1.00，*P*=0.0526）。除手足综合征（HFS）外，其他所有类别的毒性均得到改善。之所以选择3年无病生存期作为研究终点，是因为对超过20 000例接受氟尿嘧啶治疗的患者进行回顾性分析显示，其与传统的5年总生存率基准相当，因此，无病生存期可以作为长期生存的有效的短期替代指标。

奥沙利铂强化辅助化疗 随着辅助氟尿嘧啶单药疗法的建立，开始研究多药联合方案的潜在获益。在欧洲对 2246 例Ⅱ期（40%）和Ⅲ期（60%）疾病的患者给予了静脉输注氟尿嘧啶+亚叶酸钙治疗，对比相同组合联合奥沙利铂（FOLFOX4）方案，每 2 周 1 次，治疗 6 个月，结果显示 3 年无病生存期获益，支持 FOLFOX4 方案优于标准的氟尿嘧啶+亚叶酸钙方案（78.2% *vs.* 72.9%，HR=0.77，95% CI 0.65～0.92，*P*=0.002）。中位随访 6 年，Ⅲ期疾病患者的总生存率优势得到了证实（72.9% *vs.* 68.7%，HR=0.80，95% CI 0.65～0.97，*P*=0.023）。Ⅱ期患者群体未见总生存率差异。FOLFOX4 方案治疗耐受性良好，41%的患者有 3 级和 4 级中性粒细胞减少，仅 0.7%的患者伴发热。可观察到预期的 3 级周围神经病变或感觉异常（12%），2 年后几乎完全恢复（仅 0.7%的患者持续存在）。

在 2047 例Ⅱ期（30%）和Ⅲ期结肠癌患者中评估了 3 个周期的辅助 Roswell Park 氟尿嘧啶+亚叶酸钙（FLOX）方案中添加奥沙利铂的疗效。该联合方案改善了 3 年无病生存期（76.1% *vs.* 71.8%，HR=0.8，95% CI 0.69～0.93，*P*=0.003）。FLOX 方案组的 3 级腹泻（38%）和外周神经异常（8%）明显更糟糕，但治疗相关性死亡率无任何差异。MOSAIC 和美国国家乳腺和肠道外科辅助治疗研究组（NSABP）C-07 研究确立了 6 个月的氟尿嘧啶类药物联合奥沙利铂为标准治疗的两药辅助化疗方案。

2. 伊立替康辅助治疗　与奥沙利铂不同，至少有 3 项研究未能证实伊立替康辅助治疗可以获益。CALGB89803 是一项关于Ⅲ期疾病患者使用伊立替康联合静脉注射氟尿嘧啶+亚叶酸钙（IFL）对比每周给予氟尿嘧啶治疗的研究。试验组可观察到 3～4 级中性粒细胞减少和早期死亡率增加，而且较多数量的患者从试验中退出。总体上，IFL 并不优于氟尿嘧啶+亚叶酸钙组。欧洲的两项研究（PETACC-3 和 ACCORD）一起将超过 3500 例患者随机分为静脉注射氟尿嘧啶联合或者不联合伊立替康。尽管 IFL 毒性较小，但两项研究均没有达到 3 年无病生存期的主要研究终点。因此，不推荐在临床试验之外的辅助治疗中使用伊立替康。

3. 生物制剂辅助治疗　西妥昔单抗和贝伐珠单抗都是生物靶向药物（参见 mCRC 部分），研究已显示其与化疗联合治疗转移性结直肠癌时能改善结果，并在辅助治疗中每一种药物均得到了明确的验证。

Intergroup 0147 组间试验研究了手术切除的Ⅲ期结肠癌在标准 mFOLFOX6 辅助化疗基础上增加西妥昔单抗是否能改善治疗结果。该方案被修订为仅具有野生型 *K-ras* 肿瘤的患者符合条件。该研究在第 2 次中期分析中证实增加西妥昔单抗并无益处后被提前终止。对于野生型 *K-ras* 患者，mFOLFOX6 联合西妥昔单抗，3 年无病生存率为 71.5%，而 mFOLFOX 单纯治疗为 74.6%（HR=1.21，95% CI 0.98～1.49，*P*=0.08），表明存在危害趋势。没有亚组通过西妥昔单抗获益，对于年龄≥70 岁的患者，该药毒性增加，所有结果均显示更大的有害差异。

在 NSABP C-08 研究中对 mFOLFOX6 方案中增加贝伐珠单抗进行了研究。

这项随机Ⅲ期临床试验评估了Ⅱ期（25%）和Ⅲ期患者的无病生存期。化疗 6 个月期间同时给予贝伐珠单抗，然后另外给予 6 个月的贝伐珠单抗（总共 1 年的生物治疗）。相比 mFOLFOX 方案，mFOLFOX+贝伐珠单抗没有显著改善 3 年无病生存率（77.4% *vs*. 75.5%，HR=0.89，95% CI 0.76～1.04，*P*=0.15）。但是，生存曲线分析显示无病生存期改善有时间依赖性，曲线的最大分离发生在第 15 个月，与贝伐珠单抗治疗 1 年后停药 3 个月相关。这种益处随时间的推移而消失。未见总生存率获益、非预期毒性或复发模式的差异。

AVANT 试验也验证了贝伐珠单抗的疗效，在这项三组研究中随机将 3451 例高危Ⅱ期（17%）或Ⅲ期结肠癌患者分组，分别给予 FOLFOX4、FOLFOX4+贝伐珠单抗、XELOX+贝伐珠单抗。组间的 3 年无病生存率没有显著性差异，且 FOLFOX4+贝伐珠单抗与 FOLFOX4 组的 5 年总生存率风险比也没有显著差异（HR=1.27，95% CI 1.03～1.57，*P*=0.02），XELOX+贝伐珠单抗与 FOLFOX4 对比表明存在潜在的危害（HR=1.15，95% CI 0.93～1.42，*P*=0.21）。

（四）Ⅲ期结肠癌的辅助化疗方案

根据这些研究，长期以来推荐所有Ⅲ期结肠癌患者进行 6 个月的辅助化疗，并有几种可接受的方案（表 9.3）。联合方案提高了疗效，也增加了毒性。国际 IDEA 研究最近评估了在完全切除的Ⅲ期患者中使用 FOLFOX 或 CAPOX（卡培他滨和奥沙利铂）化疗 3 个月对比 6 个月的非劣效性。CAPOX 治疗 3 个月后可观察到非劣效性（HR=0.95，95% CI 0.85～1.06），而 FOLFOX 治疗 3 个月后未观察到劣效性（HR=1.16，95% CI 1.06～1.26）。额外的分析表明，高复发风险[T4 和（或）N2]的患者应接受 6 个月的辅助化疗，低风险疾病[T1～T3 和（或）N1]的患者可接受 3 个月 CAPOX 或 6 个月 FOLFOX 化疗。在临床试验之外，不建议在辅助治疗中使用伊立替康或生物靶向疗法。辅助化疗应在手术后 8 周内开始，有数据表明，延迟超过 2 个月可能会影响辅助治疗的疗效。

表 9.3　Ⅲ期结肠癌可接受的辅助化疗方案

名称	方案和剂量	重复时间	总周期（个）
梅奥诊所	LV 20mg/（m^2·d），IV，随后 5-FU 425mg/（m^2·d），IV，d1～5	28 天	6
Roswell Park	LV 500mg/m^2，IV，随后 5-FU 500mg/m^2，IV，每周 1 次×6 次	8 周	3～4
卡培他滨	1250mg/m^2，口服，每天 2 次×14 天	21 天	8
FOLFOX4	奥沙利铂，85mg/m^2，IV，d1，随后 LV 200mg/（m^2·d），IV，d1、2，随后 5-FU 400mg/（m^2·d），IV，d1、2，随后 5-FU 600mg/（m^2·d），CIVI 22h，d1、2	14 天	12

续表

名称	方案和剂量	重复时间	总周期（个）
FOLFOX6	奥沙利铂 85～100mg/m^2，IV，d1，随后	14 天	12
	LV 400mg/（m^2·d），IV，d1，随后		
	5-FU 400mg/（m^2·d），IV，d1，随后		
	5-FU 2400mg/（m^2·d），CIVI 46h		
FLOX	LV 500mg/m^2，IV，d1，随后	8 周	3
	5-FU 500mg/m^2，IV，d1、8、15、22、29、36		
	奥沙利铂 85mg/m^2，IV，d1、15、29		
CAPOX	奥沙利铂 100～130mg/m^2，IV，d1	21 天	8
	卡培他滨 1000mg/m^2，口服，每天 2 次，d1～14		

注：5-FU，氟尿嘧啶；CIVI，持续静脉输注；LV，亚叶酸；IV，静脉注射。临床试验之外的辅助治疗，生物靶向治疗或含有伊立替康的方案没有任何作用。

（五）Ⅱ期结肠癌的辅助化疗方案

尽管单纯手术治疗的 5 年生存率为 75%，但一些Ⅱ期疾病患者具有更高的复发风险，其临床结果与淋巴结阳性的患者相似。辅助化疗使死亡率相对风险降低了 33%，导致绝对治疗获益提高了约 5%。

几项接受辅助化疗的Ⅱ期疾病患者的分析研究表明了不同的结果：

（1）1565 例接受 NSABP 方案（C-01～C-04）辅助化疗的Ⅱ期疾病患者的总结报告显示，死亡率相对降低 32%（累积比数 0.68，95% CI 0.50～0.92，*P*=0.01）。该死亡率的降低转化为 5%的绝对生存优势。

（2）Erlichman 等进行的一项荟萃分析显示对 1020 例高危 T3 和 T4 肿瘤患者给予连续 5 天的氟尿嘧啶+亚叶酸钙治疗，有并不显著的 2%获益（82% *vs*. 80%，*P*=0.217）。

（3）Schrag 等回顾分析了从监测、流行病学和最终结果（SEER）数据库中筛选出的 3700 例切除后的Ⅱ期疾病患者，其中 31%接受了辅助化疗。与单纯手术相比，氟尿嘧啶没有发现生存获益（74% *vs*. 72%），即使患者因为梗阻、穿孔或 T4 病变而被认为处于高风险。

（4）Quasar Collaborative Group 研究报道了 3239 例患者（91%为 Dukes B 结肠癌），并前瞻性地将患者随机分为化疗组和单纯手术治疗组，3.6%的患者总生存期获益。中位随访时间为 5.5 年，复发风险（HR=0.78，95% CI 0.67～0.91，*P*=0.001）和死亡风险（HR=0.82；95% CI 0.7～0.95；*P*=0.008）均支持氟尿嘧啶+亚叶酸钙化疗。

（5）在 MOSAIC 研究中，对于Ⅱ期疾病患者，FOLFOX4 化疗方案与氟尿嘧啶+亚叶酸钙方案相比显示出无病生存期无显著性差异（86.6% *vs*. 83.9%，

HR=0.82，95% CI 0.57～1.17）。

（6）美国临床肿瘤学会小组得出结论，对于Ⅱ期疾病患者不推荐常规应用辅助化疗。回顾 37 项随机对照试验和 11 项荟萃分析发现，没有证据表明Ⅱ期疾病患者术后治疗的生存获益差异有显著统计学意义。然而，对于特定的患者亚群应考虑行辅助化疗（如 T4 病变、穿孔、组织学分化差或淋巴结取样不充分），患者入选很重要。

（7）对于无高危特征的Ⅱ期疾病患者，分子分析可以提供改善复发风险的决策。

（8）MSI 是 dMMR 系统中功能缺陷的替代标记。当 MSI 在淋巴结阴性结肠癌中以高度微卫星不稳定性（MSI-H）发生时，预示着非常良好的预后。关于 MSI-H 肿瘤是否能从氟尿嘧啶辅助化疗中获益仍存在争议。考虑到辅助化疗更为有利的结果及对辅助化疗反应的质疑，建议在所有Ⅱ期疾病患者中检测该分子标志物，以帮助做出合理的治疗决策。

（9）一种市售的微阵列基因表达谱可能对评估Ⅱ期结肠癌复发风险提供帮助。以 Oncotype Dx 为例，其应用 12 个基因标签，并排除 MSI-H 肿瘤的患者，为Ⅱ期疾病患者生成了一种复发评分系统，将其分为低危、中危和高危。循环肿瘤 DNA 检测也同样增加了临床兴趣。然而，鉴于这些测试仅提供预后价值，而没有预测价值，NCCN 声明，没有足够的证据建议使用多基因检测来确定是否进行辅助治疗。

（六）直肠癌的治疗

与结肠癌相比，潜在治愈性切除后局部治疗失败是直肠癌的一个主要的临床问题。因此，对于Ⅱ期和Ⅲ期直肠癌患者（T3、T4 和淋巴结受累），给予化疗+放疗的联合治疗（chemoRT）是目前的标准治疗方式。

综合性新辅助治疗作为治疗标准的建立　一项针对 1695 例术后患者的四组研究比较了氟尿嘧啶单独给药、氟尿嘧啶+亚叶酸钙联合、氟尿嘧啶+左旋咪唑联合、氟尿嘧啶+亚叶酸钙+左旋咪唑联合的疗效。在化疗联合 5040cGy 外放射（4500cGy+540cGy 加量）治疗的前后给予 2 个周期化疗。放疗期间给予化疗药物静脉注射，联合或不联合亚叶酸钙。所有治疗组的无病生存期和总生存期均相似，因此得出结论，氟尿嘧啶单药与其他联合方案同样有效。由美国中北部癌症治疗协作组（North Central Cancer Treatment Group，NCCTG）发起的后续研究表明，放疗期间接受持续静脉滴注氟尿嘧啶的患者，与静脉推注氟尿嘧啶的患者相比，无病生存期和总生存期均有优势。该生存获益使得放疗期间持续静脉滴注氟尿嘧啶成为标准治疗方案。

德国直肠研究组在 421 例患者中评价了术前（新辅助）给予放化疗的益处，与随机接受术后放化疗的 401 例相似的患者进行了比较，这两组在放疗的第 1 周和第 5 周持续给予氟尿嘧啶；所有患者在放化疗和手术后均给予另外 4 个周期的氟尿嘧啶辅助化疗。新辅助治疗的结果为改善了局部复发（6% *vs.* 13%，*P*=0.006），但 5 年生存率无差异。新辅助治疗的急性毒性反应（27% *vs.* 40%，*P*=0.001）和长期毒性反应（14% *vs.* 24%，*P*=0.01）均不太常见。术前放化疗后续手术切除联合术后氟尿嘧啶为基础的化疗是Ⅱ期和Ⅲ期直肠癌的标准治疗。

（1）调整为放化疗：NSABP R-04 是一项Ⅲ期 2×2 非劣效性试验，评价了口服卡培他滨替代输注氟尿嘧啶（CVI 5-FU）及在Ⅱ期和Ⅲ期直肠癌中添加奥沙利铂来强化放射增敏作用。超过 1500 例患者被随机分入 4 个新辅助放化疗组。该研究的主要终点是局部区域肿瘤控制。在卡培他滨组和 CVI 5-FU 组中，3 年局部区域肿瘤事件发生率相似，分别为 11.2%和 11.8%。在病理完全缓解率（pCR）和手术降期上，卡培他滨组和 CVI 5-FU 组也相当。两组 3 级腹泻率相同（11.7%）。然而，添加奥沙利铂未能改善 DFS、OS、pCR 及手术降期或保留括约肌手术。添加奥沙利铂确实增加了 3 级和 4 级腹泻（16.5% *vs.* 6.9%）。这项研究和其他研究证实，卡培他滨是持续输注氟尿嘧啶的可接受替代治疗，并且在放化疗中加入奥沙利铂对直肠癌的新辅助治疗没有任何益处。通过使用新型放射增敏剂来强化或调节放疗疗效的其他尝试也是一个积极的研究领域。

传统放化疗的长疗程放疗包括在 5～6 周的时间内给予 45～50Gy，同步使用氟尿嘧啶。然而，在世界范围内的许多地区，短程放疗是一种既定的治疗选择，在 1 周内给予 25Gy，无须任何补充性的放射增敏。随机对照试验表明，在进行综合手术切除后，两种方法的局部控制率相似。

（2）新辅助治疗、治疗顺序和未来方向：大多数复发的直肠癌患者死于转移性疾病，但同期随机对照试验显示，25%～70%的患者从未接受或完成其预期的辅助化疗。因此，已经开发了全程新辅助治疗（TNT）方法，它在术前提供系统性化疗和局部（化疗）放疗。随机Ⅱ期平台 TNT 研究（NRG GI002；ClinicalTrials.gov#NCT02921256）有助于将 TNT 确定为美国局部晚期直肠癌的标准选择。该研究采用了诱导化疗（FOLFOX），然后进行化放疗（在一系列平行治疗组中使用或不使用试验药物），然后再进行手术切除。所有干预措施的结果表明，pCR 一致，为 20%～30%，同时确立了安全性、可行性和未来研究的新基准。TNT 方法还具有确定治疗反应的益处，这可以指导潜在的延迟或去除传统治疗的某些部分来试图降低发病率。例如，一项多中心随机Ⅱ期临床试验（OPRA；ClinicalTrials.gov#NCT02008656）正在研究该方法，根据该方法，患者接受 TNT 治疗，而那些达到临床完全缓解（cCR）或接近完全临床缓解的患者可以行非手术治疗。这项试验部分基于巴西一组接受 TNT 治疗的可切除直肠癌患者和那些获得 cCR 后接受观察的患者，其他患者均接受手术治疗。57%的患者在 1 年内维持 cCR，并且免于 TME。需要对这种方法进行前瞻性验证，特别是为了确认对那些持续性疾病患者进行的挽救性手术的疗效。

另一项重要的正在进行的Ⅱ/Ⅲ期临床试验（PROSPECT；ClinicalTrials.gov #NCT01515787）将Ⅱ期和Ⅲ期直肠癌的低风险患者随机分为标准的新辅助放化疗或诱导化疗（FOLFOX 方案治疗 12 周），随后进行 MRI 和（或）ERUS 检查。如果单独使用新辅助化疗，肿瘤缩小 20%以上，则患者在没有放化疗的情况下进行手术。如果病理支持需要放化疗，术后放化疗是允许的；但对于那些疾病对化疗高度敏感的患者，避免盆腔放疗是研究设计的目标。

（七）直肠癌的综合模式选择

1. 新辅助治疗（放化疗）

（1）在放疗的第 1 周和第 5 周，每天连续输注氟尿嘧啶[1000mg/（m^2·d）]，持续 5 天；或在整个放疗期间，每周的周一至周五连续给予氟尿嘧啶 225mg/（m^2·d）。

（2）在放疗期间，周一至周五口服卡培他滨 825mg/m^2，每天 2 次。

（3）这两种方法中的任何一种都可以与外照射放疗同步进行，每次分割 180cGy，总剂量为 5040cGy。

2. 完全手术切除　遵照 TME 标准。

3. 系统性治疗 4 个月（手术前或手术后）　鉴于前文讨论的结肠癌辅助化疗方案的数据，几种不同方案（见表 9.3）也可作为直肠癌系统性化疗阶段的组成部分（如氟尿嘧啶和奥沙利铂）。

十、治愈性治疗后随访

80%的复发出现在初始治疗的 2 年内。美国癌症协会推荐所有的结肠癌患者在手术切除后 1 年内行结肠镜或气钡双重造影进行全结肠评估，如果结果仍正常，每 3～5 年复查 1 次。在最初手术切除的过程中，必须排除同时性癌，以及在发展为更加恶性的生物学行为之前，必须发现并切除息肉形式的异时性恶性肿瘤。

在治疗后的最初几年中，每 3～6 个月应进行一次病史、体格检查及血清 CEA 检测。接下来的几年，这些评估可以进一步减少。如果确认局部转移，那些被认为可以手术切除的候选个体应进行影像学监测。手术后 CEA 水平升高可能提示有肿瘤残留或早期转移。最初 CEA 阴性的患者随后可表现为阳性。因此，治疗完成后进行连续 CEA 检测可明确适合行治愈性手术的患者，尤其是有肝脏或肺部寡转移性复发的患者。

十一、晚期 CRC 的治疗

过去的 10 年，在晚期或转移性疾病中进行的系统性化疗对总生存期的前所未有的改善已得到认可。中位生存期从最佳支持治疗的 6 个月改善至加入所有活性药物的超过 30 个月。根据临床实践及全癌症基因组分析的支持，转移性结肠癌或直肠癌的分子特征或系统管理没有差异。只要完整的原发性肿瘤无症状，数据也支持在不对原发肿瘤进行外科手术的情况下进行系统性治疗。晚期疾病的治疗可分为依赖于或不依赖于特定分子肿瘤特征的治疗。因此，诊断时确定肿瘤的分子谱，包括 *RAS*、*B-raf* V600E、*NTRK* 基因融合、肿瘤突变负荷和 MMR/MSI 状态，目前是个性化治疗选择和结果优化的关键要求。

（一）以氟嘧啶类为基础的化疗

氟尿嘧啶（5-FU）抑制胸苷酸合成酶，该酶为胸苷合成中的一种关键酶。亚叶酸（LV）增强了这种抑制作用。5-FU+LV 化疗方案治疗晚期 CRC 的客观有效率（ORR）为 15%～20%，中位生存期为 8～12 个月。毒性是可预测和可控的。持续输注 5-FU 的活性可以等于或略优于静脉注射 5-FU+LV，虽然长时间应用静脉可移动输液器不方便，但通常患者耐受良好。毒性反应包括黏膜炎和手足综合征（HFS）；然而，骨髓抑制不太常见。采用静脉团注 5-FU 治疗疾病进展的患者使用 5-FU 持续静脉滴注可能有效。

卡培他滨是一种口服 5-FU 前药，在转化为 5-FU 时经历了一系列的三个酶促步骤。最终的酶促步骤由胸苷磷酸化酶催化，其在肿瘤组织中过表达并通过放疗上调。两项Ⅲ期研究将单药卡培他滨与梅奥诊所的 5-FU+LV 方案进行了比较，结果显示前者的有效率更高，但疾病进展时间和中位生存期相当。卡培他滨的胃肠道和血液学毒性降低、住院次数减少，但 HFS 和高胆红素血症的发生率增加。

曲氟尿苷和替匹嘧啶是美国 FDA 批准的口服治疗药物，用于治疗曾经接受过所有其他标准疗法治疗的转移性 CRC。曲氟尿苷是基于胸苷的核苷类似物，而替匹嘧啶是胸苷磷酸化酶抑制剂，并且实际上增加了曲氟尿苷活性。一旦曲氟尿苷被吸收到癌细胞中，它就被掺入 DNA 中并抑制细胞增殖和干扰 DNA 合成。Ⅲ期随机安慰剂对照试验（RECOURSE）研究了曲氟尿苷和替匹嘧啶治疗先前接受过治疗（至少两线）的转移性 CRC 患者。结果显示，与安慰剂比较，曲氟尿苷和替匹嘧啶的中位无进展生存期（2 个月 *vs*. 1.7 个月，$P<0.001$）和总生存期（7.1 个月 *vs*. 5.3 个月，$P<0.001$）均有所改善。曲氟尿苷和替匹嘧啶的主要副作用有 3～4 级虚弱/乏力（7%）、3 级贫血（18%）、3～4 级中性粒细胞减少症（38%）及 3～4 级血小板减少症（5%）。

（二）奥沙利铂

奥沙利铂是其 1,2-二氨基环己烷部分与其他铂类结构不同的药物，但通过产生 DNA 加合物起类似作用。奥沙利铂与 5-FU 显示出协同作用，即使对于 5-FU 难治性的患者，其有效率也高达 66%。尽管奥沙利铂具有独特的毒性（周围神经病变、喉咽部感觉障碍和冷过敏），但它缺乏顺铂引起的明显致吐性和肾毒性。

单药奥沙利铂治疗 CRC 没有临床疗效，必须与另一种药物（通常是一种氟嘧啶类药物）联合使用。这些联合方案（如 FOLFOX 或 CAPOX 方案）构成了几种在不同 CRC 情况下使用的最常见的治疗方法。

（三）伊立替康

伊立替康是拓扑异构酶 I 抑制剂，对 5-FU 难治性晚期 CRC 有效。作为单药化疗，观察到的有效率高达 20%，45%的患者可获得疾病稳定。与支持治疗或持续静脉输注 5-FU 方案相比，伊立替康作为 5-FU 后的二线治疗显示出显著的生存优势。一些方案通常联合或不联合 5-FU；然而，累积证据表明，因为过多的治疗相关死亡率，伊立替康不应与静脉注射 5-FU 联合应用（如 IFL）。基于比较 IFL 与梅奥诊所静脉注射 5-FU 方案的研究，伊立替康获得了美国 FDA 的初步批准。该研究观察到 IFL 有更高的有效率（39% *vs*. 21%，P=0.000 1）和总生存期（14.8 个月 *vs*. 12.6 个月，P=0.042）。伊立替康最常见的组合是联合静脉输注 5-FU（如 FOLFIRI 方案）或联合抗 EGFR 治疗（见下文）。

迟发性腹泻常见，并且需要严密监测和积极治疗（大剂量洛哌丁胺，起始 4mg，随后每 2 小时 2mg 直到腹泻停止至少 12h）。中性粒细胞减少、轻度恶心和呕吐也常见。这些毒性相结合可能是严重的、致命的，这在 NCCTG 9741 研究中是明显的[参见“（二）奥沙利铂”部分]。可观察到更高的 60 天死亡率（4.5% *vs*. 1.8%），且伊立替康的剂量需要减少。

美国中北部癌症治疗协作组进行了一项比较一线方案 FOLFOX4、IFL 和 IROX（伊立替康联合奥沙利铂）的试验（NCCTG-9741）。IFL 组出现更高的 60 天死亡率，导致方案中的药物剂量降低。FOLFOX4 组的有效率、疾病进展时间和总生存时间均显著优于改良的 IFL 组。然而，本研究中给予患者的二线化疗不平衡可能会导致生存差异。奥沙利铂治疗失败的患者中约 60%给予伊立替康，而仅有 24%的伊立替康难治性患者给予奥沙利铂治疗。另外，这项试验的目的并不是为了研究静脉注射 5-FU 的疗效。该研究中观察到的毒性是特定药物组合的反应，包括 FOLFOX4 组的 3 级或以上的感觉异常（18%）及 IFL 组 28%的腹泻发生率。尽管 FOLFOX 组中性粒细胞减少的发生率较高（FOLFOX 组 60% vs. IFL 组 40%），但 IFL 组的中性粒细胞减少性发热明显要多。IROX 也表现出明显的毒性。主要基于该项研究，美国 FDA 批准奥沙利铂用于一线治疗转移性 CRC。

尽管与 IFL 相比，FOLFOX 方案显然是一种更好的治疗方法，但静脉输注 5-FU 联合伊立替康（FOLFIRI 方案）可产生与 FOLFOX 方案相似的结果。Tournigand 等报道了 FOLFIRI 后给予 FOLFOX 方案化疗的中位生存期为 21.5 个月，若将顺序颠倒，中位生存期可达 20.6 个月，中位生存期相当（P=0.99）。接受两种序贯治疗中任何一种的患者，观察到的生存期是相似的，对于晚期患者，两种序贯治疗均是可接受的一线治疗方案。

（四）抗血管内皮细胞生长因子治疗

贝伐珠单抗是靶向血管内皮生长因子（VEGF）的重组人源化单克隆抗体，其通过阻止 VEGF 与 VEGF 受体结合来阻断 VEGF 诱导的血管生成。当加入 IFL 时，贝伐珠单抗提高了有效率（45% *vs*. 35%，P=0.004），并且中位生存期（20.3 个月 *vs*. 15.6 个月，P＜0.001）更长。当在二线情况下，贝伐珠单抗添加到 FOLFOX 方案时，有效率再次增加（23% *vs*. 9%，P＜0.001）并伴随总生存期改善（12.9 个月 *vs*. 10.8 个月，P=0.001 1）。贝伐珠单抗联合任何静脉注射 5-FU 的方案已被美国 FDA 批准用于治疗晚期 CRC。

两项试验（ML18147、BRiTE）观察了一线化疗进展后给予贝伐珠单抗。这两项研究都显示了二线化疗持续应用贝伐珠单抗后无进展生存期（PFS）和总生存期的优势。作为一种维持策略，进一步探索了这种方法。CAIRO-3 研究招募了 558 例患者，接受 6 个周期的 CAPOX+贝伐珠单抗诱导化疗。然后，将患者随机分为观察组和卡培他滨+贝伐珠单抗组。观察组或卡培他滨+贝伐珠单抗组患者出现进展（PFS1）后均重新接受 CAPOX+贝伐珠单抗治疗，下一个进展期（PFS2）是主要终点。与观察组相比，维持组的 PFS2 显著改善，分别为 11.7 个月和 8.5 个月（HR=0.67，95% CI 0.56～0.81，P＜0.000 1）。

阿柏西普是一种全人源化的重组融合蛋白，通过与 VEGF-A、VEGF-B 和胎盘生长因子结合，并阻止它们与内源性受体相互作用来阻断血管生成。基于 VELOUR 研究结果，美国 FDA 批准将其与 FOLFIRI 联合用于转移性 CRC 的二线治疗。在这项Ⅲ期、安慰剂对照试验中，1226 例转移性 CRC 患者在接受以奥沙利铂为主的方案治疗后，随机接受 FOLFIRI 联合阿柏西普或安慰剂的二线治疗。FOLFIRI 联合阿柏西普的中位总生存期在统计学上优于 FOLFIRI（13.5 个月 *vs*. 12 个月，HR=0.87，95% CI 0.713～0.937，P=0.003 2），PFS 也是如此（6.9 个月 *vs*. 4.7 个月，P＜0.000 1）。

雷莫芦单抗是另一种人源化单克隆抗体，可阻断 VFGFR-2 的激活，有效阻断与 VEGF-A、VEGF-C 和 VEGF-D 的结合。根据 RAISE 研究结果，它被美国 FDA 批准与 FOLFIRI 联合用于转移性 CRC 的二线治疗。这项Ⅲ期、安慰剂对照试验将 1072 例既往奥沙利铂治疗的转移性 CRC 患者随机分为 FOLFIRI+雷莫芦单抗组和安慰剂组。增加雷莫芦单抗后，PFS 改善中位数为 1.2 个月（5.7 个月 *vs*. 4.5 个月，$P<0.001$），总生存期改善中位数为 1.6 个月（13.3 个月 *vs*. 11.7 个月，$P=0.023$）。

瑞戈非尼是第一个，也是目前唯一获批用于治疗转移性 CRC 的口服多激酶抑制剂。该药物阻断参与血管生成和致癌生存途径的几种激酶，包括 VEGFR1、VEGFR2、VEGFR3、TIE2、KIT、RET、RAF1、BRAF、PDGFR、FGFR。CORRECT 试验将多线治疗的转移性 CRC 患者——这些患者均为接受了目前可获得的所有标准治疗后 3 个月内疾病进展者，随机分配至口服瑞戈非尼组与安慰剂组。相比安慰剂，发现瑞戈非尼组的中位总生存期有改善（6.4 个月 *vs*. 5 个月，HR=0.77，$P=0.005\,2$）。

没有生物标志物或肿瘤特征可以可靠地预测抗 VEGF 治疗的益处或耐药性。考虑到分别有伤口愈合不良和内脏穿孔的风险，在围术期或腹膜癌情况下使用抗 VEGF 治疗应谨慎。

（五）抗表皮生长因子治疗

表皮生长因子受体及其通路是晚期转移性 CRC 的另一种靶向治疗方法。美国 FDA 批准两种单克隆抗体用于转移性 CRC。重要的是，IHC 染色的肿瘤表皮生长因子受体阳性与治疗反应无关；然而，与 *K-ras*、*N-ras* 和 *B-raf* 的突变状态则有关。两种细胞内信号转导蛋白要么以野生型（正常功能）存在，要么以突变型（通过激活突变而导致持续过度的活性）存在。在原发性和转移性 CRC 之间，*K-ras* 和 *N-ras* 突变（共约 50%）与 *B-raf* 突变（5%～10%）具有高度的一致性（超过 90%），推荐在转移性疾病诊断时检测这些突变。

西妥昔单抗是一种嵌合 IgG1 抗体，可通过竞争性置换阻止配体与表皮生长因子受体及其异质二聚体结合。帕尼单抗是一种全人源化 IgG2 抗体，以一种与西妥昔单抗类似的方式靶向表皮生长因子受体。这些药物都能阻断受体二聚化、酪氨酸激酶磷酸化及随后的下游信号转导。这两种药物都能引起皮疹、腹泻、低镁血症和输注反应，但帕尼单抗的后两种毒性相对较小。这类药物的皮疹强度与生存率改善之间的关系一直受到关注。

最初，美国 FDA 基于对伊立替康难治性晚期疾病的研究批准了西妥昔单抗。将患者随机分为西妥昔单抗联合伊立替康组与单独西妥昔单抗组，联合用药提高了治疗有效率（22.9% *vs*. 10.8%，$P=0.007\,4$），延长了疾病进展时间（4.1 个月 *vs*. 1.5 个月，$P<0.000\,1$）。尽管毒性可管理，生存结果未观察到改善，但清楚地显示了肿瘤对伊立替康的再敏感性。西妥昔单抗也被批准用于 *K-ras* 野生型转移性患者的一线治疗。CRYSTAL Ⅲ期临床试验随机将 1217 例患者分为 FOLFIRI 组和 FOLFIRI+西妥昔单抗组。FOLFIRI+西妥昔单抗组的复发风险相对减少 15%

（HR=0.85，95% CI 0.72～0.99，*P*=0.048）及中位无进展生存期改善（8.9 个月 *vs.* 8 个月）。西妥昔单抗的加入使皮肤反应、腹泻和输液反应等显著增加。中位无进展生存期与皮疹分级增加直接相关。亚组分析中有 540 个组织样品的 *K-ras* 基因状态是可获得的。*K-ras* 野生型患者在有效率、总生存期和无进展生存期上有改善（HR 0.68）。然而，*K-ras* 突变型与总生存期和有效率降低有关，特别是添加西妥昔单抗，证实了该突变是 EGFR 抑制应答的负性预测因子。

对于多线治疗患者，基于无进展生存期较最佳支持治疗改善（HR=0.54，95% CI 0.44～0.66，*P*＜0.000 1），帕尼单抗被美国 FDA 批准作为单药用于治疗，但未观察到总生存期优势。该药物也有数据支持，在二线治疗中，当与 FOLFIRI 联合时，无进展生存期可改善。

（六）BRAF 抑制

B-raf V600E 突变通常与 *RAS* 突变互相排斥，并且与更差的预后相关，包括 4～6 个月的无进展生存期和 9～14 个月的总生存期。由于通过 EGFR 旁路的未预料到的反馈，使用 BRAF 抑制剂直接靶向这一通路的尝试结果失败。双通路靶向治疗已被证明是有效的。在 BEACON 试验取得令人鼓舞的结果后，康奈非尼（Encorafenib）联合西妥昔单抗被美国 FDA 批准用于 *B-raf* V600E 突变和 *RAS* 野生型 CRC 的二线治疗。结果观察到总生存期为 9.3 个月，ORR 为 20%。建议扩大 *RAS* 和 *RAF* 突变检测，并广泛使用。

（七）TRK 抑制

具有 *NTRK* 基因融合的 CRC 患者不足 1%；然而，美国 FDA 已经批准了拉罗替尼和恩曲替尼治疗没有其他替代治疗可以选择的转移性或不可切除的实体瘤。在对含有 4 例 CRC 患者的 3 项研究的汇总分析中观察到 ORR 为 20%。在 NAVIGATE 研究中，8 例结肠癌患者接受了拉罗替尼治疗，50%的患者获得了部分缓解，50%的患者获得了疾病稳定。

（八）免疫治疗

PD-1 在活化的 T 细胞上表达，当其与配体 PD-L1 相互作用时，是 T 细胞活性的负性调节因子。作为一种免疫逃逸机制，肿瘤细胞过度表达 PD-L1。阻断这种相互作用的抗体已在许多恶性肿瘤中获得不同程度的效果。在 CRC 中，抗 PD-1 治疗仅对于存在错配修复缺陷（dMMR/MSI-H）患者的疗效最为显著。这约占转移性 CRC 患者的 5%。

根据 KEYNOTE-164 的研究结果，PD-1 检查点抑制剂帕博利珠单抗获得了用于经 5-FU、奥沙利铂或伊立替康治疗后进展的 dMMR/MSI-H mCRC 的加速批准。

90 例具有 dMMR/MSI-H 状态的 CRC 患者的汇总数据显示 ORR 为 33%，中位缓解时间未达到，中位无进展生存期为 4.1 个月。根据 KEYNOTE-177 的研究结果，帕博利珠单抗最近也被批准用于 dMMR/MSI-H mCRC 的一线治疗。在这项临床试验中，ORR 为 43.8%，而化疗组为 33.1%（研究者选择的治疗）。中位无进展生存期为 16.5 个月和 8.2 个月。

根据 Checkmate-142 试验，纳武利尤单抗联合或不联合伊匹单抗（一种抗 CTLA-4 抗体）也被美国 FDA 批准用于 5-FU、奥沙利铂和伊立替康治疗进展后的 mCRC。该研究将治疗耐药的 dMMR/MIS-H mCRC 患者随机分为纳武利尤单抗组和纳武利尤单抗+伊匹单抗组。在 74 例接受单药纳武利尤单抗治疗的患者中，ORR 为 31%，1 年时 PFS 率为 50%、OS 率为 73%。接受联合治疗的患者 ORR 为 55%，1 年时 PFS 率为 71%、OS 率为 85%。经过 29 个月的随访，ORR 为 69%，完全缓解率为 13%。

在一项泛癌种的批准中，美国 FDA 还批准了帕博利珠单抗用于治疗特定成人和儿童患者，这些患者在既往治疗后出现进展且没有替代治疗选择，并患有不可切除或转移性的肿瘤突变负荷高［≥10 个突变/兆碱基（mut/Mb）］的实体瘤。在 mCRC 中，有时可以发现这种生物标志物与 dMMR/MSI-H 肿瘤状态无关。

十二、转移性 CRC 的化疗方案

转移性 CRC 的化疗方案见表 9.3、表 9.4 和图 9.1。对于有或无 EGFR 和 VEGF 抑制剂的联合治疗最佳时机及顺序的研究仍在继续。

表 9.4 晚期结直肠癌化疗方案选择 [a]

药物	方案和剂量	重复时间
CAPOX	奥沙利铂 100～130mg/m^2，IV，d1	21 天
	卡培他滨 850～1000mg/m^2，每天 2 次，d1～14	
伊立替康	300～350mg/m^2，IV	21 天
伊立替康	125mg/m^2，IV，d1、8、15、22	6 周
FOLFIRI	伊立替康 180mg/m^2，IV，d1，随后	14 天
	亚叶酸钙 400mg/（m^2·d），IV，d1，随后	
	5-FU 400mg/（m^2·d），IV，d1，随后	
	5-FU 2400mg/m^2，CIVI 46h	
贝伐珠单抗 [b]	5mg/kg，IV，d1	14 天
阿柏西普	4mg/kg，IV，d1	14 天
雷莫芦单抗	8mg/kg，IV，d1	14 天

续表

药物	方案和剂量	重复时间
西妥昔单抗[c]	400mg/m^2，IV，d1，之后	每周
	250mg/m^2，IV，每周1次	
西妥昔单抗[c]	500mg/m^2，IV	14天
帕尼单抗[c]	6mg/kg，IV，d1	14天
瑞戈非尼	160mg，口服，每天1次，持续21天	28天
曲氟尿苷替匹嘧啶	每次剂量35mg/m^2，口服，每天2次，d1～5和d8～12	28天
帕博利珠单抗[d]	200mg，IV	21天
帕博利珠单抗[d]	400mg，IV	6周
纳武利尤单抗[d]	240mg，IV	14天
纳武利尤单抗[d]	480mg，IV	28天
康奈非尼+西妥昔单抗[e]	康奈非尼300mg，口服，每天1次	
	西妥昔单抗400mg/m^2，序贯250mg/m^2，每周1次	
恩曲替尼[f]	600mg，口服，每天1次	
拉罗替尼[f]	100mg，口服，每天2次	

注：5-FU，氟尿嘧啶；CIVI，持续静脉输注；IV，静脉注射；LV，亚叶酸。

a 这些是对表9.3中所列内容的补充。

b 与任何含5-FU的方案联合使用。

c 仅适用于*RAS*野生型肿瘤患者。

d 仅适用于患有dMMR或MSI-H肿瘤患者。

e 仅适用于*B-raf* V600E突变肿瘤患者。

f 仅适用于*NTRK*基因融合阳性肿瘤患者。

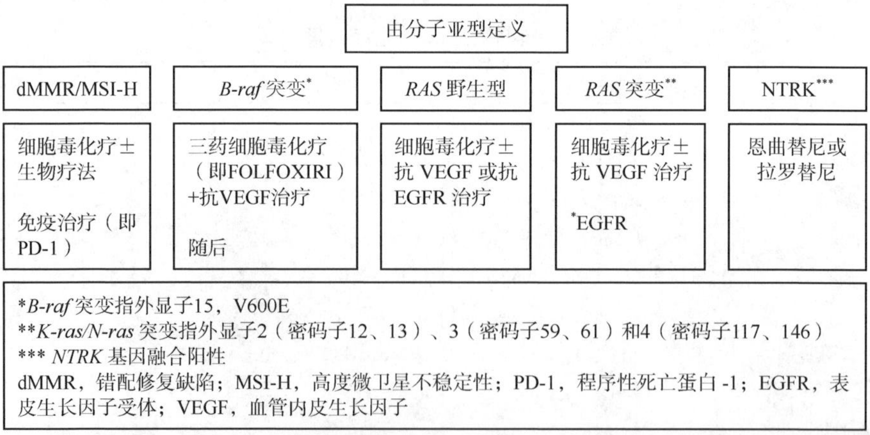

图9.1 分子亚型定义的转移性结直肠癌姑息治疗注意事项

注：谨慎的做法是考虑将这些类别中的每一位患者纳入每一治疗线的临床试验

最佳治疗选择和排序

系统性治疗的选择应基于几个因素，包括患者的疾病负荷、体能状况和肿瘤分子表达谱的结果。CALGB 80405 是一项重要的国际Ⅲ期试验，在 1137 例转移性 *K-ras* 野生型 CRC 患者中验证了最佳一线治疗。患者接受奥沙利铂（或者由医生自行决定使用伊立替康）治疗，并随机加入西妥昔单抗或卡培他滨。中位总生存期（主要终点）在化疗+西妥昔单抗或化疗+卡培他滨两组中基本相同（32 个月 *vs*. 31.2 个月，*P*=0.4）。两组间的无进展生存期也相似。回顾性分析发现，与来自右侧结肠的肿瘤相比，左侧肿瘤的中位生存期更长（33.3 个月 *vs*. 19.4 个月，*P*＜0.000 1）。结果表明，与基于西妥昔单抗的化疗相比，卡培他滨对右侧肿瘤的益处更大（总生存期：24.2 个月 *vs*. 16.7 个月，*P*＜0.000 1）。而左侧肿瘤的情况正好相反，基于西妥昔单抗的化疗比基于卡培他滨的化疗更有效（总生存期：36 个月 *vs*. 31.4 个月，*P*＜0.000 1）。这表明结肠癌的分子差异取决于其“侧别”。

FIRE-3 研究相当于欧洲的 CALGB 80405 研究。该研究招募了 592 例相似的患者，并随机分为伊立替康+卡培他滨组或伊立替康+西妥昔单抗组。与之前的研究相比，中位总生存期更倾向于西妥昔单抗治疗（33.1 个月 *vs*. 25.6 个月，*P*=0.011）。重要的是，两组间的无进展生存期没有差异，这表明后续治疗可能是总生存期改善的原因。值得注意的是，这两项试验都没有前瞻性地检测 *N-ras* 或 *B-raf* 突变作为预测或预后的生物标志物。

十三、寡转移性疾病

肝脏是最常见的转移部位，1/3 的病例仅侵犯肝脏。约 25%的肝转移是可以切除的，其中某些患者亚群切除后 5 年生存率为 30%～40%，手术并发症和死亡率为 3%～5%。非手术消融术（也就是冷冻治疗、射频消融、立体定向放疗，以及联合或不联合化疗的肝动脉栓塞）没有显示出持续的前瞻性生存获益。术中超声是最敏感的初步检查方法，其次是 CT 或 MRI。在考虑手术切除的选择性手术患者中，PET 可以帮助确定隐匿性肝外疾病。

局限于肝脏的不可切除的患者可选择局部区域肝动脉灌注（HAI）或系统性化疗。Kemeny 等报道，与未接受任何术后治疗的患者相比，肝转移灶切除后给予动脉内氟尿苷联合 5-FU 治疗的患者有 4 年无病生存期和肝脏无疾病的获益，尽管在总生存率上无显著的统计学差异（62% *vs*. 53%，*P*=0.06）。这种治疗方式通常只在特定的中心使用，随着更有效的系统性化疗的出现，其有效性受到了挑战。

Bismuth 及其同事研究了将最初无法切除的疾病转化为可能治愈性疾病的可

行性。99 例降期或病情稳定的患者进行了手术切除，3 年生存率令人鼓舞（有效者为 58%，病情稳定者为 45%）。Alberts 报道了类似的观察结果，41%接受切除的患者术前给予 FOLFOX4，观察到整个队列的中位生存期为 31.4 个月（95% CI 20.4～34.8）。考虑到最初应用以西妥昔单抗为基础的化疗的 *RAS* 野生型肿瘤患者的 ORR 为 60%～70%，可以为个性化治疗选择提供依据，以优化反应并提高临界性或不可切除疾病的转化率。对于那些禁用抗 EGFR 治疗的 *RAS* 突变患者，FOLFOXIRI（5-FU/LV、伊立替康、奥沙利铂）联合卡培他滨的 ORR 为 65%，但肝脏 R0 手术切除率与 FOLFIRI 相比并未改善。

事实上，目前对可切除肝脏病变的管理通常包括合适的患者选择、充分的影像学检查确定为孤立和有限的疾病负荷、多学科的临床协作及围术期系统性化疗的考虑。后者的推荐部分是基于欧洲研究的结果，与单纯手术相比，术前和术后 3 个月使用 FOLFOX4 方案化疗具有无进展生存优势。然而，必须注意延长围术期化疗可能引起的肝毒性和手术并发症。化疗引起的最大影像学反应通常出现在 12 周。重要的是，即使影像学显示完全缓解，系统性化疗也不能消除肝转移瘤。鉴于转移性疾病的侵袭性和难治性，*B-raf* 突变患者从寡转移性疾病管理中获益有限。

（吴　昊　顾艳宏　王育生　译）

参考文献

第 10 章　胰　腺　癌

Tara L. Magge，Davendra P. S. Sohal

一、概　　述

大多数胰腺肿瘤起源于外分泌胰腺，属于胰腺导管腺癌（PDAC）亚型。PDAC占所有原发性胰腺肿瘤的 90%。其他亚型的外分泌胰腺癌如腺泡细胞癌罕见。由内分泌胰岛细胞引起的胰腺神经内分泌肿瘤构成了少数原发性胰腺肿瘤。本章重点介绍 PDAC，以下“胰腺癌”这一术语均为该类型。

二、流 行 病 学

2021 年，美国有 60 430 例新诊断胰腺癌病例和 48 220 例胰腺癌死亡病例。超过 85%的患者在 55 岁之后被诊断，诊断时的中位年龄为 70 岁。与女性相比，男性的发病率略有增加。尽管胰腺癌仅占新诊断癌症的 3%，但其生存率最低（10%），是癌症相关死亡的第四大病因。

危险因素

胰腺癌发生的主要风险因素有吸烟、家族史和遗传综合征、慢性胰腺炎和饮酒。25%的胰腺癌可归因于吸烟。家族史与胰腺癌的终身风险有着明显的关联　6%的患者有 1 位受影响的一级亲属（FDR），40%的患者至少有 3 位受影响的 FDR。表 10.1 总结了与胰腺癌相关的遗传综合征。

其他定义不太明确的风险因素包括饮食习惯（一些研究支持加工肉和红肉摄入与胰腺癌之间的关联）、慢性感染如幽门螺杆菌及 ABO 血型（非 O 型血的风险更高）。

表 10.1　与胰腺癌相关的遗传综合征

疾病名称	受影响的基因	相对风险（%）	注解
遗传性胰腺炎	*PRSS1* （阳离子胰蛋白酶原）	20～75	存在于导致慢性胰腺炎的复发性急性胰腺炎青年人 胰腺癌可发生于慢性胰腺炎发病后 20～30 年

续表

疾病名称	受影响的基因	相对风险（%）	注解
Peutz-Jeghers 综合征	*STK11/LKB1*（丝氨酸苏氨酸激酶 11）	132	肿瘤抑制基因 表现为良性胃肠息肉，口腔/手/足黑变病 也与乳腺癌、肺癌、子宫内膜癌、性腺癌有关
家族性非典型多发性黑色素瘤（FAMMM）	*CDKN2A*（p16）	13～22	肿瘤抑制基因 也与黑色素瘤、乳腺癌、子宫内膜癌、肺癌有关
遗传性乳腺癌-卵巢癌综合征（HBOC 综合征）	*BRCA1* *BRCA2* *PALB2*	2.3～3.6 3～10 未知	肿瘤抑制基因。*BRCA2* 是胰腺癌最常见的遗传性危险因素
家族性腺瘤性息肉病（FAP）	*APC*	5	肿瘤抑制基因 与青春期开始的多发结肠息肉和青年期结肠癌相关
遗传性非息肉病性结直肠癌（HNPCC）	*MSH2*、*MLH1*	未知	错配修复蛋白 *MSH6*、*PMS1* 和 *PMS2* 突变的频率较低 与结肠（特别是右侧）、子宫内膜、卵巢、胃、小肠、胆道、上消化道、脑、皮肤癌症相关

三、病理生理学

胰腺在解剖学上分为头部（位于十二指肠弯处）、颈部和穿过幽门后中线的体部及最后逐渐变细形成的尾部，其止于脾门附近。约 70%的胰腺癌起源于胰头部。胰腺紧邻的主要血管包括主动脉、腹腔动脉、胃十二指肠动脉、脾动脉/静脉、肠系膜上动脉/静脉（SMA/SMV）和下腔静脉。胰管从尾部延续到头部并且与胆总管在壶腹处汇合后进入十二指肠降部。PDAC 起源于胰腺导管上皮。

约 95%的侵袭性 PDAC 在胰腺上皮内瘤变（PanIN）之前发生，PanIN 表现为平坦或乳头状导管细胞增殖，大小<0.5cm。其他癌前病变如导管内乳头状黏液瘤（IPMN）和黏液性囊性肿瘤不太常见。在影像学中经常发现 IPMN 病变，其发生于 2%的成年人，并且有 25%的概率发展为侵袭性恶性肿瘤。

一些驱动基因突变与 PDAC 有关——*KRAS*、*CDKN2A*、*SMAD4*、*TP53*。在早期 PanIN 病变中观察到 *KRAS* 癌基因的激活和端粒缩短，随着它们向更具侵袭性的表型发展，随后是抑癌基因 *CDKN2A*、*TP53* 和 *SMAD4* 的失活。胰腺癌转移时，通常累及肝、腹膜或肺。已证明 *SMAD4* 缺失与广泛转移性疾病的存在相关。

四、临 床 表 现

胰腺癌最常见的症状是乏力、体重减轻、厌食、腹痛和梗阻性黄疸。外分泌组织的丧失或胰管阻塞导致吸收不良和脂肪泻，这可能需要使用胰酶补充剂。糖尿病的出现也可能是胰岛细胞功能丧失的主要症状。由于腹腔和肠系膜神经丛受累，可出现腹部和背部疼痛。

五、筛查和诊断

一般人群的胰腺癌筛查没有任何作用。根据最近的国际胰腺癌筛查联盟的共识指南，建议对选定的高危个体进行糖尿病筛查及使用 EUS 或 MRI 进行影像学检查（来自有≥2 例 FDR 患者家族的胰腺癌患者的 FDR，Peutz-Jeghers 综合征患者，以及有≥1 位受影响 FDR 且有 *p16*、*BRCA2*、*HNPCC* 突变的携带者）。

疑似胰腺癌患者的初步诊断评估包括实验室检查和腹部影像学检查。与 PDAC 相关的主要肿瘤标志物为糖类抗原 19-9（CA19-9），但 CA19-9 的临床实用性有限。

选择的影像学检查是“胰腺方案”CT 扫描，其中包括三期对比增强多排 CT。动脉晚期有助于区分低密度肿瘤与正常软组织，门静脉期可以显示肿瘤与邻近静脉结构之间的界面并检查是否有肝转移。腹部超声可将胰腺癌识别为实性、低回声肿块，并显示肿瘤梗阻引起的胆道扩张。然而，它会基于操作者的技能而出现变化，可能遗漏＜3cm 的肿瘤，当存在上覆的肠道气体时，不能完全评估胰腺。

经内镜逆行胆胰管成像（ERCP）诊断结果有限，因为 ERCP 活检或刷检细胞学的敏感性低，而且经典描述的“双管征”（胰腺和胆道扩张）的发现并不是胰腺肿瘤患者所特有。EUS-FNA 诊断胰腺癌的敏感度为 92%，特异度为 96%，是获得组织病理学诊断的首选方法。由于理论上考虑到肿瘤在活检针道或腹腔中的种植，因此应避免经皮穿刺活检。

六、分 期

胰腺癌的专业分期基于美国癌症联合委员会（AJCC）的肿瘤、淋巴结和转移的分期系统。然而，实际上，根据胰腺癌的解剖范围，该疾病分为可切除、临界可切除、不可切除或转移性，这些分类决定了治疗方法。

七、治　　疗

患者最好由多学科团队在高容量中心进行评估。应始终努力为符合条件的患者提供临床试验入组。胰腺癌预示着高发病率和高死亡率，因此应尽早实施姑息治疗。

（一）可切除的疾病

约 15%的患者为可切除的病变，这意味着肿瘤没有累及动脉、肠系膜上静脉或门静脉（或者≤180°接触，无静脉轮廓不规则）。治疗包括手术切除，随后用 FOLFIRINOX（氟尿嘧啶、伊立替康、奥沙利铂）进行辅助化疗 6 个月。迄今尚未证实放化疗（CRT）在改善生存率方面的作用。

1. 手术切除　手术切除提供了一种潜在的治愈性治疗方法，但即使是使用 R0 切除术，复发也很常见。患者必须具有良好的功能状态以耐受腹部大手术。胰头肿瘤接受常规的或保留幽门的胰十二指肠切除术（Whipple 手术），而胰体/尾部肿瘤接受远端胰腺切除术，通常伴有脾切除术。如果肿瘤累及整个腺体，则需要进行全胰腺切除术，但发病率较高。扩大胰腺切除术和扩大淋巴结切除术并不能提高生存率。

2. 辅助化疗　所有接受过手术切除的患者应接受 6 个月的辅助化疗，化疗应在切除后 12 周内开始，越早越好。目前的治疗标准是由最近的一项试验所推动制定的，该试验证明 FOLFIRINOX 是一种非常有效的治疗方案。然而，这项研究招募了一组高度筛选的患者，常规实践的结果可能无法达到所述的益处。涉及辅助化疗的历史上的临床试验总结如下：

（1）ESPAC-1：采用 2×2 析因设计将 289 例患者随机分为 4 个治疗组：①单纯 CRT 组；②单纯化疗组；③CRT 联合化疗组；④观察组。接受化疗者的 5 年总生存率为 21%，而未接受化疗的患者为 8%（P=0.009）。

（2）CONKO-001：将切除术后的 368 例患者随机分为吉西他滨辅助化疗 6 个月组与观察组。吉西他滨组和观察组的中位无病生存期分别为 13.4 个月、6.7 个月，HR 为 0.55（P<0.001）。吉西他滨组和观察组的 5 年总生存率分别为 20.7%、10.4%，HR 为 0.76（P=0.01）。

（3）ESPAC-3（v2）：将切除术后的 1088 例患者随机分为吉西他滨组对比氟尿嘧啶/亚叶酸（5-FU/FA）组辅助化疗 6 个月。各组的中位生存期无显著性差异，约为 23 个月。5-FU/FA 组出现较多的不良反应。

（4）RTOG 9704：将 451 例肿瘤大体切除患者随机分组，分别于计划 CRT 之前 3 周和之后 12 周接受吉西他滨或 5-FU/FA 化疗。总生存率无显著性差异。胰头肿瘤亚群的中位生存期和 5 年生存期有改善的趋势，但没有达到统计学意义。

（5）ESPAC-4：将 732 例患者随机分为单用吉西他滨组（n=366）或吉西他滨联合卡培他滨组（n=364）。入组患者接受 6 个周期的吉西他滨单药 1000mg/m^2，每周 1 次，每 4 周 3 次（1 个周期），或同时口服卡培他滨 1660mg/m^2，持续 21 天，然后休息 7 天（1 个周期）。吉西他滨+卡培他滨组的中位总生存期为 28.0 个月，吉西他滨单药组为 25.5 个月（HR=0.82，95% CI 0.68～0.98，P=0.032）。联合组中 3～4 级毒性反应的发生率增加。

（6）PRODIGE 24/CCTG PA 6：将 493 例 R0 或 R1 切除术后的患者随机分为改良 FOLFIRINOX 组或吉西他滨治疗组，治疗 24 周。与吉西他滨组相比，改良 FOLFIRINOX 组的中位总生存期和无病生存期均显著改善（无病生存期：21.6 个月 *vs*. 12.8 个月；总生存期：54.4 个月 *vs*. 35.0 个月）。然而，尽管毒性是可控的，改良 FOLFIRINOX 组的患者出现了更多的不良事件。与吉西他滨相比，该试验确定改良 FOLFIRINOX 是一种有效的辅助化疗方案。

（7）APACT：将 866 例患者随机分为白蛋白结合型紫杉醇联合吉西他滨组对比吉西他滨单药组。独立评审专家评审的无病生存期在两组之间没有显著差异。

3. 辅助放化疗（CRT）　没有推荐在辅助条件下使用 CRT。多项临床试验包括上述列出的关键试验，均显示辅助 CRT 对生存没有益处。

4. 新辅助治疗　在潜在可切除疾病中的理论优势包括微转移的前期治疗，阴性切缘的可能性更高，以及能够在切除术后并发症出现之前进行全身治疗。尽管迄今在这种情况下还没有来自随机研究的可靠数据，但新辅助治疗在各大中心获得了较多的支持，特别是对于具有临界可切除病灶的患者。

（二）临界可切除性疾病

约 25%的患者具有临界可切除性病灶，这通常意味着肿瘤局灶性累及内脏动脉（≤180°）或大静脉有短节段包裹或闭塞。治疗包括在尝试切除前使用化疗 2～3 个月来降低肿瘤的分期。通常给予多药化疗（如 FOLFIRINOX 或吉西他滨/白蛋白结合型紫杉醇）。许多已完成和正在进行的研究正在帮助确定新辅助治疗在这种条件下的作用。

（三）局部晚期，不可切除的疾病

约 20%的患者患有局部晚期、不可切除的疾病。通常，采用多药化疗（吉西他滨/白蛋白结合型紫杉醇或 FOLFIRINOX，基于转移情况下的数据推断）至少 3 个月。CRT 没有生存优势，但可能有助于缓解疼痛等症状。相关临床试验总结如下：

（1）ECOG 4201：比较辅助放化疗后使用吉西他滨和单纯使用吉西他滨，中位总生存期分别为 11.1 个月和 9.2 个月（单侧 P=0.017）。然而，辅助放化疗组的 4 级及以上毒性反应更高（41% *vs*. 9%），该试验受到招募差的限制（仅 74 例患者）。

（2）FFCD-SFRO：招募了 119 例患者并比较了辅助放化疗后使用吉西他滨和单纯使用吉西他滨。辅助放化疗组的总生存期比单纯使用吉西他滨组短（8.6 个月 *vs*. 13 个月，P=0.03），并且辅助放化疗组的 3～4 级毒性反应较多。

（3）LAP 07 研究：对于已接受诱导化疗 4 个月无进展的患者，给予辅助放化疗对比吉西他滨维持治疗。中位总生存期无差异，分别为 16.5 个月和 15.3 个月（HR=1.03，P=0.83）。然而，辅助放化疗与局部进展减少有关。除恶心外，辅助放化疗组的 3～4 级毒性反应没有增加。

（四）转移性疾病

约 40%的患者表现为转移性疾病。转移性疾病的一线治疗仍然是联合细胞毒性化疗，FOLFIRINOX 和吉西他滨/白蛋白结合型紫杉醇是两个主要的一线方案。对于体能状况较差的患者，建议使用单药化疗。应鼓励符合条件的患者进行临床试验。

（1）PRODIGE4/ACCORD11：将 342 例患者随机分组，分别接受 FOLFIRINOX 或吉西他滨治疗，结果显示 FOLFIRINOX 组有优势，死亡 HR 为 0.57（P<0.01），中位生存期改善了 4.3 个月。尽管 FOLFIRINOX 组中有更多的 3～4 级毒性反应，但生活质量改善的保持时间较长。

（2）MPACT：将 861 例患者随机分配接受吉西他滨/白蛋白结合型紫杉醇治疗和单纯使用吉西他滨治疗，中位总生存期分别为 8.5 个月和 6.7 个月（HR=0.72，P<0.01）。

二线治疗包括在那些最初用含 5-FU/FA 治疗方案的患者中使用含吉西他滨化疗，反之亦然。最近的数据表明，添加纳米脂质体伊立替康有益。

（3）NAPOLI-1：评估了先前用吉西他滨治疗的患者，给予纳米脂质体伊立替康与 5-FU/FA 联合用药对比单独使用每种药物的情况。联合治疗组中位生存期较单纯使用 5-FU/FA 组有所提高（6.1 个月 *vs*. 4.2 个月，HR=0.6，P=0.012）。

免疫治疗和靶向治疗在许多项胰腺癌试验中进行了测试，但迄今为止尚未取得任何有意义的临床疗效。

（杜　斌　刘连科　译）

参 考 文 献

第 11 章 肛 管 癌

Bahar Laderian，Ehsan H. Balagamwala

一、概 述

肛管癌是一种罕见的癌症，在美国，每年约有 9100 例新病例被确诊，约占所有胃肠道恶性肿瘤的 2.5%。在过去几十年里，美国及其他国家的肛管癌发病率一直在稳步上升。治疗肛管癌最重要的考虑是保护器官功能。在过去几十年里，局限性和转移性肛管癌的治疗均取得了重大进展。

二、流 行 病 学

尽管肛管癌是一种罕见的恶性肿瘤，但在过去几十年里，其发病率一直在稳步上升。肛管癌诊断的中位年龄为 61 岁，随着年龄的增长，患肛管癌的风险也会增加。2001～2015 年，肛管鳞状细胞癌（SCC）的发病率以每年 2.7%的速度增长，老年女性和年轻黑种人男性的发病风险更为显著。此外，在同一时间范围内，晚期疾病增加了 3 倍，区域性（淋巴结）疾病增加了 1 倍。据估计，某些人群中的肛管癌发病率高达 37/10 万，如男男性接触者（MSM）和 HIV 感染者，与开始广泛筛查之前的宫颈癌发病率相似。

二、病因和危险因素

现已确定与肛管癌发生相关的几个重要风险因素，具体如下：

（1）人乳头瘤病毒（HPV）：HPV 感染是最重要的性传播疾病（STD）之一，与肛管癌前病变和恶性病变的发展密切相关。流行病学研究表明，90%以上的肛管 SCC 与 HPV 感染有关。虽然在肛门生殖道中发现了多种 HPV 株，但 HPV16 和 HPV18 是与肛管癌发展相关的最常见病毒株。早期 HPV 疫苗接种试验的结果表明，它在预防 HPV 感染及减少 HPV 相关癌前病变的发展方面具有重要的效用。此外，宫颈癌病史（也与 HPV 感染有关）也与肛管癌的发生有关。

（2）性活动：性活动不仅是肛管癌发生的重要风险因素，也是 HIV 和 HPV 感染发生的重要危险因素，两者都与肛管癌的发生有关。性病病史（淋病、梅毒、单纯疱疹病毒 2 型或衣原体感染)、10 个或更多性伴侣、接受性肛交和男男性接触者与肛管癌的发生有关。

(3) HIV 感染：尚不清楚 HIV 感染是否对肛管癌的发生有直接影响，或者肛管癌是否通过并发 HPV 感染介导。在最近的报道中，HIV 感染的男男性接触者的肛管癌发病率为 131/10 万，其他 HIV 感染的男性为 46/10 万，HIV 未感染的男性为 2/10 万。此外，无论性取向如何，HIV 感染患者发生肛管癌前和恶性病变的风险更高。

(4) 慢性免疫抑制(非 HIV 相关)：器官移植后的慢性免疫抑制也与肛管癌的癌前和恶性病变的发生有关。

(5) 吸烟：吸烟者患肛管癌的风险增加，尤其是正在吸烟者。

四、解剖学和病理学

肛管的长度为 2.5～3.5cm。它开始于肛门括约肌复合体顶端的耻骨直肠肌，结束于肛缘，在那里鳞状黏膜与肛周皮肤融合。齿状线将肛管分开，并界定了从近端腺(或柱状)黏膜到远端鳞状黏膜的过渡。肛缘通常定义为肛门边缘 5cm 以内的区域。

肛管癌的淋巴引流取决于齿状线的位置。位于齿状线上方的肛门肿瘤主要流向直肠系膜和髂内淋巴结。齿状线以下的肿瘤也可能扩散到腹股沟浅淋巴结和髂外淋巴结。

肛管内可发生包括 SCC、腺癌和神经内分泌癌在内的几种组织学类型的上皮恶性肿瘤。其他更罕见的组织学类型包括 Bowen 病、乳腺外 Paget 病和黑色素瘤，这些类型的肿瘤在肛缘更常发生。

肛管 SCC 分为角化型和非角化型。在齿状线以下发育的 SCC 是角化型，而在齿状线以上发育的 SCC 则是非角化型。WHO 分类系统第 4 版未使用角化、非角化或基底样等修正术语；取而代之的是所有亚型都包含在 SCC 中。柱状黏膜引起的癌症通常发展为腺癌。

五、临 床 表 现

本病最常见的症状是直肠出血(45%)，也可能发生肛门直肠疼痛或肿块样感觉(30%)。其他症状包括肛门直肠瘙痒、腹泻和排便习惯改变。通常，直肠出血和瘙痒可能与痔疮有关，并可延迟癌症的诊断。多达 20%的患者可能根本没有任何症状。

六、医学检查

治疗前分期包括体格检查、直肠指检（DRE）触诊肿瘤、原发肿瘤的肛门镜检查和活检及胸部 CT、腹部和骨盆的 CT 或 MRI，以及 PET。对于女性，强烈建议进行妇科检查来筛查宫颈癌或癌前病变。

七、预后因素

（1）原发性病变的大小已被证明是预测骨盆局限性病变的局部控制和生存的重要因素之一。基于 T 分期的 5 年生存率如下：T1 为 86%、T2 为 86%、T3 为 60%、T4 为 45%。

（2）淋巴结转移或未转移也已被证明会影响生存。淋巴结阳性和淋巴结阴性患者的 5 年生存率分别为 54%和 76%。

（3）影响总生存率的最重要的预后风险因素是是否存在骨盆外转移。

（4）在一些系列病例中，高 HIV 病毒载量和低 $CD4^{+}$计数可以预测生存期及局部控制。

八、治　　疗

（一）Ⅰ期

根据 AJCC 第 8 版，Ⅰ期肛管癌定义为 T1N0M0。这些患者的治疗选择包括局部切除或确定性放化疗（如Ⅱ～ⅢB 期，见下文）。如果要进行局部切除，仔细选择患者至关重要。具有非常有利（分化良好，不累及括约肌）、小（＜1～2cm）的浅表性侵袭性肿瘤、基底膜浸润≤3mm 且横向扩散≤7mm 的患者是局部切除的良好候选者。回顾性研究表明，这种方法具有良好的局部控制率和生存率，如果需要，可以保留确定性放化疗用于挽救性治疗。如果进行局部切除，密切监测对于及早发现复发至关重要。

（二）Ⅱ～ⅢB 期

在 1974 年 Nigro 等发表之前，腹会阴联合切除术（APR）是肛管癌的标准治疗方法。淋巴结阴性患者行 APR 的局部控制率约为 70%，生存率约为 50%。腹股沟淋巴结受累会导致生存率显著下降（10%～20%）。在 Nigro 等的研究中，尽管使用了较低的放射剂量，但有 3 例患者获得了完全缓解（CR），因此放化疗成为保留括约肌的标准治疗。因此，APR 通常被保留为局部区域复发的挽救性措施。

肛管癌的放射治疗方式包括外照射放疗[三维适形放射治疗、调强放射治疗（IMRT）]和近距离放射治疗。在过去的几十年中，放射治疗技术有了显著的发展，特别是将 IMRT 用于确定性放化疗，这已成为新的治疗标准。就放射肿瘤学家而言，IMRT 是一种技术上复杂的治疗模式，需要放射肿瘤学家的经验和专业知识。RTOG 0529 是一项Ⅱ期试验，旨在评估 IMRT 在肛管癌患者中的作用，并显示出 2 级及以上血液学毒性反应、3 级及以上皮肤毒性反应，以及胃肠道毒性反应的降低。重要的是，该试验表明，与 IMRT 治疗计划的复杂性相呼应的是，治疗前计划修正率很高。有些概况指南的共识可帮助治疗医生对所有存在微小疾病风险的区域进行充分治疗。

Wayne State/Nigro 方案的同步化疗[5-FU/MMC（丝裂霉素 C-C）]联合中等剂量放疗（30Gy，15 次治疗）被发展为降低局部复发风险的术前策略。鉴于 3 例患者出现 CR，确定性放化疗作为一种器官保留策略已被采用，并保留 APR 用于挽救性治疗。目前局部晚期肛管癌的治疗策略包括同步化疗[首选方案：5-FU（1000mg/m^2，第 1～4 天、第 29～32 天）+MMC（10～15mg/m^2，第 1 天）]联合放疗（50～58Gy，25～29 次治疗）。尚没有前瞻性证据显示剂量超过 58Gy 时局部控制效果改善。一些前瞻性试验表明，局部晚期肛管癌患者有良好的局部控制率和生存率。不同试验及其结果如表 11.1 所示。

表 11.1　肛管癌试验结果总结

试验	入组资格	治疗组	CR（%）	DFS（%）	LC（%）	OS（%）
EORTC	T3/4 或 N+	单独 RT：45Gy+基于疗效的加量（15～20Gy）	54		55	64
		RT 联合同步化疗（5-FU/MMC）	80		66	69
RTOG 87-04	T1～4，N0～3	RT（45Gy）联合同步化疗（5-FU）	85	51	59	67
		RT（45Gy）联合同步化疗（5-FU/MMC）	92	73	84	76
RTOG 98-11	T2～4，N0～3	RT（45Gy+10～14Gy 加量）联合同步化疗（5-FU/MMC）		68	80	78
		诱导化疗（5-FU/顺铂）+RT 联合同步化疗（5-FU/顺铂）		58	74	71
ACT Ⅰ	T1～4，N0～3	单独 RT：45Gy+基于疗效的加量（15～20Gy）	30	24	41	36
		RT 联合同步化疗（5-FU/MMC）	39	36	66	42
ACT Ⅱ	T1～4，N0～3	RT（50.4Gy）联合同步化疗（5-FU/MMC）	91	69		79
		RT（50.4Gy）联合同步化疗（5-FU/顺铂）	90			
		RT（50.4Gy）联合同步化疗（5-FU/MMC）+维持 5-FU/顺铂	91	70		76

续表

试验	入组资格	治疗组	CR（%）	DFS（%）	LC（%）	OS（%）
ACCORD-03	肿瘤直径＞4cm 或 N+	RT（50.4Gy）联合同步化疗（5-FU/顺铂）+维持 5-FU/顺铂	90			
		RT（15Gy 加量）联合同步化疗（5-FU/顺铂）		77	84	
		RT（20～25Gy 加量）联合同步化疗（5-FU/顺铂）		73	78	
		诱导化疗序贯 RT（15Gy 加量）联合同步化疗（5-FU/顺铂）		70	72	
		诱导化疗序贯 RT（20～25Gy 加量）联合同步化疗（5-FU/顺铂）		82	88	

注：RT，放疗；5-FU，氟尿嘧啶；MMC，丝裂霉素 C；CR，完全缓解；DFS，无病生存率；LC，局部控制；OS，总生存率。

经允许改编自 Martin D，Balermpas P，Winkelmann R，et al. Anal squamous cell carcinoma – State of the art management and future perspectives. Cancer Treat Rev. 2018；65：11-21。

（三）放化疗对比单纯放疗

到目前为止，有两项试验研究了非手术条件下放疗联合化疗及不联合化疗的作用。

英国癌症研究协调委员会肛管癌试验工作组（Anal Cancer Trial Working Party of the United Kingdom Coordination Committee on Cancer Research）进行了一项大型试验，其中 585 例肛管 SCC 患者（T1～T4）随机接受放疗或放疗联合氟尿嘧啶（1000mg/m^2，第 1～4 天；或 750mg/m^2，第 1～5 天），在放疗的最初和最后几周内，并在第 1 疗程的第 1 天与丝裂霉素 C（12mg/m^2）一起使用。两组均采用相同的放疗方案：4～5 周内，45Gy，分为 20～25 次。初始治疗后 6 周评估临床反应。随访 42 个月后，放化疗与局部治疗失败率的显著降低（59% *vs*. 36%）相关。与单纯放疗相比，联合治疗模式在急性期的并发症更多。然而，两组晚期的并发症相当。有趣的是，两组患者的总体生存率相似。

欧洲癌症研究与治疗组织（European Organization for Research and Treatment of Cancer）进行了第 2 项比较放射治疗与综合治疗的大型试验，该试验从 1987 年至 1994 年随机将 110 例局部晚期肛管癌（T3～T4 或 N1～N3）患者分为单纯放疗组或放疗联合同步化疗组。化疗药物为氟尿嘧啶[750mg/（m^2 · d），第 1～5 天和第 29～33 天]+丝裂霉素 C[（15mg/m^2），仅第 1 天]，静脉输注。放射治疗为 45Gy，每天 1.8Gy，共 5 周。如果休息 6 周后出现部分或完全缓解，则分别给予

20Gy 或 15Gy 增强。放化疗与更高的病理完全缓解率显著相关（80% *vs*. 54%）。在 5 年的时间间隔内，采用综合治疗，局部区域控制率提高了 18%，无结肠造口生存率提高了 32%。除了肛门溃疡在联合治疗组中更为常见外，两组的严重副作用非常相似。

1. 丝裂霉素 C 的作用　从 1988 年至 1991 年，在美国放射治疗肿瘤协作组和美国东部肿瘤协作组的一项联合试验中，310 例肛管癌患者被随机分配接受有或无丝裂霉素 C 的联合疗法（依据 Wayne State 方案）。接受丝裂霉素 C 治疗的患者显示具有显著升高的 4 年无结肠造口生存率（71% *vs*. 59%）和无病生存率（73% *vs*. 51%）。因此，尽管丝裂霉素 C 对 SCC 没有很高的抗肿瘤活性，并可能在肾脏、肺部或骨髓中引起衰竭的副作用，但在确定性方案中使用丝裂霉素 C 被认为是合理的。然而，值得注意的是，两组患者的总生存率在统计学上无显著性差异。

2. 丝裂霉素 C 对比顺铂　RTOG 98-11 试验是一项Ⅲ期随机对照试验，比较了氟尿嘧啶联合丝裂霉素 C 和放疗与氟尿嘧啶联合顺铂和放疗治疗肛管癌的疗效。

1998～2005 年共有 682 例受试者入选。将受试者分配至以丝裂霉素 C 为基础的治疗组接受氟尿嘧啶 1000mg/m^2，第 1～4 天、第 29～32 天；丝裂霉素 C 10mg/m^2，第 1、4 天；联合放疗 45～59Gy，第 1～29 天。分配至以顺铂为基础的治疗组接受氟尿嘧啶 1000mg/m^2，第 1～4 天、第 29～32 天、第 57～60 天、第 85～88 天；顺铂 75mg/m^2，第 1、29、57、85 天；放疗 45～59Gy，从第 57 天开始。患者的中位随访时间为 2.5 年。基于丝裂霉素 C 组的 5 年无病生存率为 60%，而基于顺铂组为 54%（P=0.17）。基于丝裂霉素 C 组和基于顺铂组的 5 年总生存率分别为 75%与 70%（P=0.1）。丝裂霉素 C 治疗组的 5 年局部复发率和远端转移率分别为 25%与 15%，而顺铂治疗组分别为 33%与 19%。值得一提的是，与基于顺铂的治疗组相比，基于丝裂霉素 C 的治疗组的无结肠造口生存率明显更高（P=0.02）。此外，基于丝裂霉素 C 的治疗组承受更严重的血液学毒性（P<0.001）。总体而言，基于顺铂的方案未能显示无病生存期的改善，但确实带来了显著升高的结肠造口率。

该试验的长期更新数据表明，与氟尿嘧啶和顺铂+放疗相比，氟尿嘧啶和丝裂霉素 C 同步放化疗具有更好的无病生存期和总生存率（5 年无病生存率 67.8% *vs*. 57.8%，P=0.006，5 年总生存率 78.3% *vs*. 70.7%，P=0.026）。因此，根据试验结果，基于丝裂霉素 C 的方案仍然是首选的治疗标准。

ACT Ⅱ试验是一项随机Ⅲ期开放标签试验，纳入 940 例无转移性疾病的肛门 SCC 患者，并将他们随机分为 4 组，分别接受丝裂霉素 C 12mg/m^2，第 1 天；或顺铂 60mg/m^2，第 1、29 天；联合氟尿嘧啶 1000mg/m^2，第 1～4 天、第 29～32 天；联合每天放疗，共 28 次，共 50.4Gy；同时进行或不进行 2 个疗程的维持性化疗（在第 11 周和第 14 周给予氟尿嘧啶+顺铂）。中位随访时间为 5.1 年。在丝裂霉素 C 组中，在 26 周时，90.5%的受试者获得完全缓解，而顺铂组为 89.6%。所有组的毒性反应相似。这些数据表明，基于丝裂霉素 C 的方案应该仍然是治疗标准，但基于顺铂的治疗也可能是一个合理的选择。

3. 卡培他滨替代氟尿嘧啶 EXTRA 试验是一项Ⅱ期研究，其中 31 例患者入选，给予丝裂霉素 C 12mg/m^2，第 1 天，在每个放射治疗日给予卡培他滨（825mg/m^2，每天 2 次）。化疗完成 4 周后，77%的患者出现完全临床缓解，16%的患者为部分缓解。无治疗相关性死亡。中位随访 14 个月后，仅有 3 例受试者发生了癌症局部复发。

一项对 105 例非转移性肛管 SCC 患者的回顾性研究调查了卡培他滨对比氟尿嘧啶的疗效。47 例患者在第 1～5 天和第 29～33 天连续输注氟尿嘧啶[750mg/（m^2·d）]，联合丝裂霉素 C（10mg/m^2），第 1 天，并同时进行放射治疗。58 例患者服用卡培他滨（825mg/m^2），每天 2 次，持续数周，联合丝裂霉素 C（10mg/m^2），第 1 天，并进行放疗。在氟尿嘧啶治疗组中，89.1%的受试者获得完全缓解。在卡培他滨治疗组中，89.7%的患者获得了完全临床缓解。氟尿嘧啶组的 3 年总生存率为 78%，卡培他滨组为 86%。虽然这不是一项头对头的试验，但此项回顾性分析表明，卡培他滨在治疗非转移性肛管 SCC 上与氟尿嘧啶同样有效。

（四）HIV 阳性患者肛管 SCC 的治疗

另一项回顾性研究比较了 1997～2008 年接受抗逆转录病毒药物治疗的 HIV 阳性个体和 HIV 阴性个体的肛管癌放化疗的依从性、毒性和临床结果。患者接受标准的氟尿嘧啶和丝裂霉素 C 治疗，同时接受放射治疗。两组间的急性 3/4 级毒性差异无统计学意义。此外，两组患者的完全缓解率、5 年局部控制率和总生存率也无显著差异。

一般来说，HIV 阳性患者的治疗与非 HIV 阳性患者相似。一项大型回顾性研究收集了 42 例 HIV 阳性患者的治疗数据，并将其与 1997～2015 年在一家单中心接受治疗的 100 例 HIV 阴性肛管癌患者的治疗结果进行了比较。这些患者在放疗的第 1 周和第 5 周接受标准放化疗，同步使用氟尿嘧啶+丝裂霉素 C 及预先计划的氟尿嘧啶。两组的完全缓解率、5 年局部失败率、5 年远处转移失败率及 5 年总生存率的差异均无统计学意义。然而，在单变量分析中，HIV 阳性受试者的 5 年癌症特异性生存率低于 HIV 阴性受试者（80.5% *vs.* 93.8%，P=0.029）。值得注意的是，这不是一项随机临床试验。研究者得出的结论是，在标准放化疗后，HIV 阳性和 HIV 阴性患者的耐受性及临床结果是具有可比性的。

（五）持续性或复发性 SCC

对于接受确定性放化疗且有局部复发或残留病灶的肛管 SCC 患者，APR 是首选的治疗方法。在一项回顾性研究中，185 例肛管 SCC 患者接受了确定性放疗或放化疗，42 例患者出现了局部治疗失败，并且需要某种形式的挽救性治疗。23 例患者接受了 APR，3 例患者接受残留肿瘤的局部切除。5 年总生存率和局部控制率分别为 45%与 43%。

（六）肛管癌其他组织学/亚型的治疗

肛管腺癌患者应按照第 9 章“结直肠癌”中概述的癌症方案进行治疗。

小细胞癌或低分化神经内分泌肿瘤是罕见的实体瘤，没有标准的治疗方法。如果是局限性的，可以进行放化疗。根治性切除并不总是有帮助的，因为这些肿瘤生长迅速，且有显著高的远处复发率。如果选择手术治疗，由于复发风险高，强烈建议采用全身治疗以辅助治疗。由于这些癌症类型的罕见性，目前尚无随机临床试验。我们的方法是基于小细胞肺癌研究数据的推断。对于晚期患者，可以使用基于小细胞肺癌研究的一线化疗及作为二线的免疫治疗。化疗通常包括基于铂类的药物和依托泊苷。

发生在肛周皮肤的肿瘤通常是 SCC，这些肿瘤的治疗存在争议。大多数临床医生治疗这些肿瘤的方法类似于肛管癌（放化疗）。然而，当肛门边缘和肛管癌边缘之间有明确的界限时，对这些肿瘤使用类似皮肤癌的治疗是合理的（仅局部治疗）。

（七）Ⅳ期肛管 SCC

1. 一线化疗　对于晚期/转移性肛管 SCC 患者，推荐的一线治疗方案是紫杉醇加卡铂，而不是顺铂加 5-FU。在 InterAACT 试验中，既往未经治疗的晚期肛管 SCC 患者被分配至卡铂（AUC=5，第 1 天）+紫杉醇（80mg/m^2，第 1、8 和 15 天），每 28 天 1 个周期，或者顺铂（60mg/m^2，第 1 天）+5-FU（1000mg/m^2，第 1～4 天），每 21 天 1 个周期。卡铂/紫杉醇组的有效率与顺铂/5-FU 组相似（59% *vs*. 57%）。然而，卡铂/紫杉醇组的中位总生存期更长（20 个月 *vs*. 12.3 个月），且该组的毒性谱更好、严重不良事件减少（36% *vs*. 62%）。

2. 免疫治疗在肛管 SCC 治疗中的作用　在一项前瞻性Ⅱ期试验中，无论 PD-L1 表达如何，对于肛管 SCC 患者，给予纳武利尤单抗 3mg/kg，静脉注射，每 14 天 1 次。总共有 39 例受试者入组。9 例受试者对免疫治疗表现出客观缓解，2 例完全缓解，17 例病情稳定。需要注意的是，该群体的治疗周期中位数为 6 次。中位无进展生存期为 4.1 个月，中位总生存期为 11.5 个月。

作为另一项 KEYNOTE-028 试验的一部分，25 例 PD-L1 阳性肛管癌患者接受帕博利珠单抗 10mg/kg，静脉注射，每 14 天 1 次，持续 2 年。25 例患者中有 4 例患者获得了确认的部分缓解，10 例患者病情稳定。

3. 放疗在肛管转移性 SCC 中的作用　放疗在转移性肛管癌患者的治疗中起着重要作用。对于患有寡转移（≤5 个转移性病灶）肛管癌的患者，应考虑采用以治愈为目的的治疗：确定性放化疗和转移灶定向的局部治疗（手术切除或立体定向放射治疗）。新的数据表明，控制所有转移性疾病的病灶可以带来有利的生存结果。对于广泛转移的肛管癌患者，盆腔肿瘤和转移性癌结节的治疗应该以姑息性治疗为目的而进行（30Gy，分 10 次治疗；20～25Gy，分 5 次治疗）。

（八）毒性

在确定性放化疗期间及之后对急性和晚期毒性的管理对于优化治疗结果至关重要。

1. 急性毒性　放化疗期间和完成后不久的毒性是由于化疗和放疗的作用，这些毒性需要多学科管理。这些毒性包括血液（中性粒细胞减少、血小板计数降低、贫血）、皮肤（皮炎）、胃肠道（恶心/呕吐、腹痛、直肠炎、大便次数增加/尿急）和泌尿生殖系统（尿频、尿急、阴道炎）毒性。这些毒性大多数可进行门诊管理；然而，包括中性粒细胞减少性发热和严重放射性皮炎的一些毒性可能需要住院治疗。重要的是继续放疗，尽可能减少治疗中断（即使化疗需要停止）。采用现代治疗和支持性治疗的急性毒性相关死亡率较低（＜5%）。

2. 晚期毒性　文献中没有很好地描述晚期毒性。需要考虑的重要毒性包括皮炎、直肠炎、直肠出血、大便失禁、瘘管形成、尿频/尿急、血尿、女性阴道狭窄和男性勃起功能障碍、全血细胞数降低和继发性恶性肿瘤（骨髓增生异常综合征、膀胱癌、软组织肉瘤等）。大多数晚期毒性为 1 级或 2 级，3 级以上毒性不常见（＜15%）。采用先进的放射治疗计划，因为晚期毒性而需要 APR 的风险＜10%。

九、随　　访

在完成肛管癌确定性治疗后，严格的监测和随访是至关重要的，这样不仅可以确定没有获得完全缓解的患者，而且可以尽早发现复发。完成初始治疗后，患者必须在 8～12 周时进行直肠指检和高分辨率肛门镜检查。可选做直肠 MRI 检查，但强烈推荐。有持续性疾病的患者应在 4 周内进行重新评估以确定肿瘤是否出现进一步消退。在 ACT Ⅱ试验中，72%的在 11 周时未显示完全缓解的患者在 26

周时获得完全缓解。如果达到完全缓解，患者应在 5 年内每 3～6 个月进行 1 次直肠指检、高分辨率肛门镜检查和腹股沟淋巴结触诊。对于Ⅱ/Ⅲ期疾病患者，建议每年进行胸部/腹部/骨盆增强 CT 检查，持续 3 年。如果随访期间出现复发问题，则需要进行重新活检。如果组织学证实复发，则应进行包括直肠 MRI 和 PET/CT 的重新定位扫描。活检证实复发的患者应考虑进行挽救性 APR。

（朱传东　郑　璐　刘连科　译）

参 考 文 献

第12章 乳腺癌

Tiffany Onger, Shimoli V. Barot, Stephanie Valente, Paulette Lebda Turk, Andrew Vassil, Jame Abraham, Megan Kruse

一、概　　述

乳腺癌目前是全球最常见的癌症，占女性确诊癌症的25%。在北美洲女性中，该病是仅次于肺癌的导致死亡的主要原因。早期诊断的乳腺癌主要行手术、放疗和系统性治疗。在西方国家，超过90%的患者在诊断时仅有局部病变。但在全球其他许多地区，约60%的患者确诊时为局部进展或转移性疾病。

二、流 行 病 学

（1）根据美国癌症协会（ACS）的数据，2021年美国估计有281 550名女性和2470名男性被诊断为乳腺癌。

（2）此外，2021年约49 290例初诊为非浸润性（原位）乳腺癌的病例。

（3）2021年在美国预计有43 600名女性和530名男性死于乳腺癌。

（4）根据国际癌症研究机构（IARC）的数据，2020年全球约有230万名女性被诊断为乳腺癌，约50万名女性死于乳腺癌。

（5）美国女性终身患乳腺癌的风险为1/8（约13%）。

（6）2021年美国有超过380万名乳腺癌幸存者。

三、危 险 因 素

女性患乳腺癌的危险因素见表12.1。大多数乳腺癌的病因是不明的，是散发的；5%～10%的乳腺癌为家族性的或遗传性的。

表12.1　女性患乳腺癌的危险因素

年龄增长
有乳腺癌家族史的年轻人
基因突变，如 *BRCA1* 或 *BRCA2* 突变

续表

钼靶 X 线检查显示乳腺密度增加
月经初潮早
绝经晚
未产妇
初次生育年龄较晚
体重指数增加
非典型性小叶增生、非典型性导管增生、小叶原位癌（LCIS），或平坦型上皮不典型病变史
既往乳腺活检
绝经后长期雌激素和孕激素替代治疗
30 岁以前曾接受胸部放疗

遗传学（更多详细信息参见第 44 章“临床遗传学”）

（1）在所有女性乳腺癌患者中，有 5%～10%的患者可能携带单个基因的特定突变，该突变导致了乳腺癌。最常见的突变发生在 *BRCA1* 或 *BRCA2* 基因中。与乳腺癌有关的其他基因有 *PTEN*（与 Cowden 综合征有关）、*TP53*[与利-弗劳梅尼综合征（Li-Fraumeni 综合征）有关]、*CDH1*（与遗传性弥漫性胃癌综合征有关）、*STK11*（与 Peutz-Jeghers 综合征相关）、*PALB2*、*CHEK2* 和 *ATM*。

（2）患有这些遗传性综合征的个体可能会在年轻时发生癌症或发生多种癌症，包括双侧乳腺癌。

（3）*BRCA1*（染色体 17q21）和 *BRCA2*（染色体 13q12—q13）突变是 85%的遗传性乳腺癌的主要原因。这些基因涉及 DNA 修复。

（4）*BRCA1* 和 *BRCA2* 的特异性突变多见于德系犹太人血统的女性。

（5）*BRCA1* 中疾病相关突变的总体患病率估计为 1/300，而 *BRCA2* 为 1/800。

（6）80 岁时，*BRCA1* 携带者患乳腺癌的累积风险估计为 72%，*BRCA2* 携带者患乳腺癌的累积风险估计为 69%。

（7）首次乳腺癌发生 20 年后，*BRCA1* 突变携带者患对侧乳腺癌的累积风险为 41%，*BRCA2* 突变携带者为 21%。

（8）与 *BRCA* 相关的乳腺癌更可能是三阴性乳腺癌，特别是在 *BRCA1* 突变的情况下。

（9）80 岁时，*BRCA1* 突变携带者患卵巢癌的累积风险估计为 44%，*BRCA2* 突变携带者为 17%。

1. 基因检测指征 所有患者都应进行遗传性乳腺癌/卵巢癌综合征风险的基本评估，包括记录恶性肿瘤个人史和家族史（父母双方）。基于个人史/家族史和诊断时年龄，所有遗传性综合征高危患者在进行基因检测之前都应接受遗传咨询。

遗传咨询是解决患者检测目的的重要步骤，也是解决基因检测误解/局限性的机会。对 *BRCA* 突变的基因检测有 3 种可能结果：阳性、不确定意义的变异或阴性。阴性结果表明，由于胚系突变，患乳腺癌的风险没有增加。不确定意义（不确定）的变异检测结果表明，没有确凿证据显示这种突变会或不会增加由遗传性基因突变导致的乳腺癌发生风险。阳性结果表明，被检者存在基因突变，这与其患乳腺癌的风险增加有关。一般来说，有单一遗传性癌症综合征病史的患者应该为该特定综合征进行检测。

如果可以基于病史考虑多种不同的遗传性癌症综合征，或者如果有确切的个人史或家族史提示遗传性癌症综合征患者的单基因检测是阴性的，那么多基因检测可能具有成本效益和效率。多基因检测方法的一个问题是检测出不确定意义的变异的可能性增加。这也增加了在进行基因检测的同时进行适当的遗传咨询的重要性，以便于用适当的方式解释结果。

根据美国《NCCN 临床实践指南：遗传/家族高风险评估——乳腺癌、卵巢癌、胰腺癌》（2022 年 1 月访问），以下是有乳腺癌个人病史的患者应建议其接受进一步的遗传风险评估/检测的示例。

（1）早发型乳腺癌的个人诊断（年龄≤45 岁）。

（2）46～50 岁乳腺癌的个人诊断

1）伴有未知或有限的家族史。

2）多发性原发性乳腺癌。

3）至少一位近亲*有乳腺癌、卵巢癌、胰腺癌或前列腺癌病史。

（3）在任何年龄诊断

1）≥1 位近亲，年龄≤50 岁时被诊断患有乳腺癌或卵巢癌、胰腺癌、转移性癌、导管内/筛状组织学类型或任何年龄的高/极高风险前列腺癌群体。

2）单个患者和（或）近亲诊断出≥3 例乳腺癌。

（4）三阴性（ER、PR、HER-2）乳腺癌的个人病史。

（5）至少一位近亲*的男性乳腺癌个人史或男性乳腺癌家族史。

（6）小叶性乳腺癌的个人病史和已知的弥漫性胃癌的个人史或家族史。

（7）德系犹太人血统史。

*应是一位一级、二级或三级亲属。

2. *BRCA* 检测阳性患者的处理　对已知基因突变患者的管理建议是高度个性化的，应由专家制订。根据美国《NCCN 临床实践指南：遗传/家族高风险评估——乳腺癌、卵巢癌、胰腺癌》（2022 年 1 月访问），一般建议包括以下内容：

（1）18 岁开始进行预防乳腺癌宣传。

（2）自 25 岁开始每 6～12 个月进行一次临床乳房检查。

（3）基于家族史或乳腺 X 线检查，在 25 岁或更早时开始行乳腺 MRI 增强检查，如果不能行乳腺 MRI 检查，则考虑数字乳腺体层合成。

（4）30～75 岁考虑每年进行 1 次数字乳腺体层合成检查或每年乳腺 MRI 增强检查。

（5）在个案基础上讨论双侧预防性乳腺切除，因为对于已知 *BRCA1* 或 *BRCA2* 突变患者，切除可以预防 90%以上的乳腺癌。

（6）建议预防性双侧输卵管、卵巢切除术（RRBSO）最好在 35～40 岁或完成生育后进行。单独双侧输卵管、卵巢切除术约可降低 50%的患乳腺癌风险，但基于特定的基因可能会有所不同，并且可预防约 95%的卵巢癌。

（7）推迟 RRBSO 的患者可能会考虑同时进行经阴道超声检查和血液肿瘤指标检测如 CA125，尽管其不够敏感和特异。这些检查可以由临床医生酌情决定，从 30～35 岁或者从家族史中患卵巢癌的最早年龄之前 5～10 年开始进行。

四、化 学 预 防

（一）风险评估

有许多风险模型可用于评估女性患散发性乳腺癌的风险，散发性乳腺癌占乳腺癌的 90%。最常用的模型之一是改良的 Gail 风险模型。它是一个统计模型，通过使用以下标准计算女性在下一个 5 年及终身患乳腺癌的绝对风险。

（1）年龄。

（2）人种/种族。

（3）初潮年龄。

（4）首胎活产年龄。

（5）以前的活检次数。

（6）非典型导管增生（ADH）史。

（7）患乳腺癌的一级亲属人数。

对最初的 Gail 模型进行了修改，将种族作为一个风险因素，以便于对非高加索人种的女性进行更准确的评估。此模型不适用于年龄≤35 岁的患者，也不适用于已有浸润性癌、导管内原位癌（DCIS）或小叶原位癌（LCIS）病史的患者。其低估了遗传性乳腺癌患者罹患乳腺癌的风险。

Tyrer Cuzick 模型是另一种广泛使用的模型。该模型考虑了个人风险因素，如体重指数、激素暴露、乳房密度和良性乳腺疾病，结合全面的家族史，包括二级和三级亲属、亲属诊断时的年龄、卵巢癌、男性乳腺癌、无癌的家庭成员和基因检测信息。该模型提供了罹患浸润性癌症的 10 年和终身风险预测。然而，研究发现其高估了非典型增生女性患者的风险。其他风险模型包括 Claus 模型、BOADICEA 模型和 BRCAPRO 模型。

（二）预防研究

1. 美国乳腺与肠道外科辅助治疗研究组（NSABP）乳腺癌预防试验（P-1） NSABP P-1 研究显示，浸润性乳腺癌高风险的患者（基于 Gail 模型）在连续使用 5 年他莫昔芬 20mg/d 后，浸润性乳腺癌的发生率下降了 49%。符合该项试验女性的年龄为≥35 岁，并且通过 Gail 模型或者 LCIS 的病理学诊断评估判断其 5 年后患乳腺癌的绝对风险至少为 1.66%。本研究中与他莫昔芬治疗相关的显著不良事件包括子宫内膜癌（特别是 50 岁或 50 岁以上的妇女）、白内障和静脉血栓栓塞症（VTE）（深静脉血栓形成和肺栓塞）的风险增加。2005 年公布了 7 年随访的最新结果，结果显示，与安慰剂组相比，使用他莫昔芬的浸润性乳腺癌（HR 0.57）和非浸润性乳腺癌（HR 0.63）的发生率在统计学上继续显著改善。

在权衡每位患者的风险效益比后，应考虑使用他莫昔芬降低乳腺癌风险。预期寿命大于或等于 10 年，无乳腺癌诊断或病史，且被认为患乳腺癌风险增加的女性，应接受个体化咨询，以降低乳腺癌风险。

2. NSABP P-2：他莫昔芬和雷洛昔芬的研究　在 NSABP P-2 研究中，他莫昔芬 20mg/d 与雷洛昔芬 60mg/d 分别用于绝经后乳腺癌高风险女性的预防（Gail 模型估计 5 年乳腺癌风险至少为 1.66%）。研究结果表明，在浸润性乳腺癌的预防中，雷洛昔芬和他莫昔芬没有差别（发生率大约减少 50%）。

雷洛昔芬有更好的副作用谱，使子宫内膜增生、子宫切除、白内障、血栓栓塞事件的发病率降低。在近 7 年的中位随访后，NSABP P-2 研究 2010 年的最新结果表明，他莫昔芬和雷洛昔芬治疗的浸润性乳腺癌事件之间没有统计学差异。此外，与他莫昔芬相比，雷洛昔芬的子宫内膜癌/增生和血栓栓塞事件的风险显著降低。

3. 芳香化酶抑制剂降低风险　芳香化酶抑制剂被证明在辅助治疗中使用可以降低对侧乳腺癌的发生率。这些数据促进了芳香化酶抑制剂作为乳腺癌高危女性的化学预防的研究。

MAP. 3 试验评估了依西美坦在降低风险中的作用，将乳腺癌风险增加的女性（基于 60 岁或 60 岁以上，5 年 Gail 风险评分至少为 1.66%，既往因非典型导管/小叶增生或 LCIS 或 DCIS 状态行乳腺切除术）随机分成依西美坦组或安慰剂组。中位随访时间为 3 年，与安慰剂相比，依西美坦使乳腺癌的相对发病率降低了 65%。依西美坦与任何严重副作用无关，尽管依西美坦组和安慰剂组中患者的潮热和关节炎表现都很常见。

在随机Ⅲ期 IBIS-Ⅱ试验中，绝经后患乳腺癌风险增加的女性（定义为明显的家族史、不典型增生史、LCIS、未产妇或首产年龄≥30 岁）被随机分配接受阿那曲唑或安慰剂治疗 5 年。结果显示，与安慰剂相比，使用阿那曲唑患乳腺癌（包括浸润性和非浸润性）的风险降低了 50%以上（HR=0.47）。接受阿那曲唑治疗的患者发生肌肉骨骼事件和出现血管舒缩症状明显多于安慰剂组。中位随访时间为 131 个月的 2020 年更新的数据中，阿那曲唑显示出持续获益（HR=0.51；P＜0.000 1），没有出现新的远期副作用证据。

4. 总结 对于乳腺癌风险增加的绝经前女性，推荐给予他莫昔芬 20mg/d，连续治疗 5 年的方法是合理的。对于绝经后女性，雷洛昔芬和他莫昔芬同样有效，但雷洛昔芬的副作用更少。根据 MAP.3 和 IBIS-Ⅱ试验的数据也可以考虑使用芳香化酶抑制剂。然而，在这种情况下，美国 FDA 尚未批准使用芳香化酶抑制剂。任何降低风险的方法都应该在与患者进行详细的风险与获益讨论后慎重决定。

五、乳腺癌筛查

乳腺 X 线筛查

（1）乳腺 X 线筛查已显示可降低 40～70 岁女性的乳腺癌死亡率，每年筛查且连续 10 年的女性绝对死亡受益为 1%。

（2）与乳腺 X 线筛查相关的潜在危害包括癌症的过度诊断和治疗（那些在女性的一生中原本无临床意义的癌症），以及与假阳性筛查结果相关的不必要的焦虑和额外检查。

（3）不同协会的筛查建议差异很大。美国癌症协会（ACS）建议 40～44 岁女性可以开始行每年 1 次的乳腺 X 线检查，45～54 岁女性应该行每年 1 次的乳腺 X 线检查。ACS 建议年龄超过 55 岁的女性应该改为每隔 1 年进行一次乳腺 X 线检查来筛查乳腺癌，但如果患者愿意，也可以继续行每年 1 次的乳腺 X 线检查。

（4）根据美国放射协会的指南建议，处在高于乳腺癌平均风险的女性（有乳腺癌家族史，具有 *BRCA1* 基因或 *BRCA2* 基因，10～30 岁有胸部放射史，或一生患乳腺癌的风险≥20%的女性）应在 25～30 岁或比受影响的一级亲属确诊时的年龄早 10 年（以较迟者为准）或放射治疗后 8 年开始行乳腺 X 线检查。

（5）无论女性的年龄如何，只要患者身体健康，预期寿命超过 10 年，就应该继续进行乳腺 X 线检查。年龄不应该成为其停止定期行乳腺 X 线检查的唯一原因。有严重的健康问题或预期寿命短的女性应该与她们的医生讨论是否继续行乳腺 X 线检查。

1. 数字化乳腺 X 线检查 2005 年发表的数字化乳腺 X 线成像筛查试验证实了数字化乳腺 X 线检查诊断的优越性。该研究结论表明，数字化乳腺 X 线检查和胶片乳腺 X 线检查的总体准确性是相似的，但是对于 50 岁以下绝经前或围绝经期女性，以及任何年龄段的致密型乳腺的女性，数字化乳腺 X 线检查更能准确地检测出乳腺癌。

2. 体层合成

（1）数字乳腺体层合成（DBT）通常被称为三维（3D）乳腺 X 线检查，是一种利用有限数量的低剂量投影来重建一系列乳腺薄层图像的 X 线技术。

（2）多项研究表明，当 DBT 与传统的二维（2D）乳腺 X 线检查相结合时，灵敏度和特异度有所提高。DBT 可减少组织重叠，提高病变的显现性，从而提高浸润性乳腺癌的检出率，同时也减少了假阳性筛查召回。

（3）虽然 DBT 已被证明对所有女性都有益，但其受益程度取决于乳腺组织密度。DBT 的最大获益似乎归功于具有异质性致密乳腺组织的女性。乳腺密度较低的女性，主要以脂肪组织或分散的纤维腺体组织为主，经证明也可以从添加 DBT 中获益。然而，在乳腺组织极其致密的女性中，DBT 的益处有限。

（4）将 DBT 添加到常规 2D 乳腺 X 线检查中，可使筛查的总辐射剂量增加约 2 倍，但仍在《乳腺 X 线检查质量标准法》指南范围内。最近，为了减少筛查中的辐射，美国 FDA 批准了重建或"合成"2D 类图像来取代传统的 2D 乳腺 X 线检查。早期的临床数据表明，使用 DBT 的合成 2D 乳腺 X 线检查不劣于使用 DBT 进行的常规 2D 乳腺 X 线检查。

3. MRI 检查　乳腺 MRI 比乳腺 X 线筛查具有更高的敏感性，但特异性较低。因此，乳腺 MRI 筛查已被证明可带来更多的良性活检病理结果及间隔短的随访推荐。然而，在高危女性中，当乳腺 MRI 筛查与乳腺 X 线照相术筛查相结合时，检测乳腺癌的灵敏度最高（92.7%）。

ACS 认识到，乳腺 MRI 可以作为高危女性的乳腺 X 线照相术筛查的辅助手段，特别是 *BRCA* 基因突变的女性（以及未经检测的一级亲属）、终身患乳腺癌风险超过 20%的女性、10～30 岁接受胸部放射治疗的女性，以及具有发生乳腺癌遗传倾向的女性，如 Li-Fraumeni 综合征、Cowden 综合征和 Bannayan-Riley-Ruvalcaba 综合征。

4. 补充筛查　由于可用性、保险范围和实用性的限制，两种额外的补充筛查技术正在受到关注。

全乳房超声筛查通常用于乳房致密女性的补充筛查。然而，全乳房超声与假阳性率高和短间隔随访率相关。在高危人群中，超声和乳腺 X 线检查的联合敏感度为 52%，低于 MRI 联合乳腺 X 线检查的敏感度（92.7%）。因此，如果需要补充筛查，乳腺 MRI 是更好的检查。

简化的乳腺 MRI 通常也称为快速 MRI，是一种补充筛查技术，适用于没有风险因素指向、需要行全乳腺 MRI 检查的女性。与全乳腺 MRI 方案相比，简化的乳腺 MRI 方案具有更少的序列、更短的采集和解读时间。目前正在进行研究以评估简化的乳腺 MRI 的疗效及其对临床结果的影响。

六、乳腺癌的临床特征

临床特征包括乳腺肿块，皮肤增厚，皮肤呈凹状（皮肤橘皮样变化），乳头内陷、回缩或改变（Paget 病），单侧乳头溢液（透明或带血）和新发作的乳房疼痛。也可能在腋窝或锁骨上区域有肿大或可触及的淋巴结。

七、诊　　断

（1）病史和体格检查。

（2）双侧乳腺 X 线检查。

（3）超声检查用于出现可触及的乳房或腋窝肿块、皮肤或乳头变化或疼痛等症状。

（4）活检：任何明确的肿块都应该做活检，即使乳腺 X 线检查阴性。

1）可触及乳腺病变的标准诊断方法：空芯针穿刺活检。

2）不可触及乳腺病变的选择：如果在超声上发现肿块，可在超声引导下进行空芯针穿刺活检。乳腺 X 线定位下的立体定向空芯针活检用于仅在乳腺 X 线片上可见的不对称或钙化。

3）MRI 引导下活检。

（5）实验室检查：根据病史和体格检查，可以考虑全血细胞计数、肝功能和碱性磷酸酶水平检查。不推荐常规检查乳腺癌肿瘤标志物，如 CA27-29 和 CA15-3。

（6）病理学和特殊检查：包括组织学和诊断学（浸润性 vs. 原位）、肿瘤的病理学分级、边缘肿瘤侵犯、肿瘤大小、淋巴管侵犯。

（7）所有浸润性肿瘤及转移性或复发性（复发患者）病灶的活检标本均应该检测雌激素受体/孕激素受体（ER/PR）状态。

最新的美国临床肿瘤学会/美国病理学家协会（ASCO/CAP）指南（2020 年）如下：

1）若≥1%的肿瘤细胞核是免疫反应性的，则认为 ER/PR 阳性。

2）对于 ER，如果 1%～10%的肿瘤细胞核是免疫反应性的，则应报告为 ER 弱阳性，并给出推荐结论，承认内分泌反应性和内部控制状态的数据有限。

3）建议对 DCIS 进行 ER 检测来确定内分泌疗法对化学预防的潜在益处，而 PR 检测是可以选择的。

（8）HER-2 检测（根据 2018 年更新的 ASCO/CAP 指南）（图 12.1 和图 12.2）

1）HER-2 阳性定义为免疫组织化学（IHC）3+（定义为完整、强烈且肿瘤细胞＞10%的周膜染色）。

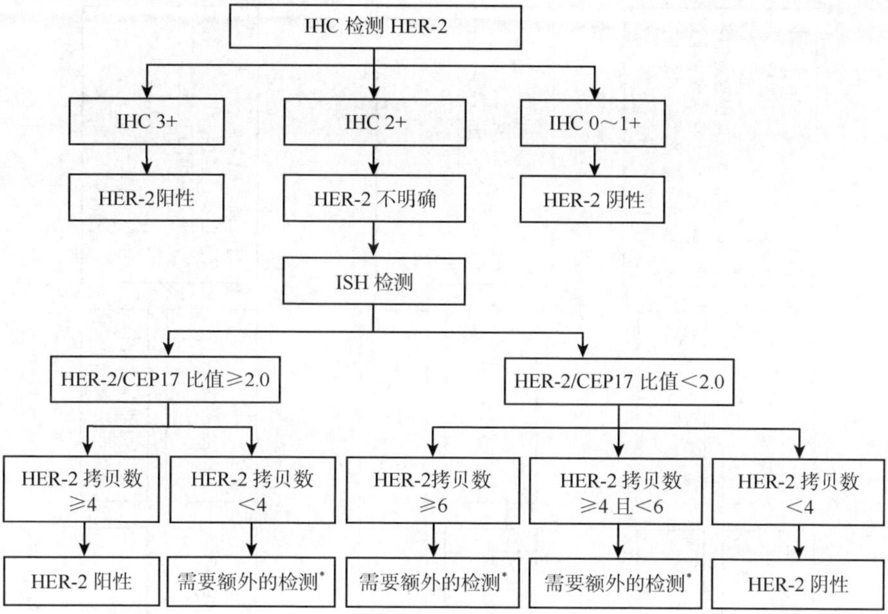

图 12.1　常规 HER-2 检测算法

注：IHC，免疫组织化学；ISH，原位杂交

2）HER-2 阴性定义为 IHC 0（定义为＞10%的肿瘤细胞中的微弱/几乎不易察觉的不完整的膜染色）或 IHC 1+（定义为在＞10%的肿瘤细胞中弱的完整膜染色）。

3）HER-2 不明确定义为 IHC 2+（定义为＞10%的肿瘤细胞中的弱至中度完整膜染色）。对于这些情况，应使用 IHC 或原位杂交（ISH）方法，在同一样本上或使用新样本（如果可行的话）进行新的检测，通过经验证的单探针 ISH 检测方法对浸润性成分进行伺机追加型 HER-2 检测。

4）在 HER-2/CEP17 比值≥2.0，且每个细胞的平均 HER-2 拷贝数≥4.0 的情况下，检测结果被认为是 HER-2 阳性（ISH 1 组）。

5）相反，HER-2/CEP17 比值＜2.0，且每个细胞的平均 HER-2 拷贝数＜4.0，检测结果被认为是 HER-2 阴性（ISH 5 组）。

6）不太常见的临床情况被描述为 ISH 2 组（HER-2/CEP17 比值≥2.0；每个细胞的平均 HER-2 拷贝数＜4.0）、ISH 3 组（HER-2/CEP17 比值＜2.0；每个细胞平均 HER-2 拷贝数≥6.0）和 ISH 4 组（HER-2/CEP17 比值＜2.0，每个细胞平均 HER-2 拷贝数≥4.0 且＜6.0，均需要同时进行 IHC 复测，以便于得出最准确的 HER-2 状态定义，即阳性或阴性。这些算法如图 12.2 所示。

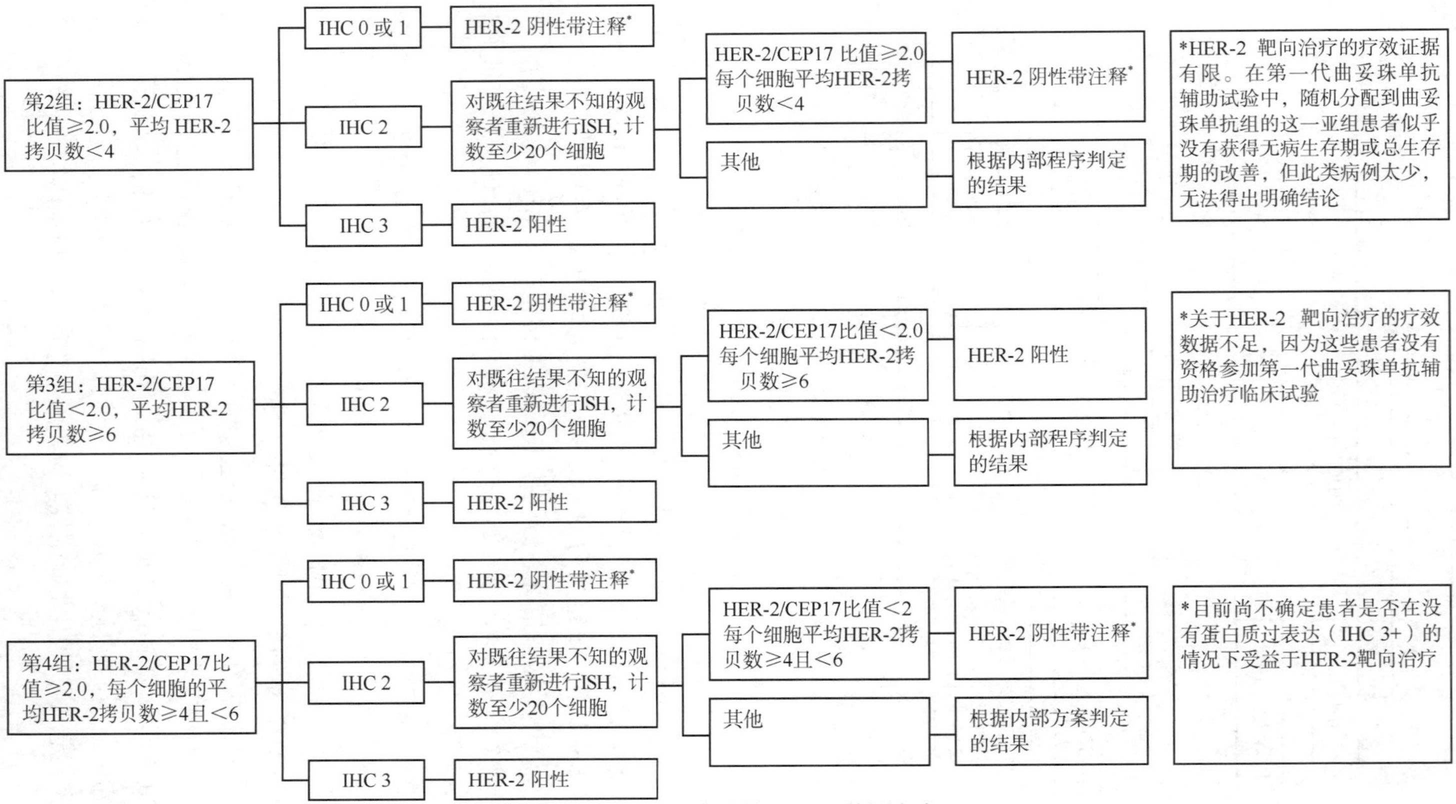

图 12.2 不常见的 HER-2 检测方案

注：IHC，免疫组织化学；ISH，原位杂交。[经允许改编自 Wolff AC，Hammond MEH，Allison KH，et al. Human epidermal growth factor receptor 2 testing in breast cancer：American Society of Clinical Oncology/College of American Pathologists Clinical Practice Guideline Focused Update. J Clin Oncol. 2018；36（20）：2105-2122.]

（9）增殖指数（如有丝分裂指数、Ki-67 或 S 期）对诊断有帮助。Ki-67 有助于区分 ER/PR 阳性病灶的管腔 A 与管腔 B 亚型，Ki-67 检测标准的缺乏限制了其在临床实践中的广泛应用。

（10）基于病史、体格检查、诊断性乳腺成像、血液学检查的结果进行影像学检查。根据临床指征而选择合适的影像学检查，如 CT、超声、MRI 或 PET/CT。这些检查不常规推荐给所有的患者。

1）根据 ASCO“明智选择”指南，不建议处于 DCIS 或临床Ⅰ/Ⅱ期的患者接受 PET、CT 或放射性核素骨扫描用于分期，因为没有明确的证据表明有益，并且不必要的影像学检查可能导致不必要的侵入性手术/射线暴露、过度治疗或误诊。

2）NCCN 指南建议在局部进展（Ⅲ期）患者和提示有转移性症状或体征的患者中考虑行全身影像学检查。

（11）乳腺 MRI 可能有助于确定疾病的程度，并有助于下列患者的手术计划（根据 NCCN 指南）。

1）那些乳腺 X 线摄影显示组织不均匀且密度极高的患者。

2）新诊断的浸润性小叶癌患者。

3）原发灶不明的腋窝淋巴结转移患者。

4）新辅助化疗的候选者，并且作为监测新辅助治疗反应的一部分。

5）评估已知癌症患者的疾病范围。

6）多灶性和多中心性疾病患者。

7）胸部和胸壁受累的肿瘤患者。

8）患者肿块切除术后评估残余疾病（接近或切缘阳性）。

9）怀疑乳腺癌复发者。

10）乳腺 X 线检查/临床表现不确定的患者。

11）用组织皮瓣或植入物进行重建的患者。

12）那些在乳腺 X 线检查、超声检查和体检中没有明确发现的患者。

13）患有病理性乳头溢液的患者，乳腺 X 线检查和乳晕后超声检查正常（单侧、自发、单个导管、透明或血性的）。

八、病　　理

浸润性导管癌是最常见的乳腺癌组织学类型，占所有病例的 70%～80%。侵袭性小叶癌是第二常见的组织学类型，占所有病例的 15%（表 12.2）。

表 12.2 乳腺癌的病理分型

导管	小叶
导管内（原位）	原位
侵袭性，导管内成分为主	侵袭性，原位成分为主
侵袭性，NOS	侵袭性
粉刺	乳头
炎性	佩吉特病，NOS
髓样伴淋巴细胞浸润	佩吉特病，伴导管内癌
黏液（胶质）	佩吉特病，伴侵袭性导管癌
乳头状	其他类型（不是典型的乳腺癌）
硬癌	叶状肿瘤
小管状	血管肉瘤
其他	原发性淋巴瘤
其他	
未分化	

注：NOS，非特指。

九、乳腺癌的分期

对于乳腺癌的分期，应遵循美国癌症联合委员会（AJCC）分期手册第 8 版，这是美国癌症登记的标准。本版包括乳腺癌的独立解剖和预后分期分组系统，反映了生物标志物在乳腺癌预后和治疗决策中的重要性。这些生物标志物提供了肿瘤生物学的概念。目前传统的解剖学分期分组（仅包括 TNM 或肿瘤大小、淋巴结状态和转移类别）仅用于全球不常规进行生物标志物检测的地区。预后分期系统是基于接受标准治疗的乳腺癌患者的人群，因此仅对此类患者有效。

该预后分期系统除 TNM 分期外，还包括组织学分级、HER-2 状态、ER 状态、PR 状态、Oncotype DX 复发评分（RS）[仅适用于 T1～2（＜5cm）、淋巴结阴性、非转移、激素受体（HR）阳性和 HER-2 阴性癌症患者]。

（一）预后因素

解剖学特征，如肿瘤大小和淋巴结转移情况是判断预后的重要指标。但是，肿瘤本身的生物学特征同样重要，甚至可能比解剖学特征更加重要。

1. 阳性腋窝淋巴结数目 这是一个重要的预后指标，转移的淋巴结数目越多，预后越差。

1）腋窝淋巴结转移≤2mm（微转移）比转移＞2mm（大转移）的预后更为有利。

2）孤立的肿瘤细胞累及腋窝淋巴结（≤0.2mm 或＜200 个细胞），其预后与淋巴结阴性疾病相似。因此，许多指南反对使用 IHC 检测这些细胞。

2. 肿瘤大小　一般来说，肿瘤直径＜1cm 且不伴有淋巴结转移的患者预后较好。

3. 组织学或核分级

（1）组织学低分化和核分级高的患者预后较其他情况更差。

（2）Scarff-Bloom-Richardson 分级系统和 Fisher 核分级系统均为常用的分级系统。修改后的 Scarff-Bloom-Richardson 分级系统将一些特征，如大小、有丝分裂、小管形成等进行评分（1～3 分）。将这些评分累加后肿瘤被标记为低级别（3～5 分）、中等级别（6～7 分）或高级别（8～9 分）。

4. ER/PR 状态　ER 和（或）PR 阳性的患者预后较好，并且这些患者适合接受内分泌治疗。

5. 肿瘤的组织学类型

（1）浸润性导管内癌和小叶癌的预后相似。

（2）黏液（胶质）和导管内癌有更好的预后。

6. HER-2 表达　HER-2 过表达是预后不良的标志，HER-2 过表达患者是可以行 HER-2 靶向治疗的候选者。有效的 HER-2 靶向治疗的应用给 HER-2 阳性乳腺癌的治疗和预后带来了革命性变化。由于靶向治疗的应用，出于所有实际目的，HER-2 阳性现在可以被认为是一个预后良好的标志。

7. 基因表达谱

（1）Oncotype DX 是基于逆转录聚合酶链反应（RT-PCR）对石蜡包埋组织进行基因组诊断分析。这种分析初始用于量化新诊断的Ⅰ期或Ⅱ期淋巴结阴性、ER 阳性女性乳腺癌患者复发的可能性。根据一组 21 个基因表达谱，复发评分（RS）范围从 0 到 100，患者被划分为低危组、中危组和高危组。与年龄、肿瘤大小和肿瘤分级等标准量化方法相比，其确定的 RS 更能预测预后（图 12.3）。

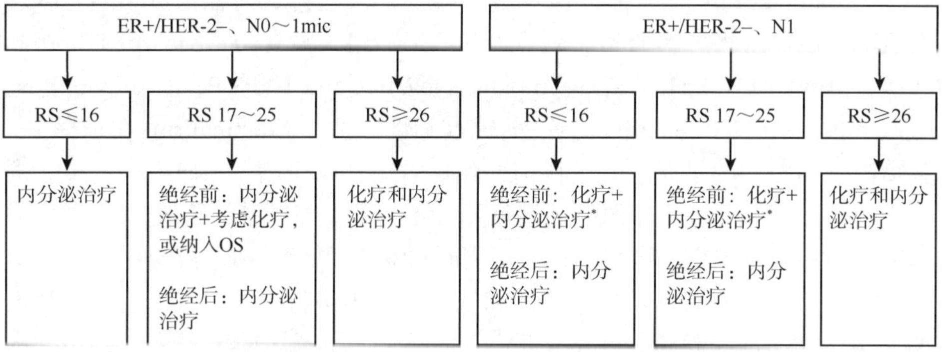

*如果要避免化疗，可以考虑卵巢抑制

图 12.3　Oncotype DX 检测算法

注：ER，雌激素受体；RS，复发评分；mic. 微小

（2）试验分配个体化治疗方案 Rx（TAILORx）研究招募了 18～75 岁患有 HR 阳性、HER-2 阴性、腋窝淋巴结阴性、肿瘤大小为 1.1～5.0cm（或 5～10mm 加上不良组织学特征，如高级别）的乳腺癌患者。

（3）TAILORx 在“低风险”患者（定义为 RS 为 0～10 的患者，所有患者均仅接受内分泌治疗）中显示出良好的总生存率、无复发和 5 年无侵袭性疾病生存率（iDFS）。此外，当中间范围的 RS 为 11～25 的患者被随机分配接受化疗加内分泌治疗或单独接受内分泌治疗时，发现内分泌治疗在 iDFS、无疾病复发和总生存率方面不劣于化学内分泌治疗。该研究得出结论，辅助化疗对这些患者没有益处，尽管化疗对年龄在 50 岁或 50 岁以下、RS 为 16～25 的女性有一定益处。

（4）根据这些数据，ASCO 临床指南的重点更新建议，对于 HR 阳性、腋窝淋巴结阴性的乳腺癌患者，其 Oncotype DX RS 小于 26，化疗几乎没有益处，尤其是对于 50 岁及以上的患者。临床医生可能建议 50 岁及以上的女性单独进行内分泌治疗。对于年龄在 50 岁或 50 岁以下且 RS 为 16～25 的患者，临床医生可提供化学内分泌治疗。RS≥26 的患者应被视为化学内分泌治疗的候选者。

（5）RxPONDER 试验研究了 Oncotype DX 检测在 HR 阳性、HER-2 阴性且 1～3 个淋巴结阳性的乳腺癌患者中的作用（图 12.3）。结果表明，具有这些肿瘤特征且 Oncotype DX 中 RS≤25 的绝经后女性在内分泌治疗中添加化疗无益处，可以安全地避免化疗。然而，具有相同特征的绝经前女性在添加化疗后，iDFS 事件的相对风险降低了 45%，因此目前常规接受化疗。正在进行的试验将回答化疗对比卵巢抑制联合内分泌治疗在 RS≤25 的绝经前患者中作用的问题。

（6）Oncotype DX 系统也在 DCIS 中进行了研究，其结果的“DCIS 评分”量化了患者手术切除的同侧乳腺发生浸润性和非浸润性疾病的风险。该检测主要用于帮助确定是否需要放疗。

（7）MammaPrint 是一种含 70 个基因的 DNA 芯片，旨在预测早期乳腺癌的复发风险。该检查将患者分为低风险组和高风险组，没有与 Oncotype DX 相同的中间组。MINDACT（Microarray In Node-Negative and 1 to 3 Positive Lymph Node Disease May Avoid Chemotherapy）研究前瞻性评估了 MammaPrint 在选择多达 3 个腋窝淋巴结阳性的早期患者进行辅助化疗时的临床应用。本研究中的患者同时有定义的基因组风险和临床风险，并且两者不一致（即低基因组风险/高临床风险或高基因组风险/低临床风险），这些患者被随机分为接受和未接受化疗组。本研究的主要终点是具有高风险临床特征和低风险基因组特征的患者无远处转移的生存期。2021 年公布了接近 9 年随访的长期结果，发现无论是否给予化疗，这些基因组风险较低的患者的 5 年无转移生存期相似（绝对差异为 2.6%）。

（8）其他可用于早期乳腺癌决策的基因组分析包括乳腺癌指数（BCI）、EndoPredict、PAM50 复发风险评分、Mammostrat 和尿激酶纤溶酶原激活剂及

1 型纤溶酶原激活物抑制剂。这些检测旨在帮助临床医生识别 HR 阳性、HER-2 阴性早期乳腺癌患者，这些患者的远处复发风险较低。然而，这些信息可以用来帮助决策全身辅助治疗。

（9）根据 2019 年关于使用生物标志物指导早期浸润性乳腺癌女性患者全身辅助治疗 决策的 ASCO 临床实践指南，在 ER/PR 阳性、HER-2 阴性、淋巴结阴性患者中使用 EndoPredict 和乳腺癌指数指导全身辅助治疗的决策，具有中等程度的证据。对于 PAM50 复发风险的评分，高质量证据强烈建议在上述背景中使用。

（二）乳腺癌的基因组亚型

通过基因表达研究确定了几种不同类型的乳腺癌，它们在预后和表达的治疗靶点上显著不同（表 12.3）。以下介绍了 5 种主要亚型，称为“乳腺癌的内在亚型”。

表 12.3　根据亚型的系统性治疗推荐

亚型	治疗推荐
管腔 A	仅内分泌治疗
管腔 B（HER-2 阴性）	内分泌治疗±化疗
管腔 B（HER-2 阳性）	化疗+抗 HER-2 药物+内分泌治疗
HER-2 阳性（非管腔）	化疗+抗 HER-2 药物
三阴性	化疗
特殊生物亚型	
内分泌应答（筛状、管状和黏蛋白）	内分泌治疗
内分泌无应答（髓样、腺样体和化生性）	化疗

（1）管腔 A 和管腔 B 亚型：这两种亚型均表达与正常乳腺组织的腔上皮细胞相关的基因，并与由临床检测确定的 ER 阳性乳腺癌相重叠。管腔 A 亚型占乳腺癌的 40%～50%，预后最好。这些肿瘤通常 ER/PR 阳性，HER-2 阴性。管腔 B 亚型约占乳腺癌的 20%，其比管腔 A 亚型预后差。管腔 B 亚型肿瘤往往包括 ER 或 PR 阳性和 HER-2 阴性的肿瘤及 ER、PR 和 HER-2 阳性的肿瘤。与管腔 A 亚型相比，管腔 B 亚型也倾向于更高级别的肿瘤。管腔 A 亚型肿瘤常常对内分泌治疗有效，而管腔 B 亚型肿瘤则可从化疗和内分泌治疗联合中获益。

（2）HER-2 富集亚型：包含大多数临床上的 HER-2 阳性乳腺癌，其占乳腺癌的 10%～15%。并非所有 HER-2 阳性肿瘤都富含 HER-2。大约一半的临床 HER-2 阳性乳腺癌富含 HER-2；另一半可包括任何分子亚型，包括 HER-2 阳性管腔亚型。ER/PR 阴性和组织学 3 级的肿瘤往往属于富含 HER-2 亚型。

（3）基底样亚型：这些肿瘤通常是 ER 阴性，其特征在于 HR 相关基因的低表达。高达 90%的三阴性乳腺癌（ER 阴性、PR 阴性和 HER-2 阴性）被分类为基底样亚型。它们的临床过程更具侵袭性，复发风险更高，并可从化疗中获益。

（4）正常样亚型：该亚型在少数乳腺癌中有代表性，并且在生物标志物谱中与管腔 A 亚型肿瘤相似，但具有与正常乳腺组织更一致的基因谱，而不是管腔 A 亚型肿瘤。

十、管　　理

（一）高风险病变

1. 导管上皮不典型增生（ADH）

（1）ADH 患者患乳腺癌的风险增加了 4～5 倍。

（2）ADH 诊断所用的标准差异很大。

（3）如果使用粗针穿刺活检进行诊断，则由于取样错误，可能会漏诊浸润性癌。因此，建议对 ADH 部位进行手术切除。

（4）15%～30%的病例可能会“升级”为浸润性癌的诊断。

（5）临床乳房检查和乳腺 X 线检查是首选的筛查方法；MRI 的作用正在探讨中，对于终身风险＞20%的乳腺癌患者可以考虑使用 MRI 检查。

2. 小叶原位癌（LCIS）

（1）LCIS 不被认为是癌症的一种形式，而是一种病变，表明任何乳房中发展为浸润性乳腺癌的终身风险增加。在 AJCC 癌症分期手册第 8 版中，Tis（LCIS）已被剔除，反映了该病变的非恶性性质。

（2）患有 LCIS 的患者在 10 年内发展为乳腺癌的可能性约为 20%。

（3）经典 LCIS 可以进行手术切除来确保没有与最初作为核心活检目标的区域相关的癌症。

（4）多形性 LCIS 应切除，切缘为阴性。MRI 可用于高风险随访。

（5）经典 LCIS 患者可每 4～12 个月进行一次临床乳房检查，每年进行一次乳腺 X 线检查。

3. 高风险病变的医学管理　高风险病变患者可能有资格参加乳腺癌预防研究。他莫昔芬和雷洛昔芬是美国 FDA 批准的两种在高危情况下预防乳腺癌的药物。MAP.3 研究发现依西美坦对乳腺癌的预防有效，然而该药物并没有得到美国 FDA 的批准。对于乳腺癌预防，绝经前患者可选择他莫昔芬，绝经后患者可使用雷洛昔芬或芳香化酶抑制剂。

在 TAM-01 研究中，与毒性有限的安慰剂相比，较小剂量的他莫昔芬（5mg/d）在更短的治疗时间（3 年）内使 ADH、DCIS 或 LCIS 患者发生新的乳腺肿瘤事件的风险减半。然而，目前市场上他莫昔芬的剂型为 10mg 或 20mg 片剂，没有 5mg

剂型。在新的剂型问世之前，将 10mg 药片切成两半或 10mg 隔天口服对患有乳腺上皮内瘤变的女性进行化学预防可能是合理的。

（二）非浸润性乳腺癌

1. 导管原位癌

（1）乳腺 X 线检查的广泛应用使 DCIS 的诊断率不断提高。

（2）DCIS 的乳腺 X 线表现为微钙化或软组织异常。

（3）DCIS 被认为是浸润性乳腺癌的前驱病变。

（4）粉刺状坏死和核分级高与较短的复发时间有关，但不能预测更高的总复发率。

2. DCIS 的治疗　对于 ER 阳性 DCIS 患者，肿块切除术后接受放疗，然后进行内分泌治疗 5 年，可以作为标准治疗方法。

（1）基于 NSABP B-24 研究，ER 阳性 DCIS 的绝经前女性乳腺肿瘤切除术后，给予他莫昔芬每天 20mg，治疗 5 年，可降低乳腺癌复发的风险（同侧和对侧）。如前所述，根据 TAM-01 研究，在较短的治疗时间（3 年）内使用较低剂量的他莫昔芬（5mg/d）也可能是一种选择。

（2）基于 NSABP B-35 研究，在 ER 阳性 DCIS 绝经后女性中，阿那曲唑每天 1mg 可改善 60 岁以下女性的无乳腺癌间隔时间。基于这些数据，芳香化酶抑制剂可用于乳腺肿瘤切除术后 ER 阳性 DCIS 绝经后患者。

（3）有或没有淋巴结评估的乳房切除术也可被视为治疗选择。在接受乳房切除术的患者中，内分泌治疗的作用是有限的。在选定的患者中，内分泌治疗可考虑用于对侧乳腺癌的预防。

（4）在没有浸润性乳腺癌证据的单纯 DCIS 中，不建议对腋窝淋巴结进行评估。对于接受乳房切除术治疗的活检为 DCIS 患者，可以考虑在初次手术时对前哨淋巴结（SLN）进行评估。

（5）不推荐对 DCIS 患者进行 HER-2 常规检测。在 NSABP B-43 研究中，超过 2000 例 HER-2 阳性 DCIS 的女性被随机分配接受单独的全乳腺放疗（RT），或在肿瘤切除术后接受 RT 联合两剂曲妥珠单抗治疗。在 RT 中加入曲妥珠单抗后并未达到同侧乳腺肿瘤复发率减少 36%的方案目标。然而，该试验在接受曲妥珠单抗治疗的女性中，确实发现统计学上不显著的适度的复发率降低（19%）。

（三）浸润性乳腺癌

乳腺癌由放射科、病理科、乳腺外科、整形外科、肿瘤内科和放射肿瘤科医生组成的多学科团队进行管理。多学科团队的其他关键成员应该包括基因咨询师、心理医生、社会工作者、护士和引导员。

在用粗针活检或细针抽吸细胞学诊断乳腺癌后，确认组织学、预后标志物和受体状态是非常重要的。在治疗方案最终确定之前，应与患者讨论各种治疗方案。

1. 手术　乳腺癌的外科治疗有两个组成部分，即乳腺癌切除和淋巴结评估。

DCIS 或浸润性癌患者有两种方法可以切除乳腺癌，即乳房切除术或乳房肿瘤切除术。根据 NSABP B-06 和欧洲癌症研究和治疗组织（EORTC）10801 研究，乳房切除术 20 年局部复发率为 5%，单纯乳房肿瘤切除术复发率为 39%，乳房肿瘤切除术联合放疗的复发率为 14%。尽管在局部复发方面存在差异，但在接受乳房切除术或肿瘤切除术联合放疗[保乳治疗（BCT）]的患者中，并没有发现生存差异，因此两者都被作为治疗选择。在某些情况下，尽管有 BCT 的愿望，但乳房切除术也可能被推荐。这些患者包括存在放疗禁忌，如多中心性疾病、炎性乳腺癌，或者小乳房内的大肿瘤、切除后美容效果不佳者。

根据 NCCN 指南，保乳治疗的禁忌证如下：

（1）妊娠期间给予放疗。

（2）广泛期疾病或钙化，不能通过保乳手术达到切缘阴性和令人满意的美观效果。

（3）病理切缘持续阳性（浸润性癌要求切缘无墨染、DCIS 要求距切缘＞2mm 为阳性）。

（4）纯合子（双等位基因失活）*ATM* 突变。

已知有乳腺癌遗传倾向的女性，如 *BRCA1* 或 *BRCA2*，在接受保乳治疗后患对侧乳腺癌或新发原发性同侧乳腺癌的风险增加。可以考虑对这些患者进行预防性双侧乳房切除术来降低风险。

2. 前哨淋巴结活检　前哨淋巴结活检（SLNB）的目的是为乳腺癌的准确病理分期提供预后信息。这些信息用于指导其他管理决策。前哨淋巴结（SLN）被定义为直接从原发肿瘤引流的主要淋巴结。根据 NCCN 指南，SLN 定位和切除是临床腋窝淋巴结阴性分期的首选方法。SLNB 通过在肿瘤周围或在乳晕下区域注射锝标记的硫胶体、蓝色染料或两者而进行。染料被吸收到以腋窝为主的乳腺淋巴系统中。含有染料或锝的淋巴结被定义为 SLN。92%～98%的患者识别率是标准，特别是当同时使用这两种技术时。如果乳腺癌扩散，它通常会先扩散到 SLN，然后再转移到其他淋巴结。与传统腋窝淋巴结清扫（ALND）相比，对潜在阳性的 SLN 可行选择性活检，不切除阴性淋巴结可减少疼痛、感觉丧失和淋巴水肿。

ACOSOG Z 0011 临床试验表明，在临床淋巴结阴性的 T1～T2 期浸润性乳腺癌患者中，SLNB 发现有 1～2 个阳性淋巴结，进行完整腋窝淋巴结清扫，其无病生存期和总生存期均没有获益。对于符合这些标准的患者，可以潜在地避免完全性 ALND。

3. 腋窝淋巴结清扫

（1）ALND 是指对腋窝水平Ⅰ级和Ⅱ级淋巴结进行完全性手术切除。ALND 的目的是去除腋窝疾病负荷。

（2）完全性 ALND 导致淋巴水肿的风险为 10%～25%，其程度可以是轻微的，也可以是严重的。

（3）适应证

1）2 个以上临床阳性淋巴结且接受手术作为一线治疗的患者。

2）新辅助化疗后 SLN 持续阳性的患者。

3）N2 期或 N3 期疾病的患者。

4）腋窝复发的患者。

4. 重建 选择乳房切除术的患者可行乳房重建手术，重建手术可以选择在乳房切除术时（即刻重建）进行，也可以在以后的时间（延迟重建）中进行。诊断为早期乳腺癌并且选择接受乳房切除术的患者，只要患者的并发症不妨碍这种干预，应该立即进行重建。对于接受乳房切除术的局部晚期或炎性乳腺癌患者，延迟重建可能是更合适的治疗选择。

重建可以采用两种方法之一：基于植入物的（硅胶或盐水植入物）重建或自体组织移植重建。自体组织移植包括横向腹直肌皮瓣、背阔肌皮瓣和深腹壁下动脉穿支皮瓣移植。

（四）放射治疗

（1）放射治疗（放疗）是保乳手术（肿块切除术）的重要组成部分。它与局部复发率大大降低及生存改善有关。

（2）整个乳房的标准放疗剂量为 45～50.4Gy，每次分割剂量为 1.8～2Gy。对于局部失败风险较高的患者（根据年龄、病理学和切缘状态），建议对肿瘤床腔进行增量放疗，增加剂量为 10～16Gy，每次分割 2Gy。另一种替代的低分割方案是整个乳房为 40～42.5Gy，每次分割 2.66Gy。这种治疗方法证实在保乳手术后，对手术切缘清晰且淋巴结阴性的患者可提供类似的美容和肿瘤结果。早期、生物学行为有利的疾病患者可考虑采用部分乳房放疗。3D 规划、逆向调强放疗计划、呼吸门控、俯卧位通气、质子治疗用于降低左侧乳腺癌患者的心脏风险。

（3）对于需要系统性化疗的患者，放疗通常在化疗后进行。

（4）对于有多个淋巴结阳性或 T3～T4 期肿瘤的患者，乳房切除术后行胸壁、腋窝、锁骨上和内乳淋巴结区域放疗可以降低局部复发的风险，且可改善生存率。

（5）两个随机试验表明，乳房切除术后行放疗可以提高 1～3 个淋巴结阳性患者的整体生存率，而且该结果正在多项临床试验中进行评估。在选定的患者中，应该讨论后再行放疗。

（6）其他可能会使患者面临局部区域性失败的风险，并促使患者做出乳房切除术后放疗决定的适应证包括切缘阳性、淋巴结外扩散和高级别病变、年轻和具有高危生物学特征（如三阴性乳腺癌），以及在 SLNB 活检阳性后，如果信息足够，无须明确是否累及其他腋窝淋巴结，放疗可以省去腋窝淋巴结清扫。ASCO、美国放射肿瘤学会（ASTRO）和美国外科肿瘤学会（SSO）更新了 2016 年乳房切除术后放疗指南。

（7）对于接受新辅助化疗的患者，如果临床淋巴结阳性，且为 cT3 或 cT4 期疾病，无论临床试验外的病理反应如何，通常都会被推荐接受乳房切除术后放疗。建议在化疗开始前进行活检，以确认临床怀疑淋巴结是否受侵犯。

（8）NSABP B-51 研究的结果将有助于确定新辅助化疗后活检证实的淋巴结转移伴 ypN0 患者接受辅助放疗的益处。

1. 加速部分乳腺照射（APBI） 主要目的是通过靶向乳腺肿瘤切除腔和邻近的高危组织，同时保留正常组织，在维持充分局部控制的同时，缩短放疗时间。目前正在使用和研究的 APBI 技术包括外照射技术、术中放疗和近距离放疗。其中，近距离放疗是应用最广泛的技术。临床上认为乳房肿瘤切除部位以外的复发风险较低的患者应根据发布的标准进行选择，因为不需要进行整个乳房治疗。ASTRO 和 SSO 已发布的指南有助于患者选择，如为 Tis 或 T1 期疾病的老年患者，筛查检测到的、低中级别的、切缘阴性 3mm 以上且大小＜2.5cm 的肿瘤患者。球囊导管近距离放疗的标准剂量为 34Gy，10 次分割，每天 2 次。Ⅲ期数据支持对选定患者使用调强外照射治疗，给予 30Gy、5 次分割放疗方案。

2. 术中放疗（IORT） 是在肿瘤切除后立即给予瘤床集中剂量的照射。两项大型研究评估了 IORT 在早期女性乳腺癌患者中的作用。在 TARGIT-A 研究中，年龄 45 岁或以上的女性被随机分配到接受乳房肿瘤切除术后 IORT 组和全乳房外照射（WBRT）组。两组生存率相似，但 IORT 组局部复发更常见。这些发现得到了 ELIOT 试验结果的支持。在这项研究中，年龄为 48～75 岁、肿瘤大小≤2.5cm 的女性患者被随机分为 IORT 组或 WBRT 组，两组生存率相似，但局部复发在 IORT 组中更常见。

根据 2017 年 ASTRO/SSO APBI 的更新共识声明，IORT 应仅限于也只适用于部分乳腺放疗的患者，并应告知患者 IORT 可能会增加同侧乳腺癌的风险。

（五）辅助治疗

辅助治疗的决策需在仔细考虑患者和肿瘤相关因素后做出。与患者相关的因素包括年龄、并发症、体能状况、患者意愿、风险受益讨论和预期寿命。肿瘤相关因素有肿瘤大小、淋巴结状态（分期）、ER/PR 状态、HER-2、肿瘤分级、基因组表达谱（如 Oncotype DX、MammaPrint 等）（图 12.4）。

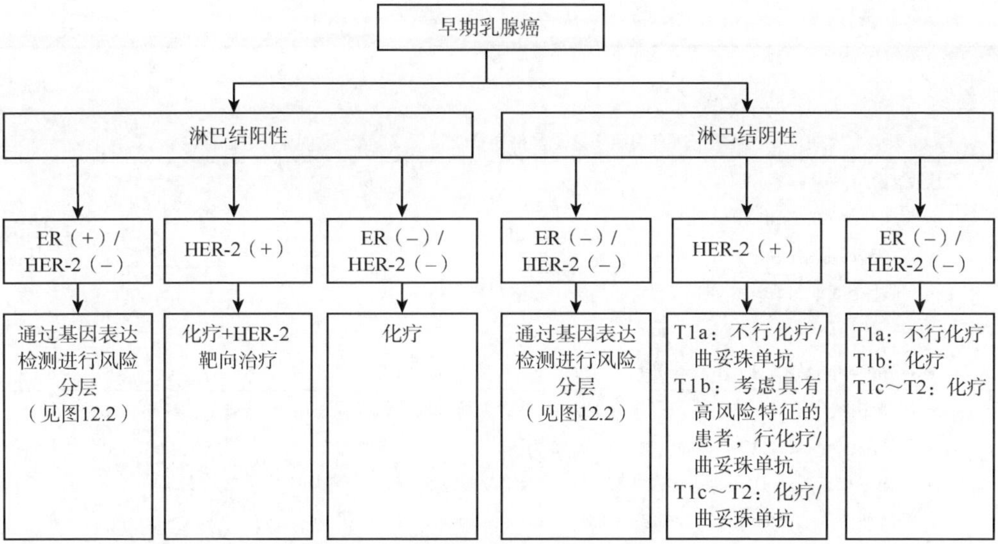

图 12.4　早期乳腺癌化疗的应用算法

注：ER，雌激素受体

1. 辅助治疗的一般原则

（1）所有乳腺癌患者均应进行潜在的临床试验筛选。

（2）ER/PR 阳性患者应推荐接受抗雌激素治疗。

（3）HER-2 阳性患者应推荐接受 HER-2 靶向治疗。

（4）化疗应考虑以下患者

1）ER/PR 阴性患者。

2）HER-2 阳性患者。

3）淋巴结阳性患者。

4）基于 Oncotype DX、MammaPrint 或其他基因表达谱的高风险患者。

2. HER-2 阴性患者的辅助治疗　世界各地有不同的辅助治疗方案，应根据肿瘤的生物学行为、疾病分期、患者的健康状况、并发症及复发的概率选择最佳的方案（表 12.4）。

表 12.4　不含曲妥珠单抗的联合方案

常用方案
剂量密集 AC 序贯剂量密集紫杉醇化疗
• 多柔比星 60mg/m^2，IV，d1
• 环磷酰胺 600mg/m^2，IV，d1
每 14 天 1 个周期×4 个周期（所有周期均给予非格司亭支持）

续表

随后 • 紫杉醇 175mg/m^2，IV 3h，d1 每 14 天 1 个周期×4 个周期（所有周期均给予非格司亭支持）
剂量密集 AC 序贯每周紫杉醇化疗 • 多柔比星 60mg/m^2，IV，d1 • 环磷酰胺 600mg/m^2，IV，d1 每 14 天 1 个周期×4 个周期（所有周期均给予非格司亭支持） 随后 • 紫杉醇 80mg/m^2，IV 1h，每周 1 次，持续 12 周
紫杉醇/卡铂联合帕博利珠单抗，序贯 AC 或 EC 联合帕博利珠单抗（仅适用于三阴性乳腺癌的术前治疗） • 紫杉醇 80mg/m^2，IV，每周 1 次，持续 12 周 • 卡铂 AUC=1.5，IV，每周 1 次×12 次；或卡铂 AUC=5，IV，每 3 周 1 次（总共 12 周） • 帕博利珠单抗 200mg，IV，每 3 周 1 次 随后 • 多柔比星 60mg/m^2，IV，d1；或表柔比星 90mg/m^2，IV，d1 • 环磷酰胺 600mg/m^2，IV，d1 • 帕博利珠单抗 200mg，IV，d1 每 21 天 1 个周期×4 个周期（所有周期均给予非格司亭支持） 随后 • 帕博利珠单抗 200mg，IV，d1，每 21 天 1 个周期×9 个周期
卡培他滨 1000～1250mg/m^2，口服，每天 2 次，d1～14 每 21 天 1 个周期×6～8 个周期
奥拉帕利 300mg，口服，每天 2 次 每 28 天 1 个周期，持续 1 年
其他方案
TC 化疗 • 多西他赛 75mg/m^2，IV，d1 • 环磷酰胺 600mg/m^2，IV，d1 每 21 天 1 个周期×4～6 个周期
AC 化疗 • 多柔比星 60mg/m^2，IV，d1 • 环磷酰胺 600mg/m^2，IV，d1 每 21 天 1 个周期×4 个周期
TAC 化疗 • 多西他赛 75mg/m^2，IV，d1 • 多柔比星 50mg/m^2，IV，d1

续表

• 环磷酰胺 500mg/m^2，IV，d1 每 21 天 1 个周期×6 个周期（所有周期均给予非格司亭支持）
FAC 化疗 • 5-FU 500mg/m^2，IV，d1、8 或 d1、4 • 多柔比星 50mg/m^2，IV，d1（或 72h 持续滴注） • 环磷酰胺 500mg/m^2，IV，d1 每 21 天 1 个周期×6 个周期
CAF 化疗 • 环磷酰胺 100mg/m^2，口服，d1～14 • 多柔比星 30mg/m^2，IV，d1、8 • 5-FU 500mg/m^2，IV，d1、8 每 28 天 1 个周期×6 个周期
CEF 化疗 • 环磷酰胺 75mg/m^2，口服，d1～14 • 表柔比星 60mg/m^2，IV，d1、8 • 5-FU 500mg/m^2，IV，d1、8 每 28 天 1 个周期×6 个周期 同时给予复方磺胺甲噁唑支持
CMF 化疗 • 环磷酰胺 100mg/m^2，口服，d1～14 • 甲氨蝶呤 40mg/m^2，IV，d1、8 • 5-FU 600mg/m^2，IV，d1、8 每 28 天 1 个周期×6 个周期
AC 序贯多西他赛化疗 • 多柔比星 60mg/m^2，IV，d1 • 环磷酰胺 600mg/m^2，IV，d1 每 21 天 1 个周期×4 个周期 随后 • 多西他赛 100mg/m^2，IV，d1 每 21 天 1 个周期×4 个周期
EC 化疗 • 表柔比星 100mg/m^2，IV，d1 • 环磷酰胺 830mg/m^2，IV，d1 每 21 天 1 个周期×8 个周期
FEC 序贯多西他赛 • 5-FU 500mg/m^2，IV，d1 • 表柔比星 100mg/m^2，IV，d1

续表

• 环磷酰胺 500mg/m^2，IV，d1 每 21 天 1 个周期×3 个周期 随后 • 多西他赛 100mg/m^2，IV，d1 每 21 天 1 个周期×3 个周期
FEC 序贯每周 1 次紫杉醇 • 5-FU 600mg/m^2，IV，d1 • 表柔比星 90mg/m^2，IV，d1 • 环磷酰胺 600mg/m^2，IV，d1 每 21 天 1 个周期×4 个周期 随后 • 紫杉醇 100mg/m^2，IV，每周 1 次×8 周
FAC 序贯每周 1 次紫杉醇 • 5-FU 500mg/m^2，IV，d8 或 d1、4 • 多柔比星 50mg/m^2，IV，d1（或 72h 持续静脉滴注） • 环磷酰胺 500mg/m^2，IV，d1 每 21 天 1 个周期×4 个周期 随后 • 紫杉醇 80mg/m^2，IV 1h，每周 1 次，持续 12 周

（1）ER 阳性、HER-2 阴性患者：含非蒽环类药物方案，如多西他赛和环磷酰胺（TC 方案）可用于需要系统性化疗的 ER 阳性患者，治疗 4～6 个周期。含蒽环类药物治疗方案对受体阳性患者的益处有限。这在 ABC（蒽环类药物治疗早期乳腺癌）试验（USOR 06-090、NSABP B-46 和 NSABP B-49 的联合分析）中得到了说明。在 ABC 试验中，早期乳腺癌患者被随机分为接受 6 个周期的 TC 方案治疗和接受基于蒽环类药物/紫杉类/环磷酰胺的标准化疗方案治疗。该试验表明，与 TC 方案相比，6 个周期基于蒽环类药物的化疗改善了 iDFS；然而，在亚组分析中，发现对于 ER/PR 阳性的患者，蒽环类药物的疗效对于有 4 个或 4 个以上淋巴结受累的患者最为显著。对于高危（如 4 个以上淋巴结受累）ER/PR 阳性的患者，应考虑含蒽环类的方案，如剂量密集 AC 序贯剂量密集紫杉醇方案或 TAC 方案。

（2）ER 阴性和 PR 阴性（HR 阴性）、HER-2 阴性（三阴性）患者：这些患者通常在辅助治疗中接受以蒽环类药物为基础的化疗；然而，ABC 试验显示，对于 ER/PR 阴性的患者，当患者有一个或多个淋巴结转移时，含蒽环类药物的化疗最有效。对于淋巴结阴性或小肿瘤（<2cm）的患者，可以考虑进行 4～6 个周期的 TC 方案的化疗。在高危三阴性乳腺癌患者中，应考虑使用含蒽环类药物的方案，如剂量密集 AC 方案序贯剂量密集紫杉醇或 TAC 方案。NRG-BR003 临床试验正在评估卡铂在三阴性乳腺癌辅助治疗中的作用。

3. HER-2 阳性患者的辅助治疗　将曲妥珠单抗加入辅助治疗改变了 HER-2 阳性乳腺癌症的自然病程。最初在 HER-2 阳性乳腺癌标准治疗中加入曲妥珠单抗的临床试验（NSABP B-31 和 NCCTG N9831）公布了 10 年的随访数据，结果显示无病生存率改善 40%，总生存率改善 37%。许多含曲妥珠单抗的方案已经过验证，所有方案都是有效的（表 12.5）。两种方案之间的主要区别在于心脏毒性的风险。含非蒽环类药物的治疗方案（如 BCIRG 006 试验中的 TCH）和 HERA 试验方案（其中大多数是基于蒽环类药物，但使用的是序贯而不是同时使用曲妥珠单抗）与其他含蒽环类药物的方案相比，其心脏毒性较小，具有良好的长期疗效。在辅助治疗中，曲妥珠单抗仅与化疗联合进行试验。

表 12.5　含曲妥珠单抗的联合方案

常用方案
紫杉醇化疗+曲妥珠单抗 • 紫杉醇 80mg/m², IV 1h，每周 1 次，持续 12 周 联合 • 曲妥珠单抗 4mg/kg，IV，与紫杉醇首次剂量同步 随后 • 曲妥珠单抗 2mg/kg，IV，每周 1 次，完成 1 年的治疗（替代方案：曲妥珠单抗 6mg/kg，静脉注射，每 21 天 1 个周期，完成 1 年的治疗）
TCH 化疗序贯曲妥珠单抗 • 多西他赛 75mg/m², IV，d1 • 卡铂 AUC=6，IV，d1 每 21 天 1 个周期×6 个周期 联合 • 曲妥珠单抗 8mg/kg，IV，d1 随后 • 曲妥珠单抗 6mg/kg，IV，每 3 周 1 次，完成 1 年的曲妥珠单抗治疗
TCHP 化疗序贯曲妥珠单抗（±帕妥珠单抗） • 多西他赛 75mg/m², IV，d1 • 卡铂 AUC=6，IV，d1 每 21 天 1 个周期×6 个周期 联合 • 曲妥珠单抗 8mg/kg，IV，d1

续表

• 帕妥珠单抗 840mg，IV，d1 随后 • 曲妥珠单抗 6mg/kg，IV，每 3 周 1 次，完成 1 年的曲妥珠单抗治疗 • 帕妥珠单抗 420mg，IV，每 3 周 1 次，持续 6 个周期（如有适应证，也可继续完成 1 年的双重 HER-2 阻断）
其他方案
剂量密集 AC 序贯剂量密集紫杉醇化疗+曲妥珠单抗 • 多柔比星 60mg/m^2，IV，d1 • 环磷酰胺 600mg/m^2，IV，d1 每 14 天 1 个周期×4 个周期 随后 • 紫杉醇 175mg/m^2，IV 3h，d1 每 14 天 1 个周期×4 个周期（所有周期均给予非格司亭支持） 联合 • 曲妥珠单抗 4mg/kg，IV，与紫杉醇首次剂量同步 随后 • 曲妥珠单抗 2mg/kg，IV，每周 1 次，完成 1 年的治疗（替代方案：曲妥珠单抗 6mg/kg，静脉注射，每 21 天 1 个周期，完成 1 年的治疗） （治疗前后推荐心脏监测）
AC 序贯紫杉醇化疗联合曲妥珠单抗 • 多柔比星 60mg/m^2，IV，d1 • 环磷酰胺 600mg/m^2，IV，d1 每 21 天 1 个周期×4 个周期 随后 • 紫杉醇 80mg/m^2，IV 1h，每周 1 次×12 周 联合 • 曲妥珠单抗 4mg/kg，IV，与紫杉醇首次剂量同步 随后 • 曲妥珠单抗 2mg/kg，IV，每周 1 次，完成 1 年的治疗（替代方案：曲妥珠单抗 6mg/kg，静脉注射，每 21 天 1 个周期，完成 1 年的治疗）
AC 或剂量密集 AC 序贯紫杉醇化疗联合曲妥珠单抗+帕妥珠单抗 • 多柔比星 60mg/m^2，IV，d1 • 环磷酰胺 600mg/m^2，IV，d1 每 21 天 1 个周期×4 个周期 或对于剂量密集 AC：每 14 天 1 个周期×4 个周期 随后 • 紫杉醇 80mg/m^2，IV 1h，每周 1 次×12 周

续表

每21天1个周期×4个周期

联合

- 曲妥珠单抗8mg/kg，IV，d1，序贯6mg/kg，IV
- 帕妥珠单抗840mg，IV，d1，序贯420mg，IV

随后

- 曲妥珠单抗2mg/kg，IV，每周1次，完成1年的治疗（替代方案：曲妥珠单抗6mg/kg，静脉注射，每21天1个周期，完成1年的治疗）
- 帕妥珠单抗420mg，IV，每3周1次，完成1年的治疗

多西他赛/环磷酰胺化疗联合曲妥珠单抗

- 多西他赛75mg/m^2，IV，d1
- 环磷酰胺 600mg/m^2，IV，d1

每21天1个周期×4个周期

联合

- 曲妥珠单抗4mg/kg，IV，第1周

随后

- 曲妥珠单抗2mg/kg，IV，每周1次×11周

随后

- 曲妥珠单抗6mg/kg，IV

每21天1个周期，完成1年的治疗

或

- 曲妥珠单抗8mg/kg，IV，第1周

随后

- 曲妥珠单抗6mg/kg，IV

每21天1个周期，完成1年的治疗

奈拉替尼

- 120mg，口服，每天1次，第1～7天，随后：
- 160mg，口服，每天1次，第8～14天，随后：
- 240mg，口服，每天1次，第15～28天

每28天1个周期×1个周期

随后：

- 240mg，口服，每天1次，第1～28天

每28天1个周期×12个周期，从第2个周期开始

恩美曲妥珠单抗（T-DM1）

- 3.6mg/kg，IV，d1

每21天1个周期，持续17个周期

经许可改编自《NCCN临床实践指南：乳腺癌》（NCCN指南®）V.2.2022。未经NCCN明确书面许可，不得出于任何目的以任何形式复制 NCCN 指南和此处的插图。要查看 NCCN 指南的最新完整版本，请在线访问NCCN.org。

根据 APHINITY 研究的 6 年随访结果，在 HER-2 阳性乳腺癌的标准曲妥珠单抗治疗方案中添加帕妥珠单抗辅助治疗后，iDFS 得到了统计学上显著但只有 2.8%的改善，主要受益的是淋巴结阳性患者，无论 HR 状态如何。添加帕妥珠单抗与更高的腹泻发病率相关。鉴于这些结果，在选择的高风险患者（如淋巴结阳性患者）中，除曲妥珠单抗外，还可以考虑使用帕妥珠单抗辅助治疗 1 年。

根据 APT（紫杉醇和曲妥珠单抗辅助治疗淋巴结阴性、HER-2 阳性乳腺癌）研究，对于低风险患者，尤其是 ER 阳性、淋巴结阴性且肿瘤直径不超过 3cm 的患者，每周进行曲妥珠单抗/紫杉醇治疗，治疗 12 个周期是非常合理的选择。这项单臂研究的 7 年无病生存率为 93%，总生存率为 95%。在该研究的 410 例患者中，仅观察到 4 例远处复发。

延长 HER-2 靶向治疗的时间也已有研究，其对某些高危患者具有价值。ExteNET 研究对完成标准曲妥珠单抗辅助治疗的患者进行了为期 12 个月的不可逆泛 HER 抑制剂来那替尼（240mg，每天 1 次，口服）的疗效验证，结果发现，与安慰剂组相比，接受来那替尼治疗的患者在 2 年 iDFS 中获益 2.3%。有趣的是，与 HR 阴性的患者相比，HR 阳性的患者在亚组分析中显示出更大的获益。基于这些结果，美国 FDA 于 2017 年 7 月批准在辅助性曲妥珠单抗治疗后，使用来那替尼进行早期 HER-2 阳性乳腺癌的延长辅助治疗。2020 年发表的最终分析结果表明，经过 8 年随访，在意向治疗人群中，使用来那替尼组的死亡人数少于安慰剂组，但结果没有达到统计学意义。在对 HR 阳性或≤1 年人群的分析中，与安慰剂组相比，使用来那替尼的患者 5 年绝对 iDFS 获益率为 5.1%，8 年的总生存获益率为 2.1%。新辅助治疗后残留疾病患者的获益率更高（5 年 iDFS 为 7.4%；8 年总生存率为 9.1%）。此外，与安慰剂组相比，接受来那替尼的患者经历的中枢神经系统事件持续较少。

来那替尼的主要副作用是腹泻，很常见，且可能非常严重。在 ExteNET 中，40%的患者出现 3 级腹泻，17%的患者因腹泻而停止使用来那替尼。腹泻往往发生在治疗开始的前 2 个月。CONTROL 试验旨在确定使用来那替尼期间控制腹泻的最佳方法。本试验比较了 5 组，包括单独使用洛哌丁胺（L）、布地奈德+强制性洛哌丁胺（BL）、考来替泊+强制性洛哌丁胺（CL）、考来替泊+按需洛哌丁胺（CL-PRN），以及来那替尼剂量递增（DE）。与 ExteNET 试验相比，除单独使用洛哌丁胺外，所有这些方法都能有效降低 3 级腹泻的发生率。因腹泻而停用来那替尼的患者比例为 20%（L 组）、8%（BL 组）、4%（CL 组）、8%（CL-PRN 组）和 3%（DE 组）。因此，对于开始使用来那替尼的患者，一种常见的做法是考虑增加剂量和止泻预防，以达到最佳控制症状的同时减少因腹泻而停止治疗的可能性。

4. 新辅助化疗或术前化疗

（1）对于局部晚期乳腺癌（ⅡB、ⅢA、ⅢB、ⅢC）患者，可以考虑进行新辅助或术前化疗，这也是治疗炎性乳腺癌的标准方案。对三阴性和 HER-2 阳性乳腺癌患者，新辅助化疗的疗效最佳。在这些患者中，给予新辅助化疗可使临床医生根据术前疗效优化辅助化疗方案。

（2）建议术前通过乳腺 X 线检查和超声评估乳腺肿块。MRI 通常有助于确定手术计划切除的疾病范围。

（3）这些患者在开始化疗前通过 CT/骨扫描或 PET/CT 检查来明确分期。

（4）新辅助化疗可潜在地减少原发肿瘤的大小，这样有利于实施保乳手术。也可能有助于降低淋巴结分期，从而避免完整的 ALND。

（5）NSABP B-18 和 NSABP B-27 试验证实，与手术时残留病灶相比，完全病理反应（pCR）有更好的结果。这些试验显示，新辅助化疗组和辅助化疗组之间的无病生存率或总生存率没有差异。

（6）HER-2 阴性的患者：对于接受新辅助化疗后仍有浸润性乳腺癌残留的三阴性和 HER-2 阳性患者的无事件生存期（EFS）和总生存期均较短。

（7）对于 HR 阳性、HER-2 阴性患者

1）术前治疗方案通常包含蒽环类和紫杉类药物。任何辅助治疗方案均可以在新辅助化疗中使用。

2）在一项荟萃分析中，纳入 26 项试验的 37 298 例女性的数据，早期乳腺癌试验协作小组（Early Breast Cancer Trialists' Collaborative Group）比较了每 2 周给药对比标准的每 3 周给药的试验，以及蒽环类和紫杉类化疗的全剂量序贯对比同步较低剂量方案的试验。增加剂量强度与乳腺癌复发和死亡率降低相关；因此，这些剂量密集计划（每 2 周治疗 1 次）被优选。维持每 2 周的给药需要生长因子支持[如粒细胞集落刺激因子（G-CSF）]。

（8）对于三阴性患者

1）术前治疗方案历来以蒽环类和紫杉类为主；然而，更新的数据涉及铂化疗和免疫治疗的结合，详情如下。

2）在 CALGB 40603 试验中，三阴性乳腺癌患者在基于蒽环类药物的新辅助治疗方案中添加卡铂与 pCR 率的改善相关（41% *vs*. 54%）。GeparSixto 试验也显示在新辅助治疗条件下，卡铂有类似的较高的 pCR 率。在选定的高危三阴性乳腺癌患者中，考虑加入卡铂是合理的，尤其是在肿瘤对标准的蒽环类和紫杉类药物治疗没有反应的情况下。如果铂类药物包含在新辅助治疗方案中，每周 1 次与紫杉类药物一起给药是能耐受的。

3）KEYNOTE-522 试验评估了新辅助帕博利珠单抗+化疗（蒽环类、紫杉类和铂类）对比新辅助安慰剂+化疗，序贯辅助帕博利珠单抗或安慰剂治疗早期三阴性乳腺癌患者的疗效和安全性。帕博利珠单抗+化疗组患者在确定性手术时 pCR 率明显更高（64.8% *vs*. 51.2%），且无论 PD-L1 状态如何，各亚组的获益总体一致。

2021 年 7 月，本研究的 3 年 EFS 数据显示，与标准化疗相比，含帕博利珠单抗的治疗有改善（84.5% *vs.* 76.8%）。最常见的 EFS 事件是远处复发（帕博利珠单抗+化疗组为 7.7%，单纯化疗组为 13.1%）。在 pCR 患者中观察到获益（94.4% *vs.* 92%），对于没有 pCR 的患者获益更大（67.4% *vs.* 56.8%）。该方案的一个担忧是长期毒性，因为在最后一次评估中，19%的帕博利珠单抗治疗的患者存在未解决的免疫介导的不良事件。在提交 EFS 数据后不久，美国 FDA 批准帕博利珠单抗联合化疗（继续使用帕博利珠单抗辅助治疗×9 个周期）用于术前治疗乳腺病灶≥1cm 或淋巴结阳性的三阴性乳腺癌患者，且不需要 PD-L1 阳性表达。

4）IMpassion031 研究比较了阿替利珠单抗对比安慰剂联合白蛋白结合型紫杉醇序贯多柔比星和环磷酰胺作为早期三阴性乳腺癌患者的新辅助治疗的疗效和安全性。该方案显著提高了 pCR 率（58% *vs.* 41%），具有可接受的安全性，并且无论 PD-L1 状态、Ⅱ期或Ⅲ期疾病、淋巴结阳性或淋巴结阴性疾病，在亚组中都观察到了益处。生存数据正在等待中，这一组合尚未获得批准。

5）接受新辅助紫杉类和蒽环类化疗后没有获得 pCR 的患者复发风险为 20%～30%。

6）CREATE-X 研究评估了 HER-2 阴性残留浸润性乳腺癌患者在标准新辅助化疗后添加卡培他滨辅助化疗的情况，发现卡培他滨组的无病生存期和总生存期比对照组长。这种影响仅限于 ER 阴性/HER-2 阴性患者。转移情况下使用卡培他滨的副作用与预期的一样。对于新辅助化疗后残留侵袭性疾病的 ER 阴性/HER-2 阴性患者，建议使用卡培他滨辅助治疗 6～8 个周期。

7）多聚腺苷二磷酸核糖聚合酶（PARP）抑制剂对携带 *BRCA1/2* 突变的癌细胞能诱导合成致死效应。奥拉帕利是一种口服的 PARP 抑制剂，在已知 *BRCA* 突变的卵巢和乳腺肿瘤中显示出活性。OlympiA 是一项随机双盲Ⅲ期试验，旨在评估 1 年奥拉帕利（300mg，口服，每天 2 次）对比安慰剂在局部治疗和辅助或新辅助化疗后的高危早期 HER-2 阴性、胚系 BRCA1/2 阳性乳腺癌患者中的有效性和安全性。入组患者接受过局部治疗和新辅助或辅助化疗。中位随访 2.5 年，与安慰剂相比，奥拉帕利辅助治疗将 iDFS 事件的风险降低了 42%，远处 DFS 事件减少了 43%。奥拉帕利的总生存期有改善的趋势，但结果无统计学意义。副作用与奥拉帕利在转移情况下的安全性一致。重要的是，与安慰剂相比，未观察到 AML/MDS 的风险增加。

（9）对于 HER-2 阳性患者

1）一些临床试验表明，在新辅助治疗中双重阻断 HER-2 具有优势。根据Ⅱ期 NeoSphere 和 TRYPHAENA 试验结果，2013 年批准了帕妥珠单抗联合曲妥珠单抗和多西他赛用于新辅助治疗。NeoALTTO 试验研究了拉帕替尼联合曲妥珠单抗和紫杉醇在新辅助治疗中的组合，结果显示与抗 HER-2 单药相比，联合用药

pCR 率更高。

2）接受 HER-2 靶向治疗/化疗的新辅助化疗后有残留浸润性癌的患者的预后比没有残留癌的患者差。恩美曲妥珠单抗（T-DM1）是曲妥珠单抗和细胞毒性药物 Emtansine（DM1）的抗体药物偶联物，DM1 是一种 Maytansine 衍生物和微管抑制剂。KATHERINE 研究将 HER-2 阳性的早期乳腺癌患者随机分为 T-DM1 或曲妥珠单抗辅助治疗 14 个周期，这些患者在接受含紫杉类（含或不含蒽环类）和曲妥珠单抗的新辅助治疗后，手术时发现乳腺或腋窝有残留浸润性病灶。中期分析发现，与单独使用曲妥珠单抗相比，使用 T-DM1 辅助治疗的浸润性癌的复发或死亡风险降低 50%。亚组分析显示，无论 HR 状态、手术时残留病灶的程度、新辅助方案中的单一或双 HER-2 靶向治疗及患者的基线特征如何，T-DMI 辅助治疗均具有一致的益处。这是 HER-2 阳性患者在新辅助治疗后有残留病灶的标准治疗。

5. 辅助内分泌治疗　除非有禁忌证，否则应考虑对所有 ER 阳性和（或）PR 阳性肿瘤患者进行内分泌治疗（图 12.5，表 12.6）。

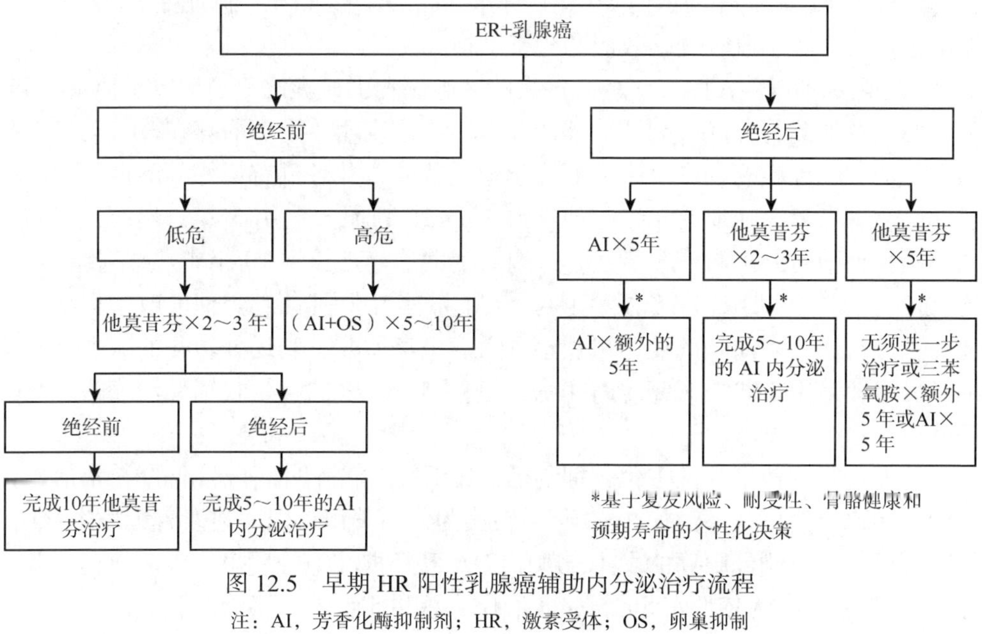

图 12.5　早期 HR 阳性乳腺癌辅助内分泌治疗流程

注：AI，芳香化酶抑制剂；HR，激素受体；OS，卵巢抑制

表 12.6　内分泌药物在乳腺癌治疗中的应用

具有雌激素激动剂和雌激素拮抗剂活性的选择性雌激素受体调节剂（SERM）
他莫昔芬 20mg/d，口服
雌激素受体下调剂
氟维司群 500mg，肌内注射，d1、15、28，接着每 4 周 1 次
芳香化酶抑制剂

续表

阿那曲唑 1mg/d，口服
来曲唑 2.5mg/d，口服
依西美坦 25mg/d，口服
绝经前女性 LHRH 激动剂类似物
亮丙瑞林每次 3.75mg 或 7.5mg，肌内注射，每月 1 次，或
亮丙瑞林每次 11.25mg 或 22.5mg，肌内注射，每 3 个月 1 次
GnRH 激动剂类似物
戈舍瑞林（诺雷德）每次 3.6mg，皮下注射，植入腹壁，每 28 天 1 次，或
戈舍瑞林（诺雷德）每次 10.8mg，皮下注射，植入腹壁，每 12 周 1 次

注：GnRH，促性腺激素释放激素；LHRH，促黄体生成素释放激素。

6. 绝经后妇女 一些大型随机研究表明，芳香化酶抑制剂比他莫昔芬在辅助情况下更具有优势。如果患者无禁忌证，芳香化酶抑制剂是绝经后患者的首选药物。阿那曲唑、来曲唑和依西美坦均获得美国 FDA 批准用于辅助治疗。其主要副作用包括关节痛、血管舒缩效应和骨密度损失。

（1）阿那曲唑：ATAC 试验，最大的乳腺癌辅助试验之一，比较了他莫昔芬、阿那曲唑及他莫昔芬联合阿那曲唑的疗效。结果表明，阿那曲唑在改善无病生存期和降低对侧乳腺癌的发生率方面优于他莫昔芬，并且具有更好的不良反应谱。对于绝经后患者，阿那曲唑推荐剂量为 1mg/d，口服，连用 5 年；然而，正如下文"延长辅助内分泌治疗"所述，人们对辅助治疗延长到 10 年非常感兴趣。

（2）来曲唑：BIG 1-98 显示了与 ATAC 试验中阿那曲唑类似的改善程度。与他莫昔芬相比，来曲唑的使用可观察到无病生存期改善和远处转移的减少。推荐绝经后患者采用来曲唑 2.5mg/d，口服，连用 5 年。来曲唑延长辅助治疗的研究已经完成，总结如下。

从他莫昔芬转换为芳香化酶抑制剂：IES 的研究表明，与标准的 5 年他莫昔芬治疗相比，他莫昔芬治疗 2～3 年后转换为依西美坦可以明显改善无病生存期，同时可以减少对侧乳腺癌的发生。美国 FDA 已经批准绝经后患者应用他莫昔芬治疗 2～3 年后转换为依西美坦 25mg/d 治疗（总共 5 年内分泌治疗）。

7. 内分泌治疗：绝经前患者 HR 阳性的绝经前患者，如果低风险，一般给予他莫昔芬治疗；如果高风险，则给予卵巢抑制/芳香化酶抑制剂。

（1）他莫昔芬：是一种选择性 ER 调节剂，具有雌激素激动剂和拮抗剂潜能。对于绝经前患者，除非有禁忌证，如血栓栓塞史、脑卒中或子宫内膜癌，他莫昔芬 20mg/d 是首选的治疗选择。主要不良反应包括血管舒缩效应、情绪变化和代谢变化，以及较高的脑血管意外、VTE 和子宫内膜增生/恶性肿瘤的发生率。

（2）一般情况，他莫昔芬推荐使用 5 年，然而，多项研究支持更长时间的治疗。在 ATLAS 研究中，服用他莫昔芬 10 年而不是 5 年的女性，复发率更低且总生存率增加。延长使用他莫昔芬对确诊后 5～9 年的复发率或死亡率影响较小，但在确诊后的第二个 10 年中，继续使用他莫昔芬治疗 5 年以上的复发率降低 25%，乳腺癌死亡率降低 29%。aTTom 试验的结果还表明，使用他莫昔芬 10 年也能提高生存率。长期使用他莫昔芬会增加副作用（尤其是子宫内膜癌和 VTE），因此，是否使用他莫昔芬 10 年需要个体化，这取决于复发的风险和潜在的不良反应。

（六）卵巢消融或卵巢抑制

牛津概要（Oxford Overview）和几项其他研究已经发现，化疗结束后月经停止的绝经前患者比化疗后继续有月经的患者有更好的生存。卵巢消融术可以通过手术、放疗或给予促黄体生成素释放激素（LHRH）激动剂，如亮丙瑞林或戈舍瑞林。

2014 年报道的 TEXT 和 SOFT 试验讨论了卵巢抑制作为 ER 阳性乳腺癌绝经前女性辅助治疗的应用。在 TEXT 试验中，女性乳腺癌患者被随机分为两组，一组接受 5 年的他莫昔芬联合卵巢抑制治疗，另一组接受依西美坦联合卵巢抑制治疗。在 SOFT 试验中，患者被随机分为 5 年服用他莫昔芬组、他莫昔芬联合卵巢抑制组或依西美坦联合卵巢抑制组。两个试验中依西美坦联合卵巢抑制组的无病生存期均高于他莫昔芬联合卵巢抑制组。在 TEXT 试验的亚组分析中，与单独使用他莫昔芬或使用他莫昔芬联合卵巢抑制相比，患有需要化疗的高风险疾病的年轻女性（35 岁以下）服用依西美坦联合卵巢抑制治疗的无病生存期更高。经过 8 年中位随访后的最新分析得出结论，对于绝经前乳腺癌患者，在他莫昔芬治疗的基础上添加卵巢抑制可导致 8 年的无病生存率和总生存率显著高于单独使用他莫昔芬。依西美坦联合卵巢抑制的使用甚至产生了更高的无复发率。接受卵巢抑制的两组患者的不良事件发生率高于单独使用他莫昔芬组。基于这些结果，对于有高风险疾病的绝经前女性，特别是 35 岁以下的女性患者，考虑依西美坦联合卵巢抑制是合理的。

一般情况下，对于将受益于卵巢抑制的患者，建议每个月使用 1 次 LHRH 激动剂（如亮丙瑞林）、促性腺激素释放激素（GnRH）类似物（如戈舍瑞林）或手术切除卵巢。在接受 GnRH 类似物或 LHRH 激动剂治疗的患者中，重要的是通过检查血清雌二醇、黄体生成素和促卵泡激素来确保实现完全的卵巢抑制，尽管这种监测的最佳频率未知。在年轻女性决定接受双侧卵巢切除术之前，务必确保患者了解其中的风险和益处，包括对生活质量的影响。在这种情况下，如果需要，在考虑卵巢切除术之前，建议在一段时间内使用药物进行卵巢抑制，以便停止药物治疗后可以逆转潜在的副作用。

1. 细胞周期蛋白依赖性激酶 4/6 抑制剂辅助内分泌治疗　周期蛋白依赖性激

酶（CDK）在从 G1 期向 S 期的细胞周期进程中起着关键作用，CDK4/6 抑制剂如阿贝西利、哌柏西利和瑞博西利干扰细胞周期进程，诱导细胞衰老，并可能通过细胞毒性 T 细胞介导的效应促进癌细胞的破坏。

Ⅲ期 PALLAS 试验旨在研究在 HR 阳性、HER-2 阴性早期乳腺癌患者中，与单纯内分泌治疗相比，在辅助内分泌治疗中添加哌柏西利是否能改善预后。在计划的第二次中期分析中，与单独的辅助内分泌治疗相比，在辅助内分泌治疗中添加 2 年的哌柏西利并不能改善 iDFS。根据这些发现，不能在辅助条件下推荐这种方案。长期随访和相关研究正在进行中。

PENELOPE-B 试验评估了在高危 HR 阳性、HER-2 阴性乳腺癌患者中，在标准辅助内分泌治疗基础上增加 1 年的哌柏西利的疗效。尽管最初的结果很有希望，但在较长的随访中，该组合未能达到主要终点，也不建议临床使用。

MonarchE 试验对高危早期 HR 阳性、HER-2 阴性乳腺癌患者进行了为期 2 年的阿贝西利联合辅助芳香化酶抑制剂治疗与单独内分泌治疗的比较。中期分析发现，在内分泌治疗中添加阿贝西利可降低 28.7%的侵袭性疾病风险。在 2021 年 ASCO 更新中，联合治疗组与单独内分泌治疗组的 2 年 iDFS 率分别为 87.2%和 80.6%，而 2 年无远处复发生存（DRFS）率分别为 89.5%和 82.8%。阿贝西利是首个证明 iDFS 显著改善的 CDK4/6 抑制剂，但总生存率数据目前尚不成熟，该组合尚未获得美国 FDA 批准。

2. 延长辅助内分泌治疗 多项研究表明，延长辅助内分泌治疗（定义为超过 5 年的治疗）是有益的。MA-17 研究显示，绝经后患者在完成 5 年他莫昔芬治疗后，接受 2.5mg 来曲唑治疗的复发率降低约 43%。ABCSG-6（阿那曲唑）和 NSABP B-33（依西美坦）也有类似的结果。MA.17R 试验（MA.17 试验的扩展）评估了与 5 年治疗相比的 10 年来曲唑辅助治疗对绝经后妇女的作用。额外使用 5 年来曲唑可使 5 年无病生存率增加 4%，但仅使远处复发率降低了 1.1%。NSABP B-42 随机Ⅲ期试验的 10 年更新数据显示，服用 5 年来曲唑辅助治疗后，无病生存率有显著的统计学差异，绝对改善 3.3%。对减少对侧原发性乳腺癌也有很大益处。IDEAL 试验发现，与芳香化酶抑制剂治疗延长 2.5 年相比，延长来曲唑治疗 5 年对无病生存率和总生存期没有显著的统计学益处。DATA（阿那曲唑）试验也得到了类似的结果。

最近的一项荟萃分析得出结论，使用芳香化酶抑制剂延长辅助内分泌治疗可减少继发性乳腺肿瘤的发生，对远处无转移生存率的影响较小。尚未确定总生存期益处。远处疾病复发的益处主要见于复发风险高的患者[淋巴结阳性和（或）较大肿瘤]，ASCO 指南建议仅对 ER 阳性疾病的高风险患者进行延长辅助治疗，因为治疗时间越长，骨质疏松和骨骼相关事件的风险越大。

BCI 可用于帮助选择可能受益于辅助治疗延长的患者。BCI HOXB13/IL17BR

比值（BCI-H/I）结合了 5 基因分子分期指数，这些指数报告了与晚期复发风险无关的延长内分泌治疗的预测益处。虽然这项检测有助于选择可能受益于延长治疗的患者，但该决定在很大程度上仍取决于治疗前复发风险、治疗耐受性和对长期副作用的担忧。对于对侧乳腺组织完整的患者，延长治疗对于减少新的乳腺癌事件可能有意义。

3. 辅助双膦酸盐治疗早期乳腺癌的作用　在牛津概要分析中，包括近 19 000 名接受辅助双膦酸盐治疗的患者数据中，发现远处乳腺癌复发（尤其是骨复发）和乳腺癌死亡率显著降低。这些影响仅限于治疗开始时绝经的女性。指南中的绝经包括自然绝经和卵巢抑制或消融引起的绝经。根据这些数据，ASCO 临床实践指南目前建议，患有乳腺癌的绝经后妇女（无论是自然发生的还是卵巢抑制/卵巢切除术诱发的）可以考虑使用唑来膦酸（每 6 个月 4mg，静脉注射）或氯膦酸盐（每天 1600mg，口服）进行治疗。虽然可以考虑最多 5 年的治疗，但最佳给药时间和间隔时间尚不清楚。

（七）叶状肿瘤

当肿瘤生长迅速，且临床和影像学检查结果提示纤维腺瘤特征时，临床上应怀疑叶状肿瘤。叶状肿瘤可分为良性、交界性或恶性。患者应行广泛切除，且不行腋窝淋巴结清扫。对于复发性叶状肿瘤患者，可考虑广泛切除后放疗。化疗在叶状肿瘤中的作用有限。Li-Fraumeni 综合征患者发生叶状肿瘤的风险增加。

（八）乳头佩吉特病

佩吉特病可表现为乳头出血、溃疡或湿疹样改变。通过适当的影像学检查和活检来评估患者是否有任何浸润性或非浸润性乳腺癌的证据。据报道，在 90%的病例中，佩吉特病与乳腺其他部位的癌症一起发生。如果患者表现为仅有乳头乳晕复合物（NAC）的佩吉特病，则可通过 NAC 广泛切除术及腋窝淋巴结评估，然后进行全乳房放疗。浸润性或非浸润性乳腺癌患者应进行相应的治疗。

（九）存活

研究表明，多达 50%的癌症幸存者经历了癌症治疗的晚期影响。对于癌症幸存者，提供者必须考虑化疗、手术、放疗和内分泌治疗对患者的潜在长期影响，包括心功能障碍、认知改变、抑郁、持续乏力、疼痛、神经病变、淋巴水肿、过早绝经、性功能障碍、骨健康恶化和继发性恶性肿瘤的风险。

根据 2016 年癌症委员会认证标准，在完成意向性治疗后，应向所有患者提供生存护理计划，包括确定相关提供者的个性化治疗总结、复发迹象指导、治疗的长期影响的信息、随访护理指南，以及识别患者可用的支持服务。鉴于越来越多的证据支持健康生活方式的重要性，包括保持适当的体重和进行定期的体育活动来降低癌症的风险，肿瘤学家应注意在常规随访期间询问有关健康生活方式行为的问题。

（十）乳腺癌后妊娠

由于各种原因，许多患者和肿瘤学家对乳腺癌确诊后妊娠持保留态度。两个最大的担忧，尤其是对 HR 阳性乳腺癌幸存者来说，一是妊娠会产生较高水平的雌激素，这可能导致乳腺癌细胞生长，二是妊娠需要中断辅助内分泌治疗。

2017 年 ASCO 会议上发表的一项大型回顾性研究对这些担忧提出了质疑，该研究表明，与未妊娠的幸存者相比，妊娠的幸存者确诊后 10 年内的无病生存期无差异。重要的是，当单独分析 ER 阳性队列时，该结果仍是正确的。在二次分析时，妊娠时间（诊断后＜2 年或诊断后＞2 年）和母乳喂养不影响无病生存期。在 2020 年圣安东尼奥乳腺癌研讨会上提出的另一项荟萃分析表明，妊娠与患者不良的预后无关。事实上，这项研究发现，与那些没有妊娠的女性相比，在乳腺癌确诊后妊娠的女性的死亡风险降低了 44%，乳腺癌的复发风险降低了 27%。正在进行的内分泌反应性乳腺癌女性中断治疗的妊娠结局和安全性研究将进一步深入了解妊娠期间中断辅助内分泌治疗对 ER 阳性乳腺癌幸存者的影响。本试验收集了 18～42 岁绝经前女性（她们因 HR 阳性的Ⅰ～Ⅲ期乳腺癌接受了辅助内分泌治疗）来研究以允许妊娠为目标的内分泌治疗的暂时中断是否与乳腺癌复发的高风险相关。

十一、妊娠期乳腺癌

（1）妊娠期乳腺癌最初被认为具有更强的浸润性生物学行为；然而，妊娠与乳腺癌相关的总体不良结局可能与诊断时疾病分期更晚有关。

（2）乳腺活检在妊娠的任何阶段都是安全的，并且应对与癌症相关的所有肿块进行活检。

（一）治疗

（1）乳房肿瘤切除术和腋窝淋巴结清扫可在妊娠晚期进行，而且放疗可完全推迟至分娩后。

（2）乳腺癌改良根治术是妊娠早期和中期的治疗选择，因为在妊娠期间禁止放疗。

（二）化疗

（1）在妊娠的前 3 个月不应该进行化疗。

（2）在妊娠中期和晚期，辅助/新辅助治疗使用蒽环类联合环磷酰胺方案（如AC，每 3 周 1 个周期，给予 4 个周期）是安全的。

（3）应该合理安排化疗，以避免在分娩时出现血小板和白细胞计数降低。

（4）由于有致畸性报道，因此妊娠期间通常避免使用紫杉醇。

（5）必要时，妊娠期间可使用非格司亭、培非司亭等生长因子；然而，有关使用安全性的数据仅限于病例报道和小型回顾性系列。美国 FDA 认为这些药物属于 C 类，因此通常避免使用。

（6）HER-2 靶向制剂如曲妥珠单抗已被报道可引起羊水过少/无羊水和胎儿肾衰竭，因此在妊娠期间应避免使用。

（7）他莫昔芬可致畸，妊娠女性不应该使用。

（8）治疗性流产不会改变受乳腺癌影响的女性的生存率。

十二、男性乳腺癌

（1）男性乳腺癌罕见，占所有乳腺癌诊断的 1%。

（2）危险因素有家族史、胚系突变（特别是 *BRCA2* 基因）、克兰费尔特综合征及胸壁放疗。

（3）男性乳腺癌通常表现为可触及的肿块。

（4）发生的平均年龄为 60～70 岁。

（5）80%的男性乳腺癌为 HR 阳性。

治疗

（1）乳腺癌改良根治术是通常的治疗标准；

（2）肿块切除术很少用，因为它没有任何美容效果；

（3）男性 *BRCA* 携带者不建议行双侧乳房切除术，因为对侧风险较低；

（4）系统性化疗应遵循女性患者的一般指南；

（5）他莫昔芬（20mg/d）是男性乳腺癌首选的内分泌治疗药物。

十三、可手术乳腺癌患者的随访
（基于 ASCO 指南，2015 年 12 月）

（1）前 3 年每 3～6 个月进行一次病史采集和查体，后 2 年每 6～12 个月进行一次查体，此后每年进行一次。

（2）医生应就复发症状，如新的乳房肿块、骨痛、胸痛、呼吸困难、腹痛、持续性头痛或视力改变向患者提供建议。

（3）应建议所有女性每月进行乳房自我检查。

（4）对侧和同侧乳房（肿块切除后剩余乳房）每年行乳腺 X 线检查。

（5）建议所有患者定期进行妇科随访（每年 1 次）。接受他莫昔芬治疗的患者应向医生报告任何异常阴道出血。

（6）护理协调：乳腺癌复发风险在初始治疗后持续 15 年以上。建议对乳腺癌患者进行持续护理，并应由在监测癌症患者和乳房检查（包括检查受照射的乳房）方面经验丰富的医生执行。

（7）初级保健医生的随访似乎可以带来与专科随访相同的健康结果，患者满意度良好。

（8）不建议进行常规血液检查，包括全血细胞计数、肝功能检查和碱性磷酸酶水平。不推荐使用血清肿瘤标志物（CA27-29 和 CA15-3）。

（9）不建议常规进行胸部 X 线、肝脏超声、乳房 MRI、骨扫描，以及胸部、腹部、骨盆和脑部 CT 扫描或 PET 扫描，但如果出现症状或实验室异常，则应进行检查。

（10）普通人群中第二种原发性癌筛查应根据患者年龄组的情况进行。

（11）定期评估应包括评估癌症诊断和治疗对身体及心理社会的影响。这包括评估身体形象问题、淋巴水肿、情绪障碍、乏力、认知障碍、性功能障碍、骨骼健康、疼痛/神经病变和更年期症状。

十四、局部复发乳腺癌

（一）乳房切除术后

（1）80%的局部复发发生在 5 年内。

（2）选择的治疗方法是手术切除和放射治疗。

（3）可根据 ER/PR 和 HER-2 状态考虑全身治疗。根据 CALOR 研究，局部复发后接受全身治疗的患者具有生存优势，但三阴性乳腺癌患者的化疗获益最大。

（二）乳房肿瘤切除术后

乳房肿瘤切除术是孤立性乳腺癌复发患者的治疗选择。

十五、转移性乳腺癌

转移性乳腺癌的初始治疗见图 12.6。

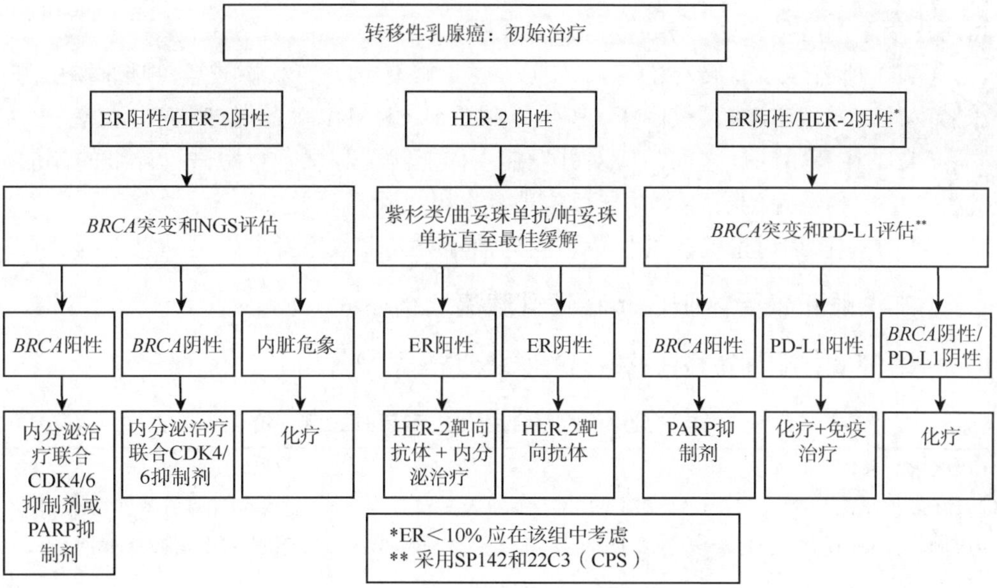

图 12.6　转移性乳腺癌的初始管理流程

注：ER，雌激素受体；NGS，高通量测序

（一）治疗原则

（1）重复活检证实复发/转移性乳腺癌的诊断。

（2）强烈建议重复检测所有标志物，包括 ER/PR 和 HER-2。

（3）所有患者均应考虑进行临床试验。

（4）MSI（微卫星不稳定性）、dMMR（错配修复缺陷）和 TMB（肿瘤突变负荷）检测应用于最近批准的符合标准的免疫治疗的所有患者。

（5）胚系 *BRCA* 阳性患者应考虑使用 PARP 抑制剂进行治疗。

（6）HER-2 阳性患者应使用 HER-2 靶向药物治疗，如曲妥珠单抗、帕妥珠单抗、抗体药物偶联物或酪氨酸激酶抑制剂（TKI）。

（7）所有 ER/PR 阳性、HER-2 阴性的患者应考虑进行抗雌激素治疗，联合或不联合额外的靶向药物，如 CDK4/6 抑制剂、PIK3CA 抑制剂或哺乳动物雷帕霉素靶蛋白（mTOR）抑制剂。

（8）绝经前 ER 阳性的患者应考虑进行卵巢抑制和内分泌治疗，联合或不联合使用靶向治疗。

（9）在 ER 阳性患者中，化疗应仅限那些有内脏危象的患者（定义为临床症状或实验室异常所表现的严重器官功能障碍）或那些通过各种内分泌药物、CDK4/6 抑制剂或 mTOR 抑制剂治疗后进展的患者。

（10）由于联合化疗方案未显示无病生存期或总生存期的益处，大多数患者应采用单药以序贯的方式治疗。由于至疾病缓解时间（TTP）可能更短，两药化疗可考虑用于内脏危象。

（11）所有涉及骨转移的患者均应考虑骨修复剂，如双膦酸盐（唑来膦酸/帕米膦酸盐）或地诺单抗[核因子 κB 受体激活剂（RANK）配体抑制剂]治疗。

（12）在开始治疗之前，应对并发症、体能状况和患者意愿进行详细的评估。此外，应解释治疗的毒性，并与每位患者进行风险与获益的讨论。

（13）应详细讨论治疗的目标，因为治疗对大多数患者来说是姑息性的。

（二）雌激素受体阳性转移性乳腺癌

雌激素受体阳性转移性乳腺癌的联合药物治疗见表 12.7。

表 12.7　与内分泌治疗联合用于治疗转移性乳腺癌的药物

CDK4/6 抑制剂
哌柏西利 125mg，口服，每天 1 次，第 1～21 天，每 28 天 1 周期，与氟维司群或芳香化酶抑制剂联合使用
瑞博西利 600mg，口服，每天 1 次，第 1～21 天，每 28 天 1 周期，与氟维司群或芳香化酶抑制剂联合使用
阿贝西利
150mg，每天 2 次（连续给药），与氟维司群或芳香化酶抑制剂联合使用
200mg，每天 2 次，作为单药使用
PIK3CA 抑制剂
阿培利司 300mg，口服，每天 1 次，与氟维司群联合使用
mTOR 抑制剂
依维莫司 10mg，口服，每天 1 次，与依西美坦或他莫昔芬联合使用

（1）内分泌治疗是主要的治疗方法。

（2）CDK4/6 抑制剂如哌柏西利、瑞博西利和阿贝西利的引入彻底改变了雌激素受体（ER）阳性转移性乳腺癌的治疗。

（3）内分泌治疗的选择将取决于辅助治疗或以前的内分泌治疗、绝经状态，以及辅助治疗完成与转移性疾病发生之间的时间间隔。

（4）绝经前患者应在一线情况下应用卵巢抑制和芳香化酶抑制剂联合 CDK4/6 抑制剂治疗。根据 MONALEESA-7 试验，在这一领域，瑞博西利的数据最强。如果患者在诊断转移时接受芳香化酶抑制剂治疗，氟维司群联合 CDK4/6 抑制剂是合适的治疗方法。

（5）对于绝经后患者，芳香化酶抑制剂联合 CDK4/6 抑制剂应被视为标准的一线治疗。如果在患者服用芳香化酶抑制剂期间或在完成芳香化酶抑制剂后 1 年内诊断出转移性疾病，则可在这些情况下使用氟维司群联合 CDK4/6 抑制剂。

（6）二线选择包括针对 *BRCA* 突变（体细胞或胚系）女性的 PARP 抑制剂。PARP 抑制剂也可用于 *PALB2* 突变患者。对于 *PIK3CA* 突变的女性，应考虑使用阿培利司（与氟维司群联合使用）。对于肿瘤缺乏靶向突变且芳香化酶抑制剂治疗后进展的女性，可考虑将氟维司群作为单药或与一种 CDK4/6 抑制剂联合使用，也可考虑依西美坦联合依维莫司或他莫昔芬。此时，尚不清楚在最初的 CDK4/6 抑制剂进展后，用不同的 CDK4/6 抑制剂治疗是否有益处。

（7）阿贝西利可作为单药治疗，用于转移性疾病既往接受内分泌治疗和化疗后出现疾病进展的患者。

（三）HER-2 阳性转移性乳腺癌

（1）根据 CLEOPATRA 研究，双重 HER-2 阻断药物曲妥珠单抗和帕妥珠单抗联合紫杉类（THP）被认为是一线转移情况下的标准治疗。该方案与近 17 个月的中位总生存期改善相关，35%的患者在 8 年随访时仍然存活。最常用的方案是多西他赛联合曲妥珠单抗，每 3 周 1 次，使用生长因子支持。在这种情况下，可每周使用 1 次紫杉醇而不是多西他赛。

（2）在二线情况下，基于 EMILIA 试验，推荐 T-DM1 治疗。该试验显示，与卡培他滨/拉帕替尼相比，T-DM1 治疗具有总生存期获益。

（3）根据 HER2CLIMB 研究，图卡替尼、曲妥珠单抗和卡培他滨的联合用药也获得了二线批准。

（4）根据 DESTINY-Breast01 试验结果，德曲妥珠单抗（Trastuzumab deruxtecan）是一种以拓扑异构酶 I 抑制剂作为细胞毒性有效负载的抗体药物偶联物，已被批准用于三线或三线以上治疗，结果显示令人鼓舞的无进展生存期（PFS 为 16.4 个月）和有效率（RR 为 60.9%）。

（5）玛格妥昔单抗（Margetuximab）是一种 Fc 工程化的 ERBB2 靶向抗体，根据 SOPHIA 试验获得了美国 FDA 批准，该试验证明了在接受过至少两种既往抗 HER-2 治疗方案且其中至少一种用于转移条件下患者的疗效。

（6）其他治疗方案包括卡培他滨联合靶向 HER-2 的 TKI（奈拉替尼或拉帕替尼）或含有曲妥珠单抗的化疗方案，如长春瑞滨和曲妥珠单抗，或吉西他滨和曲妥珠单抗。

（四）靶向治疗用于治疗转移性乳腺癌

HER-2 靶向治疗见表 12.8。

表 12.8　HER-2 靶向治疗药物

HER-2 靶向单克隆抗体
曲妥珠单抗
负荷剂量 4mg/kg，静脉注射，然后 2mg/kg 静脉注射，每周 1 次或
8mg/kg，静脉注射，然后 6mg/kg，静脉注射，每 3 周 1 次

续表

帕妥珠单抗负荷剂量 840mg，静脉注射，然后 420mg，静脉注射，每 3 周 1 次
曲妥珠单抗/帕妥珠单抗/透明质酸酶（Phesgo）
负荷剂量：
15ml，皮下给药，约 8min
每 15ml 含曲妥珠单抗 600mg、帕妥珠单抗 1200mg、透明质酸酶 30 000U
维持剂量：
10ml，皮下给药，约 5min，每 3 周 1 次
每 10ml 含曲妥珠单抗 600mg、帕妥珠单抗 600mg、透明质酸酶 20 000U
玛格妥昔单抗 15mg/kg，静脉注射，每 3 周 1 次
曲妥珠单抗生物类似抗体——均为静脉注射，每 3 周 1 次
Herzuma（曲妥珠单抗 pkrb）
Kanjinti（曲妥珠单抗 anns）
Ogivri（曲妥珠单抗 dkst）
Ontruzant（曲妥珠单抗 dttb）
Trazimera（曲妥珠单抗 qyyp）
HER-2 靶向抗体药物偶联物
恩美曲妥珠单抗（ado-trastuzumab emtansine）3.6mg/kg，静脉注射，每 3 周 1 次
德曲妥珠单抗（fam-trastuzumab deruxtecan）5.4mg/kg，静脉注射，每 3 周 1 次
HER-2 靶向酪氨酸激酶抑制剂
拉帕替尼 1250mg，口服，每天 1 次（连续），联合卡培他滨 1000mg/m^2，口服，每天 2 次，第 1～14 天，每 21 天 1 个周期
奈拉提尼
早期乳腺癌：240mg，口服，每天 1 次×1 年
为改善耐受性可考虑剂量递增，如下所示：120mg，口服，每天 1 次×1 周；160mg，口服，每天 1 次 ×1 周；240mg，口服，每天 1 次，持续 3～52 周
转移性乳腺癌：240mg，口服，每天 1 次（连续），联合卡培他滨 750mg/m^2，口服，每天 2 次，第 1～14 天，每 21 天 1 个周期
图卡替尼 300mg，口服，每天 2 次（连续），联合曲妥珠单抗，静脉注射，每 3 周 1 次+卡培他滨 1000mg/m^2，口服，每天 2 次，第 1～14 天，每 21 天 1 个周期

（五）HER-2 靶向单克隆抗体

1. 曲妥珠单抗（赫赛汀）　是一种针对 HER-2 的单克隆抗体，已被发现在新辅助、辅助和转移性乳腺癌的治疗中有显著疗效。负荷剂量为 4mg/kg，然后每周 2mg/kg。最常用的方案是每 3 周给药 1 次，负荷剂量为 8mg/kg，随后为 6mg/kg。HER-2 阳性女性乳腺癌患者，加入 1 年的曲妥珠单抗辅助治疗可以改善无病生存期和总生存期。一般而言，在辅助治疗和转移性乳腺癌情况下，曲妥珠单抗可与化疗联合应用。

曲妥珠单抗耐受性良好，很少引起输液反应和肺毒性。曲妥珠单抗的主要副作用是心脏毒性，特别是与蒽环类药物一起使用或在蒽环类药物之后使用。在含蒽环类药物的方案中，充血性心力衰竭的发生率为 2%～4%。在非蒽环类药物方案，如 TCH 中未发现心脏毒性增加。对于接受曲妥珠单抗的患者，基线时采用超声心动图或多门采集（MUGA）扫描，以及每 3 个月 1 次的检查，对于监测心功能是很重要的。

（1）帕妥珠单抗（帕捷特）：是一种结合 HER-2 的人源化单克隆抗体，其结合 HER-2 细胞外结构域的表位与曲妥珠单抗结合的表位不同。它可以阻止 HER-2 与 HER-3 二聚化。类似于曲妥珠单抗，帕妥珠单抗可产生抗体依赖性细胞介导的细胞毒性作用。由于帕妥珠单抗和曲妥珠单抗结合于 HER-2 不同的表位，且具有互补的作用机制，当帕妥珠单抗联合曲妥珠单抗使用时，能更全面地阻断 HER-2 信号，在临床试验中具有更强的抗肿瘤活性。在 CLEOPATRA 研究中，帕妥珠单抗+曲妥珠单抗+多西他赛与安慰剂+曲妥珠单抗+多西他赛相比，用于一线治疗 HER-2 阳性转移性乳腺癌时可显著延长无进展生存期和总生存期。未观察到额外的心脏毒性。美国 FDA 批准帕妥珠单抗的用药剂量为起始 840mg，以后为 420mg，每 3 周 1 次。

（2）帕妥珠单抗/曲妥珠单抗/透明质酸酶（Hyaluronidase-zzxf，Phesgo）：这是一种固定剂量、皮下形式的双药 HER-2 靶向治疗，美国 FDA 批准每 3 周给药 1 次。负荷剂量为帕妥珠单抗 1200mg/曲妥珠单抗 600mg/透明质酸酶 30 000U。维持剂量为帕妥珠单抗 600mg/曲妥珠单抗 600mg/透明质酸酶 20 000U，每 3 周 1 次。该药物的心脏毒性风险与其他 HER-2 靶向治疗相似。

（3）玛格妥昔单抗（Margetuximab）：是一种单克隆抗体，与曲妥珠单抗共享特异性和抗增殖作用；然而，它是用增强免疫激活的 Fc 区进行工程化设计的。在 SOPHIA 试验中，与曲妥珠单抗/化疗相比，当联合单药化疗（卡培他滨、艾立布林、吉西他滨或长春瑞滨）时，玛格妥昔单抗获得 1 个月的无进展生存期改善（5.8 个月 *vs.* 4.9 个月，HR=0.76，*P*=0.033）。常见的不良事件包括输液相关反应。严重毒性包括左心室功能不全（2%）和胚胎-胎儿毒性。玛格妥昔单抗的剂量为 15mg/kg，每 3 周 1 次。

（4）曲妥珠单抗生物仿制药：最近，许多曲妥珠单抗生物仿制药已进入临床实践。这些药物的临床疗效和毒性与标准曲妥珠单抗相似。目前，Herzuma（曲妥珠单抗 pkrb）、Kanjinti（曲妥珠单抗 anns）、Ogivri（曲妥珠单抗 dkst）、Ontruzant（曲妥珠单抗 dttb）和 Trazimera（曲妥珠单抗 qyyp）已获得美国 FDA 批准，可用于所有能使用标准曲妥珠单抗的情况。通常应按照建议进行心脏监测。

2. HER-2 靶向抗体药物偶联物

（1）恩美曲妥珠单抗（Kadcyla）（T-DM1）：是一种抗体药物偶联物，由曲妥珠单抗通过一种稳定的连接分子与一种强效的细胞毒素美登素衍生物（DM1）连接而成。DM1 是一种微管抑制剂。曲妥珠单抗将偶联物靶向 HER-2 受体，只有当该复合物通过受体内吞作用内化后，稳定的连接分子才会释放细胞毒性剂。已发现 T-DM1 在曲妥珠单抗和拉帕替尼耐药的转移性乳腺癌中有活性，对未行曲妥珠单抗治疗的肿瘤也有效。

在 HER-2 阳性晚期乳腺癌研究中，EMILIA Ⅲ期临床试验比较了 T-DM1 与卡培他滨+拉帕替尼的疗效，结果显示 T-DM1 可改善无进展生存期和总生存期，促使美国 FDA 于 2013 年批准了 T-DM1 的临床应用。2017 年公布的 EMILIA 试验的最终总生存期结果继续表明，尽管存在初期结果公布后对照组允许交叉至 T-DM1 组，但与卡培他滨+拉帕替尼相比，T-DM1 仍具有总生存期优势。

在 TH3RESA 试验中，接受过 2 种或 2 种以上抗 HER 治疗后疾病进展的患者被随机分入两组，一组进行 T-DM1 治疗，另一组根据医生的选择进行治疗（TPC）。数据显示，T-DM1 的中位无进展生存期更长。2017 年发布的总生存期的结果更新表明，尽管有近 50%的患者从 TPC 交叉到 T-DM1 治疗，但 T-DM1 仍然显示出 7 个月的生存获益（22.7 个月 *vs*. 15.8 个月）。

T-DM1 剂量为 3.6mg/kg，静脉注射，每 3 周 1 次。副作用包括血小板减少、肝功能异常和周围神经病变。虽然未发现心肌病有显著增加，然而，建议进行常规射血分数（EF）监测。

（2）德曲妥珠单抗（安赫妥）：是一种抗体药物偶联物，由抗 HER-2 抗体、可裂解的基于四肽的接头和细胞毒性拓扑异构酶Ⅰ抑制剂组成。与 T-DM1 相比，德曲妥珠单抗具有更高的药物抗体比（8 *vs*. 3～4），释放的有效负载物更容易穿过细胞膜，从而对附近细胞产生细胞毒性效应，即所谓的旁观者效应。在 DESTINY-Breast01 试验中，尽管这些患者接受了多线治疗（既往治疗的中位数为 6），但确认的 RR 为 60.9%，中位反应时间为 20.7 个月。常见的毒性包括胃肠道问题和骨髓抑制。该药物的一种独特而重要的毒性是间质性肺病（ILD）。约 13.6%的患者患有任何级别的 ILD，包括 4 例治疗相关性死亡。这种毒性在具有日本血统的患者中更常见（OR=3.6，95% CI 2.1～6.1，$P<0.001$）。肾损害的风险也增加。当怀疑 ILD 时，及早停止药物并开始使用类固醇至关重要。美国 FDA 批准的剂量为 5.4mg/kg，每 3 周 1 次。有趣的是，在 DESTINY-Breast01 试验中，43 例患者 HER-2 表达较低[IHC 评分为 1+或 2+，荧光原位杂交（FISH）未扩增]，但 44%的患者对治疗表现出缓解。目前正在这一 HER-2 低表达患者群体中进行关于德曲妥珠单抗的进一步研究。

3. HER-2 靶向 TKI　TKI 已被证明是治疗 HER-2 阳性乳腺癌的有效药物。这些药物是小分子，与各自 HER 受体的细胞内部分结合，抑制表皮生长因子受体（EGFR）的下游信号传导。人们怀疑，这是由于该药物的分子量小、容易进入细胞内的特点使其能够比其他一些治疗更有效地透过血脑屏障，因此在中枢神经系统转移的情况下可能更有用。各种 TKI 对 HER 受体的特异性不同。例如，拉帕替尼是 HER-1 和 HER-2 酪氨酸激酶，以及 EGFR-1 的有效小分子抑制剂。这种抑制作用虽然是可逆的，但可以阻断受体介导的激活和下游信号的传递，这些信号参与细胞增殖和细胞存活的调节。相比之下，奈拉替尼是 HER-1、HER-2 和 HER-4 的不可逆小分子抑制剂。最后，图卡替尼（Tucatinib）是一种对 HER-2 激酶结构域具有高度选择性的 TKI，仅对 EGFR 有微小的抑制作用。

（1）拉帕替尼（Tykerb）：拉帕替尼获准与卡培他滨联合使用。它与单独使用卡培他滨治疗 HER-2 阳性转移性乳腺癌患者进行了比较，这些患者在既往的治疗方案中出现疾病进展，包括蒽环类药物、紫杉类药物和曲妥珠单抗。在拉帕替尼加卡培他滨组中，与单独使用卡培他滨组（4.4 个月）相比，疾病进展时间增加至 8.4 个月（HR=0.49，95% CI 0.34～0.71，$P<0.001$）。该研究未能获得总生存期的显著差异。美国 FDA 批准的拉帕替尼剂量为 1250mg，每天 1 次，口服。常见的副作用包括腹泻和皮疹。一直以来，拉帕替尼被用作 T-DM1 后的三线治疗；然而，随着其他更有效的药物/组合获得批准，这种使用已经减少。

（2）奈拉替尼：2017 年，基于如同本章辅助治疗部分中所讨论的 ExterNET Ⅲ期试验的结果，美国 FDA 批准来那替尼用于以曲妥珠单抗为基础的辅助治疗后、早期 HER-2 扩增乳腺癌患者的延长辅助治疗。在转移条件下也对奈拉替尼进行了研究。NALA 试验比较了既往使用曲妥珠单抗、帕妥珠单抗和恩美曲妥珠单抗治疗后的来那替尼/卡培他滨与拉帕替尼/卡培他滨。结果发现，含来那替尼组的总有效率（ORR）（32.8% *vs*. 26.7%，P=0.121）和中位缓解时间（8.5 个月 *vs*. 5.6 个月）有所改善，需要对中枢神经系统转移进行干预的患者更少。奈拉替尼联合用药也有非显著的生存率提高。与拉帕替尼加卡培他滨组相比，奈拉替尼组的腹泻更严重，在第 1 周期期间，要求使用止泻药，而拉帕替尼加卡培它滨组的止泻药是非强制的。

（3）图卡替尼：是一种口服 TKI，对 HER-2 激酶结构域具有高度选择性，仅对 EGFR 有微小抑制作用。

在Ⅲ期、双盲、安慰剂对照的 HER2CLIMB 研究中，图卡替尼与卡培他滨和曲妥珠单抗联合使用。本试验中的患者既往曾接受过曲妥珠单抗、帕妥珠单抗和恩美曲妥珠单抗的治疗。这项试验的独特之处在于，它允许有症状的、未经治疗的脑转移瘤患者及接受过治疗的脑转移瘤患者加入，但排除了软脑膜疾病。结果显示，含图卡替尼组 1 年的无进展生存率为 33.1%，标准治疗组为 12.3%。脑转移患者 1 年的生存数据尤其令人鼓舞。1 年时，接受图卡替尼联合用药的中枢神经系统疾病患者的生存率为 24.9%，而安慰剂联合用药组为 0（HR=0.48，95% CI 0.34～0.69，$P<0.001$）。在相同的脑转移患者群体中，图卡替尼联合组的中位无进展生存期为 7.6 个月，而安慰剂联合组为 5.4 个月。图卡替尼联合用药组最常见

的不良事件是腹泻、掌跖感觉丧失性红斑综合征、肝酶升高和乏力。图卡替尼以300mg，口服，每天2次，连续给药+卡培他滨1000mg/m^2，每天2次，第1～14天，每21天1个周期+曲妥珠单抗，静脉注射，每3周1次。

（六）CDK4/6抑制剂治疗转移性乳腺癌

新型药物CDK4/6抑制剂的引入是HR阳性乳腺癌治疗的一个重要进展。美国FDA已经批准的用于HR阳性的转移性乳腺癌治疗的CDK4/6抑制剂包括哌柏西利、瑞博西利和阿贝西利。关于哌柏西利、瑞博西利和阿贝西利在早期乳腺癌症中的作用也有不断发展的数据。总体而言，CDK4/6抑制剂的耐受性良好。白细胞减少是最常见的类相关副作用，但发热性中性粒细胞减少的发生率低于2%。阿贝西利可引起更频繁的腹泻，而瑞博西利需要监测QT间期延长。重要的是，上市后监测结果显示存在一种可察觉到的潜在严重肺部炎症的风险。应监测患者的肺部体征，如缺氧、咳嗽、呼吸困难或影像学改变。2级ILD患者应考虑剂量中断。患有3级或4级ILD的患者应停用此类药物。

1. 哌柏西利　是一种CDK4/6抑制剂，已与内分泌疗法联合应用于激素受体阳性转移性乳腺癌的治疗。在PALOMA-1 Ⅱ期临床研究中，与来曲唑单药治疗相比，来曲唑联合哌柏西利治疗的患者获得了更长的无进展生存期（20.2个月 *vs.* 10.2个月）。这些结果导致美国FDA于2015年2月批准来曲唑联合哌柏西利用于一线转移性肿瘤的治疗。Ⅲ期试验（PALOMA-2）也印证了这一获益结果，结果显示来曲唑联合哌柏西利组的中位无进展生存期为27.6个月，而来曲唑单药组为14.5个月（HR=0.563，$P<0.000\,1$）。在PALOMA-3研究中，激素受体阳性、HER-2阴性且既往接受过内分泌治疗后进展的患者被随机分为氟维司群单药组或氟维司群联合帕哌柏西利。联合组的中位无进展生存期为9.5个月，而氟维司群单药组为4.6个月。2016年2月，美国FDA批准哌柏西利联合氟维司群治疗晚期或转移性的激素敏感且既往内分泌治疗后出现进展的乳腺癌。最值得注意的副作用为中性粒细胞减少，大多数患者会发生该副作用，但是中性粒细胞减少引起的发热发生率少于2%。美国FDA批准的哌柏西利剂量为125mg，每天1次，治疗3周，停药1周，总计4周为1个治疗周期。

2. 瑞博西利　根据MONALEESA-2试验的结果，瑞博西利被批准与芳香化酶抑制剂联合使用作为转移性HR阳性乳腺癌的初始内分泌治疗。在该试验中，对HR阳性、HER-2阴性的晚期或转移性绝经后女性乳腺癌给予来曲唑/瑞博西利或来曲唑/安慰剂进行一线治疗。研究发现，与安慰剂组的16.0个月相比，瑞博西利组的主要终点无进展生存期显著延长（25.3个月）。在撰写本文时，总生存期的结果仍然不成熟。MONALEESA-7试验包括672例绝经前或围绝经期女性，被随机分为一线治疗组和安慰剂组，分别给予瑞博西利或安慰剂联合戈舍瑞林加非甾体类芳香化酶抑制剂或他莫昔芬。在试验组中观察到无进展生存期有改善（中位无进展生存期为 24 个月 *vs*. 13 个月，HR=0.55）。随访 3.5 年时，瑞博西利组的总生存率有改善（70% *vs*. 46%，HR=0.71，*P*=0.009 7）。MONALEESA-3 试验包括 726 例 HR 阳性晚期乳腺癌患者，研究发现在 42 个月时，与单独使用氟维司群相比，氟维司群联合瑞博西利的无进展生存期改善（21 个月 *vs*. 13 个月，HR=0.59），总生存率获益为 57.8%，而安慰剂组为 45.9%。

美国 FDA 批准的瑞博西利剂量为每天 600mg，口服 3 周，然后停药 1 周（联合持续性芳香化酶抑制剂治疗或常规的氟维司特治疗）。该药物的显著副作用有中性粒细胞减少、QT 间期延长、腹泻、LFT 升高和 ILD。建议在第一个治疗周期进行心电图监测来评估 QT 间期延长。由于 QT 间期延长的风险增加，瑞博西利未被批准与他莫昔芬同时使用。NATALEE 试验正在评估瑞博西利联合内分泌治疗对任何更年期状态的早期 HR 阳性、HER2 阴性女性和男性乳腺癌患者的辅助治疗作用。该试验仍在进行中。

3. 阿贝西利（Abemaciclib） 是第三个被批准用于晚期乳腺癌治疗的 CDK4/6 抑制剂。在转移性乳腺癌中，阿贝西利可以与芳香化酶抑制剂或氟维司群联合使用，剂量为 150mg，每天 2 次；或作为单药，剂量为 200mg，每天 2 次，可用于转移情况下的既往内分泌治疗和化疗后的疾病进展。阿贝西利的独特之处在于它在抑制 CDK4 方面具有更强的特异性，这可能转化为与同类其他药物不同的副作用。

Ⅱ期 MONARCH 1 研究将阿贝西利单药用于曾接受过治疗的 HR 阳性转移性乳腺癌患者，剂量为 200mg，口服，每天 2 次。这一研究最早于 2016 年被 ASCO 会议报道并于最近发表。在该研究中发现，客观缓解率达到了 20%，超过 40%的患者临床获益（包括疾病稳定）。就副作用而言，与本类其他药物相比，阿贝西利对骨髓的抑制作用较小，但是腹泻、恶心、呕吐等发生率更高。

随后，Ⅲ期 MONARCH 2 研究对既往接受内分泌治疗的 HR 阳性转移性乳腺癌患者进行了阿贝西利（150mg，口服，每天 2 次，连续给药）联合氟维司群的研究，发表的研究表明，与氟维司群加安慰剂相比，在氟维司群中加入阿贝西利后，总生存期显著改善（46.7 个月 *vs*. 37.3 个月，$P<0.001$）。内脏转移患者的疗效更明显。加入阿贝西利后，RR 也有所改善。MONARCH 3 的研究探讨了阿贝西利联合非甾体类芳香化酶抑制剂作为 HR 阳性转移性乳腺癌的初始治疗方案，并与单独使用芳香化酶抑制剂进行了比较。与单用芳香化酶抑制剂相比，含阿贝西利组的中位无进展生存期延长（HR=0.54，95% CI 0.41～0.72，*P*=0.000 021）。MONARCH 1 研究所示，这些研究中，阿贝西利发生的常见不良事件包括腹泻、恶心、乏力和中性粒细胞减少。

（七）PARP 抑制剂治疗转移性乳腺癌

PARP 酶的功能是帮助修复 DNA。PARP 酶的抑制导致分裂细胞中的双链 DNA 断裂。在大多数细胞中，DNA 双链断裂可以通过同源重组修复；然而，在 *BRCA1/2* 缺陷细胞中，这种机制是不存在的。这种细胞依赖 PARP 酶进行 DNA 修复，当这些酶被抑制时，细胞就会死亡。这一概念是在胚系或体细胞 *BRCA1/2* 突变阳性乳腺癌患者中使用 PARP 抑制剂的基础。其他乳腺癌也可能容易受到 PARP 抑制，尤其是三阴性乳腺癌，其中也可能存在同源重组缺陷。根据支持数据，奥拉帕利和他拉唑帕利是胚系 *BRCA1/2* 突变患者的 1 类选择药物。

1. 奥拉帕利（Lynparza） 该药已经在多种乳腺癌的条件下被研究，包括Ⅲ期 OlympiAD 转移性乳腺癌试验。在这项研究中，具有胚系 *BRCA* 突变的转移性乳腺癌患者被随机分为两组：奥拉帕利 300mg，每天 2 次，或接受医生选择的化疗（卡培他滨、艾日布林或长春瑞滨）。研究显示，与标准化疗相比，奥拉帕利治疗 3 个月后无进展生存期显著改善，疾病进展风险降低 42%。奥拉帕利治疗组的 RR 较高（60% *vs*. 29%），3 级或更高级别的不良事件发生率较低（37% *vs*. 50%）。如 TBCRC 048 试验所支持的，奥拉帕利也已证明对体细胞 *BRCA* 突变患者有效。结果表明，54 例体细胞 *BRCA* 突变患者的 ORR 为 33%（90% CI 19%～51%）。在具有胚系 *PALB2* 突变的患者中也观察到反应。这些患者的 ORR 为 82%（90% CI 53%～96%），临床获益率为 100%（90% CI 74%～100%）。胚系 *PALB2* 突变患者的中位无进展生存期为 13.3 个月。未观察到体细胞 *PALB2* 突变的反应。未观察到 *ATM* 或 *CHEK2* 突变的反应。

2. 他拉唑帕利（Talzenna） 是一种 PARP 抑制剂，已在双链 DNA 断裂修复机制缺乏的患者中显示出疗效。他拉唑帕利通过两种机制发挥作用，即 PARP 酶的催化抑制和 PARP 酶负责修复单链断裂。它还通过在 DNA 损伤部位捕获 PARP 而起作用。既往的数据表明，增加 PARP 捕获提供了一种更有效的细胞死亡方法。他拉唑帕利已在 EMBRACA Ⅲ期试验中进行了验证。在这项试验中，有胚系 *BRCA* 突变的患者被随机分配至他拉唑帕利或医生选择的单药化疗。287 例接受他拉唑帕利治疗的患者的中位无进展生存期为 8.6 个月 *vs*. 5.6 个月（HR=0.54，$P<0.001$）。

3. 其他 PARP 抑制剂 卢卡帕尼、维利帕尼和尼拉帕利是其他 PARP 抑制剂，目前正在乳腺癌研究中，但尚未获得美国 FDA 批准使用。

（八）用于治疗转移性乳腺癌的其他药物

1. 氟维司群 氟维司群是一种 ER 拮抗剂（ER 下调剂），适用于抗雌激素治疗后疾病进展的 HR 阳性绝经后女性转移性乳腺癌患者。氟维司群 500mg，于臀部慢慢肌内注射，在第1天、15天、29天给药，以后每月1次。不良反应主要为疼痛和注射部位反应。

2. 阿培利司（Piqray）　根据SOLAR-1研究，阿培利司是一种α-特异性PI3K抑制剂，与氟维司群联合使用时，可改善ER阳性/HER-2阴性、PI3K突变的晚期乳腺癌患者的无进展生存期。无进展生存期差异为11.0个月 *vs.* 5.7个月（HR=0.65，*P*＜0.001）。重要的是，在无*PIK3CA*突变患者中没有观察到无进展生存期的差异。使用阿培利布与高血糖、皮疹和腹泻的风险相关。建议使用预防性抗组胺药预防皮疹，二甲双胍是治疗高血糖的首选药物。

3. 依维莫司　美国FDA批准依维莫司与依西美坦联合用于来曲唑或阿那曲唑治疗失败的HR阳性和HER-2阴性绝经后的女性晚期乳腺癌患者。在一项随机Ⅲ期研究（BOLERO-2）中，依维莫司10mg/d联合依西美坦25mg/d，与安慰剂联合依西美坦25mg/d相比，可显著改善无进展生存期。接受依维莫司联合依西美坦治疗的患者最常见不良反应有口腔炎、感染、皮疹、乏力、腹泻、高血糖和肺炎。

4. 神经营养性原肌球蛋白受体激酶——靶向药物　神经营养性原肌球蛋白受体激酶（NTRK）通路在许多癌症中已被确定为恶性的驱动因素。总体来说，*NTRK*基因突变是罕见的。一般来说，乳腺癌中*NTRK*融合基因突变的发生率较低（＜5%），但在一种罕见的癌症中，如分泌型乳腺癌，*NTRK*基因融合的频率可能更高（＞90%）。*NTRK*基因融合可通过多种方法鉴定，包括PCR、FISH和NGS。美国FDA已批准NTRK抑制剂用于组织未确定肿瘤的治疗，这意味着该药物可用于任何具有特定基因组改变且无已知获得性耐药的实体瘤类型，并且后者没有令人满意的治疗选择。

（1）拉罗替尼（Vitrakvi）：是原肌球蛋白受体激酶的高选择性抑制剂。在一项对55例*NTRK*融合阳性癌症的成人和儿童患者进行评估的试验中，根据独立审查，接受拉罗替尼治疗的患者ORR为75%。在1年时，71%的缓解仍在持续，55%的患者仍无进展。不良事件通常为1级，包括贫血、丙氨酸氨基转移酶或天冬氨酸氨基转移酶水平升高、体重增加和中性粒细胞计数减少。

（2）恩曲替尼（Rozlytrek）：是酪氨酸激酶TRKA/B/C、ROS1和ALK的一种有效口服抑制剂。在美国FDA批准的试验中，如果患者有转移性实体瘤，伴有或不伴有中枢神经系统疾病，携带*NTRK1/2/3*、*ROS1*或*ALK*基因融合，并且既往未行TKI治疗，则将其纳入研究范围。恩曲替尼在*NTRK*、*ROS1*或*ALK*基因重排的患者中显示出抗肿瘤活性；54例患者中有3例完全缓解。在中枢神经系统疾病患者中，63%的患者出现了缓解。一些不良事件，如味觉改变、神经病变、认知改变和体重增加，被认为是TRK受体抑制介导的恩曲替尼的靶向毒性。

（九）用于转移性乳腺癌的选定化疗药物

1. 卡培他滨（希罗达） 是一种氟嘧啶氨基甲酸酯，为口服的 5′-脱氧-5-氟尿苷（5′-DFUR）前体药物，可转化为氟尿嘧啶。作为单药适用于转移性乳腺癌，并与某些靶向药物联合使用。美国 FDA 批准的剂量为 1250mg/m^2，每天 2 次，给予 2 周，休息 1 周。从实际来看，大多数临床医生使用的剂量为 1000mg/m^2，每天 2 次，给予 2 周，休息 1 周。也可以考虑 7 天用药，7 天休息方案。最常见的副作用为手足综合征和腹泻。应该教育患者关于手足综合征的管理。

2. 艾日布林 甲磺酸艾日布林是一种非紫杉类、微管蛋白和微管靶向化疗药物，直接结合微管蛋白、破坏有丝分裂纺锤体并抑制微管聚合。在一项Ⅲ期研究中，在既往曾给予蒽环类和紫杉类药物治疗的局部复发或转移性乳腺癌患者中，与医生选择的治疗（TPC）比较，结果表明艾日布林可改善无进展生存期和总生存期。最常见的不良反应是中性粒细胞减少和周围神经病变。艾日布林是唯一在晚期乳腺癌的后线治疗中显示出生存优势的化疗药物。美国 FDA 批准的艾日布林剂量为 1.4mg/m^2，第 1、8 天给药，每 21 天 1 个周期。

3. 赛妥珠单抗 是一种抗体药物偶联物，由与伊立替康活性代谢产物偶联的抗 trop-2 抗体组成。基于 ASCENT 试验，它已被批准用于部分转移性三阴性乳腺癌患者，这些患者既往至少进行了两种治疗。在这项试验中，529 例患者被随机分为赛妥珠单抗组或单药化疗组（卡培他滨、艾日布林、长春瑞滨或吉西他滨）。结果显示，中位无进展生存期（5.6 个月 *vs*. 1.7 个月，HR=0.41，P＜0.000 1）和中位总生存期（12.1 个月 *vs*. 6.7 个月，HR=0.48，P＜0.000 1）均有改善。建议剂量为 10mg/kg，静脉注射，第 1、8 天，每 3 周循环。有一些数据支持在 HR 阳性、HER-2 阴性的转移性乳腺癌患者中使用。Ⅰ/Ⅱ期 IMMU-132-01 试验给 54 例接受过至少两种治疗的患者服用了该药物。在 11.5 个月时，ORR 为 31.5%（95% CI 19.5%～45.6%；17 例部分缓解）。这一领域的进一步试验正在进行。常见的毒性反应是中性粒细胞减少（包括发热性中性粒细胞减少）、腹泻和贫血。可以考虑将 G-CSF 与该药物一起用于预防中性粒细胞减少性发热。

4. 纳米白蛋白结合型紫杉醇（Nab-paclitaxel） 是一种新型的紫杉醇制剂，不需要聚氧乙烯蓖麻油或聚山梨酯 80 溶解，从而减少溶剂相关毒性和胶束形成。在治疗转移性乳腺癌时，美国 FDA 批准的纳米白蛋白结合型紫杉醇的剂量为每 3 周 260mg/m^2。不良反应包括中性粒细胞减少、周围神经病变、恶心等。由于缺乏聚氧乙烯蓖麻油，纳米白蛋白结合型紫杉醇不需要治疗前使用类固醇预处理。

5. 伊沙匹隆 属于新型药物，又称埃坡霉素。伊沙匹隆是非紫杉类微管稳定剂，伊沙匹隆的微管聚合能力强于紫杉醇。已证实其对紫杉醇耐药的患者有效。伊沙匹隆对肿瘤耐药机制（如 P 糖蛋白和多药耐药蛋白 1）具有低敏感性。美国

FDA 批准伊沙匹隆与卡培他滨联合用于对紫杉醇、蒽环类药物耐药或治疗无效的转移性或局部晚期乳腺癌患者。伊沙匹隆还被批准作为单药治疗对紫杉醇、蒽环类药物和卡培他滨耐药或治疗无效的患者。剂量为 40mg/m^2，给药 3h 以上，每 3 周 1 次。在注射伊沙匹隆 1h 前，应使用苯海拉明和西咪替丁预防过敏。

（十）免疫治疗在转移性乳腺癌中的应用

已知 PD-L1 在 20%～30%的乳腺癌中表达，与激素敏感性疾病相比，截至本文撰写之日，两种 PD-L1 抑制剂（帕博利珠单抗和阿替利珠单抗）已被批准用于转移性三阴性乳腺癌的治疗。此外，2017 年 5 月，美国 FDA 批准了帕博利珠单抗用于既往治疗进展且无满意治疗选择的不可切除或转移性、MSI-H、dMMR 或高 TMB 的实体瘤患者。

1. 帕博利珠单抗（Keytruda） 在 KEYNOTE-355 试验中，未经治疗的转移性三阴性乳腺癌患者被指定接受每 3 周 1 次的帕博利珠单抗+化疗(白蛋白结合型紫杉醇、紫杉醇或吉西他滨+卡铂）或安慰剂+化疗。通过 IHC 22C3 评估参与者的综合阳性评分（CPS 评分）。CPS 评分是 PD-L1 表达细胞（可能包括肿瘤细胞、淋巴细胞和巨噬细胞）与所有肿瘤细胞数量的比率。在 CPS 评分≥10 的患者中，帕博利珠单抗化疗组的中位无进展生存期为 9.7 个月，安慰剂化疗组为 5.6 个月(进展或死亡的风险比为 0.65；*P*=0.012）。帕博利珠单抗化疗组 3～5 级治疗相关不良事件发生率为 68%，安慰剂组为 67%。

2. 阿替利珠单抗（Tecentriq） 根据 IMPASSION 130 的研究结果，阿替利珠单抗联合白蛋白结合型紫杉醇被批准用于 PD-L1 阳性转移性三阴性乳腺癌的一线治疗。在这项试验中，902 例三阴性乳腺癌患者未在转移条件下接受治疗，他们被随机分为阿替利珠单抗/白蛋白结合型紫杉醇组和安慰剂/白蛋白结合型紫杉醇对照组。在含免疫疗法的治疗中，PD-L1 表达至少为 1%的肿瘤患者的无进展生存期（7.5 个月 *vs*. 5.0 个月，HR=0.62，*P*＜0.001）和总生存期（25 个月 *vs*. 15.5 个月，HR=0.62）均有改善。值得注意的是，与其他一些试验相比，本试验中 PD-L1 检测针对的是肿瘤免疫细胞，而不是肿瘤细胞。此外，本试验通过 SP142 而不是 22C3 来检测细胞，如 CPS 评分中所述（参见“帕博利珠单抗”）。

（十一）高通量测序在转移性乳腺癌中的作用

随着许多商业检测方法的出现，高通量测序（NGS）已被广泛应用。在转移性乳腺癌方面，NGS 可能有助于确定治疗靶点，这些治疗是美国 FDA 批准的，或是通过参与临床试验获得的，或超适应证使用已批准的药物。这些检测是目前的医疗标准，应该对所有转移性乳腺癌患者进行。NGS 可以检测 *BRCA1/2* 突变、*PIK3CA* 突变、*NTRK* 融合、微卫星稳定性状态和 TMB。上述每一种异常都有潜在的靶向治疗。

（十二）支持治疗药物

1. 双膦酸盐

（1）骨转移患者应使用双膦酸盐，因为它们能阻止溶骨性病变的进展，延缓骨相关事件，并减少疼痛。然而，最佳给药频率和治疗持续时间尚不清楚。

（2）唑来膦酸（4mg，15min 静脉滴注）和帕米膦酸（90mg，2h 静脉滴注）是被批准用于骨转移性疾病的两种双膦酸盐。

（3）在 OPTIMIZE-2 试验中，伴有骨转移的乳腺癌患者被随机分组，一组每 4 周接受 1 次唑来膦酸 4mg 静脉注射，另一组每 12 周接受 1 次治疗，治疗 1 年。两组骨骼相关事件和安全性的发生率相似。基于这些结果，可以认为唑来膦酸的 12 周给药间隔不劣于 4 周给药间隔。

（4）下颌骨坏死（ONJ）很罕见，但却是长期静脉注射双膦酸盐的潜在并发症。

2. RANK 配体抑制剂

（1）RANK、RANK 配体和骨保护素（一种 RANK 的诱饵受体）调节破骨细胞活性，并且可能在骨转移中起到关键作用。地诺单抗（Xgeva）是一种全人源化的单克隆抗体，结合并中和 RANK 配体，抑制破骨细胞功能，阻止全身骨吸收和局部骨破坏已成为预防或延缓各种恶性肿瘤骨骼相关事件的首选治疗方案。

（2）地诺单抗已被批准用于治疗乳腺癌、前列腺癌及其他实体肿瘤的骨转移。用药剂量为 120mg，皮下注射，每 4 周 1 次。地诺单抗可导致显著的低钙血症。因此，患者应采取适当的补钙措施。地诺单抗的下颌骨坏死发生率约为 2.2%。肾功能损害不需要调整剂量。

3. 中枢神经系统转移

（1）中枢神经系统转移包括脑实质或软脑膜转移。全身疾病的控制对于改善可切除脑转移患者的生存至关重要。

（2）有症状的脑转移瘤及 MRI 或 CT 显示中度至重度水肿的患者应使用地塞米松治疗。多发性脑病灶的标准治疗方法仍然是局部治疗，采用全脑放射治疗或立体定向放射外科（SRS）来控制症状。单个脑转移的治疗包括手术或 SRS。鞘内和系统性化疗在软脑膜转移瘤中的优劣是有争议的。

（3）高达 50%的 HER-2 阳性患者会出现脑转移。在 HER-2 阳性疾病并脑转移患者中，NALA 试验支持来那替尼与卡培他滨联合使用。在本试验中，与拉帕替尼+卡培他滨的患者相比较，服用来那替尼+卡培他滨的患者需要对中枢神经系统疾病的干预更少（累积发生率为 22.8% *vs*. 29.2%，*P*=0.043）。此外，HER2CLIMB 试验提供了证据支持对患有 HER-2 阳性转移性乳腺癌并伴有中枢神经系统疾病的患者使用图卡替尼联合曲妥珠单抗和卡培他滨。在脑转移患者中，图卡替尼联合组 1 年的无进展生存率为 24.9%，安慰剂联合组为 0（HR=0.48，$P<0.001$）。

（4）在 ER 阳性病灶转移到大脑或有软脑膜的患者中，最近的一项研究提供的证据支持在这些患者中使用阿贝西利。在试验中发现阿贝西利在脑转移组织中可达到治疗浓度，远远超过了抑制 CDK4 和 CDK6 所需的浓度，但仍需进一步研究。此外，还有一些正在进行的试验在探讨戈沙妥珠单抗对 HER-2 阴性乳腺癌脑转移患者的疗效。

[李　薇（南医）　许勇刚　王朝霞　译]

参 考 文 献

第 13 章 肾细胞癌

Ramaprasad Srinivasan，Mohammad O. Atiq，Michael A. Daneshvar，
Inger L. Rosner

一、概　　述

肾细胞癌（RCC）由肾脏产生的几种组织学、生物学和临床表现不同的实体组成。从历史上看，2005 年以前，局部疾病的手术切除和转移性疾病的基于细胞因子的免疫治疗一直是 RCC 治疗的主要方法。目前，我们对该疾病个体亚型的分子机制理解取得了进展，从而开发出了新的、更有效的靶向治疗方法及基于免疫检查点抑制剂（ICI）的策略来管理局部和转移性 RCC。

二、流 行 病 学

（1）2021 年，在美国约有 76 080 例患者新诊断为肾癌或肾盂癌，导致约 13 780 例患者死亡。

（2）男性发病率较高，男女比例为 1.8∶1。在非裔美国人和美洲印第安人/阿拉斯加原住民中也更加常见。

（3）2004～2008 年，由于早期疾病诊断病例的增多，男性发病率每年增加 4.1%，女性发病率每年增加 3.3%。同期，男性死亡率每年下降 0.4%，女性下降 0.6%。2013～2017 年，发病率和死亡率都保持相对稳定。

（4）肾细胞癌绝大多数于成年期发病，发病高峰年龄在 50 岁以上，也可以发生于年轻人和儿童。

三、病因和危险因素

（一）非遗传危险因素

（1）吸烟：近 1/3 的男性患者和 1/4 的女性患者可能与吸烟有关。

（2）高血压。

（3）职业暴露于三氯乙烯、镉、石棉及石油产品。

（4）肥胖。

（5）肾脏慢性疾病和长期透析相关的获得性肾囊肿性疾病。

（二）遗传易感性/家族综合征

部分家族性肾癌综合征已经被明确，虽然他们仅代表了肾细胞癌的一小部分患者，但受这些遗传性疾病影响的个体有发展为肾癌的倾向，常是双侧和多发病灶。对高危家族进行系统性评估有助于阐明几种不同类型肾癌起源的分子机制。散发性肾癌的几种形式在组织学上与家族性肾癌相对应，与后者有共同的异常致癌途径。以下是已被阐明的家族性肾癌综合征。

1. 希佩尔-林道病（von Hippel-Lindau disease，VHL 病）

（1）VHL 病是常染色体显性遗传病。

（2）受影响的个体有发展为多种肿瘤的倾向，包括双侧、多病灶肾肿瘤[肾透明细胞癌（ccRCC）]，胰腺神经内分泌肿瘤，肾囊肿和胰腺囊肿，中枢神经系统血管母细胞瘤，视网膜血管瘤，嗜铬细胞瘤，内淋巴囊肿瘤及附睾/阔韧带囊腺瘤。

（3）遗传连锁分析已经证实 VHL 病的肿瘤抑制基因位于染色体 3p25。受影响的个体在其胚系中发现 *VHL* 等位基因的突变或缺失。体细胞获得使正常 *VHL* 拷贝失活的“二次打击”，可导致受影响器官形成肿瘤。

2. 遗传性乳头状肾细胞癌（HPRC）

（1）受影响的个体患有双侧、多病灶的 1 型乳头状肾细胞癌，目前本病没有已知的肾外表现。

（2）遗传学潜在的变化是位于 7 号染色体长臂的 *MET* 癌基因胚系突变的激活，伴随异常 7 号染色体非随机复制（导致 7 号染色体形成三倍体或多倍体）。

（3）尽管已知在 20 岁或 30 岁存在早期发作形式，但患者常在 50 岁或超过 50 岁时出现肾肿瘤。

3. Birt-Hogg-Dubé（BHD）**综合征**

（1）受影响的个体患皮肤纤维毛囊瘤、倾向自发性气胸的肺囊肿和肾脏肿瘤的风险增加。

（2）几种组织学类型的肾肿瘤已在 BHD 综合征中描述，包括嫌色细胞瘤（34%）、杂合性嫌色细胞嗜酸细胞瘤（50%）、透明细胞瘤、乳头状瘤和嗜酸细胞瘤。

（3）*BHD* 基因位于染色体 17p11，编码一种被称为卵巢滤泡激素（BHD）的蛋白。*BHD* 的体细胞“二次打击”突变的识别显示该基因可能作为一个抑癌基因而起作用。

4. 遗传性平滑肌瘤和肾细胞癌（HLRCC）**综合征**

（1）受影响的个体易患多发性皮肤和子宫平滑肌瘤及乳头状肾细胞癌。

（2）肾脏肿瘤常为单发，但双侧、多病灶性疾病也有发生。

（3）组织学上，这些肿瘤具有不同的临床表现，可能被误认为是集合管肾细胞癌。这些肿瘤独特的组织病理学特点是有一个大的细胞核，核内有一个突出的嗜橘黄色或嗜酸性核仁，周围环绕着清晰的光晕。

（4）肿瘤易出现早期转移，具有一个典型的侵袭性临床病程。

（5）根本缺陷是三羧酸循环酶延胡索酸水合酶基因（*FH*）的胚系突变，该基因位于1号染色体。*FH*的缺失及伴随的三羧酸循环的功能改变可导致代谢转换，其特点是细胞能量的需求依赖有氧糖酵解（Warburg 效应）。其他一些与*FH*缺失相关的关键细胞事件包括缺氧诱导因子1-α（HIF1-α）表达失调和AMP激活蛋白激酶（AMPK）（一种关键的细胞能量传感器）的下调，以及导致氧化磷酸化缺失的线粒体功能受损。

5. 琥珀酸脱氢酶相关肾细胞癌（SDH-RCC）

（1）琥珀酸脱氢酶（SDH）是一种多重线粒体酶复合物，在三羧酸循环中，催化琥珀酸盐转化为延胡索酸。

（2）在肾癌的遗传形态中，已确定编码*SDHA*、*SDHB*、*SDHC*和*SDHD*基因的胚系突变。具有胚系*SDHB*突变的患者也有发展为嗜铬细胞瘤、副神经节瘤及胃肠道间质瘤的风险。

（3）SDH活性丧失导致三羧酸循环功能受损，并可能导致类似于*FH*失活可见到的代谢和生化改变，尽管这些变化不如*FH*缺陷型RCC中发生的变化那么清楚。

（4）与SDH-RCC有关的精准组织学变异仍有待于明确，且受SDH亚单位变化影响。RCC在*SDHB*突变的患者中比在其他亚基突变的患者中更常见。SDH-RCC的特点是免疫组化显示SDH染色缺失。

6. 其他与遗传性肾癌相关的基因

（1）涉及肝激酶B1（LKB1）/结节性硬化复合体（TSC）/哺乳动物雷帕霉素靶点（mTOR）的多基因突变与家族性RCC相关。

（2）结节性硬化复合体基因（*TSC1/2*）的突变与肾癌相关。虽然由*TSC*突变所引致的大部分肾肿瘤是良性的（血管平滑肌脂肪瘤），但透明细胞癌、乳头状和其他亚型的肾细胞癌也有报道。

（3）最近，与*BAP1*基因突变相关的家族性肾癌已被确认。

四、病理分类

基于组织病理学特征，大部分肾细胞癌被分为以下亚型。

（1）肾透明细胞癌：最常见的类型，占所有肾癌的75%～85%。主要由具有透明细胞质的细胞组成。

（2）乳头状肾细胞癌：依据形态学外观可进一步划分为 1 型与 2 型，占所有肾癌的 10%～15%。

（3）肾嫌色细胞癌：约占所有肾恶性肿瘤的 5%。组织学特征是存在含有灰白或嗜酸性颗粒细胞质的片状细胞。

（4）与 HLRCC 相关的肾细胞癌：特征是一个大的细胞核，且有一个光晕环绕的明显的嗜橘黄色核仁。

（5）小眼畸形相关转录因子易位肾细胞癌（MiTF-tRCC）：更常见于儿童和年轻人，但任何年龄都可能发生。以涉及四种 *MiT* 家族基因（*TFE3*、*TFEB*、*TFEC* 或 *MiTF*）之一的易位为特征。

（6）集合管肾细胞癌：罕见（＜1%）变异体，被认为起源于集合管系统。

（7）髓质肾细胞癌：一些特征提示为集合管肾细胞癌，患者几乎均可见到独特的镰状细胞，其特征是具有侵袭性的临床病程。

（8）未分类 RCC：占肾脏肿瘤的 3%～5%。缺乏显著特征的特定亚型或变异体。

（9）具有肉瘤样特征的肾脏肿瘤不构成一个独立的类型。相反，它们代表肾细胞癌亚型之一的肉瘤样分化，通常与预后差相关。

五、分 子 机 制

明确家族性肾癌对于阐明复杂的异常通路是非常重要的，这些通路可以导致多种类型的遗传性和散发性肾细胞癌的形成。这就使针对这些肿瘤发生和发展关键通路的治疗药物的开发成为可能。

（一）肾透明细胞癌

（1）大多数散发肾透明细胞癌患者在肿瘤组织中有 *VHL* 失活（体细胞改变）的证据，基因失活多是由于突变或者启动子超甲基化造成的。功能活性 VHL 蛋白的缺乏有几种后果，了解最多的是被称为缺氧诱导因子（HIF1 和 HIF2）的一组转录因子的积累。

（2）细胞内 HIF 增加导致一些促血管生长和存活因子的转录上调，如血管内皮生长因子（VEGF）、血小板源性生长因子（PDGF）、转化生长因子-α（TGF-α）、葡萄糖转运蛋白-1。这一系列事件，特别是 HIF2 的转录上调，似乎在肾透明细胞癌的发生和增殖方面很重要。

（3）最近，在一些肾肿瘤中发现了与染色质重塑相关的几个基因的突变，包括 *PBRM1*、*SETD2* 和编码去泛素酶的 *BAP1* 基因。这些突变的生物学意义正在研究中。

（4）癌症基因组图谱（TCGA）最近对肾透明细胞癌分子特征的研究重申了 *VHL* 突变和染色质重塑基因的改变与肾透明细胞癌的关系。此外，高级别肿瘤和预后差的肿瘤表现出与糖酵解转换一致的变化。这些途径的几个组成部分是新型治疗药物的潜在靶点。

（二）乳头状肾细胞癌 1 型

（1）MET 是一种细胞表面受体，通常在与它的配体肝细胞生长因子（HGF）结合后被激活。HGF/MET 轴介导多种生物学功能，包括细胞生长、增殖及运动。*MET* 癌基因中激活的胚系突变（致使受体结构性激活）是遗传性乳头状肾细胞癌（HPRC）中发现的具有遗传性肾癌倾向患者的双侧、多病灶、1 型乳头状肾肿瘤的病因。

（2）约 15%的散发性乳头状肾细胞癌患者也证明有 *MET* 的酪氨酸激酶结构域激活的体细胞突变。散发的乳头状肾癌患者更常见 7 号染色体（*MET* 和 *HGF* 基因都位于该染色体）的重复（一项系列研究中约 70%），而 *MET* 突变相对较少，这可能代表了 HGF/MET 通路激活的另一种机制。17 号染色体的增加也被认为是乳头状肾细胞癌 1 型中的一个常见事件。

（3）靶向 MET 通路的药物目前正在乳头状肾细胞癌患者中进行评估。

（三）乳头状肾细胞癌 2 型

（1）乳头状肾细胞癌 2 型包括一组具有乳头状结构但特征与乳头状肿瘤 1 型不一致的异质性肿瘤。

（2）与 HLRCC 相关的肾癌通常以乳头状结构为特征，以前被描述为乳头状肾细胞癌 2 型变异体。

（3）HLRCC 相关肿瘤的潜在分子缺陷是三羧酸循环酶延胡索酸水合酶（FH）的失活，失活后导致其底物延胡索酸的累积。延胡索酸干扰 HIF 降解并导致 HIF 累积及其随后的靶基因（*VEGF*、*PDGF*、*TGF-α* 等）的转录激活。延胡索酸的积累也会导致线粒体功能障碍和氧化磷酸化受损，从而导致这些细胞依赖于作为 ATP 产生主要来源的有氧糖酵解（Warburg 效应）。虽然尚未描述这种肿瘤散发的对应肿瘤，但据推测，一些散发的乳头状肿瘤 2 型可能与三羧酸循环活性受损相关。

（4）TCGA 对乳头状肾细胞癌进行的全面分子特性分析还发现了涉及 CDKN2A、NRF2 氧化应激途径和染色质重塑基因的变化，特别是乳头状肾细胞癌 2 型中 *SETD2* 的变化。

（四）肾嫌色细胞癌

（1）嫌色细胞癌潜在的确切生化异常正在研究中；然而，BHD 综合征患者经常表现为肾嫌色性肿瘤，了解 BHD 相关肿瘤的分子变化可能有助于了解散发性肾嫌色细胞癌的潜在机制。

（2）*BHD* 基因似乎与 mTOR 和 AMPK 通路相互影响，这在嫌色细胞癌中可能是重要的，在 BHD 综合征中也可能见到其他组织学肾细胞癌亚型。

（3）在 TCGA 的支持下，对散发性肾嫌色细胞癌的分子鉴定显示 1、2、6、10、13 和 17 号染色体大部分或全部丢失。另外，32%的患者发生 *TP53* 突变，23%的患者发生 mTOR 通路改变。在这些肿瘤中可见额外的反复出现的线粒体 DNA 的改变及 TERT 启动子的突变。

（五）其他亚型

（1）肾细胞癌的其他组织学亚型：①髓质肾细胞癌，几乎完全与镰状细胞特征相关，其特征在于 SMARCB1 缺失和 DNA 复制压力的证据；②集合管肾细胞癌，与上尿路肿瘤有相似性。

（2）MiTF-tRCC 或易位性肾细胞癌之所以这么命名，是因为在这些肿瘤中存在涉及小眼畸形转录因子/转录因子 E（MiTF/TFE）的特征性易位。在其最常见的形式中，肿瘤显示涉及 *TFE3* 的易位。这些肿瘤在儿童和年轻人中更为常见，表现出早期转移倾向的侵袭性临床行为。

六、临 床 表 现

（1）许多肾脏肿块在评估与肾脏无关的医疗事件或转移灶时被偶然发现。

（2）仅有 10%的患者表现出典型的血尿、疼痛和腰部肿块。

（3）最初表现可能是副肿瘤综合征或实验室检查结果异常，包括红细胞沉降率升高、体重减轻/恶病质、高血压、贫血、高钙血症（甲状旁腺激素样物质的异位释放）、碱性磷酸酶升高、红细胞增多症（红细胞生成素增加）及 Stauffer 综合征（可逆的，与肝转移无关的肝功能不全，通常在原发性肿瘤切除后消失）。

（4）约 50%的肾细胞癌患者表现为局部性疾病，25%为局部晚期疾病，25%～30%为转移性疾病。初诊时，在那些没有转移性疾病证据的患者中，约 30%的患者随后会发展为转移性疾病。

（5）常见转移部位包括肺（70%～75%）、淋巴结（30%～40%）、骨骼（20%～25%）、肝脏（20%～25%）和中枢神经系统。

七、诊断及评估

（1）肾脏肿块患者的初始评估包括询问病史和体格检查、全血细胞计数及分类、全套生化及凝血酶原时间/部分凝血活酶时间（PT/PTT）。

（2）腹部及盆腔 CT 扫描（伴或不伴增强）是评估肾脏肿块和区域淋巴结的标准检查。如果 CT 扫描显示肾静脉和（或）下腔静脉侵犯，腹部和胸部 MRI 检查是必要的。

（3）建议行胸部 X 线检查。胸部 CT 检查的指征是存在胸部 X 线检查异常、原发性大肿瘤，或提示肺或纵隔受累的症状如咳嗽、咯血或胸痛。

（4）骨扫描的指征是碱性磷酸酶增高、高钙血症、病理性骨折或骨痛。

（5）患者出现脑转移的临床表现时，通常建议行脑部 MRI 检查，但很多中心越来越多地对已知远处转移性疾病的无症状患者行脑部 MRI 检查，将其作为初始分期的一部分。

八、分　期

最常用的肾细胞癌分期系统是美国癌症联合委员会（AJCC）概述的 TNM 分期系统。Ⅰ期是指任何肿瘤的最大径≤7cm，且局限于肾脏；Ⅱ期是指任何肿瘤的最大径＞7cm，但仅局限于肾脏；Ⅲ期是指肿瘤转移至区域淋巴结，或者肿瘤侵犯至大静脉或肾周组织，但不侵犯同侧肾上腺或不超过 Gerota 筋膜；Ⅳ期是指包含任何远处转移的肿瘤，或肿瘤侵犯超出 Gerota 筋膜或连续侵犯至同侧肾上腺。

九、预后因素

（1）一些肿瘤和患者本身的特征似乎会影响局限性肾癌的转归。肾切除术后，基于肿瘤分期、核分级、肿瘤组织学、临床表现及体能状况等因素的列线图可以用于预测疾病复发的风险。目前这样的一些列线图是可行的，在临床实践和作为危险分层的有效手段的临床试验设计中正在获得认可。

（2）在转移性疾病患者中，临床特征（体能状况、既往肾切除、转移部位数量等）和实验室参数（血清乳酸脱氢酶、血清钙、血红蛋白等）可以预测生存期。目前，一种基于细胞因子或化疗药物治疗患者的广泛应用的预后模型[Memorial Sloan-Kettering 癌症中心（MSKCC）预后标准]包括以下预后不良特征。

1）体能状况差（卡氏功能状态评分＜80 分）。

2）乳酸脱氢酶升高（＞1.5×正常值上限）。

3）校正的血钙升高（＞10mg/dl）。

4）低血红蛋白（小于正常值下限）。

5）诊断至全身治疗＜1 年。

（3）一个或多个这些预后特征的缺乏或存在，可将患者分层分为以下预后类别。

良好：0 个危险因素，中位生存期为 19.9 个月。

中等：1 个或 2 个危险因素，中位生存期为 10.3 个月。

差：3 个至 5 个危险因素，中位生存期为 3.9 个月。

（4）随着 VEGF 通路拮抗剂的出现，上述预后标准和危险分层的作用已被重新审视。根据回顾性分析，从诊断到治疗的时间、血钙升高、血红蛋白降低和体能状况差仍然是预后不良的重要预测因素；此外，在这些模型[IMDC（国际转移性 RCC 数据库联盟）风险分层模型，现在是最广泛使用的预测系统]中，升高的中性粒细胞计数和血小板计数也预示着预后不良。

十、局限性肾细胞癌的治疗

（一）手术

（1）对于早期局限性肾细胞癌患者，手术切除通常是可以治愈的；小肾癌（＜4cm）通常采用开腹、腹腔镜或机器人辅助的方法进行部分肾脏切除术或保留肾单位手术。

（2）对于＞4cm 的肿瘤，可考虑根治性肾脏切除术（开腹或腹腔镜手术）及保留肾单位手术。原发性肿瘤的大小、肿瘤分期、年龄、医学合并症、肾功能和转移潜能是指导选择根治性肾脏切除术与保留肾单位手术的一些因素。

（3）积极监测肾脏小的占位性病变也是所选患者的一种替代性选择，包括老年人及存在显著竞争性健康风险和合并症的患者。

（4）微创技术正在评估中，如冷冻治疗和射频消融等，对根除更小的肾脏肿瘤可能有效。然而，与手术相比，这些治疗方法的局部复发的风险增加，并且缺乏长期结果的数据。

（二）辅助治疗

1. 评估 VEGF 受体或 mTOR 靶向药物辅助治疗的研究

（1）在证实 VEGF 受体（VEGFR）和 mTOR 抑制剂在晚期肾透明细胞癌患者中具有活性后，大量研究评估了这些药物在改善原发性肿瘤切除后高危患者无复发结局方面的疗效。

（2）尽管有一项研究显示无病生存期有所改善，但这些研究在很大程度上未能证明辅助治疗的显著益处；下面重点介绍最早的两项研究。

2. 索拉非尼或舒尼替尼辅助治疗（ECOG-ACRIN E2805）（表 13.1）

（1）E2805：这是第一项研究 VEGFR 抑制剂在高风险患者中辅助治疗的Ⅲ期试验。

（2）总共 1943 例未经接受治疗的高危、非转移性肾细胞癌患者被随机分为54 周的舒尼替尼 50mg/d（4 周口服，每 6 周 1 个周期）、索拉非尼 400mg（每天 2 次，连续用药）或匹配的（舒尼替尼或索拉非尼）安慰剂治疗组。因为毒性和治疗中断率很高，修订的研究方案允许将舒尼替尼的初始剂量减少至 37.5mg/d（或匹配安慰剂）或索拉非尼 400mg/d（或匹配安慰剂）。

表 13.1　肾细胞癌辅助靶向药物的关键研究结果

药物	分期	研究人群	患者数量（例）	无病生存期[a]	5 年总生存率（%）[a]
舒尼替尼 *vs*. 安慰剂（S-TRAC）[b]	Ⅲ期	肾透明细胞癌	615	**中位 6.8 年 *vs*. 5.6 年**	资料不成熟
舒尼替尼 *vs*. 索拉非尼 *vs*. 安慰剂（ECOG-ACRIN E2805）[c]	Ⅲ期	肾透明细胞癌和非透明细胞肾癌	1943	中位 5.8 年 *vs*. 6.1 年 *vs*. 6.6 年	77.9 *vs*. 80.5 *vs*. 80.3
帕博利珠单抗 *vs*. 安慰剂[d]	Ⅲ期	肾透明细胞癌	994	**24 个月时，无病生存率 77.3% *vs*. 68.1%**	资料不成熟

a 具有统计学差异者以黑体字显示。

b 数据引自 Ravaud A，Motzer RJ，Pandha HS，et al. Adjuvant sunitinib in high-risk renal-cell carcinoma after nephrectomy. NEJM. 2016；375（23）：2246-2254。

c 数据引自 Haas NB，Manola J，Uzzo RG，et al. Adjuvant sunitinib or sorafenib for high-risk，non-metastatic renal-cell carcinoma（ECOG-ACRIN E2805）：a double-blind，placebo-controlled，randomised，phase 3 trial. Lancet.2016；387：2008-2016。

d 数据引自 Choueiri TK，Tomczak P，Park SH，et al. Adjuvant pembrolizumab after nephrectomy in renal-cell carcinoma. N Engl J Med. 2021；385（8）：683-694。

（3）这项研究包括了成分混杂的组织学亚型（透明细胞和非透明细胞）和分期分组：9%的舒尼替尼和索拉非尼患者为Ⅰ期（AJCC）。在所有治疗组和安慰剂组中，中高风险与非常高风险[UCLA（加利福尼亚大学洛杉矶分校）综合分期系统（UISS）危险分层]的比例相同。

（4）在意向性治疗患者群体中，主要终点是无病生存期。次要终点为总生存期（OS）、无病生存期（透明细胞）和不良事件（AE），这些不良事件按照美国国家癌症研究所不良事件通用术语标准（common terminology criteria for advanced events）进行分类，如酪氨酸激酶抑制剂（TKI）相关高血压、手足综合征和皮疹。

（5）中位随访 5.8 年后，舒尼替尼、索拉非尼和安慰剂组的中位无病生存期无显著性差异（分别为 70.0 个月 *vs*. 73.4 个月 *vs*. 79.6 个月）。两个治疗组的透明细胞组织学患者的亚组分析中均未显示出任何益处。两组间的 5 年总生存率相当（舒尼替尼为 77.9%，索拉非尼为 80.5%，安慰剂为 80.3%）。

（6）由于不良事件，很多患者减少给药剂量。在开始接受全剂量治疗的患者中，总体停药率很高（舒尼替尼为 44%，索拉非尼为 45%）。

（7）舒尼替尼和索拉非尼的常见不良事件包括手足综合征（分别为 15%、33%）、高血压（17%、16%）、疲劳（18%、7%）和皮疹（2%、15%）。总体而言，两种治疗组的 3 级或以上的不良事件比例很高（舒尼替尼为 63%、索拉非尼为 72%）。尽管起始剂量减少，但每组中有超过一半的患者出现了 3 级或以上的不良事件。

（8）亚组分析显示，不论是接受全起始剂量舒尼替尼或索拉非尼的患者，还是接受减少起始剂量的患者（在低剂量组，有倾向于安慰剂的趋势），以及接受总剂量上，或在治疗持续时间上，无病生存期均无差异。

（9）这些数据无法提供证据支持在高危肾细胞癌患者中使用舒尼替尼或索拉非尼进行辅助治疗。

3. 辅助性舒尼替尼（S-TRAC 试验）

（1）舒尼替尼被批准为治疗转移性肾细胞癌的一线药物。E2805 表明，在局部晚期肾细胞癌中，舒尼替尼或索拉非尼辅助治疗没有益处。

（2）然而，一项Ⅲ期试验（S-TRAC：舒尼替尼作为肾切除术后肾细胞癌复发高危患者的辅助治疗）强调了舒尼替尼在肾切除术后复发高风险、非转移性（局部区域）肾细胞癌辅助治疗中的作用。

（3）将 615 例肾切除术后、未行治疗的非转移性（局部）高危肾透明细胞癌患者前瞻性地随机分为舒尼替尼 50mg/d 组或安慰剂组。治疗 4 周，然后休息 2 周，持续 1 年。以 UISS 高危组为基础，对患者进行分层随机分组。

（4）主要终点是无病生存期，次要终点为总生存期（未达到成熟）、安全性、健康相关生活质量（HRQOL）。

（5）对于舒尼替尼组，中位随访 5.4 年后，与安慰剂组相比，中位无病生存期明显改善（6.8 年 *vs*. 5.6 年，HR=0.76）。接受舒尼替尼治疗的患者中 36.6%出现复发、继发性恶性肿瘤或死亡，而安慰剂组为 47.1%。

（6）略多于一半（54.2%）的患者继续使用舒尼替尼 50mg/d 的初始剂量，其中 55.6%的患者完成了实际治疗。大多数治疗终止是由于不良事件。

（7）舒尼替尼组患者发生不良事件的比例高于安慰剂组（99.7% *vs*. 88.5%）。最常见的不良事件是腹泻、手足综合征、高血压、乏力、恶心、味觉障碍和黏膜炎症。与安慰剂组相比，舒尼替尼组有更高的 3 级或以上的不良事件发生率（63.4% *vs*. 21.7%）。舒尼替尼组的剂量减少为 34.3%，中断剂量为 46.4%，停止治疗为 28.1%。无治疗相关死亡报道，两组之间严重不良事件的发生率相当。

（8）与安慰剂相比，舒尼替尼辅助治疗可改善肾切除术后复发高风险、局部区域肾透明细胞癌患者的中位无病生存期。根据这些数据，美国 FDA 最近批准了舒尼替尼在高复发风险肾细胞癌患者中的应用。然而，长期/总生存期数据和毒性概况的缺乏限制了其在非转移情况下的应用。

4. 在辅助情况下评估其他靶向药物

（1）一些研究评估了多种靶向药物，包括阿昔替尼和培唑帕尼，或更长的治疗时间（1 年 *vs*. 3 年），但未能证明其具有显著的临床益处。

（2）鉴于多项研究证据不支持获益，并考虑到相关毒性，在临床实践中很少使用 VEGFR 或 mTOR 靶向药物用于辅助治疗。

5. ICI 辅助治疗

（1）帕博利珠单抗被批准与阿昔替尼或仑伐替尼联合用于治疗既往未经治疗的晚期肾透明细胞癌。

（2）来自国际Ⅲ期 KEYNOTE-564 研究的数据检验了高风险肾透明细胞癌患者在完全切除病灶后使用帕博利珠单抗的效用。

（3）994 例肾切除±转移灶切除术后≤12 周的高危肾透明细胞癌患者随机（1∶1）接受帕博利珠单抗（200mg，每 3 周 1 个周期，直至 17 个周期）辅助治疗或安慰剂治疗。

（4）主要终点为无病生存期。次要终点包括总生存期和安全性/耐受性。

（5）在中位随访 24 个月时，两组均未达到中位无病生存期。与安慰剂组相比，帕博利珠单抗把复发或死亡风险降低了 32%（HR=0.68，*P*=0.001）。帕博利珠单抗组和安慰剂组 12 个月的无病生存期分别为 85.7%和 76.2%。帕博利珠单抗 24 个月的估计无病生存率为 77.3%，安慰剂为 68.1%。在进行分析时，总生存期数据尚不成熟。

（6）帕博利珠单抗组出现 32.4%的 3～5 级不良事件，而安慰剂组为 17.7%。此外，没有与帕博利珠单抗相关的死亡病例。

（7）美国 FDA 目前正在根据这些发现对帕博利珠单抗辅助治疗的补充生物制品许可证申请进行优先审查。

（8）目前正在进行几项在辅助情况下基于 ICI 治疗策略的研究。

十一、转移性肾细胞癌的治疗

（1）转移性肾细胞癌通常不可治愈，大多数患者死于该疾病。

（2）在过去的 20 年中，针对 VHL/HIF 失调和 ICI 的下游信号分子开发的靶向治疗方法导致了晚期肾透明细胞癌患者的预后显著改善。然而，很少有患者获得持久缓解，远处转移患者的 5 年生存率＜15%。

（3）大多数患者在其临床进程中的某个时间点需要系统性治疗，尽管一些患者可能会受益于治愈性目的的手术切除或主动监测。

（4）在一些患者中，手术切除、放疗或局部消融治疗可能是适当的姑息治疗选择。

（一）手术

1. 转移瘤切除术

（1）目前尚无随机研究评估转移瘤切除术的实用性。

（2）在选定的孤立性转移患者中，手术切除可能与延长无病生存期相关。在使用该治疗方法的回顾性分析中，已报道5年生存率为30%～50%。

（3）肿瘤负荷、转移部位的数量和位置、肿瘤动力学及完全切除转移病灶的能力是与结果相关的一些关键因素。

（4）转移瘤切除术可能适用于精心选择的寡转移且具有适合完全切除的有利风险特征的患者。

2. 减瘤性肾切除术

（1）自20世纪80年代观察到这种方法与预后改善相关以来，在存在转移性疾病的情况下，原发性肿瘤切除或减量一直是备受争论的主题。

（2）在至少两项肾切除术后接受α干扰素（IFN-α）治疗的患者对比单独接受IFN-α 治疗的患者的随机Ⅲ期试验中，系统性细胞因子治疗之前的减瘤性肾切除术显示了生存优势。基于这些数据，减瘤性肾切除术被提供给精心选择的接受细胞因子治疗的转移性肾透明细胞癌患者。

（3）然而，在2000年中期，治疗标准发生了自细胞因子至抗血管生成的变化，需要重新评估这一策略。几项回顾性系列研究表明，减瘤性肾切除术作为抗血管生成靶向治疗的前期治疗有一定的益处。

（4）在转移性肾透明细胞癌（CARMENA）患者中进行了一项随机Ⅲ期试验，减瘤性肾切除术序贯舒尼替尼对比舒尼替尼单独治疗来研究减瘤性肾切除术在接受抗血管生成治疗患者中的作用。

（5）根据 MSKCC 预后模型进行风险分层，共有 576 例中风险和不良风险RCC患者被随机分为两组。主要目的是以总生存期为主要终点，评估舒尼替尼单独使用的非劣效性。中位随访时间为 50.9 个月，肾切除术组的总生存期为 13.9 个月（95% CI 11.8～18.3），而舒尼替尼组为 18.4 个月（95% CI 14.7～23.0）（HR=0.89，95% CI 0.76～1.10），这表明在中风险和不良风险疾病患者中，单独使用舒尼替尼不劣于减瘤性肾切除术序贯舒尼替尼。

（6）随后使用IMDC标准进行的基于风险分层的亚组分析表明，减瘤性肾切除术序贯舒尼替尼可能为具有风险因素的IMDC中风险患者提供益处。

（7）该研究因招募速度慢而受阻，结果可能受到纳入大量不良风险特征患者的影响，这些患者不太可能从这种方法中获益。然而，根据这些数据，减瘤性肾切除术不提供给大多数具有中等或不良风险特征的患者。

（8）精心选择的转移负荷有限、肿瘤动力学良好且体能状况良好的患者可能会从减瘤性肾切除术中获益，并可能考虑在该患者群体中应用。

（9）减瘤性肾切除术也可用于缓解与肾细胞癌相关的顽固性血尿和疼痛。

（二）全身治疗

1. 历史视角和概述

（1）常用的细胞毒性化疗对绝大多数转移性肾细胞癌患者是无效的（单药的总体有效率为 5%～6%），而且也不是这种疾病标准治疗方法的一部分。然而，一些肉瘤样变异肾细胞癌患者对以吉西他滨为基础的方案有效。

（2）20 世纪 80 年代末开始的细胞因子（大剂量 IL-2 和 IFN-α）治疗的开发导致了美国 FDA 于 1992 年批准了第一种治疗晚期肾透明细胞癌患者的药物（大剂量 IL-2）。

（3）细胞因子的有效率适中[总体风险（ORR）降低 15%～20%]；然而，接受大剂量 IL-2 治疗的部分患者（7%～9%）获得了持久的完全缓解。与该药物相关的严重毒性限制了其广泛使用，全球只有少数几个中心能够安全地使用该药物。

（4）2000 年中期，针对 VHL 灭活的下游信号分子的靶向治疗方法的发展导致了晚期肾透明细胞癌患者治疗方法的模式转换。直接靶向 VEGF/PDGF 和 mTOR 通路的靶向药物在转移性肾细胞癌患者中得到了成功评估，并在很大程度上取代了细胞因子成为治疗肾透明细胞癌的标准一线药物。在一线情况下对舒尼替尼和培唑帕尼进行了评估，发现其优于普遍的治疗标准，有效率为 30%～40%，中位无进展生存期接近 1 年。对许多 VEGFR 靶向 TKI（如阿昔替尼）、mTOR 抑制剂依维莫司和选择性较低的 TKI（如卡博替尼）进行了评估，发现它们在一线药物治疗后进展的患者中具有活性（表 13.2）。

表 13.2　转移性肾细胞癌靶向药物的关键研究

药物	期别	研究群体	患者例数	总有效率（RECIST）[a]	中位无进展生存期（月）[a]	中位总生存期（月）[a]
一线治疗						
舒尼替尼 *vs*. IFN-α	随机Ⅲ期	肾透明细胞癌	750	**47% *vs*. 12%**	**11 *vs*. 5**	**26.4 *vs*. 21.08**
Tem *vs*. IFN-α *vs*. Tem+IFN-α	随机Ⅲ期	预后差，所有亚型	626	8.6% *vs*. 4.8% *vs*. 8.1%	5.5 *vs*. 3.1 *vs*. 4.7	**10.9 *vs*. 7.3 *vs*. 8.4**
Bev+IFN-α *vs*. IFN-α	随机Ⅲ期	肾透明细胞癌	649	**31% *vs*. 13%**	**10.2 *vs*. 5.4**	23.3 *vs*. 21.3
Bev+IFN-α *vs*. IFN-α	随机Ⅲ期	肾透明细胞癌	732	**26% *vs*. 13%**	**8.5 *vs*. 5.2**	18.3 *vs*. 17.4
培唑帕尼 *vs*. 安慰剂	随机Ⅲ期	肾透明细胞癌	233	**32% *vs*. 4%**	**11.1 *vs*. 2.8**	
卡博替尼 *vs*. 舒尼替尼	随机Ⅱ期	肾透明细胞癌	157	**33% *vs*. 12%**	**8.2 *vs*. 5.6**	30.3 *vs*. 21.8

续表

药物	期别	研究群体	患者例数	总有效率（RECIST）[a]	中位无进展生存期（月）[a]	中位总生存期（月）[a]
二线和后线治疗						
舒尼替尼	单臂Ⅱ期	肾透明细胞癌，既往细胞因子治疗	63	40%	8.7	NA
舒尼替尼	单臂Ⅱ期	肾透明细胞癌，既往细胞因子治疗	106	44%	8.1	NA
索拉非尼 *vs.* 安慰剂	随机Ⅲ期	肾透明细胞癌，既往细胞因子治疗	903	10% *vs.* 2%	**5.5 *vs.* 2.8**	17.8 *vs.* 15.2
Bev（10mg/kg）*vs.* Bev（3mg/kg）*vs.* 安慰剂	随机Ⅱ期	肾透明细胞癌，既往细胞因子治疗	116	10% *vs.* 0% *vs.* 0%	**4.8 *vs.* 3.0 *vs.* 2.5**	NA
培唑帕尼 *vs.* 安慰剂	随机Ⅲ期	肾透明细胞癌，既往细胞因子治疗	202	**29% *vs.* 3%**	**7.2 *vs.* 4.2**	
依维莫司 *vs.* 安慰剂	随机Ⅲ期	肾透明细胞癌，既往VEGF靶向治疗	410	1% *vs.* 0%	**4.0 *vs.* 1.9**	NR *vs.* 8.8
阿昔替尼 *vs.* 索拉非尼	随机Ⅲ期	肾透明细胞癌，既往VEGF、mTOR或细胞因子治疗	723	**19% *vs.* 9%**	**6.7 *vs.* 4.7**	NA
纳武利尤单抗 *vs.* 依维莫司	随机Ⅲ期	肾透明细胞癌，既往VEGF靶向治疗	821	**25% *vs.* 5%**	4.6 *vs.* 4.4	**25 *vs.* 19.6**
仑伐替尼+依维莫司 *vs.* 依维莫司	随机Ⅱ期	肾透明细胞癌	153	**17% *vs.* 3%**	**14.6 *vs.* 5.5**	25.5 *vs.* 17.5
卡博替尼 *vs.* 依维莫司	随机Ⅲ期	肾透明细胞癌，既往VEGF靶向治疗	658		**7.4 *vs.* 3.9**	**21.4 *vs.* 16.5**

注：Bev，贝伐珠单抗；mTOR，哺乳动物雷帕霉素靶蛋白；NA，未获得；NR，未达到；Tem，替西罗莫司；VEGF，血管内皮生长因子。

a 具有统计学显著差异者以黑体字显示。

（5）在过去几年中，靶向PD-1/PD-L1轴和CTLA-4的ICI的开发之后，在一线情况下和抗血管生成治疗后进展的患者中对这些药物进行了评估。

（6）根据大量精心设计的Ⅲ期研究数据，基于ICI的策略（抗PD-1抗体联合VEGFR TKI或CTLA-4抗体）现在被认为是大多数转移性肾透明细胞癌患者的标准初始治疗方法。

（7）基于ICI治疗后进展患者的数据缺乏，大多数治疗选择是基于抗血管生成治疗后进展患者的研究数据。许多新的方法，包括靶向HIF2的小分子，目前正在这方面进行评估。

（8）对晚期非透明细胞变异型患者的治疗仍然具有挑战性，尽管一些有趣的基于机制的方法开始在个体亚型中显示出前景。

（9）本节将重点介绍目前治疗晚期肾癌患者的相关管理方法。

2. 未经治疗的晚期肾透明细胞癌患者的管理

（1）许多研究表明，基于 ICI 的组合优于舒尼替尼，舒尼替尼曾是治疗晚期肾透明细胞癌患者初始治疗的标准（表 13.3）。

表 13.3　晚期肾透明细胞癌初始治疗的基于免疫检查点抑制剂的联合试验

药物	分期	研究群体	患者例数	总生存率	中位无进展生存期（月）
纳武利尤单抗+伊匹单抗 *vs.* 舒尼替尼	Ⅲ期	既往未治疗的肾透明细胞癌（RCC）	1096	75% *vs.* 60%（18 个月时）	11.6 *vs.* 8.4
帕博利珠单抗+阿昔替尼 *vs.* 舒尼替尼	Ⅲ期	既往未治疗的 RCC 既往未治疗的 RCC	861	89.9% *vs.* 78.3%（12 个月时）	15.1 *vs.* 11.1
阿维鲁单抗+阿昔替尼 *vs.* 舒尼替尼	Ⅲ期	既往未治疗的具有透明细胞成分的晚期 RCC	886	55.2% *vs.* 25.5%	13.8 *vs.* 8.4
纳武利尤单抗+卡博替尼 *vs.* 舒尼替尼	Ⅲ期	既往未治疗的具有透明细胞成分的晚期 RCC	651	85.7% *vs.* 75.6%（12 个月时）	16.6 *vs.* 8.3
仑伐替尼+帕博利珠单抗或依维莫司 *vs.* 舒尼替尼	Ⅲ期	晚期 RCC	1069	79.2% *vs.* 66.1% *vs.* 70.4%（24 个月时）	23.9 *vs.* 14.7 *vs.* 9.2

（2）因为还没有直接比较各种方案的研究，目前尚不清楚这些组合中哪一种（如果有的话）优于其他组合。个体患者/临床注意事项通常指导临床实践中的方案选择。

（3）在一项随机Ⅱ期研究中，卡博替尼在中危和不良风险肾透明细胞癌患者中也被证明优于舒尼替尼。

（4）VEGFR TKI，如卡博替尼、舒尼替尼和培唑帕尼，可能仍然是免疫治疗禁忌证患者恰当的选择。

（5）以下详细地介绍了一些关键研究。

3. 抗 PD-1/PD-L1 抗体联合 TKI

（1）阿昔替尼联合帕博利珠单抗

1）在一项国际、随机、开放标签的Ⅲ期研究（KEYNOTE-426）中，681 例未经治疗的转移性肾透明细胞癌患者被分配接受帕博利珠单抗（一种抗人 PD-1 的单克隆抗体）（200mg，每 3 周 1 次，最多 35 个周期）加上阿昔替尼（一种相对选择性的 VEGFR 靶向 TKI）（每天 5mg，每天 2 次）或舒尼替尼（50mg，每天 1 次，连续 4 周，每 6 周 1 个周期）。

2）主要终点包括总生存期和无进展生存期。与舒尼替尼单药治疗相比，总生存期倾向于帕博利珠单抗联合阿昔替尼，联合用药的总生存期中位数未达到，舒尼替尼为 35.7 个月（95% CI 33.3 至未达到；HR=0.68，95% CI 0.55～0.85）。无进展生存期遵循类似的模式，帕博利珠单抗联合阿昔替尼的中位无进展生存期为 15.4 个月，而舒尼替尼为 11.1 个月（HR=0.71，95% CI 0.60～0.84，$P<0.0001$）。

3）这项研究的数据为批准该组合作为转移性肾细胞癌患者的一线治疗选择奠定了基础。

（2）阿昔替尼联合阿维鲁单抗

1）阿维鲁单抗是一种人源化 PD-L1。

2）JAVELIN Renal 101 Ⅲ期试验将既往未经治疗的转移性肾细胞癌患者随机分为阿昔替尼（5mg，每天 2 次）联合阿维鲁单抗（10mg/kg，每 2 周 1 次）或舒尼替尼（50mg，每天 1 次，连续 4 周，每 6 周 1 个周期）。主要终点是 PD-L1 阳性肿瘤患者的无进展生存期和总生存期。次要终点包括所有患者中的无进展生存期、客观缓解率和安全性。

3）在 PD-L1 阳性肿瘤中，阿维鲁单抗联合阿昔替尼组的中位无进展生存期为 13.8 个月，而舒尼替尼组为 7.0 个月（HR=0.62，95% CI 0.490～0.777，$P<0.0001$）。这一益处也扩展至所有患者，阿维鲁单抗联合阿昔替尼和舒尼替尼的中位无进展生存期分别为 13.3 个月和 8.0 个月（HR=0.69，95% CI 0.574～0.825，$P<0.0001$）。

4）阿维鲁单抗联合阿昔替尼组的 ORR 为 52.5%，舒尼替尼组为 27.3%。

5）71.2%的联合组患者和 71.5%的舒尼替尼组患者出现 3 级或以上的不良事件。

6）阿昔替尼联合阿维鲁单抗被美国 FDA 批准用于转移性肾细胞癌的一线治疗。

（3）卡博替尼联合纳武利尤单抗

1）在一项随机、开放标签的Ⅲ期试验中，未经治疗的转移性肾透明细胞癌患者分别接受纳武利尤单抗（240mg，每 2 周 1 次）联合卡博替尼（每天 40mg）或舒尼替尼（每天 50mg，连用 4 周，每 6 周为 1 个周期）治疗。

2）纳武利尤单抗联合卡博替尼治疗患者的中位无进展生存期为 16.6 个月，而舒尼替尼治疗患者为 8.3 个月（HR=0.51，95% CI 0.41～0.64，$P<0.001$）。客观有效率（次要终点）也有利于联合用药组（ORR 55.7% *vs.* 27.1%，$P<0.001$）。

3）纳武利尤单抗联合卡博替尼组出现 3 级或以上不良事件的概率为 75.3%，舒尼替尼组为 70.6%。值得注意的是，联合用药组中有 19.7%的患者因不良事件而停用了至少一种试验用药物，5.6%的患者同时停用了两种药物。尽管如此，与舒尼替尼组相比，纳武利尤单抗联合卡博替尼组报告了更高的 HRQOL。

4）卡博替尼联合纳武利尤单抗被批准作为转移性肾细胞癌患者的一线治疗

药物。

（4）仑伐替尼联合帕博利珠单抗

1）针对既往未经治疗的转移性肾透明细胞癌患者的一项Ⅲ期试验对仑伐替尼[具有抗 VEGFR 和成纤维细胞生长因子受体（FGFR）活性的多靶点 TKI]（20mg/d）联合帕博利珠单抗（200mg，静脉注射，每 3 周 1 次）进行了评估。共有 1069 例患者被随机分配（1∶1∶1）接受上述联合治疗，或仑伐替尼（18mg/d）联合依维莫司（5mg/d）治疗，或舒尼替尼（50mg，每天 1 次，连用 4 周，每 6 周 1 个周期）单药治疗。

2）与舒尼替尼组相比，仑伐替尼联合帕博利珠单抗组与更好的无进展生存期（中位数 23.9 个月 *vs*. 9.2 个月，疾病进展或死亡的 HR=0.39，95% CI 0.32～0.49，*P*＜0.001）和总生存期（死亡的 HR=0.66，95% CI 0.49～0.88，*P*=0.005）相关。与舒尼替尼组相比，仑伐替尼联合依维莫司组的无进展生存期显著延长（中位数为 14.7 个月 *vs*. 9.2 个月，HR=0.65，95% CI 0.53～0.80，*P*＜0.001），但总生存期具有可比性。

3）在两个联合用药组中，3 级或以上不良事件的发生率相似（仑伐替尼联合帕博利珠单抗组为 82.4%，仑伐替尼联合依维莫司组为 83.1%），然而 71.8%的接受舒尼替尼治疗的患者出现≥3 级不良事件。

4）美国 FDA 批准仑伐替尼联合帕博利珠单抗用于治疗既往未经治疗的转移性肾透明细胞癌患者。

4. 双检查点抑制剂组合

伊匹单抗联合纳武利尤单抗

1）在一项Ⅲ期随机研究中，对伊匹单抗（抗 CTLA-4 的人单克隆 IgG1 抗体，1mg/kg）和纳武利尤单抗（抗 PD-1 单克隆抗体，3mg/kg）的联合进行了评估，该研究包括未经治疗的晚期肾透明细胞癌患者，并将他们分配给予联合治疗或舒尼替尼（50mg，每天 1 次，持续 4 周，每 6 周为 1 个周期）治疗。根据 IMDC 风险对患者进行分层。

2）中等风险组和不良风险组患者的共同主要终点是总生存期、ORR 和无进展生存期。纳武利尤单抗联合伊匹单抗的中位总生存期未达到，而舒尼替尼的中位总生存期为 26.0 个月（HR=0.63，*P*＜0.001）。各组的 ORR 分别为 42%和 27%（*P*＜0.001）。联合治疗的中位无进展生存期为 11.6 个月，而舒尼替尼单药治疗的中位无进展生存期为 8.4 个月（HR=0.82，*P*=0.03，根据预先规定的 0.009 阈值，无显著性差异）。与联合用药相关的生存获益似乎没有扩大到 IMDC 有利风险类别的患者。

3）46%的联合治疗组患者和 63%的舒尼替尼组出现了 3 级或 4 级治疗相关性不良事件（TRAE）。TRAE 分别导致了 22%和 12%的患者停药。

4）伊匹单抗和纳武利尤单抗的联合被美国 FDA 批准用于中等风险或不良风险、未经治疗的转移性 RCC。

（三）一线治疗进展患者的管理

（1）目前尚无基于 ICI 联合治疗后进展的患者的随机Ⅲ期研究数据。

（2）单剂量检查点抑制剂和多种靶向药物已在一线抗血管生成药物治疗后进展的患者中进行了评估。这些研究及较小的Ⅱ期研究的数据用于指导基于 ICI 的方案和（或）TKI 治疗后进展的患者的治疗选择。

（3）这些患者的一线治疗后的选择通常包括既往未在特定患者中使用的靶向药物±ICI，或那些未曾接受过该组合患者的双检查点联合。

（4）目前，许多临床试验正在评估新的治疗方案，包括在该患者群体中使用 HIF2 的小分子抑制剂。

（5）以下重点介绍了一线治疗后情况下的一些关键研究。

1. METEOR 研究（卡博替尼对比依维莫司）

（1）卡博替尼是一种口服多靶点 TKI（MET、VEGFR、AXL）。

（2）一项Ⅲ期试验（METEOR 试验）对 658 例晚期/转移性肾透明细胞癌患者评估了卡博替尼（60mg/d）对比依维莫司（mTOR 抑制剂，10mg/d）的疗效，这些患者均在既往 VEGFR TKI 治疗的基础上出现进展。

（3）试验表明，卡博替尼改善了总生存期、无进展生存期和客观缓解率；与依维莫司相比，卡博替尼显著提高了总生存期（21.4 个月 *vs*. 16.5 个月）。在 6 个月、12 个月、18 个月和 24 个月时，卡博替尼组生存的患者多于依维莫司组。与依维莫司相比，卡博替尼治疗的所有随机患者的中位无进展生存期也显著增加（7.4 个月 *vs*. 3.9 个月）。最后，17%的卡博替尼治疗的患者和 3%的依维莫司治疗的患者出现了客观缓解。

（4）卡博替尼组比依维莫司组报告了更多的 3～4 级不良事件（71% *vs*. 60%）。常见的不良事件包括高血压、腹泻、乏力、手足综合征、贫血、高血糖和低镁血症。卡博替尼还与严重不良事件相关，如腹痛（3%）、胸腔积液（2%）、肺炎（2%）、肺栓塞（2%）、贫血（2%）和呼吸困难（1%）。

（5）基于这些数据，该药物被批准用于一线 VEGF 通路靶向治疗后进展的转移性肾细胞癌。

（6）在一项随机Ⅱ期试验（CABOSUN）中，与舒尼替尼对比，卡博替尼也在一线治疗中进行了评估。该研究将 157 例既往未经治疗的中危或不良风险（IMDC）转移性肾透明细胞癌患者随机分为卡博替尼 60mg/d 组或舒尼替尼 50mg/d 组（用药 4 周后，接着休息 2 周）。与舒尼替尼相比，卡博替尼的中位无进展生存期显著延长，无进展生存期分别为 8.6 个月和 5.3 个月，ORR 分别为 20%

和 9%。卡博替尼的中位总生存期为 26.6 个月，而舒尼替尼为 21.2 个月。

2. CheckMate-025：纳武利尤单抗对比依维莫司

（1）纳武利尤单抗是一种人源化 IgG4（PD-1）ICI。

（2）在一项Ⅲ期研究中，对 821 例既往接受过抗血管生成治疗的晚期/转移性肾透明细胞癌患者进行了评估。患者被随机分配接受纳武利尤单抗（3mg/kg，静脉注射，每 2 周 1 次）或依维莫司（10mg，每天 1 次）治疗。

（3）主要终点总生存期清晰地表明纳武利尤单抗优于依维莫司（中位总生存期为 25 个月 *vs*. 19.6 个月，死亡率 HR=0.73）。

（4）纳武利尤单抗组的客观有效率也较高（25% *vs*. 5%），而两组的中位无进展生存期相当（4.6 个月 *vs*. 4.4 个月）。

（5）纳武利尤单抗的常见不良事件为乏力、恶心和瘙痒。包括肺炎、结肠炎和垂体炎在内的多种自身免疫性不良事件也与纳武利尤单抗有关，但通常都易于医学处理。

3. 仑伐替尼联合依维莫司

（1）仑伐替尼是一种口服多靶点 TKI（VEGFR、FGFR、PDGFR-α、RET、KIT）。

（2）一项Ⅱ期随机研究评估了仑伐替尼联合依维莫司，或单独使用每种药物在 153 例晚期/转移性肾透明细胞癌患者中的疗效，这些均为既往抗 VEGF 治疗后进展的患者。将患者随机分为仑伐替尼 18mg/d 联合依维莫司 5mg/d、单药仑伐替尼 24mg/d 或标准剂量依维莫司 10mg/d 单药治疗。主要终点为无进展生存期。

（3）联合治疗（仑伐替尼联合依维莫司）的无进展生存期优于单药依维莫司（14.6 个月 *vs*. 5.5 个月，HR=0.4，P=0.000 5）。联合治疗的客观缓解率为 43%，而依维莫司组为 6%（HR=7.2，P＜0.000 1）。此外，联合治疗组较依维莫司单药显示出更大的总生存期获益（25.5 个月 *vs*. 15.4 个月，HR=0.51）。

（4）与单药依维莫司相比，含仑伐替尼组有更多 3 级或 4 级不良事件（联合用药 71% *vs*. 依维莫司 50%）。仑伐替尼联合依维莫司组最常见的 3 级不良事件为腹泻、乏力或高血压；贫血、呼吸困难、高三酰甘油血症和高血糖仅见于依维莫司组。

（5）美国 FDA 已批准仑伐替尼联合依维莫司用于 VEGF 通路靶向治疗后进展的二线治疗。

4. 仑伐替尼联合帕博利珠单抗

（1）帕博利珠单抗是一种人源化单克隆 IgG4 抗体（PD-1）。

（2）一项多中心、开放标签Ⅰb/Ⅱ期试验在转移性实体瘤患者上对仑伐替尼（20mg/d）联合帕博利珠单抗（200mg，每 3 周 1 次）进行了验证，这些患者在批准的治疗方法上出现疾病进展且没有可用的标准治疗方案。没有基于生物标志物的预先选择。Ⅱ期的主要终点为 24 周时的 ORR。

（3）数据截止时，RCC 队列的总 ORR 为 70%（95% CI 50.6%～85.3%）。中位缓解持续时间（DOR）为 20.0 个月（95% CI 9.0～22.9 个月），中位无进展生存期为 19.8 个月（95% CI 9.9～24.1 个月）。

（4）试验中所有患者最常见的 3～4 级 TRAE 为高血压、乏力、腹泻、蛋白尿和脂肪酶水平升高。

（5）该方案可能是一种可以接受的替代方案，适用于不同的基于 ICI 的联合方案治疗后进展的患者。

（四）非透明细胞肾细胞癌

（1）对于许多非透明细胞组织学的晚期肾细胞癌患者的治疗，目前还没有证明有益的标准的系统性选择。

（2）VEFGR 和 mTOR 靶向治疗在这些亚型中充其量具有适度的活性。

（3）MET 导向治疗与乳头状肾细胞癌患者的一些活性相关，而 ICI 和贝伐珠单抗为基础的治疗方案与非透明细胞肾细胞癌的某些亚型的活性相关。

（4）更好地了解驱动非透明细胞肿瘤个体亚型的分子变化，可能会导致针对每种组织学/分子变异制订出基于机制的治疗策略。对于大多数晚期非透明细胞肾细胞癌患者，精心设计的临床试验仍然是首选方法。

（5）以下重点介绍一些关键研究。

1. 抗 PD-1/PD-L1 治疗

（1）在一项Ⅱ期研究中，评估了帕博利珠单抗（200mg，每 3 周 1 次，持续 24 个月）单药治疗未经治疗的晚期非透明细胞癌患者的活性。纳入的大多数患者的组织学类型为乳头状肾细胞癌（71.5%），但未分类（15.8%）、肉瘤样和嫌色细胞（12.7%）亚型的患者也包括在内。根据 IMDC 标准，大多数患者为中等或低风险（67.9%）。61.8%的肿瘤患者为 PD-L1 联合阳性评分（CPS 评分）≥1。

（2）所有患者的 ORR 为 26.7%，中位 DOR 为 29.0 个月。与 CPS 评分＜1 的患者（12.1%）相比，CPS 评分≥1 的患者有更高比例的 ORR（35.3%）。单个组织学亚群的 ORR 如下：未分类为 30.8%，乳头状为 28.8%，嫌色细胞为 9.5%。

（3）中位无进展生存期为 4.2 个月，24 个月的无进展生存率为 18.6%。中位总生存期为 28.9 个月，而 24 个月时的总生存率为 58.4%。

（4）所有患者中有 69.7%的出现 TRAE，最常见的是瘙痒（20.0%）和甲状腺功能减退（14.5%）。

（5）该试验表明 PD-1 抑制剂在非透明细胞肾细胞癌中具有抗肿瘤活性，尤其是在 CPS 评分≥1 的肿瘤中。

（6）基于 ICI 的联合，包括赛沃替尼（MET 抑制剂）和度伐利尤单抗（PD-L1

抑制剂）的联合，以及阿替利珠单抗和贝伐珠单抗的联合，在非透明细胞肾细胞癌患者中也是有效的，ORR 为 25%～35%。

2. MET 抑制剂

（1）在一项大型Ⅱ期临床试验中，MET 和 VEGFR2 的新型抑制剂如 foretinib 在乳头状肾细胞癌患者中有活性，总有效率为 13.5%，中位无进展生存期为 9.3 个月。其在携带 MET 胚系突变的乳头状肾细胞癌 1 型患者中的有效率最高（总有效率为 50%），而且在没有此突变的患者中似乎也有一定的疗效。

（2）在一项转移性乳头状肾细胞癌的随机Ⅱ期研究中比较了 MET 激酶抑制剂卡博替尼、克唑替尼或赛沃替尼对比舒尼替尼的单药治疗，其预先设定的无效性分析导致了克唑替尼和赛沃替尼组提前终止。然而，卡博替尼优于舒尼替尼，其无进展生存期更长（9.0 个月 *vs*. 5.6 个月，HR=0.60，P=0.019）。卡博替尼（74%）和舒尼替尼（69%）患者出现 3 级或 4 级不良事件的比例相似。卡博替尼是晚期乳头状肾细胞癌患者的合理选择。

3. 贝伐珠单抗联合厄洛替尼

（1）贝伐珠单抗联合厄洛替尼在既往接受过或没有接受过治疗的晚期乳头状肾细胞癌患者中进行了评估。

（2）患者被纳入两个平行的独立队列，评估该方案在 *FH* 缺陷型肾细胞癌和散发型肾细胞癌中的疗效。

（3）*FH* 缺陷型肾细胞癌的 ORR 为 72%，中位无进展生存期为 21 个月；散发性乳头状肾细胞癌队列的 ORR 为 35%，中位无进展生存期为 8.8 个月。

（4）这种组合通常被认为是晚期 *FH* 缺陷型肾细胞癌患者的首选，但对于散发性乳头状肾细胞癌患者也是一种合理的选择。

（鲁希夷　顾艳宏　译）

参 考 文 献

第 14 章　前 列 腺 癌

Fatima Karzai，William L. Dahut，Ravi A. Madan

一、流 行 病 学

（1）前列腺癌（CaP）是美国男性最常见的非皮肤来源的恶性肿瘤，在美国男性肿瘤相关死亡最常见原因中居第 2 位；2021 年，预计有 248 530 例男性被诊断患有 CaP，34 130 例患者死于该疾病。近年来该病的发病率下降超过 30%，可能是由于筛查减少、诊断时转移性疾病的发生率增加。关于这一点的长期影响仍然未知。

（2）临床侵袭性疾病的发生率因地理因素的不同而有差异，而隐匿性肿瘤的发生率与此不同，提示 CaP 的病因学中有环境因素的影响。

二、危 险 因 素

（1）年龄：随着年龄的增长，风险逐步增加，约 70%的患者年龄超过 65 岁。

（2）家族史：1 位一级亲属诊断为 CaP，其风险增加 2 倍；2 位一级亲属诊断为 CaP，其风险增加 5 倍。

（3）种族：在美国，发病率最高的是非裔美国人，其次是白种人，第 3 位是亚洲人。非裔美国男性更易于被确诊为晚期疾病，而且死于该病的风险高出 2 倍。

（4）地域：亚洲风险最低，美国和斯堪的纳维亚半岛的风险最高。

（5）饮食：食用红肉及动物脂肪与 CaP 相关，食用十字花科的蔬菜、大豆类食品、含番茄红素的食品可能起到保护作用。

（6）遗传学：根据指南，了解疾病初始诊断时癌症家族和个人史，以及已知胚系变异的家族史是必要的。建议对 CaP 患者和以下任何一项进行胚系基因检测。

1）高风险、极高风险、区域性或转移性 CaP。

2）德系犹太人（Ashkenazi Jewish）血统。

3）高危胚系突变家族史（如 *BRCA 1/2*、Lynch 综合征）。

4）癌症家族史阳性，包括兄弟或父亲或多个家庭成员在 60 岁以前被诊断患有 CaP 或死于 CaP；或家族同一侧≥3 种癌症，尤其是在≤50 岁时被诊断为 CaP。

（7）已知胚系突变的家族史和胚系突变基因检测应包括 *MLH1*、*MSH2*、*MSH6*

和 *PMS2*（Lynch 综合征），以及同源重组基因 *BRCA1*、*BRCA2*、*ATM*、*PALB2* 和 *CHEK2*。

（8）遗传咨询服务资源至关重要。

三、化学预防试验

5α-还原酶抑制剂

（1）两项临床试验评价了 5α-还原酶抑制剂在 50 岁以上无症状男性中预防 CaP 的作用，尽管两项试验均没有为此目的而获得批准。

（2）美国 FDA 不赞成将非那雄胺或度他雄胺用于预防 CaP。

四、筛　　查

（1）CaP 筛查包括前列腺特异性抗原（PSA）水平检测和（或）直肠指检（DRE）。无症状男性的筛查是有争议的。争议集中在生物学和临床上有意义的肿瘤是否被及早地筛查出以降低死亡率，或者相反，如果舍弃未检测的和未治疗的，通过筛查检测到的癌症是否会发生具有临床意义的疾病。尸检结果表明，更多的男性患者死亡时发现 CaP，但这些患者并非死于 CaP，男性中隐性 CaP 的发生率在 80 岁时约为 75%。

（2）前列腺、肺、结肠和卵巢（PLCO）筛查试验和欧洲前列腺癌筛查研究正在评估基于筛查或不筛查的临床结局。PLCO 筛查试验的初步数据显示，近 15 年的随访发现 CaP 死亡率非常低，在进行筛查（n=38 340）和未筛查（n=38 343）的患者之间没有明显不同。尽管进行了这两项大型研究，但证据并不能明确支持统一使用 PSA 水平检测作为基于人群的筛查实践。

（3）欧洲的初步研究资料提示，中位随访 13 年后，PSA 水平检测可使 CaP 死亡率降低 21%。这些数据表明，需要对 781 例病例进行筛查，并需要另外治疗 27 例 CaP 患者才能防止 1 例患者死于 CaP。在欧洲，临床试验外 PSA 水平检测产生混杂的可能性较小，这可以解释本研究和 PLCO 筛查试验之间的差异。值得注意的是，在这些研究中，种族和少数民族的代表性不足。

（4）在美国，关于 CaP 的筛查建议存在争议。截至 2018 年，美国预防服务工作组（USPSTF）建议 55～69 岁的男性应与其医疗保健提供者讨论筛查的潜在危害和益处，并强调接受 PSA 筛查的决定由个人决定。非裔美国男性和有 CaP 家族史的男性在做出关于筛查的知情决定时有其他临床考虑。USPSTF 建议不要对 70 岁及以上的男性进行基于 PSA 的筛查。

（5）美国癌症协会建议患者在与他们的医疗保健提供者讨论后就 PSA 筛查做

出知情决定。对于健康的男性和期望多活 10 年的男性，这样的决定应该在 50 岁做出，对于高危男性（非裔美国人或有一级亲属 65 岁以下患前列腺癌的男性）应该在 45 岁，对于最高危男性（有多个一级亲属早年患 CaP）应该在 40 岁。

大多数筛查的倡导者承认，75 岁以上的男性或其他合并症导致的预期生存期低于 10 年的男性受益有限。很可能大多数属于这一类的男性的寿命不受 CaP 限制，因此筛查可能是不必要的。

（6）CaP 筛查正在演变为识别出遗传易感群体，包括具有已知胚系或可能致病基因（如 *BRCA2*）变异型的男性。

五、症状和体征

（1）即使在美国 PSA 筛查有所减少，但大多数男性在诊断时仍没有症状。

（2）局部或区域性疾病患者可能是无症状的，或有类似于良性前列腺肥大的下尿路症状，或偶尔有血尿。

（3）转移性疾病的症状包括骨痛、排尿方式变化、体重减轻；脊髓压迫是转移性疾病的一种罕见但严重的并发症，并且可能是一种临床表现。

六、检查和分期

（一）活检

（1）PSA 和（或）DRE 检查异常后通常行进一步经直肠超声引导下空芯针活检。以往表明 PSA＞4ng/ml 是活检的阈值，不过最近的数据表明 PSA 水平较低的患者活检也能观察到肿瘤。近年来，将更多的重点放在 PSA 水平上升速度上，以此作为活检的触发因素。活检阴性者应该鼓励其在 6 个月内重新进行评估，根据需要重复活检。

（2）多参数磁共振成像（mpMRI）联合超声引导下前列腺活检在前列腺癌诊断中的作用正在逐渐显现。与前列腺的随机活检不同，来自前列腺 mpMRI 的数据被用来识别前列腺中可能含有肿瘤的解剖区域。在活检过程中（知情活检），这些区域可以被早有计划地采样，或使用软件创建 MRI 图像与实时超声的融合图像，可以对前列腺内肿瘤进行有针对性的活检。

（二）病理

（1）95%的 CaP 是腺癌。约 70%的腺癌发生于前列腺的外周带。

（2）CaP 的小细胞变异型是罕见的，并且其特征是侵袭性肿瘤，软组织转移的可能性增加，尤其是肝转移。尽管缺乏这类人群的随机数据，但这些肿瘤可能更易受到 DNA 损伤性药物（PARP 抑制剂或铂类药物）的影响。值得注意的是，具有“神经内分泌特征”的腺癌比小细胞变异型更常见，应主要作为腺癌进行治疗。

（3）肉瘤、淋巴瘤、小细胞癌和前列腺移行细胞癌罕见。

（4）根据活检组织的组织学结构决定主要和次要格利森（Gleason）分级。主要分级是指主要的组织学模式；次要分级代表非主要模式的大部分或病灶的高级别区域。主要和次要分级每型评分分为 1（分化良好）～5（分化差）共 5 个等级。联合分级构成格利森评分（GS，范围为 2～10 分）。GS 6 分或更低被认为是低风险，GS 7 分被认为是中等风险，而 GS 8～10 分被认为是高风险。

（5）一个新的分级系统已被提出，并越来越多地被纳入前列腺肿瘤的病理学检查中。该系统根据形态学和主要病理学对 GS 7 分进行细分。一旦开始治疗，重新评估 GS 是没有作用的。

（6）在诊断时，由于取样的偏差，在 CaP 根治术（RP）后，GS 可能发生变化（20%评分升级，10%降级）。

（7）前列腺上皮内瘤变，可能还有增生性炎性萎缩，被认为是癌前病变。

（三）基线评估

（1）准备行局部治疗的患者，表现为骨痛、T3 或 T4 期病灶、GS＞7 分或 PSA＞10ng/ml 时，提示应行骨扫描检查。没有临床证据表明基线骨扫描可改善具有较好预后因素患者的生存。

（2）准备行手术治疗的患者，若为 T3 和 T4 期疾病、PSA＞20ng/ml 或 GS＞7 分，行盆腔或腹部 CT 或 MRI 检查来检测肿大的淋巴结。直肠内 MRI 有助于诊断前列腺外的病灶。CT 扫描有助于制订放疗计划。

（3）基线实验室检查包括全血细胞计数、肌酐水平、PSA（如果还没有检查）、睾酮和碱性磷酸酶水平。

七、预后因素

（1）诊断时分期。

（2）GS 分级/评分。

（3）PSA 水平。

（4）空芯针活检次数及每个空芯针肿瘤累及的百分比。

（5）诊断时的年龄。

（6）遗传基因组异常。

八、局部疾病的治疗

（一）积极监测

对于预期生命 10 年以上或低级别（GS≤6 分）、T1c～T2a 期肿瘤的 60～75 岁男性患者，积极监测是立刻进行局部治疗的一种合理的替代方案。此外，有同样特征和小体积（＜3 个空芯针，任何一个空芯针受累＜50%）肿瘤的 50～60 岁男性是积极监测的候选者。对于预期生命小于 10 年的患者，CaP 特异性死亡率很低，行局部确定性治疗可能是不恰当的。

（二）外科手术

1. 根治性前列腺癌切除术

（1）方法包括耻骨后前列腺癌根治术（RRP）、根治性会阴前列腺癌切除术（RPP）或腹腔镜前列腺癌根治术，后者通常用机器人辅助（RALP）。常规的住院时间为 1～2 天，导尿时间为 7～14 天。RALP 手术时间在某种程度上更长，但住院时间通常较短。

（2）对于那些淋巴结转移高风险的患者，在做 RP 的同时行盆腔淋巴结清扫术；但对于 T1c 期疾病、PSA＜10ng/ml 及 GS＜7 分的患者可能没有必要。

（3）对于那些不邻近经后外侧走行至前列腺的神经血管束的肿瘤，保留神经的 RP 可以保护患者的男性性功能。双侧神经保留术与 60%～90%的患者恢复自发勃起功能相关，而单侧神经保留术只有 10%～50%的患者恢复自发勃起功能。然而，口服药物治疗两组患者的勃起功能障碍可能有效。

（4）在 RP 之前，新辅助雄激素剥夺治疗（ADT）没有作用。评估高风险患者 ADT 联合现代抗雄激素药物（恩杂鲁胺和阿比特龙）以确定在 RP 前降低或消除肿瘤可能性的研究正在进行中。

（5）诊断为镜下淋巴结转移的患者，如果在 RP 后给予 ADT，而不是在临床复发/转移性疾病时给予，可能有更长的总生存期。

（6）对于局部病灶为器官局限性的选择性患者，可行放疗后挽救性 RP 治疗。然而，挽救性 RP 的技术要求更高，且发病率较高。

2. 手术并发症

（1）即刻并发症或死亡：＜10%。

（2）勃起功能障碍：20%～60%，随年龄和疾病程度变化而变化。

（3）尿失禁：随着时间的推移而改善，一般术后 2 年低于 10%～15%。

（4）泌尿系统结构改变：约 10%，大多数可行单纯扩张治疗。

（5）腹股沟疝：约 10%，但在微创手术中却要少得多。

（6）前列腺癌预后研究发现 RP 或放疗后的结果有统计学差异。对于正常基线功能的患者，与放疗比较，RP 有较差的尿路功能、更好的肠功能及类似的性功能障碍。

（三）放疗

1. 放疗作为确定性治疗

（1）外照射放疗（EBRT）以整个前列腺为靶标，常包括前列腺外组织边缘、精囊和盆腔淋巴结。

（2）在约 8 周内给予更高剂量与更高的 PSA 控制率有关，但较短疗程的治疗也在研究中。

（3）三维（3D）适形放疗允许符合治疗区域的最大剂量，同时保留正常组织。

（4）调强放疗是三维适形放疗的一种类型，专门设计以便于更精确的适形靶区。

（5）质子束照射在很小的区域内集中几乎所有的能量，因此理论上最大限度地减少了对正常组织的损伤，但在前列腺癌上还需要进一步研究。

（6）立体定向体部放射治疗（SBRT）可以允许以更少的分割次数给予更高剂量的辐射。

（7）目前比较 EBRT、质子和 SBRT 的数据资料还不完整，因此患者应该与放射肿瘤学医生讨论这些选择的相对益处。

2. 放疗联合辅助 ADT 至少 3 项随机对照试验表明，在复发性疾病高风险患者中联合 ADT 和放疗（表 14.1）可改善总生存期。ADT 通常在放疗期间和之后的 2～3 年使用，也可在放疗前 2 个月使用，以帮助减小肿瘤，从而缩小放疗靶体积。对于中危患者，6 个月的 ADT 也显示出结果改善。

表 14.1 治疗后前列腺特异性抗原（PSA）失败的危险分类

项目	低[a]	中[b]	高[b]
分期	T1c，T2a	T2b	T2c
PSA（ng/ml）	＜10	10～20	＞20
GS 评分（分）	≤6	7	≥8

a 所有参数都需要。

b 只需要一个参数。

经允许改编自 D'Amico AV，Whittington R，Malkowicz SB，et al. Optimizing patient selection for dose escalation techniques using the prostate-specific antigen level，biopsy Gleason score，and clinical T-stage. Int J Radiat Oncol Biol Phys. 1999；45（5）：1227-1233。

3. 放疗联合辅助 ADT 和化疗　一项随机Ⅲ期临床试验表明，在高风险患者中，从放疗后 28 天开始，输注多西他赛 75mg/m^2，每 21 天 1 个周期，共 6 个周期，并于放疗后 28 天开始联合应用泼尼松治疗，可以改善 4 年总生存率（93% *vs.* 86%；HR 0.49，采用单侧 0.05 的Ⅰ类错误和 90%效率）。这项研究的一个关键限制是使用单侧Ⅰ类错误，引起了对数据稳健性的担忧。目前尚不清楚这种方法被采用的程度，但更长的后续随访肯定会引起人们的兴趣。

4. 近距离放疗　对低风险和某些中等风险的 CaP 患者，应用能够为前列腺提供更高照射剂量的放射性钯或碘粒子进行间质近距离放疗。对肿瘤体积与辐射剂量的更好定义使得这项门诊技术更加精确。可使用 CT 和（或）经直肠超声引导粒子放置。

5. 联合 EBRT 和近距离放疗　EBRT 治疗后近距离加速放疗是一种越来越常用的方法。初步临床数据支持这种方法在选定的患者群体中的安全性和有效性，但缺乏长期随访和头对头比较。尽管如此，许多放射肿瘤学专家正在高危患者中使用这种治疗组合。

6. 辅助放疗　RP 术后辅助放疗的一般适应证包括手术切缘阳性、精囊受累，以及具有囊外扩散的证据。尽管如此，使用辅助放疗的可能性因患者而异，因此应单独评估每个病例辅助放疗的风险和获益。一些研究表明，较低的 PSA 水平和 GS 与更高的无病生存率有关。

7. 挽救性放疗　对于 RP 后 PSA 水平升高且器官局限的局部复发可能性很高的患者（如 PSA＜1.0ng/ml，且缓慢升高），可考虑挽救性放疗。然而，可提供建议的数据有限。

8. 放疗并发症

（1）急性（通常在 4 周内解决）：膀胱炎、直肠炎/肠炎、乏力。

（2）长期：勃起功能障碍（30%～45%）、尿失禁（3%）、大便频繁（比 RP 术后多 10%）、尿道狭窄（经尿道前列腺切除术后 RT 应向后推迟 4 周）。

（四）病变局限于前列腺区域的局部治疗

局限于前列腺有限区域的初诊 CaP 的局部治疗仍处于研究阶段。这一策略不同于其他局部疾病的治疗，因为只有前列腺的一个病灶区域，而不是整个腺体，目的是减少副作用。冷冻手术通过使前列腺组织冷冻然后解冻的探针来破坏 CaP 细胞，由于神经血管束的冷冻，这种手术与勃起功能障碍的高发生率相关。其他的局部治疗方法包括通过激光或高强度聚焦超声等技术进行热消融。在严格挑选的人群中，关于局部治疗的长期结果数据有限。因此，在大多数中心，前列腺局部治疗在很大程度上只是作为挽救性措施。

九、主要治疗方法的比较

由于研究设计、患者选择和治疗技术的差异，就总生存率和无病生存率而言，对治疗方式进行比较是困难的。因为患者选择放疗或手术往往无法控制，因此难以进行随机试验。由于合并症较多或年龄较大的患者通常接受放疗，既往的比较研究是有缺陷的。

（1）尽管没有令人满意的随机试验比较放疗和 RP，在适当匹配的患者中，这些方法似乎有相同的 5 年无 PSA 生存率（也称无生化复发生存率），但发生的副作用类型和频率不同。

（2）近年来，以前主要接受放疗和辅助 ADT 的高危患者越来越多地接受手术治疗。在某种程度上，这与 MRI 的出现有关，这种成像可以更好地定义离散病变和可能的包膜外扩散。需要更长的随访时间来确定手术对该人群的影响。

十、确定性治疗后随访

（1）以治愈为目的进行治疗的患者，应该在治疗后前 5 年每 6 个月至少进行一次 PSA 水平检测，之后每年一次。每年一次的 DRE 监测复发是合适的。

（2）RP 治疗后，检测到 PSA 水平异常提示复发。不管患者是否行 ADT 联合放疗，放疗后 PSA 失败被定义为比最低点高 2ng/ml 以上。

十一、局部治疗之后前列腺特异性抗原升高的治疗

（1）局部治疗后 PSA 升高（生化失败）患者的治疗尚未标准化，临床试验数据尚不完整。

（2）挽救性放疗、挽救性 RP 或挽救性局部治疗（如前所述）可用于局部复发的部分患者。

（3）男性可能在生化复发后生存超过 10 年，因此对许多男性患者来说，更为保守的方法（如监测、有症状时或基于 PSA 上升速度的治疗）是一个合理的选择。

（4）在临床实践中，经常使用 PSA 倍增时间（即少于 3～6 个月）作为启动 ADT 的触发因素；然而，没有随机试验对这种方法进行前瞻性评估。回顾性数据表明，PSA 倍增时间少于 3～6 个月可能与常规影像学可见的转移性疾病的发展有关。

（5）ADT 能有效降低 PSA 水平；然而，目前还没有明确的数据表明，在生化复发性 CaP 中，ADT 比无 ADT 的生存率更佳。

（6）来自 1300 多例受试者的随机数据表明，间断性给予 ADT（以 8 个月为周期），就总生存率而言，不劣于连续给予 ADT。可以预测，间断性 ADT 与较好的生活质量相关。

（7）对检测（微）转移性疾病更敏感的新兴成像平台可能会改变未来一段时间的疾病管理方式。美国 FDA 于 2020 年 12 月批准了第一种前列腺特异性膜抗原（PSMA）靶向 PET 药物 ^{68}Ga PSMA-11。2021 年 5 月，第二种 PSMA 靶向 PET 药物 Pylarify（piflufolastat ^{18}F）被批准用于新诊断或生化复发的 CaP 患者。

十二、转移性疾病系统性治疗的疗效评估标准

前列腺癌第三工作组及其临床意义

（1）在过去 10 年中，随着对 CaP 理解的不断发展，在新的可用疗法和既往的疗法经验更丰富的背景下，前列腺癌第三工作组（PSWG3）就在临床试验中判定疗效达成了共识。

（2）或许最重要的是，PSA 不应该作为停止治疗的唯一标准。此外，PSWG3 推荐早期 PSA 变化和疼痛适度增加（可能代表肿瘤闪烁现象），不应该导致治疗中断，这一点尤为重要，因为 PSA 并不仅仅用于评估某些最新疗法的效果，因此仅基于 PSA 的停药可能会降低某些疗法的预期疗效。

（3）对于转移性 CaP 患者，影像学检查（CT 和骨扫描）的客观改变应是在没有明确临床症状进展的情况下评估疾病进展的主要标准。

（4）为了评估影像，基线时淋巴结直径必须＞2cm。此外，对于基线时淋巴结直径＜1.0cm 并增长到＞1.5cm 时，医生可自行决定。

（5）骨扫描需要发现 2 个新的骨病灶来证实进展性疾病，但有一个很重要的例外。第 1 次骨扫描的新病灶应该促使患者在 6 周或 6 周以后再进行一次骨扫描，因为这些新病灶可能在第 1 次扫描中出现，但在最初的影像学检查中没有看到，或它们可能代表肿瘤闪烁现象。如果第 2 次（及以后）骨扫描显示少于 2 处新病灶且患者在其他方面临床表现稳定，该患者则应该被认为病情稳定。

（6）关于临床试验之外患者的治疗，PSWG3 建议如下：

1）应该使用影像学疗效标准来评价转移性 CaP 患者的疾病进展，而不是单纯使用 PSA。

2）骨扫描的初始变化并不足以让患者停止治疗；如果随后的骨扫描显示新病灶不足 2 处，患者可以继续治疗。

3）对淋巴结直径＜2cm 的变化进行解释时应谨慎。

4）仍应监测 PSA，但解释时应谨慎，不可作为唯一标准来确定何时停止治疗。

十三、转移性疾病的治疗策略：雄激素剥夺治疗

（1）ADT 是转移性 CaP 治疗的主要手段（表 14.2）。然而，如前面所讨论的，ADT 也被用来治疗局部疾病，可用于放疗前的新辅助治疗和放疗后辅助治疗。

表 14.2　前列腺癌的系统性治疗

治疗	剂量	最常见的副作用用
双侧睾丸切除术	N/a	勃起功能障碍、无性欲、男性乳房发育、潮红、骨质疏松
GnRH 激动剂（最常见的配方）		
醋酸戈舍瑞林（诺雷德）	3.6mg，皮下注射，每月 1 次；或 10.8mg，皮下注射，每 3 个月 1 次	由于睾丸激素起初短暂增加而有引起肿瘤闪烁现象的可能，无性欲、男性乳房发育、潮红、骨质疏松
醋酸亮丙瑞林（利普安）	7.5mg，皮下注射，每月 1 次；或 22.5mg，肌内注射，每 3 个月 1 次；或 30mg，皮下注射，每 4 个月 1 次	由于睾丸激素起初短暂激增而有引起肿瘤闪烁现象的可能，无性欲、男性乳房发育、潮红、骨质疏松
GnRH 拮抗剂		
地加瑞克（地盖瑞利）	初始剂量 240mg，皮下注射，随后 80mg，皮下注射，每 28 天 1 次	潮红、体重增加、勃起功能障碍、无性欲、高血压、肝毒性、男性乳房发育及骨质疏松
雄激素生物合成抑制剂		
阿比特龙（Zytiga）	1000mg，口服，每天 1 次（空腹），同时泼尼松 5mg，口服，每天 2 次	外周性水肿、高血压、乏力、低血钾、高血钠、高三酰甘油、肝毒性、潮红（阿比特龙是一种潜在的 CYP3A4 抑制剂，因此存在多种药物相互作用的可能，药物审核很重要）
雄激素受体抑制剂		
恩杂鲁胺（又称恩扎鲁胺）	160mg，口服，每天 1 次	潮红、腹泻、外周性水肿、乏力、关节痛、肌肉骨骼痛。癫痫发作的风险有限（少于 1%），但应注意有癫痫病史的患者或服用可能降低癫痫发作阈值药物的患者
免疫治疗		
Sipuleucel-T（Provenge）	体外细胞处理后，静脉输入≥50×10^6 自体 CD54$^+$细胞，每 2 周 1 次，共 3 次总剂量	乏力、发热、发冷、头痛、恶心、呕吐、肌痛、输液反应症状
化疗方案		
多西他赛（泰素帝）	75mg/m^2，静脉注射，每 21 天 1 次，同时泼尼松 5mg，口服，每天 2 次	粒细胞减少、感染、贫血、乏力、中性粒细胞减少、液体潴留、感觉神经病变、恶心、肌痛、脱发

续表

治疗	剂量	最常见的副作用
卡巴他赛（Jevtana）	25mg/m^2，静脉注射，每 21 天 1 次，同时泼尼松 5mg，口服，每天 2 次	骨髓抑制、感染、乏力/衰弱、发热、腹泻、恶心、呕吐、感觉神经病变、关节痛、外周性水肿、脱发、消化不良
米托蒽醌（诺消灵）	12～14mg/m^2，静脉注射，每 21 天 1 次，同时泼尼松 5mg，口服，每天 2 次	水肿、骨髓抑制、心脏毒性、发热、乏力、脱发、恶心、腹泻、感染、肝毒性
多西他赛（泰素帝）+卡铂（伯尔定）	多西他赛 60mg/m^2 和卡铂 AUC=4，静脉注射，每 21 天 1 次；同时泼尼松 5mg，口服，每天 2 次	骨髓抑制、感染、高血糖、低血糖、疼痛、肾衰竭、血栓形成（在 34 例患者中观察到，经验有限）
放射性药物		
镭-223	6 个月输注，每千克体重为 55kBq	骨髓抑制、恶心、腹泻、呕吐、外周水肿
PARP 抑制剂		
奥拉帕利（Lynparza）	300mg，口服，每天 2 次	恶心、呕吐、食欲缺乏、便秘、骨髓抑制、乏力
卢卡帕尼（Rubraca）	600mg，口服，每天 2 次	恶心、呕吐、乏力、骨髓抑制、便秘、腹泻、食欲下降

（2）双侧睾丸手术切除去势，以及 GnRH 激动剂（如亮丙瑞林、戈舍瑞林和布舍瑞林）和 GnRH 拮抗剂（地加瑞克）的微球注射能够提供等效的睾酮抑制。通过添加口服雄激素受体拮抗剂（ARA，如尼鲁米特、氟他胺、比卡鲁胺）可获得雄激素联合阻断。然而，这可能几乎没有提供确切的生存益处。

（3）GnRH 激动剂最初通过增加促性腺激素而引起睾酮短暂升高（约 14 天），从而导致肿瘤闪烁现象。可通过给予 ARA 阻止肿瘤闪烁现象，ARA 与雄激素受体（AR）相结合，有效阻断 AR 激活细胞生长的能力。当患者存在肿瘤闪烁现象相关的并发症（如疼痛、梗阻或骨髓压迫症）时，通常应在应用 GnRH 激动剂之前 1～2 周应用 ARA，然后可以停止 ARA。对于高风险患者，双侧睾丸切除可以更快地降低睾酮水平。

（4）使用 GnRH 拮抗剂（地加瑞克）可以避免肿瘤闪烁现象，因为它导致睾丸激素的快速减少而不增加血清睾酮水平。因此，对于确诊为症状性转移性疾病的男性患者，在初始治疗中该类药物可作为首选。

CaP 细胞通常对 ADT 有反应，产生持久的肿瘤缓解和显著的症状缓解。反应持续时间（DOR）为 12～18 个月，少数患者在几年内有完全的生化反应。最终，对于大多数患者，抗药性细胞出现，产生去势抵抗性，并导致疾病进展。

（5）在转移性或非转移性肿瘤中，患者发展为去势抵抗性前列腺癌（CRPC）后持续睾酮抑制也被认为是标准的治疗方案。在转移性 CRPC（mCRPC）中，通过在新的抗雄激素（恩杂鲁胺和阿比特龙）治疗中观察到获益则可以证明雄激素在驱动 CRPC 增长方面仍起到重要的作用。AR 水平和肿瘤细胞内的雄激素水平在这些患者中显著升高，因此在CRPC中建议无限制地持续给予ADT。

十四、转移性去势敏感性前列腺癌的治疗

（1）这组患者在睾酮水平正常的情况下（也就是说，当不接受ADT时）发生转移性疾病。这一人群包括在初始诊断时有转移性疾病的男性或在确定性治疗后的随访期间发生但未接受ADT的患者。

（2）一项随机研究（n=790）证实，6次多西他赛（75mg/m^2，每3周1次）的输注显著改善了该人群的总生存期，分别为57.6个月和44.0个月（HR=0.61）（不需要每天服用泼尼松）。

（3）在该人群中，多西他赛需要在开始给予ADT后120天内开始。

（4）一项随访时间较长的亚组分析表明，低负荷疾病（少于4处骨病变，无内脏疾病或无脊柱或骨盆以外的疾病）患者没有从添加多西他赛到ADT中获益，这可能使人们质疑“低负荷”人群的优势。

（5）根据两项大型临床试验，ADT+醋酸阿比特龙持续治疗直至疾病进展也被认为是mCSPC患者的一种标准治疗选择。在一项针对既往未接受ADT治疗的高风险转移性CaP患者的Ⅲ期试验中，患者被随机分为接受标准ADT+安慰剂组对比ADT联合阿比特龙+泼尼松组。在30.4个月的中位随访后进行的计划中期分析中，阿比特龙组的中位总生存期显著长于安慰剂组（53.3个月 *vs.* 36.5个月）。在一项多阶段、多组试验中，与mCPSC的单独ADT相比，ADT联合阿比特龙+泼尼松的总生存率和无失败生存率显著提高，总生存期获益率为38%，阿比特龙+泼尼松组的所有次要终点均得到改善。

（6）恩杂鲁胺是一种有效的AR拮抗剂，基于两项大型试验，其联合ADT是一种治疗选择。在一项随机的Ⅲ期试验中，患者被分配到睾酮抑制联合恩杂鲁胺或联合一种非甾体抗雄激素。对于mCSPC患者，恩杂鲁胺较标准治疗有更长的无进展生存期和总生存期。在另一项双盲Ⅲ期试验中，患有mCSPC的男性被分配给予恩杂鲁胺+ADT或安慰剂+ADT，根据病灶体积和既往多西他赛治疗进行分层。与安慰剂+ADT相比，恩杂鲁胺显著降低了随时间推移的转移性进展或死亡风险，包括那些患有低转移负荷和（或）既往多西他赛治疗的患者。

（7）阿帕他胺是一种AR抑制剂，在mCSPC中已显示出无进展生存期和总生存期获益。共有525例患者被随机分配接受阿帕他胺+ADT，527例患者接受安慰剂+ADT；62.7%的患有高转移负荷疾病，37.4%的患有低转移负荷疾病。24个月时，阿帕他胺+ADT组的影像学无进展生存期和总生存期高于安慰剂+ADT组（阿帕他胺组为82.4%，安慰剂组为73.5%；HR=0.48；95% CI 0.39～0.60；P<0.001）。

（8）目前还没有明确的证据表明，在该人群中，阿比特龙、恩杂鲁胺、阿帕他胺或多西他赛治疗优于 ADT。每日口服抗雄激素治疗会产生更长的无进展生存期（与 6 个周期的多西他赛相比，正如持续治疗所预料的那样），但 STAMPEDE 数据仍不清楚无进展生存期延迟的影响，到目前为止，多期试验中仍表明多西他赛和阿比特龙组之间的等效性。

十五、非转移性去势抵抗性前列腺癌的治疗和二线雄激素受体拮抗剂的应用

（1）尽管睾酮达到去势水平，但通过耐药机制的发生，如 AR 上调或瘤内雄激素的产生，患者可能发展为进展性疾病（CRPC）。

（2）对于 PSA 水平上升但没有转移性疾病证据的患者，在 ADT 中加入 ARA 以提供雄激素联合阻断，可能减缓疾病进展或转移的发生。

（3）当 ARA 联合 ADT 后出现疾病进展时，需要注意的是，停止口服 ARA 后，多达 20%（范围 15%～33%）给予联合雄激素阻断治疗的患者出现 PSA 水平下降≥50%，尽管这些下降通常只持续 3～5 个月。短期使用 ARA 后，这一比例可能会降低。这种 ARA 停药反应发生在 4～6 周，这取决于 ARA 的半衰期。

（4）ARA 撤药后，一些 PSA 水平上升的患者（仍然没有转移的证据）仍可能通过转向其他 ARA 药物或开始酮康唑治疗而获益。二线甚至三线抗雄激素药物治疗后，部分患者（35%～50%）出现 PSA 水平下降。

（5）2018 年，阿帕他胺被批准用于治疗非转移性去势抵抗性前列腺癌（nmCRPC）。在 nmCRPC 和 PSA 倍增时间（PSADT）≤10 个月的患者中开展的一项阿帕他胺+ADT 对比安慰剂+ADT 的Ⅲ期研究显示，与安慰剂相比，阿帕他胺的死亡风险降低 25%（HR=0.75，95% CI 0.59～0.96，P=0.019 7）。

（6）根据一项恩杂鲁胺+ADT 对比安慰剂+ADT 的Ⅲ期试验结果，在定义为 PSADT≤10 个月的 nmCRPC 高危患者中，恩杂鲁胺和安慰剂的中位无转移生存时间分别为 36.6 个月和 14.7 个月。与安慰剂相比，恩杂鲁胺降低了 71%的影像学进展或死亡风险（HR=0.29，95% CI 0.24～0.35，P＜0.001）。与安慰剂相比，恩杂鲁胺还与中位总生存期延长相关（67 个月 *vs.* 56.3 个月）。

（7）达罗他胺（Darolutamide）是一种第二代 AR 抑制剂，在 PSADT≤10 个月的 nmCRPC 患者中，基于达罗他胺+ADT 对比安慰剂+ADT 的Ⅲ期试验，该抑制剂被批准用于治疗 nmCRPC。与安慰剂相比，达罗他胺具有显著的总生存期益处。与安慰剂相比，达罗他胺降低了 31%的死亡风险（HR=0.69，95% CI 0.53～0.88，P=0.003）。

十六、转移性去势抵抗性前列腺癌的治疗

与 2010 年之前相比，现在可以使用多种方案治疗 mCRPC，当时只有多西他赛表明能延长该人群的生存期。鉴于多种治疗形式，包括免疫治疗、化疗、放射性药物、现代抗雄激素治疗和 PARP 抑制剂，患者的症状、病变部位和突变状态将决定哪些治疗最适合。目前还没有标准的治疗顺序被证明是最有效的(图 14.1)。

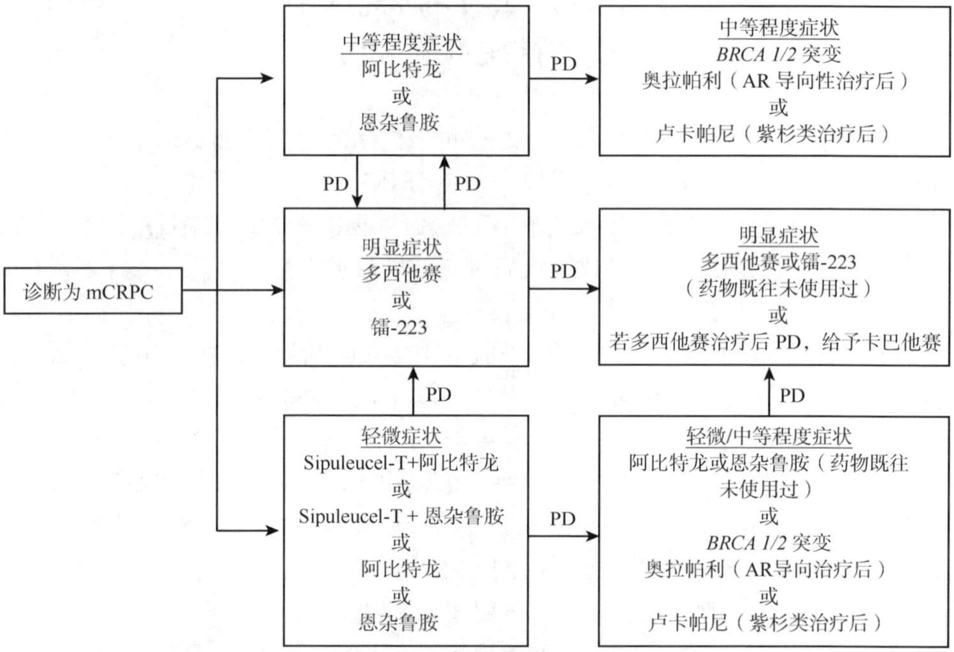

图 14.1　对转移性去势抵抗前列腺癌患者建议的治疗方法

注：目前，mCRPC 还没有关于最佳治疗顺序的明确数据。一种策略是根据患者的症状来治疗 mCRPC，对症状轻微的患者选择毒性较小的疗法。疾病的进展速度也应该被考虑在内，因为快速进展的疾病可能需要更早的化疗，甚至在出现明显症状之前。此外，以前对 ADT 的短暂反应可能会降低对随后的阿比特龙或恩杂鲁胺的预期，因为这些特定的疾病表现可能不依赖于雄激素受体途径。PD，疾病进展

（一）免疫治疗

（1）Sipuleucel-T（Provenge）是一种活性细胞疗法，来源于患者自身的免疫细胞，通过白细胞分离法收集。细胞一旦从循环中分离，立即被送到中心处理设备，与 PAP-GMCSF 融合肽接触 48h，再将其回输入患者体内，目标是通过体外处理来激活免疫细胞，使其产生一种免疫介导的抗肿瘤反应。

（2）虽然研究显示 Sipuleucel-T 较安慰剂可改善生存期（25.8 个月 *vs*. 21.7 个月，HR=0.77，*P*=0.02），但不会改变大多数患者的短期疾病进展或者出现 PSA 水

平下降。因此，理想的是，使用 Sipuleucel-T 后应该接着给予另一种治疗，以便能实现短期控制并考虑潜在的长期影响，这可能提高生存率。使用 Sipuleucel-T 后，对于影像学检查、PSA 水平和症状均保持稳定的患者，应密切随访，直至其中一个指标提示开始后续治疗。

（3）Sipuleucel-T 适用于有与 CaP 相关的轻微症状的患者。虽然 Sipuleucel-T 可以在化疗后 3 个月内给予，但鉴于其延迟效应，最好在化疗前给药。

（二）雄激素生物合成抑制剂

（1）阿比特龙是一种不可逆的选择性 CYP17 抑制剂，可以显著减少来自肾上腺及可能来自 CaP 细胞内的继发性雄激素产物（包括睾酮前体脱氢表雄酮和雄烯二酮）。

（2）与安慰剂相比，无论之前是否接受化疗，阿比特龙均能改善 mCRPC 患者的总生存期。

（3）阿比特龙可用于未接受化疗的 mCRPC 患者和因转移灶而有轻度疼痛的患者。已证明阿比特龙可以延迟这一群体对镇痛药的需求。

（4）在已接受过化疗的患者中，阿比特龙已显示可以改善疼痛和提高生活质量。

（5）阿比特龙需要联合使用泼尼松（10mg/d）以减轻治疗相关的毒性。

（三）雄激素受体抑制剂

（1）恩杂鲁胺是一种既往讨论过的新型 ARA，尽管这种药物除了与 AR 有更强的亲和力外，还有更广泛的抗 AR 特性。恩杂鲁胺也能显著减少 AR 易位至细胞核、限制 DNA 结合，并抑制共激活分子的募集和受体介导的 DNA 转录。此外，不像以前的 ARA，恩杂鲁胺没有显示出任何激动剂的性质。

（2）与阿比特龙一样，恩杂鲁胺与安慰剂相比，无论以前是否接受过化疗，对 mCRPC 的男性患者都有疗效，并且可以改善中度疼痛。

（3）与阿比特龙不同，恩杂鲁胺治疗过程中不需要每天服用泼尼松。

（4）恩杂鲁胺不应在有癫痫病史或服用可能显著降低癫痫阈值药物的患者中使用。

十七、转移性去势抵抗性前列腺癌的化疗

尽管出现了新的抗雄激素药物治疗 mCRPC，但化疗仍然是治疗症状性疾病的重要手段。

1. 多西他赛

（1）多西他赛可以改善中位总生存期，从 16.5 个月（米托蒽醌/泼尼松）提高至 18.9 个月（*P*=0.000 5），可以改善生活质量（前列腺癌治疗的功能评估为 22% *vs.* 13%；*P*=0.009）。尽管两组间总生存期绝对值的差别<3 个月，但值得注意的是，该研究采用了交叉设计，意味着最初没有分配至多西他赛组的患者，当疾病进展时可以接受多西他赛治疗。

（2）多西他赛可能最适合有中度或重度症状的 mCRPC 患者。

（3）多西他赛也是影像学出现客观变化而判定快速进展患者的一个合理的选择。

2. 卡巴他赛

（1）卡巴他赛是批准用于 CaP 治疗的第二种化疗药物。一项Ⅲ期研究试验在已经接受多西他赛治疗的患者中比较了卡巴他赛和米托蒽醌的疗效（两组均给予泼尼松 5mg，每天 2 次）。卡巴他赛可以延长疾病进展时间（2.8 个月 *vs.* 1.4 个月，*P*<0.000 1），而且通过延长生存期（15.1 个月 *vs.* 12.7 个月，*P*<0.000 1）也达到了试验的主要终点。

（2）值得注意的是，发热性中性粒细胞减少的发生率为 8%，并且 2%的患者死于中性粒细胞相关性感染。因此，对适合的患者必须考虑使用生长因子支持。

（3）一项比较多西他赛和卡巴他赛作为 mCRPC 一线化疗药物的研究未发现卡巴他赛具有优势。

3. 米托蒽醌+泼尼松

（1）在两项早期的随机对照试验中显示，与单用类固醇相比，米托蒽醌+泼尼松能改善生活质量，但不能提高无病生存率或总生存率。

（2）累积剂量达到 $140mg/m^2$ 时需停用米托蒽醌，可用丙氯拉嗪作为止吐药。

（3）对于疾病进展或不适合以紫杉类为基础的化疗方案治疗的有症状的患者，米托蒽醌是合适的。

4. 多西他赛（泰索帝）+卡铂

（1）一项单臂Ⅱ期临床试验对接受以多西他赛为基础化疗进展的患者（34 例）进行了多西他赛+卡铂的疗效评估，结果显示部分缓解率为 14%，中位无进展生存期为 3 个月，总生存期为 12.4 个月。

（2）在有小细胞变异的 CaP 患者（约 2%的患者）中，该联合方案可能是最合适的。

十八、移性前列腺癌的放射性药物治疗

（1）放射性核素锶-89（Metastron）和钐-153 lexidronam（Quadramet）先前已

证实在有骨转移的 mCRPC 患者中具有姑息治疗作用，但常与实质性的骨髓抑制相关。

（2）发射 α 粒子的同位素镭-223（Xofigo）已证明具有姑息治疗作用，与其前体不同，其能够延长 mCRPC 患者的总生存期。无论以前的化疗方案如何，有症状的患者均可获益。

（3）镭-223 对骨髓的影响较小，因为 α 粒子的破坏半径有限，但是仍会遇到贫血、血小板减少和白细胞减少。

（4）最终，由于放射性核素在 mCRPC 中的历史作用，镭-223 通常保留用于晚期有症状的患者，但可能需要更早地使用。安全性数据表明，镭-223 可以安全地与阿比特龙和恩杂鲁胺联合使用，但目前尚不清楚这两种联合用药是否比序贯用药更有益。

（5）在已经接受过化疗的男性中进行的一项Ⅲ期试验的新数据表明，^{177}Lu-PSMA-617 治疗后临床获益。这可能会成为晚期 mCRPC 男性患者的新选择。

十九、PARP 抑制剂

（1）如上所述，越来越多的数据表明，DNA 修复途径的胚系缺陷和突变存在于一部分前列腺癌患者中。

（2）早期的Ⅱ期试验数据表明，PARP 抑制剂对具有胚系或体细胞突变的 CaP 患者的有效率较高。

（3）美国 FDA 最初授予奥拉帕利突破性治疗地位。最近，在一项接受恩杂鲁胺或阿比特龙治疗期间出现疾病进展的 mCRPC 患者的随机Ⅲ期试验中对奥拉帕利进行了评估。男性患者在预先设定的涉及同源重组的基因中有一种合格的突变（队列 A：245 例患者 *BRCA1*、*BRCA2* 或 *ATM* 中至少有一种突变；队列 B：142 例患者其他 12 种预先设定基因的任何一种改变）。患者按照 2∶1 的比例随机接受奥拉帕利或医生选择的恩杂鲁胺或阿比特龙治疗。基于影像学的无进展生存期，奥拉帕利组显著长于对照组（中位数为 7.4 个月 *vs.* 3.6 个月；HR=0.34，95% CI 0.25～0.47，$P<0.001$）。队列 A 中奥拉帕利的中位总生存期为 18.5 个月，对照组为 15.1 个月。

（4）2020 年，美国 FDA 加速批准了卢卡帕尼治疗有害 *BRCA* 突变[胚系和（或）体细胞]相关的 mCRPC 患者，这些患者曾接受 AR 靶向治疗和紫杉类治疗。一项Ⅱ期试验招募了 *BRCA 1/2*、*ATM* 或其他 DNA 损伤修复（DDR）基因有害突变的患者。队列 A 招募了 *BRCA* 或 *ATM* 突变的患者。队列 B 招募了 *BRCA* 或 *ATM* 以外的 DDR 突变患者。对具有可测量病灶的 62 例患者的客观有效率（ORR）和 DOR 进行了评估。ORR 为 44%（95% CI 31%～57%）。

二十、支 持 疗 法

（1）激素治疗产生的潮热最常给予小剂量文拉法辛或加巴喷丁治疗，疗效变化很大。当用这些药物治疗潮热时，其潜在副作用也必须考虑。

（2）睾酮降低疗法会引起维持骨密度所需的雌二醇下降，这可能会导致骨质疏松。许多专家建议接受 ADT 的患者，若无禁忌应每天补充维生素 D 和钙剂。在开始长期 ADT 之前，应获得基础骨密度。

（3）对于骨密度低的患者，应考虑使用双膦酸盐或 RANK 配体抑制剂进行治疗。

二十一、骨转移的处理

（1）虽然麻醉药可用于缓解骨痛，但作为一线治疗措施，非甾体抗炎药（NSAID）在骨转移患者中的抗炎作用不容忽视。

（2）对疼痛性脊髓转移直接行放疗，可使约 80%的患者疼痛缓解。副作用通常限于可以恢复的乏力和贫血。通常对引起疼痛的椎体病灶及病灶的上下两个椎体给予 30Gy 治疗。脊髓的耐受剂量可高达 50Gy，因此对于某些病灶可以考虑再次治疗。

（3）双膦酸盐可抑制晚期 mCRPC 患者的破骨细胞骨吸收，可降低骨相关事件。唑来膦酸 4mg，静脉注射，每 3～4 周 1 次，已被批准用于此适应证。副作用包括输液相关的肌痛、肾功能障碍和下颌骨坏死。肾功能不全应调整剂量。

（4）地诺单抗（Xgeva）是一种与 RNAK 配体结合的全人源化抗体，RANK 配体在破骨细胞功能中起重要作用，破骨细胞在骨吸收中起重要作用。尽管它在机制上与双膦酸盐类药物不同，但下颌骨坏死的发生率相似。

（5）考虑到潜在的毒性和益处，可以考虑对脊柱病变及骨盆和下肢其他负重骨病变的 mCRPC 患者使用双膦酸盐或 RANK 配体抑制剂进行治疗。在 mCRPC 中，没有数据支持它们用于延迟转移或骨相关事件。

二十二、脊髓压迫症

（1）脊椎骨转移侵犯脊髓可导致脊髓压迫症，其是广泛骨转移的 CaP 患者常见的肿瘤急症。

（2）疼痛是脊髓压迫症的早期症状，超过 90%的患者会出现。肌无力或神经系统异常是脊髓压迫症的其他表现，伴随着虚弱和（或）相应的脊髓压迫水平的感觉丧失，通常表明不可逆的损伤。泌尿生殖系统、胃肠道症状或自主神经功能障碍是晚期信号，此时脊髓压迫症通常会迅速进展。

（3）诊断有赖于详尽的病史和体格检查，需要特别注意肌肉骨骼和神经系统检查。诊断和定位脊髓压迫症的标准检查是 MRI，通常采用钆对比剂。脊髓 X 线造影可用于对 MRI 有禁忌证的患者，如使用起搏器的患者。

（4）一旦病史或神经系统检查提示脊髓压迫症，可使用大剂量类固醇（如地塞米松剂量≥24mg，静脉滴注，然后 4mg 静脉注射或者口服，每 6 小时 1 次）。

（5）确诊后应尽快咨询神经/骨科医生和（或）放射肿瘤学专家。

（朱传东　李永生　刘连科　译）

参 考 文 献

第15章　膀　胱　癌

Andrea B. Apolo，Sandeep Gurram，Scot A. Niglio

一、流 行 病 学

据估计，2021 年美国有 83 730 例患者被诊断患有膀胱癌，17 200 例患者死于该病。男性患膀胱癌的终身风险为 3.9%，女性为 1.2%。全球每年有超过 573 278 例患者被诊断患有膀胱癌。男女比例为 3∶1，高发年龄为 61～70 岁，为男性第 4 位常见的癌症。

二、病 因 学

（1）吸烟：是膀胱癌最主要的致病因素。事实上，对于当前吸烟者，患膀胱癌的风险是那些从未吸烟者的 4～5 倍，是既往吸烟者的 2 倍。吸烟者患膀胱癌的比例在男性和女性中类似，男性人群危险度为 50%，而女性为 52%。膀胱尿路上皮癌和鳞状细胞癌（SCC）的组织学研究显示，其与吸烟持续时间和数量有关。

（2）职业暴露：化学致癌物与膀胱癌的发病风险增加有关。在染料、涂料、橡胶、纺织、干洗及皮革行业中接触芳香胺的工人，其发病风险增加。

（3）镇痛药：滥用镇痛药非那西丁（1983 年被美国 FDA 禁用）与泌尿道上皮癌的风险增加相关，尤其是肾盂癌。

（4）治疗相关的风险：先前曾接受过骨盆放疗和环磷酰胺化疗者，泌尿道上皮癌的发病风险增加。前列腺放射治疗增加膀胱癌的风险（HR=1.6）。

（5）慢性感染和炎症：在膀胱癌流行地区，如非洲和中东地区，埃及血吸虫或曼氏血吸虫慢性感染使患者易于发生膀胱鳞状细胞癌（归因于鳞状上皮化生）及尿路上皮癌。持续存在膀胱炎症者（如长期留置导尿管）也比普通人有更高的膀胱癌发病风险，特别是鳞状细胞癌。肾实质的进行性炎症也可发生在 Balkan 肾病患者，易使患者发生低级别尿路上皮癌。

（6）遗传：遗传性非息肉病性结直肠癌（HNPCC）或 Lynch 综合征与 4 种错配修复基因（*MLH1*、*MSH2*、*MSH6*、*PMS2*）中的一种或 *EpCAM* 发生的常染色体显性遗传胚系突变有关。*MSH2* 的突变与尿路上皮癌的高发病率相关。HNPCC 增加输尿管和肾盂尿路上皮癌的终身风险。与普通人群相比，HNPCC 患者出现上尿路肿瘤时更年轻，性别比例几乎相等。

（7）噻唑烷二酮类：用于 2 型糖尿病的二线治疗药物吡格列酮和罗格列酮可能与膀胱癌风险增加有关。2011 年 6 月，美国 FDA 警告，使用吡格列酮（以 Actos 在市场销售）超过 1 年可能会增加患膀胱癌的风险。更长的随访研究表明，这种关联可能比最初发现的要弱。

（8）砷污染饮用水：流行病学研究提供了砷污染饮用水与膀胱癌相关的确凿证据。

（9）马兜铃酸：中草药，如广防己马兜铃和铁线莲状马兜铃，巴尔干地区特有的植物，与终末期肾病和上尿路上皮癌的发生有关。

三、病　理　学

（1）大多数尿路上皮癌起源于膀胱，但也可起源于尿道或上尿路，包括肾盂和输尿管，这些肿瘤较少见，占所有尿路上皮癌的 5%～10%。

（2）尿路上皮癌，以前称为移行细胞癌，在美国占所有膀胱肿瘤的 95%左右。其他组织学类型包括鳞状细胞癌（1%～2%）、腺癌（包括脐尿管，1%）、小细胞癌（约 1%）。尿路上皮性肿瘤常有不同的组织学成分，包括尿路上皮癌和鳞状细胞癌、肉瘤样癌、腺癌和（或）巢状微乳头亚型。

（3）原位癌（CIS）为扁平肿瘤，非肌层浸润性膀胱肿瘤（NMIBC）患者通常表现为弥漫性尿路侵犯。CIS 增加了随后发生浸润性疾病及复发的风险，不论其是独立还是与非肌层浸润性膀胱肿瘤相关。

（4）乳头状肿瘤具有纤维血管轴心，通常在茎上生长，茎可以内陷入表层、固有层或固有肌层。可以是低级别的或高级别的，并且随着时间的推移具有复发和进展的风险。

（5）上尿路肿瘤患者的同时性或异时性膀胱癌的发生率为 20%～50%。膀胱癌患者的同时性和异时性上尿路肿瘤的发生率为 1%～7%。

四、临 床 特 征

（1）约 85%的膀胱癌患者会出现无痛性肉眼或镜下血尿，20%的患者有膀胱刺激症状。

（2）表现为肉眼血尿的患者患膀胱癌的概率约为 16.5%；那些表现为镜下血尿的患者概率为 4%。

（3）侵袭性疾病患者由输尿管梗阻导致肾盂积水时可表现为腰部疼痛。

（4）晚期疾病患者可表现为体重减轻、腹部疼痛或骨痛等全身症状。

五、筛　查

镜下或肉眼血尿是膀胱癌患者最常见的症状。然而，由于血尿本身具有非特异性，血尿阳性的患者需要行进一步的检查来明确其病因。其他非侵入性筛查方法包括尿液细胞学检查、荧光原位杂交或基于尿液的标志物。诸如核基质蛋白 22、膀胱肿瘤相关抗原、细胞角蛋白等标志物，以及体细胞基因改变、脱落尿路上皮细胞的表达检测等具有广泛可变的敏感性和特异性。研究表明，这些诊断测试的敏感度为 57%～95%，特异度为 68%～93%。然而，这些标志物将漏掉相当一部分膀胱癌患者，因为其不能代替膀胱镜检查来评估膀胱。鉴于尿细胞学的假阳性率约为 10%，并且在镜下血尿的初始评估中额外的益处微乎其微，美国泌尿外科协会（AUA）镜下血尿指南建议在无症状镜下血尿患者的初始评估时不要立即进行细胞学检查。因此，膀胱癌的确诊应建立在膀胱镜检查和活检的基础上。

六、诊断与分期

（1）对疑似膀胱癌患者进行诊断检查是一种风险适应性策略，应首先进行门诊膀胱镜检查和上尿路造影±尿细胞学检查。AUA 最近更新了关于显微镜血尿患者筛查方案的指南，因为镜下血尿在成人中发病率高，筛查发现恶性肿瘤的概率却较低。

（2）如果发现膀胱肿块，患者应接受经尿道膀胱肿瘤切除术（TURBT）以进行完整的原发性肿瘤分期。完整的 TURBT 具有预后和诊断意义，并且应在技术可行的情况下尝试。TURBT 标本应包括肌肉，以准确评估肿瘤浸润的深度。对于 T1 期高级别病变，即使样本中存在肌肉，建议在 6 周内重复行 TURBT，因为 TURBT 可能低估 T1 期肿瘤，并且重复 TURBT 在预测膀胱内治疗反应方面具有预后价值。

（3）TURBT 在麻醉下进行检查。EUA 在临床分期中很重要，因为它可以通过评估对邻近器官的侵犯、膀胱外侵犯，以及腹部或骨盆侧壁侵犯，检测局部晚期膀胱癌。在 EUA 下膀胱呈现固定状态，手术可能无法切除。

（4）还应通过 CT 尿路造影（首选）、MR 尿路成像或逆行肾盂造影和非对比剂增强横截面成像或肾脏超声的组合来评估上尿路。

（5）对于膀胱镜检查阴性但细胞学检查阳性的患者，临床医生应考虑前列腺尿道活检、增强膀胱镜检查[蓝光（首选）或窄带成像]，以及上尿路造影。输尿管镜检查和随机膀胱活检也是合适的。

（6）对于细胞学检查阳性和膀胱镜检查正常的患者，充分检查上尿路和前列腺尿道活检尤为重要。当检测到 CIS 时，应进行多处随机活检，如果可用，应提供蓝光膀胱镜检查，以评估肿瘤累及的程度。

（7）对于高级别和（或）浸润性肿瘤患者，应进行影像学评估，采用胸部、腹部和盆腔高分辨率增强 CT 检查，或以钆作为对比剂的腹部和盆腔 MR 造影检查，以及胸部 CT 平扫检查（如果患者有肾功能不全）来评估局部淋巴结受累、上尿路侵犯和远处转移。

（8）膀胱多参数 MRI 目前正在术前分期中进行研究。MRI 显示出了区分 NMIBC 和肌层浸润性膀胱癌（MIBC）的良好性能。膀胱成像报告和数据系统使得图像的报告和采集标准化。

（9）FDG-PET/CT 对初始分期的价值仍在研究中，但对于 CT/MRI 上有异常发现的患者似乎该检查是一种有用的补充成像方式，并且有助于指导选定患者的活检。FDG-PET/CT 不能替代横截面成像。

（10）对于血液碱性磷酸酶升高、骨痛或高风险 MIBC 的患者，建议进行 ^{99m}Tc 骨扫描、MRI 或 FDG-PET/CT。氟化钠（NaF）-PET/CT 用于评估膀胱癌中骨骼疾病的研究也在进行中。

七、分期和肿瘤分级

（1）膀胱癌分期（表 15.1）是疾病进展和总生存率最重要的独立预后变量。膀胱癌可分为非肌层浸润性膀胱癌、肌层浸润性膀胱癌和转移性膀胱癌（图 15.1）。

表 15.1 膀胱癌的 TNM 分期（AJCC 第 8 版）

分期	T1	T2	T3	T4a	T4b
N0	Ⅰ期	Ⅱ期	Ⅲ期		Ⅳ期
N1～3	Ⅲ期				Ⅳ期
M1	Ⅳ期				

（2）非肌层浸润性膀胱癌约占所有膀胱癌的 70%。仅包括黏膜（Ta，约 60%）或黏膜下层（T1，约 10%）和扁平原位癌（Tis，约 0%）。大多数非肌层浸润性膀胱癌在 6～12 个月以相同的分期复发，但 10%～15%的患者可能发展为浸润性或转移性疾病。复发和进展高度依赖于级别和分期，低级别 Ta 期肿瘤的无进展生存率约为 95%，高级别 Ta 期肿瘤为 60%，高级别 T1 期肿瘤为 45%。

（3）膀胱癌分级对非肌层浸润性膀胱癌的复发和进展有预后意义。1973 年，WHO 将肿瘤分为乳头状瘤和 1～3 级尿路上皮肿瘤。在 2004 年修订版中，WHO 将乳头状瘤分为具有低恶性潜能的乳头状尿路上皮肿瘤。实际应用时，尿路上皮肿瘤的分级简化为低级别（1973 年 WHO 1 级或 2 级）或高级别（1973 年 WHO 2 级或 3 级）。

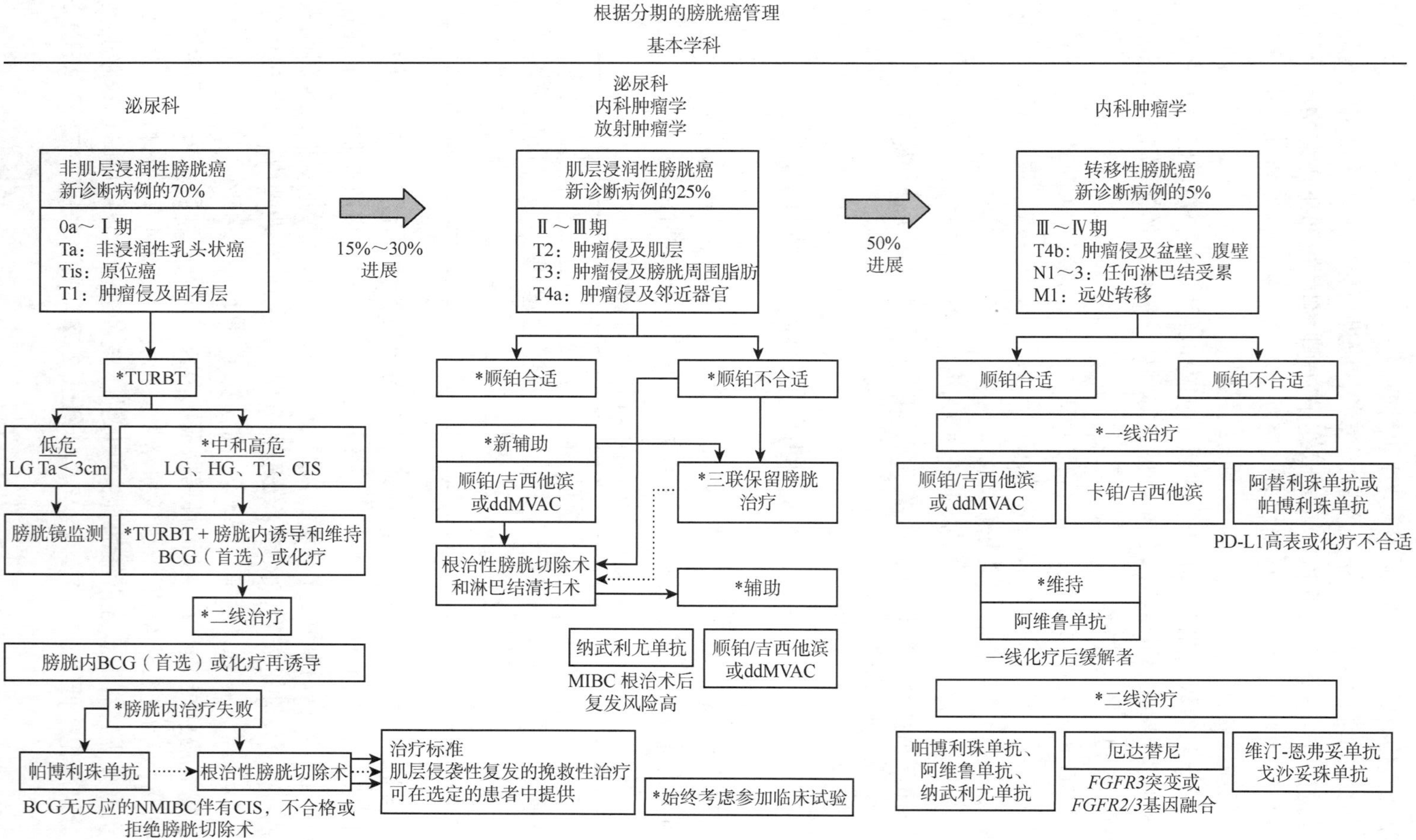

图 15.1 膀胱癌的治疗因分期而异，差异显著。该流程描述了非肌层浸润性、肌层浸润性和转移性膀胱癌的治疗

注：LG，低级别；HG，高级别；BCG，卡介苗；ddMVAC，甲氨蝶呤、长春碱、多柔比星、顺铂剂量密集方案

*T4b，如果肿瘤对系统性化疗有反应，可以考虑采用根治性膀胱切除术进行巩固

（4）非肌层浸润性膀胱癌复发和进展的危险因素包括高级别、多个病灶、肿瘤长径＞3cm、CIS、每年的复发率＞1%和 T1 期肿瘤。

（5）肌层浸润性膀胱癌是指侵及固有肌层（T2）、膀胱周围组织（T3）或邻近的结构（T4a）。肌层浸润性患者在确诊时有 50%的可能性发生隐匿性远处转移。注："浸润性"可以指固有层浸润，包括 T1 期肿瘤。"肌层浸润性"特指≥T2 期肿瘤。

（6）侵犯腹壁或盆腔侧壁的肿瘤，在 EUA 时表现为固定或不移动，定义为 T4b 期，归为不可切除的Ⅳa 期晚期疾病。淋巴结阳性的患者为Ⅲ期及以上膀胱癌（图 15.1）。

（7）转移的常见部位（按发病顺序）为盆腔和腹膜后淋巴结、骨骼、肺和肝脏。

八、预　　后

（1）主要影响预后的因素是确诊时的肿瘤分期和肿瘤分化程度。

（2）非肌层浸润性、肌层浸润性和转移性膀胱癌患者的 5 年癌症特异性生存率分别为 95%、50%和 6%。非肌层浸润性膀胱癌的中位生存期为 10 年，有非肌层浸润性复发或进展为肌层浸润性自然病史特点。60%～70%的非肌层浸润性肿瘤可能复发，这些患者中约 1/3 会进展为更高的分期或分级。在接受一线化疗的转移性尿路上皮癌患者中，生存期差异显著。为了更好地预测这些患者的生存期，开发了多个列线图来预测一线情况和挽救性情况中的生存结果。在未经治疗的情况下，Apolo 等确定了 4 个可预测生存期的预处理变量，即内脏转移、白蛋白、体能状况和血红蛋白。Galsky 等确定了类似的危险因素，如白细胞计数、内脏转移部位数量、原发肿瘤部位、体能状况和淋巴结转移。

九、治　　疗

膀胱癌治疗流程如图 15.1 所示。

（一）非肌层浸润性膀胱癌

（1）TURBT 是 NMIBC（Ta、T1 和 Tis 期）的基础治疗。对于高级别肿瘤可以再次行 TURBT。除非不可行，否则应进行标本中有逼尿肌的完整的 TURBT。术后应在 24 小时内进行单次膀胱内化疗，以降低复发率。除 TURBT 后的观察外，可考虑膀胱内治疗。建议密切随访高危肿瘤患者（复发的高级别 Ta、CIS 和高级别 T1 期），前 2 年每 3～6 个月行尿细胞学和膀胱镜检查 1 次，2 年后随访间隔适当延长，后者视情况而定。

（2）膀胱内化疗主要用于 TURBT 后的辅助或预防性治疗，用于降低疾病复发和（或）进展的发生率。对于低风险疾病（低级别、孤立性病灶 Ta≤3cm），仅需术后单次膀胱内化疗。多项荟萃分析和最近的一项Ⅲ期随机临床试验表明，术后单次剂量化疗可使复发的绝对风险降低 10%～20%。然而，中等风险患者应接受诱导和维持性膀胱内化疗或卡介苗（BCG）治疗，高危患者应接受诱导和维持性膀胱内 BCG 治疗。膀胱内灌注的化学治疗药物包括吉西他滨、塞替派、多柔比星、表柔比星，以及最常见的丝裂霉素 C。数据表明，目前可用的膀胱内化疗药物有效性相当，但毒性不同。尽管尚未建立膀胱内化疗的标准剂量或给药时间表，但标准方法是每月一次全剂量给药，持续 6～12 个月。BCG 免疫治疗具有统计学意义的临床益处包括 CIS 完全缓解（70%～75%）和高级别 Ta 或 T1 期肿瘤的复发率降低（20%～57%）。然而，除非按照 Lamm 等所述的美国西南肿瘤学组（SWOG）方案联合使用卡介苗维持治疗，否则它并没有显示出肿瘤进展的持续减少。与膀胱内化疗不同，卡介苗已显示可降低疾病进展率，一项对 24 项试验的荟萃分析显示疾病进展率降低了 27%。BCG 在降低复发和疾病进展率方面也优于膀胱内化疗，但这是以增加局部副作用为代价的。

（3）复发或持续性高级别肿瘤可能需要进行第二次 BCG 诱导治疗。对 2 个疗程的 BCG 诱导治疗或 1 个疗程的 BCG 诱导治疗联合 1 个疗程的 BCG 维持治疗没有反应的肿瘤被定义为无反应，建议进行根治性膀胱切除术。研究关于如何定义 BCG 治疗难治性患者的不一致性阻碍了结果的推广，并强调了标准化定义的必要性。充分的卡介苗治疗被定义为患者接受初始诱导治疗 6 剂中的至少 5 剂再加上至少维持治疗 3 剂中的至少 2 剂或第二个诱导治疗 6 剂中的至少 2 剂。BCG 无反应性肿瘤定义：①在充分 BCG 治疗的 12 个月内持续性或复发的 CIS±Ta/T1 期肿瘤；②在充分的 BCG 治疗 6 个月内复发的高级别 Ta/T1 期肿瘤；③BCG 诱导治疗后首次评估时出现的高级别 T1 期肿瘤。

（4）两种美国 FDA 批准的药物，即膀胱内注射的戊柔比星和静脉注射的帕博利珠单抗，被批准用于不适合或拒绝膀胱切除术且 BCG 无反应的 CIS 患者。戊柔比星被批准用于 BCG 无反应的 CIS，帕博利珠单抗被批准用于治疗 BCG 无反应的 CIS±Ta/T1 期肿瘤。目前正在这一类人群中开展研究的一些治疗方法包括吉西他滨+多西他赛、Nadofaragene firadenovec、Vicineum（Oportuzumab monatox-qqrs）、热化疗、放化疗（RTOG-0926）和免疫治疗。

（5）早期根治性膀胱切除术适用于 BCG 无反应的患者，也可用于 TURBT 后持续性高级别 T1 期病变的高危患者，或与 CIS、变异组织学类型或淋巴血管侵犯相关的高级别 T1 期病变，这是由于膀胱切除术时发生 MIBC（约 50%）或非器官局限性疾病（约 33%）的比例较高。进展为肌层侵犯的 NMIBC 患者的预后比新发 MIBC 患者的预后更差。高级别 T1 期和 CIS 病变有进展及转移的倾向。

（6）NMIBC 的膀胱切除术前不适用新辅助治疗。

（二）肌层浸润性膀胱癌

（1）根治性膀胱切除联合双侧淋巴结清扫是 MIBC 的标准治疗方法。在男性，手术包括根治性膀胱前列腺切除术。在尿道顶端边缘发现癌症的男性应同时或延迟进行尿道切除术。在女性，根治性膀胱切除术包括广泛切除膀胱、尿道、子宫、附件和阴道前壁。

（2）采用确定性放化疗或三联疗法治疗来保留膀胱是根治性膀胱切除术的替代方案。两种最常见的方法包括连续或分段疗程方案。在这两种方案中，患者都接受了完全、最大范围的 TURBT。分段疗程方案后序贯诱导剂量的放化疗，并在给予 40～45Gy 后进行疗效评估。获得完全缓解的患者随后接受巩固性放化疗来保留膀胱（总剂量 55～65Gy）；未获得完全缓解的患者被转诊接受具有治愈目的的挽救性根治性膀胱切除术。在连续疗程方案中，患者提前接受全剂量放化疗，然后评估治疗疗效。未获得完全缓解的患者接受挽救性根治性膀胱切除术。顺铂是三联疗法中最常用的放射增敏剂；然而，许多患者由于肾功能受损或体能状态较差而不能接受顺铂治疗。对于这些患者，氟尿嘧啶联合丝裂霉素或单药吉西他滨是一种替代疗法。对于多灶性疾病、CIS、肾积水或膀胱功能不良的患者不适合进行确定性三联疗法。来自 6 种放射治疗肿瘤组方案的汇总数据显示，5 年无病生存率为 71%，5 年膀胱完整无病生存率为 56%，5 年总生存率为 57%。尽管这些结果来自于一组精心挑选的患者，但三联疗法为合适的患者提供了有希望的结果。

（3）尽管进行了根治性膀胱切除术的确定性治疗，但在新辅助化疗（NAC）之前的年代，50%的 MIBC 患者进展为转移性疾病，最终死于膀胱癌。在确定性治疗之前，基于顺铂的新辅助化疗可提高 T2～T4a 期 MIBC 患者的生存率。英国医学研究委员会（MRC）和欧洲癌症研究和治疗组织（EORTC）开展了一项试验，在确定性膀胱切除术或放疗之前给予顺铂+甲氨蝶呤+长春碱（CMV）方案的新辅助化疗。该试验的成熟结果显示，976 例肌层浸润性膀胱癌随机患者的 10 年绝对生存获益为 6%（30%～36%），死于膀胱癌的风险相对降低 16%。在一项美国组间随机试验（SWOG-8710）中，膀胱切除术之前给予甲氨蝶呤、长春碱、多柔比星和顺铂（MVAC）的新辅助治疗，或给予单纯膀胱切除术，观察到了类似的生存获益。NAC 组的 5 年总生存率（43%～57%）和中位生存期（46～77 个月）均有改善；然而，差异无统计学意义。NAC 组中能够被降至 pT0 期的患者数量增加（15% *vs*. 38%），这与长期总生存率密切相关，pT0 期患者的 5 年总生存率为 85%。一项接受基于顺铂的 NAC 的超过 2600 例 MIBC 患者的荟萃分析也显示，5 年绝对生存获益为 5%，死亡率相对降低 13%，表明适合顺铂的患者应在确定性治疗前接受 NAC。两项Ⅱ期试验已评估并支持使用 MVAC 剂量密集（dd）方案（ddMVAC），并给予聚乙二醇非格司亭支持治疗。在美国，吉西他滨联合顺铂（GC）或 ddMVAC 替代 MVAC 或 CMV 常用于新辅助治疗情况。评估围术期 ddMVAC 与 GC 的一项Ⅲ期 VESPER 试验正在进行。已报告次要终点结果，pT0 率无差异（42% *vs*. 36%，*P*=0.2）；然而，ddMVAC 组的器官局限性疾病率（＜ypT3pN0）有所改善（77% *vs*. 63%，*P*=0.001）。主要结果 3 年无进展生存率尚未报道。对于不适合使用顺铂的患者的围术期治疗仍在探讨中。没有数据支持使用以非顺铂为基础的 NAC，如卡铂联合方案。检查点抑制剂在新辅助治疗条件下的作用目前正在研究，帕博利珠单抗新辅助治疗的Ⅱ期研究显示，pT0 率为 42%，＜pT2 率为 54%。

（4）基于顺铂的辅助化疗的数据不那么令人信服，并且由于较差的累积益处而导致试验提前终止；因此，辅助化疗不应取代新辅助化疗（NAC）。然而，如果患者没有接受 NAC，并且在根治性膀胱切除术中发现了广泛性疾病，则患者可从基于顺铂的辅助化疗中获益。不幸的是，膀胱癌患者通常是老年人，并且往往有多种合并症，因此在根治性膀胱切除术后进行辅助化疗是一项挑战。此外，由于延迟愈合和（或）术后并发症，患者可能无法在手术后耐受化疗。

（5）2021 年 8 月，美国 FDA 批准纳武利尤单抗用于 MIBC 或肌层浸润性上尿路上皮癌患者的辅助治疗，这些患者接受根治性切除术后的复发风险较高。CheckMate-274（NCT02632409）是一项随机、双盲、安慰剂对照试验，对膀胱或上尿路（肾盂或输尿管）上皮癌根治术后 120 天内复发风险高的患者进行了纳武利尤单抗的研究。患者按 1∶1 随机分组，每 2 周静脉输注 1 次纳武利尤单抗 240mg 或安慰剂，直至复发或出现不可接受的毒性，最长治疗时间为 1 年。主要疗效终点是研究者评估的意向治疗（ITT）人群和 PD-L1 表达≥1%的肿瘤患者的无病生存期。无病生存期定义为首次复发（局部尿路、局部非尿路或远处转移）或死亡的时间。在预先设定的中期分析中，在两个主要终点中，纳武利尤单抗组对比安慰剂组患者的无病生存期均有统计学显著改善。在 ITT 分析中，接受纳武利尤单抗治疗患者的无病生存期中位数为 20.8 个月（95% CI 16.5～27.6），而接受安慰剂治疗患者为 10.8 个月，接受纳武利尤单抗患者未达到无病生存期中位数（95% CI 21.2～不可估计），而接受安慰剂患者为 8.4 个月（95% CI 5.6～21.2）（HR=0.55，95% CI 0.39～0.77，*P*=0.005）。

（三）转移性膀胱癌

1. 一线治疗（表 15.2 和表 15.3）

（1）剂量密集 MVAC（ddMVAC）和 GC 化疗方案是转移性尿路上皮癌的一

线标准治疗方案。ddMVAC 是转移性膀胱癌治疗最有效的化疗方案，有效率为 40%～72%。

（2）一项标准 MVAC（4 周周期）对比 ddMVAC（2 周周期，生长因子支持）的随机研究表明，通过省去第 15 天和第 22 天的甲氨蝶呤和长春碱，治疗可以更快完成，毒性更小，客观有效率更高（72% *vs.* 58%），5 年总生存率也得到改善（21.8% *vs.* 13.5%）。ddMVAC 几乎专门用于临床实践。

（3）GC 在总生存率、治疗失败时间和有效率方面与标准 MVAC 相当，毒性较低。未在任何一项随机研究中对 ddMVAC 与 GC 进行比较。鉴于其良好的毒性谱，GC 更常用。

（4）一项随机对照研究比较了 ddMVA 与 ddGC 方案，结果表明两种方案有类似的总生存率与无进展生存率，ddGC 组有更好的毒性谱。然而，该研究由于招募情况差，在早期就终止了随机化。

（5）三药联合化疗方案，如紫杉醇+顺铂+吉西他滨（PCG）方案在一些患者中显示有效率提高，但对生存的影响不清楚（表 15.2）。在一项研究中，PCG 组发热性中性粒细胞减少多于 GC 组（13.2% *vs.* 4.3%，$P<0.001$）。没有资料显示卡铂可以有效地替代顺铂。一项比较 MVAC 方案与紫杉醇+卡铂方案的美国 ECOG Ⅲ期研究，由于招募情况差而过早终止，之前的结果显示，MVAC 组的总生存期为 15.4 个月，卡铂+紫杉醇组的总生存期为 13.8 个月，两组之间无显著的统计学差异（P=0.65），就毒性而言，支持卡铂+紫杉醇方案。因此，仅在认为患者不适合用顺铂时可以用卡铂替代顺铂。

（6）Ⅲ期试验数据显示，对于一线 GC 治疗未进展的患者，与最佳支持治疗相比，添加阿维鲁单抗维持治疗改善了 1 年总生存率（71% *vs.* 58%）、中位总生存期（21.4 个月 *vs.*14.3 个月）和中位无进展生存期（3.7 个月 *vs.* 2.0 个月）。在一线情况下未接受检查点抑制剂且未发生进展性疾病的患者应接受阿维鲁单抗维持治疗。

表 15.2 以顺铂为基础的化疗用于治疗转移性膀胱癌的随机Ⅲ期研究

第一作者与发表年份	方案	患者例数	总有效率（%）	中位生存期（月）	P
Bamias，2012	ddMVAC *vs.* ddGC	66	60	19	0.98
		64	65	18	
Bellmunt，2012	吉西他滨/顺铂 *vs.* 吉西他滨/顺铂/紫杉醇	314	44	12.7	0.075
		312	56	15.8	
Dreicer，2004	MVAC *vs.* 紫杉醇/卡铂	44	40	14.2	0.41
		41	28	13.8	

续表

第一作者与发表年份	方案	患者例数	总有效率（%）	中位生存期（月）	P
Bamias，2004	MVAC *vs*. 多西他赛/顺铂	109	54	14.2	0.025
		111	37	9.3	
Sternberg，2001	MVAC *vs*. ddMVAC	129	50	14.1	0.122
		134	62	15.5	
von der Maase，2000	MVAC *vs*. 吉西他滨/顺铂	202	46	14.8	0.750
		203	49	13.8	
Loehrer，1992	MVAC *vs*. 顺铂	120	39	12.5	＜0.0002
		126	12	8.2	
Logothetis，1990	MVAC *vs*. CISCA	55	65	12.6	＜0.05
		55	46	10	

注：CISCA，环磷酰胺、顺铂、多柔比星；dd，剂量密集；GC，吉西他滨和顺铂；MVAC，甲氨蝶呤、硫酸长春碱、盐酸多柔比星和顺铂。

表 15.3　尿路上皮癌的常用化疗方案

方案	剂量	周期天数（天）	临床背景
化疗			
吉西他滨+顺铂	吉西他滨 1000mg/m^2，IV，d1、8 顺铂 70mg/m^2，IV，d1	21	新辅助和一线
MVAC	甲氨蝶呤 30mg/m^2，IV，d1、15、22 长春碱 3mg/m^2，IV，d2、15、22 多柔比星 30mg/m^2，IV，d2 顺铂 70mg/m^2，IV，d2	28	新辅助和一线
ddMVAC	甲氨蝶呤 30mg/m^2，IV，d1 长春碱 3mg/m^2，IV，d2 多柔比星 30mg/m^2，IV，d2 顺铂 70mg/m^2，IV，d2 聚乙二醇非格司亭，d2	14	新辅助和一线
吉西他滨+卡铂	吉西他滨 1000mg/m^2，IV，d1、8 卡铂 AUC=5mg/（ml·min），IV，d1，吉西他滨后给药	21	不适合顺铂一线
ITP	异环磷酰胺 1500mg/（m^2·d），IV，d1～3 美司那 300mg/m^2，IV，异环磷酰胺之前 30min，随后 300mg/m^2，IV，异环磷酰胺之后 4h 和 8h；美司那 600mg/m^2，口服，异环磷酰胺之后 4h 和 8h 紫杉醇 200mg/m^2，IV，3h，d1 顺铂 70mg/m^2，IV，d1 聚乙二醇非格司亭，d2	21	非尿路上皮癌组织学类型一线

续表

方案	剂量	周期天数（天）	临床背景
免疫检查点抑制剂			
帕博利珠单抗	帕博利珠单抗 200mg；静脉输注，30min 以上；用 0.9%氯化钠注射液或 5%葡萄糖注射液配制，且足以使帕博利珠单抗浓度范围为 1～10mg/ml，每 3 周 1 次，持续 24 个月（总剂量/周期为 200mg）	21	一线或二线 NMIBC（BCG 无反应的伴有 CIS 的 NMIBC，不适合或拒绝膀胱切除术）
纳武利尤单抗	纳武利尤单抗 240mg；静脉输注，30min 以上；用 0.9%氯化钠注射液或 5%葡萄糖注射液配制，剂量不超过 160ml，且足以使纳武利尤单抗浓度范围为 1～10mg/ml，每 2 周 1 次，直到疾病进展（总剂量/周期为 240mg）	14	二线
	纳武利尤单抗 480mg；静脉输注，30min 以上；用 0.9%氯化钠注射液或 5%葡萄糖注射液配制，剂量不超过 160ml，且足以使纳武利尤单抗浓度范围为 1～10mg/ml，每 4 周 1 次，直至疾病进展（总剂量/周期为 480mg）	28	二线
阿维鲁单抗	阿维鲁单抗 10mg/kg；用 250ml 0.9%氯化钠注射液或 0.45%氯化钠注射液配制，静脉输注 60min 以上，每 2 周 1 次（总剂量/周期为 10mg/kg）	14	维持或二线
阿替利珠单抗	阿替利珠单抗 1200mg；用 250ml 0.9%氯化钠注射液配制，静脉输注 60min，每 3 周 1 次（总剂量/周期为 1200mg）	21	一线或二线
FGFR-3 酪氨酸激酶抑制剂			
厄达替尼	厄达替尼剂量 8mg；口服给药，每天 1 次，不考虑食物，第 1～28 天连续服用，每 28 天为 1 个周期，直到疾病进展（总剂量/28 天周期为 224mg）	每天 1 次，持续 28 天	二线
抗体-药物偶联物			
Enfortumab vedotin	Enfortumab vedotin 1.25mg/kg，IV，d1、8、15，每 28 天 1 个周期，直至疾病进展或无法接受的毒性	28	二线
Sacituzumab govitecan	Sacituzumab govitecan 10mg/kg，IV，每周 1 次，d1、8，每 21 天 1 个周期治疗，直至疾病进展或无法耐受的毒性	21	二线

注：AUC，曲线下面积；dd，剂量密度；ITP，异环磷酰胺、紫杉醇、顺铂；IV，静脉注射；MVAC，甲氨蝶呤、长春碱、多柔比星和顺铂。

2. 不适合用顺铂的患者

（1）患者体能状况差（ECOG PS≥2）、肾功能不全、听力缺失[不良事件通用术语标准（CTCAE）分级≥2]、神经病变（CTCAE 分级≥2）或Ⅲ级心力衰竭均被认为不适合用顺铂治疗。

（2）目前不适合用顺铂的患者首选的方案是吉西他滨和卡铂，且在未进展的患者中使用阿维鲁单抗、阿替丽珠单抗和帕博利珠单抗维持治疗。其他可接受的方案包括吉西他滨单药或吉西他滨联合紫杉醇。

（3）在不适合用顺铂治疗的患者中，一项Ⅱ/Ⅲ期随机试验比较了吉西他滨联合卡铂与甲氨蝶呤+卡铂+长春碱（M-CAVI）的疗效。吉西他滨联合卡铂组的中位总生存期为 9.3 个月，而 M-CAVI 组为 8.1 个月（P=0.64）。吉西他滨+卡铂组的严重毒性发生率为 9.3%，而 M-CAVI 组为 21.2%。结果表明，这两种以卡铂为基础的化疗方案在生存方面没有显著差异；然而，M-CAVI 方案相关的严重毒性更多。

（4）PD-1/PD-L1 通路的免疫治疗已被证明在转移性尿路上皮癌中具有快速、持久的反应。两种检查点抑制剂，如阿替利珠单抗和帕博利珠单抗，经美国 FDA 批准用于不适合用顺铂治疗的转移性尿路上皮癌患者的一线治疗（表 15.4）。随后，美国 FDA 根据一项持续性生存分析限制了这两种药物在 PD-L1 低表达患者的一线应用。

（5）阿替利珠单抗是一种靶向 PD-L1 的人源化 IgG1 单克隆抗体（mAb）。IMvigor 210 试验的队列 2 招募了 123 例未接受过治疗的患者。其中，119 例不适合用顺铂的患者接受阿替利珠单抗作为一线治疗。客观缓解率（ORR）为 23%，中位生存期为 15.9 个月，PD-L1 免疫组化（IHC）检测并没有增加临床疗效。各种级别的治疗相关不良事件发生率为 66%。≥10%的患者出现乏力、腹泻和瘙痒，16%的患者发生 3/4 级不良事件，最常见的是乏力、转氨酶升高（分别为 3%）。

（6）帕博利珠单抗是一种靶向 PD-1 的人源化 IgG4 单克隆抗体。在Ⅱ期 KEYNOTE-052 研究中，帕博利珠单抗作为一线治疗用于 370 例不适合用顺铂治疗的转移性尿路上皮癌患者。ORR 为 24%，高水平 PD-L1 IHC 表达预测患者最有可能对治疗有反应。62%的患者出现各种级别的治疗相关不良事件；16%的患者有≥3 级不良事件。

3. 二线方案

（1）未接受阿维鲁单抗维持治疗的患者可接受二线 PD-1/PD-L1 免疫检查点抑制剂。5 种检查点抑制剂（阿替利珠单抗、纳武利尤单抗、度伐利尤单抗、阿维鲁单抗和帕博利珠单抗）在转移性尿路上皮癌患者的二线治疗中表现出有临床疗效，ORR 相当（表 15.4）。帕博利珠单抗、纳武利尤单抗、度伐利尤单抗和阿维鲁单抗均为初始获得美国 FDA 加速批准，而帕博利珠单抗被常规批准用于治疗

表 15.4　导致美国 FDA 批准 PD-1/PD-L1 抑制剂用于尿路上皮癌的报告试验

项目	帕博利珠单抗	阿替利珠单抗*	纳武利尤单抗	度伐利尤单抗*	阿维鲁单抗	阿替利珠单抗	帕博利珠单抗
国家临床试验编号	NCT02256436	NCT02108652	NCT02387996	NCT01693562	NCT01772004	NCT02108652	NCT02335424
作者	Bellmunt 等	Rosenberg 等	Galsky 等	Hahn 等	Apolo 等	Balar 等	Balar 等
美国 FDA 批准时间	2017 年 5 月	2016 年 5 月	2017 年 2 月	2017 年 5 月	2017 年 5 月	2017 年 4 月	2017 年 5 月
期别	Ⅲ	Ⅱ	Ⅱ	Ⅰ/Ⅱ	Ⅰ	Ⅱ	Ⅱ
剂量与时间安排	200mg，每 3 周	1200mg，每 3 周	3mg/kg，每 2 周	10mg/kg，每 2 周	10mg/kg，每 2 周	1200mg，每 3 周	200mg，每 3 周
例数	542	310	265	182	161	119	370
ORR（%）	帕博利珠单抗：21.1 化疗：11.4	15	19.6	17.6	17.4	23	24
PD-L1 阳性的 ORR（%）	帕博利珠单抗：21.6 化疗 6.7	26	28.4	27.4	25.4	28	39
PR（%）	帕博利珠单抗：14.1 化疗：8.1	10	17.4	14.3	11.2	13	19
CR（%）	帕博利珠单抗：7 化疗：3.3	5	2.3	3.3	6.2	9	5
PD-L1 阳性检测与阳性 cut-off 值	Dako 22C3： TC 和 IC≥ 10%	Ventana SP142：IC0（<1%） IC1（≥1%/<5%） IC2/3（≥5%）	Dako 28-8： TC≥5%	Ventana SP263 TC 和 IC ≥25%	Dako 73-10： TC ≥ 5%	Ventana SP142：IC0（<1%） IC1（≥1%/<5%） IC2/3（≥5%）	Dako 22C3： TC 和 IC≥ 10%
PD-L1 阳性发病率（%）	帕博利珠单抗：27.4 化疗：33.1	32.2（IC2/3）	30.5	52	32.9	27	22
PFS（月）	帕博利珠单抗：2.1 化疗：3.3	2.1	2.0	1.5[a]	1.7	2.7	2
OS（月）	帕博利珠单抗：10.3 化疗：7.4	11.4	8.7	18.2[a]	7.4	15.9	NR
3/4 级不良事件（%）	帕博利珠单抗：15 化疗：49.4			16	17.8	16	16

a 基于 191 例接受度伐利尤单抗治疗患者（包括 9 例未接受过化疗患者）的队列研究。

b 基于 249 例接受阿维鲁单抗治疗患者（88 例随访时间<6 个月）的队列研究。

*制药公司自愿撤回二线适应证。

注：CR，完全缓解；NR，未报告；ORR，客观缓解率；OS，总生存期；PFS，无进展生存期；PR，部分缓解；TC，肿瘤细胞；IC，免疫细胞。

转移性肌层浸润性膀胱癌或者以铂类为基础的方案新辅助/辅助化疗后 12 个月内进展的膀胱癌。然而，度伐利尤单抗和阿替丽珠单抗的后续研究未能达到终点，美国 FDA 在铂类药物治疗后情况下的批准被其各自的药物开发商自愿撤回。

（2）纳武利尤单抗：Ⅱ期 CheckMate 275 研究在 265 例曾接受过治疗的转移性尿路上皮癌患者中探讨了纳武利尤单抗（靶向 PD-1 的单克隆抗体）的安全性和有效性。所有患者的 ORR 为 20%（7 例完全缓解和 46 例部分缓解），肿瘤细胞免疫组化检测 PD-L1 表达阴性（≤1%）和阳性（＞1%）患者的 ORR 分别为 16%及 24%。中位生存期总体上为 8.7 个月，PD-L1 阴性和 PD-L1 阳性患者分别为 6.0 个月及 11.30 个月。18%的患者发生≥3 级不良事件，2%的患者均出现乏力和腹泻。

（3）帕博利珠单抗：Ⅲ期 KEYNOTE-045 试验比较了 542 例以铂类为基础的化疗后转移性尿路上皮癌患者用单药帕博利珠单抗与医生选择的化疗方案（紫杉醇、多西他赛或长春氟宁）的疗效。ORR 分别为 21%、11%（P=0.001 1），中位生存期分别为 10.3 个月、7.4 个月（HR 0.73，P=0.002 2）。PD-L1 联合阳性评分≥10%的患者显示出更高的中位生存期（8.0 个月 *vs*. 5.2 个月）。任何级别的不良事件发生率均较低（帕博利珠单抗为 61%，化疗为 90%），包括≥3 级不良事件（帕博利珠单抗和化疗分别为 15%、49%）。

（4）阿维鲁单抗：是一种抗 PD-L1 单克隆抗体，在临床前研究中，该抗体已被证明能诱导肿瘤细胞的抗体依赖性细胞介导的细胞毒性。JAVELIN 实体瘤Ⅰ期临床试验探讨了阿维鲁单抗在以铂类为基础化疗后的转移性尿路上皮癌患者中的安全性和临床活性。初始队列（n=44）显示出令人鼓舞的抗肿瘤反应和可控的安全性，从而增加了 205 例患者的功效队列。对初始和功效队列的汇总分析显示，ORR 为 17%；有或没有基线内脏转移患者的 ORR 分别为 14%、38%；所有铂类治疗后阿维鲁单抗治疗患者的中位生存期为 7 个月，中位缓解持续时间（DOR）为 20.5 个月。在 67%的患者中发生任何级别的不良事件，包括输液相关反应、乏力和皮疹（≥10%）；7%的患者有≥3 级治疗相关的不良事件，包括乏力（≥1%）。

（5）厄达替尼（Erdafitinib）：是一种 FGFR1～4 的酪氨酸激酶抑制剂，在一项Ⅱ期研究中，对预先指定的体细胞 *FGFR* 基因突变的 99 例患者进行了评估，这些患者不适合顺铂治疗或在既往的一线化疗中出现进展。在整个人群中 ORR 为 40%，而在既往接受过免疫治疗的患者中为 59%。中位总生存期为 13.8 个月，中位无进展生存期持续时间为 5.5 个月。46%的患者出现了≥3 级治疗相关的不良事件，最常见的是低钠血症（11%）、口腔炎（10%）和乏力（7%）。13 例患者（13%）因不良事件而停止治疗。厄达替尼被美国 FDA 批准用于易感的体细胞 *FGFR2* 或 *FGFR3* 基因突变的患者，以及在既往的含铂一线化疗（包括在新辅助或辅助含铂化疗后 12 个月内）后出现进展的患者。

（6）恩诺单抗（Enfortumab vedotin，EV）：是一种针对 Nectin-4 的抗体药物

偶联物。目前，美国 FDA 加速批准了该药用于既往接受过含铂化疗联合 PD-1 或 PD-L1 抑制剂治疗的患者。在一项Ⅱ期研究中，对 125 例既往接受过含铂化疗和 PD-1/PD-L1 抑制剂治疗的患者进行了 EV 的评估。ORR 为 44%，完全缓解率为 12%。中位总生存期、无进展生存期和 DOR 分别为 11.7 个月、5.8 个月和 7.6 个月。

（7）EV-301：是一项全球性、开放标签的Ⅲ期试验，该试验评估了 EV 与化疗对晚期/转移性尿路上皮癌患者的疗效，这些患者之前曾接受过含铂化疗和 PD-1/PD-L1 抑制剂的治疗。接受 EV 治疗的患者总生存期（12.88 个月 *vs.* 8.97 个月）和无进展生存期（5.55 个月 *vs.* 3.71 个月）获得改善。两组中≥3 级治疗相关不良事件的发生率相似。EV 的显著副作用包括周围感觉神经病变、皮肤毒性、乏力、食欲下降、中性粒细胞减少、贫血。在上市后分析中发现了严重的皮肤不良反应，包括 Stevens-Johnson 综合征和中毒性表皮坏死松解症的致命病例。

（8）戈沙妥珠单抗（Sacituzumab govitecan）：已获得美国 FDA 的加速批准，用于治疗既往曾接受含铂化疗和 PD-1 或 PD-L1 抑制剂治疗的局部晚期或转移性尿路上皮癌患者。在 TROPHY（IMMU-132-06；NCT03547973）中评估了该药的疗效和安全性，这是一项单臂多中心试验，招募了 112 例局部晚期或转移性尿路上皮癌患者，这些患者既往接受过含铂化疗和 PD-1 或 PD-L1 抑制剂的治疗。患者在 21 天治疗周期的第 1 天和第 8 天接受了戈沙妥珠单抗 10mg/kg，静脉注射。主要疗效终点为 ORR 和 DOR，通过使用 RECIST 1.1 标准进行独立评估。确认的 ORR 为 27.7%（95% CI 19.6～36.9），完全缓解为 5.4%、部分缓解为 22.3%。中位 DOR 为 7.2 个月（31 例；95% CI 4.7～8.6；范围 1.4～13.7）。接受戈沙妥珠单抗治疗的患者最常见的不良反应（发生率＞25%）是中性粒细胞减少、恶心、腹泻、乏力、脱发、贫血、呕吐、便秘、食欲下降、皮疹和腹痛。在 21 天治疗周期的第 1 天和第 8 天，沙西妥珠单抗推荐剂量为 10mg/kg，每周 1 次，直到疾病进展或不可接受的毒性。

（9）二线方案化疗的有效率较低，为 5%～20%。常用治疗药物包括单药紫杉类或培美曲塞。

（李永生 邱天竹 刘连科 译）

参 考 文 献

第16章 睾　丸　癌

Marijo Bilusic，Ravi A. Madan

一、概　　述

睾丸癌仅占男性所有恶性肿瘤的1%；然而，它是15～35岁男性最常见的恶性肿瘤。最常见的类型是生殖细胞瘤（GCT），高达95%，其次是性腺间质肿瘤（Leydig细胞和Sertoli细胞瘤），后者占其余肿瘤的大部分。根据不同的生物学和不同的治疗方案，睾丸GCT进一步分为精原细胞瘤和非精原细胞性生殖细胞肿瘤（NSGCT）。睾丸也可能是转移性疾病的一个部位，淋巴瘤是最常见的继发性癌症。50岁以上男性中睾丸淋巴瘤比原发性睾丸肿瘤更常见。自20世纪70年代以来，通过有效的治疗，该病的治愈率非常高，已达到所有患者的95%左右。

二、临 床 特 征

（一）流行病学

（1）2021年，美国癌症协会估计美国新增约9470例睾丸癌病例，440例死亡。

（2）在美国和其他国家，GCT的发病率一直在增加，主要是精原细胞瘤。

（3）NSGCT在20～30岁达到峰值，而精原细胞瘤在30～40岁出现峰值。

（4）GCT的发病率因种族而异：最高的是非西班牙裔白种人（每10万人中有6.57例），其次是拉美裔（3.88例）、美洲印第安人/阿拉斯加原住民（2.88例）、亚裔/太平洋岛民（1.60例），在非西班牙裔黑种人中最不常见（1.20例）。

（二）危险因素

（1）隐睾症（隐睾）：隐睾与睾丸癌相关，风险增加4～6倍，若为腹内睾丸则风险进一步增加；因此，睾丸固定术（一种将睾丸移入阴囊的外科手术）通常在青春期之前进行，从而降低风险。

（2）个人病史：同时性或异时性睾丸癌可能很少发生；1%～5%的患者在初次就诊时表现为双侧疾病。应告知睾丸癌患者，随着时间的推移，他们患对侧睾丸癌的概率约为2%。

（3）家族史：有很强的家族共有的成分（没有鉴别出确定的基因）。患者儿子的患病风险增加 4～6 倍，兄弟的患病风险增加 8～12 倍，单卵双胞胎的患病风险增加 70 倍以上。

（4）生精小管内生殖细胞瘤（ITGCN）：90%的睾丸癌发生这种癌前病变[通常不见于精母细胞性精原细胞瘤，5 年时有 50%的概率发生 GCT（7 年时有 70%）]。

（5）染色体异常：最常见的核型异常是等臂染色体 12p。克兰费尔特综合征已被证明与原发性纵隔 GCT 的风险增加有关。一些研究还表明，患唐氏综合征的风险可能会增加。此外，当存在 Y 染色体时，性别分化异常与发生睾丸癌的风险增加有关（性腺母细胞瘤）。因此，对于异常或条索状性腺，建议在青春期前进行预防性性腺切除术。

（6）病毒感染：HIV 与睾丸癌的风险显著增高相关；然而，有效的抗逆转录病毒治疗可能会降低风险。已报道 Epstein-Barr（EB）病毒、巨细胞病毒（CMV）和人乳头瘤病毒（HPV）与睾丸癌之间可能有关联，尽管这些关联不太大或不确定。

（三）临床表现

（1）自我发现的无症状/无痛性睾丸结节或肿大是最常见的表现。

（2）睾丸沉重感、隐痛和（或）变硬（高达 40%的患者）。

（3）急性睾丸疼痛（高达 10%）。

（4）睾丸之外部位的疾病（10%的患者；症状因部位而异）。

1）呼吸困难、咳嗽或咯血（肺转移）。

2）体重减轻、恶心、腹痛或背痛（腹膜后淋巴结肿大）。

3）颈部肿胀（左侧锁骨上淋巴结转移）。

4）纵隔疾病引起的上腔静脉综合征。

（5）少见表现

1）尿路梗阻。

2）骨痛（骨转移）。

3）副肿瘤性甲状腺功能亢进（TSH 和 hCG 具有相当大的同源性）。

4）人绒毛膜促性腺激素（β-hCG）升高导致的男性乳房发育。

5）神经系统症状（脑转移或抗-Ma2 相关性副肿瘤性边缘性脑炎）。

三、鉴 别 诊 断

（1）附睾炎（18%～33%的睾丸癌初步诊断患者）。

（2）睾丸创伤。

（3）睾丸炎、阴囊鞘膜积液、精索静脉曲张或精索囊肿。

（4）睾丸旁肿瘤（可能是良性或恶性）。

（5）睾丸扭转。

（6）转移瘤（淋巴瘤、白血病、黑色素瘤或肺癌）。

（7）感染性疾病（肺结核和三期梅毒）。

四、诊　　断

睾丸内的实性肿块应被视为睾丸癌，除非证明不是。对可疑睾丸肿块的初步评估应包括：①睾丸超声；②血清肿瘤标志物：甲胎蛋白（AFP）、β-hCG 和血清乳酸脱氢酶（LDH）。

如果检查结果支持睾丸肿瘤，应进行根治性腹股沟睾丸切除术。在切除睾丸之前，应考虑精子库，如果希望将来成为父亲，应该给患者提供机会和资源。由于潜在的阴囊污染和精索的局部控制不足，经阴囊睾丸切除术、活检或细针抽吸的作用不大。

术后，如果被确诊为生殖细胞瘤，应进行胸部 X 线（CXR）和腹部/骨盆的 CT 检查，并重复检测血清肿瘤标志物。应在术前胸部 X 线片、肺部症状发现异常，或腹部/骨盆 CT 分期上发现腹膜后/腹部疾病时进行胸部 CT 检查。脑部成像适用于有症状的患者或血清肿瘤标志物显著升高的风险较差的疾病患者（尤其是绒毛膜癌患者）。

（一）血清标志物

1. 血清 AFP

（1）AFP 是一种半衰期为 4～6 天的糖蛋白。

（2）血清正常值上限低于 10～15μg/L。

（3）通常由肝脏、胃肠道和胎儿卵黄囊产生。

（4）在肝病和（或）恶性肿瘤（卵黄囊肿瘤、胚胎细胞癌和肝细胞癌）的情况下可能升高。

（5）如果 AFP 水平轻度升高，应测定酒精摄入量并评估肝脏。

（6）血清 AFP 水平升高表明含非精原细胞成分。因此，即使病理学显示为精原细胞瘤，AFP 升高的患者也应视为 NSGCT 而进行管理。

2. 血清 β-hCG

（1）由合体滋养层细胞分泌，半衰期为 0.5～1.5 天。

（2）睾丸癌中最常见升高的肿瘤标志物。

（3）男性的正常值低于 5～10IU/L。

（4）存在于绒毛膜癌和胚胎癌；在 15%的纯精原细胞瘤中可能适度升高（反

映了更高的疾病负荷，不一定是更具侵略性的疾病）。

（5）高水平可能导致男性乳房发育（可能是睾丸癌的第一个征兆）。

（6）假阳性可能见于以下患者：

1）性腺功能低下者，由于黄体生成素与 β-hCG 测定的交叉反应性，其 β-hCG 可呈假阳性。因此，如果睾丸切除术后 β-hCG 升高，则应分析血清睾酮；如果 β-hCG 减低，则应行睾酮替代治疗并重新检查 β-hCG。

2）肿瘤溶解者（第 1 次化疗后）。

3）吸食大麻者。

3. 血清 LDH

（1）LDH 是睾丸癌中的非特异性肿瘤标志物（反映总体肿瘤负荷和生长率）。

（2）LDH 的半衰期为 24h。

（3）LDH 在 80%的转移性精原细胞瘤和 60%的晚期非精原细胞肿瘤中升高。

（4）LDH 可能是精原细胞瘤中唯一的肿瘤标志物。

（二）影像学检查

（1）睾丸超声：评估睾丸实质。

（2）胸部 X 线检查（CXR）：通过后前位、侧位片评估肺转移和纵隔淋巴结肿大。

（3）CT：胸部、腹部、盆腔 CT 扫描是最有效和最常用的检查。然而，CXR 可以在Ⅰ期疾病中替代胸部 CT，以减少辐射暴露。

（4）MRI：如果超声不能确诊，则睾丸 MRI 能提供额外的信息（很少需要）。仅在患者出现中枢神经系统症状时，脑 MRI 检查才是必要的。

（5）PET 扫描：在初始分期中没有适应证，但在显现精原细胞瘤治疗后残余肿块的特征上有作用（见下文）。常规使用 PET 扫描并未显示出能改善 NSGCT 的结果，因此不建议使用。

（三）病理学检查

对于睾丸肿块患者，应完全切除睾丸和精索，直至腹股沟内环。由于对腹股沟管中精索不能完全控制，以及阴囊内肿瘤细胞种植的可能风险，不推荐进行经阴囊睾丸切除术或睾丸活检。

（1）GCT 可以由 5 种主要组织学亚型的纯组织学或混合组织学组成（表 16.1）。

1）精原细胞瘤。

2）胚胎细胞癌。

3）卵黄囊瘤。

4）绒毛膜癌。

5）畸胎瘤。

表 16.1 睾丸肿瘤的病理组织学特征

肿瘤类型	比例（%）	病理特征	比例（%）
生殖细胞瘤	95	精原细胞瘤	40～50
单细胞型肿瘤	60	原始生殖细胞	
混合细胞型肿瘤	40	非精原细胞瘤	50～60
		胚胎细胞肿瘤	
		卵黄囊瘤	
		畸胎瘤	
		绒毛膜癌	
性索间质肿瘤	1～2	Leydig 细胞	
		Sertoli 细胞	
		颗粒细胞	
		原始性腺结构	
性腺母细胞瘤	1	生殖细胞+间质细胞	

（2）免疫组化染色可用来区分睾丸癌的不同组织学亚型。在绝大多数病例中，有经验的泌尿生殖系统病理学专家能够仅根据形态学特征区分 GCT 亚型，但免疫组化染色可用于确认疑难病例的诊断。

（3）位于等臂染色体 12p 上的几个基因（缺失或扩增）与原始生殖细胞的恶性转化有关。在与 X 连锁遗传相容的家族性睾丸生殖细胞肿瘤患者中，有证据表明在染色体 Xq27 上存在易感基因。

五、分　　期

睾丸癌分期采用美国癌症联合会的 TNM 分期标准（2017 年第 8 版）。

（1）T 分类：基于根治性睾丸切除术后的病理发现（pT）。

pT0　没有疾病的证据。

pTis　生精小管内生殖细胞瘤（ITGCN）或原位癌。

pT1　疾病局限在睾丸和附睾，无淋巴血管侵犯（LVI），虽然可能侵犯睾丸白膜，但不侵犯睾丸鞘膜。

pT2　类似于 pT1，但有 LVI，或者侵犯睾丸鞘膜。

pT3　侵犯精索伴或不伴 LVI。

pT4　侵犯阴囊伴或不伴 LVI。

当原发肿瘤无法评估时，使用 pTx。

（2）N 分类：基于淋巴结受累程度，可能是病理的（pN）或临床的（cN）。

N0　无区域淋巴结受累。

N1 单一淋巴结转移且最大径≤2cm。

N2 单个或多个淋巴结转移，任何一个肿块的最大径＞2cm 但≤5cm。

N3 淋巴结转移最大径＞5cm。

Nx 无法评估区域淋巴结。

（3）M 分类：基于远处转移的范围。

M0 没有远处转移。

M1a 非区域淋巴结转移或肺转移。

M1b 显示除了非区域淋巴结或肺之外的远处转移。

（4）血清肿瘤标志物（睾丸 GCT 分期所特有的）。

S0 肿瘤标志物为正常血清水平。

S1 LDH 小于正常值上限的 1.5 倍，β-hCG＜5000mIU/ml，AFP＜1000ng/ml。

S2 LDH 为正常值上限的 1.5～10 倍，或 β-hCG 为 5000～50 000mIU/ml，或 AFP 为 1000～10 000ng/ml。

S3 LDH 大于正常值上限的 10 倍，或 β-hCG＞50 000mIU/ml，或 AFP ＞10 000ng/ml。

Sx 是指不可获得或未检测的肿瘤标志物。

（5）TNM 分期随后用于解剖分期分组，具体如下。

Ⅰ期：pT1～4、N0、M0、Sx/S0。

ⅠA 期：pT1、N0、M0、Sx/S0。

ⅠB 期：pT2～4、N0、M0、Sx/S0。

ⅠS 期：任何 pT 或 Tx、N0、M0、S1～3。

Ⅱ期：任何 pT 或 Tx、N1～3、M0、Sx/S0～1。

ⅡA 期：任何 pT/Tx、N1、M0、S0～1。

ⅡB 期：任何 pT/Tx、N2、M0、S0～1。

ⅡC 期：任何 pT/Tx、N3、S0～1。

Ⅲ期：任何 pT 或 Tx、任何 N、M1、Sx/S0～3。

ⅢA 期：任何 pT/Tx、任何 N、M1a、S0～1。

ⅢB 期：任何 pT/Tx、N0～3、M1a、S2，或 N1～3、M0、S2。

ⅢC 期：任何 pT/Tx、N0～3、M1b、任何 S，或 M1a、S3，或 N1～3、任何 M 和 S3。

六、预　　后

（1）转移性疾病 GCT 患者的预后可以用 1997 年由国际生殖细胞癌协作组（IGCCCG）发布的系统进行评估。该系统利用睾丸切除术后肿瘤标志物水平、原发肿瘤部位（对于 NSGCT）和转移部位（肺和非肺内脏转移）预测无进展生存率和总生存率（表 16.2）。

（2）临床Ⅰ期 GCT 患者的生存率为 99%～100%。

（3）播散性精原细胞瘤和 NSGCT 的 5 年无进展生存率与总生存率如表 16.3 所示。然而，值得注意的是，许多纳入 IGCCCG 系统开发和验证的患者均是在早期顺铂时代接受治疗的。因此，在这种系统中，生存期有可能被低估。例如，一项对 273 例在转诊中心接受治疗的不良风险患者的最新回顾显示，IGCCCG 不良风险患者显示出 73%的 5 年总生存率和 58%的 5 年无进展生存率。

表 16.2　生殖细胞瘤的国际共识危险分类（睾丸切除术后）

预后	非精原细胞瘤	精原细胞瘤
良好	睾丸/腹膜后原发，无肺外内脏转移	任何原发位置，无肺外内脏转移
	AFP＜1000mg/ml，hCG＜5000mIU/ml（1000mg/ml），LDH＜1.5×ULN（所有非精原细胞瘤的 56%）	正常 AFP，任何浓度的 hCG，任何浓度的 LDH（所有精原细胞瘤的 90%）
中等	睾丸/腹膜后原发，无肺外内脏转移	任何原发位置，无肺外内脏转移
	AFP≥1000mg/ml 且≤10 000ng/ml 或 hCG≥5000mIU/ml 且≤50 000mIU/ml 或 LDH≥1.5×ULN 且≤10×ULN（所有非精原细胞瘤的 28%）	正常 AFP，任何浓度的 hCG，任何浓度的 LDH（所有精原细胞瘤的 10%）
差	纵隔原发或肺外内脏转移或 AFP＞10 000ng/ml 或 hCG＞50 000mIU/ml（10 000ng/ml）或 LDH＞10×ULN（所有非精原细胞瘤的 16%）	无预后不良的精原细胞瘤

注：AFP，甲胎蛋白；hCG，人绒毛膜促性腺激素；LDH，乳酸脱氢酶；ULN，正常值上限。

表 16.3　播散性精原细胞瘤和非精原细胞瘤的预期生存

预后	5 年无进展生存率（%）		5 年总生存率（%）	
	精原细胞瘤	非精原细胞瘤	精原细胞瘤	非精原细胞瘤
好	82	89	86	92
中等	67	75	72	80
差[a]	—	41	—	48

a 精原细胞瘤无预后差分类。

七、治 疗 方 式

根治性腹股沟睾丸切除术是所有睾丸肿块患者的标准手术诊断和治疗手段。根据疾病分期与组织病理给予辅助治疗，包括化疗、放疗或进一步手术。

（一）精原细胞瘤

精原细胞瘤的辅助治疗方案如图 16.1 所示。

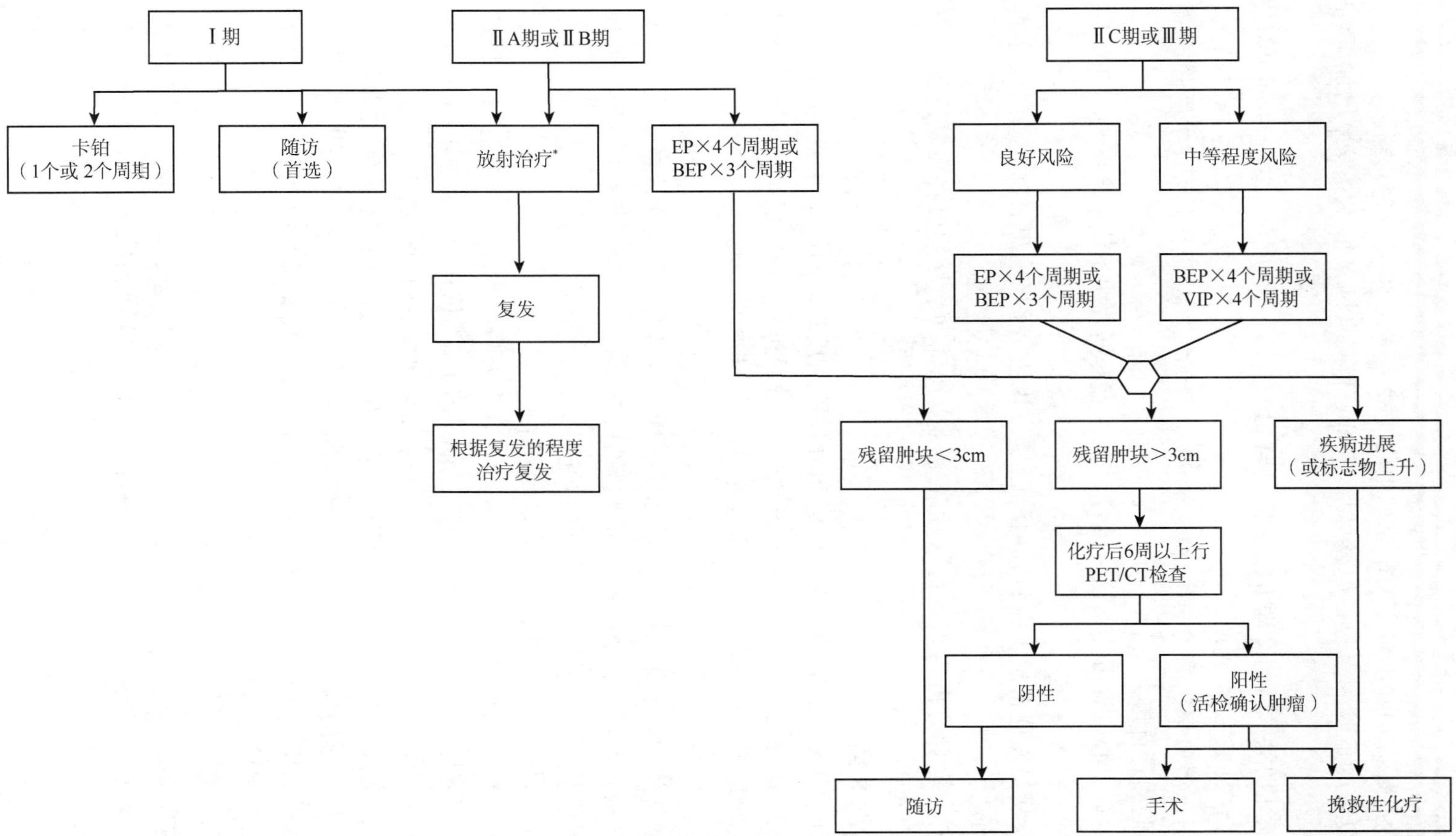

图16.1 精原细胞瘤的辅助治疗方案

*对主动脉旁淋巴结进行放射治疗

注：BEP，博来霉素、依托泊苷和顺铂；EP，依托泊苷和顺铂；VIP，依托泊苷、异环磷酰胺和顺铂

参考《NCCN临床实践指南：睾丸癌》(2022.V1)。访问日期2021年10月25日

1. Ⅰ期

（1）单纯睾丸切除术对Ⅰ期精原细胞瘤的治愈率为80%～85%。

（2）复发的危险因素包括原发肿瘤＞4cm和睾丸网侵犯（复发率增加至约30%）。

（3）睾丸切除术后的管理方案包括①监测（首选），②放疗（20Gy），③单药卡铂（AUC=7）1～2个周期。

（4）由于治愈率极高（总生存率为99%～100%，无论采用何种术后管理策略），主动监测是首选方案。

（5）尽管担心患者可能不依从治疗，但没有证据表明不依从会影响Ⅰ期疾病的生存结果。

（6）疾病复发通常发生在腹膜后淋巴结，并且几乎所有患者都能通过放疗或化疗成功治愈。

（7）对主动脉旁淋巴结进行放疗或单药卡铂辅助治疗均可将无复发生存率（RFS）提高至约94%。

2. ⅡA～B期

（1）对于ⅡA～B期精原细胞瘤，睾丸切除术后管理的选择包括外照射或以顺铂为基础的诱导化疗（IGCCCG良好风险）。对于同侧髂区淋巴结和腹膜后淋巴结（“改良狗腿野”）的两种放疗（ⅡA期30Gy，ⅡB期36Gy）和诱导化疗，与90%的无复发生存率相关。

（2）通常放疗对于ⅡA期患者是优先选择的。然而，有放疗禁忌证的ⅡA期患者（如马蹄肾、炎症性肠病或腹部/腹膜后放疗病史），或当患者倾向避免放疗时，IGCCCG良好风险患者给予基于顺铂的化疗是合适的。

（3）化疗是ⅡB期精原细胞瘤的首选方案。

（4）Ⅱ期精原细胞瘤患者可采用IGCCCG良好风险化疗方案治疗：3个周期的博来霉素、依托泊苷和顺铂（BEP×3）或4个周期的依托泊苷和顺铂（EP×4）。

3. ⅡC～Ⅲ期 在大多数情况下，ⅡC和Ⅲ期精原细胞瘤是可以治愈的。中风险的精原细胞瘤与＞70%的5年癌症特异性生存相关。IGCCCG良好风险疾病的患者可以用3个周期的BEP或4个周期的EP治疗；中等程度风险患者（非肺部内脏转移）如果使用博来霉素有禁忌，应该用4个周期的BEP或4个周期依托泊苷、异环磷酰胺和顺铂（VIP）治疗。

放射和（或）化疗后残余腹膜后肿块的治疗。

（1）在大多数情况下，治疗后残留的肿块并不意味着活动性疾病，因为它通常是治疗后致密的促纤维化增生反应的表现。持续性精原细胞瘤的可能性似乎与残余肿块的大小有关。

（2）对于最大径＜3cm的残余肿块，建议观察。

（3）对于最大径＞3cm 的残余肿块，应在治疗完成后至少 6 周进行 PET 扫描。如果 PET 是阴性，建议观察。如果是阳性，治疗选择包括挽救性化疗（标准或大剂量），或在一些病灶看起来很容易被切除的病例中进行腹膜后淋巴结清扫术（RPLND）。

（二）非精原细胞瘤

Ⅰ期、Ⅱ期和Ⅲ期非精原细胞瘤的辅助治疗方案见图 16.2 和图 16.3。

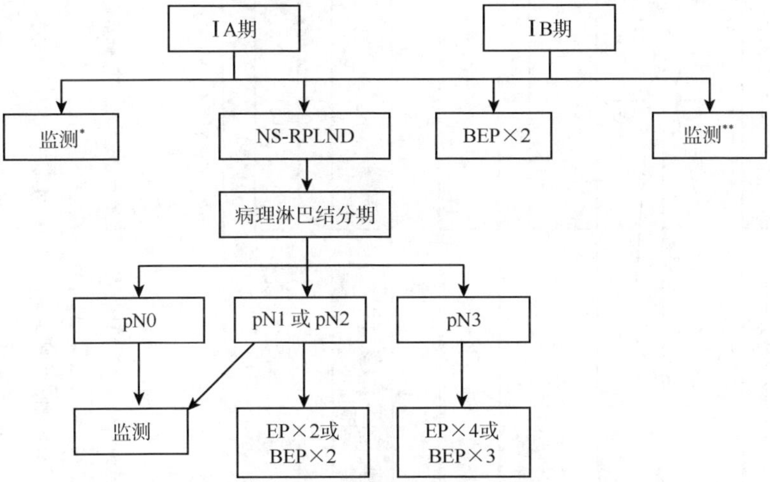

图 16.2　Ⅰ期非精原细胞瘤的辅助治疗方案

BEP，博来霉素、依托泊苷和顺铂；EP，依托泊苷和顺铂；NS-RPLND，保留神经的腹膜后淋巴结清扫

*没有危险因素（淋巴血管侵犯或精索、阴囊侵犯）的Ⅰ期首选

**仅适用于 T2 病变

参考《NCCN 临床实践指南：睾丸癌》（2022.V1）。访问日期 2021 年 10 月 25 日

1　ⅠA～B 期

（1）Ⅰ期 NSGCT 具有 99%～100%的生存率，不考虑睾丸切除术后的管理选择。复发的概率为 25%～30%。有 LVI 和（或）胚胎成分优势的患者具有＞50%的复发率，而没有危险因素的患者约有 15%的复发率。

（2）管理方案：①监测；②初始 RPLND；③辅助化疗。

（3）随访已成为无风险因素[LVI 和（或）胚胎成分优势]患者的首选选择，也是有复发风险因素患者的合理选择；初始 RPLND 和辅助化疗可以改善无复发生存率，但它们对总生存率没有影响。

（4）通常，初始 RPLND 的主要优点/目标是避免化疗。在没有 RPLND 辅助治疗的情况下，pN0 期患者有 10%的复发概率（通常是肺部疾病），pN1～2 期患者复发的概率为 30%～50%。

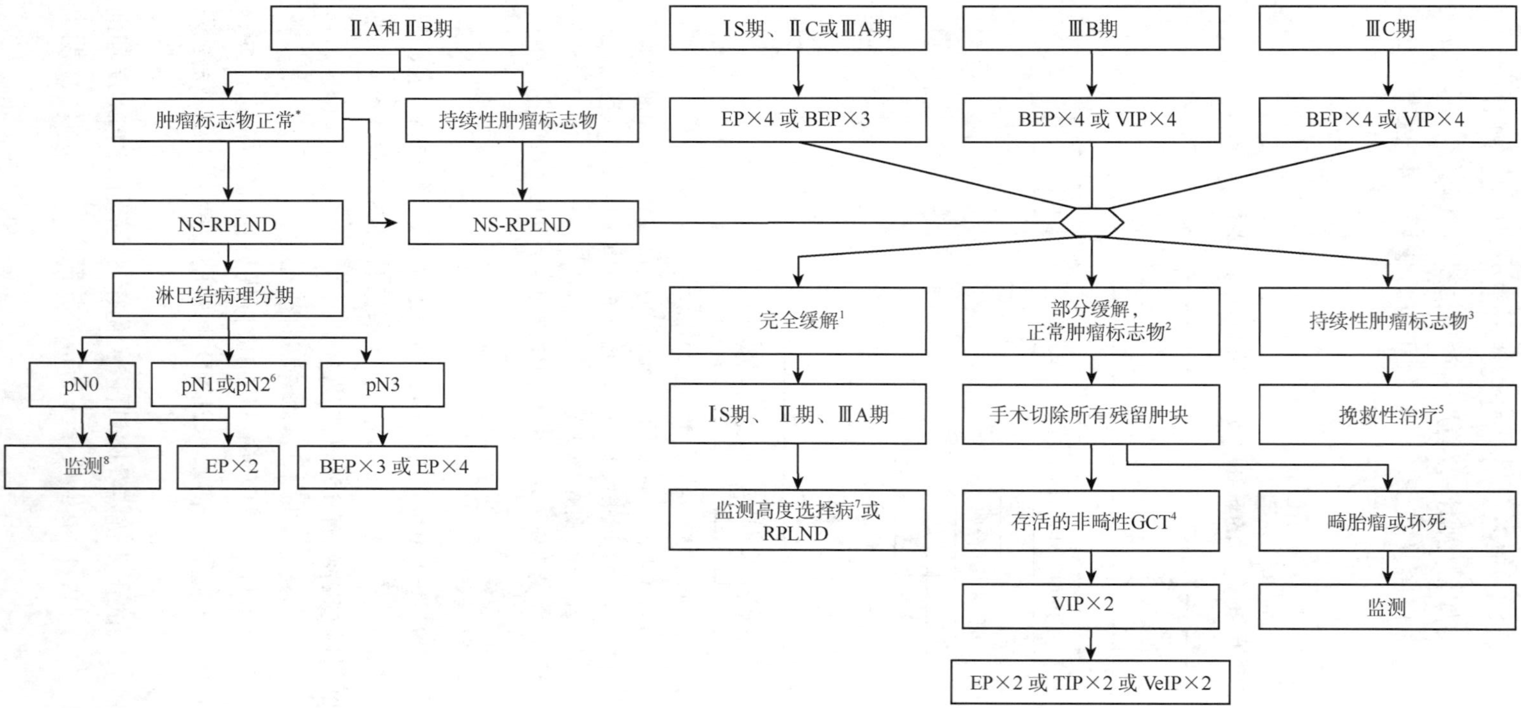

图 16.3　Ⅱ期和Ⅲ期非精原细胞瘤的辅助治疗方案

注：BEP，博来霉素、依托泊苷和顺铂；EP，依托泊苷和顺铂；GCT，生殖细胞肿瘤；NS-RPLND，保留神经的腹膜后淋巴结清扫术；TIP，紫杉醇、异环磷酰胺、顺铂；VeIP，长春碱、异环磷酰胺、顺铂；VIP，依托泊苷、异环磷酰胺和顺铂

1 完全缓解，标志物阴性。2 部分缓解，残留肿块，肿瘤标志物正常。3 部分反应，残留肿块，肿瘤标志物异常。4 存活的非畸胎瘤性生殖细胞瘤，包括卵黄囊、胚胎癌、绒毛膜癌或精原细胞瘤。5 根据预后，治疗选择包括临床试验、挽救性化疗或挽救性切除。①升高、上升的肿瘤标志物→二线化疗。②升高、稳定的肿瘤标志物→监测。③升高、正常化的肿瘤标志物→切除所有残留肿块。6 pN1 首选监测；pN2 首选化疗。7 优选ⅠS 期。8 单纯畸胎瘤 pN2

*如果为多灶性疾病和ⅡB 期，首选化疗

参考《NCCN 临床实践指南：睾丸癌》(2022.V1)。访问日期 2021 年 10 月 25 日

（5）对初始 RPLND 后的 pN1～2 期患者提供 2 个周期的基于顺铂的化疗（BEP 或 EP）。然而，初始 RPLND 后的辅助化疗对癌症特异性生存率没有影响，生存率几乎 100%。

（6）辅助化疗是一种选择，但通常不建议用于初始 RPLND 后的 pN1 期患者。pN2 期患者的辅助化疗的使用因中心而异。在初始 RPLND 中发现对 pN3 期患者应进行完全诱导化疗（BEP×3 或 EP×4）。

（7）辅助化疗：鉴于 50%的疾病复发概率，BEP×1 或 BEP×2 已被推荐用于 LVI 或胚胎成分优势的Ⅰ期患者。

2. ⅠS 期

（1）睾丸切除术后血清肿瘤标志物升高，但无影像学上可测量病灶的患者。

（2）根据 IGCCCG 风险分组进行完全诱导化疗。

（3）由于腹膜后腔外疾病的复发率高得令人无法接受，因此不应对这些患者进行 RPLND 治疗。

3. Ⅱ期

（1）根据 IGCCCG 风险分组，治疗方案包括 RPLND 或以顺铂为基础的诱导化疗。

（2）肿瘤标志物正常和淋巴结肿块≤3cm 的ⅡA～B 期疾病可以在睾丸切除术后采用 RPLND 或全诱导化疗（这两种方案均与约 65%的临床完全缓解的可能性相关）。

（3）RPLND 中患有 pN1 疾病的临床分期Ⅱ期患者复发的概率约为 30%，而患有 pN2 疾病的患者复发的概率约为 50%。然而，无论他们是在辅助情况下还是在复发情况下接受化疗，99%～100%的患者都将被治愈。

（4）Ⅱ期 NSGCT 和血清肿瘤标志物升高的患者或ⅡB/C 期肿瘤和＞3cm 的淋巴结转移患者应根据 IGCCCG 风险类别接受基于顺铂的诱导化疗。化疗后残留肿块直径＞1cm 的患者应接受巩固性 RPLND。

4. Ⅲ期 大多数Ⅲ期 NSGCT 仍可治愈，应根据 IGCCCG 风险分组进行治疗。NSGCT 化疗后肿块的管理如下：

（1）化疗后残留肿块最大直径＞1cm 的患者应接受全双侧模式 RPLND 切除所有残留肿块。应避免单独切除肿瘤。

（2）对诱导化疗后出现完全临床缓解（无最大径＞1cm 的残留肿块）患者的治疗有些争议。尽管大多数专家同意对这些患者进行观察是安全的，他们在一项大型研究中引用了 97%的 15 年癌症特异性生存（CSS），但一些专家主张对所有化疗前有腹膜后肿块的患者进行巩固性化疗后 RPLND（PC-RPLND）。

（3）诊断为脑转移的患者应接受 IGCCCG 不良风险化疗方案（大多数患者为 BEP×4）。虽然多模式治疗通常是必要的，但应该主要根据化疗的反应及残留病灶的位置和手术的可切除性进行个体化治疗。立体定向放射治疗的应用已有描述，但具体作用尚不清楚。全脑放疗的生存益处尚不清楚。

5. RPLND 的组织学

（1）一般而言，残留肿块的组织学表现 40%～45%为纤维化，40%～45%为畸胎瘤，10%～15%为活性非畸胎瘤 GCT。

（2）在 PC-RPLND 中发现没有活性 GCT 的纤维化或畸胎瘤的患者显示＞95%的 5 年 CSS。具有活性 GCT 的患者只有 60%～70%的 5 年 CSS。

（3）辅助性 EP×2 可以使活性非畸胎瘤患者的复发概率最小化。然而，对于所有大病灶完全切除，活性恶性肿瘤累及标本＜10%及有组织学 IGCCCG 良好风险疾病史的患者，该治疗可能无益处，因为这些患者表现出 90%的 5 年无复发生存率。

（三）化疗方案

常用的化疗方案包括 BEP 和 EP（表 16.4），而 VIP 和 VeIP 的使用频率较低。

表 16.4　常用的化疗药物和方案

药物	剂量	方案
BEP	博来霉素 30U，IV，d1、8、15，每周 1 次（也可在 d2、9、16 给药） 依托泊苷 100mg/m²，IV，d1～5 顺铂 20mg/m²，IV，d1～5	给予 2～4 个周期，间隔 21 天
EP	依托泊苷 100mg/m²，IV，d1～5 顺铂 20mg/m²，IV，d1～5	给予 4 个周期，间隔 21 天
VIP[a]	依托泊苷 75～100mg/m²，IV，d1～5 异环磷酰胺 1.2g/m²，IV，d1～5 顺铂 20mg/m²，IV，d1～5 美司钠 400mg，IV，首次异环磷酰胺前给予，然后 1.2g/m²，持续静脉滴注，每天 1 次，d1～5	给予 4 个周期，间隔 21 天
VeIP[b]	长春碱 0.11mg/kg，IV，d1～2 异环磷酰胺 1.2g/m²，IV，每天 1 次，d1～5 顺铂 20mg/m²，IV，d1～5 美司钠 400mg，IV，首次异环磷酰胺前给予，然后 1.2g/m²，持续静脉滴注，每天 1 次，d1～5	给予 3～4 个周期，间隔 21 天
TIP[b]	紫杉醇 175mg/m²，IV，d1 异环磷酰胺 1g/m²，每天 1 次，d1～5 顺铂 20mg/m²，IV，每天 1 次，d1～5 美司钠 400mg，IV，首次异环磷酰胺前给予，然后 1.2g/m²，持续静脉滴注，每天 1 次，d1～5	给予 4 个周期，间隔 21 天

注：IV，静脉注射。

a 可用于对博来霉素有禁忌证的患者。

b 通常保留给初始化疗后复发的肿瘤。

（四）随访

对睾丸癌患者进行合适的随访非常重要，其随访方案应该根据组织学、分期及治疗而制订（表 16.5 和表 16.6）。

表 16.5 精原细胞瘤的监测时间表

年	H&P、标志物（间隔以月为单位）	ABD/盆腔 CT（间隔以月为单位）	CXR（间隔以月为单位）
Ⅰ期（主动监测）			
1	3～6	4～6，12	当有临床指征时
2	6	6	
3	6～12	6～12	
4～5	12	12～24	
ⅠA、ⅠB、ⅠS 期（放疗后）[a]			
1～2	6～12	12	当有临床指征时
3～5	12	12（直至 3 年）	
ⅡA 期、非大肿块ⅡB 期（放疗或化疗后）			
1	3	3，9～12	6
2～3	6	12	6 个月至高达 2 年
4～5	6	当有临床指征时	
大肿块ⅡB、ⅡC、Ⅲ期（放疗或化疗后）			
1	2	4	2
2	3	6	3
3～5	6（第 5 年每 12 个月）	每年（直至 4 年）	每年

注：H&P，病史和体格检查；ABD，腹部；CXR，胸部 X 线检查。

a ⅠA 和ⅠB 期（化疗后）的监测时间表是相似的。

参考《NCCN 临床实践指南：睾丸癌》（2022.V1）。

表 16.6 非精原细胞瘤的监测时间表

年	H&P、标志物（间隔以月为单位）	ABD/盆腔 CT（间隔以月为单位）	CXR（间隔以月为单位）
Ⅰ期无危险因素			
1	2	4～6	在 4 个月和 12 个月时
2	3	6	12
3	4～6	12	12
4	6	当有临床指征时	12
5	12	当有临床指征时	当有临床指征时
Ⅰ期有危险因素			
1	2	4	4

续表

年	H&P、标志物（间隔以月为单位）	ABD/盆腔 CT（间隔以月为单位）	CXR（间隔以月为单位）
2	3	4～6	4～6
3	4～6	6	6
4	6	12	12
5	12	当有临床指征时	当有临床指征时
接受化疗或 RPLND 治疗的Ⅰ A/B 期			
1	3	12	6～12
2	3	12	12
3～4	6	—	—
5	12	—	—
化疗完全缓解的Ⅱ～Ⅲ期非精原细胞瘤，伴或不伴化疗后 RPLND			
1	2	6	6
2	3	6～12	6
3～4	6	每 12 个月（第 3 年）及当有临床指征时（第 4 年）	12
5	6	当有临床指征时	—
ⅡA～ⅡB 期非精原细胞瘤，初始 RPLND 和辅助化疗后			
1	6	RPLND 后 4 个月	6
2	6	当有临床指征时	12
3～5	12	当有临床指征时	12
ⅡA～ⅡB 期非精原细胞瘤，初始 RPLND 且未行辅助化疗后			
1	2	3～4	2～4
2	3	12	3～6
3	4	当有临床指征时	12
4	6	当有临床指征时	12
5	12	当有临床指征时	12

注：H&P，病史和体格检查；ABD，腹部；CXR，胸部 X 线检查。

参考《NCCN 临床实践指南：睾丸癌》（2022.V1）。

1. 挽救性治疗

（1）复发性疾病可通过标志物升高或通过影像学/体检进行诊断。若不典型，则可能需要活检确认。

（2）这类患者也可以考虑参加临床试验，尤其是他们具有不良的预后特征时。

（3）三种最常用的标准二线方案是 VIP（依托泊苷、异环磷酰胺和顺铂）、VeIP（长春碱、异环磷酰胺、顺铂）和 TIP（紫杉醇、异环磷酰胺、顺铂）。

（4）大剂量化疗联合自体骨髓或外周血干细胞移植支持已显示出比标准剂量

挽救性治疗有更好的肿瘤治疗效果，尤其是作为二线治疗时。因此，它已经取代许多患者的标准剂量治疗，尤其是顺铂难治性或顺铂耐药性疾病，因为治疗相关死亡率＜5%，长期无病生存率为 40%～70%。

（5）目前正在探讨的其他药物包括吉西他滨、紫杉醇、表柔比星、奥沙利铂。

2. 大剂量化疗联合自体造血干细胞挽救

（1）大剂量化疗联合造血干细胞挽救（HDT）作为一线的挽救性治疗方案已显示在非随机临床试验中获益，但在Ⅲ期随机临床试验中没有获益（表 16.7）。

（2）顺铂难治性生殖细胞肿瘤对 HDT 不太可能有持久性疗效。

表 16.7　常用的大剂量药物

药物/剂量	时间表
IU 方案	
卡铂 700mg/m^2，IV，d1、2、3	给予 2 个周期，间隔 14 天，在每个周期的第 6 天给予自体外周血干细胞输注
依托泊苷 750mg/m^2，IV，d1、2、3	
MSKCC 方案	
紫杉醇 200mg/m^2，IV，24h 以上，d1	间隔 14 天，给予 2 个周期。在第 11～13 天进行白细胞单采
异环磷酰胺 2000mg/m^2，IV，4h 以上，d2～4，联合美司钠	
随后	
卡铂 AUC 为 7～8，IV，每天 1 次，d1～3	间隔 14～21 天，给予 3 个周期。在每个周期的第 5 天给予自体外周血干细胞输注
依托泊苷 400mg/m^2，IV，每天 1 次，d1～3	

注：IU，美国印第安纳大学；MSKCC，纪念斯隆-凯特林癌症中心。

3. 远期复发

（1）定义为初始治疗完全缓解 24 个月后复发的疾病。

（2）预后不良，据报道 5 年无癌生存率为 60%～70%。

（3）既往接受以顺铂为基础的化疗难治性患者。因此，对于可切除的患者，初始治疗应该是外科手术。在可能的情况下，可以利用化疗来减少不可切除的肿块。

（4）最常见的组织学类型是卵黄囊瘤，尽管 10%～20%是非恶性畸胎瘤。

（5）AFP 升高（反映卵黄囊瘤的高发病率）。

（6）GCT 伴发体细胞型恶性肿瘤（即肉瘤、原始神经外胚层肿瘤、腺癌）的比例过高。

（五）性腺外生殖细胞肿瘤

（1）可出现在原始生殖细胞迁移路线的任何部位，从松果体向下穿过中线到性腺。

（2）最常见部位是前纵隔和腹膜后。

（3）高达 70%的原发性腹膜后 GCT 被认为是转移性退行性睾丸 GCT。

（4）原发性纵隔 GCT 应区分良性肿瘤和恶性肿瘤。约 80%的纵隔 GCT 是良性的。

（5）虽然不认为精原细胞瘤的预后受到疾病部位的影响，但原发性纵隔 NSGCT 的预后明显比睾丸原发 NSGCT 差。

（6）这些肿瘤通常对以顺铂为基础的化疗无效，尤其是在挽救性治疗中。实际上，由于大剂量化疗在大多数患者中无效，因此一些专家建议不要在这种情况下使用顺铂，以避免其毒性。

（六）治疗相关毒性

1. RPLND 并发症

（1）并发症发生率为 10%～20%，主要并发症发生率＜10%。化疗后 RPLND（PC-RPLND）的并发症比初始 RPLND 更常见。

（2）初始 RPLND 的死亡率为 0，PC-RPLND 的死亡率＜1%。

（3）最常见的并发症包括伤口感染和肺部并发症，发生在＜5%的患者中。

（4）乳糜性腹水、症状性淋巴囊肿或术后小肠梗阻发生在＜3%的患者中。

（5）使用改良的单侧模式并保留 L1～L4 节后交感神经纤维，几乎所有患者都保留了术后顺行射精。然而，保留神经和（或）改良的清扫模式在化疗后并不总是可行或合适的。

2. 生殖毒性 虽然 70%～80%经过化疗的患者可能恢复精子生成，但在开始化疗之前，应该与所有的患者讨论精子储存问题。

（1）约 45%的患者有少精症或促卵泡激素（FSH）水平改变，后者部分是由于在诊断时的隐睾症或睾丸萎缩。

（2）睾丸切除术会进一步损害精子生成。

（3）在化疗过程中几乎所有患者都会出现无精或少精。

（4）治疗后患者的孩子没有表现出发生先天性畸形风险的增加。

3. 肺毒性 约 10%的博来霉素治疗患者出现肺毒性。在约 1%的患者中，博来霉素引起的非特异性肺炎进展为肺纤维化和死亡。尽管与年龄和剂量有关，但毒性是不可预测的，在 70 岁以上的患者和那些接受总剂量超过 400U 的患者中更为常见。

（1）更常见的是，在完成博来霉素治疗后，无症状肺功能下降消失。

（2）建议每月监测肺一氧化碳弥散量（DLCO），当 DLCO 降至预处理值的 30%～35%及以下时，应停用该药物。

（3）为了监测肺毒性的发生，应每 1～2 周进行 1 次 CXR。

（4）如果发生肺部毒性，可使用皮质类固醇减轻肺部炎症。

（5）尤其应劝告吸烟者戒烟，并考虑替代方案（即高风险患者采用 EP×4，中风险和低风险患者采用 VIP×4）。

（6）回顾性研究表明，PC-RPLND 期间低流量吸氧（FiO_2 25%）和保守性血容量管理可能会降低术后博来霉素引起的肺毒性发生率。

4. 肾毒性

（1）以顺铂为基础的化疗可引起肾小球滤过率降低，20%～30%的患者可能是永久性的。

（2）这些患者的电解质异常，如低钾血症和低镁血症也是肾功能改变的常见临床表现。

5. 神经毒性

（1）以顺铂为基础的化疗可能会导致 20%～30%的患者出现持续性周围神经病变。

（2）顺铂诱导的神经病变为感觉神经及末梢神经病变，周围性指端感觉迟钝和感觉异常是最常见的临床表现。

（3）谷胱甘肽 S-转移酶基因多态性可增加顺铂诱导神经毒性的易感性。

（4）耳毒性表现为耳鸣或高频听力丧失，通常在口语频率之外，可见于高达 20%的含顺铂方案治疗的患者。风险随着治疗周期的延长而增加。

6. 心血管毒性

（1）博来霉素、顺铂、放疗单用或联合使用可增加心血管疾病的风险。

（2）心绞痛、心肌梗死、心源性猝死增加高达 2 倍。

（3）在接受化疗的睾丸癌患者中，发生高血压、高胆固醇血症和胰岛素抵抗的风险增加。

（4）患者血栓栓塞与雷诺现象的风险也增加。

7. 继发性恶性肿瘤

（1）继发性恶性肿瘤与使用卡铂、依托泊苷及放疗相关（增加 1.7 倍，在治疗完成后可能持续 35 年）。

（2）烷化剂（顺铂）可引起骨髓增生异常综合征，在 5～7 年最终会进展为白血病。

（3）拓扑异构酶抑制剂（依托泊苷）在 3 年内可导致继发性白血病。

（4）在既往放疗过的区域，实体瘤发病率增加，包括膀胱癌、胃癌、胰腺癌、肾癌等。

（邱天竹　刘连科　译）

参考文献

第 17 章　卵　巢　癌

Jung-min Lee，Elise C. Kohn

一、背景和流行病学

（1）卵巢癌是妇科癌症死亡的最常见原因，也是美国女性癌症死亡的第五大主要原因。

（2）2021 年，美国估计将新增 21 410 例卵巢癌病例，约 13 770 例死亡，这一模式相应稳定至少 20 年。

（3）诊断时的中位年龄为 63 岁，约 70%的新诊断病例年龄达到或超过 55 岁。

（4）发展为上皮性卵巢癌（EOC）的终身风险约为 1/70（1.4%）。有害的胚系 *BRCA1* 和 *BRCA2* 突变（gBRCAm）的患者，终身风险分别高达 60%和 30%。

（5）大部分 EOC 患者（约 75%）确诊时为晚期（Ⅲ/Ⅳ期，图 17.1）。

（6）EOC 的 5 年总生存率为 45%，5 年时大于 75%的早期（Ⅰ期）患者仍生存。

二、分子和细胞病理学

（1）上皮组织型约占所有卵巢癌的 90%。

（2）使用两型分级系统对 EOC 进行分级，分为低级别、高级别，以及未分级的透明细胞。

（3）EOC 由几种分子病理实体组成

1）低度恶性潜能（交界；LMP）肿瘤约占 EOC 的 15%。它们由有限的复层上皮增生层来定义，无卵巢间质浸润，可以进展为侵袭性低级别恶性肿瘤。

2）低级别浆液性卵巢癌（LGSOC）可能与浆液性 LMP 肿瘤同时发生和（或）连续发生。*BRAF* V600E 和 *KRAS* 突变可在高达 70%的浆液性 LMP 肿瘤中发现，而在侵袭性低级别癌症中，突变频率下降至 40%。

3）透明细胞癌和低级别子宫内膜样癌可能是连续的，并可能从卵巢子宫内膜异位症进展而来。它们共享高达 40%的 *ARID1A* 体细胞突变，并且可能形成一种混合亚型。透明细胞癌较其他非高级别浆液性 EOC 更具有侵袭性，早期预后更差。

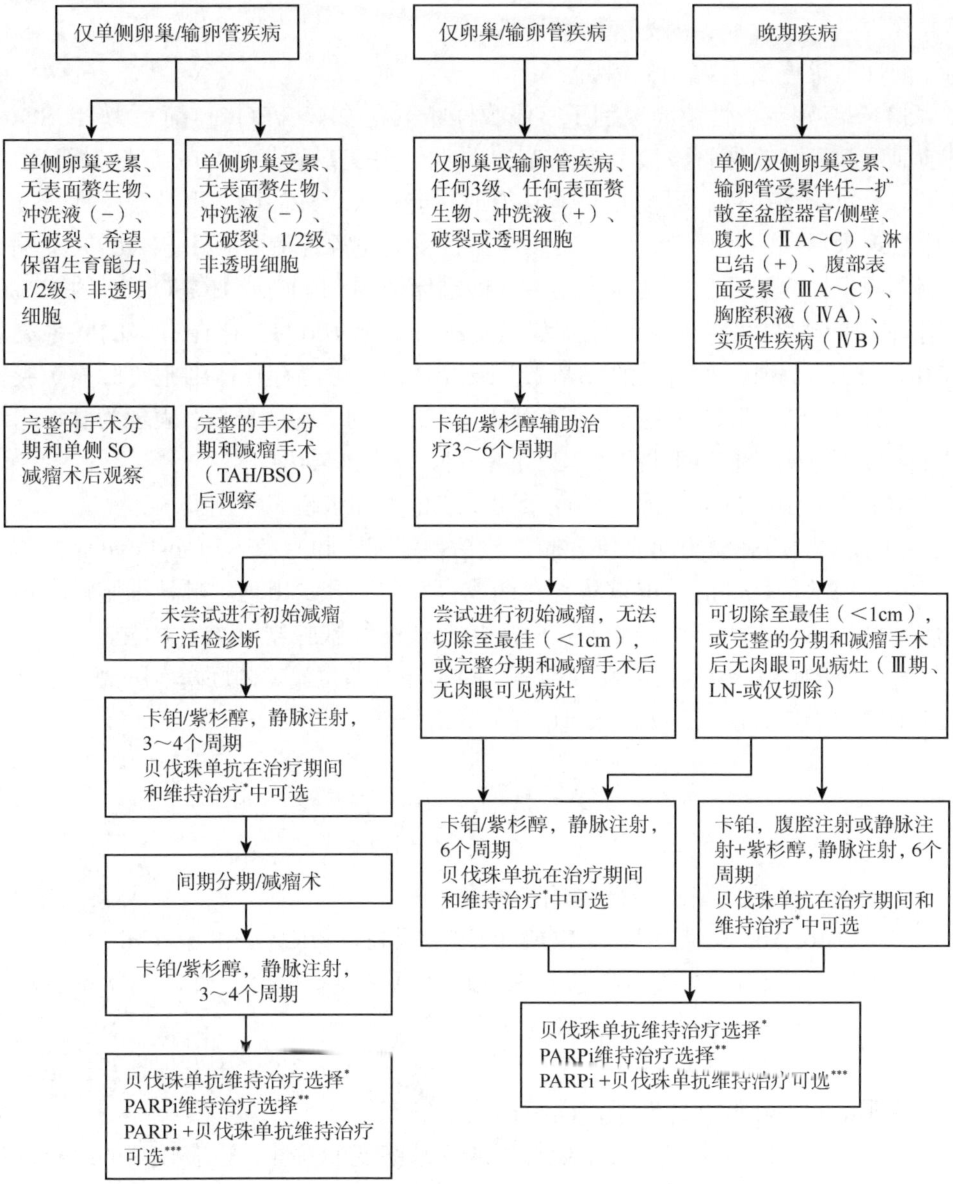

图 17.1 卵巢癌 FIGO 分期流程图

根据癌症的扩散程度，对患者进行分期诊断。正确的分期至关重要，因为它会影响治疗决策。PARPi，PARP 抑制剂；SO，输卵管卵巢切除术；TAH/BSO，开腹全子宫切除术和双侧输卵管卵巢切除术；*贝伐单抗在化疗期间同时使用后可考虑维持使用；**任何从基于铂类的初始治疗中获得 PR/CR 的患者均可以考虑 PARPi 维持治疗；***PARPi+贝伐珠单抗维持可考虑用于任何从基于铂类的初始治疗中获得 PR/CR 的患者，那些在化疗期间首次纳入贝伐珠单抗治疗的患者，以及那些患有 gBRCAm 或 HRD 疾病的患者

4）原发性黏液细胞癌和移行细胞癌罕见。真正的卵巢黏液癌必须从解剖学和组织病理学上与其他来源的黏液性癌相区分，特别是阑尾恶性肿瘤。晚期疾病需

要寻找胃肠道原发灶，因为晚期黏液性卵巢癌的原发性表现是排除诊断。近 80%的黏液性卵巢癌发生 *KRAS* 突变。

5）高级别浆液性或高级别子宫内膜样卵巢癌（HGS/EOC；简写为 HGSOC）目前显示起源于输卵管浆液上皮。*TP53* 失调性突变普遍存在，在某些情况下，甚至是一个决定性事件，可能是功能获得或功能丧失。HGSOC 更具侵袭性，并且临床表现为早期腹腔播散，尽管实质性器官浸润通常是晚期事件。HGSOC、输卵管癌和原发性腹膜癌现在被认为是单独的临床类别（EOC 或 HGSOC）。约 17%的患有 HGSOC 的女性在诊断时会发现 *BRCA1* 或 *BRCA2* 存在有害的胚系突变（gBRCAm）。另外，约 8%的 *BRCA1* 或 *BRCA2* 可能存在体细胞（肿瘤）突变（sBRCAm）。恶性米勒管混合瘤或癌肉瘤是 EOC 的一种变异型，表现为肿瘤组织学和癌分子改变。它似乎是 HGSOC 的一种侵袭性变异型。

（4）余下 10%的卵巢癌包括性索间质或生殖细胞组织学类型。

1）性索间质肿瘤为间充质肿瘤，包括颗粒细胞肿瘤和 Sertoli-Leydig 细胞肿瘤。它们通常是良性的，可以从青春期或青春期后开始出现。颗粒细胞瘤占性索间质肿瘤的 70%，可产生雌激素。Sertoli-Leydig 细胞肿瘤可产生睾酮。

2）生殖细胞肿瘤包括无性细胞瘤、畸胎瘤和卵黄囊（内胚窦）肿瘤。恶性生殖细胞瘤的治疗方法与睾丸癌相似。

三、危 险 因 素

（1）表 17.1 列出了卵巢癌的危险因素。

（2）gBRCAm 女性终身患 EOC 的风险很高，*BRCA1* 和 *BRCA2* 分别高达 60%、30%。*RAD51C*、*RAD51D* 和 *PALB2* 中的胚系突变也会增加 HGSOC 的风险。大多数具有这些突变的 EOC 是 HGSOC。

（3）Lynch 综合征基因的胚系突变可在 3%～5%的 EOC 中发现，并且主要在卵巢透明细胞癌和低度恶性子宫内膜样癌中发现。

（4）有明显家族史但没有发现有害的胚系突变的女性，也有较高的终身罹患 EOC 的风险。

表 17.1　卵巢癌的危险因素

危险增加
年龄增长
• 乳腺癌个人史
基因因素
• 卵巢癌家族史

续表

• *BRCA1*、*BRCA2*、*PALB2*、*RAD51C*、*RAD51D*、*BARD1*、*MSH2*、*MSH6*、*MLH1* 和（或）*PMS2* 的有害胚系突变
• 遗传性非息肉病性结直肠癌（Lynch 综合征）
生殖因素
• 未生育
• 初潮早
• 绝经晚
• 原发性和继发性不孕
• 未孕（可能是选择性不生育）
• 子宫内膜异位
环境因素
• 肥胖和高脂肪饮食（证据较弱）
危险降低
生殖因素
• 口服避孕药的使用
• 妊娠/多产
• 哺乳
妇产科手术
• 卵巢输卵管切除术
• 输卵管结扎

四、预　　防

（1）对于一般群体来说，使用口服避孕药具有预防 EOC 的作用。延长使用时间与 EOC 风险更大幅度地降低有关。

（2）预防性输卵管卵巢切除术（RRSO）已被证实可以将高风险女性患卵巢癌、输卵管癌、腹膜癌的终身风险降低到 5%以下。已推荐 RRSO 用于高风险女性，定义为家族性卵巢癌综合征和（或）gBRCAm 的女性。推荐在完成生育后进行手术，可行的话，应该行手术治疗，gBRCA1m 和 gBRCA2m 手术时间分别比最年轻的受影响家庭成员的诊断年龄提前约 10 年，或于 40～45 岁手术。

（3）采用不行卵巢切除的输卵管切除仍存在争议且未经验证。如果采用，应对有生育潜力且希望生育孩子的女性采用单纯输卵管切除术，并应在完成生育后进行卵巢切除术。由于雌激素和孕激素的持续产生，单纯输卵管切除不行卵巢切除预计不会降低患 EOC 风险。

（4）RRSO 已被证明在 gBRCAm 携带者中能将乳腺癌的患病风险降低高达 50%。

（5）无论是 RRSO 还是机会性输卵管切除术都不推荐用于中等风险的女性。

五、筛　　查

（1）美国 FDA 于 2016 年 9 月 7 日发布了一项正式建议，禁止进行任何卵巢癌筛查试验。

（2）美国预防服务工作组（U.S. Preventive Services Task Force）2012 年重申其建议，反对对无症状及没有已知的增加患病风险的基因突变的女性筛查 EOC。

（3）有乳腺癌/卵巢癌家族史的女性，应提供遗传咨询和基因检测。

（4）对于未行 RRSO 或输卵管切除术的家族性卵巢癌综合征患者与已知的 gBRCAm 携带者可接受筛查，包括盆腔检查、每年经阴道超声检查和每 6 个月进行 1 次血清 CA125 检查，从 30～35 岁开始，或比家族中第一个 EOC 确诊的最早年龄再提早 5～10 岁。没有数据表明筛查高危患者对生存有益处，也没有识别更早期疾病的能力。

（5）高风险家族中未发现有害 *BRCA* 突变的女性可推荐行较低频率有害胚系突变的 panel 测试。如果没有对遗传风险进行此类检测和确认，这些女性的治疗方法与有遗传风险的女性相似。建议接受 RRSO；如果未进行 RRSO，对高危女性进行筛查是合理的。

六、血清生物标志物

（1）CA125 是一种高分子量糖蛋白和上皮组织转化的标志物，由卵巢、宫颈、子宫内膜、腹膜、胸膜、结肠和乳腺上皮细胞产生。

1）CA125 在约 50%的早期及＞90%的晚期浆液性及子宫内膜样 EOC 中升高。在其他卵巢癌类型中，CA125 产生的量较低且不太可靠。

2）CA125 对卵巢癌的特异性差。它可以在多种良性疾病，如子宫内膜异位症、妊娠早期、盆腔炎症性疾病、子宫肌瘤、乳腺良性疾病、肝硬化中升高，以及在任何原因的胸腔积液、腹水或其他恶性上皮肿瘤中反应性升高。

3）美国 FDA 批准 CA125 作为一种生物标志物用于监测 EOC 的疗效及复发。

4）在分子靶向治疗或免疫治疗期间，监测 CA125 浓度的可靠性并不明确。

（2）人附睾蛋白 4（HE4）是一种糖蛋白，在一些 EOC 中表达，在超过 50%的不表达 CA125 的肿瘤中增加。美国 FDA 批准 HE4 检测作为 EOC 复发和疗效监测的生物标志物。HE4 既没有被批准，也没有被推荐用于筛查，也不知道它在化疗之外其他时期的作用。

七、诊断和评估

（1）EOC 不是一种“沉默”的疾病，会出现症状，虽然常为非特异性的。

（2）一些研究表明，症状指数工具有助于鉴别可能患 EOC 的女性：新发的（1 年内）和持久性的（超过 12 次/月）盆腔或腹部疼痛、腹部大小/腹胀的增加、进食困难/饱腹感、尿急/尿频，应由妇科肿瘤专家启动评估。

（3）间质肿瘤可以产生激素导致男性化、性早熟、闭经和（或）绝经后出血，这取决于患者的年龄、异位激素产生的类型和量。

（4）强烈建议尽早转诊至妇科肿瘤医生。

（5）怀疑卵巢恶性肿瘤的术前诊断的总结如表 17.2 所示。

（6）诊断可以通过腹腔镜检查或活组织检查，尤其是在 R0 手术切除可能不被认为是可行的及正在考虑新辅助化疗（NAC）的情况下。手术减瘤的程度和质量对预后价值有一定的影响。

表 17.2　盆腔肿块和（或）疑似卵巢癌患者的检查

现病史，关注与症状指数工具相关的问题（见正文）
家族史
妇科病史
体格检查，包括宫颈刮片制备巴氏涂片
实验室检查：全套加
考虑 CA125（非诊断性的）
β-hCG（用于排除有生育能力女性的妊娠；根据年龄和临床表现考虑生殖细胞肿瘤者）
AFP（根据年龄及临床表现考虑生殖细胞肿瘤者）
影像学检查[a]
经阴道/腹部超声（若指标高度可疑、腹水等，可换成 CT 检查）
口服或静脉注射对比剂的腹部或盆腔 CT 检查
胸部 X 线检查（未行胸部 CT 检查者）

a PET 和 MRI 的价值未确定；PET/CT 的可解释性可能受到缺乏静脉注射和口服对比剂的影响。

八、治　疗

（一）手术

（1）正确的 EOC 诊断和分期依靠组织病理。不能仅通过检查、CA125 或影像学检查做出诊断。

（2）现在的治疗标准是初始肿瘤细胞减灭术联合辅助化疗，或者进行组织取样用于诊断，随后给予新辅助化疗（NACT）联合中间性肿瘤细胞减灭术。

1）初始肿瘤细胞减灭术包括开腹全子宫切除术和双侧输卵管卵巢切除术

（TAH/BSO）切除肿瘤、腹水取样、肿瘤细胞减灭术和腹部病理评估，包括隔膜、结肠旁沟和浆膜表面。单侧输卵管卵巢切除术可用于希望保留生育能力的Ⅰ期 1/2 级肿瘤患者。建议在生育完成后进行输卵管卵巢切除术。

2）对于无法达到 R0 或 R1 减瘤的女性，是否应进行初始减瘤术仍存在争议。

3）中间性减瘤术需要做到相同的完整手术范围，但是应在完成 3～4 个周期新辅助治疗之后。

4）无论是初始还是中间性，手术的目的都是实现 R0 切除或无肉眼可见病灶。满意的减瘤术是残留病灶最大径不超过 1cm。有数据表明，妇科肿瘤专业医生对女性进行减瘤手术的效果更好。

5）在分期将要改变时建议行淋巴结清扫术，如早期疾病。在非 R0 切除术中可以省略淋巴结切除术，或者根据手术中发现的肿大淋巴结选择性地进行淋巴结切除（AGO LION 研究）。

（3）有良好预后特征的Ⅰ期患者（1/2 级、ⅠA/B 期、非透明细胞型）可行单纯手术治疗。

（二）辅助和新辅助化疗

（1）表 17.3 总结了 NACT 和辅助化疗方案。

表 17.3　辅助化疗和复发性疾病的治疗

适应证	治疗	支持数据
新辅助化疗或辅助化疗		
新辅助化疗（NACT），Ⅲ/Ⅳ期	卡铂（AUC=5 或 6），IV+紫杉醇 175mg/m^2，IV，每 21 天 1 次	NACT 后给予间歇期减瘤手术不劣于 PDS→辅助化疗 不能耐受 IP 治疗或减瘤的ⅢC/Ⅳ期 EOC 患者：OS HR=0.98（90% CI 0.84～1.13，*P*=0.01），PFS HR=1.01（90% CI 0.89～1.15） CHORUS（Lancet，2015）：Ⅲ/Ⅳ期，非劣效性研究：OS HR=0.87（90% CI 0.72～1.05）：中位 OS 为 24.1 个月（NACT） *vs*. 22.6 个月（PDS）
最佳减瘤晚期Ⅲ期	紫杉醇 135mg/m^2，IV，24h 以上，d1+顺铂 100mg/m^2，IP，d2+紫杉醇 60mg/m^2，IP，d8	GOG172：中位 PFS 为 18.3 个月（IV）*vs*. 23.8 个月（IV/IP，*P*=0.05）；中位 OS 为 49.7 个月（IV）*vs*. 65.6 个月（IV/IP，*P*=0.03） 10 年随访（GOG114 和 172）中位 OS 为 51.4 个月（IV）*vs*. 61.8 个月（IV/IP；调整后 HR=0.77；95% CI 0.65～0.90；*P*=0.002）
维持治疗	在辅助卡铂/紫杉醇期间和维持治疗给予贝伐珠单抗；剂量：15mg/kg（GOG218）、7.5mg/kg（ICON7）	GOG218 和 ICON7：贝伐珠单抗延长 PFS，但不能改善 OS。目前在美国没有被批准。EMA 批准用于高风险 EOC

续表

适应证	治疗	支持数据
维持治疗	对于以铂类为基础的初始治疗有反应的患者：	另请参阅 JCO 卵巢癌 PARPi 指南 2020
	奥拉帕利 300mg，每 12 小时 1 次，长达 2 年，用于 gBRCAm	SOLO1 试验显示奥拉帕利治疗 2 年后不能维持持续性缓解
	尼拉帕利 200mg 或 300mg，每 12 小时 1 次，长达 3 年	PRIMA 显示 gBRCAm 的差异化获益最大，HR 缺乏获益，HR 正常的获益有限
	对于以铂类/贝伐珠单抗为基础的初始治疗有反应的患者：	另请参阅 JCO 卵巢癌 PARP 抑制剂（PARPi）2020 年 ASCO 指南
	贝伐珠单抗 15mg/m^2，每 3 周 1 次，最多 15 个月+奥拉帕尼 300mg，每 12 小时 1 次，最长 2 年	PAOLA 对 gBRCAm 的获益最大，对 HR 缺乏性疾病也有一定的益处
复发性或持续性疾病		
铂类敏感性疾病	基于铂类的联合化疗［联合聚乙二醇脂质体多柔比星（PLD）、吉西他滨、紫杉类］± 贝伐珠单抗	ICON-4、AGO-OVAR-2.2、OCEANS GCIG、CALYPSO：初始治疗后 2 年以上的患者中有 70%对再次治疗有效。卡铂/紫杉醇或卡铂/吉西他滨较单纯卡铂好；卡铂/盐酸多柔比星脂质体耐受性更好且与卡铂/紫杉醇等效
	以铂基为基础的化疗+PARPi 换药维持	正在进行的其他研究；PARPi 维持 SOLO2：gBRCAm 携带者的奥拉帕利对比单药化疗，ARIEL（卢卡帕尼）和 NRG-GY004（奥拉帕利+西地尼布 *vs.* 以铂类为基础的化疗）
铂类耐药/难治性疾病	单药化疗：PLD、拓扑替康、吉西他滨、多西他赛、口服依托泊苷、每周紫杉醇、六甲蜜胺和（或）考虑给予来曲唑/阿那曲唑或他莫昔芬激素消融治疗；试验性治疗	
	贝伐珠单抗+化疗（PLD、拓扑替康或每周紫杉醇）治疗铂类耐药复发性 EOC 患者，这些患者先前接受的化疗不超过两种方案	AURELIA：PFS 获益，6.7 个月（贝伐珠单抗+化疗）*vs.* 3.4 个月（单纯化疗，HR=0.48，95% CI 0.38～0.60，*P*=0.001）
铂类敏感的复发性疾病的维持治疗	奥拉帕利胶囊 400mg，每天 2 次，是第一个用于 HGSOC、输卵管或原发性腹膜癌 gBRCAm 携带者的维持治疗药物。在美国，奥拉帕利仅在携带 gBRCAm 的 EOC 患者获得许可，这些携带者已接受三线以上的化疗，奥拉帕利不用于维持治疗	研究 19：基于铂类的化疗后的 PFS 获益，11.2 个月（奥拉帕利维持）*vs* 4.3 个月（安慰剂；HR=0.18，95% CI 0.10～0.31，*P*＜0.000 1）

续表

适应证	治疗	支持数据
	贝伐珠单抗（15mg/kg，d1，每 3 周一次），同时给予卡铂/吉西他滨，最多给予 10 个周期，随后给予贝伐珠单抗单药治疗直到疾病进展	OCEANS：PFS 仅受益于卡铂/吉西他滨+贝伐珠单抗维持治疗（HR=0.48，中位 PFS 为 12.4 个月 *vs.* 8.4 个月，*P*＜0.000 1）。无 OS 获益，33.6 个月 *vs.* 32.9 个月，HR=0.95，*P*=0.65 GOG 213：卡铂/紫杉醇+贝伐珠单抗维持治疗的患者 PFS 获益（HR=0.61，中位 PFS 为 13.8 个月 *vs.* 10.4 个月，*P*＜0.000 1）；随机手术仍在进行中

注：EOC，上皮性卵巢癌；HR，危险比；IP，腹腔内灌注；IV，静脉注射；OS，总生存期；PDS，初始减瘤手术；PFS，无进展生存期。

（2）当前所有ⅠC 期和Ⅱ～Ⅳ期患者的国际共识的治疗标准是辅助化疗。该化疗应包括一种铂类和一种紫杉类，并应给予 6 个周期，更少的治疗周期在ⅠC 期被认为是可以接受的（GOG-157）。

（3）对于晚期患者，NACT 可与中间性肿瘤细胞减灭术一起使用。总化疗暴露量应为 6～8 个周期。经证实，NACT 联合中间性肿瘤细胞减灭术不劣于初始肿瘤细胞减灭术联合辅助化疗。

（4）辅助化疗仍然是所有组织学类型卵巢癌的推荐治疗。到目前为止，还没有在 LGSOC 中初始使用激素治疗的前瞻性数据。

（5）腹腔内灌注（IP）导致了总生存率（OS）的改善。目前尚不清楚这些结果是由剂量给药部位（IP *vs.* IV）、给药剂量强度或两者引起的（GOG-0172）。当加入贝伐珠单抗时，没有观察到 IP 的额外益处，尽管给药剂量和时间表并不能重复最初的阳性试验（GOG-0252）。

（6）剂量密集紫杉醇/卡铂治疗并不优于每 3 周紫杉醇治疗（GOG0262/ICON8A），因此不再推荐。

（7）紫杉醇和多西他赛在辅助治疗中已显示出类似的疗效（SCOTROC1）。

（8）卡铂剂量应基于卡尔弗特（Calvert）公式（http://ctep.cancer.gov/content/docs/ Carboplatin_Information_Letter.pdf）来计算卡铂的 AUC 剂量[AUC×（GFR+25）]，其中 GFR 是计算出来的肾小球滤过率。如果患者的 GFR 是根据同位素稀释质谱法（IDMS）测定的血清肌酐来估计的，美国 FDA 建议医生考虑将卡铂的剂量限制在预期暴露量（AUC）范围内，以避免因过量使用而产生潜在毒性。

（9）由于对紫杉醇和（或）其载体的类过敏反应，患者在初始治疗和随后的剂量给药中可能表现出对紫杉醇的超敏反应。如果预防使用类固醇、H_1 和 H_2 受体阻滞剂和（或）缓慢输注不能充分保护，则可以将治疗改为多西他赛，其具有不同的载体。

（10）铂类超敏反应是一种过敏性的、实质的特应性反应，且可在以后的周期中出现（通常 6～10 次或以上暴露）。

1）顺铂和卡铂可以交叉替代，取决于反应的严重程度。由于生物活性部分是相似的，两种药物有交叉灵敏性。

2）有铂类过敏史的女性患者可以通过缓慢输液，以及给予类固醇和 H_1/H_2 受体阻滞剂预处理而再次治疗。

（11）Ⅲ期研究表明，在卡铂/紫杉醇辅助治疗和维持治疗期间给予贝伐珠单抗可延长选定亚群的无进展生存期，但不改善总生存期（GOG218 和 ICON7）。

（12）经美国 FDA 批准的试验表明，PARP 抑制剂（PARPi）维持治疗可延长 g/sBRCAm 或同源重组缺陷（HRD）女性的无进展生存期。对 g/sBRCAm 患者进行两年的奥拉帕利维持治疗，可提供超过 5 年的非维持缓解的中位无进展生存期。在同源重组正常的患者中，3 年的尼拉帕利治疗有一定的益处。尼拉帕利维持治疗的长期数据待定；总生存期数据尚未成熟。

（13）奥拉帕利和贝伐珠单抗联合治疗 g/sBRCAm 与 HRD 的女性（PAOLA）可观察到无进展生存期的益处。总生存期数据尚未成熟。

（14）应考虑个体 EOC 生命周期中使用 PARPi 的最佳时间；目前不建议在 EOC 治疗中重复 PARPi 治疗（2020 年 ASCO 指南）。

（15）没有数据表明，在一线治疗或维持治疗中添加免疫检查点抑制剂可以改善临床结果。

（三）复发性或持续性疾病

（1）超过 80%的Ⅲ/Ⅳ期患者会出现复发；复发的 EOC 是不可治愈的，尽管随后可能出现完全缓解。

（2）在一项随机对照试验中，复发（仅基于单纯 CA125 升高）患者给予早期治疗对比观察，直至症状或体格检查触发疾病评估，未观察到总生存期获益（MRC OV05/EORTC 55955）。

（3）对于无复发间隔期≥12 个月的女性患者，可考虑行二次肿瘤细胞减灭术。然而，有数据表明，仅在高度选择的患者（DESKTOP3）中有益处（无进展生存期/总生存期），而没有观察到总生存期优势，并且有迹象表明，在使用受限制的选择标准的患者中，二次手术可能会造成伤害（GOG-0213）。

（4）没有数据表明免疫检查点抑制剂单药或联合治疗可改善复发性卵巢癌治疗或维持治疗的临床结果。

（5）无进展间隔期≥6 个月的患者为铂类敏感，尽管这是一个连续发生的事情。无论单药或联合用药，二线以铂类为基础的治疗可以提高铂类敏感性 EOC 女性患者的生存期（表 17.3）。

1）双药可能包括卡铂联合紫杉醇、吉西他滨或聚乙二醇脂质体多柔比星。

2）贝伐珠单抗联合化疗和维持治疗可提高复发性卵巢癌患者的无进展生存期（OCEANS，GOG-0213）和改善总生存期（GOG-0212）。

3）在最近的一项试验中，在化疗期间和化疗后较早暴露贝伐珠单抗并不能阻止对贝伐珠单抗的第 2 次反应。

4）PARPi 的维持治疗已显示，在至少 4 个以铂类为基础的化疗周期后获得至少稳定疾病的女性中，可延长无进展生存期。在 g/sBRCAm 的女性中观察到奥拉帕利的使用对总生存期的益处趋势（P=0.054）（2020 年 ASCO 指南）。

5）对于铂敏感复发性卵巢癌患者，可考虑使用单药 PARPi 进行治疗。

6）没有数据表明，先前接受过 PARPi 维持治疗女性使用 PARPi 治疗可以提供如同 PARPi 初始治疗研究所观察到的相同或任何治疗益处。

（6）在初始以铂类为基础的化疗后 6 个月内复发或进展者分别被定义为铂类耐药或铂难治性疾病。

1）由于联合用药毒性增加且没有足够的证据表明获益增加，序贯单药化疗是铂类耐药/难治性患者的首选（表 17.3）。

2）拓扑替康、聚乙二醇脂质体多柔比星或每周紫杉醇联合贝伐珠单抗已被证明，与单独使用单一药物相比，其无进展生存期更好（AURELIA）。

3）不推荐 PARPi 治疗或维持治疗用于铂耐药或铂难治性疾病的女性患者（2020 年 ASCO 指南）。

（四）非上皮性卵巢癌

（1）大多数卵巢生殖细胞肿瘤的患者确诊时为早期疾病，淋巴结转移罕见。如果对侧卵巢无累及，单侧输卵管卵巢切除术对于希望保留生育能力的女性而言是可能的。

（2）在生殖细胞肿瘤手术后应考虑给予 BEP 方案化疗（博来霉素/依托泊苷/顺铂）：除Ⅰ期 1 级疾病外的所有非无性细胞瘤，以及≥Ⅱ期的无性细胞瘤。

（3）大多数卵巢性索间质肿瘤是低级别的，表现为早期阶段，并有极佳的生存期。手术切除后，应对肉眼残余肿瘤进行放疗，以及对颗粒细胞肿瘤给予孕激素治疗。

（4）许多恶性间质肿瘤包括颗粒细胞瘤可产生雌激素；因此，需要评估子宫内膜的恶性变化。

（五）放疗

在美国，放疗在 EOC 治疗中的作用有限。卵巢和输卵管源性肿瘤对放疗敏感，放疗应考虑给予影响功能的孤立性转移灶（脑转移瘤、肠出血）。

（六）试验性治疗/免疫疗法

（1）不论是初诊还是复发的所有分期的卵巢癌患者，均应鼓励其参加临床试验（www.clinicaltrials.gov）。

（2）没有数据表明免疫检查点抑制剂单一疗法或联合疗法可以改善卵巢癌治疗或维持治疗的临床结果。

九、支持治疗

常见的治疗毒性

1. 骨髓抑制 卡铂相关的骨髓抑制为累积性毒性（详见第 34 章）。

2. 恶心/呕吐 卡铂的致吐作用比顺铂弱。不论急性和延迟性恶心/呕吐均应监测和治疗（详见第 38 章）。

3. 肾功能不全

（1）应密切关注处于临界或肾功能异常的患者。

（2）以血清肌酐为基础计算的肾小球滤过率低估了接受铂类治疗患者的肾功能不全。

4. 神经毒性

（1）铂类和紫杉类均可引起神经病变。铂类会导致脱髓鞘损伤，且可留下长期的神经残留病变。紫杉类及其他化疗药物均会引起可恢复的轴突变性。

（2）3～4 级神经病变可有长期的影响及可能需要替代或终止造成问题的药物。2 级神经病变可能需要调整药物剂量来避免 3～4 级神经病变。

5. 穿孔

（1）贝伐珠单抗导致 EOC 患者发生胃肠道穿孔的风险为 5%～11%。

（2）穿孔的可能风险因素包括既往的放疗，肿瘤侵犯大肠及早期对肿瘤治疗的反应。

6. 梗阻

（1）患者可表现为肠梗阻和尿路梗阻。症状包括恶心、呕吐、腹痛、腹胀、背痛，以及排便或排尿减少。

（2）对于肠梗阻的最初治疗可能是保守治疗，采用肠道休息和鼻胃管抽吸，但许多患者需要旁路手术。

（3）侵入性干预应与患者的预后、健康状态和治疗目标相平衡。镇痛药、止吐药、抗胆碱能药物等治疗和（或）内镜下引流管的放置不适用于手术患者。

（4）根据梗阻的位置、长度和严重程度，放置输尿管支架或行肾造瘘术可缓解尿路梗阻。

十、总　　结

（1）EOC 是女性妇科恶性肿瘤最常见的死亡原因，也是美国女性妇科癌症死亡的主要原因。

（2）紫杉醇/卡铂辅助治疗推荐用于具有高危特征的局限性疾病和晚期疾病。后者可以给予新辅助治疗或辅助治疗。

（3）可考虑将 PARPi 维持治疗用于一线治疗或铂类敏感复发患者。迄今为止，在没有第二次 PARPi 暴露应答数据的情况下，仅在其中一种推荐使用。

（4）对于复发的女性，治疗的选择取决于以铂类为基础的初始治疗的反应。

十一、感　　谢

这项工作得到了美国癌症研究中心的校内项目及美国国家癌症研究所癌症治疗和诊断司癌症治疗评估项目的支持。

（贾雪梅　徐信兰　雷开键　译）

参 考 文 献

第 18 章　子宫内膜癌

Amanda C. Cousins，Christina M. Annunziata

一、流 行 病 学

（1）子宫内膜癌是发达国家最常见的妇科恶性肿瘤。子宫内膜癌是美国女性第四大常见癌症，占新发癌症病例的 7%。

（2）2021 年，美国新增约 66 570 例子宫内膜癌患者，每 33 位女性中就有 1 位在其一生中会罹患子宫内膜癌。

（3）这种癌症在白种人女性中更为常见，其终身罹患子宫内膜癌的风险为 2.8%，相比之下，黑种人女性的终身风险为 2.5%。

（4）每年白种人女性的发病率为 28.3/10 万，相比较，每年黑种人女性的发病率为 27.9/10 万。

（5）虽然白种人女性的发病率略高于黑种人女性，但黑种人女性的 5 年生存率低于白种人女性（66% *vs*. 86%）。

（6）预计 2021 年有 12 940 人死于该恶性肿瘤，占所有女性癌症死亡人数的 4.5%。

（7）自 2009 年以来，子宫内膜癌的死亡人数每年增加 1%～2%，这主要归因于复发和转移性疾病患者缺乏重要的治疗进展。

（8）发病高峰年龄为 60～70 岁，确诊的中位年龄为 63 岁。

二、危 险 因 素

（1）内源性或外源性雌激素对子宫内膜的长期和无拮抗的刺激是子宫内膜癌发生的主要危险因素之一。

（2）无拮抗内源性雌激素过多的原因

1）持续性无排卵[如多囊卵巢综合征（PCOS）、围绝经期]。

2）无排卵月经周期；产生雌激素的肿瘤（如卵巢颗粒细胞瘤）。

3）肥胖：脂肪组织中雄烯二酮向雌酮的外周转化及雄激素向雌二醇的芳构化导致肥胖患者体内内源性雌激素水平升高。此外，性激素结合球蛋白循环水平降低会导致类固醇激素活性增加。体重指数每增加 5kg/m^2，子宫内膜癌的风险就会增加 30%～60%。

4）晚期肝脏疾病。

5）月经初潮早、绝经晚：风险与雌激素暴露时间有关。52 岁以上停经的女性风险增加 2.4 倍。

6）不孕和未生育：虽然不被视为独立的风险因素，但不孕症及未生育可能与长期无排卵月经周期导致的子宫内膜癌的发生有关。未生育女性患子宫内膜癌的风险是生育一个孩子的女性的 2 倍，与生育 5 个或更多孩子的女性相比风险增加 3 倍。

（3）无拮抗外源性雌激素来源

1）无拮抗系统性雌激素治疗：对于子宫完整的女性，任何途径（口服、经皮贴片或阴道环）使用系统性雌激素而不同时服用孕激素均会增加患子宫内膜癌的风险。这种风险与雌激素的剂量和使用时间直接相关，在某些情况下，风险增加了 20 倍。

2）他莫昔芬（TAM）：根据靶器官和循环内源性雌激素水平，TAM 表现出激动剂和拮抗剂特性。对于体内雌激素水平较高的绝经前妇女，TAM 在子宫内膜组织中起拮抗剂的作用，而对于绝经后妇女则相反。结果表明，与 50 岁以下的女性相比，对于 50 岁及以上服用 TAM 的女性，患子宫内膜癌的相对风险为 4.01。子宫内膜癌发生的风险也与剂量和持续时间有关。服用 TAM 的女性应了解子宫内膜增生、子宫内膜癌和子宫肉瘤的风险，并应评估任何异常子宫出血。

（4）2 型糖尿病（DM），可能与高胰岛素血症的影响相关。

（5）高血压。

（6）遗传因素

1）乳腺癌、卵巢癌或结直肠癌个人史。

2）遗传性非息肉病性结直肠癌（HNPCC 或 Lynch 综合征Ⅱ型）的个人史或家族史占所有子宫内膜癌的 2%～5%。对于患有 Lynch 综合征的女性，子宫内膜癌的终身风险为 17%～71%，具体取决于基因型。

3）一级亲属有子宫内膜癌病史的患者患子宫内膜癌的风险增加 3 倍。

4）一级亲属有结直肠癌病史的患者患子宫内膜癌的风险增加 2 倍。

三、保护性因素

（1）口服避孕药

1）研究表明，使用雌激素类避孕药（口服和非口服）至少 12 个月，可将子宫内膜癌的风险降低 30%～40%。避孕药使用时间越长，风险降低越大。

2）已经发现，仅使用孕激素的避孕药（如长效醋酸甲羟孕酮、孕激素植入物和释放孕激素的宫内节育器）可以提供更大的保护。

3）避孕药停用之后，保护作用持续至少 10 年。

4）在包括每天孕激素的激素替代疗法长期使用（≥10 年）的患者中已观察到类似的保护作用。

（2）体育活动：缺乏足够的活动（20min 或者更长时间的剧烈体力活动，每周至少 3 次）增加子宫内膜癌风险 30%～40%。据估计，如果女性每周积极锻炼 5 次或更多，或是每天坐 4h 或更少，那么 34%的子宫内膜癌可以避免。

（3）吸烟：这似乎对绝经后妇女有适度的保护作用，可能是由于雌激素的肝脏代谢增强。然而，肺癌和其他疾病的风险显著增加，大大超过了这种保护。

四、诊断和筛查

（1）对于无症状女性子宫内膜癌的早期检测，目前还没有性价比高的筛查技术。通常在有症状的患者评估期间做出诊断。

（2）患有 HNPCC 的女性终身罹患子宫内膜癌的风险要大得多，而且这种疾病通常比非遗传性癌症早 10～20 年发生。因此，美国癌症协会建议，从 35 岁开始，每年对患有 HNPCC 的女性进行子宫内膜活检和（或）经阴道超声检查。对于已完成生育且年龄不超过 40～45 岁的 Lynch 综合征患者，预防性子宫切除术和双侧输卵管卵巢切除术（BSO）也应被视为一种降低风险的治疗选择。

（3）服用 TAM 的女性应根据不服用 TAM 女性的相同指南进行妇科评估。常规子宫内膜监测在提高子宫内膜癌早期发现上尚未被证明是有效的，因此不推荐使用。

（一）症状和体征

（1）异常子宫出血是子宫内膜癌最常见的症状，见于 75%～90%的患者。

（2）绝经前妇女月经时间延长/过多或出现月经间期少量出血，尤其是那些对于这些症状的药物治疗失败或有子宫内膜癌危险因素（如肥胖、多囊卵巢综合征）的妇女，应接受子宫内膜活检。

（3）10%的患者表现为大量浆液或血性浆液分泌物。

（4）所有绝经后子宫出血的女性均应行子宫内膜癌评估，因为 10%的患者最终被确诊为恶性肿瘤。

（5）活检也建议用于因更年期症状而服用雌激素治疗、有撤药性出血的女性。

（6）无症状患者的巴氏涂片检查有异常腺体组织时应行子宫内膜癌评估。

（7）巴氏涂片检查有子宫内膜细胞的所有绝经后女性均应该接受恶性肿瘤评估。

（8）约 10%的子宫内膜癌病例是由巴氏涂片检查出来的，然而，单独的巴氏涂片并不是检查子宫内膜恶性肿瘤的合适方法。

（9）盆腔检查发现可触及的局部晚期肿瘤，提示子宫内膜癌。常见的远处转移部位包括肺、腹股沟和锁骨上淋巴结（LNS）、肝脏、骨骼、脑和阴道。晚期疾病的症状和体征在不到 10%的病例中出现，包括肠梗阻、黄疸、腹水和疼痛。

（二）操作

（1）通过门诊子宫内膜活检进行子宫内膜取样是有症状的子宫异常出血患者的首选方法。子宫内膜活检通常是一种耐受性良好的门诊手术，与随后的子宫切除术或宫颈扩张和刮宫术（D&C）相比，其诊断准确率为 93%～98%。

（2）绝经后出血的女性最初可通过子宫内膜活检或阴道超声进行初步评估。当超声测量子宫内膜厚度≤4mm 时，由于在这些病例中恶性肿瘤的发生率很低，不需要子宫内膜取样。然而，如果绝经后出血持续，应进行子宫内膜取样。

（3）绝经后患者服用 TAM 应接受子宫出血评估。子宫内膜活检通常是首选的评估方法。服用 TAM 的女性由于 TAM 诱导的上皮下基质肥大，在影像学上通常会出现子宫内膜增厚。持续性出血应使用宫腔镜直接可视化进行进一步评估，并使用 D&C 进行组织取样。

五、组 织 学

亚型

（1）子宫内膜癌的亚型包括子宫内膜样（75%～80%）、子宫乳头状浆液性（5%～7%）、透明细胞（1%～5%）、黏液性（5%）、鳞状细胞（＜1%）、未分化和混合型。子宫内膜癌也可分为Ⅰ型和Ⅱ型。

1）Ⅰ型肿瘤：这些是更常见的发病亚型，组织学属于子宫内膜样，更常见于年轻或围绝经期妇女，总体预后更好。大多数是雌激素依赖性的且分化良好，其中许多患者为雌激素和孕激素受体阳性。这些肿瘤在患有糖尿病和肥胖症的女性中也更为常见。大多数患者将出现症状并接受诊断评估，因此表现为较低分期的疾病。基因异常包括 *K-ras*、*β-catenin*、*PI3K*、*PTEN* 和 *ARID1A* 突变，微卫星不稳定性（MSI），以及 DNA 错配修复（MMR）缺陷。

2）Ⅱ型肿瘤：为乳头状浆液性、透明细胞或分化不良的子宫内膜样组织学（3 级，非整倍体）。这些肿瘤通常发生于无过量雌激素来源的老年、消瘦、绝经后妇女，产生于子宫内膜萎缩的背景下。2 型肿瘤与 1 型肿瘤相比预后较差。这些肿瘤通常与 *p53* 突变（浆液性）、染色质重塑和泛素连接酶复合物基因（*CHD4*、*FBXW7*

和 *SPOP*）及 HER-2/neu 过表达有关。患有子宫内膜癌的黑种人女性的预后较差，因为她们患Ⅱ型肿瘤的比例过高。

（2）虽然为理解子宫内膜癌提供了一个概念框架，但该分类方案未能准确地将一些特征不符合这两类中任何一类的患者亚群进行分类（如黏液性、鳞状或混合组织学患者）。病理学特征，如组织学和分级，也被发现具有较差的观察者间的可重复性。因此，一种分子分类系统已崭露头角，该系统既提供了预测和预后信息，又具有高度可重复性。这种分类系统经常用于研究和临床试验，但尚未完全融入临床实践。

六、分子分类

利用基因组、转录组学和蛋白质组学分析对近 400 例子宫内膜癌标本进行特征性分析，癌症基因组图谱能够根据肿瘤细胞基因组结构识别子宫内膜癌的 4 种分子亚型。这些亚型包括：

（1）*POLE*（“超突变”）：这些是拷贝数稳定的癌症，在 *POLE*（一种参与 DNA 复制和修复的基因）的核酸外切酶结构域中反复发生突变。这些肿瘤具有非常高的体细胞突变频率，通常超过每百万碱基 100 个突变。最常见的是子宫内膜样组织学，这些癌症具有显著的肿瘤浸润淋巴细胞（TIL）。虽然组织学表现常为侵袭性[高级别特征和淋巴脉管间隙浸润（LVSI）]，但该亚型预后良好（5 年生存率＞96%）。鉴于 TIL 的显著性，在罕见的晚期或复发性疾病病例中，检查点抑制可能是一种选择。

（2）MSI（“高突变”）：继发于功能失调的 MMR 蛋白（MLH1、MSH2、MSH6 和 PMS2），这些癌症具有非常高的突变负荷和高 TIL。这些肿瘤中的大多数是 MLH1 表观遗传沉默的结果，但也包括 *MMR* 基因中的其他体细胞和胚系突变（如 Lynch 综合征）。这种亚型也与较高的体细胞突变频率有关，每百万碱基有 10～100 个突变。已发现 *MMR* 缺陷型癌症对放疗的敏感性增加，即使在晚期疾病患者中也会产生更有利的结果。免疫检查点抑制剂是美国 FDA 批准用于转移性或复发性 MSI 子宫内膜癌的药物。

（3）拷贝数低：这是一种遗传稳定的亚型，*MMR* 正常和 *TP53* 野生型，突变负荷低（每百万碱基＜10 个突变）。这些肿瘤主要为子宫内膜样组织学类型，雌激素和孕激素阳性，对激素治疗的有效率高。

（4）拷贝数高：该亚型具有较高的体细胞拷贝数改变和突变谱，绝大多数（约 92%）具有 *TP53* 突变。约 20%的病例也可见 HER-2 扩增，而超过 40%的病例可见同源重组缺陷。这些肿瘤具有浆液性、混合性、低级别子宫内膜样和高级别子宫内膜样组织学，与不良的临床结果相关（5 年生存率约 50%）。考虑到 *TP53* 突变的高比例，当患者除放疗之外还接受化疗时发现了更好的结果。标准化疗联合靶向 HER-2 扩增药物（如曲妥珠单抗）的研究表明，无进展生存期和总生存期均显示大有希望的改善。

七、治疗前评估

（1）在开始治疗之前，应进行完全的病史、体格检查和子宫内膜取样来确定诊断。

（2）内科和外科病史可以确定可能影响手术计划和（或）辅助治疗的合并症，而家族史可揭示遗传性癌症综合征。

（3）体格检查应重点检查子宫的大小和活动性，以及是否存在子宫外肿块或腹水。

（4）治疗前实验室检查应包括全血细胞计数、生化组套和肝功能检测。CA125 通常用于 2 型子宫内膜癌或 3 级子宫内膜样癌患者，以便进行治疗后监测。

（5）胸部 X 线检查可以排除肺转移。只有那些怀疑有晚期疾病或 2 型癌症的患者，或者没有计划手术的患者（如保留生育能力或较差的手术候选者），才应进行额外的盆腔或腹部影像学检查。对比剂增强 MRI 在临床分期中显得更为优越，因为它可以评估子宫肌层侵犯、宫颈受累和淋巴结转移。

（6）应该完成日常适龄健康维护：如果怀疑 HNPCC，应在计划治疗前进行结肠镜检查。

（7）若有指征，评估症状或体检结果。

八、分　　期

（1）子宫内膜癌根据 2010 年国际妇产科联合会/TNM 分期系统进行手术分期。

（2）子宫内膜癌的分期基于子宫切除术、BSO、盆腔和腹主动脉旁淋巴结切除术的信息。手术分期不再需要盆腔冲洗；然而，腹腔冲洗液中存在癌细胞是一个不良的预后因素。

（3）子宫内膜癌分期分布

Ⅰ期　70%～75%。ⅠA　肿瘤局限于子宫，无或＜肌层浸润的 50%。ⅠB　肿瘤局限于子宫，＞肌层浸润的 50%。

Ⅱ期　10%～15%，宫颈间质浸润，但未超出子宫。

Ⅲ期　5%～10%。ⅢA　肿瘤侵犯浆膜或附件。ⅢB　阴道和（或）宫旁受累。ⅢC1　盆腔淋巴结受累。ⅢC2　主动脉旁淋巴结受累，伴或不伴盆腔淋巴结受累。

Ⅳ期　＜5%。ⅣA　肿瘤侵犯膀胱黏膜和（或）肠黏膜。ⅣB　远处转移，包括腹部转移和（或）腹股沟淋巴结受累。

九、预 后 因 素

（一）子宫

（1）子宫内膜癌的预后主要取决于肿瘤分期和组织学类型（包括分级和组织学亚型）。大多数女性预后良好，因为大多数女性患有早期疾病且为子宫内膜样组织学类型。

（2）根据分期的 5 年生存率分布

1）Ⅰ期：81%～91%。

2）Ⅱ期：71%～79%。

3）Ⅲ期：30%～60%。

4）Ⅳ期：14%～25%。

（3）组织学类型：浆液型和透明细胞型预后较差，鳞状细胞型和未分化型表现为侵袭性。

（4）肿瘤激素受体状态：雌激素和孕激素受体的存在和水平与组织学分级成反比，与更长的生存期有关。

（5）肿瘤大小：肿瘤＞2cm 者预后较差。

（6）脉管浸润：远处疾病复发率约为 25%。

（二）子宫外

（1）腹腔细胞学阳性：不论分期，与预后差相关。疾病复发率约为 15%。

（2）淋巴结转移

1）盆腔淋巴结转移或腹膜转移：复发风险约为 25%。

2）转移至腹主动脉旁淋巴结：风险增加至 40%。

3）附件转移：复发风险约为 15%。

4）子宫肌层侵犯和子宫下段受累：通常是淋巴结转移的标志。

5）老年：与更高的临床治疗失败率和较差的预后有关。

十、根据组织学和分期对患者的风险进行分类

（1）子宫内膜癌患者根据疾病复发风险分为低风险、中风险或高风险。

1）低风险：ⅠA 期 1 级或 2 级，子宫内膜样组织学和淋巴脉管间隙浸润（LVSI）阴性。

2）中风险：子宫内膜样组织学的ⅠA、ⅠB或Ⅱ期疾病。在这个亚组中，还有其他不良预后因素被用于进一步将女性分为高-中风险和低-中风险。将该疾病归类为高-中风险所需的风险因素的数量取决于年龄，子宫深肌层浸润、组织学2级或3级，以及存在LVSI。

3）高风险：Ⅲ期及以上的子宫内膜癌，无论组织学或分级。无论分期如何，浆液型或透明细胞型患者都属于高危人群。

（2）影响辅助治疗决定的其他预后因素包括子宫下段受累、腹腔细胞学阳性、年龄较大、黑种人和分子预后因素。

十一、管　　理

（1）子宫内膜癌的治疗是多模式治疗，可能包括手术、放疗、激素、化疗和（或）免疫治疗，具体取决于疾病的阶段、分子发现和生物标志物。

（2）手术是大多数子宫内膜癌患者分期和治疗的基础。根据疾病复发的风险对治疗进行分层，这取决于疾病的分期、肿瘤的组织学和其他病理因素。

（3）筋膜外全子宫切除术加 BSO 加盆腔和腹主动脉旁淋巴结切除术是子宫内膜癌的标准分期操作。前哨淋巴结（SLN）定位可以被认为是明显的子宫局限性疾病的淋巴结切除术的一种替代方案。

（4）子宫内膜癌最重要的预后因素之一是存在宫外疾病，特别是盆腔和主动脉旁淋巴结转移。

（5）淋巴结转移率随肿瘤分期和分级而变化。高分化浅表浸润性肿瘤的风险为3%～5%，但在低分化深部侵袭性疾病中高达20%。

（6）以下任何因素的存在表明淋巴结疾病的高风险，并支持淋巴结切除术而非SLN定位。

1）浆液型、透明细胞型或高级别病理类型。

2）肌层浸润＞50%。

3）肿瘤病灶大（直径＞2cm或充满宫腔）。

（7）辅助治疗的决定取决于临床病理因素（如分级、肿瘤大小和患者年龄）。其他因素也可能影响辅助治疗的决策（如子宫下段受累、腹腔细胞学阳性）。

十二、治 疗 指 南

（1）子宫内膜不典型增生：全子宫切除术±双侧附件切除术（取决于绝经后状态）是没有计划未来妊娠患者的首选治疗方法。

（2）子宫内膜癌基于组织学和分期，子宫内膜癌患者进行个体化治疗。一般遵循以下原则。

1）低风险：手术分期包括全子宫切除术、BSO、淋巴结评估和腹膜细胞学检查，无须辅助治疗（除非患者对保留生育选择感兴趣并且是候选者）。与开腹手术相比，微创手术的围术期和术后并发症的发生率较低，且不会对肿瘤结局产生负面影响，因此在可行的情况下，首选微创手术。SLN 定位和超声分期被认为是盆腔淋巴结切除术的替代方案，因为其对癌症检测的敏感度和特异度较高，且淋巴水肿的风险较低。

2）中等风险：通过上述微创方法对子宫局限性疾病进行手术分期，并对复发风险高的患者（“高-中风险”）添加辅助放疗。对于Ⅱ期疾病（宫颈间质侵犯），基于术前评估和获得切缘阴性的目标，筋膜外或根治性子宫切除术可能是合适的。

3）高风险：患有晚期疾病或高风险组织学的患者应通过开腹手术进行手术分期，并予以辅助治疗。对于所有晚期疾病，应进行盆腔淋巴结切除术，并在切除任何可疑或增大的淋巴结的情况下评估主动脉旁淋巴结。对有浆液性、透明细胞或癌肉瘤组织学的患者进行网膜活检。辅助化疗已被证明具有生存优势，而辅助放疗的益处尚不清楚，可能被认为可以降低局部复发的风险。

（一）辅助治疗

1. 化疗

（1）对于患有晚期疾病或任何分期的浆液性、透明细胞或癌肉瘤组织学类型的女性，建议使用辅助化疗，因为它可以改善无进展生存期和总生存期。选择的方案是紫杉醇 175mg/m^2 和卡铂 AUC=6，持续 6 个周期，有效率为 47%～87%。

（2）先前，使用粒细胞集落刺激因子支持的 6 个周期的 TAP（表柔比星 45mg/m^2，顺铂 50mg/m^2，第 1 天；紫杉醇 160mg/m^2，第 2 天）是首选方案，但 GOG 209 研究显示紫杉醇加卡铂与 TAP 相比无劣效性（总有效率等效，无进展生存期相似，但与 TAP 相比毒性较小）。

2. 放疗

（1）放疗对子宫内膜癌患者的益处存在很大争议，大多数研究表明，加入放疗后，总生存期没有改善，但局部区域复发率有所降低。由于患者选择标准的异质性、影响力不足、早期子宫内膜癌复发率低，以及其他原因造成的竞争性死亡风险，最佳治疗方法仍不明确。

（2）当前美国放射肿瘤学学会指南建议在以下情况中使用治疗

1）阴道断端近距离放疗高-中危癌症患者（PORTEC-2 试验表明，阴道断端近距离放疗在预防这些患者阴道复发方面与盆腔放疗一样有效，且毒性较小）。

2）3 级、深度浸润性癌或宫颈间质受累的患者可接受体外放射治疗（EBRT）以降低盆腔复发的风险。

3）对于淋巴结阳性、高风险组织学，或Ⅲ期或Ⅳ期疾病的患者，应考虑多模式治疗。

（3）放疗执行有多种策略

1）全盆腔放疗：45～50Gy EBRT（外照射），同时用阴道内圆筒或插物保持器进行阴道照射，使阴道表面剂量达到80～90Gy（5年无病生存率为80%，局部控制率为90%）。

2）阴道近距离放疗：如果患者已行完整的手术分期并确认病灶局限于子宫，可单独使用。

3）全腹照射（WAI）：用于更具侵袭性非子宫内膜样的组织学类型。

4）术前腔内照射联合EBRT：这种治疗方法是术前腔内照射（包括宫腔管和阴道插物保持器，插入一个标准的Fletcher器，给A点提供20～25Gy的剂量）和EBRT（40～45Gy的标准分割，多个区域照射）的组合。对于子宫颈广泛侵犯而不能行初始子宫切除术的患者，应在EBRT 4～6周后给予子宫切除术与双侧附件切除术伴主动脉旁淋巴结活检。这种方法的5年无病生存率为70%～80%。

3. 联合化疗和放疗

（1）鉴于GOG 258试验和PORTEC-3试验的结果相互矛盾，多模式治疗的益处仍不清楚。这两项Ⅲ期研究的目的是阐明联合治疗对高危患者的益处（如果有的话），与单纯EBRT（PORTEC-3）或单纯化疗（GOG 258）相比。注意患者选择、主要终点和事后分析的重要差异，这些差异使两项研究之间的直接比较变得困难。

1）GOG 258：患有Ⅲ期或ⅣA期子宫内膜癌的女性在手术分期后随机分为放化疗组和单纯化疗组。进入研究前，未发现超过2cm的残留病灶。在Ⅲ期或ⅣA期子宫内膜癌患者中，化疗联合放疗与无复发生存期的延长无关。这项研究无法评估总生存期的差异。

2）PORTEC-3：Ⅰ期、高级别子宫内膜样癌伴深肌层浸润或LVSI、Ⅱ期或Ⅲ期子宫内膜样癌、Ⅰ～Ⅲ期浆液性或透明细胞子宫内膜癌的女性随机接受放化疗和单纯放疗。最初发表的结果显示，与单纯放疗相比，联合治疗的无失败生存率（FFS）有所改善，但总生存期没有改善。然而，一项事后生存分析显示，与单纯放疗相比，放化疗改善了5年总生存期和FFS，在患有Ⅲ期疾病、浆液性癌症或两者兼有的女性中，绝对获益最大。

（2）已经采用了多种联合治疗方法，包括在完成6个化疗周期后进行放疗，3个化疗周期之间的"夹心法"治疗，或放疗与化疗同步进行。

4. 先期治疗背景下的生物标志物导向系统治疗（曲妥珠单抗）

（1）虽然子宫浆液性癌很少见，占所有子宫内膜癌的比例不足10%，但它在子宫内膜癌相关死亡病例中所占比例却更高，总体5年生存率要低得多（45% *vs.*

子宫内膜样组织学患者为 91%）。

（2）针对这种侵袭性组织学的治疗既往包括外科分期，然后是铂类加紫杉类联合化疗，但初始有效率低（低至 20%～60%）。

（3）约 30%的这些癌症过度表达 HER-2，HER-2 是一种对癌症信号传导、生长、生存和增殖至关重要的受体酪氨酸激酶。HER-2 过表达和扩增是浆液性癌的不良预后因素，可用单克隆抗体曲妥珠单抗靶向治疗。

（4）NCT01367002 是一项对 HER-2 过表达的晚期（Ⅲ期或Ⅳ期）或复发性子宫浆液性癌患者进行的随机Ⅱ期研究，其结果显示，在卡铂加紫杉醇的先期治疗中加入曲妥珠单抗，然后持续到疾病进展，可改善晚期和复发性 HER-2 浆液性癌患者的无进展生存期和总生存期，对患有Ⅲ期或Ⅳ期疾病的患者获益最大。

（二）特别注意事项

（1）低风险、低级别、有生育要求的患者可使用孕激素药物，如左炔诺孕酮宫内缓释系统（如 Mirena IUD）治疗，并定期随访以确定对治疗的反应。

（2）对于不适合手术的低风险患者，可给予单纯放疗，然而治愈率可能比手术低。

（3）手术联合 EBRT 的并发症发生率高于任何单一的治疗（如肠道并发症为 4%），因此，应特别注意选择合适的患者及手术方法。相比淋巴结切除，腹膜后入路及淋巴结活检的并发症更少。

（4）盆腔手术增加了骨盆和下肢血栓性静脉炎的风险，因此应使用小剂量肝素或弹力袜。

（5）孤立性卵巢转移的亚组女性的预后相对较好。然而，有些学者认为这是双原发性肿瘤，而不是原发性子宫内膜癌的真正转移。5 年无病生存率为 60%～82%，取决于组织学分级和子宫肌层浸润深度。应用 45～50Gy 的标准剂量进行盆腔放疗，阴道给予圆筒或插物保持器，阴道表面的剂量增加 30～35Gy。

（6）如果肿瘤扩散至盆腔壁，患者应被认为不能手术治疗，应给予放疗。

（7）当出现宫旁扩散时，应给予术前放疗（外部和腔内）。

（8）不适合手术或放疗的患者应进行孕激素药物治疗（见下文）。

（三）ⅣB 期和复发性疾病

治疗建议取决于转移性或复发性疾病的部位及疾病相关症状。所有的患者均应考虑临床试验。

1. 局部复发

（1）盆腔廓清：该方法考虑用于疾病仅扩散至膀胱或直肠，或放疗后孤立性中央区复发的患者。偶见长期生存的报道。

（2）放疗：姑息性放疗应用于局部复发，如盆腔淋巴结（EBRT 联合加量的近距离放疗）、主动脉旁淋巴结或远处转移。对于孤立性阴道复发，如果之前没有给予放疗，则放疗可能是治愈性的。

2. 远处转移

（1）大多数患有转移性疾病的女性表现为远处复发或疾病进展。仅有一小部分会出现新发转移性疾病。

（2）应活检行病理检查来证实诊断，并将组织进行基因组分析。有用的评估包括雌激素受体/孕激素受体状态、HER-2 检测、MMR 或 MSI 检测及二代测序。对分子特征的深入了解有助于预测预后，指导治疗决策，并允许临床试验招募。

（3）对于新诊断的转移性子宫内膜癌，通常建议先进行肿瘤细胞减灭术，然后进行系统性治疗。决定行手术治疗应以最佳的细胞减灭能力和患者的体能状况为指导。

（4）非手术候选的患者应接受内科治疗。这些患者的预后非常差，5 年相对生存率＜20%，应该建议治疗是姑息性的，而不是治愈性的。

（5）转移性子宫内膜癌患者应接受系统性治疗。这可以作为主要治疗方法或在肿瘤细胞减灭术后进行。

3. 化疗 目前还没有美国 FDA 批准的用于治疗复发和转移性子宫内膜癌的化疗药物。然而，通常使用以下方案。

（1）单药治疗

1）可选择的药物包括多柔比星、紫杉醇、拓扑替康、贝伐珠单抗和替西罗莫司。

2）有效率为 17%～28%，部分缓解持续时间短（＜6 个月）；总生存期为 9～12 个月。

（2）联合化疗

1）如果可耐受，多药化疗方案是首选。

2）有效率为 36%～67%；部分缓解持续时间短（4～8 个月）。

3）较单药治疗，总生存期并无提高。

4）药物组合包括卡铂/紫杉醇（优先）、顺铂/多柔比星、顺铂/多柔比星/紫杉醇、卡铂紫杉醇、异环磷酰胺/紫杉醇。

5）含紫杉醇的方案可提高有效率和无进展生存期，可以及时观察到总生存优势。这些方案包括 TAP（多柔比星 45mg/m^2，顺铂 50mg/m^2，第 1 天；紫杉醇 160mg/m^2，第 2 天）或 TC（紫杉醇 175mg/m^2，随后卡铂 AUC 为 5～7，每 4 周）。

4. 内分泌治疗

（1）内分泌治疗通常保留给雌激素受体阳性的患者或那些症状轻微或无症状的患者。对于那些希望避免化疗毒性的患者，这是一种可接受的一线或二线治疗；

内分泌治疗通常持续到疾病进展或出现不可接受的毒性为止。

（2）内分泌治疗也可用于那些化疗或免疫治疗出现疾病进展的雌激素受体阳性的患者。

（3）有效率为 15%～30%，平均缓解持续时间为 1 年。

（4）可选择药物

1）醋酸甲地孕酮（Megace），160～320mg/d，为首选方案。

2）醋酸甲羟孕酮（Depo-Provera），400～1000mg，肌内注射，每周 1 次，持续 6 周，以后每月 1 次。

3）口服甲羟孕酮（Provera），200mg/d，口服，与 1000mg/d 的疗效相同。

4）他莫昔芬 20mg，口服，每天 2 次，作为二线用药，联合或不联合孕酮（醋酸甲羟孕酮 200mg/d）。口服他莫昔芬 40mg/d 时，加入孕酮可提高有效率。

5）芳香化酶抑制剂（如阿那曲唑、来曲唑）目前正在评估，迄今，其有效率为 10%。

（5）目前辅助内分泌治疗在早期疾病中尚无作用。

5. 免疫检查点抑制

（1）对于以铂类为基础的化疗中取得进展的女性，应考虑生物标志物导向治疗。帕博利珠单抗是一种抗程序性细胞死亡蛋白 1 抗体，应考虑用于具有高突变负荷（每 1Mb 碱基≥10 个突变）、错配修复缺陷（dMMR）或 MSI-H 的肿瘤。

（2）治疗应持续到疾病进展或不可接受的毒性。

（3）对于非 MSI-H 或 dMMR 的子宫内膜癌患者，在既往的系统性治疗中取得了进展，并且不适合进行治愈性手术或放疗，帕博利珠单抗和仑伐替尼（一种血管内皮生长因子受体抑制剂）的联合治疗是美国 FDA 批准的。

一项随机试验评估了帕博利珠单抗联合仑伐替尼对比医生选择的药物（单药多柔比星或紫杉醇）治疗晚期子宫内膜癌的疗效，这些均为既往以铂类为基础的化疗后出现疾病进展的子宫内膜癌，结果表明，联合治疗可改善中位无进展生存期、总生存期和 ORR。MMR 正常肿瘤患者也有类似的改善。值得注意的是，89% 的接受帕博利珠单抗联合仑伐替尼治疗的患者出现了 3 级或更高的不良事件（最常见的不良事件是高血压、甲状腺功能减退、腹泻和恶心）。

（四）雌激素替代疗法

子宫内膜癌患者给予雌激素替代治疗仍有争议。

（五）治疗后监测

（1）大多数复发出现在初始治疗后的前 3 年（＞50%的复发发生于 2 年内，约 75%发生于初始治疗后 3 年内）。

（2）美国 NCCN 指南关于子宫内膜癌治疗后监测包括：

1）病史及体格检查，每 3～6 个月 1 次，连续 2～3 年，之后每 6 个月 1 次，直至 5 年，然后每年 1 次。多达 70%的复发患者会出现阴道出血、疼痛、咳嗽或体重减轻的症状。

2）若最初升高，则监测 CA125 是有用的。

3）临床有指征，行临床影像学检查。

4）对于小于 50 岁患者，且有明显的家族史和（或）提示 Lynch 综合征的病理特点，如高水平 MSI 患者，建议进行遗传咨询与检测。

（贾雪梅　雷开键　译）

参考文献

第19章 宫 颈 癌

Sarah M. Temkin，Charles A. Kunos

一、流 行 病 学

（1）宫颈癌是女性中第四大常见癌症，在全部癌症中居第七位，据估计，2020 年全球新增癌症病例 604 127 例。

（2）据估计，2020 年全世界有 341 127 例患者死于宫颈癌。宫颈癌是女性第四大常见的致死性癌症，在全部癌症中居第十位。

（3）宫颈癌在低资源保健情况下仍然更为常见，在 23 个国家中仍然是女性最常见的癌症原因。

（4）在美国，宫颈癌是女性第三大最常见的生殖系统癌症；据估计，2021 年有 14 480 例新发病例和 4290 例死亡病例。

（5）过去 50 年，巴氏涂片筛查已使浸润性宫颈癌的发病率和死亡率降低了近 75%；然而，85%的病例分布在欠发达地区，在这些地区可能无法进行巴氏涂片筛查。

（6）美国女性宫颈癌的发病率继续下降，但在一些亚群中仍为不成比例的高水平（美国黑种人、任何种族的拉美裔、亚裔/太平洋岛民美国人、美洲印第安人/阿拉斯加原住民）。

鉴于宫颈癌在全球造成的巨大负担和日益严重的不公平现象，WHO 呼吁采取全球行动，通过以下干预策略消除宫颈癌：①在 15 岁之前为 90%的所有女孩接种疫苗；②对 70%的 35～45 岁女性进行 2 次筛查；③对筛查期间检测到的所有癌前病变的至少 90%的人群给予治疗。

二、危 险 因 素

（一）人乳头瘤病毒

（1）人乳头瘤病毒（HPV）感染是疾病进展为宫颈癌的最重要因素。高达 90%的宫颈癌在恶性细胞表型中含有 HPV DNA。

（2）已知有 170 多种 HPV 亚型，约 40 种亚型感染生殖系统。

（3）与宫颈癌高风险相关的 HPV 病毒亚型包括 16、18、31、33、35、39、45、51、52、56、58 和 59 型。九价 HPV 疫苗包括 HPV 6、11、16、18、31、33、45、52 和 58 型病毒样颗粒。

（4）HPV 16 型和 18 型占宫颈癌发病率的 70%。

（5）在美国，高达 50%的性活跃年轻女性在性活动后的 36 个月内会呈 HPV 阳性；然而，大多数女性在 8～24 个月就能清除感染。

（6）宫颈癌高发地区的 HPV 流行率为 10%～20%，而宫颈癌低发地区的 HPV 流行率为 5%～10%。

（7）HPV 致癌表型包括 HPV E6 蛋白（使 p53 失活）和 HPV E7 蛋白（使 pRb 失活）。由此导致的 G1/S 细胞周期检查点缺失导致 DNA 复制不受调控，有利于病毒 DNA 复制，并与子宫颈细胞的恶性转化有关。

（8）目前尚不清楚浸润性宫颈癌的 HPV 亚型是否影响临床结局或影响临床治疗提供者的管理。对于有高级别鳞状上皮内病变（HSIL）的女性，高风险 HPV（hrHPV）亚型的存在增加了疾病进展为浸润性宫颈癌的风险。

（二）高危人群

（1）浸润性宫颈癌的风险主要受 HPV 暴露、疫苗接种、筛查及对 HPV 感染的免疫反应的影响。

（2）宫颈癌发病风险较高的人群包括历史上在医学上未受足够重视的人群（在任何种族的拉美裔、美国黑种人和美国印第安人、阿拉斯加原住民中都有升高）、社会经济地位低下（贫困和教育状况差的反映）、来自全球 HPV 高流行或低筛查地区的移民。

（3）个体风险因素包括性生活较早[小于 18 岁患者的相对风险（RR）是 21 岁或以上的 2 倍]、多个性伴侣（有 6 个或 6 个以上性伴侣的 RR 是 1 个性伴侣的 3 倍）、有多个性伴侣的伴侣，以及有性传播疾病感染病史。

（4）“当前吸烟者”的宫颈鳞状细胞癌的 RR 增加了 4 倍，并且已经证明可以使不典型增生发展为浸润癌的速度提升 2 倍。

（5）免疫抑制，包括肾移植（RR=5.7）和 HIV 感染（RR=2.5），会增加发生宫颈癌的风险。

三、筛　　查

（1）美国目前的筛查建议包括所有 3 种筛查方式（细胞学、联合检测和单独 HPV 检测）。

1）美国妇产科医师协会和美国预防服务工作组（USPSTF）目前建议，21～29 岁的女性每 3 年进行 1 次宫颈细胞学检查。对于 30～65 岁的女性，筛查建议每 3 年单独进行宫颈细胞学检查，每 5 年单独进行高危型 HPV（hrHPV）检测，或每 5 年进行 hrHPV 检查联合细胞学检查。

2）美国癌症协会建议从 25 岁开始进行 HPV 初筛。

3）一般人群中女性的宫颈癌筛查应在 21 岁之前开始。

4）21～29 岁的女性应每 3 年进行 1 次宫颈细胞学检查。

5）对于 30～65 岁的女性，首推每 5 年进行 1 次宫颈细胞学和 HPV 检测。继续每 3 年 1 次宫颈细胞学筛查是可接受的。

6)为了在 65 岁时结束筛查,女性必须在过去 25 年内进行过充分的阴性筛查,并且没有 HSIL 病史。

7）进行过子宫切除术（全子宫切除术）并切除宫颈且既往无 HSIL 病史的女性可结束筛查。

（2）与细胞学检查相比，HPV 检测对宫颈癌前病变的敏感性更高，提前时间更长。HPV 检测的另一个好处是，与细胞学检查不同，它可以成功地在自采样本上进行，无须医师亲自进行盆腔检查，因此有可能为筛查不足/未筛查社区提供更多手段。

（3）细胞学检查结果分为非恶性发现和上皮细胞异常，包括鳞状和腺体异常。

（4）HPV 感染在 HIV 感染妇女中更为普遍和持久。

1）在 HIV 感染的妇女中，致瘤性 HPV 和 HSIL 的发生率随着 $CD4^+$T 细胞计数的减少和循环 HIV RNA 水平的升高而增加。

2）对于新诊断为 HIV 感染的女性，建议在 HIV 诊断时开始第 1 次宫颈癌症筛查，并在 6 个月或 12 个月内重复进行。

（5）在过去 30 年里，腺癌的发病率一直在增加，因为巴氏涂片筛查通常不足以发现宫颈内病变；然而，HPV 筛查和疫苗可能会降低鳞状细胞癌和腺癌的发病率。

四、癌 前 病 变

（1）高级别或持续性筛查异常需要通过诊断性检测进行验证。阴道镜检查或切除活检最常用于癌前病变的诊断。

（2）低级别鳞状上皮内病变（LSIL，CIN 1）较高级别鳞状上皮内病变（HSIL，CIN 2 或 3）更有可能退化而不是进展。每年 LSIL 向 HSIL 的进展率为 1%；对于中度不典型增生进展为重度不典型增生，2 年内为 16%，5 年内为 25%。在 30 年的观察期内，未经治疗的 CIN 3 进展为侵袭性癌症的概率为 30%。

在 2019 年，美国阴道镜和宫颈病理学会指南从主要基于测试结果的算法转变为主要基于“风险”的指南。有 CIN 3+风险的患者建议进行阴道镜检查或加快治疗，而风险较低的患者可推迟阴道镜检查，接受密切监测。

五、宫颈癌的症状和体征

（1）早期宫颈癌通常无症状。

（2）在有症状的患者中，阴道异常出血（即性交后出血、月经间期出血或月经过多）是最常见的症状，可能导致贫血相关乏力。

（3）阴道分泌物（血性或淡黄色，有时有臭味）可能代表更严重的病变。

（4）腰骶部或臀部疼痛可能提示由肿瘤引起的肾积水，或肿瘤扩展至腰神经根。

（5）膀胱或直肠症状（血尿、直肠出血等）可能表明器官侵犯。

（6）持续性单侧或双侧下肢水肿可能表明由广泛的盆腔侧壁淋巴结或组织病灶引起的淋巴和静脉阻塞。

（7）下肢疼痛、水肿和肾积水是晚期疾病（ⅢB 期）的特征。

六、诊 断 检 查

（1）病史和体格检查应包括双合诊骨盆及直肠阴道隔检查。对于ⅠA 期疾病（仅为镜下浸润），通常这些检查是正常的。

（2）最常见的检查异常包括肉眼可见的宫颈病变或双合诊盆腔检查时的异常发现。

（3）由于癌灶位于宫颈管内，约 15%的腺癌没有可见的病变。

（一）标准诊断程序

（1）宫颈细胞学检查用于常规筛查及缺乏肉眼可见病变的情况下。

（2）任何肉眼可见病变的宫颈活检（可能通过阴道镜检查）。

（3）亚临床肿瘤或怀疑恶性肿瘤但活检呈阴性者，行手术切除（如锥切术）。

（4）为了协助初始治疗分诊，微小浸润癌需行锥切术。

（5）宫颈管诊刮术用于可疑的宫颈管病变。

（6）膀胱镜检查或直肠镜检查用于有膀胱或直肠侵犯症状者。

（二）放射学检查

（1）由于资源稀缺区域的限制，一直以来国际妇产科联盟（FIGO）临床分期为了分期目的将影像学检查限制于胸部 X 线检查、静脉肾盂造影（IVP）和钡剂灌肠透视。尽管没有强制要求进行影像学检查，但使用影像学检查、淋巴结活检或手术评估肿瘤的程度取决于获得广泛的影像学服务的可用性或充分性。

（2）肿瘤大小可通过临床评估（术前或术中）、影像学检查和（或）病理学检查来确定。

（3）如果考虑用于指导治疗，CT、PET、PET/CT 或 MRI 检查可提供信息。

（4）MRI 是描述软组织或宫旁组织侵犯的最佳检查。

（5）CT 或 PET/CT 有助于评估初始的盆腔或主动脉旁淋巴结受累情况。

（三）实验室检查

（1）全血细胞计数评估贫血。

（2）血生化检查评估肾功能。

（3）肝功能检查评估合成和代谢因素。

七、组 织 学

（1）宫颈癌通常起源于宫颈的鳞状柱状细胞交界处，其又称转化区。

（2）75%～80%的宫颈癌为鳞状细胞癌，其余 20%～25%主要为腺癌或腺鳞癌。

八、分 期

（1）由于宫颈癌的全球负担发生在资源贫乏的地区，在这些地区，影像学检查和手术分期的能力往往有限，因此宫颈癌仍然主要是临床分期。2018 年 FIGO 定义和分期系统被一致性接受。该系统已得到美国 AJCC 的认可。

（2）腹腔镜检查、淋巴造影、CT、PET/CT 和（或）MRI 可用于确定分期；然而，这些检查不是强制性的。

九、预 后 因 素

（1）主要的预后因素有临床分期、淋巴结侵犯、肿瘤体积（或单径测量＞4cm）、宫颈间质浸润深度、淋巴脉管间隙浸润（LVSI），以及在较小程度上的组织学类型和分级。

（2）分期是最重要的预后因素，其次是淋巴结侵犯。

（3）基于诊断时肿瘤的范围，5 年生存率如下：

1）局限于子宫颈：92%。

2）盆腔内：56%。

3）盆腔外转移：16.5%。

4）诊断时未分期：60%。

十、转 移 方 式

（1）宫颈癌转移是有序的，首先沿淋巴血管面蔓延累及子宫旁组织，也可扩展至阴道黏膜或子宫体。宫颈癌通常直接蔓延扩散至邻近器官。

（2）宫颈癌直接扩散引起的卵巢受累罕见（0.5%的鳞状细胞癌，1.7%的腺癌）。

（3）淋巴结转移最常侵犯的是盆腔淋巴结，然后是主动脉旁淋巴结。可发生跳跃式主动脉旁淋巴结转移。

（4）血行转移发生在疾病发展的晚期，可转移至肺、肝脏和骨骼。

（5）随着肿瘤浸润深度、肿瘤体积的增加和 LVSI 的存在，盆腔淋巴结转移的风险增加。

十一、治　　疗

（一）高级别上皮内病变/原位癌

（1）AJCC 分期包括 0 期原位癌（Tis），而 FIGO 分期不再包括 Tis。

（2）非浸润病变可采用切除术或子宫切除术。

1）环形电切术（LEEP）：允许在门诊条件下使用低压透热环切除整个宫颈转化区。

2）冷刀锥切术（CKC）：用手术刀切除转化区，避免手术边缘出现烧灼伪影。

（3）当边缘状态决定额外治疗的必要性和类型时，如原位腺癌或浸润性鳞状细胞癌病例，CKC 是首选。

（4）筋膜外子宫切除术（即单纯或全子宫切除术）是对已完成生育的女性进行原位腺癌治疗的首选方法。如果希望保留生育能力，那么必须保证锥切切缘阴性，然后进行监测，这样是合理的。

（二）浸润性宫颈癌

（1）各临床分期的治疗因肿瘤大小而异（图 19.1）。较小的肿瘤可以采用手术治疗或放疗。较大的肿瘤通常只接受放化疗（或特殊情况下仅接受放疗）。

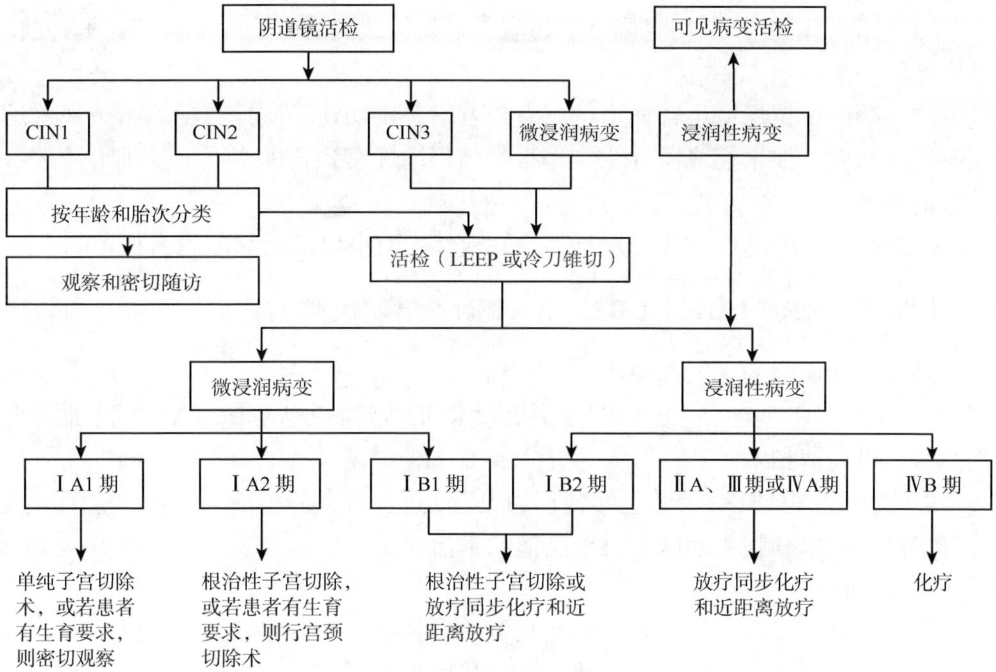

图19.1　宫颈浸润前和浸润病变的治疗概况

（2）5 项随机Ⅲ期试验结果表明，与单纯放疗治疗局部晚期疾病患者相比，顺铂化疗联合放疗具有延长总生存期的优势。这些试验表明，FIGO 分期为ⅠB3～ⅣA 期肿瘤的女性，或 FIGO 分期为Ⅰ～ⅡA 期肿瘤且伴有预后不良因素（即盆腔淋巴结受累、宫旁疾病和手术切缘阳性）的女性，总体死亡风险降低了 30%～50%。

（3）基于这些数据，1999 年美国国家癌症研究所发布了一项临床警报，通知癌症治疗提供者，在治疗浸润性宫颈癌时，应考虑在放疗中添加以顺铂为基础的化疗。

（4）同步放化疗最常用的方案是在每天放疗期间给予每周 1 次顺铂，40mg/m^2，静脉注射（最大剂量 70mg），治疗 6 个周期。

（5）或者在放疗期间，每 3～4 周给予一次顺铂+氟尿嘧啶。

（三）ⅠA1期

（1）初始治疗前，最重要的影响癌症治疗的因素包括：①患者的生育意愿；②医学的可操作性；③活检标本中 LVSI 的存在。

（2）对于 LEEP 或 CKC 样本，无 LVSI 和组织病理学切缘阴性，且已完成生育的女性，建议进行单纯子宫切除术。

（3）那些有 LVSI 或切缘阳性的患者，建议行改良的根治性子宫切除术+盆腔淋巴结清扫术。

（4）那些希望保留生育能力的患者，若宫颈锥切切缘阴性，随后给予观察是足够的。然而，如果切缘阳性，则进行包括根治性宫颈切除术或重复锥形活组织检查的选择。

（5）主动脉旁淋巴结清扫术是为已知或怀疑有淋巴结转移的患者保留的。

（四）ⅠA2、ⅠB1、ⅠB2、ⅡA1 期（早期疾病）

（1）早期疾病的一般选择内容

1）保留生育功能——根治性宫颈切除术和盆腔淋巴结清扫术加（或不加）主动脉旁淋巴结清扫术。

2）对于已知或怀疑为淋巴结转移的患者，进行改良的根治性子宫切除术加盆腔淋巴结清扫术和腹主动脉旁淋巴结清扫术治疗。

3）确定性放化疗。

（2）所有选择都同样有效，但在相关的发病率和并发症方面有差异。

（3）对于早期宫颈癌，通常建议进行初始手术。

（4）最佳治疗选择取决于患者的年龄和生育计划、疾病分期、当前的合并症及与复发风险增加相关的组织学特征的存在。

（五）ⅠB3 或ⅡA2 期（巨块型）

（1）巨块型病灶的一般选择内容

1）确定性放化疗（盆腔外照射和阴道近距离放疗）。

2）根治性子宫切除术加盆腔淋巴结清扫术伴主动脉旁淋巴结清扫术治疗已知或疑似淋巴结转移。

（2）推荐使用影像学检查（包括 PET/CT）来评估巨块型病灶。

（3）放化疗已被证明能延长患者的生存期。

1. 手术

（1）除特殊情况外，不建议对宫颈癌患者采用微创方法进行根治性子宫切除术。尽管腹腔镜和机器人手术与恢复时间缩短、住院时间减少和更少的失血有关，但 2018 年发表的一项前瞻性试验的研究结果表明，与开放腹式根治性切除术相比，接受微创根治性子宫切除术的早期宫颈癌患者的无病生存率和总生存率较低。流行病学证据还表明，与开腹手术相比，微创根治性子宫切除术患者的生存时间更短。

（2）在初始放化疗后行辅助子宫切除术可提高盆腔肿瘤控制，但不改善总生存期，且增加并发症。辅助手术（即盆腔放疗后）不常规开展，但可以考虑在宫颈残余肿瘤患者或因阴道解剖因素而未达到最佳近距离放疗的患者中进行。

（3）根治性宫颈切除术是一种保留生育能力的手术，可能是小体积早期疾病（ⅠA1～ⅠB1）的一种选择。

（4）推荐对盆腔淋巴结阳性、临床肿大淋巴结或大体积病灶的患者进行主动脉旁淋巴结采样。

（5）对于希望未来生育的选定患者，可以考虑进行保守手术。对于ⅠA 期或ⅠB1 期疾病患者，可考虑进行锥形活检，并进行或不进行盆腔淋巴结评估。

2. 辅助治疗的适应证

（1）疾病复发高风险

1）切缘阳性或接近切缘阳性。

2）淋巴结阳性。

3）宫旁侵犯阳性。

（2）疾病复发中度风险

1）LVSI。

2）深部间质浸润（＞1/3）。

3）肿瘤体积大（＞4cm）。

3. 辅助治疗

（1）接受初始手术治疗的女性应在存在危险因素（上面所列出的）的情况下接受辅助放化疗。

1）对于具有中等危险因素的女性，一项随机试验表明辅助性放疗可改善无进展生存期，并有改善总生存期的趋势。

2）对于具有高危因素的女性，一项随机临床试验表明辅助性放化疗可改善无进展生存期和总生存期。

（2）如果选择确定性放疗用于初始治疗，则应同步给予以顺铂为基础的化疗。

（3）在确定性放疗后，不建议进行辅助化疗，因为 OUTBACK 研究（GOG274，NCT01414608）将完成放疗后的患者随机接受额外的 4 个周期的紫杉醇和卡铂，显示没有生存益处，但毒性增加。

（六）ⅡB、Ⅲ、Ⅳ期

（1）ⅡB～ⅣA 期患者（通常称为局部晚期疾病）应接受瘤体定向放疗及同步以顺铂为基础的化疗。

（2）影像学检查（PET/CT）和可能的手术分期（即腹膜外或腹腔镜淋巴结切除）被推荐用于评估淋巴结受累情况，并作为放疗射束设计的指导。

（3）ⅣA 期疾病（肠或膀胱黏膜侵犯）患者不适合行放化疗（即急性或慢性盆腔炎，同时存在盆腔肿块），可能适合行盆腔切除手术。

（4）有远处转移（ⅣB 疾病）的患者应接受系统性和（或）生物制剂化疗联合（最常用）或不联合（较少用）骨盆定向放疗。

1. 放疗

（1）对于确定性治疗患者，常规使用盆腔体外放疗（EBRT）联合腔内放疗。

（2）大照射剂量（＞8000cGy）可通过使用 EBRT 和腔内近距离放疗输送至原发肿瘤中心。由于正常组织（如小肠、大肠和膀胱）的干扰，仅使用外照射通常无法达到这些剂量。

（3）对于选定的非常早期（ⅠA2 期）的病例，单独近距离放疗可能是一种选择。

（4）盆腔炎症性疾病、炎症性肠病和盆腔肾是盆腔放疗的相对禁忌证，但不妨碍调强放疗（IMRT）。

（5）以 CT 为基础的治疗计划被认为是 EBRT 的标准治疗。EBRT 应涵盖：大体病灶（阴道切缘距离肿瘤 3cm）、宫旁组织、宫骶韧带，以及骶前、髂外/内动脉和闭孔淋巴结。对于淋巴结转移高风险的患者，放疗野也应该包括髂总淋巴结。如果临床怀疑髂总/主动脉旁淋巴结转移，建议采用扩大野照射，使放射门上缘至少升高至肾血管水平。

（6）使用大剂量近距离放疗（同位素铱-192；速率 200～300cGy/h）和低剂量近距离放疗（同位素铯-137；速率 40～70cGy/h）。可接受近距离放射源或技术。

（7）确定原发肿瘤的最大有效剂量及膀胱和直肠的最大有效剂量是至关重要的。一种典型的 EBRT 疗法是 4000～5000cGy 加上 A 点 3000～4000cGy 近距离放疗，A 点的总剂量为 8000～9000cGy。

（8）A 点位于宫颈外口头侧 2cm，旁侧 2cm。在解剖学上，它与宫颈外侧和宫旁组织内侧缘之间的边界有关，后者是输尿管和子宫动脉交叉的解剖点。

（9）EBRT 的宫旁增量（900～1440cGy）可应用于 B 点（位于患者中线外侧 5cm 处，与盆腔侧壁淋巴结相对应）。

（10）对于ⅠB 期和ⅡA 期，放疗等同于手术，5 年总生存期和无病生存期相同。预期治愈率为 75%～80%（小体积病灶为 85%～90%）。

（11）放疗肿瘤组（RTOG 79-20）的一项研究表明，与单纯盆腔放疗相比，采用预防性主动脉旁淋巴结（扩大野放疗）和盆腔全照射治疗，ⅠB2、ⅡA 和ⅡB 期疾病的患者 10 年生存率有 11%的优势。

（12）多变量分析表明，A 点（仅限于局部晚期）总剂量＞8500cGy 的腔内放疗、顺铂等放射增敏剂及小于 8 周的总治疗时间与提高盆腔肿瘤控制和宫颈癌患者生存改善有关。超过 8 周（56 天）的治疗时间导致无复发生存率每延长 1 天高达 1%的下降。

2. 姑息性化疗

（1）与单药治疗相比，在随机试验中以铂类为基础的联合化疗已证明可提高有效率。

（2）GOG169 试验中，与单药顺铂比较，顺铂/紫杉醇表现出更高的有效率和无进展生存期改善。一项日本的随机试验的初步数据表明卡铂/紫杉醇与顺铂/紫杉醇疗效等同。

（3）在 GOG179 研究中，与单药顺铂比较，顺铂/拓扑替康具有更高的有效率、无进展生存期和中位生存期。

（4）一项顺铂/拓扑替康、顺铂/吉西他滨和顺铂/长春瑞滨与对照组顺铂/紫杉醇的比较试验表明，由于试验组并不优于对照组，试验被终止。顺铂/紫杉醇有效率最高，为 29.1%。

（5）在化疗中加入贝伐珠单抗可提高总生存期为 4 个月，并提高 12%的有效率。贝伐珠单抗的毒性可能很大（包括高血压、肾功能不全和瘘），因此应考虑患者的并发疾病和治疗目标。

（6）对于肿瘤表达 PD-L1 的患者，帕博利珠单抗可被视为以铂类为基础的化疗后的二线治疗。

1）在开放标签、Ⅱ期、多中心 KEYNOTE-158 试验中对帕博利珠单抗治疗晚期宫颈癌的安全性和临床获益进行了研究。对于宫颈癌患者，客观缓解率为 12.2%（95% CI 6.5%～20.4%），有 3 例完全缓解（CR）和 9 例部分缓解（PR）。所有 12 例缓解均发生在 PD-L1 阳性的肿瘤患者中，客观缓解率为 14.6%（95% CI 7.8%～24.2%）。

2）其他 PD-1 和 PD-L1 治疗已显示出良好的活性。

（7）最有效的单药

1）顺铂（有效率为 20%～30%）。

2）卡铂（有效率为 15%～28%）。

3）异环磷酰胺（有效率为 15%～33%）。

4）紫杉醇（有效率为 17%～25%）。

（8）其他有效的药物包括伊立替康、长春瑞滨、吉西他滨、多西他赛、5-FU、丝裂霉素、拓扑替康和培美曲塞。

（9）目前正在探讨替索单抗（Tisotumab vedotin，一种针对组织因子的研究性抗体药物偶联物）、过继细胞转移治疗、治疗性 HPV 疫苗及细胞因子在宫颈癌中的治疗潜力。

（10）在这类患者群体中，对比最佳支持治疗，化疗伴或不伴放疗的益处尚未确定。

3. 特别注意事项

（1）多项研究已经清楚地证明了贫血对接受放疗患者的有害影响。放疗时血红蛋白水平低于 100g/L 会妨碍局部疾病控制和生存。建议输血以使血红蛋白水平高于 100g/L。

（2）一些主动脉旁淋巴结体积小的病灶及盆腔疾病可控的患者有可能治愈。放疗前切除明显累及的主动脉旁淋巴结可能是治疗性的。

（3）扩大野放疗的毒性超过单纯盆腔放疗的毒性，但最常见于既往有腹部手术史的女性。

（4）不同的手术方法会影响主动脉旁淋巴结扩大野照射后并发症的发生率。例如，与经腹淋巴结采样相比，腹膜外淋巴结采样导致的放疗后并发症更少。

（5）IMRT 已被证明可以减少盆腔和扩大野放疗的后遗症。评估 IMRT 的临床试验正在这一患者群体中进行。

（七）复发性疾病

（1）已报道经初次手术或放疗的淋巴结阴性的ⅠB 期和ⅡA 期女性，有 10%～20%的复发率。对于Ⅰ～ⅡA 期疾病，复发主要发生于局部（阴道顶点）或盆腔内（盆腔侧壁）。

（2）高达 70%的ⅡB、Ⅲ或ⅣA 期疾病女性，无论是否有淋巴结阳性，最终都会复发。初次诊断时淋巴结阳性的女性，特别是主动脉旁淋巴结侵犯，比淋巴结阴性的女性有更高的远处转移风险。

（3）盆腔内复发通常是有症状的，80%～90%的复发在治疗后 2 年被发现。

（4）多项研究表明，复发部位的分布包括骨盆中央（阴道顶端）为 22%～56%；骨盆局部（骨盆侧壁）为 28%～37%；骨盆外远处转移为 15%～61%。

（5）在复发情况下，有利的预后因素包括骨盆中央病灶部位、未固定在骨盆侧壁的病灶、治疗后无病间隔时间为 6 个月或更长，以及复发肿瘤小于 3cm。

（6）90%以上的骨盆外远处复发女性在 5 年内死于该疾病。

（7）远处转移无根治性治疗方法。与之相反，盆腔内复发有可能以治愈为目的进行治疗。

1）对于根治性手术后盆腔内复发的患者，以顺铂为基础的放化疗有 40%～50%的持久控制率和长期生存率。

2）盆腔廓清术（膀胱、直肠、阴道、子宫/宫颈切除）是放疗后中心位置复发的首选治疗方法，在选择的妇女中，5 年生存率为 32%～62%。重建手术包括可控导尿管、直肠乙状结肠端端再吻合及肌皮瓣移植重建阴道。

3）一些中心为肿瘤累及盆腔侧壁附近组织的患者提供大剂量术中放疗和手术切除。

（8）手术切除局限性转移性疾病，如肺部转移性疾病，可能会延长临床缓解期。

（9）对远处复发性疾病患者的化疗为姑息性的，而不是治愈性的，显示出较低的有效率、较短的有效持续时间及低生存率（见姑息性化疗部分）。顺铂是最有效的单药，中位生存期为 7 个月。

（10）未接受化疗的患者比接受化疗（作为初始治疗的一部分）的患者有更高的有效率。

十二、妊娠期治疗

（1）宫颈癌是与妊娠有关的最常见的妇科恶性肿瘤，发病率为 1/（1200～2200）例妊娠。

（2）没有治疗被批准用于浸润前病变；阴道镜检查，但非宫颈管搔刮术，被推荐用于排除浸润癌。

（3）宫颈锥切术被保留用于怀疑癌症浸润或用于在没有阴道镜检查的情况下，存在持续性浸润性癌细胞学证据。对不典型增生的管理通常推迟到产后。

（4）浸润性癌的治疗取决于肿瘤分期和诊断时胎儿的胎龄。如果在胎儿成熟前诊断为癌症，建议针对相应分期立即采取适当的癌症治疗。然而，采用密切的监控，对于ⅠA 期和ⅠB 早期患者延迟治疗以达到胎儿发育成熟是合理的。对于更晚期的疾病患者，不推荐延缓治疗，除非是在妊娠末期确诊。当胎儿达到可接受的成熟度时，在确定性治疗之前行剖宫产。

十三、初始治疗后的随访

（1）80%～90%的复发发生于治疗完成后的 2 年内，提示在这期间应加强随访。

（2）后续的随访，包括彻底的体格检查，应该在治疗后的最初 2 年每 3～6 个月进行 1 次，在接下来的 3 年每 6～12 个月进行 1 次，随后每年进行 1 次检查，以检查发现任何潜在的可治愈的复发。

（3）此外，患者应该每年进行宫颈或阴道脱落细胞学检查，但接受过盆腔放疗的患者除外。

（4）缺乏足够的数据支持常规使用影像学检查；只有在怀疑复发的情况下才应使用胸部 X 线、CT 和 PET 或 PET/CT 检查。

（5）患者应该被告知复发的症状和体征，包括持续性腹部和骨盆疼痛、腿部症状如疼痛或淋巴水肿、阴道出血或排液、泌尿系统症状、咳嗽、体重减轻和厌食。

十四、预　　防

（1）在多项研究中已经证明 HPV 疫苗对 HSIL 和癌症的有效性和安全性。

（2）建议 HPV 疫苗在 11 岁或 12 岁时进行常规接种（9 岁时可以开始接种疫苗）。

（3）如果之前未充分接种疫苗，建议在 26 岁之前接种疫苗；一些 27～45 岁的成年人，如果在年轻时没有充分接种 HPV 疫苗，可能会根据与他们的临床医生的讨论决定接种 HPV 疫苗。

（葛莉莉　雷开键　刘连科　译）

参考文献

第20章　外　阴　癌

Amanda C. Cousins，Christina M. Annunziata

一、流 行 病 学

（1）外阴癌是第四大常见的妇科癌症，约占所有女性生殖道恶性肿瘤的6%，以及所有女性癌症的0.7%。

（2）2021年共有6120例外阴癌新发病例，1550例死于外阴癌。

（3）外阴癌最常见于绝经后女性，确诊时中位年龄为68岁。

（4）在女性的一生中，每333例女性中有1例（0.3%）被诊断为外阴癌（在美国，每年2.4/10万的女性被诊断为外阴癌）。

（5）外阴癌的发生率在过去的20年中保持稳定，然而，其癌前病变（外阴上皮内瘤变3级）的发生率增加了1倍。

（6）大多数患者在早期被确诊，5年生存率为72.1%。

（7）鳞状细胞癌是外阴癌最常见的组织学类型，约占所有病例的75%。

二、病因学和危险因素

外阴癌变有两条独立的途径：

（1）黏膜型人乳头瘤病毒（HPV）感染：HPV 16型是最常见的亚型（73%），其次是HPV 33型（7%）和HPV 18型（5%）。

（2）慢性炎症或自身免疫过程：最常见的是硬化性苔藓和鳞状细胞增生。

在70%～80%的病例中，外阴癌前病变与HPV DNA有关。然而，HPV与外阴癌之间的联系很少被观察到，只有40%～60%的外阴癌在HPV DNA分子分析中检测呈阳性。

危险因素包括：

（1）外阴高级别上皮内病变（VIN 2/3）增加了浸润性外阴癌的发病风险。

（2）其他危险因素包括吸烟、HPV感染、外阴营养不良（如硬化性苔藓）、宫颈上皮内瘤变（CIN）、宫颈癌既往史、免疫缺陷病（如HIV感染）和北欧血统。

三、组　织　学

1. 鳞状细胞癌（SCC）是最常见的组织学类型，至少占所有病例的75%。其有两种亚型：

（1）角化、分化或单纯型：更常见的亚型，发生于老年患者，与HPV感染无关。与外阴营养不良和慢性性病肉芽肿病密切相关（在资源有限的国家）。

（2）经典型、疣型或鲍恩型：与HPV感染密切相关（HPV 16型、HPV 18型和HPV 33型），更常见于年轻患者。患者通常为早期疾病。

2. 黑色素瘤是第二常见的组织学类型，占所有病例的2%～10%。最常见于绝经后非西班牙裔白种人患者。大多数病变是色素性的，但也可能发生无色素性病变。

3. 其余的肿瘤类型包括基底细胞癌（2%～8%）、肉瘤（1%～2%）、前庭大腺癌（0.1%～5%）、乳腺外佩吉特病（＜1%）和疣状癌（＜1%）。

四、外阴鳞状细胞癌

外阴鳞状细胞癌通常是惰性的，扩散缓慢，转移发生得晚。大多数患者会出现外阴病变。病变通常为单灶性，表现为斑块、溃疡，或肉质、疣状、结节状肿块。约5%的病例出现多灶性病变，因此应彻底检查所有外阴和肛周皮肤表面，以及宫颈和阴道。其他症状和体征可能包括瘙痒、疼痛、出血、溃疡、排尿困难和有分泌物。许多患者无症状。高达22%的外阴鳞状细胞癌患者中同时发现第二种恶性肿瘤（最常见的是宫颈癌）。

（一）诊断检查

（1）应进行彻底的病史和体检，特别要关注远处转移的症状或体征。

（2）应仔细测量所有病变，注意其位置和偏侧性。活检必须包括足够的组织来确定组织学、分级和浸润深度。

（3）阴道镜对整个下生殖道的评估对于识别肉眼检查中未发现的亚临床病变（约5%的病例是多灶性的）及更好地确定疾病范围来指导活检非常重要。评估的区域包括外阴、阴道、宫颈和肛周区域。

（4）鉴于HPV感染与宫颈细胞学密切相关，请确保宫颈细胞学检查是最新的。

（5）对于有较大的病变（＞4cm）、局部扩散证据、可触及的腹股沟淋巴结、远处转移症状（如呼吸短促）的患者，应考虑行额外的影像学检查。PET/CT或MRI可能有助于更好地描绘肿瘤大小、局部扩散、淋巴结（LN）受累或远处转移。

（二）外阴病变活检的适应证

（1）任何非常可疑的病变。

（2）皮肤色斑（如红色、白色、黑棕色或黑色）。

（3）触诊部位坚硬。

（4）持续瘙痒部位。

（5）溃疡性或出血性病变。

（6）生殖道内的任何痣，尤其是注意到病变的颜色、高度或表面的变化。

（7）前庭大腺增大或增厚的区域，特别是绝经后妇女。

（三）外阴鳞状细胞癌的部位和转移扩散模式

（1）外阴鳞状细胞癌最常见于大阴唇（50%），随后是小阴唇（15%～20%），罕见部位为阴蒂和会阴。

（2）外阴鳞状细胞癌倾向于局部生长，随后直接蔓延至邻近结构（如阴道、尿道、阴蒂、肛门），早期扩散至腹股沟、股和盆腔淋巴结。

（3）血行播散主要发生在疾病晚期，在无腹股沟淋巴结受累的患者中很少发生。

（4）腹股沟和股淋巴结受累是最重要的生存预后因素。

（四）分期

外阴癌根据 FIGO 分期系统进行手术分期。

2009 年修订的 FIGO 分期系统如下：

Ⅰ期：肿瘤局限于外阴。

ⅠA：病变≤2cm，局限于外阴和会阴，间质浸润≤1mm，无淋巴结转移。

ⅠB：病变＞2cm 或间质浸润＞1mm，局限于外阴和会阴，淋巴结阴性。

Ⅱ期：任何大小的肿瘤扩散至邻近的会阴结构（尿道下部/远端 1/3、阴道下部/远端 1/3、肛门），淋巴结阴性。

Ⅲ期：任何大小的肿瘤伴局部淋巴结转移。

ⅢA：1～2 个淋巴结转移（＜5mm）或 1 个淋巴结转移（≥5mm）。

ⅢB：3 个或 3 个以上淋巴结转移（＜5mm）或 2 个或更多的淋巴结转移（≥5mm）。

ⅢC：阳性淋巴结伴包膜外侵犯。

Ⅳ期：肿瘤侵犯其他区域或远处结构。

ⅣA：任何大小的肿瘤，侵犯以下任何一种结构：尿道的上/近 2/3、阴道的上/近 2/3、膀胱黏膜或直肠黏膜。还包括固定在骨盆骨上的肿瘤或存在固定或溃烂的腹股沟淋巴结。

ⅣB：任何远处转移，包括盆腔淋巴结。

（五）预后和生存率

（1）腹股沟和（或）股淋巴结受累是生存最重要的预后因素。据报道，无淋巴结受累的患者 5 年总生存率为 70%～93%，有淋巴结受累的患者生存率为 25%～41%。

（2）其他预后因素包括分期、浸润深度、毛细血管淋巴间隙浸润和年龄。

（3）淋巴结转移与肿瘤大小（＞4cm 的肿瘤腹股沟淋巴结转移率为 30%～50%）、临床分期和浸润深度相关。

（4）研究表明，初次手术治疗后局部复发的总发生率很高。切除的肿瘤切缘有残留病灶被认为是复发的重要预后因素。

（5）目前的数据表明，尽管手术治疗不那么积极，但结果可能会有所改善，这可能是由于辅助治疗的进步及患者人口结构的变化（年轻患者，未达到晚期疾病）。

（六）管理

1. 高级别鳞状上皮内瘤变

（1）治疗外阴高度鳞状上皮内瘤变（HSIL）的目的是防止侵袭性疾病的发展，同时保持正常的外阴解剖和功能。

（2）管理选择包括手术切除（如局部扩大切除术、外阴皮层切除术）、消融治疗（CO_2激光或氩气刀）和局部治疗（局部使用咪喹莫特、西多福韦或 5-FU 乳膏）。治疗方法应根据对侵袭性疾病的关注程度进行个性化选择，并考虑活检结果、既往治疗情况和疾病位置。

（3）初次活检时，10%～22%的 VIN 患者存在侵袭性癌；因此，外科手术切除应是侵袭性疾病（以前的外阴 HSIL、分化型 VIN 或外阴癌，免疫抑制或硬化性苔藓）高风险患者的首选治疗方法。

（4）不管最初的治疗方式如何，高达 35%的女性会复发。最常见的复发部位是会阴皮肤和阴蒂包皮。

2. Ⅰ期（病变局限于外阴）

（1）浸润深度≤1mm（ⅠA 期）：单纯外阴部分切除术。

1）切除至泌尿生殖膈下筋膜。

2）争取 1～2cm 的干净切缘，尽量减少局部复发的风险。

3）无须进行腹股沟淋巴结清扫术（LND）或前哨淋巴结活检（SNLB），因为淋巴结转移在该人群中很少见（＜1%）。

（2）浸润深度＞1mm（ⅠB 期）：单纯部分外阴切除术+腹股沟淋巴结评估（淋巴结转移风险＞8%）。

1）同侧腹股沟 LND 用于外侧病变（位于距外阴中线 2cm 以上）。

2）双边腹股沟 LND 用于位于中心的病灶。

3）SNLB 是早期外阴癌的一种新兴技术，可避免对多数女性进行完整的淋巴结切除。如果肿瘤直径＜4cm，浸润深度＞1mm，没有可触及的淋巴结，为单灶性疾病，并且外科医生有足够的专业知识，SNLB 可用于外阴癌患者（在监测下完成至少 10 个步骤）。

4）切缘较近或阳性（距离肿瘤＜8mm）的患者可进行再切除，如果不能切除，可进行辅助放疗。主要目标是降低疾病复发的风险，同时将并发症和外观毁损降至最低。

【特别注意事项】

（1）不适宜手术的患者可接受放化疗，以达到长期生存目的。

（2）手术并发症包括死亡（2%～5%）、伤口破裂或感染、败血症、血栓栓塞、慢性腿部淋巴水肿（腹股沟淋巴结清扫术采用单独切口可减少伤口破裂和腿部水肿）、尿路感染、压力性尿失禁及性功能低下。

3. Ⅱ期（扩散至邻近会阴结构）

（1）距外阴中线≥2cm 的侧部病变：根治性部分外阴切除术和同侧腹股沟淋巴结评估（SLNB *vs*. 腹股沟 LND）。

（2）中央外阴病变：根治性部分外阴切除术和双侧腹股沟淋巴结评估（SNLB *vs*. 双侧腹股沟 LND）。

（3）如上所述，在可行的情况下建议对近切缘或手术切缘阳性的病变进行再次切除。对于切缘阳性、无法切除的患者，建议使用辅助放疗。

（4）对于疾病复发风险高的患者，也应考虑辅助放疗，包括肿瘤大小＞4cm、近肿瘤切缘（≤8mm）、淋巴血管浸润、浸润深度、淋巴结浸润和浸润模式（小树枝状或弥漫状）。

4. Ⅲ期（腹股沟淋巴结转移）

（1）改良根治性外阴切除术和双侧腹股沟 LND 是标准治疗。

（2）辅助放疗或化疗被推荐用于淋巴结转移的患者，最常见的是顺铂 $40mg/m^2$，同时对腹股沟、髂外、髂内和双侧闭孔区进行放疗。

5. ⅣA 期

（1）若能够获得≥1cm 阴性切缘且能保留中线结构，可给予改良根治性外阴切除术和双侧腹股沟 LND。

（2）与Ⅱ期和Ⅲ期外阴癌一样，有淋巴结转移或手术切缘＜8mm 的女性，建议给予辅助放化疗。

（3）新辅助放化疗，顺铂同步联合放疗对外阴、腹股沟和淋巴结放疗，可以提高可手术性，以下患者应考虑。

1）肛肠、尿道或膀胱受累。

2）病灶固定于骨骼上。

3）腹股沟或股淋巴结严重受累。

【特别注意事项】

（1）腹股沟淋巴结阳性的处理：淋巴结阳性需要对原发性肿瘤/腹股沟/骨盆进行放疗+同步化疗。

（2）局部辅助放疗的建议剂量为45～50Gy。

（3）对于Ⅲ期和Ⅳ期疾病，可给予新辅助放化疗来提高肿瘤的可手术性。最近的妇科肿瘤学组试验已成功地使用顺铂联合氟尿嘧啶同步放疗。

（4）不可手术的患者可采用根治性放化疗来获得长期生存。

（5）≤180cGy的放射分割大小已被证明可以减少放疗并发症的发生率（即晚期纤维化、萎缩、毛细血管扩张、坏死）。使用的总剂量为54～65Gy。

（6）由于广泛的并发症和不确定的生存获益，根治性外阴切除术和盆腔器官切除术并不常用。

6. ⅣB期（转移性）**和复发性疾病** 治疗建议取决于转移性或复发性疾病的部位和疾病相关症状。所有的患者均应考虑临床试验。

（1）远处转移或复发：放疗用于局部区域性控制/症状缓解和（或）化疗或最佳支持治疗。晚期复发/转移性疾病的化疗选择通常包括顺铂、卡铂、顺铂/紫杉醇、卡铂/紫杉醇或顺铂/紫杉醇/贝伐珠单抗。这些患者也是临床试验的合适人选。

（2）对那些化疗期间或化疗后疾病进展的患者，可考虑使用生物标志物导向的系统性治疗，可能包括帕博利珠单抗（用于高肿瘤突变负荷、PD-L1阳性、高度微卫星不稳定性或错配修复缺陷的肿瘤）、纳武利尤单抗（用于HPV相关的晚期或复发/转移性外阴癌），或拉罗替尼或恩曲替尼（用于*NTRK*基因融合阳性的肿瘤）。

（3）如果复发局限于外阴局部（淋巴结临床阴性），可采用根治性切除术和单侧或双侧腹股沟LND（如果之前没有做过）。如果手术发现淋巴结阳性或手术切缘阳性，则随后应进行放疗±同步化疗。

（4）对于腹股沟淋巴结复发的患者，如果之前没有接受过放疗，可以进行阳性淋巴结切除术±腹股沟LND，然后进行放疗±同时化疗。

五、疣 状 癌

（1）鳞状细胞癌的变异型是具有独特的花椰菜状外观。

（2）罕见，由于其外生性生长模式，常与尖锐湿疣相混淆。

（3）具有局部破坏性，生长速度慢，转移罕见。

（4）与 HPV 6 型相关。

（5）主要的治疗方法是手术切除。除非淋巴结明显转移，否则 LND 的价值值得怀疑。放疗是禁忌的，因为放疗被认为会诱导间变性转化，后者导致更具侵袭性的疾病，并增加转移的可能性。

（6）复发给予手术治疗。

六、佩 吉 特 病

（1）外阴是佩吉特（Paget）病常见的乳腺外部位之一。

（2）症状包括瘙痒、触痛或外阴病变（即“红色天鹅绒”、充血、边界清楚、增厚病变伴有硬结和表皮脱落）。

（3）虽然它在组织学上是一种侵袭前疾病，但应采用广泛切缘的单纯部分外阴切除术治疗（最好是 2cm）。

（4）尽管手术切缘呈阴性，但仍有 12%～58%的患者会出现局部复发，这可能是由于疾病的镜下扩散超出临床肉眼可见的切缘，以及疾病的多灶性。

（5）鉴于复发风险高，非连续癌的风险增加，建议每年进行监测和随访。在高达 25%的患者中，佩吉特病与潜在的侵袭性腺癌相关。

七、恶性黑色素瘤

（1）外阴恶性黑色素瘤是一种罕见的肿瘤（所占比例不足所有黑色素瘤病例的 1%，占原发性外阴肿瘤的 2%～10%）。

（2）大多数黑色素瘤位于小阴唇和阴蒂。

（3）患者通常会表现为瘙痒、阴道出血、阴道分泌物、性交困难或肿块。

（4）外阴黑色素瘤的分期与皮肤黑色素瘤一样。

（5）预后取决于病变的大小、浸润深度和疾病分期。不论初始所应用的手术操作，大多数外阴黑色素瘤患者最终都会发展成远处转移性疾病；因此，应根据患者意愿和生活质量目标指导外科治疗的范围。

（6）建议的治疗方法是对没有远处转移证据的女性进行单纯部分外阴切除术。根治性外阴切除术通常用于较大的肿瘤来获得局部疾病控制。

（7）厚度＜1mm 的黑色素瘤的治疗应采用 1cm 的皮肤切缘。对于较厚的黑色素瘤，切缘应增加至 2cm。

（8）区域淋巴结评估的作用尚不清楚。SLNB 在一些女性中可能可行，而区域 LND 已被发现可提供预后信息，却不赋予任何生存优势。

八、前庭大腺癌

（1）前庭大腺癌极为罕见，占所有外阴恶性肿瘤的 0.1%～5%。

（2）大多数受影响的患者没有良性前庭大腺疾病的病史。主要影响 60 多岁的绝经后妇女。

（3）由于前庭大腺位于外阴深处，诊断常被延迟。大多数患者会出现无痛性外阴肿块（实性、囊性或脓肿样）。实体区域或周围组织的固定增加了对恶性肿瘤的怀疑。

（4）绝经后妇女的前庭大腺区域的任何扩大都需要评估以排除恶性肿瘤。

（5）治疗包括根治性外阴切除术+双侧腹股沟和盆腔 LND。次广泛切除可能是有效的；然而，鉴于靠近肛门直肠和耻骨弓，手术切缘通常会受到影响。

（6）初始放化疗是另一种治疗方法，它可以避免手术，并保留相邻结构的功能。

（7）鉴于该区域有丰富的血管和淋巴管网，转移性疾病很常见。

九、基底细胞癌

（1）外阴基底细胞癌为局部侵袭性，却很少转移。

（2）与其他部位的原发性肿瘤一样，不伴 LND 的根治性局部切除治疗通常是足够的。

（徐信兰　雷开键 译）

参 考 文 献

第 21 章　肉瘤和骨恶性肿瘤

Dale R. Shepard

一、流 行 病 学

肉瘤是一种起源于间叶组织的肿瘤，约占成人恶性肿瘤的 1%和儿童恶性肿瘤的 10%。肉瘤约 80%发生于软组织，约 20%发生于骨骼。大多数肉瘤是自发的，而不是遗传性的。

二、软组织肉瘤

（一）临床表现

软组织肉瘤患者很少有全身症状，如体重减轻或乏力加剧。患者可能会因肿大的肿瘤压迫而经历疼痛、感觉异常或水肿。虽然软组织肉瘤可以发生于全身，但大多数发生于四肢。在囊括了 4500 例肉瘤的系列研究中，46%的肉瘤位于腹股沟、大腿或臀部，13%位于上肢，18%位于躯干，13%位于腹膜后。

提示存在软组织肉瘤的危险信号如下：

（1）肿块大小＞5cm。

（2）肿块快速增长。

（3）肿块位于深筋膜。

（4）既往无痛性肿块的新发疼痛。

（5）肿块复发。

（二）病理

WHO 根据组织学将软组织肉瘤分为 100 多个亚型，并根据假定的起源组织对亚型进行初步命名，如脂肪肉瘤、滑膜肉瘤、周围神经鞘瘤或血管肉瘤。病理学应该由专门研究肉瘤的中心来检查，以确保基于形态学、免疫组织化学和确定融合基因存在的分子遗传学检查的正确诊断。软组织肉瘤的分级遵循由法国癌症中心联合会（FNCLCC）肉瘤组确立的 FNCLCC 分级系统。

（三）诊断

疑似肢体肉瘤的患者应进行原发部位的 MRI 检查。腹部、骨盆或腹膜后的肿块可通过 CT 进行初步评估。黏液样脂肪肉瘤、上皮样肉瘤、血管肉瘤和平滑肌肉瘤的患者还应进行腹部/骨盆的分期 CT 检查。胸部 PET/CT 在某些情况下可能有帮助，如区分神经纤维瘤和恶性周围神经鞘肿瘤，但 PET 扫描不应作为大多数肉瘤亚型的常规分期检查的一部分。中枢神经系统成像不是大多数亚型常规分期的一部分，只有在临床怀疑有转移时才进行检查。建议对肺泡状软组织肉瘤和血管肉瘤患者进行中枢神经系统成像。由于转移性疾病的模式，黏液样/圆细胞脂肪肉瘤患者应进行脊柱 MRI 检查，以便于分期和随访。

肿瘤取样应采用影像引导下的粗针穿刺活检或切开活检，首选穿刺活检。如果可能，活检应沿着计划切除的轴线进行。对于通过触诊或影像学检查发现淋巴结肿大及肉瘤可能具有淋巴转移（横纹肌肉瘤、血管肉瘤、透明细胞肉瘤、上皮样肉瘤或滑膜肉瘤）的患者，应进行前哨淋巴结活检。目前尚无可用于诊断、评估治疗反应或监测疾病复发的血清或血浆生物标志物。

（四）手术治疗

对于四肢或躯干的原发性肉瘤患者，手术是首选的治疗方法。手术切缘阴性与总生存率的提高有关，考虑到存在骨或筋膜作为切缘，手术通常至少保留 1cm 的切缘。对于四肢肿瘤，累及骨骼或血管系统或无法获取适当的切缘，需要讨论截肢。对于中级别或高级别软组织肉瘤患者，术前或术后应考虑采用图像引导外照射进行放疗。近距离放疗是手术时放疗的一种替代方法，既可以单独使用，也可以与外照射联合使用。对于低级别肿瘤患者，如果新辅助放疗可以提高获得适当的手术切缘的可能性，应考虑对此类患者进行新辅助放疗。

四肢软组织肉瘤的新辅助化疗或辅助化疗目前尚存在争议。一项包括 18 项试验的纳入 1953 例患者的荟萃分析未能显示使用多柔比星进行辅助化疗可以生存获益，但多柔比星与异环磷酰胺联合用药可以显著降低风险比。然而，对多柔比星和异环磷酰胺辅助治疗的 2 项大型试验的单独汇总分析结果为阴性。由于切除完整性、肿瘤大小和肿瘤分级的重要性数据不一致，试验尚未确定最有可能受益于辅助化疗的患者。理想情况下，患者仅在临床试验中给予辅助化疗。同样，关于新辅助化疗在大多数软组织肉瘤患者中的作用，文献报道尚无共识。即使是针对大肿块或高级别肿瘤，或者采用认为对肿瘤组织更加特异性化疗的试验，也未能显示出益处。与辅助化疗一样，新辅助化疗通常应于多学科讨论后在个案基础上或作为临床试验的一部分使用。

手术切除是腹膜后肉瘤唯一有潜在可能治愈的治疗方法。这些肿瘤的外科手术通常需要多学科手术团队协作，有计划地进行松动、切除或修复邻近器官，以达到适当切缘的整体切除。历史上，由于来自四肢软组织肉瘤的推定，许多患者接受了术前放疗。最近的一项国际、随机、Ⅲ期试验显示，放疗后进行手术的患者与单纯手术的患者相比，无复发生存率没有差异。这表明需要改变我们的临床实践，但也强调了对罕见病患者进行随机试验以确定最佳治疗方法的必要性。一些无法切除的腹膜后肉瘤患者可能会从系统性化疗及对那些有反应的患者进行的切除中获益。在一项Ⅲ期试验中，比较了多柔霉素对比多柔比星+异环磷酰胺对软组织肉瘤患者的疗效，其有效率分别为 14%和 25%。患者应接受多柔比星+异环磷酰胺的联合治疗，以优化后续手术切除的可能性。没有数据支持腹膜后肉瘤 R0 或 R1 切除的患者使用辅助化疗。

对于大多数转移性软组织肉瘤患者，缺乏针对大多数组织学亚型的特异性治疗。不幸的是，大多数被批准用于治疗肉瘤患者的临床试验都没有对单个亚型进行研究。近年来，这种情况有所改善，目前已有针对血管肉瘤、孤立性纤维瘤、腱鞘膜巨细胞瘤、上皮样肉瘤、肺泡状软组织肉瘤和血管周围上皮样细胞肿瘤（PEComa）患者的化疗方案。大多数患者的初始治疗是以多柔比星为基础的治疗。转移性软组织肉瘤患者应始终考虑参加临床试验。表 21.1 列出了一些有代表性的化疗方案。同样重要的是，考虑进行二代测序来确定治疗靶点，如 *ALK* 突变或 *NTRK* 融合；如果患者是检查点抑制剂的候选者，以此来确定微卫星稳定性。

表 21.1　转移性软组织肉瘤患者的化疗方案

化疗	适应证
AIM（多柔比星、异环磷酰胺、美司钠）	大多数非特异性组织学软组织肉瘤的首选初始方案
组织学特定的应考虑的因素	
吉西他滨/多西他赛	考虑作为平滑肌肉瘤的初始治疗
紫杉醇	血管肉瘤
培唑帕尼	非脂肪性肉瘤
曲贝替定	脂肪肉瘤或平滑肌肉瘤的二线治疗
艾立布林	脂肪肉瘤的二线治疗
舒尼替尼	肺泡状软组织肉瘤或恶性孤立性纤维瘤的初始治疗
西罗莫司	血管周上皮样细胞肿瘤（PEComa）的初始治疗
哌柏西利	高分化/去分化脂肪肉瘤
他泽司他	上皮样肉瘤
培西达替尼	腱鞘巨细胞瘤

三、横纹肌肉瘤

（一）临床表现

横纹肌肉瘤是儿童最常见的软组织肿瘤，约占该人群软组织肉瘤的 50%；然而，这些肿瘤仍然罕见，在美国每年约有 350 例新发病例。只有 2%～5%的横纹肌肉瘤发生于成人，最常见的部位是头颈部。

与其他软组织肉瘤一样，横纹肌肉瘤患者可能是无症状的，或者可能具有与疾病部位相关的症状和体征（表 21.2）。

根据分期、临床分组、疾病部位、肿瘤大小、年龄、组织学、是否存在转移性疾病及淋巴结受累情况制订预后分层。根据该分层，预后极好的患者无事件生存率＞85%。预后很好和预后良好患者的无事件生存率分别为 70%～85%和 50%。预后不良的患者无事件生存率＜30%。

横纹肌肉瘤复发患者预后较差的相关因素如下：

（1）转移性疾病。

（2）烷化剂接触与放疗史。

（3）腺泡状组织学类型。

（4）复发间隔时间更短。

（5）诊断时更高的分期/临床分组。

表 21.2　横纹肌肉瘤最常见的部位、发生率和临床表现

部位	发生率（%）	临床表现
头颈部	35～40	眼球突出（眼眶）、分泌物、无痛性肿块
泌尿生殖系统	25	血尿、尿路梗阻、阴道分泌物
四肢	20	无痛性肿块伴覆盖在皮肤上的红斑

（二）病理

横纹肌肉瘤是一种间叶来源的肿瘤，以肌源性分化为特征。在形态学上，横纹肌肉瘤与其他肿瘤相似，如淋巴瘤、间叶性软骨肉瘤和尤因肉瘤，因此应由有经验的软组织肉瘤研究中心来进行病理检查，这很重要。横纹肌肉瘤通常表现为肌动蛋白、肌球蛋白、结蛋白、肌红蛋白和 MyoD 染色；有多形性和非多形性横纹肌肉瘤。

在非多形性横纹肌肉瘤中，80%的患者具有胚胎亚型，约 15%的患者具有腺泡状亚型。胚胎亚型的特征是 11p15.5 杂合子丢失和超二倍体 DNA。腺泡状亚型以 PAX3/FKHR t（2；13）（q35；q14）、PAX3/FKHR t（1；13）（p36；q14）及四倍体 DNA 为特征。

（三）诊断

开放式活检是组织学诊断的首选方法，如果可能，应在专门治疗肉瘤的肿瘤中心进行。这确保了活检可以得到最佳评估，并且负责患者后续治疗的多学科团队可以确定初始手术方案。患者应进行疾病原发部位的 MRI 或 CT 检查，并进行 PET/CT 扫描或骨扫描来评估转移性疾病。

（四）治疗

多形性横纹肌肉瘤应按照软组织肉瘤来治疗。疾病部位的多样性、每个原发部位的手术方法和放疗方法强调了患者接受熟悉横纹肌肉瘤治疗的多学科团队咨询或治疗的重要性。横纹肌肉瘤通过化疗、放疗和手术相结合的方法治疗，因为即使是较小的原发性肿瘤，单用手术治疗效果也很差。化疗的强度和持续时间取决于预估的复发风险。

横纹肌肉瘤患者通常要经历很长的系统性治疗过程。低危、中危或高危患者从第 13 周开始接受化疗，持续时间为 24～45 周，并接受放疗（表 21.3）。由于大多数患者在治疗的第 13 周开始接受放疗，因此作为多学科团队的一部分，尽早咨询肿瘤放射学家很重要。

表 21.3　新诊断横纹肌肉瘤患者的化疗方案

预后风险亚组	方案
低危（预后极好）	VA 给予 15 个周期或 VAC/VA 给予 8 个周期
低危（预后好）	VAC 给予 15 个周期
中危（预后较好）	VAC 给予 14 个周期或 VAC/VI 给予 14 个周期
高危（预后差）	VAC 给予 14 个周期

注：VA，长春新碱和放线菌素 D；VAC，长春新碱、放线菌素 D 和环磷酰胺；VI，长春新碱和伊立替康。

四、骨　肉　瘤

骨肉瘤是骨骼的一种原发恶性肿瘤，占美国每年新诊断癌症的 1%。这种肿瘤主要影响青少年，13～16 岁及 65 岁以上的成年人发病率最高。它是儿童和年轻人最常见的骨原发恶性肿瘤。虽然骨肉瘤是儿童和青少年的原发肿瘤，但成人骨肉瘤常继发于放射接触或存在佩吉特病。

（一）临床表现

儿童骨肉瘤在长骨干骺端最常见。成人骨肉瘤好发于中轴骨，或者继发于既往放射照射或骨异常部位。大多数患者出现局部疼痛，通常伴有间歇性长时间的严重疼痛。发热、体重减轻和乏力罕见。患者通常会出现有触痛的软组织肿块。15%～20%的患者在诊断时已有转移性疾病。

（二）诊断

骨肉瘤患者主要与尤因肉瘤、淋巴瘤和骨转移性疾病相鉴别。X 线片可显示溶骨性或成骨性改变或肿瘤穿透骨皮质引起的骨膜隆起。检查应包括受累骨骼 MRI、胸部 CT 和骨扫描或 PET/CT 检查，以评估转移性疾病。需要活检进行确诊，应仔细进行活检，同时应考虑对随后的确定性手术的影响，无论是手术活检还是粗针穿刺活检。

（三）病理

骨肉瘤起源于间叶组织，可分化为纤维组织、软骨或骨。在组织学上，骨肉瘤是伴骨样肿瘤和骨成分的肉瘤样间质。没有定义骨肉瘤的特征性易位或分子异常。骨肉瘤可分为低级别骨肉瘤（常伴有髓内和骨表面受累）、骨膜骨肉瘤、高级别髓内型或骨外骨肉瘤。骨外骨肉瘤是软组织肉瘤，不涉及骨或骨膜，但含有骨、骨样或软骨样成分。

（四）治疗

由于手术后功能更好，保肢手术是首选方法，70%～90%的骨肉瘤患者可以实现这一点。通过正常组织界面将活检部位包括在内的肿瘤整块广泛切除的截肢和保肢切除，在肿瘤周围留下了袖口状正常组织。切缘阴性的广泛切除可改善局部肿瘤控制。截肢主要适用于无法获得宽切缘的患者。功能重建可能涉及同种异体移植或定制的假肢装置。

对于髓内或骨表面受累的低级别骨肉瘤或骨膜骨肉瘤患者，应广泛切除肿瘤，骨膜骨肉瘤患者可考虑辅助化疗（表 21.4）。如果这些患者的切除后病理检查显示为高级别肿瘤，那么这些患者应接受化疗。

表 21.4　骨肉瘤患者的化疗选择

一线化疗（新辅助或辅助治疗或转移性疾病）
多柔比星和顺铂
多柔比星、顺铂、大剂量甲氨蝶呤
多柔比星、顺铂、大剂量甲氨蝶呤、异环磷酰胺
二线化疗/后续治疗
瑞戈非尼
依托泊苷和大剂量异环磷酰胺
索拉非尼

累及髓内或骨表面的高级别骨肉瘤的患者应接受新辅助化疗。在新辅助化疗后不能切除肿瘤的患者应接受放疗或额外的化疗。新辅助化疗后可切除肿瘤的患者应进行广泛切除。术后辅助治疗是基于手术切缘的状态和对治疗的反应。在切除的肿瘤中存活的肿瘤细胞＞10%被认为是对系统性治疗的反应差。切缘阳性患者的治疗选择包括追加手

术、放疗和辅助化疗。手术切缘阴性的患者应采用术前化疗方案进行辅助化疗，如果术前化疗方案疗效较差，则采用不同的方案。

在开始化疗之前，诊断时有转移性疾病的患者应评估转移性病灶是否适合手术切除或立体定向放射。不可切除疾病的患者应接受化疗或放疗，并重新评估转移性疾病的可切除性。

骨外骨肉瘤患者应按照软组织肉瘤进行治疗。

五、尤因肿瘤家族

尤因肿瘤家族（EFT）包括骨尤因肉瘤、外周原始神经外胚层肿瘤（PNET）和骨外尤因肉瘤。这些肿瘤具有相似的免疫组化和组织学特征及染色体易位，提示它们起源于共同的细胞。EFT 是儿童和青少年中第二常见的原发性骨肿瘤。

（一）临床表现

EFT 的最常见发生部位为四肢长骨和骨盆。对近 1000 例 EFT 患者的回顾中，54%患者的发生部位位于中轴骨，42%的位于四肢骨骼。EFT 的典型症状是局部疼痛或肿胀，可能存在数周至数月，随着时间的推移，强度增加。运动时或夜间疼痛可能加重。患者可能有触痛的肿块或出现局部红斑。乏力、体重减轻和发热可能会发生，但很少见。约 20%的 EFT 患者在诊断时已出现明显转移，转移性疾病常见于骨盆肿瘤患者。在转移性疾病患者中，约 50%的患者有肺转移，约 40%的患者有多发性骨转移和弥漫性骨髓受累。EFT 发病高峰出现在 10～15 岁，30%的病例发生在 20 岁以上。

（二）诊断

EFT 患者应询问病史和进行体格检查，对原发部位进行 MRI 增强检查，进行胸部 CT、PET/CT 或骨扫描以确定转移性疾病或骨髓侵犯的存在。患者最好在肿瘤中心进行开放式活检，以便更好地评估诊断资料，由负责患者后续治疗的多学科团队确定初始手术方案。穿刺活检可能会限制新鲜和冷冻组织的数量用于细胞遗传学及分子遗传学分析，而这些分析对于诊断 EFT 是必要的。育龄期患者应该就生育问题进行咨询，除非过了有生育能力的年龄。

（三）病理

在形态学上，EFT 与其他小圆蓝细胞肿瘤类似，包括淋巴瘤、小细胞骨肉瘤、未分化神经母细胞瘤、促结缔组织增生性小圆细胞瘤和横纹肌肉瘤。EFT 可以通过存在 *EWSR1* 易位进行诊断，最常见的是 t（11；22）（q24；q12），导致 *EWSR1-FLI1*

基因融合。ETS 基因家族的其他成员包括 *ERG*、*ETV1*、*ETV4* 和 *FEV*。

（四）治疗

许多在诊断时为明显局限性疾病的 EFT 患者存在亚临床微转移。EFT 患者应该接受多学科治疗，包括系统性化疗、手术治疗和放疗。

局部或转移性 EFT 患者应首先进行至少 12 周的联合化疗（表 21.5）。应给予原发部位的 MRI 和（或）CT、胸部 CT 及可能的 PET/CT 或骨扫描检查进行再次分期，以确定治疗反应。

表 21.5　尤因肿瘤家族患者的化疗选择

一线新辅助治疗或辅助治疗
VDC/IE（长春新碱、多柔比星+环磷酰胺与异环磷酰胺+依托泊苷交替使用）
诊断时为转移性疾病的一线治疗
VDC/IE
VAI（长春新碱、放线菌素 D、异环磷酰胺）
VIDE（长春新碱、异环磷酰胺、多柔比星、依托泊苷）
复发/难治性或转移性疾病的二线治疗
环磷酰胺+拓扑替康
伊立替康+替莫唑胺±长春新碱

初始化疗后疾病稳定或有治疗反应的患者应进行广泛切除，随后继续进行确定性放疗和化疗，或在某些情况下进行截肢。广泛切除后切缘阳性者应行辅助放化疗，切缘阴性者应单独行辅助化疗。需要截肢作为局部治疗的患者应接受辅助化疗，并对切缘阳性者进行放疗。

对于初始化疗后出现疾病进展的患者，应通过放疗或手术对转移部位进行评估，然后进行额外的化疗。

（刘怡茜　孙美丽　译）

参 考 文 献

第 22 章　皮肤癌和黑色素瘤

Upendra P. Hegde，Sanjiv S. Agarwala

一、概　　述

皮肤是人体最大的器官，在胚胎学上起源于神经外胚层和中胚层，最终成为表皮、真皮和皮下组织。

皮肤癌起源于所有三层结构的细胞类型见表 22.1。

皮肤直接暴露于阳光紫外线辐射和各种致癌物环境可以诱发皮肤细胞遗传物质损害，增加癌症风险。皮肤癌分为黑色素瘤和非黑色素瘤。

表 22.1　表皮细胞、真皮细胞及各自的肿瘤类型

表皮细胞	肿瘤类型/发生率	真皮细胞	肿瘤类型
黑色素细胞	黑色素瘤/5%～7%	成纤维细胞	良性和恶性纤维瘤
表皮基底细胞	基底细胞癌/60%	组织细胞	组织细胞瘤
角质细胞	鳞状细胞癌/30%	肥大细胞	肥大细胞肿瘤
梅克尔细胞	梅克尔细胞肿瘤/1%～2%	脉管系统	血管瘤、血管肉瘤、淋巴管瘤
朗格汉斯细胞	组织细胞增生症 X/＜1%	淋巴细胞	非霍奇金淋巴瘤
附属器细胞	附属器肿瘤/＜1%		

二、黑 色 素 瘤

黑色素瘤起源于黑色素细胞。黑色素细胞是一种神经嵴衍生的细胞，在胚胎发生过程中主要迁移至皮肤的表皮基底层，较少迁移至身体的其他组织，如上呼吸道、消化道和下泌尿生殖道的黏膜层，以及脑膜和眼脉络膜，这些部位的黑色素瘤罕见。

（一）流行病学

（1）在美国，黑色素瘤在男性及女性的恶性肿瘤中分别居第 5 位、第 7 位。

（2）发病率在年轻人、中年人及老年人中均较高。

（3）据估计，美国白种人患侵袭性黑色素瘤的终身风险男性为 1/27，女性为 1/40。

（4）在美国，2021 年确诊为侵袭性黑色素瘤的新发病例数约为 106 110 例，可能有 7 180 例患者因该病死亡。

（5）黑色素瘤的发病率男性高于女性，北欧高于东欧及中欧，白种人黑色素瘤的发生率是黑种人的 10 倍以上。

（6）澳大利亚是世界上黑色素瘤发病率最高的国家，每年每 10 万人中约有 40 人发病，而在美国，这一数据是 23.6。

（7）黑色素瘤发病率年增长率从 20 世纪 70 年代的每年 6%下降至 1980～2000 年的每年 3%；自此以后，黑色素瘤在年轻人中的发病率稳定。

（8）对于超过 50 岁的白种人男性，黑色素瘤的发病率继续以最快的速度攀升。

（9）黑色素瘤诊断和死亡的中位年龄分别为 63 岁和 69 岁。

（10）皮肤黑色素瘤的死亡率在 75～84 岁的人群中最高。

（二）病因学

1. 紫外线暴露 是黑色素瘤发生的一种主要危险因素，并且与以下因素有关（图 22.1）。

（1）间歇性强暴露。

（2）年轻时暴露。

（3）皮肤白、蓝眼、金发或红发、晒伤倾向和不能晒成棕褐色的个体。

2. 家族性黑色素瘤

（1）5%～10%的黑色素瘤为家族性的，其中高达 40%的患者有遗传基础。

（2）肿瘤抑制基因细胞周期蛋白依赖性激酶抑制剂 2A（*CDKN2A*）是最常见的发病相关基因，定位于 9 号染色体短臂，呈突变或者被表观遗传沉默所抑制。

（3）*CDKN2A* 的保护性作用由编码蛋白 p16INK4A 介导。

（4）这一类的其他候选基因包括细胞周期蛋白依赖性激酶 4（*CDK4*）和 *CDKN2A/p14* 替代阅读框 *CDKN2A/ARF*。

（5）端粒相关基因的突变，如 *POT1*、shelterin 复合体基因和 *TERT* 已经在皮肤黑色素瘤聚集性家族中被鉴定。

（6）位于染色体 16q24、与红发和雀斑相关的 α-黑色素细胞刺激激素受体基因（*MC1R*）的一种高风险变异，在分离出 *CDKN2A* 基因的家族中赋予家族性黑色素瘤高风险。

（7）下列情况应怀疑有黑色素瘤的遗传基础：

1）有 3 处或 3 处以上的原发性皮肤黑色素瘤的个体。

2）年轻时患黑色素瘤且有黑色素瘤家族史（平均年龄为 30～40 岁）。

3）个体有皮肤黑色素瘤，以及在家族同一侧的一级或二级亲属中，至少有一位浸润性黑色素瘤患者和两位或更多位黑色素瘤的其他诊断和（或）有胰腺癌家族史的患者。

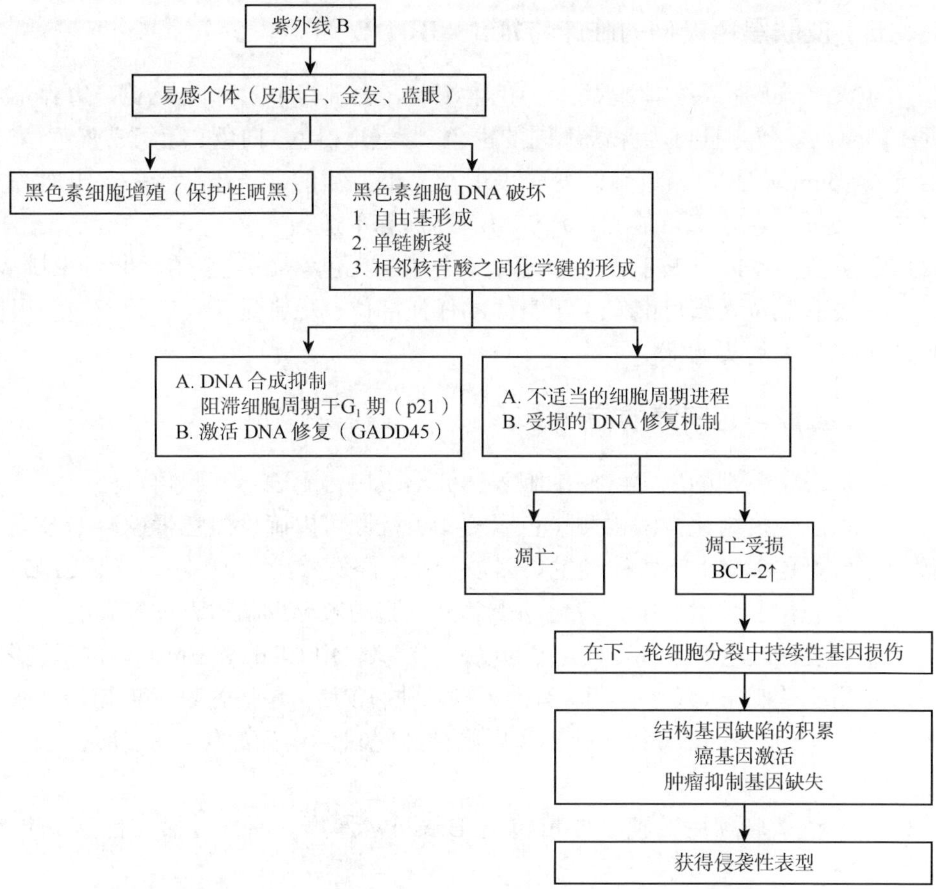

图 22.1　紫外线 B 介导的皮肤黑色素瘤发病机制模型

4）发育不良痣或非典型痣患者相关的黑色素瘤。

（8）黑色素瘤的癌前病变包括：①发育不良痣的基因位于 1 号染色体短臂；②先天性痣和获得性黑色素细胞痣。

（三）皮肤黑色素瘤的危险因素

（1）着色性干皮病（由紫外线损伤修复基因突变导致）。

（2）家族性非典型痣黑色素瘤综合征。

（3）高龄和免疫抑制状态。

（4）一级亲属有黑色素瘤或既往有黑色素瘤病史。

（四）黑色素瘤常见的染色体异常

（1）早期的染色体异常：①10q 缺失；②9p 缺失。

（2）晚期的染色体异常：①6q、11q23 缺失；②1p 端缺失；③7 号染色体重复。

（五）皮肤黑色素瘤的临床特征（ABCDE）

（1）大多数皮肤黑色素瘤病变为色素沉着，表现为不对称性（A），边界不规则（B），颜色多样化且可为深浅不同的棕色、黑色、粉色、白色、红色或蓝色（C），直径至少 6mm（D），渐进性改变，表现在大小、颜色、结节、溃疡、出血等方面（E）。皮肤黑色素瘤可能无疼痛，可有瘙痒和不适。

（2）少数（＜1%）皮肤黑色素瘤缺乏色素（无色素），这会给诊断带来挑战。

（3）皮肤黑色素瘤可能发生于身体的任何部位，更常见于女性的下肢、男性的躯干及老年人的头颈部。

（六）皮肤黑色素瘤的病理诊断

（1）形态学鉴别的黑色素瘤细胞表达波形蛋白，不表达细胞角蛋白。

（2）通过免疫组化方法检测黑色素瘤相关抗原可以确诊黑色素瘤，如 S100、前黑色素体蛋白 HMB-45、神经生长因子受体、酪氨酸酶相关蛋白 1（MEL-5）。

（3）在原位黑色素瘤中，转化的黑色素细胞局限于皮肤的表皮基底层。

（4）侵袭性黑色素瘤由其对真皮的侵袭来定义，由 Clark 和 Breslow 进行量化。

（5）组织学特征（镜下分期）有助于预测肿瘤预后，包括肿瘤厚度（Breslow）、有丝分裂、溃疡、Clark 分级、脉管和周围神经侵犯、淋巴细胞浸润、形态学变异和退行性变。

（6）黑色素瘤预后的独立变量包括 Breslow 厚度、有丝分裂、溃疡和年龄（表 22.2）。

表 22.2 黑色素瘤的独立预后因素

预后因素	有利的预后因素	不利的预后因素
Breslow 厚度	瘤薄（深≤1mm）	瘤厚（深＞1mm）
溃疡	无	有
有丝分裂	无	有
年龄	60 岁以下	60 岁及以上
显微镜下可见区域扩散至淋巴结移行转移/卫星灶或微卫星病变	缺乏	存在

（七）黑色素瘤的临床组织类型

1. Breslow 厚度 Breslow 使用目镜测微器来测量穿透肿瘤的垂直深度，即从表皮的颗粒层或溃疡性黑色素瘤的基部到最深的可辨认的连续黑色素瘤细胞（Breslow 厚度）。

2. Clark 分级 Clark 等将真皮乳头黑色素瘤的侵犯细分为深层组和浅层组。深层组的肿瘤细胞集聚在乳头和网状真皮的交界处，而浅层组的肿瘤细胞没有侵入更深层（图 22.2）。

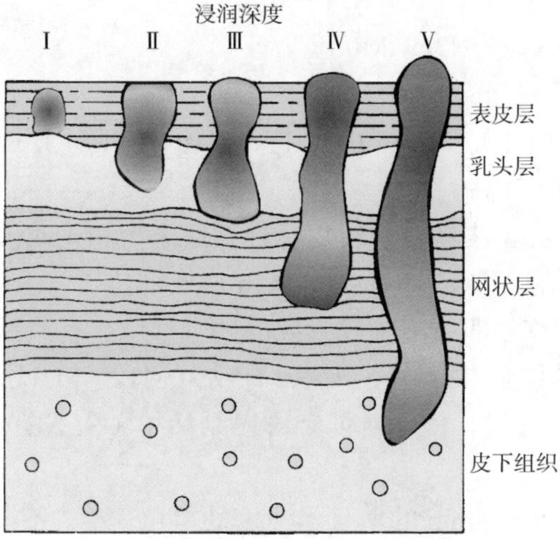

图 22.2　Clark 分级浸润水平示意图

（八）AJCC 黑色素瘤分期原则

黑色素瘤分期基于三个关键的分类信息，即 TNM。T 为肿瘤深度，N 为区域淋巴结，M 为有或无远处转移。

在美国癌症联合会（AJCC）分期中，黑色素瘤可分为五期。

0 期：原位黑色素瘤（黑色素瘤局限于表皮，不侵犯真皮）。

Ⅰ期：无淋巴结或远处转移的浅表性黑色素瘤。

Ⅱ期：无淋巴结或远处转移的深部黑色素瘤（ⅡA、ⅡB、ⅡC 期）。

1）ⅡA（T2b 或 T3a，N0，M）：T2b 为 1～2mm，有溃疡；T3a 为 2～4mm，无溃疡。

2）ⅡB（T3b 或 T4a，N0，M0）：T3b 为 2～4mm，有溃疡；T4a＞4mm，无溃疡。

3）ⅡC（T4b，N0，M0）：T4b＞4mm，有溃疡。

Ⅲ期：区域淋巴结和（或）中途/卫星和（或）微卫星转移中的黑色素瘤。

1）ⅢA（T1a/b～T2a，N1a 或 N2a，M0）：N1a，1 个隐匿性淋巴结；N2a，2～3 个隐匿性淋巴结。

2）ⅢB（T0，N1b，N1c，M0）：N1b，1 个隐匿性淋巴结；N1c，1 个卫星、微卫星或中途转移。

3）ⅢB（T1a/b～T2a，N1b/c 或 N2b，M0）：N2b，2～3 个淋巴结，至少 1 个临床可检测到。

4）ⅢB（T2b/T3a，N1a～N2b，M0）。

5）ⅢC（T1a～T3a，N2c 或 N3a/b/c，M0）：N2c，1 个临床上隐匿的或临床

上可检测到的淋巴结，且存在中途转移、卫星和（或）微卫星转移。

6）ⅢC（T3b/T4a，任何 N≥N1，M0）。

7）ⅢC（T4b，N1a～N2c，M0）。

8）ⅢD（T4b，N3a/b/c，M0）。

Ⅳ期：M1a（0 或 1），M1b（0 或 1），M1c（0 或 1），M1d（0 或 1），0 为 LDH 正常，1 为 LDH 升高。

1）M1a 远处转移至皮肤、软组织（包括肌肉）和（或）非区域淋巴结。

2）M1b 远处转移至肺部，有或无 M1a 病变部位。

3）M1c 远处转移至非中枢神经系统的内脏部位，有或无 M1a 或 M1b。

4）M1d 远处转移至中枢神经系统，有或无 M1a、M1b 或 M1c。

当临床检查为阴性时，推荐行前哨淋巴结活检（SLNB）来检测淋巴结中的隐匿性黑色素瘤转移。

（1）对于厚度小于 0.8mm 的薄且无溃疡的黑色素瘤，不推荐行前哨淋巴结活检，因为在这种情况下，淋巴结转移罕见。

（2）对黑色素瘤相关抗原进行免疫组化染色，增强了发现黑色素瘤转移至前哨淋巴结的敏感性，无论是单细胞还是细胞簇。

根据《美国癌症联合会癌症分期手册黑色素瘤分期》（第 8 版，2017 年）预测患者预后（图 22.3）

（1）低风险：Ⅰ期和ⅡA 期（10 年黑色素瘤特异性死亡率低于 15%）。

（2）中至高风险：ⅡB、ⅡC 和Ⅲ期（10 年黑色素瘤特异性死亡率为 16%～78%）。

（3）不良预后风险：Ⅳ期（5 年黑色素瘤特异性死亡率超过 80%）。

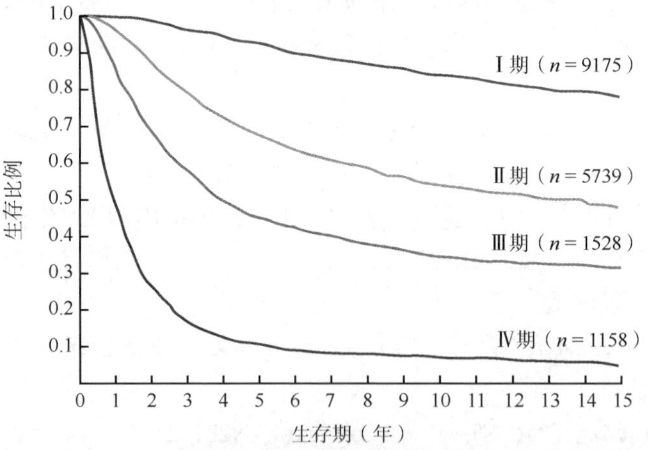

图 22.3　黑色素瘤分期与生存的关系

经许可引自 Balch CM，Buzaid AC，Soong SJ，et al. Final version of the American Joint Committee on Cancer staging system for cutaneous melanoma. J Clin Oncol. 2001；19：3635-3648.

（九）皮肤黑色素瘤：预防和早期诊断

针对黑色素瘤的公共健康教育措施包括强调宣传黑色素瘤是一种严重的癌症，关注其危险因素，如紫外线照射和使用日光浴室；预防策略，包括不使用防晒霜时避免暴露于 10：00～16：00 的阳光照射（防晒技术）、穿轻便服装、使用防晒霜，以及通过周期性的自我皮肤检查和全身皮肤检查（TBSE）获得早期诊断。

由皮肤科医生进行全身皮肤检查可提供识别可疑皮损病变的机会，以便于活检和早期诊断。

（1）在多痣或发育不良痣综合征患者中使用数码摄影跟踪可疑皮损。

（2）皮肤镜（表皮发光显微镜）的应用提高了诊断敏感性，利用皮肤镜或利用 10 倍目镜（倒置显微镜目镜）观察肉眼不可辨认的色素沉着皮肤病变的不同结构和模式。

（十）皮肤黑色素瘤的管理

黑色素瘤的管理流程见图 22.4。

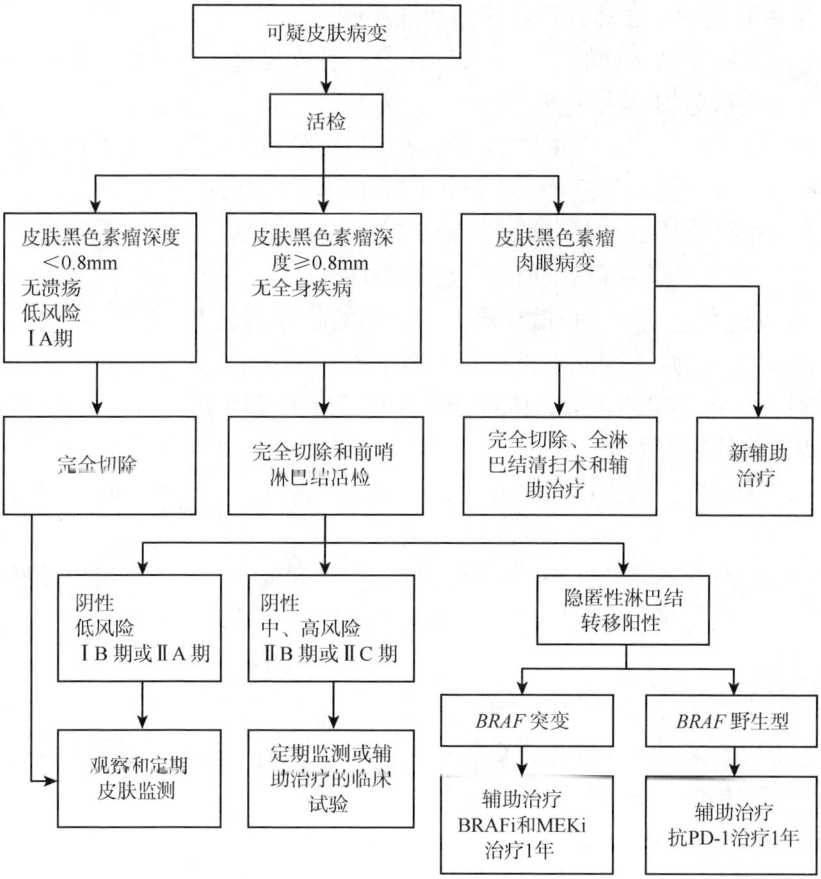

图 22.4　黑色素瘤的管理流程

1. 初始手术治疗原则

（1）通过对整个切除标本进行全面的组织学检查，以及评估黑色素瘤是否转移到局部淋巴结（除黑色素瘤扩散到区域淋巴结风险较低的ⅠA 期之外）来确认原发性黑色素瘤的完全切除，此为手术治疗的基础。

（2）手术切缘范围因皮肤黑色素瘤的深度而异（表 22.3），但局部复发风险与手术切缘的完整性有关，而不是手术切缘的范围。

表 22.3 基于原发性恶性黑色素瘤病理学分期的推荐手术切缘

病理分期	肿瘤厚度	切除边缘
pTis	原位黑色素瘤	5mm
pT1 和 pT2	0～2mm	1cm
pT3	2～4mm	1～2cm
pT4	＞4mm	2～3cm

2. 评估区域淋巴结转移和淋巴结切除原则

（1）局部淋巴结转移的风险与浸润深度、肿瘤溃疡程度、有丝分裂程度成正比，所有这些指标均反映肿瘤的生物学行为。

从既往经验看，原发性皮肤黑色素瘤完全切除后，接着给予来自相应引流区域的选择性、治疗性或延迟性完全淋巴结清扫术（CLND）。

（2）选择性 CLND 包括切除来自相应引流区域的所有淋巴结，这基于一个假设，即转移存在，而没有确定前哨淋巴结阳性。

1）在皮肤黑色素瘤未扩散至区域淋巴结的临床情况下，选择性 CLND 给患者带来显著的并发症，因此不再推荐该手术。

2）对于头颈部黑色素瘤，其淋巴管引流部位不可预测，考虑选择性淋巴结切除术可以视具体情况而定。

（3）如果临床上可见淋巴结肿大，考虑或已经证实有转移，可以进行治疗性 CLND。

（4）最初触诊不到的区域淋巴结经过一段时间随访后，由于淋巴结转移延迟发生而增大，则行延迟性 CLND。随着前哨淋巴结活检术的广泛应用，这种情况越来越少见。

3. 淋巴显像和前哨淋巴结活检

（1）淋巴显像是在相应的淋巴结引流区域中识别 SLNB，并用于检测隐匿性区域淋巴结转移的一种方法。

（2）前哨淋巴结的特征

1）引流区域处于最大转移风险的第一个淋巴结。

2）通过淋巴显像易于识别和获取。

3）淋巴结的病理学评估帮助发现隐匿性黑色素瘤转移。

4）经验丰富的医生对 SLNB 的检出成功率为 95%，假阴性率不到 5%。

（3）获得 SLNB 的手术方法：淋巴显像。

1）术前淋巴显像通过将活性蓝染料注射到皮肤黑色素瘤周围，蓝染料进入皮肤淋巴管后到达前哨淋巴结，并绘制淋巴结引流区域的路径图。

2）术中淋巴显像通过在原发性肿瘤周围使用放射性胶体注射，经相同的皮肤淋巴管到达前哨淋巴结。一种手持设备可以通过检测放射性来追踪前哨淋巴结。

3）放射性（热淋巴结）和活性蓝染料的结合有助于外科医生在 95%的病例的相应淋巴引流区域中识别前哨淋巴结。

（4）前哨淋巴结活检结果的意义

1）黑色素瘤转移的 SLNB 状态提供了重要的预后信息。只有那些黑色素瘤转移到前哨淋巴结的患者接受 CLND，而不接受选择性 CLND。

2）SLNB 阴性可降低 CLND 的并发症。

3）通过 CLND 获得的 SLNB 引导的关于引流区域非前哨淋巴结的淋巴结转移程度的信息有助于原发性黑色素瘤的预后评估，并降低淋巴结引流区域的复发风险。其对总生存率的影响尚不清楚。

多中心选择性淋巴结切除术试验 1（MSLT-1）的设计旨在发现在前哨淋巴结活检后早期给予完全淋巴结清扫是否可以给中等厚度（1.2～3.5mm）的黑色素瘤患者带来生存获益。

（1）结果显示，与前哨淋巴结阳性的患者相比，淋巴显像显示 SLNB 转移阴性的患者 5 年无病生存率有所改善（83.2% *vs.* 53.4%）。

（2）亚组分析显示，与出现肉眼病变转移后才接受淋巴结清扫术的观察组相比，显微镜下淋巴结阳性且立即接受淋巴结清扫术患者的 5 年生存率得到了提高（72.3% *vs.* 52.4%），但是在意向治疗人群中并未转化为黑色素瘤特异性生存（MSS）益处。

4. 前哨淋巴结探查阳性后 CLND 的变化实践：来自新数据的循证实践

（1）在所有前哨淋巴结阳性的肿瘤中行 CLND 是否有必要。

（2）前哨淋巴结肿瘤体积能否决定需要行 CLND。

（3）多中心选择性淋巴结清扫术试验-2（MSLT-2）评估了 SLNB 阳性后行 CLND 的治疗益处。SLNB 阳性患者被随机分至 CLND 组或定期超声检查淋巴结观察组。结果表明，随访 3 年，CLND 组和观察组的 MSS 发生率在符合方案分析中无显著差异（分别为 86%±1.3%和 86%±1.2%，通过对数秩检验，*P*=0.42）。此外，两组间的无远处转移生存率（DMFS）无显著差异（HR=1.10，95% CI 0.92～1.31，*P*=0.31）。

（4）唯一值得注意的优势是3年时区域淋巴结的疾病控制率存在差异（CLND组为92%±1.0%，而观察组为77%±1.5%，$P<0.001$）。

（5）包括一项基于前哨淋巴结肿瘤负荷分析在内的亚组分析，没有发现任何亚组从CLND中获得显著的MSS益处。

（6）德国 DECOG 研究组将前哨淋巴结阳性的皮肤黑色素瘤患者随机分为CLND组或淋巴结观察组。在中位随访72个月的最终分析中，观察组和CLND组的5年DMFS无明显治疗相关性差异（分别为67.6%和64.9%：HR=1.08，P=0.87）。5年无复发生存率和总生存率也无显著差异（HR分别为1.01和0.99）。CLND组32例患者（13%）出现3级和4级不良反应；淋巴水肿（20例）和伤口愈合延迟（5例）最常见，未发现严重不良事件。

（7）Sunbelt黑色素瘤试验发现SLNB阳性后，CLND组与观察组之间总生存期无差异（尽管这项研究说服力不足，并且这也不是本研究的主要目的）。

（8）此外，一项针对前哨淋巴结阳性黑色素瘤CLND的大型荟萃分析显示，与使用随机效应模型对总生存率和无复发生存率的观察组相比，CLND组没有任何益处。

5. 术后有复发风险黑色素瘤患者的辅助治疗（表22.4）　长期以来，ⅡB、ⅡC和Ⅲ期黑色素瘤患者推荐行辅助治疗，因为皮肤黑色素瘤术后的随访研究表明，上述这些分期分组患者的复发率和黑色素瘤特异性死亡率较高（35%～75%）。

表22.4　美国FDA批准的辅助免疫疗法及抗BRAF联合抗MEK药物治疗*BRAF* V600E或V600K突变的皮肤黑色素瘤

治疗药物	治疗方案和持续时间	美国FDA批准时间
纳武利尤单抗（抗PD-1药物）	240mg，静脉滴注60min，每2周1次，直到疾病复发或出现无法耐受的毒性，最长治疗1年	2017年12月
帕博利珠单抗（抗PD-1抗体）	200mg，静脉滴注30min以上，每3周1次，直到疾病复发或出现无法耐受的毒性，最长治疗1年	2019年2月
伊匹单抗（抗CTLA-4单抗）	诱导期：伊匹单抗10mg/kg，静脉注射，每3周1次，共4次，随后 维持期：伊匹单抗10mg/kg，每12周1次，持续3年	2015年10月
大剂量干扰素α-2b[a]	诱导期：干扰素α-2b，剂量20MIU/m^2，IV，5天/周×4周（总剂量/周，100MIU/m^2），随后 维持期：干扰素α-2b，剂量10MIU/m^2，SC，3次/周，持续48周（总剂量/周，30MIU/m^2）*vs.* 观察	1995年
聚乙二醇干扰素α-2b[a]	诱导期：聚乙二醇干扰素α-2b，6μg/（kg·w），SC，持续8周，然后3μg/（kg·w），SC，持续5年	2011年
达拉非尼+曲美替尼	达拉非尼150mg，口服，每天2次 + 曲美替尼2mg，口服，每天1次，直到疾病复发或出现无法耐受的毒性，持续治疗1年	2018年4月

a 与抗PD-1药物纳武利尤单抗和帕博利珠单抗相比，毒性更高，疗效更低，因此不是首选治疗方法。
IV，静脉注射；MIU，百万单位；SC，皮下注射。

（1）干扰素 α-2b 具有抗增殖和免疫调节作用，并在ⅡB、ⅡC 和Ⅲ期黑色素瘤术后作为皮肤黑色素瘤的辅助治疗进行了试验。

（2）大型随机临床试验显示无复发生存率和无病生存率获益是一致的，但其对总生存率的影响是可变的，且不太一致。

（3）除流感样症状、慢性疲劳、恶心、骨髓抑制、肝脏毒性等以外，抑郁症也会对生活质量产生不利影响。

（4）尽管 1995 年美国 FDA 批准了在辅助治疗的情况下使用干扰素，但与新批准的辅助疗法相比，由于不利的风险效益比，因此干扰素不再被使用。

（5）聚乙二醇干扰素增加药物在血液中的停留时间，因此可以减少给药频率和副作用。EORTC 18991 设计的一项大型研究验证了聚乙二醇干扰素在Ⅲ期黑色素瘤辅助治疗中的益处。

（6）结果表明，与观察组相比，无复发生存率获益持续存在。聚乙二醇干扰素 α-2b 于 2011 年被美国 FDA 批准用于辅助治疗。

黑色素瘤的新一代辅助治疗：免疫检查点抑制剂和抗 BRAF 联合抗 MEK 药物治疗 *BRAF* 突变黑色素瘤。

伊匹单抗（抗 CTLA-4 抗体）作为黑色素瘤的辅助治疗原则。基于伊匹单抗在约 25%的转移性黑色素瘤患者中的生存获益，该药被作为 CLND 后Ⅲ期前哨淋巴结阳性高危皮肤黑色素瘤（排除淋巴结转移≤1mm 或中途转移的患者）的辅助情况下的候选药物进行了研究。结果如下：

（1）与安慰剂相比，伊匹单抗的剂量为 10mg/kg，静脉滴注，每 3 周 1 次，共 4 次（诱导期）；然后，同样剂量每 12 周 1 次，共 3 年（维持期）；能够改善无复发生存期和总生存期。

（2）在 5 年的随访中，与安慰剂相比，伊匹单抗治疗带来的无复发生存期可被转化为 DMFS 和总生存期。伊匹单抗组 5 年总生存率为 65.4%，而安慰剂组为 54.4%（任何原因死亡的 HR 为 0.72，P=0.001）。中位随访 6.9 年中，与安慰剂组相比，接受大剂量伊匹单抗治疗患者的总生存期、无复发生存期和 DMFS 优势得以保留。

（3）伊匹单抗可给Ⅲ期亚组患者带来生存获益，包括镜下或肉眼复发的患者，且无论原发性黑色素瘤是否有溃疡。伊匹单抗在 2016 年已经被美国 FDA 批准用于Ⅲ期黑色素瘤（表 22.4）。

（4）严重的自身免疫副作用是指伊匹单抗的免疫相关不良事件（irAE）可导致 52%的患者终止治疗（39%的患者在诱导期，13%的患者在维持期）。

（5）常见 irAE 的组织器官包括胃肠道（16%）、肝脏（11%）和内分泌器官（8%）。

（6）5 例患者（1%）死于严重的 irAE，包括 3 例死于结肠炎（其中 2 例发生了穿孔），1例死于心肌炎，1例发生吉兰-巴雷综合征和多器官功能衰竭。

抗PD-1药物作为高危皮肤黑色素瘤的辅助治疗：在一项随机双盲的EORTC黑色素瘤组的Ⅲ期试验中，完全切除的ⅢA期（前哨淋巴结转移灶＞1mm）、ⅢB/C期黑色素瘤患者被随机分配接受每3周静脉注射1次200mg帕博利珠单抗（514例患者）或安慰剂（505例患者），共18次（约1年），或直到疾病复发或出现不可接受的毒性作用。

在辅助治疗开始前13周内进行区域CLND。根据PD-L1表达和BRAF状态对患者进行分层。在复发时，患者将被揭盲，如果患者使用安慰剂，则允许其交叉至积极治疗组。

（1）在中位随访15个月时，在所有分层组的总意向治疗人群中，与安慰剂组相比，帕博利珠单抗与显著较长的无复发生存期相关。

（2）3年中位随访时这些数据的分析表明，与安慰剂组相比，帕博利珠单抗组无复发生存期获益增加了20%，HR为0.56（帕博利珠单抗组和安慰剂组的3年无复发生存率分别为63.7%和44.1%）。随着对这些数据进行更长时间的随访，预计所有分层分组的患者都会出现总生存期和DMFS获益。

（3）根据这项研究结果，帕博利珠单抗于2019年2月获得美国FDA批准用于Ⅲ期黑色素瘤的辅助治疗。

伊匹单抗对比纳武利尤单抗用于皮肤黑色素瘤的辅助治疗：在一项高风险皮肤黑色素瘤（ⅢB、ⅢC期和切除的Ⅳ期）的Ⅲ期研究中，患者随机接受为期1年的纳武利尤单抗或伊匹单抗治疗（CheckMate-238研究）。在开始辅助治疗前，Ⅲ期黑色素瘤患者接受了相应区域淋巴结引流区的CLND。

（1）中位随访12个月时，纳武利尤单抗组的无复发生存率为70.5%，而伊匹单抗组为60.8%。中位随访24个月时，纳武利尤单抗组的无复发生存率为62.6%，而伊匹单抗组为50.2%。

（2）不论分期、PD-L1状态或BRAF状态如何，均发现了这种获益。与伊匹单抗组相比，纳武利尤单抗组的3级或4级自身免疫性副作用发生率低得多（分别为14.4%和45.9%）。

（3）基于这项研究的结果，美国FDA于2017年12月批准了纳武利尤单抗用作CLND后高危皮肤黑色素瘤（ⅢB、ⅢC期和切除的Ⅳ期）的辅助治疗。

（4）鉴于抗PD-1药物纳武利尤单抗或帕博利珠单抗的优越性及其更好的安全性，伊匹单抗不再推荐用于辅助治疗。

抗BRAF联合抗MEK用作*BRAF*突变皮肤黑色素瘤患者的辅助治疗：

（1）COMBI-AD是一项双盲、安慰剂对照的Ⅲ期试验，随机分配870例具有*BRAF* V600E或V600K突变的完全切除的Ⅲ期黑色素瘤患者，接受每天2次150mg的达拉非尼口服，再加上每天1次2mg的曲美替尼口服（联合治疗组，438

例患者）或两种匹配的安慰剂片剂（432 例患者），治疗 12 个月。

（2）要求ⅢA 期皮肤黑色素瘤患者的淋巴结转移灶＞1mm 才有资格参加研究。主要研究终点是无复发生存率。次要研究终点包括总生存期、DMFS、无复发和安全性。

（3）中位随访 2.8 年后，联合治疗组的 3 年无复发生存率约为 58%，安慰剂组为 39%（复发或死亡的 HR 为 0.47；95% CI 0.39～0.58；P＜0.001）。联合治疗组 3 年总生存率为 86%，安慰剂组为 77%（死亡的 HR 为 0.57；95% CI 0.42～0.79；P=0.006）。联合治疗组的 DMFS 率和无复发率也高于安慰剂组。

（4）达拉非尼联合曲美替尼的安全性与在转移性黑色素瘤患者中联合用药观察到的安全性一致。

（5）根据这项研究的结果，2018 年 4 月，美国 FDA 批准达拉非尼联合曲美替尼用作 *BRAF* V600E 或 V600K 突变阳性Ⅲ期皮肤黑色素瘤患者的辅助治疗。

目前可用于高危Ⅲ期黑色素瘤患者的临床有效的辅助治疗包括抗 PD-1 药物和抗 BRAF 联合抗 MEK 药物治疗 *BRAF* 突变黑色素瘤。然而，高危Ⅱ期黑色素瘤患者尚无美国 FDA 批准的临床有效治疗方案。目前正在进行临床试验以验证抗 PD-1 药物和抗 BRAF 联合抗 MEK 药物对高危Ⅱ期患者（ⅡB 和ⅡC 黑色素瘤）的临床益处。

（1）BRIM-8 计划随机分配 725 例ⅡC 及Ⅲ期 *BRAF* V600 突变阳性的黑色素瘤患者分别接受维莫非尼和安慰剂的对比辅助治疗，主要研究终点是无病生存期。

（2）另一项 KEYNOTE 716 辅助治疗试验目前正在招募黑色素瘤切除的ⅡB 期和ⅡC 期患者。根据 AJCC（第 8 版）进行疾病分期，所有患者的 SLNB 必须阴性。该试验随机分配患者接受为期 1 年的帕博利珠单抗和安慰剂治疗，主要终点为无复发生存期。

6. 黑色素瘤的新辅助治疗原则

（1）局部晚期皮肤黑色素瘤患者的术后复发的风险很高。尽管辅助治疗降低了复发的风险，但高危期患者（ⅢB、ⅢC 和ⅢD 期）及手术切除的Ⅳ期黑色素瘤患者在辅助治疗后仍有较高的复发风险和较差的预后。

（2）这一选定的黑色素瘤患者群体仍然是新辅助治疗的理想候选者，该治疗方法基于快速、有效地缩小局部肿瘤体积，以便于后期手术，减少或清除全身微转移，从而改善长期生存。这一治疗方法特别正确，因为免疫检查点抑制剂联合 *BRAF* 突变靶向治疗可使适合新辅助治疗的患者获得高效且快速的缓解。

（3）新辅助治疗前后组织的可用性提供了有关基因和免疫生物标志物有价值的信息，这些信息有助于制订长期生存策略。它还提供了对治疗缓解机制和耐药机制的关键见解，并为发现有效治疗的生物标志物提供了机会。

（4）新辅助治疗方法的潜在缺点包括局部或全身肿瘤进展，这是假设由于开始新辅助治疗或为了控制由此产生的严重毒性而导致手术延迟，或者假设新辅助治疗无效。

（5）选择合适的新辅助治疗候选患者非常重要，密切监测毒性和肿瘤对治疗的反应对该策略的成功至关重要。生存终点包括无复发生存、无事件生存、DMFS和总生存。

（6）根据国际黑色素瘤新辅助联盟的建议，建议患者术前进行6～8周的新辅助治疗，然后进行手术，而一些研究包括在术后增加辅助治疗成分，总治疗时间为1年。

（7）来自4项试验（2项采用靶向治疗，2项采用联合免疫治疗）的汇总分析的初步数据表明，这两种方案中的任一种均可获得较高的完全缓解率，完全病理缓解可改善无复发生存期。

7. 放射治疗的作用　黑色素瘤放射治疗可能用在以下的临床情况中：

（1）体积大/粘连和（或）4个或更多淋巴结转移或黑色素瘤包膜外扩散的手术后。

（2）先前淋巴结清扫的引流区域出现黑色素瘤局部复发。

（3）亲神经性促纤维组织增生性黑色素瘤手术切除后。

（4）缓解黑色素瘤转移至骨骼、肌肉区域的疼痛。

（5）黑色素瘤脑转移（稍后讨论）。

8. 隔离肢体灌注或输注用于黑色素瘤的治疗原则　其用于局部晚期和区域局限性转移瘤，如四肢，给予最大耐受剂量的化疗同时限制全身毒性。

（1）隔离肢体灌注（ILP）：包括高温和循环氧化，后者增强化疗药物的杀伤作用，化疗药物包括美法仑（L-PAM）、塞替派、氮芥联合或不联合TNF-α及IFN-γ。

（2）隔离肢体输注（ILI）：是悉尼黑色素瘤联盟提出的一种简化微创操作，目的是保留隔离肢体灌注的优势且避免较大的缺陷。隔离肢体输注是一种低流量隔离肢体灌注操作，经皮下导管进行，无须氧化。

这两种方法都可以通过控制局部肿瘤转移有效缩小后的局部疼痛来帮助改善患者的生活质量，这些局部肿瘤无法手术或手术后复发的风险很高。该方法无生存获益。

该操作潜在的并发症包括肢体缺血、周围神经病变、骨髓抑制。

（十一）转移性黑色素瘤患者的治疗

近期随着美国FDA批准增加了以免疫为基础的治疗和靶向治疗，转移性黑色素瘤患者的治疗选择范围有所扩大（图22.5）。外科手术在孤立性转移瘤的切除中发挥作用，而化疗可能在既往治疗失败的选定患者的姑息治疗中发挥作用。

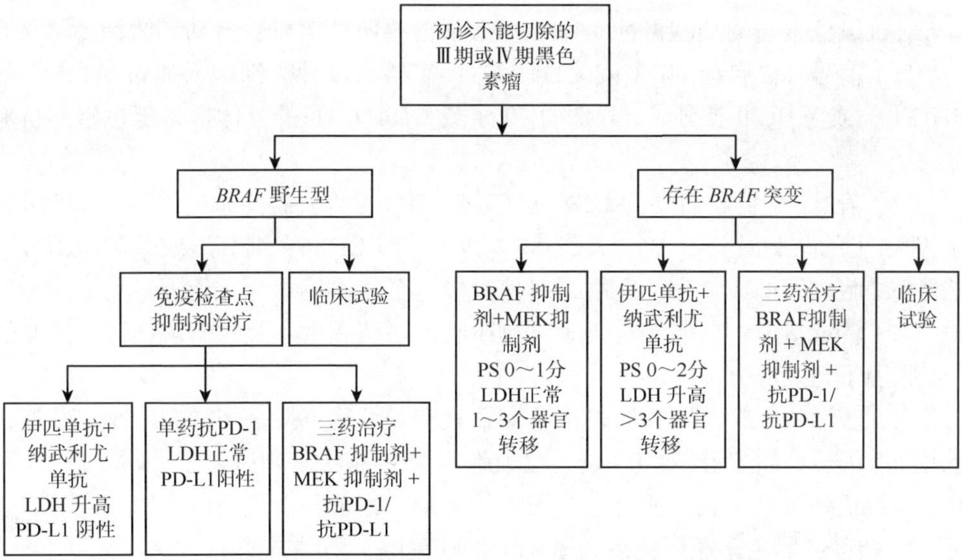

图 22.5　初诊不能切除的Ⅲ/Ⅳ期黑色素瘤患者的治疗流程

1. 转移性黑色素瘤以免疫为基础的治疗原则

（1）黑色素瘤被认为是在原发和转移部位能够募集 T 细胞的免疫原性肿瘤的最好模型之一。

（2）效应 T 细胞介导临床相关的抗肿瘤免疫反应。

（3）许多定义明确的黑色素瘤抗原已经在蛋白和基因水平被鉴定出，它们可以诱发效应 T 细胞（细胞免疫）抗黑色素瘤反应（表 22.5）。

（4）抗原特异性 $CD8^+$细胞毒性 T 细胞（CTL）在 $CD4^+$辅助性 T 细胞和抗原提呈细胞（APC）的关键帮助下诱导了抗黑色素瘤反应。

表 22.5　黑色素瘤相关抗原、肽段和提呈 MHC 分子

黑色素瘤抗原	肽段	提呈 MHC 分子
MAGE-A1[a]	EADPTGHSY	HLA-A1 和 B37
MAGE-A1[a]	TSCILESLFRAVITK	HLA-DP4
MAGE-A3[a]	EVDPIGHLY	HLA-A1
NY-ESO-1[a]	SLLMWITQC	HLA-A2
NY-ESO-1[a]	MPFATPMEA	HLA-B51
Melan-A/MART-1[b]	EAAGIGILTV	HLAB35
Melan-A/MART-1[b]	ILTVILGVL	HLA-A2
酪氨酸酶[b]	MLLAVLYCL	HLA-A2
Gp100/pmel17[b]	KTWGQYWQV	HLA-A2
β-连环蛋白[c]	SYLDSGIHF	HLA-A24

a 共享抗原；b 分化抗原；c 突变抗原。

对抗黑色素瘤的细胞毒性 T 细胞的激活需要两种信号：启动和激活。

（1）信号 1：启动 $CD8^+$或 $CD4^+$ CTL 需要通过肿瘤细胞或通过 APC 上的 MHC Ⅰ类或 MHC Ⅱ类分子，分别向 $CD8^+$或 $CD4^+$ CTL 的受体提呈黑色素瘤抗原（肽表位）。

（2）信号 2：抗原启动的 $CD8^+$或 $CD4^+$ CTL 的激活需要通过将其 CD28 分子与 APC 上的共刺激分子 B7.1（CD80）和 B7.2（CD86）结合形成共刺激信号，在两个细胞之间形成紧密的突触，对信号传递至 T 细胞核至关重要。

（3）转录基因包括那些对于 T 细胞生长、增殖和生存及肿瘤杀伤活性所必需的细胞因子与效应分子。

（4）激活的 $CD8^+$ CTL 通过产生穿孔素和颗粒酶直接杀伤肿瘤细胞，并通过分泌细胞因子，如 TNF-α、IFN-γ、粒细胞-巨噬细胞集落刺激因子（GM-CSF）和 IL-2 间接杀伤肿瘤细胞，所有这些因子均有助于塑造肿瘤免疫微环境。

2. 转移性黑色素瘤以免疫为基础的治疗策略：两种方法

（1）黑色素瘤疫苗诱发的特异性免疫

1）给予一种或多种（单价或多价）黑色素瘤抗原作为肿瘤疫苗，直接注射，或在单核细胞来源的 APC（树突状细胞）疫苗脉冲后间接注射于皮下或真皮内，诱发黑色素瘤抗原特异性 CTL。

2）佐剂旨在增强免疫应答，并与疫苗预混合或预先应用于疫苗注射部位的皮肤。

尽管在小鼠模型中获得了成功，但通过疫苗治疗诱导抗黑色素瘤特异性免疫是不可预测的，并且在人类中未获得一致的成功。此外，黑色素瘤特异性 T 细胞活性的产生并不总是与患者反应相关。

（2）非特异性免疫由免疫检查点抑制剂诱发（表 22.6），涉及效应 T 细胞的活化和增殖，具体如下：

1）T 细胞生长因子如 IL-2 和 IFN-α。

2）T 细胞检查点阻断的单克隆抗体，如针对 CTLA-4 的伊匹单抗、针对 PD-1 受体的帕博利珠单抗和针对 PD-1 配体的纳武利尤单抗或针对 PD-L1 配体的阿替利珠单抗或阿维鲁单抗。

3. 治疗转移性黑色素瘤的生物制剂　IFN-α 是在转移性黑色素瘤患者的Ⅰ期和Ⅱ期临床试验中研究的第一种重组细胞因子，这基于其抗增殖和免疫调节作用。不幸的是，IFN-α 并没有被用作转移性黑色素瘤的主要治疗，因为其疗效不佳且毒性显著。

IL-2 是由 T 细胞产生的细胞生长因子，帮助 T 细胞生长和扩增，包括抗原特异性 $CD8^+$ CTL 前体细胞和淋巴因子激活的杀伤细胞。

表 22.6　美国 FDA 批准的转移性黑色素瘤的系统性免疫治疗

大剂量 IL-2	帕博利珠单抗	纳武利尤单抗	伊匹单抗+纳武利尤单抗	阿替利珠单抗+维莫非尼+考比替尼
大剂量 IL-2 60 万～72 万 U/kg，静脉滴注 15min，每 8 小时 1 次，第 1～5 天、第 15～19 天。在有反应的患者中，每隔 8～12 周重复治疗过程，直到完全缓解或出现由于安全原因，医生决定停止治疗的毒性	剂量为 2mg/kg，静脉滴注 30min，每 3 周 1 次，持续可达 2 年，除非出现疾病进展或无法耐受的毒性	3mg/kg，静脉滴注 30min 以上，每 2 周 1 次，可达 2 年，除非出现疾病进展或无法耐受的毒性	诱导期：伊匹单抗 3mg/kg，静脉滴注 90min 以上+纳武利尤单抗 1mg/kg，静脉滴注 30min 以上，每 3 周 1 次×4 次；随后 维持期：纳武利尤单抗 3mg/kg，静脉滴注，每 2 周 1 次，持续 2 年，除非出现疾病进展或无法耐受的毒性	维莫非尼 960mg，口服，每天 2 次+考比替尼 60mg，每天 1 次，持续 21 天 然后，维莫非尼 720mg，每天 2 次+考比替尼 60mg，每天 1 次，持续 7 天，直至第 28 天 第 2 个周期继续 阿替利珠单抗 840mg，第 1、15 天，每 28 天 1 个周期，联合维莫非尼 720mg，每天 2 次，+考比替尼 60mg，每天 1 次，第 1～21 天，每 28 天 1 个周期

多个大型单中心研究证实了大剂量 IL-2 能治愈一小部分转移性黑色素瘤患者，从而导致其在 1998 年获得美国 FDA 批准用于治疗该疾病。

（1）总有效率约为 16%，包括约 6%的完全缓解。

（2）皮下、淋巴结和肺转移（M1a 或 M1b）患者的缓解更为常见。

（3）在大多数患者中，可产生持续性完全缓解，从而导致潜在的治愈。

（4）黑色素瘤患者良好的基线体能状况及既往未治疗可预测对大剂量 IL-2 治疗的反应。

大剂量 IL-2 的毒性是剂量限制性的，并且由内皮损伤介导，导致多器官血管渗漏。由于危及生命的并发症风险增加，涉及心脏、肺、肾脏和肝脏的活动性合并症的患者或未经治疗的出血性脑转移伴血管源性水肿的患者被排除在大剂量 IL-2 治疗之外。常见的毒性表现如下：

（1）高热、恶心、呕吐、腹泻（胃肠道）、低血压、心律失常（心脏）、低氧血症、胸腔积液（肺）、氮质血症和肾衰竭（肾）、意识障碍和谵妄（中枢神经系统）。

（2）IL-2 诱导的中性粒细胞趋化功能缺陷者需要及时使用抗生素抗感染。

（3）常见的自身免疫性副作用包括甲状腺功能减退、白癜风和葡萄膜炎，以及其他需要及时治疗的副作用。

黑色素瘤的免疫检查点抑制剂治疗及 *BRAF* 突变黑色素瘤的抗 BRAF 和抗 MEK 药物的临床治疗已取代 IFN-α 和大剂量 IL-2 治疗。然而，IFN-α 和 IL-2 可用于黑色素瘤患者无可用治疗方案的情况。

4. 实现成功抗黑色素瘤免疫应答的障碍：免疫耐受　抗原激活的 CTL 通过许多生物过程“高度调节”或控制来维持免疫稳态，以防止与失控炎症相关的机体损伤。这些调节过程受 CTL 内在机制或外周血的不同免疫细胞群（调节性 T 细胞）影响。肿瘤细胞或其微环境也对免疫系统产生负面影响。

免疫检查点对内在 T 细胞的调节：

（1）细胞毒性 T 细胞相关抗原-4（CTLA-4）是由活化的 T 细胞快速表达的高亲和力分子，通过竞争 CD28 分子与 APC 上的共刺激分子 CD80 和 CD86 结合来介导 CTL 抑制。

（2）PD-1 受体在活化的黑色素瘤特异性 CTL 上表达，该 CTL 进入以组成性或免疫刺激细胞因子（如干扰素）起反应而表达 PD-L1 和 PD-L2 的肿瘤组织。

（3）PD-L1/L2 配体与 CTL 上的 PD-1 结合导致其耗竭、过早死亡和抗黑色素瘤免疫功能的丧失。

5. 调节免疫反应的外在机制：调节性 T 细胞

（1）$CD8^+$ CTL 应答受胸腺来源的、天然存在的 $CD4^+CD25^+$T 细胞（称为 nTreg）及 $CD4^+$ T 细胞调节，$CD4^+$ T 细胞在遇到抗原时获得抑制特性，称为诱导性 T 细胞（iTreg）。

（2）调节性 T 细胞通过产生抑制性细胞因子或直接通过转录因子 FOXP3 介导的接触抑制引起 CTL 抑制。

肿瘤及其免疫微环境介导的免疫耐受：

（1）肿瘤和 APC 下调 MHC Ⅰ类分子严重损害了抗原呈递给 CTL。由肿瘤细胞、低氧血症和骨髓衍生的抑制细胞产生的抑制性细胞因子如 IL-10、TGF-β、IL-6 和 VEGF 可促进免疫耐受。

（2）吲哚胺 2，3-双加氧酶（IDO）是由肿瘤微环境中的肿瘤细胞、基质细胞、巨噬细胞和 APC 分泌的一种免疫抑制分子，其可使 T 细胞缺乏一种重要的氨基酸——色氨酸，色氨酸在烟酰胺腺嘌呤二核苷酸（NAD）的从头生物合成途径中起着限速作用。另外，*N*-甲酰基-犬尿氨酸（由色氨酸分解代谢产物诱导的 IDO）的积累可抑制 T 细胞活性。

重新激活抗黑色素瘤免疫：通过单克隆抗体有效阻断活化 T 细胞或肿瘤细胞表达的抑制性免疫检查点（CTLA-4、PD-1 和 PD-L1），可以成功地重新激活抗黑色素瘤免疫。美国 FDA 批准了两类单克隆抗体（表 22.7）。

（1）伊匹单抗是一种 IgG1 单克隆抗体，被设计用于阻断活化的 $CD8^+$ CTL 上的抑制性检查点 CTLA-4 抗原，从而导致 CTL 再活化。

表 22.7 美国 FDA 在不可手术切除的Ⅲ期和转移性黑色素瘤中批准的免疫治疗及其疗效

治疗	完全缓解率（%）	部分缓解率（%）	疾病稳定（%）	临床获益率（%）	中位无进展生存期（月）	中位总生存期（月）	1 年生存率（%）	5 年生存率（%）
大剂量 IL-2	6	10	NA	20	13.1	11.4	50	6
伊匹单抗	1.5	9.5	17.5	28.5	2.9	10.1	45.6	23.5
帕博利珠单抗	6.1	26.8			4.1	NR	68.4	41
纳武利尤单抗	7.6	32.4	16.7	56.7	5.1	NR	72.9	44
伊匹单抗+纳武利尤单抗	11.5	46.2	13.1	70.8	11.5	NA	NA	52
T-VEK*（瘤内注射）	10.8*	15.6	NR	26.4	NA	NA	NA	NA
阿替利珠单抗+维莫非尼+考比替尼	15.7	50.6	22.7	88.8	16.1	NA	NA	NA

注：NA，没有可用数据；NR，未达到。

（2）帕博利珠单抗和纳武利尤单抗是两种高选择性人源化 IgG_4-κ 亚型抗体，作用于活化的 CTL 膜上表达的 PD-1 受体，旨在阻止其与两种已知的、主要表达于肿瘤细胞的抑制性配体 PD-L1 和 PD-L2 结合。PD-1-PD-L1/2 轴的中断可以逆转过继性 T 细胞抵抗并恢复其抗黑色素瘤活性。

伊匹单抗治疗黑色素瘤：在两项大型随机Ⅲ期临床试验中，与糖蛋白 100（gp100）肽疫苗或化疗相比，伊匹单抗改善了无法切除的Ⅲ期和Ⅳ期黑色素瘤患者的无进展生存期和总生存期。

2011 年 3 月，伊匹单抗被美国 FDA 批准用于治疗不可切除的Ⅲ期或Ⅳ期黑色素瘤，剂量为 3mg/kg，静脉注射，每 3 周 1 次，共 4 次。

关于伊匹单抗治疗转移性黑色素瘤患者的重要事项如下：

（1）10%～16%的患者获得客观缓解，约 15%的患者为稳定，从而导致 20%～25%的黑色素瘤患者长期生存获益。

（2）免疫反应有时持续超过 24 周，将无反应性疾病转变为疾病稳定，疾病稳定转变为部分缓解，部分缓解转换为完全缓解。

（3）对于初始或既往治疗的患者，包括那些具有高风险内脏转移和血清 LDH 水平升高的患者，均可见疗效。

（4）疗效开始时缓慢，并且由抗原特异性肿瘤浸润 $CD8^+$ CTL 介导，与提出的机制一致。

（5）在疾病进展时用伊匹单抗进行再诱导治疗可以使一部分患者进一步获益（再诱导未经美国 FDA 批准）。

（6）对总生存期的影响不依赖于年龄、性别、基线血清 LDH 水平、转移分期及之前的 IL-2 治疗。

（7）针对肿瘤及宿主（共有抗原）的预致敏 CTL 的非特异性激活导致自身耐受性丧失，表现为器官的严重 irAE。

（8）伊匹单抗引起的 irAE 发生在约 60%的患者中，而 3 级或 4 级毒性发生在 20%～30%的患者中。

（9）尽管仔细的症状评估对于发现其他器官受累很重要，常见的 irAE 发生部位包括皮肤、胃肠道、肝脏和内分泌器官。

（10）皮肤 irAE 表现为皮疹，在治疗 3～4 周后首先出现，然后依次是结肠炎、肝炎和内分泌器官受累。结肠炎应根据存在发热、腹部痉挛、腹胀和便血等表现与腹泻进行区别，并且其可能发展为肠梗阻或穿孔。

转移性黑色素瘤的抗 PD-1 治疗：抗 PD-1 药物帕博利珠单抗和纳武利尤单抗在初始和既往治疗患者的Ⅰ/Ⅱ期及随机Ⅲ期研究证实其有效率分别为 52%和 38%。

（1）在具有高风险特征的患者中观察到疗效，如内脏转移（M1c 期）、LDH 升高和脑转移病史。

（2）对总生存期的影响不依赖于年龄、性别、基线 LDH 水平、分期和既往接受伊匹单抗治疗。

（3）即使在停止治疗后，缓解仍然持续，从而延长无进展生存期和总生存期。

（4）常见的 irAE 包括皮疹、乏力、腹泻和瘙痒，而 5%～15%的患者会产生严重的 3 级或 4 级毒性，低于伊匹单抗治疗（20%～30%）。

（5）不常见的 irAE 包括自身免疫性肺炎（表现为咳嗽、呼吸急促，甚至致命的呼吸衰竭）和内分泌毒性，其出现多于抗 CTLA-4 抗体治疗。不常见的 irAE 包括糖尿病、肾炎等。

免疫检查点抑制剂的免疫相关不良事件的管理：

（1）有关毒性的患者教育至关重要，及时报告副作用可改善早期开始免疫抑制治疗的效果。

（2）必须对每一种自身免疫性毒性进行分级，对 2 级、3 级或 4 级毒性初始口服剂量为 1～2mg/kg 的类固醇或其肠外等效物进行治疗。随后应在 4～6 周逐渐减量。irAE 最好采用多学科团队方法进行管理。

（3）2～3 天内对类固醇无反应的患者可能需要使用抗 TNF-α 抗体的英夫利昔单抗、抗代谢药霉酚酸酯、钙调磷酸酶抑制剂他克莫司和环孢素等药物进行更高水平的免疫抑制。T 细胞耗竭抗体，如抗胸腺细胞球蛋白很少被用于实现有效的 T 细胞抑制。

（4）免疫抑制治疗开始后，2 级、3 级或 4 级严重 irAE 的中位缓解时间约为 6.3 周，有时更长。

6. 免疫检查点抑制剂联合治疗与转移性黑色素瘤的治疗原则

（1）假设：由于 CTLA-4 和 PD-1 是影响活化 CTL 的两种不重复的抑制途径，

它们的联合抑制可能会导致更强的抗黑色素瘤反应。

（2）在人群中证实了临床前模型中获得的这种假设的证据。

（3）Ⅰ/Ⅱ期和随机Ⅲ期研究表明，与单药纳武利尤单抗或伊匹单抗相比，伊匹单抗+纳武利尤单抗具有更多的临床益处。与单一药物相比，有效率更高，包括 11%～22%的完全缓解和更长的无进展生存期[分别为 11.5 个月（伊匹单抗+纳武利尤单抗）*vs.* 6.9 个月（纳武利尤单抗）*vs.* 2.9 个月（伊匹单抗）]。

（4）开始起效的时间较早，且大多数缓解较深（肿瘤减少超过 80%）且持久。

（5）在最少 60 个月的随访中，伊匹单抗联合纳武利尤单抗的中位总生存期超过 60 个月（未达到中位总生存期），而纳武利尤单抗和伊匹单抗单独使用时，中位总生存期分别为 36.9 个月和 19.9 个月。

（6）伊匹单抗联合纳武利尤单抗组的 5 年总生存率为 52%，而单独纳武利尤单抗组为 44%，单独伊匹单抗组为 26%。

（7）LDH 升高和 PD-L1 阴性表达对单药伊匹单抗或纳武利尤单抗治疗的不良预后影响在联合用药中未被观察到。

（8）伊匹单抗联合纳武利尤单抗与单用伊匹单抗相比，其严重 irAE 发生率更高（54% *vs.* 24%）。

（9）irAE 导致 36.4%接受伊匹单抗联合纳武利尤单抗的患者停止治疗。在使用伊匹单抗联合纳武利尤单抗或单独使用纳武利尤单抗治疗期间或之后，未观察到新的晚期毒性或健康相关生活质量的持续恶化。

（10）2015 年，美国 FDA 批准伊匹单抗联合纳武利尤单抗用于 *BRAF* 野生型，随后于 2016 年 1 月用于治疗 *BRAF* 野生型和 *BRAF* V600 突变阳性的不可切除或转移性黑色素瘤。

（11）采用 PD-1 抑制剂单药治疗或抗 CTLA4 和 PD-1 联合治疗之间的选择仍然存在争议，这取决于特定患者的自身免疫风险及其管理。

（12）肿瘤 PD-L1 染色的数据表明，低染色（低于 1%）、高 LDH 和多器官转移的患者具有较高的风险，并可能受益于联合免疫检查点阻断，而那些高 PD-L1 染色（＞5%）、正常 LDH 和寡转移的肿瘤患者，采用抗 PD-1 单药治疗可能疗效相当。

7. 溶瘤治疗和抗黑色素瘤免疫反应原则 溶瘤治疗是病灶内注射可能同时产生局部和全身反应的药物。它们可以是病毒性的或非病毒性的。

溶瘤病毒是经过修饰的活病毒，旨在用于在瘤内给药后选择性地在肿瘤细胞中复制，导致肿瘤附近的肿瘤抗原释放并引起区域和系统性抗黑色素瘤免疫。编码人粒细胞巨噬细胞集落刺激因子（GM-CSF）基因的插入和表达促进了免疫应答，局部产生的 GM-CSF 有助于募集和激活抗原提呈细胞。

T-VEC 是经美国 FDA 批准的瘤内注射的首个药物，含有一种通过删除两个非必需的病毒基因而改良的Ⅰ型单纯疱疹病毒（HSV）。

（1）疱疹病毒神经毒性因子基因（*ICP34.5*）功能性缺失可减弱病毒的致病性并增强肿瘤选择性复制。

（2）*ICP47* 基因缺失有助于减少病毒介导的抗原提呈抑制，并增加 HSV *US11* 基因的表达。

一项多中心、开放标签研究纳入了手术无法切除的ⅢB 期、ⅢC 期或Ⅳ期黑色素瘤患者，适合直接或超声引导下注射 T-VEC（至少一个皮肤、皮下或淋巴结病变,或多病灶直径总和大于或等于 10mm），与皮下注射重组 GM-CSF 125μg/m² 比较，受试者随机比例为 2∶1，第一次剂量使用 3 周后每 2 周 1 次用药，直至肿瘤进展或出现副作用。

1）T-VEC 的总有效率为 26.4%，而 GM-CSF 的总有效率为 5.7%，分别有 16.3%和 2.1%的患者有效持续时间至少 6 个月。

2）无法切除和既往未治疗的ⅢB 期、ⅢC 期和Ⅳ期 M1a 患者与先前治疗的患者或Ⅳ期 M1b 或 M1c 患者相比，获益更多。

3）可见全身免疫效应，有 15%未注射的全身内脏部位可测量病灶缩小幅度≥50%。

4）T-VEC 的副作用轻微，包括寒战、发热、注射部位疼痛、恶心、流感样症状和乏力。

5）在 T-VEC 和 GM-CSF 治疗后，分别在 11%和 5%的患者中观察到 3 级或 4 级 irAE。

6）在一些有反应的患者中见到的假性进展的模式表明，即使病变进展或出现新的病变，临床稳定的患者仍继续治疗。

7）白斑、MART-1 特异性 T 细胞数量增加及注射病灶中的 $CD4^+$和 $CD8^+FoxP3^+$ 调节性 T 细胞减少提示系统性抗肿瘤免疫。

8）非注射部位的皮肤损伤显示 $CD8^+$浸润淋巴细胞和 PD-L1 表达增加，表明溶瘤治疗联合抗 PD-1 或抗 PD-L1 药物可能具有临床益处。

其他几种溶瘤药物正在进行临床试验，既可作为单一疗法，也可与检查点抑制剂联合使用。

8. 转移性黑色素瘤的过继性细胞疗法原则 过继性细胞疗法是指通过将从肿瘤（肿瘤浸润性淋巴细胞）或外周血中获得的自体黑色素瘤特异性 T 细胞在体外大量扩增后回输给患者来增强抗肿瘤免疫。预处理方案有助于为输注 T 细胞的存活提供空间和有利的生长因子。该治疗基于以下基本事实。

（1）在动物实验中，可以应用过继的转染同源 T 细胞来控制肿瘤。

（2）在人体中存在能够识别自体肿瘤的 T 细胞，它们可以离体活化和扩增，并且通过生物工程可表达一组高亲和力的 T 细胞受体，用于靶向其 MHC 分子上显示的肿瘤表达的表位。这种治疗方式为美国国家癌症研究所首创，有效率高达50%，对其他治疗难以起效的患者具有持久的疗效。

免疫检查点抑制剂治疗的耐药性是临床癌症免疫治疗成功的主要挑战。耐药可以是原发性或获得性的，也可以是 T 细胞内在性的或外在性的。

（1）原发性耐药：免疫治疗开始后未观察到反应。

（2）获得性耐药：对免疫治疗初始反应后出现肿瘤进展或复发。

许多因素影响免疫反应和免疫耐药。一些因素是免疫系统和肿瘤细胞固有的，而另一些因素则归因于肿瘤微环境的成分。

与免疫反应可能性相关的因素包括：

（1）高肿瘤突变负荷（TMB），如在皮肤鳞状细胞癌（CSCC）、基底细胞癌（BCC）、梅克尔细胞癌（MCC）（人多瘤病毒阴性）中见到的，与累积的紫外线暴露相关的变异发生相关。

（2）肿瘤错配修复基因缺陷和那些表达 DNA 修复基因的突变，如 *BRCA Ⅱ*。肿瘤中的非同义突变导致肿瘤新抗原的产生增加，从而提高细胞毒性 T 细胞对其做出应答的机会。

（3）热肿瘤微环境包括大量效应淋巴细胞向肿瘤迁移，导致效应 T 细胞与调节性 T 细胞比例增加，调节性 T 淋巴细胞、骨髓来源的抑制性细胞（MDSC）、血管生成的血管内皮生长因子降低或缺失，以及有利于免疫细胞募集和抗肿瘤免疫反应的细胞因子环境。

免疫耐药相关的因素：

（1）MHC-Ⅰ的 T 细胞受体结合域突变，导致 T 细胞缺乏抗原呈递。

（2）JAK/STAT 信号丢失导致 T 细胞 IFN-γ 信号通路受损。这通过下调 MHC-Ⅰ和 PD-L1 的表达导致抗 PD-1 和抗 CTLA-4 药物的耐药。

（3）T 细胞过表达替代检查点，如 T 细胞免疫球蛋白、黏蛋白域蛋白-3（TIM-3）、淋巴细胞活化基因 3（LAG-3）、B 细胞和 T 细胞衰减因子（BTLA）等。

（4）不良肿瘤微环境由 T 细胞很少或缺失、效应 T 细胞与调节性 T 细胞的比例降低、不良肿瘤相关巨噬细胞（M2）、细胞因子（如 TGF-β 和 VEGF）、MDSC、调节性 T 细胞，以及趋化因子（如 CCR4、CCL5、CCL17、CCL22、CXCL8 和 CXCL12）而引起。

9. 黑色素瘤的靶向治疗原则　黑色素瘤的靶向治疗是基于对功能性细胞遗传机制的深入了解，该机制对将细胞生长信号从细胞外传递至细胞核至关重要，从而导致关键基因的转录，这些基因通过控制增殖、分化和细胞死亡来维持细胞稳态。

（1）有丝分裂原活化蛋白激酶（MAPK）途径是一个含有 Ras/Raf/MEK/ERK 蛋白的重要信号级联。

（2）B-Raf 是一种丝氨酸/苏氨酸激酶，占据 MAPK 途径的中心位置，在 50%～60%的皮肤黑色素瘤中具有激活突变，使黑色素瘤细胞不依赖 RAS 可以增殖和存活。

（3）*BRAF* 突变的分子一致性导致其可以通过小抑制分子的设计而进行靶向抑制。

（4）*BRAF* 中约 90%的突变导致在密码子 600 处用谷氨酸取代缬氨酸（*BRAF* V600E）。其他 *BRAF* 突变包括 V600K 和 V600D/V600R 变体。

（5）维莫非尼（首创）和达拉非尼是美国 FDA 批准的两种口服的可逆的小分子 BRAF 激酶抑制剂，可选择性靶向携带 *BRAF* 突变的细胞。由此产生的肿瘤细胞死亡和生长抑制可转化为患者的生存获益。

（6）随机临床试验结果显示，与达卡巴嗪治疗相比，高达 55%的有效率和 30%的肿瘤稳定使 80%～90%的转移性黑色素瘤患者临床得益，从而改善了无进展生存期和总生存期（表 22.8）。

表 22.8　美国 FDA 批准的转移性 *BRAF* 突变黑色素瘤靶向治疗及其临床疗效

治疗	完全缓解率（%）	部分缓解率（%）	疾病稳定率（%）	中位无进展生存期（月）	中位总生存期（月）	12 个月生存率（%）	24 个月生存率（%）	3 年生存率（%）
维莫非尼 960mg 口服，每天 2 次	8	44	30	7.3	13.6	65	38	43.2
达拉非尼 150mg 口服，每天 2 次	3	47	42	5.1	18.7	68	NA	42
曲美替尼 2mg 口服，每天 1 次	2	20	56	4.8	16.1	60.9	32	20.6
达拉非尼 150mg 口服，每天 2 次+曲美替尼 2mg 口服，每天 1 次	13	51	26	11.4	25.1	74	50	51
维莫非尼 960mg 口服，每天 2 次+考比替尼	16	54	18	12.3	22.3	75	49	41.5

注：NA，没有可用数据。

美国 FDA 批准的维莫非尼剂量为 960mg，每天口服 2 次，而达拉非尼批准剂量为 150mg，每天口服 2 次，用于治疗转移性黑色素瘤。

关于 BRAF 激酶抑制剂治疗转移性黑色素瘤的重要事实：

（1）根据年龄、性别、体能状况、肿瘤分期、血清乳酸脱氢酶水平和地理区域，在每个预先设定的亚组中观察维莫非尼和达拉非尼的生存获益。

（2）患者对药物的依从性对于维持肿瘤细胞中 MAPK 途径的持续抑制非常重要，以确保患者持续临床获益。

（3）对 BRAF 抑制剂的获得性耐药经常导致治疗失败，因为通过 MAPK 途径增加的信号通路获得恢复。

（4）获得性耐药的机制包括 *NRAS* 突变（17%）、*KRAS* 突变（2%）、*BRAF* 剪接变异（16%）、*BRAF* 扩增（13%）、*MEK 1/2* 突变（7%）和非突变 MAPK 途径改变（11%），非突变 MAPK 途径改变包括血小板源性生长因子受体β（PDGFRβ）的上调和 PI3K-AKT 途径的改变。

（5）BRAF 抑制剂的毒性包括过度增生性皮肤损伤，如角化过度、角化棘皮瘤、鳞状细胞癌和手足综合征，研究者认为这是由于在携带野生型 *BRAF* 的正常细胞中 MAPK 途径的异常激活所致。在 *RAS* 突变的器官中可以发生第二种肿瘤。

（6）其他副作用包括光敏性、肌肉疼痛、关节痛、瘙痒、乏力、脱发、腹泻、恶心和电解质异常。

（7）发热是达拉非尼的副作用，见于 16%～26%的患者（11%的患者为 2 级或 3 级）。

（8）同时使用影响 CYP3A4、CYP2C8 和 CYP2C9 代谢途径的药物须谨慎，因为达拉非尼的浓度变化会导致达拉非尼无效或毒性增加。

（9）毒性导致约 38%的患者使用维莫非尼的剂量改变或中断治疗，剂量减少和停用的患者比例分别为 28%和 3%。

MEK 是 *BRAF* 的下游和 MAPK 途径中的基因治疗靶标。曲美替尼、考比替尼和比美替尼三种针对 MEK1 和 MEK2 激活的口服选择性可逆激酶抑制剂可导致磷酸化 ERK 降低，从而抑制肿瘤生长。

（1）在一项诊断为 *BRAF* 突变转移性黑色素瘤患者的大型Ⅲ期开放标签临床试验中，与达卡巴嗪化疗相比，曲美替尼治疗可获得 22%的有效率和 56%的疾病稳定，可转化为无进展生存和总生存获益。曲美替尼被批准用于治疗不能耐受 BRAF 抑制剂的转移性黑色素瘤。

（2）副作用包括皮疹、腹泻、外周性水肿、乏力和痤疮样皮疹。

（3）未观察到鳞状细胞癌或过度增生性皮肤病变发生。

（4）9%的患者出现视物模糊和可逆性脉络膜视网膜病变等眼部事件。

（5）7%的患者出现心脏毒性，包括射血分数减少、心室功能障碍。

（6）毒性导致用药中断和剂量减少的患者分别占 35%和 27%。

BRAF 突变蛋白和下游 MEK 蛋白的联合抑制巩固了 MAP 激酶途径的抑制，导致对 BRAF 抑制剂的耐药性出现延迟。在两项大型随机Ⅲ期研究中，与单独使用达拉非尼相比（有效率为 53%），联合 BRAF 和 MEK 抑制具有更高的有效率（约 69%），联合治疗有更长的无进展生存期和总生存期。

（1）皮肤增生性病变和鳞状细胞癌的发生率显著下降，这与 MEK 抑制阻断 *BRAF* 野生型细胞 MAPK 通路的异常激活相一致。

（2）达拉非尼联合曲美替尼出现发热的概率增加（71%），而单药达拉非尼出现发热的概率为 24%。

（3）发热被认为可能由达拉非尼代谢产物（羟基达拉非尼）的清除引起，在MEK 抑制剂存在的情况下，其清除可能会受损。

（4）联合应用达拉非尼/曲美替尼的患者中有 58%需要减少剂量，7%的患者需要永久性停止治疗，其中永久性发热占 4%。

（5）服用达拉非尼或达拉非尼/曲美替尼后的发热管理包括如果体温超过 38.5℃则停用达拉非尼，而曲美替尼持续使用至发热消退。非甾体抗炎药或对乙酰氨基酚可用于短期发热管理，而低剂量类固醇有时甚至是预防性的，可用于持续性发热。

抗 BRAF 联合抗 MEK 治疗 BRAF 突变的未经治疗的黑色素瘤患者的长期随访数据：

（1）对两项大型（COMBI-d 和 COMBI-v）试验进行了无进展生存期和总生存期分析，这两项试验涉及既往未经治疗的 *BRAF* 突变转移性黑色素瘤患者，这些患者接受达拉非尼（150mg，每天 2 次）联合曲美替尼（2mg，每天 1 次）治疗。

（2）在共 563 例随机分配接受达拉非尼联合曲美替尼治疗的患者中，4 年的无进展生存率为 21%，5 年为 19%；4 年总生存率为 37%，5 年为 34%。

（3）109 例患者（19%）出现了完全缓解，并与长期预后改善相关，5 年总生存率为 71%。

（4）在多变量分析中，体能状况、年龄、性别、转移器官部位数量和乳酸脱氢酶水平均与无进展生存期和总生存期显著相关。

黑色素瘤的三联疗法：联合免疫检查点抑制剂、抗 BRAF 及抗 MEK 靶向治疗转移性黑色素瘤。

（1）尽管免疫检查点抑制剂治疗及抗 BRAF 加抗 MEK 治疗在 *BRAF* 突变的黑色素瘤患者中可提高生存，但在很大比例的患者中，治疗失败分别由适应性免疫耐受和对抗 BRAF+抗 MEK 治疗的获得性耐药所致。

（2）临床前研究表明，抗 BRAF 联合抗 MEK 药物导致：①CD4 和 CD8 T 细胞转运至肿瘤微环境中，促进细胞因子向炎性 IFN-γ 型反应转变；②上调黑色素瘤抗原及肿瘤细胞上的主要组织相容性复合物Ⅰ类和Ⅱ类分子，促进肿瘤抗原呈递给效应 T 细胞。

（3）抗 BRAF 加抗 MEK 治疗后，PD-L1 在耐药的黑色素瘤克隆中表达。

（4）抗 BRAF 加抗 MEK 治疗与抗 PD-L1 或抗 PD-1 药物的联合治疗在同时和序贯使用进行了研究。生物标志物研究表明，抗 BRAF 加抗 MEK 治疗可导致肿瘤微环境发生有利变化，从而预测动物研究中抗黑色素瘤免疫反应的增强。

（5）一项Ⅰb 期研究评估了阿替利珠单抗（抗 PD-L1 药物）与维莫非尼（BRAF 抑制剂）或考比替尼（Cobimetinib，MEK 抑制剂）和维莫非尼（三联疗法）联合治疗 *BRAF* V600E 突变的既往未经治疗的转移性黑色素瘤患者的安全性和抗肿瘤活性。结果表明，毒性是可控的，与双联疗法相比，三联疗法的疗效有所改善。

（6）探索性生物标志物研究显示，在抗 PD-L1 药物阿替利珠单抗前 28 天给予考比替尼联合维莫非尼与肿瘤微环境中 CD4 阳性 T 细胞的增加相关。客观缓解率为 71.8%，随访 29.9 个月，预计中位缓解持续时间为 17.4 个月，39.3%的患者为持续缓解。

（7）在 20 个国家的 112 个研究所进行的一项随机、双盲、安慰剂对照的Ⅲ期研究（IMspire 150）中，新诊断的具有 *BRAF* V600E 突变的ⅢC～Ⅳ期不可切除的既往未经治疗的黑色素瘤患者，按照 1∶1 被随机分配至 28 天 1 个周期的抗 PD-L1 药物阿替利珠单抗+威罗非尼+考比替尼（阿替利珠单抗组）或阿替利珠单抗安慰剂联合威罗非尼+考比替尼（对照组）。在第 1 个周期中，所有患者均仅接受威罗非尼+考比替尼治疗。随机分组按 LDH 和地理位置进行分层。

（8）中位随访 18.9 个月时，阿替利珠单抗组（三联疗法）的无进展生存期为 15.1 个月，而对照组为 10.6 个月（抗 BRAF 加抗 MEK，HR=0.78，P=0.025）。

（9）基于这些结果，2020 年 6 月，美国 FDA 批准了由 PD-L1 抑制剂阿替利珠单抗、MEK 抑制剂考比替尼和选择性 BRAF 激酶抑制剂维莫非尼组成的三联疗法，用于治疗晚期 *BRAF* V600 突变阳性黑色素瘤。

黑色素瘤的脑转移及其管理：

（1）黑色素瘤脑转移的高发病率反映在尸检报告中，这些报告记录了超过 50%～55%的黑色素瘤患者有脑转移。一直以来，黑色素瘤转移到大脑的患者表现糟糕，采用可行的治疗方案，如手术治疗和外放疗，生存期有限，为 3～6 个月。

（2）Skibber 等研究表明，恶性黑色素瘤的孤立性脑转移病灶切除后，全脑外照射具有生存获益。

（3）如果存在多发性和（或）体积大的脑转移，则支持全脑放疗。

（4）体积小或更少（2～3 个）的脑转移，首选脑部立体定向放射治疗。

免疫检查点抑制剂和靶向治疗时代的黑色素瘤脑转移：

（1）免疫检查点抑制药物和 BRAF 靶向药物在一定比例的黑色素瘤脑转移患者中均显示出颅内效应，从而提高生活质量和生存优势。

（2）抗 BRAF 药物达拉非尼在脑转移患者中的有效率为 39%，具有持久性且与全身的效果一致。

（3）据报道，帕博利珠单抗和伊匹单抗在颅内的活性分别为 22%和 24%，与全身的活性一致。虽然较小的转移灶应答更好，但较大的肿瘤偶尔出现反应，从而带来生存获益。

（4）抗 CTLA-4 抗体和抗 PD-1 抗体的联合应用在黑色素瘤脑转移中显示出较高的有效率，且具有持久的生存获益。

（5）抗 CTLA-4 或抗 PD-1 治疗可与外放射治疗同步进行，并受益于放射治疗释放抗原的复合效应。

（6）出于放射性坏死风险的考虑，黑色素瘤的抗 BRAF 联合抗 MEK 治疗不应与放射治疗同步进行。

（7）一项针对 *BRAF* 突变黑色素瘤脑转移的临床试验正在进行中，该研究旨在评估中枢神经系统渗透的抗 BRAF 分子联合抗 MEK 药物的益处。

（8）被诊断为皮肤黑色素瘤脑转移的患者应接受多学科治疗。

10. 转移性黑色素瘤的化学疗法：单药化疗

（1）黑色素瘤的化学疗法不会导致持久的缓解，因此不会给患者带来生存优势。化疗选择可作为潜在有效试验治疗的桥梁，用于对目前黑色素瘤治疗失败的患者。

（2）达卡巴嗪是唯一获得美国 FDA 批准的用于黑色素瘤治疗的化疗药物，其有效率为 10%～20%，无总生存期获益。

（3）替莫唑胺是达卡巴嗪的一种合成类似物，可口服生物利用，能透过血脑屏障，具有相当的功效，并且毒性反应较低。

（4）黑色素瘤的联合化疗可以带来比单药更高的有效率，但毒性增加且无生存优势。

11. 转移性黑色素瘤的联合化疗方案

（1）M.D.安德森癌症中心方案：顺铂、长春碱和达卡巴嗪（CVD）。

（2）Dartmouth 方案：顺铂、卡莫司汀、达卡巴嗪和他莫昔芬（CBDT）。

（3）一项Ⅲ期多中心随机临床试验入组转移性黑色素瘤患者，单用达卡巴嗪对比 Dartmouth 方案。结果显示，Dartmouth 方案对转移性黑色素瘤患者的有效率更高，为 25%～30%，但副作用增加，且无明显生存获益。

（4）一项使用白蛋白结合型紫杉醇对比达卡巴嗪治疗黑色素瘤患者的Ⅲ期试验显示，与达卡巴嗪相比，白蛋白结合型紫杉醇的无进展生存期延长。虽然观察到总生存率提高，但没有达到统计学意义。

12. 化疗联合生物制剂治疗转移性黑色素瘤 生物化疗的基本原理如下：

（1）临床前研究表明，化疗联合生物制剂（生物化疗）可能会对黑色素瘤产生累加或协同作用。

（2）化疗和生物制剂具有不同的抗黑色素瘤作用机制，无重叠毒性或交叉耐药。

（3）Falkson 等对转移性黑色素瘤的早期研究表明，与单独使用达卡巴嗪相比，达卡巴嗪与干扰素 α-2b 联合使用可提高有效率和持续有效时间。然而，该单中心的研究结果无法复制。

（4）CVD 化疗方案加上持续静脉输注中等剂量的 IL-2 和皮下注射 α 干扰素，在选定患者中显示出较高的有效率和 10%～20%的持久生存率。

（5）与生物化疗方案相关的毒性及各研究者报道的生存获益缺乏可重复性地降低人们对其普遍使用的兴趣。

（6）一项包含 18 项临床试验的荟萃分析和一项在Ⅳ期黑色素瘤患者中比较生物化疗和 CVD 化疗方案的Ⅲ期随机临床试验证实生物化疗有较高的有效率，为 40%～50%，但生物化疗的毒性增加，无总生存期优势。

（十二）葡萄膜脉络膜黑色素瘤

葡萄膜脉络膜黑色素瘤是眼部最常见的原发性恶性肿瘤。

（1）在美国，估计每 100 万人中有 6～7 人发病。

（2）深度及直径决定了治疗指征与预后（表 22.9）。

（3）良性脉络膜痣的直径可达 5mm，深度可达 1mm。

（4）3 号染色体单倍体是常见的细胞遗传学异常，并可导致较差的无病生存期及死于黑色素瘤的高风险。

（5）其他细胞遗传学异常包括 1 号、6 号、8 号染色体异常。

（6）最常见的转移部位是肝脏，但在疾病后期，肿瘤可以转移至其他部位，如肺、骨骼、皮肤。

表 22.9　葡萄膜脉络膜黑色素瘤的深度和直径与预后的关系

葡萄膜脉络膜黑色素瘤（大小）	直径（mm）	深度（mm）	10 年生存率（%）
小	＜10	＜3	80
中等	10～15	3～5	60
大	＞15	＞5	34.8

1. 葡萄膜脉络膜黑色素瘤的治疗

（1）局部消融治疗，如近距离放疗（^{125}I 斑块治疗）、光辐射治疗、冷冻治疗和超声热疗。

（2）手术治疗包括局部切除或眼球摘除术。

（3）系统性化疗或生物治疗转移性葡萄膜黑色素瘤无效。

（4）肝转移的试验性治疗包括原位消融治疗，如射频消融及美法仑高温隔离灌注。

葡萄膜脉络膜黑色素瘤患者在局部治疗后的随访包括利用肝功能和肝脏影像学来密切监测肝转移，后者包括在前 5 年每 6 个月进行一次超声检查，以早期诊断肝转移。然而，可能出现远期复发。

2. 眼球摘除的指征

（1）肿瘤生长在失明的眼内。

（2）黑色素瘤侵犯超过一半的虹膜。

（3）肿瘤侵犯眼前房或存在眼外侵犯。

（4）既往局部治疗失败。

三、非黑色素瘤皮肤癌

非黑色素瘤皮肤癌有三种主要类型：基底细胞癌（BCC）、皮肤鳞状细胞癌（CSCC）和梅克尔细胞癌（MCC）。BCC 和 CSCC 每年在美国共有近 100 万例，然而最近的估计显示这一数字应更高。非黑色素瘤皮肤癌发病率增加的一个重要原因是，长期暴露于紫外线（一种众所周知的致癌物）的老龄人口迅速增加。免疫系统减弱被认为在其病因中起着重要作用，正如在免疫抑制状态（如老龄人口和接受免疫抑制治疗的移植受者）下这些癌症的发病率更高所示。组织学上，退行性非黑色素瘤皮肤癌表现为肿瘤被激活 T 细胞和细胞因子如 IFN-α、TNF-β 和 IL-2 浸润。在所有癌症中，BCC、CSCC 和病毒阴性 MCC 表现出最高的肿瘤突变负荷。

（一）基底细胞癌

（1）基底细胞癌是超过 50 岁的美国白种人中最常见的肿瘤，占 100 万例新发非黑色素瘤皮肤癌病例的 75%。

（2）基底细胞癌是一种角质形成细胞肿瘤，最常见于欧洲血统人群。

（3）紫外线是最重要的危险因素，其次为电离辐射和砷剂。

（4）大多数 BCC 由 Sonic Hedgehog（HH）信号通路活性增强而驱动，HH 最初在其家族形式——Gorlin 综合征中被发现。

（5）基底细胞癌的常见部位为头颈部区域皮肤（阳光暴露区域）。

（6）虽然基底细胞癌发病率高，但绝大多数病例可以通过手术治愈，死亡率相当低。

（7）当局部进展或转移（极其少见）时，局部侵犯可导致组织破坏并使外科治疗非常困难，预后不佳。

1. 基底细胞癌的临床表现 基底细胞癌的典型表现是亮粉色半透明丘疹伴有毛细血管扩张，而其他类型包括结节型（有时色素沉着）、硬化型或硬斑病型（可能较长时间未被诊断）和较少见的影响头颈部区域的过度角化型。手术是主要的治疗方式，包括 Mohs 手术。

2. 基底细胞癌是一种遗传性疾病

（1）一种比较少见的家族性基底细胞癌被称为基底细胞痣综合征，也被称为 Gorlin 综合征，其特征是基底细胞癌和髓母细胞瘤的发病率高。

（2）常染色体显性遗传由 HH 信号通路不受控制的激活引起。

（3）这种疾病的遗传缺陷与定位于人类染色体 9q22 的、称为 *PTCH1* 的肿瘤抑制基因突变有关。

（4）对于基底细胞癌致癌作用至关重要的 *PTCH1* 和 *TP53* 基因突变是通过暴露于紫外线辐射产生的，阐明了紫外线暴露在其因果关系中的作用。

（二）鳞状细胞癌

（1）在阳光造成的皮肤损伤的白种人老年男性中经常发现单个或多个病灶。

（2）常见的部位包括手背、前臂、面部及颈部。

（3）常在光化性角化病的部位表现为固定、坚硬、增大的结节。

（4）结节可能溃烂，局部淋巴结可能增大。

皮肤黏膜部位的鳞状细胞癌

（1）常见于有吸烟史、酗酒、咀嚼烟草或槟榔的老年男性。

（2）口腔和下唇是常见的部位，通常以溃疡结节或糜烂开始。

（3）其他原发部位包括足底（疣状）和男性生殖器，后者与 Buschke-Lowenstein 瘤的基础疾病——尖锐湿疣中的乳头状瘤病毒有关。

（三）非黑色素瘤皮肤癌的诊断

（1）详细病史应包括种族、皮肤类型及皮肤病变的持续时间、疼痛、瘙痒和最近的变化。

（2）过度暴露于日光、辐射和砷的病史。

（3）检查头皮、耳、手掌、足底趾间区域和黏膜，评估日光损伤的程度（即日光性弹力组织变性、鳞屑、红斑、毛细血管扩张和晒斑）。

（4）局部淋巴结和远处转移的评估。

活检：分别对小或大肿瘤进行切除或切开活检，用于组织学诊断。手术刀刮取活组织检查可用于结节溃疡、囊性或浅表性病变。

如果存在黑色素瘤向区域淋巴结/淋巴结转移，建议采用至少 4～6mm 切缘阴性的完全手术切除。

1. Mohs 手术

（1）Mohs 手术允许切除肿瘤，直至获得切缘阴性。它包括由冷冻切片引导的显微外科手术，以确定完全切除。

（2）浅表性基底细胞癌：咪喹莫特是一种美国 FDA 批准的用于治疗浅表性基底细胞癌的乳膏药剂。该药物通过 Toll 样受体激动剂活性而起作用，并导致固有免疫系统和适应性免疫系统激活。常见的副作用包括局部皮疹、烧灼感、红斑、水肿、硬结、糜烂和瘙痒。

2. 放疗　给予 X 线的总剂量为 20 000～30 000cGy，穿透深度可达 2～5mm，

这是大多数基底细胞癌或鳞状细胞癌浸润的深度。总剂量可分割成多个小剂量，疗程常超过 3～4 周，以减少不良反应。

3. Hedgehog（HH）信号通路和局部进展期与转移性基底细胞癌的靶向治疗

（1）在基底细胞癌中，HH 信号异常是关键，它可导致表皮基底细胞增殖失去控制，从而致癌。

（2）在 HH 配体结合至表达在靶细胞的 PATCHED 1 蛋白后，HH 信号通路被激活。PATCHED 1 蛋白由肿瘤抑制基因 *PTCH1* 编码。

（3）当缺乏过量的 HH 配体时，PTCH1 抑制一种被称为 smoothened（SMO）的下游蛋白，并阻止其易位至纤毛。

（4）HH 配体与 PTCH1 的结合解除了其对 SMO 的抑制性保护作用，从而使未被抑制 SMO 易位至初级纤毛。

（5）SMO 活性的下游作用可导致转录因子 GLI1 和 GLI2 增加，这两者可导致对细胞增殖和存活起重要作用的基因转录。

约 90%的散发性基底细胞癌至少有一个 *PTCH1* 等位基因发生突变，而约 10%的基底细胞癌在 SMO 蛋白下游有突变，突变使得 SMO 对于 PTCH1 的抑制有抵抗作用。基底细胞癌的靶向治疗旨在抑制 HH 信号。

（1）环巴胺（Cyclopamin，植物碱）是一种 SMO 信号的竞争性抑制剂，直接结合于 PTCH1 或 SMO 蛋白，局部应用可导致肿瘤退缩。

（2）维莫德吉（Vismodegib，首创）和索尼德吉（Sonidegib）是美国 FDA 批准的两种用于治疗转移性或局部进展期基底细胞癌的小分子 SMO 抑制剂。

（3）在局部进展期的基底细胞癌中，维莫德吉的用法是 150mg 口服，每天 1 次，有效率为 58%，中位有效持续时间为 12.8 个月。

（4）维莫德吉在转移性基底细胞癌中疗效较低，有效率为 30%，中位有效持续时间为 7.6 个月。

（5）局部进展期或转移性 BCC 患者每天口服 200mg 的索尼德吉，显示出 58%的有效率，这与肿瘤中 GLI1 表达减少相一致。

（6）每天持续给予 HH 抑制剂治疗直至疾病进展或出现无法耐受的毒性。

（7）HH 抑制剂的常见毒性反应包括脱发、味觉障碍（嗅觉紊乱）、肌肉痉挛、乏力、体重减轻和脱发。维莫德吉导致 25%的患者出现严重不良事件，其中包括死亡。

（8）索尼德吉会引起恶心、厌食、呕吐、肌痛和血清肌酐激酶升高。3 级或 4 级毒性包括体重减轻、肌痛、高胆红素血症、头晕和乏力。

（9）不良事件导致大量患者停止治疗（63%）。

（10）SMO 的获得性突变导致耐药和疾病复发。

（11）抗真菌剂伊曲康唑和泊昔康唑对维莫德吉或索尼德吉治疗难治性基底

细胞癌具有抗 SMO 作用，显示出良好的活性。

4. 复发性或局部晚期和转移性 BCC 的免疫检查点抑制剂治疗：基本原理

（1）BCC 表现出高 TMB，这是由表皮角质形成细胞的累积阳光诱导损伤所产生的。

（2）然而，BCC 的肿瘤微环境显示出有利于免疫耐受的特征，如 CD8 阳性效应淋巴细胞减少、Treg 细胞增加和 MHC-Ⅰ表达减少。

（3）此外，IL-10 在肿瘤微环境中的表达增加与存在促进免疫耐受的未成熟树突状细胞有关。

（4）HH 抑制剂治疗 BCC 可导致 CD8 和 CD4 T 细胞及 IFN-γ 产物的增加，进而促进免疫耐受逆转。既往使用 HH 信号通路抑制剂治疗的患者可能对免疫检查点抑制剂产生反应。

（5）西米普利单抗（Cemiplimab）是一种针对 PD-1 受体的高亲和力和有效的人单克隆抗体。

（6）一项正在进行的开放标签多中心试验，在接受 HH 信号通路抑制剂治疗后进展的晚期 BCC 患者中评估了抗 PD-1 药物西米普利单抗-rwlc 的疗效（研究 1620）。

（7）所有符合条件的患者每 3 周接受 1 次剂量为 350mg 的西米普利单抗-rwlc 治疗，最长 93 周，直到疾病进展或无法耐受的毒性或计划治疗完成。

（8）在 84 例患者中，总有效率为 29%，未达到中位缓解持续时间，79%的有效者维持缓解至少 6 个月。

（9）在转移性疾病患者中，有效率为 21%，未达到中位缓解持续时间，所有有效者保持缓解至少 6 个月。

（10）2021 年 2 月，美国 FDA 常规批准西米普利单抗-rwlc 用于治疗 HH 信号通路抑制剂失败的局部晚期或转移性 BCC 患者，或 HH 信号通路抑制剂不适用的患者。西米普利单抗-rwlc 的推荐剂量为 350mg，30min 持续静脉输注，直至疾病进展或出现不可耐受的毒性（表 22.10）。

CSCC 具有较高的突变负荷，与免疫抑制状态密切相关。因此，抗 PD-1 治疗已在局部晚期或转移性皮肤鳞状细胞癌患者中进行了试验，文献中发表的个别报道表明其有效。

（1）在一项针对局部晚期或转移性 CSCC 的西米普利单抗-rwlc（抗 PD-1 药物）的Ⅰ期研究，以及一组转移性疾病患者（转移性疾病队列）的关键Ⅱ期研究结果中，西米普利单抗剂量为 3mg/kg，每 2 周 1 次给药，每 8 周评估 1 次疗效。在Ⅱ期研究中，主要终点是有效率。

（2）在Ⅰ期研究中获得了 50%的有效率，在Ⅱ期转移性疾病队列中，观察到了 47%的有效率。

表 22.10　美国 FDA 批准的非黑色素瘤皮肤癌的免疫治疗

非黑色素瘤皮肤癌（NMSK）	美国 FDA 批准的治疗	剂量、频率和持续时间	批准日期
皮肤鳞状细胞癌（CSCC）局部晚期或转移性不适合进行治愈性手术或放射治疗	西米普利单抗（抗 PD-1 药物）	350mg，静脉输注 30min，每 3 周 1 次，持续 2 年或直到疾病进展或出现毒性	2018 年 6 月
	帕博利珠单抗（抗 PD-1 药物）	200mg，每 3 周 1 次，或 400mg，每 6 周 1 次，持续 2 年或直到疾病进展或出现毒性	2020 年 6 月
基底细胞癌（BCC）使用 HH 抑制剂治疗后或不适合使用 HH 抑制剂治疗的局部晚期和转移性患者	西米普利单抗（抗 PD-1 药物）	350mg，静脉输注 30min，每 3 周 1 次，直到疾病进展或出现毒性	2021 年 2 月
梅克尔细胞癌（MCC）局部晚期或转移性	阿维鲁单抗（抗 PD-L1 药物）	10mg/kg，每 2 周 1 次，持续 2 年或直到疾病进展或出现毒性	2017 年 3 月
	帕博利珠单抗（抗 PD-1 药物）	200mg，静脉输注 30min，每 3 周 1 次，直到疾病进展或出现无法耐受的毒性	2018 年 12 月

（3）在Ⅱ期研究的转移性疾病队列中，中位随访时间为 7.9 个月。57%的患者出现了超过 6 个月的持续缓解，82%的患者在数据截止时仍处于持续缓解并接受西米普利单抗。

（4）15%的患者出现了免疫检查点抑制剂典型的自身免疫副作用，7%的患者因副作用而需要停止治疗。

（5）根据这些数据，2018 年 6 月，西米普利单抗被美国 FDA 批准用于治疗局部晚期或转移性 CSCC。

（6）在一项多中心、多队列、非随机、开放标签试验（KEYNOTE-629）中，对于诊断为复发性或转移性 CSCC 但通过手术或放射治疗未治愈的患者给予帕博利珠单抗 200mg，静脉注射，每 3 周 1 次，治疗 24 个月。

（7）客观有效率为 34%，未达到中位缓解时间。不良反应与其他临床试验中接受单药帕博利珠单抗治疗的患者发生的不良反应相似。

基于这些结果，2020 年 6 月，美国 FDA 批准抗 PD-1 药物帕博利珠单抗用于治疗通过手术或放射治疗未能治愈的复发性或转移性 CSCC 患者（表 22.10）。

四、梅克尔细胞癌

梅克尔（Merkel）细胞癌（MCC）的发生是由于位于表皮和毛囊基底层的细胞发生肿瘤性增殖。这些细胞来源于神经嵴，是胺前体摄取和脱羧细胞系统（APUD）的一种成员。梅克尔细胞是低等动物的触觉感觉细胞，在人类中起着机械感受器的作用。美国每年新确诊约 2000 例 MCC，其发病率目前呈上升趋势。

（一）MCC 特征

（1）MCC 是一种侵袭性皮肤癌。

（2）影响头颈部皮肤长期日晒损伤的老年患者。

（3）不常见的部位是四肢和生殖器。

（4）典型表现为 0.5～1cm 的皮内坚硬、蓝紫色、无触痛结节。

（5）组织学上，小圆细胞肿瘤含有神经分泌胞质颗粒，可能与小细胞癌、黑色素瘤、尤因肉瘤和淋巴瘤相似。

（6）肿瘤细胞染色为神经元特异性烯醇化酶和抗细胞角蛋白抗体 CAM 5.2 阳性。

（7）80%以上肿瘤细胞中的多瘤病毒 DNA 整合，支持其在病因学中的作用。

（8）多瘤病毒相关性 MCC 具有低 TMB，但可能表达 PD-L1。

（9）在多瘤病毒阴性 MCC 中，紫外线介导的 DNA 损伤被认为会导致高 TMB。

（10）老年人 MCC 的发病率较高表明衰老免疫系统功能减弱的临床相关性。

（11）早期可转移至局部区域淋巴结，可经血液播散至远处。

（二）MCC 管理：手术

（1）通过前哨淋巴结评估淋巴结转移，完全手术切除肿瘤是主要治疗方法。

（2）在没有全身转移的情况下，如果前哨淋巴结阳性，建议从相应淋巴结引流区域切除淋巴结。

（3）建议对原发肿瘤切除部位进行辅助放疗，以防止由于肿瘤不完全切除或较大肿瘤（2cm 或更大）引起的局部复发。

转移性 MCC：从历史上看，由于其有效率高，顺铂联合依托泊苷是 MCC 的首选治疗方法，但频繁复发将中位生存期限制在 8～10 个月。其他对 MCC 有效的化疗药物包括多柔比星、环磷酰胺、长春新碱和伊立替康。

转移性 MCC 的免疫治疗：基本原理

（1）PD-L1 在表现出炎症迹象的肿瘤微环境中表达。

（2）浸润性 T 淋巴细胞表现为多瘤病毒大 T 抗原特异性 T 细胞，后者表达耗竭标志物如 PD-1 和 TIM-3。

（3）目前，通过抗 PD-1 和抗 PD-L1 药物靶向 PD-1-PD-L1/2 途径是可行的，并显示出可喜的结果。

（4）多瘤病毒阴性 MCC 具有较高的突变负荷，因为这些肿瘤与累积的紫外线照射有关。

阿维鲁单抗：是一种人源化抗 PD-L1 IgG1 单克隆抗体，通过阻断 PD-1-PD-L1 相互作用及抗体介导的细胞毒性来激活 CTL。

（1）在一项治疗难治性 MCC 的Ⅱ期开放标签研究（JAVELIN Merkel 200 研究）中，阿维鲁单抗的剂量为 10mg/kg，每 2 周 1 次，输注 1h 以上。其客观反应率为 31.8%（包括 8 例完全缓解和 20 例部分缓解）。

（2）82%的患者疗效持续存在，92%的患者疗效持续至少 6 个月。5 例患者（6%）发生严重的 irAE，其中包括小肠结肠炎、输液相关反应、转氨酶升高、软骨钙质沉着症、滑膜炎和间质性肾炎。

（3）2017 年 3 月，根据 JAVELIN Merkel 200 研究的结果，阿维鲁单抗被美国 FDA 批准为转移性 MCC 的一线治疗药物（表 22.10）。

（4）JAVELIN Merkel 200 研究的最新分析证实了使用阿维鲁单抗治疗复发性 MCC 患者的持续缓解。中位总生存期为 12.9 个月，1 年无进展生存率为 30%，1 年总生存率为 52%。

（5）基线疾病负荷较低、治疗线数较少且 PD-L1 阳性的患者出现缓解的概率较高。然而，不考虑上述因素，观察到 MCC 患者持续缓解。

帕博利珠单抗在 MCC 中的应用：在一项多中心非随机开放标签试验中，帕博利珠单抗用于治疗复发性局部晚期或转移性 MCC 患者，这些患者既往未接受过晚期疾病的全身治疗（KEYNOTE 017 研究）。

（1）客观有效率为 56%，包括 24%的完全缓解和 32%的部分缓解。中位随访时间为 14.9 个月。24 个月的无进展生存率为 48.3%，中位无进展生存期为 16.8 个月。24 个月总生存率为 68.7%。

（2）肿瘤多瘤病毒状态与总有效率、无进展生存率或总生存率无关。PD-L1 阳性肿瘤患者的无进展生存率和总生存率有改善的趋势。

（3）2018 年 12 月，帕博利珠单抗被美国 FDA 批准用于治疗复发性局部晚期或转移性 MCC。

五、皮肤的罕见肿瘤

极少数情况下，肿瘤来自皮肤附属物，如毛囊、竖毛肌、大汗腺和皮脂腺。这些肿瘤大多数是良性的。治疗原则是完全手术切除和淋巴结评估，如黑色素瘤。

隆突性皮肤纤维肉瘤

一种皮肤和皮下组织的罕见纤维组织细胞肿瘤，侵犯躯干和四肢，表现出生长缓慢和中间恶性潜能。超过 90%的患者存在 t（17；22）细胞遗传学异常。

（1）17 号染色体和 22 号染色体之间的 t（17；22）将血小板源性生长因子-β

（PDGF-β）置于 COL1A1 的控制下，导致酪氨酸激酶 PDGF-β 的上调、表达和激活。

（2）甲磺酸伊马替尼是一种有效的特异性 PDGFR-β 抑制剂，可用于新辅助治疗和手术后复发患者。

（李　萍　印明柱 译）

参考文献

第 23 章　急性白血病

Bhumika J. Patel，Anjali Advani，Aaron T. Gerds

一、概　　述

急性白血病是一种侵袭性很强的早期造血前体细胞的恶性转化。恶性克隆被阻滞在不成熟原始形式，异常增殖，且不再有分化成熟的能力。相反，慢性白血病的特点是抗凋亡，以及无功能细胞的累积，而急性白血病的细胞分化受阻。原始细胞在骨髓中累积导致进行性造血功能衰竭，同时伴有感染、贫血、血小板减少等症状。这些并发症会促使对新诊断患者进行评估。

由于其临床病程进展极快，急性白血病一直以来是一种严重疾病诊断。患者需要进行积极、迫切的病情评估和初始治疗，这对于年轻患者来说尤为重要。一般来说，治疗可以提高生活质量和延长生存期。不幸的是，许多患者发病时已为晚期，同时还有合并症，使得细胞毒性药物治疗很难进行。接受姑息性支持治疗的老年或体弱患者，生存期只有几个月。

形成原始细胞的是一群未成熟的、克隆性增殖的细胞，来源于髓系或淋巴细胞系。粒细胞、红细胞或血小板（髓系）前体细胞的转化导致急性髓细胞性白血病（AML）。急性淋巴细胞白血病（ALL）来源于 B 淋巴细胞或 T 淋巴细胞。这种一般划分对不同的治疗和诊断方法有意义。这是对患者发生的白血病进行分层的第一步。

二、流 行 病 学

（1）2021 年，美国新发 AML 病例 20 240 例左右（占所有新发肿瘤的 1.1%），新发 ALL 约 5690 例（占所有新发肿瘤的 0.3%）。

（2）在美国，每年有 11 400 例患者死于 AML，1530 例死于 ALL。

（3）患 AML 的风险随着年龄的增长而增加，中位年龄为 67 岁。

（4）75%新确诊的 AML 患者年龄＞60 岁。

（5）ALL 在儿童中更为常见，60%～70%的患者年龄不超过 20 岁。

三、危险因素

大多数患者无明确的诱发白血病的危险因素。表 23.1 列出了可能与急性白血病相关的危险因素。大多数流行病学研究已经评估了危险因素和 AML 之间的关系。最常见的与 AML 相关的情况是化疗或针对其他癌症的放疗(占治疗相关 AML 的 90%以上)，其次是环境暴露，如慢性苯暴露、电离辐射暴露。

表 23.1　急性白血病的危险因素

暴露
电离辐射、苯、细胞毒性药物、烷化剂、吸烟、母亲酗酒
获得性疾病
骨髓增生异常综合征、阵发性睡眠性血红蛋白尿症、真性红细胞增多症、慢性髓细胞性白血病、骨髓增殖性肿瘤、原发性骨髓纤维化、再生障碍性贫血、嗜酸细胞性筋膜炎、多发性骨髓瘤、原发性纵隔生殖细胞瘤（数年后残余畸胎瘤组成部分演变发展成 AML 的髓系祖细胞）
遗传易感性
唐氏综合征、范科尼贫血、镰状细胞贫血、科斯特曼综合征、克兰费尔特综合征、21q 染色体疾病、威斯科特-奥尔德里奇（Wiskott-Aldrich）综合征、共济失调毛细血管扩张症、先天性角化不良、联合免疫缺陷综合征、神经纤维瘤病、施万（Shwachman）综合征
家族性
非同卵生的兄弟姐妹（1∶800），同卵双胞胎（1∶5），一级亲属（危险增加 3 倍）
感染
人 T 细胞白血病病毒和 T 细胞 ALL

注：AML，急性髓细胞性白血病；ALL，急性淋巴细胞白血病。

（一）原子弹幸存者的电离辐射暴露情况

（1）电离辐射有 5～20 年的潜伏期，原子弹幸存者发病高峰在受辐射后 5～9 年。

（2）原子弹幸存者显示出患 AML 和慢性髓细胞性白血病（CML）的风险增加了 20～30 倍。

（二）化疗

（1）治疗相关性 AML 可能占新发病例的 10%～20%。

（2）与烷化剂相关的白血病与 5 号、7 号和 13 号染色体的细胞遗传学改变相关。在发展为 AML 之前，通常表现为多年潜伏阶段的骨髓增生异常综合征（MDS）。

（3）通常含有异常染色体 11q23 的原始细胞接受拓扑异构酶Ⅱ药物的初始治疗后，在暴露后中位时间为 2 年，可快速进展为 AML。

（4）既往采用大剂量化疗联合自体移植，特别是采用含全身照射的方案，可导致 5 年累积风险为 2.6%。

四、临床症状与体征

（1）无效造血：由恶性细胞浸润骨髓、细胞分化阻滞导致。

1）贫血：苍白、乏力和呼吸急促，极少数患者会出现心肌梗死或脑卒中。

2）血小板减少：鼻出血、瘀点、易擦伤。

3）中性粒细胞减少：发热和化脓性感染。

（2）其他器官浸润表现

1）皮肤：皮肤白血病占 10%。

2）牙龈过度生长：尤其是单核细胞白血病。

3）粒细胞肉瘤：由原始细胞构成的局部肿瘤；表现出明显的髓外浸润；偶与 t（8；21）相关；治疗与骨髓明显受累的 AML 的治疗方法相同。

4）肝、脾和淋巴结肿大：常见于 ALL，偶尔也在单核细胞白血病中发生。

5）胸腺肿块：见于 15%的成人急性 T 淋巴细胞白血病（T-ALL）。

6）睾丸：也是 ALL 复发的一个部位（免疫逃避场所）。

7）视网膜受累：在 ALL 中可发生。

（3）中枢神经系统和脑膜受累

1）确诊时即有 5%～10%的 ALL 病例存在中枢神经系统受累；在 AML 中中枢神经系统受累的发生率＜5%，与 inv（16）、高原始细胞计数或毗邻脊髓的髓样肉瘤有关。

2）为了减少中枢神经系统复发，采取对每位 ALL 患者进行脑脊液分析和鞘内注射预防的治疗手段。

3）症状：头痛和脑神经麻痹，但多数没有症状。

（4）弥散性血管内凝血（DIC）和出血

1）在急性早幼粒细胞白血病（APL）和其他原始细胞中胞质颗粒增多的 AML 中很常见；其机制与颗粒释放的组织因子和纤维蛋白溶解有关；通常全反式维 A 酸（ATRA，仅用于 APL 的治疗）治疗后可改善，ATRA 在早期治疗中是必需的。

2）在伴 inv（16）的 AML 或单核细胞白血病中也可发生，或与败血症也可能相关。

（5）患者可能出现肿瘤溶解综合征或白细胞淤滞的医学紧急情况（在后续章节中详述）。

五、诊 断 评 估

（1）采集完整的病史和体格检查是急性白血病诊断的重要组成部分，包括详细的家族史和既往化疗或放疗史，或环境暴露史。

（2）进行全血细胞计数、血细胞分类及手工外周血细胞涂片检查，当循环中原始细胞足够丰富，可以快速确诊时，可考虑行外周血流式细胞术。

（3）凝血检查包括凝血酶原时间（PT）、部分凝血活酶时间（PTT）、D-二聚体和纤维蛋白原。

（4）完整的代谢检查组套包括钙、镁、磷和尿酸。假性高钾血症及假性低葡萄糖和氧分压（PO_2）可以随着高原始细胞计数的出现而发生。

（5）骨髓活组织检查和抽取（形态学分析）、细胞遗传学、流式细胞术和细胞化学染色（苏丹黑、髓过氧化物酶、酸性磷酸酶、特异性和非特异性酯酶）可用于诊断。

（6）原始细胞的基因突变分析（如二代测序）对危险分层至关重要，也是确定后续治疗方案的必要依据，包括靶向治疗和骨髓移植的治疗评估。

（7）移植候选者的人类白细胞抗原（HLA）检测是在患者出现血细胞减少之前进行的。当进行基于 DNA 的 HLA 分型时，对样本量的需求最小。

（8）甲型肝炎病毒、丙型肝炎病毒和人免疫缺陷病毒抗体的滴度检测。

（9）妊娠试验（β-hCG）检查，如果有必要。

（10）AML 和 ALL 患者在用蒽环类药物治疗之前行心电图（ECG）和心脏射血分数检查。

（11）腰椎穿刺（LP）：当存在神经系统受侵犯的症状和体征时，需要进行腰椎穿刺。在穿刺之前应纠正血小板减少和纤维蛋白原降低，腰椎穿刺可在外周血原始细胞数减少后进行，以避免理论上将原始细胞接种到未受侵犯的脑脊液中。注意，儿科患者的腰椎穿刺与鞘内（IT）化疗通常在诊断时进行。获取细胞计数，颅内压和蛋白质测定结果，并送细胞离心样本以进行细胞病理学检查。

（12）应建立中心静脉通路。若存在凝血异常，应予以纠正。可以用正常外周静脉通路开始诱导治疗，待凝血功能障碍减轻后再操作，以减少操作并发症的风险。

（13）当怀疑 APL 时，应进行补充荧光原位杂交（FISH）或其他方法检测 PML-RARα 或 t（15；17）；当 CML 处于急变期，进行 BCR-ABL1 或 t（9；22）检测；当怀疑 ALL 时，检查 BCR-ABL、Ph-like 标志，以及通常采用 FISH 检测混合谱系白血病（MLL，也称为 *KMT2*）基因重排。

六、初 始 治 疗

急性白血病的初始管理包括以下内容：

（1）使用静脉输液进行水化，2～3L/（m^2·d）。

（2）应预防肿瘤溶解综合征，并且监测相关实验室指标。

（3）血制品支持治疗：当血红蛋白水平＜80g/L 和血小板计数＜10×10^9/L 时，建议进行预防性输注血制品。在发热和出血的情况下，血小板开始输注的阈值可以更高。如果纤维蛋白原水平低于正常值，可使用冷沉淀；新鲜冰冻血浆可用于立即纠正明显升高的 PT 和 APTT 水平。在 DIC 的情况下，血小板开始输注的阈值对于 APL 患者可上调至 50×10^9/L。预防自发出血所需要的最低“安全”血小板水平并不清楚。其他的血小板优化策略包括避免使用非甾体抗炎药、阿司匹林和氯吡格雷类药物。应该避免使用抗凝药物或下肢加压装置来预防深静脉血栓形成。

（4）血液制品应经过照射，并使用白细胞过滤器（去白细胞或白细胞去除）。

（5）发热时需要进行血和尿培养，然后给予适当的抗生素治疗，特别是在中性粒细胞减少的情况下（详见第 37 章），以及进行影像学检查。

（6）血小板严重减少期间，给予患者治疗性抗凝时应非常小心。可能需要调整预防性血小板输注阈值或抗凝剂。

（7）抑制月经：大剂量口服避孕药（炔雌醇与炔二醇二乙酸酯联合）可用于化疗期间严重或不规则的阴道出血。醋酸亮丙瑞林每 28 天肌内注射 3.75mg 也可用于抑制月经。

（一）肿瘤溶解综合征

（1）肿瘤溶解综合征可能是自发的，也可能是由化疗引起的。

（2）危险因素包括尿酸升高、高白细胞计数、乳酸脱氢酶（LDH）升高和高肿瘤负荷。

（3）实验室检查显示血钾升高（在单核细胞白血病中可以血钾降低）及 LDH、磷和尿酸水平升高；与此同时血钙降低。

（4）患者应每天服用 300mg 别嘌醇，直到白细胞降至正常水平值以下。

（5）为了进行水化作用，可考虑用碱性液体（0.5%氯化钠溶液含 50mmol 碳酸氢钠，5%葡萄糖溶液含不超过 150mmol 碳酸氢钠）来增加尿酸的溶解度，减少肾小管内沉淀。由于碱化尿液也有可能促进钙磷酸盐复合物沉积，应慎重考虑，生理盐水是一种可行的替代品。

（6）如果患者有高尿酸血症及存在肌酐升高或者别嘌醇不可控制的高尿酸血症，应该用尿酸分解药物（拉布立酶）。由于拉布立酶起效快，在适当的尿酸监测下，不需要预防性使用拉布立酶。

（7）若病情难以控制或出现致命性高钾血症的紧急情况，或由于少尿造成容量超负荷（详见第 39 章），可能需要紧急血液透析。

（二）白细胞淤滞

（1）原始细胞数增多时发生。

（2）症状由白血病细胞堵塞毛细血管引起。

（3）常见症状：呼吸困难、头痛、意识模糊、胸痛和（或）缺氧。

（4）初始治疗包括积极水化、化疗快速降低循环原始细胞的百分比（如口服羟基脲）或白细胞去除术（如果随时可用）。

（5）尽量避免输血，因为这可能增加血液黏度。

（6）与化疗相比，白细胞去除术对白细胞淤滞的治疗效果并没有显示出优越性。然而，在器官功能紊乱或血流动力学不稳定伴白细胞计数升高超过（50～100）$\times 10^9$/L 的情况下，可以考虑使用。白细胞去除术可每天重复并联合化疗进行，直到原始细胞计数$<50\times 10^9$/L。APL 患者不可以使用白细胞去除术，因为它可能恶化与该白血病亚型相关的内源性凝血障碍。

七、分　类

（一）急性髓细胞性白血病

随着时间的推移，来自 WHO 的病理分类系统已经取代了法国-美国-英国（FAB）的分类系统。由于其预后相关性（表 23.2），WHO 分类系统强调重现性的核型和遗传学异常而非形态学，同时仍保留 FAB 系统的要素，以便对没有重现性遗传学异常的病例进一步分层。除非有 t（8；21）或 inv（16），否则骨髓原始细胞应占抽吸物内有核细胞的 20%。原始细胞具有髓系特征，存在 Auer 小体、髓过氧化物酶、苏丹黑或非特异性酯酶染色阳性及流式细胞术检查的免疫表型。与髓细胞系相关的细胞表面标志物包括 CD13、CD33、CD34、c-kit（CD117）和 HLA-DR。单核细胞标志物包括 CD64、CD11b 和 CD14。CD41（血小板糖蛋白）与巨核细胞白血病有关，而血型糖蛋白 A 存在于有核红细胞。HLA-DR 阴性原始细胞表型在 APL 中常见，并且可作为一种快速可行的检测表型，用来证实对这种亚型的疑似诊断，该亚型需要特定的诱导治疗。

（二）急性淋巴细胞白血病

ALL 的 WHO 分类系统将该病广泛地分为 B 细胞、T 细胞和 NK 细胞白血病，其亚群由重现性遗传学异常，特别是 BCR-ABL（Ph 染色体）的存在来定义。B 系 ALL 免疫表型均显示典型的淋巴细胞标志物 CD19、CD20、CD10、TDT 和免疫球蛋白。T 细胞标志物包括 TdT、CD2、CD3、CD4、CD5 和 CD7。

表 23.2　WHO 的急性髓细胞性白血病分类

AML 伴重现性遗传学异常
AML 伴 t（8；21）（q22；q22.1）；*RUNX1-RUNX1T1*
AML 伴 inv（16）（p13.1；q22）或 t（16；16）（p13.1；q22）；*CBFB-MYH11*
APL 伴 *PML-RARA*
AML 伴 t（9；11）（p21.3；q23.3）；*MLLT3-KMT2A*
AML 伴 t（6；9）（p23；q34.1）；*DEK-NUP214*
AML 伴 inv（3）（q21.3；q26.2）或 t（3；3）（q21.3；q26.2）；*GATA2，MECOM*
AML（巨核细胞性）伴 t（1；22）（p13.3；q13.3）；*RBM15-MKL1*
暂定实体亚型：AML 伴 BCR-ABL1
AML 伴 *NPM1* 突变
AML 伴 *CEBPA* 双等位基因突变
暂定实体亚型：AML 伴 RUNX1 突变
AML 伴骨髓发育不良相关改变
治疗相关性髓系肿瘤
AML，未特指（NOS）
AML 微分化型（FAB M_0）
AML 未分化型（FAB M_1）
AML 分化型（FAB M_2）
急性粒-单核细胞白血病（FAB M_4）
急性单核细胞白血病（FAB M_5）
纯红细胞白血病（FAB M_6）
急性巨核细胞白血病（FAB M_7）
急性嗜碱性粒细胞白血病
急性全髓增殖症伴骨髓纤维化
髓系肉瘤

八、预后分组

（一）急性髓细胞性白血病

老年（＞60 岁）和初诊时高原始细胞计数（＞20 000/μl）的患者预后差。治疗相关性 AML 及既往有骨髓增生异常综合征（MDS）病史的患者获得完全缓解（CR）的机会更少，长期生存率更低。根据细胞遗传学和分子生物学标志，表 23.3 阐述了预后分组。

表 23.3　初诊时成人急性髓细胞性白血病的危险分组

危险分类	遗传学异常
预后好	t（8；21）（q22；q22.1）；*RUNX1-RUNX1T1*
	inv（16）（p13.1；q22）或 t（16；16）（p13.1；q22）；*CBFB-MYH11*
	NPM1 突变不伴有 *FLT3*-ITD 或伴 *FLT3*-ITD [低a]
	CEBPA 双等位基因突变
预后中等	*NPM1* 突变伴 *FLT3*-ITD [高a]
	野生型 *NPM1* 不伴 *FLT3*-ITD 或伴 *FLT3*-ITD [低a]（无不良风险的遗传学损害）
	t（9；11）（p21.3；q23.3）；*MLLT3-KMT2A*[b]
	未分类为有利或不利的细胞遗传学异常
预后差	t（6；9）（p23；q34.1）；*DEK-NUP214*
	t（v；11q23.3）；*KMT2A* 重排
	t（9；22）（q34.1；q11.2）；*BCR-ABL1*
	inv（3）（q21.3；q26.2）或 t（3；3）（q21.3；q26.2）；*GATA2*，*MECOM*（*EVI1*）
	−5 或 del（5q）；−7；−17/abn（17p）
	复杂核型 [c]；染色体单体 [d]
	野生型 *NPM1* 伴 *FLT3-ITD* [高a]
	RUNX1 突变[¶]
	ASXL1 突变[¶]
	TP53 突变

¶ 如果它们与有利风险的 AML 亚型同时发生，则不应将这些标志物用作不良预后标志物。

a 低，低等位基因比率（＜0.5）；高，高等位基因比率（≥0.5）。

b t（9；11）（p21.3；q23.3）优先于罕见的、同时发生的不良风险基因突变。

c 在没有 WHO 指定的复发易位或倒位之一的情况下，出现 3 个或更多不相关的染色体异常，即 t（8；21），inv（16）或 t（16；16），t（9；11），t（v；11）（v；q23.3），t（6；9），inv（3）或 t（3；3）；AML 伴 *BCR-ABL1*。

d 定义为 1 个单体（不包括 X 或 Y 的丢失）与至少 1 个额外单体或结构染色体异常[不包括 t（8；21），inv（16）或 t（16；16）]。

（二）急性淋巴细胞白血病

急性淋巴细胞白血病（ALL）同 AML，老年或白细胞计数升高的 ALL 患者的预后较差。给予密集化疗和中枢神经系统治疗，Burkitt 细胞（成熟 B 细胞）白血病或淋巴瘤的预后改善；这通常涉及染色体 8q24 易位。根据细胞遗传学分析，表 23.4 列出了预后分组。

存在 t（9；22）（Ph 染色体，*BCR-ABL1* 融合基因）是成年人中最常见的细胞遗传学异常，20%～30%的 ALL 患者和高达 50%的 B 细胞系患者存在该易位。若仅化疗，患者的长期生存很差。在治疗方案中引入酪氨酸激酶抑制剂可以显著改善预后。如果在候选者首次完全缓解时有合适的供者，建议该候选者接受同种异基因移植。Ph 样（也称 BCR/ABL1 样）ALL 虽然缺乏标志性 BCR-ABL1 癌蛋白，但其基因表达谱和不良预后与 Ph+ALL 非常相似。这种 ALL 的亚型常有 *IKZF1* 和 *CRLF2* 突变，包括 10%～15%的儿童患者，以及 20%～30%的有 B 细胞 ALL 的青少年和成人患者。

表 23.4　成人急性淋巴细胞白血病细胞遗传学的预后分组

预后好
8q24 易位
t（12；21）
t（10；14）
t（7；10）
超二倍体
预后差
t（9；22）（Ph 染色体）
t（4；11）
亚二倍体
t（1；19）
9p 异常[del（9p），add（9p），der（9）t（V；9）（V；p），i（9q）]
染色体 21 的染色体内扩增（iAMP21）
复杂核型（5 种或 5 种以上染色体异常）
BCR-ABL1 样（Ph 样）ALL
t（17；19）
IKZF1 改变
t（v；14q32）/IgH

九、治　　疗

（一）急性髓细胞性白血病（排除急性早幼粒细胞性白血病）

“诱导”化疗的目标是获得缓解，这与提高生存率有关。完全缓解（CR）定义为恶性克隆的清除（骨髓原始细胞＜5%）和造血功能恢复（绝对中性粒细胞计数＞1×10^9/L 和血小板计数＞100×10^9/L）。患者的白血病细胞负荷通常约为 10×10^{12}，通过诱导可降至约 10×10^9。这种残留病变在形态上可能无法检测，但如果不进行更多的治疗，肯定会在几个月内复发。给予额外的密集“缓解后”或“巩固”周期化疗，以进一步减少残留负荷，希望宿主免疫机制能够抑制残留的白血病细胞群，从而导致持续、无须维持的缓解。成人诱导化疗的一般方法如表 23.5 所示。如果可以，所有患者都应该考虑进行临床试验。

表 23.5　急性髓细胞性白血病的标准诱导化疗

"7+3"，7 天注射阿糖胞苷+3 天蒽环类药物
阿糖胞苷 100～200mg/（m^2·d），持续静脉滴注，7 天，联合
伊达比星 12mg/（m^2·d），静脉推注，每天 1 次，持续 3 天
或
柔红霉素 60～90mg/（m^2·d），静脉推注，持续 3 天

一般而言：

（1）在已公布的诱导方案中，添加大剂量阿糖胞苷（HiDAC）或依托泊苷已被评估，但尚未最终证明优于 7 天阿糖胞苷+3 天蒽环类这一支柱方案。

（2）FLT3 抑制剂米哚妥林（Midostaurin）可被添加到化疗中，并且与原始细胞表达该标志物的患者的生存率提高相关。

（3）约在诱导化疗的第 14 天重复骨髓穿刺。如果明显存在残留原始细胞（一般定义为原始细胞＞5%），则应重复诱导化疗（"7+3" 方案，对于年龄较大或体弱的患者可选用表 23.6 中的"5+2" 方案）。如果存在明显的疾病（疾病负荷减小＜50%），应考虑重复进行诱导化疗，或者应该考虑将方案改变为适合年龄的 HiDAC 方案。

（4）老年患者（＞60 岁）可能受益于强化诱导和巩固治疗。由于存在中枢神经系统毒性，病情缓解后阿糖胞苷需要减少剂量。

（5）老年患者或拒绝强化诱导化疗（即"7+3"）的患者可用低剂量阿糖胞苷或低甲基化药物（阿扎胞苷或地西他滨）进行治疗。虽然这些药物的完全缓解率较低（10%～20%），但治疗相关死亡率较低，可在门诊使用。

（6）老年患者或拒绝强化治疗的患者也可能是阿扎胞苷联合维奈托克（Venetoclax）的候选患者，其总有效率（约为 67%）高于阿扎胞苷单药治疗，目前已获得美国 FDA 的批准。患者获得了较高的总生存率、较高的缓解率、更快速和更持久的缓解及类似的生活质量。地西他滨联合维奈托克也有类似的发现。需要注意的是，由于存在肿瘤溶解综合征的风险，该方案最初通常需要在医院内使用。

支持治疗

（1）感染是发病率和死亡率增加的主要原因。预防性抗菌药物（喹诺酮类）、抗真菌药物（伊曲康唑、氟康唑、泊沙康唑或艾沙康唑）和抗病毒药物（阿昔洛韦）常在长时间中性粒细胞减少期间使用。广谱抗菌药物被用于中性粒细胞减少性发热（详见第 36 章）。

（2）粒细胞集落刺激因子（G-CSF）等生长因子可用于中性粒细胞减少和严重感染的情况下。其很少用于促进血象恢复。患者应在骨髓活检前至少 7 天停用生长因子，因为其会干扰对骨髓形态学的解释；该活检结果有助于记录病情缓解情况。

（3）在 HiDAC 输注期间，需要类固醇滴眼液，以降低剥脱性角膜炎的风险。

（二）急性髓细胞性白血病缓解后治疗（排除急性早幼粒细胞白血病）

获得完全缓解（CR）患者的巩固治疗方案选择如表 23.6 所示。有良好风险的患者[t（8；21）、inv（16）、*NMP1* 突变型/*FLT3* 野生型]尤其能从 HiDAC 方案中获益。这些良好风险的患者在 CR1 时不接受移植。巩固治疗通常包括 4 个周期（不清楚最小有效剂量和周期数）。老年患者似乎不能从 1～2 个或以上的以小剂量阿糖胞苷为基础的巩固治疗周期中获益。先前有骨髓增生异常综合征的患者或有高风险细胞遗传学的患者，若可能，应该考虑 CR1 期间进行异基因移植。具有中等风险细胞遗传学的患者应该考虑进行异基因移植，特别是患者有匹配的同胞供体，尽管目前尚不清楚异基因移植是否比标准化疗巩固治疗对该亚群有优势。基因突变可协助正确识别有中等风险细胞遗传学的患者，这些患者在 CR1 时有可能会从异基因移植中获益（参见异基因移植部分）。

表 23.6　急性髓细胞性白血病的巩固治疗

年龄＜60 岁
阿糖胞苷 3g/m^2，静脉滴注 3h 以上，第 1、3、5 天每 12 小时 1 次（共 6 次剂量）
肌酐 1.5～1.9mg/dl：阿糖胞苷降至每次剂量 1.5g/m^2
年龄≥60 岁
“5+2”方案：阿糖胞苷 100mg/（m^2·d），持续滴注 7 天 + 蒽环类药物（伊达比星 12mg/m^2 或柔红霉素 45～90mg/m^2），静脉注射，每天 1 次，共 2 天
或
中等剂量阿糖胞苷 1～1.5g/m^2，第 1、3、5 天每 12 小时 1 次或 1～1.5g/m^2，每天 1 次，连续 4～5 天

（三）急性早幼粒细胞白血病，t（15；17）

t（15；17）将维 A 酸受体-α 和早幼粒细胞白血病基因融合在一起，转导成一种新的蛋白（PML/RARα）。该蛋白在阻止早幼粒细胞分化方面起着重要的作用，导致其在骨髓腔内异常聚集。由于急性早幼粒细胞白血病（APL）亚组发生这种特有的易位，治疗可采用含全反式维 A 酸（ATRA）和（或）三氧化二砷（ATO）等促分化药物。表 23.7 显示了 APL 的治疗概述。

（1）一旦怀疑 APL 就应该立即开始 ATRA 治疗；可以等到遗传学确认后再制订个体化治疗方案。

（2）ATRA+ATO 适用于低至中危患者（临床表现为白细胞计数≤10×10^9/L），对于不能耐受蒽环类药物的高危患者来说，也是一种替代选择。

表 23.7　急性早幼粒细胞白血病的治疗

项目	中低危组	高危组
诱导缓解	ATRA+ATO	ATRA+蒽环类（伊达比星或柔红霉素）±阿糖胞苷，或 ATRA+伊达比星+ATO
巩固治疗	ATRA+ATO（28 周）	ATRA+蒽环类药物×3 个周期±阿糖胞苷，或 ATO×2 个周期，后续蒽环类药物×2 个周期
维持治疗（2 年）	无	ATRA 45mg/m^2，每天 1 次×15 天，每 3 个月 1 个周期+巯嘌呤 50mg/（m^2·d）+甲氨蝶呤 15mg/m^2，每周 1 次

注：ATRA，全反式维 A 酸；ATO，三氧化二砷。

（3）ATRA 联合化疗（蒽环类药物+阿糖胞苷）用于高危患者（白细胞计数＞10×10^9/L）。

（4）获得缓解的时间可能会超过 30 天，在第 14 天不要行骨髓活组织检查。

（5）应使用聚合酶链反应（PCR）动态检测 PML-RARα：巩固治疗后（但不是诱导后），若 PCR 检测仍阳性，可考虑再次诱导治疗或行异基因造血干细胞移植；在维持阶段，应该随访 PML-RARα 水平。转录恢复至阳性预示着复发。

（6）ATRA（或 ATO）综合征（分化综合征）包括毛细血管渗漏和细胞因子释放导致的发热、白细胞增多、呼吸障碍（呼吸困难和肺浸润）、体重增加、积液（胸腔积液、心包积液）、肾衰竭及低血压。在诱导期间，这种综合征发生于超过 25%的患者，高峰发生率出现在治疗的 1～3 周，与中性粒细胞数量的快速增加有关。给予地塞米松 10mg 静脉注射，2 次/天，治疗 3 天，然后在 2 周后逐步减量。在严重的病例中应考虑中断使用 ATRA。由于 ATRA 并发症仅限于诱导期的中性粒细胞增多，ATRA 在巩固或维持期治疗时仍可安全使用。

（7）在使用 ATO 时，可见到相似的分化综合征，不涉及 ATRA。

（8）APL 的预后相当好，90%以上的患者可获得完全缓解，70%以上的患者获得长期生存。

（9）在确诊时，通常将患者归类为高危组（白细胞计数≥10×10^9/L）、中危组（白细胞计数＜10×10^9/L 和血小板计数≤40×10^9/L）或低危组（白细胞计数＜10×10^9/L 和血小板计数＞40×10^9/L）。

（四）复发性疾病

（1）ATO 0.15mg/（kg·d），直到第 2 次完全缓解。

（2）至缓解的中位时间为 57 天。

（3）基线电解质（钙、钾、镁）、肌酐和心电图（QT 间期延长）。

（4）监测：至少每周检测电解质和心电图。如果 QTc 间期＞500ms，保持血钾＞4.0mmol/L 和血镁＞2.0mg/dl，并且重新评估。

（5）患者常出现类似于 ATRA 的 APL 分化综合征。

（6）85%的患者获得完全缓解。

（7）三氧化二砷（ATO）作为巩固治疗给药，按照 0.15mg/（kg · d）的剂量，每周 5 天（周一至周五），共 25 次。

（8）如果合适，获得完全缓解（PCR 阴性）的患者应接受联合自体移植的巩固治疗。有持续性阳性 PCR 结果的患者应该考虑同种异体移植。

（五）复发/难治急性髓细胞性白血病

首次完全缓解后 AML 复发很常见（占所有病例的 60%～80%）。诱导治疗 6 个月内出现复发，或者诱导治疗后从未获得缓解的患者（难治性疾病）会使许多再诱导尝试复杂化。该亚组患者单用化疗的长期预后非常差，所有能够耐受治疗的患者都应该评估异基因移植。一些治疗方法描述如下：

（1）用“7+3”或 HiDAC 进行再诱导治疗。

（2）诱导治疗后超过 6～12 个月复发的患者，再次诱导治疗可能是一种选择。

（3）随后的缓解持续时间通常更短（小于先前缓解持续时间的 50%）。

（4）依托泊苷、米托蒽醌±阿糖胞苷（EM 或 EMC）。

（5）FLAG：氟达拉滨、阿糖胞苷和 G-CSF（可与伊达比星或米托蒽醌联合）。

（6）氯法拉滨±阿糖胞苷或环磷酰胺。

（7）在这种治疗背景下，FLT3 抑制剂吉瑞替尼（Gilteritinib）已获得批准，而其他药物，如索拉非尼、米哚妥林（Midostaurin）和奎扎替尼（Quizartinib）目前正在研究中。

（8）IDH-1 和 IDH-2 抑制剂艾伏尼布（Ivosidenib）（在先期治疗背景下也被批准用于不适合强化治疗的新诊断的 AML 患者）与依那尼布（Enasidenib）获得了批准。

（9）在孤立性中枢神经系统复发的情况下，应考虑全身复发几乎总是很快就会发生，并且还需要进行全身治疗。

（六）急性淋巴细胞白血病

总体方案：诱导缓解、巩固强化、维持治疗及中枢神经系统治疗。

成年 ALL 的治疗有多个策略。表 23.8 阐明了在许多北美中心应用的 hyper-CVAD（环磷酰胺、长春新碱、多柔比星、地塞米松）方案。癌症和白血病协作 B 组（CALGB，现又被称为肿瘤临床试验联盟）19802 研究修订的 Larson 方案已在表 23.9 中列出，此方案也被广泛应用。基于 Hoelzer 和 Linker 方案的其他选择也是可行的。青少年和青年（年龄≤40 岁）ALL 患者应给予类似儿童的治疗方案如 CALGB 10403。

表 23.8　hyper-CVAD 和 MTX/HiDAC 方案

第 1、3、5 和 7 个周期
环磷酰胺 300mg/m^2，静脉滴注，维持 3h，每 12 小时 1 次，d1～3（共 6 次剂量）
美司钠 600mg/（m^2·d），持续静脉滴注，d1～3
长春新碱 2mg，静脉注射，d4、11
多柔比星 50mg/m^2，静脉滴注，d4
地塞米松 40mg，口服，每天 1 次，d1～4、11～14
G-CSF 10μg/（kg·d），皮下注射，化疗后开始
第 2、4、6 和 8 个周期
甲氨蝶呤 200mg/m^2，静脉滴注，维持 2h 以上，d1；随后
甲氨蝶呤 800mg/m^2，静脉滴注，维持 22h 以上，d1
甲氨蝶呤完成后 12h 开始亚叶酸钙 50mg，随后亚叶酸钙 15mg，每 6 小时 1 次，共 8 次，根据甲氨蝶呤水平调整剂量
阿糖胞苷 3g/m^2，静脉滴注，维持 2h 以上，每 12 小时 1 次，d2、3（共 4 次剂量）
甲泼尼龙 50mg，静脉滴注，每天 2 次，d1～3
G-CSF 10μg/（kg·d），皮下注射，化疗后开始
中枢神经系统预防 [a]
甲氨蝶呤 12mg，鞘内注射（IT），d2
阿糖胞苷 100mg，IT，d8
维持治疗 [b]（POMP）×2 年
巯嘌呤 50mg，口服，每天 3 次
甲氨蝶呤 20mg/m^2，口服，每周 1 次
长春新碱 2mg，静脉注射，每月 1 次
泼尼松 200mg/d，连续 5 天，每月重复
剂量调整
若胆红素为 2～3mg/dl，则长春新碱降至 1mg
若胆红素为 2～3mg/dl，则多柔比星减至 50%；若胆红素为 3～5mg/dl，则多柔比星减至 25%，如果胆红素＞5mg/dl，则不用
若肌酐清除率为 10～50ml/min，则甲氨蝶呤减至 50%；若排泄延迟、肾毒性或既往病程的黏膜炎≥3 级，则甲氨蝶呤减至 50%～75%
若患者≥60 岁、肌酐≥1.5mg/dl 或甲氨蝶呤剂量＞20μmol/L，大剂量阿糖胞苷减至 1g/m^2，在完成甲氨蝶呤滴注之后使用

注：G-CSF，粒细胞集落刺激因子。

a 给药间隔基于危险分层（见正文）。

b Burkitt 细胞白血病/淋巴瘤不给予维持治疗。

表 23.9　改良的 Larson 方案

模块 A1 和 A2
环磷酰胺 1000mg/m^2，静脉滴注（IV），d1[a]
柔红霉素 60mg/m^2，IV，d1～3[a]

续表

模块 A1 和 A2
长春新碱 1.5mg/m^2（最大 2mg），IV，d 1、8、15、22
泼尼松 60mg/（m^2·d），口服，d1～21[a]
门冬酰胺酶（大肠埃希菌）6000IU/m^2，皮下注射/肌内注射，d5、8、11、15、18、22
G-CSF 5μg/（kg·d），皮下注射，从 d4 开始
模块 B1 和 B2
甲氨蝶呤 15mg，鞘内注射（IT），d1
环磷酰胺 1000mg/m^2，IV，d1
阿糖胞苷 2000mg/（m^2·d），IV，d1～3
G-CSF 5μg/（kg·d），皮下注射，从 d4 开始
模块 C1 和 C2
甲氨蝶呤 15mg，IT，d1、8、15
长春新碱 1.5mg/m^2（最大 2mg），IV，d1、8、15
甲氨蝶呤 1000mg/m^2，IV，维持 4h 以上，d1、8、15
甲氨蝶呤 25mg/m^2，口服，每 6 小时 1 次×4 次，在甲氨蝶呤静脉滴注结束后 6h 开始，d1、8、15
亚叶酸 25mg/m^2，IV，d2、9、16；在甲氨蝶呤静脉滴注结束后 30h 开始，随后口服亚叶酸 5mg/m^2，每 6 小时 1 次，直到甲氨蝶呤药物浓度＜0.05μmol/L
延长维持治疗（直到诊断后 24 个月以后）
长春新碱 2mg，IV，d1，每 4 周 1 次
泼尼松 60mg/（m^2·d），口服，d1～5，每 4 周 1 次
巯嘌呤 60mg/（m^2·d），口服，d1～28
甲氨蝶呤 20mg/m^2，口服，d1、8、15、22

a 年龄≥60 岁，剂量减少：无环磷酰胺时，柔红霉素 60mg/m^2，d1～3，以及泼尼松 60mg/m^2，d1～7。

Ph^+ ALL 或 Ph 样 ALL 患者应在应用化疗方案的同时使用靶向 Ph 染色体的酪氨酸激酶抑制剂进行治疗。利妥昔单抗是一种靶向 CD20 的单克隆抗体，也可用于治疗表达 CD20 阳性免疫表型的 ALL 患者。

（七）支持治疗

先前描述的方案包含生长因子，用于改善中性粒细胞减少症，以进行更多的计划性化疗。在治疗过程中，所有患者都需要输注血液制品。接受 hyper-CVAD 治疗的患者接受预防性抗微生物药物治疗（即每天服用 500mg 左氧氟沙星，每天服用 400mg 氟康唑，复方新诺明或喷他脒，以及丙酸环鸟苷每天服用 500mg）。

（八）中枢神经系统病变

（1）中枢神经系统是一个“庇护所”。

（2）中枢神经系统病变的诊断依据是在诊断时存在神经功能缺陷，或脑脊液中原始细胞≥5/μl。

（3）针对中枢神经系统病变的治疗为鞘内注射（IT），甲氨蝶呤（MTX）或阿糖胞苷常常交叉使用。每周 2 次给药直至病情好转，接着每周 1 次连续给药 4 周，然后恢复预防性用药方案。因存在潜在的晚期认知毒性，也可以考虑放疗（每次 2400～3000cGy）。

（4）IT 化疗药物预防性治疗可将中枢神经系统复发，降低应用预防性脑照射。预防性化疗方案依赖于复发风险和白血病类型。

（5）在 hyper-CVAD 方案中，高危患者（如 LDH 水平大于正常上限的 2.3 倍或增殖指数升高）应该接受 8 次预防性 IT 治疗，低危患者（没有高危因素）接受 6 次预防性 IT 治疗。有成熟 B 细胞疾病的患者或有中枢神经系统受累病史的患者需要接受 16 次 IT 治疗。通常不进行预防性全脑放疗。

（九）复发性急性淋巴细胞白血病

骨髓是最常见的复发部位，不过复发也可能发生在睾丸、眼部和中枢神经系统。晚期复发的患者（诱导后 6 个月至 1 年以上）用原方案再次诱导治疗可能有效，但大多数患者都参加了临床试验。一旦获得缓解，早期复发或难治性疾病需要改变治疗计划并评估异基因移植。对于复发性 B-ALL 患者，越来越多地使用博纳吐单抗（Blinatumomab）和奥加伊妥珠单抗（Inotuzumab ozogamicin），随后使用其他化疗药物，包括临床试验评估。而对于复发性 T-ALL，则考虑奈拉滨，随后使用化疗（包括试验）。有几种化疗方案可供选择，包括以下几种：

（1）博纳吐单抗。

（2）奥加伊妥珠单抗。

（3）嵌合抗原受体（CAR）T 细胞。

（4）HiDAC±伊达比星、米托蒽醌或氟达拉滨。

（5）甲氨蝶呤、长春新碱、门冬酰胺酶（非 PEG）、类固醇（MOAD）。

（6）伊马替尼、达沙替尼或尼罗替尼（如果 Ph 染色体阳性）。

（7）如果初始治疗未给予，则可使用 hyper-CVAD。

（8）长春瑞滨联合米托蒽醌、氟达拉滨、类固醇或利妥昔单抗。

（9）奈拉滨（用于 T-ALL）。

（10）克罗拉滨±阿糖胞苷或环磷酰胺。

（11）长春新碱脂质体。

（12）维奈托克（venetoclax）联合化疗。

（十）急性淋巴细胞白血病靶向治疗的应用

1. 博纳吐单抗

（1）双特异性 T 细胞衔接器（BiTE）单克隆抗体，针对 B 细胞 ALL 细胞上的 CD19 和 T 细胞上的 CD3，使 T 细胞能够识别表达 CD19 的恶性 B 细胞。T 细胞与恶性细胞结合后被激活并对 ALL 细胞产生细胞毒性作用。

（2）在一项随机研究中，与化疗为基础的方案（FLAG±蒽环类药物，大剂量阿糖胞苷为基础的，大剂量甲氨蝶呤为基础的或氯法拉滨单药治疗为基础的）相比，博纳吐单抗显示具有血液学完全恢复的完全缓解率改善（34% *vs*. 16%），血液学未完全恢复的完全缓解率也有所提高（44% *vs*. 25%），从而提高了总生存率。

（3）连续静脉滴注超过 4 周，然后进行为期 2 周的无治疗间隔；维持治疗可以持续 4 周，每 12 周连续静脉滴注一次。

（4）独特而严重的副作用包括细胞因子释放综合征和神经毒性。患者在连续输注的前 9 天住院，以监测细胞因子释放综合征和神经毒性。

2. 利妥昔单抗

（1）抗 CD20 鼠-人嵌合单克隆抗体。

（2）对于 CD20 阳性 B-ALL，除前面提到的一线治疗方案外，还可给予利妥昔单抗。

3. 伊马替尼、达沙替尼、尼洛替尼、博舒替尼和普纳替尼

（1）酪氨酸激酶抑制剂靶向 Ph 染色体[t（9；22）]。

（2）若 Ph 阳性，除既往提到的一线治疗方案外，应考虑达沙替尼或伊马替尼。

（3）在非移植和同种异体移植后的维持治疗中，其作用可被视为维持治疗。

（4）对于不能耐受积极化疗的患者，可与类固醇联合用于治疗或用于姑息治疗。

（5）在复发背景下，应基于 *BCR/ABL* 突变检测结果选择酪氨酸激酶抑制剂。第二代和第三代 TKI 常常可以改善临床反应与疗效。然而，在选择 TKI 时，应考虑临床具体情况，并在开始治疗前讨论不良事件。

4. CAR T 细胞

（1）该技术涉及收集患者的 T 细胞，对其使用病毒载体利用基因工程免疫受体“重新编程”，并扩增它们，然后将它们重新注入患者体内。

（2）靶向 CD19 的 CAR T 细胞的研究正在进行中，并且只有在一些有细胞治疗基础设施的中心可用。

（3）一项多中心Ⅱ期研究评估了靶向 CD19 的 CAR-T 细胞在 75 例复发或难治性 B-ALL 儿童和年轻患者中的应用。ORR 为 81%，所有疾病缓解患者的 MRD 均为阴性。24 个月无复发生存率和总生存率分别为 62%和 66%。

（4）美国 FDA 已批准 Tisagenlecleucel 用于治疗 26 岁以下复发/难治性 B-ALL 患者。

（5）与博纳吐单抗一样，细胞因子释放综合征和神经毒性会在治疗早期发生。可以用抗 IL-6 受体抗体托珠单抗治疗严重的细胞因子释放综合征。

（6）复发是肿瘤细胞逃避 CAR-T 细胞的结果（CD19 表达缺失）。

（7）需要进行更大规模的长期随访试验来验证这种治疗的有效性。

（8）第二代 CAR-T 细胞产品正处于开发的晚期阶段。

5. 奥加伊妥珠单抗

（1）人源化抗 CD22 单克隆抗体，与细胞毒性抗生素类药物卡利奇霉素偶联。偶联物与 CD22 结合，CD22 偶联复合物被迅速内化并释放出卡利奇霉素。卡利奇霉素与 DNA 的小凹槽结合，从而诱导双链断裂和细胞凋亡。

（2）与 FLAG、大剂量阿糖胞苷联合米托蒽醌或大剂量阿糖胞苷相比，奥加伊妥珠单抗已显示出完全缓解率或血液学不完全恢复的完全缓解率的改善，分别为 29.4%和 80.7%，从而改善无进展生存率和总生存率。

（3）在每 3～4 周为 1 个周期的第 1、8 和 15 天给药，最多 6 个周期。

（4）严重的副作用包括静脉闭塞性疾病和天冬氨酸转氨酶升高、高胆红素血症和丙氨酸转氨酶升高。

十、移　　植

（一）自体造血干细胞移植

（1）CR1 的急性白血病患者自体移植似乎没有益处。

（2）如果没有可行的异基因供体，CR2 患者可考虑自体移植。

（3）老年患者（年龄＞60 岁）可考虑自体移植。

（二）异基因造血干细胞移植

（1）异基因移植有“移植物抗白血病”效应的额外益处。

（2）在非亲缘供体搜索的背景下，诊断时应该考虑确认供体所需的较长时间。在治疗计划中，应尽早将患者推荐给移植中心。

（3）对于复发和难治性患者，均可以考虑异基因移植，因为这是可能获得长期生存的选择。

（4）对于因合并症或高龄而无法进行消融治疗的患者，减低强度预处理移植是合理的。

（5）除可能的 CAR-T 治疗外，在复发时，同种异体骨髓移植是唯一的治愈性选择。

（三）急性髓细胞性白血病

（1）高风险的细胞遗传学或从骨髓增生异常综合征转变而来的患者在第 1 次完全缓解或病程早期可行异基因移植。

（2）低风险的 AML[t（8；21），inv（16），NPM1 突变]或 APL[t（15；17）]患者不应在 CR1 时进行移植。

（3）具有中等风险的细胞遗传学患者可以进行同种异体移植，特别是如果他们有同胞供体，尽管在这一组患者中与标准缓解后化疗相比较的优越性尚未在前瞻性研究中得到证实。

（4）基因突变可能有助于将伴有正常细胞遗传学特征的中危患者分为较差或较好的临床结局，有助于在 CR1 时决策是否进行移植。*NPM1* 和 *CEBPA* 突变（无 *FLT3-ITD* 突变）可能有一个较好的预后，而且在 CR1 时不能从移植中获益。*FLT3-ITD* 突变是预后的一个负性预测因子。

（5）在 CR1 时移植，总生存率为 50%～60%。在 CR2 时移植，总生存率降至 25%～40%；在难治性患者中，总生存率＜10%。

（6）一项随机临床试验 BMT-CTN 0901 比较了 AML 异基因造血干细胞移植的低强度预处理方案与清髓性预处理方案。这项研究因为低强度方案的高复发率（48.3% vs. 13.5%）而提前终止。清髓方案的总生存率较高，但不显著。低强度预处理方案导致较低的并发症发生率，但由于其较高的复发率，故清髓性预处理在无复发生存率方面具有统计学上的显著优势。

（四）急性淋巴细胞白血病

异基因 *HCT* 被考虑用于存在高危特征（包括细胞遗传学、Ph 阳性、Ph 样疾病或持续性 MRD）的青少年和年轻人，以及成年患者。对于新诊断和复发的患者，应考虑 HLA 组织分型和骨髓移植转诊，以确保及时进行供体确认、诊断检查，并在必要时进行同种异体移植。

十一、预后与生存

成年急性白血病患者仍然处于疾病相关和治疗相关并发症的高风险。在 AML 中，疾病的预后特征与生存相关。低风险的 AML 患者有 80%～90%的完全缓解率，用 HiDAC 治疗的年轻患者的长期无病生存率为 60%～70%。高风险患者仅有 50%～60%可获得完全缓解，在进入完全缓解的患者中，可观察到较高的复发风险。此外，已证实基因突变与 AML 的预后相关，特别是中危组，在该组没有可用于指导治疗的细胞遗传学基础。在这些患者中，*FLT3-ITD* 和 *TP53* 突变提示预后不良。在 *FLT3-ITD* 突变阴性患者中，出现 *NPM1* 和 *CEBPA* 突变是一种预后好的亚组。

接受密集疗程化疗的成年 ALL 患者的完全缓解和长期预后都有所改善。采用 hyper-CVAD 方案和改良 Larson 方案，85%～90%的患者可以获得完全缓解，完全缓解中位持续时间为 30 个月，5 年生存率约为 40%。

（朱　晗　缪扣荣　刘连科 译）

参 考 文 献

第 24 章　慢性淋巴细胞白血病

Christina Poh，Chaitra Ujjani

一、概　　述

慢性淋巴细胞白血病（CLL）是一种以单克隆成熟 B 细胞累积为特征的惰性淋巴增生性肿瘤。CLL 是西方世界最常见的白血病，占新发癌症病例的 1.2%，占所有癌症死亡病例的 0.7%。在过去 20 年中，由于诊断技术的重大进步、对预后和预测性标志物的识别及新疗法的发展，CLL 患者的中位生存时间有所改善。本章将讨论 CLL 的诊断和管理。

二、临床表现和诊断

CLL 通常被认为是老年人的疾病，诊断时的中位年龄为 70 岁，男性发病率是女性的 2 倍。尽管大多数患者表现为无症状的淋巴细胞增多，但通常与疾病相关的症状包括反复感染、乏力和全身症状，如发热、夜间盗汗和非自主性的体重减轻。其他临床特征包括非触痛的淋巴结肿大、肝脾大，以及自身免疫性并发症，如溶血性贫血、纯红细胞再生障碍性贫血或免疫介导的血小板减少。

根据美国国家癌症研究所赞助工作组（NCI-WG）发布的指南，慢性淋巴细胞白血病的诊断标准包括以下内容：

（1）外周血淋巴细胞绝对值增多（$\geqslant 5\times 10^9/L$），持续至少 3 个月。

（2）外周血涂片显示出成熟的 B 细胞表型，通常有破碎细胞。

（3）流式细胞检测显示 CD5、CD19 和 CD23 单克隆表达，以及 CD20、CD79b 和膜免疫球蛋白低水平表达。

（4）分子细胞遗传学虽然不是诊断所必需的，但可以识别出预后有关的染色体异常，并有助于 CLL 与其他淋巴疾病的鉴别。

流式细胞术可以用外周血进行检测，因此不需要进行骨髓活检来诊断。然而，骨髓活检有助于确定全血细胞减少的原因，因此，贫血或血小板减少的患者应考虑骨髓活检。此外，通常在治疗前后进行骨髓活检来评估疗效。在无淋巴结肿大、肝脾大和疾病相关的全血细胞减少的情况下，单克隆 B 淋巴细胞增多症的特征为 B 淋巴细胞计数$<5\times 10^9/L$。小淋巴细胞淋巴瘤（SLL）则定义为 B 淋巴细胞计数＜

5×10^9/L，无骨髓浸润导致细胞减少，伴有淋巴结、脾脏或其他髓外受累。

三、分期和诊断

最常用的分期方法包括 Rai 和 Binet 分期系统（表 24.1）。此外，通过荧光原位杂交和常规核型分析检测到的多种分子和基因异常有助于预后判断。13q 缺失和免疫球蛋白重链可变区（*IGHV*）突变与预后良好相关。相反，del（11q）、del（17p）、肿瘤蛋白 53（*TP53*）突变和复杂核型（≥3 个染色体异常）与较差的预后相关。表达 CD38 和 zeta 相关蛋白 70（ZAP-70）免疫表型、血清 β_2-微球蛋白水平≥4mg/L、*NOTCH1* 和 *SFB3B1* 突变被确认为不良预后的标志。CLL 的国际预后指数采用 5 个临床、生化和遗传参数来进行疾病风险分层。

在诊断或分期时，不需要 CT 检查，但可能有助于评估体格检查未触及的体内的肿大淋巴结。PET 不能提供 CT 扫描以外的有益信息，无适应证，除非用于评估 Richter 转化。

表 24.1 慢性淋巴细胞白血病的 Rai 和 Binet 分期

Rai 分期	标准
0	仅淋巴细胞增多（外周血中≥5×10^9/L）
Ⅰ	淋巴细胞增多伴淋巴结肿大
Ⅱ	淋巴细胞增多伴肝脾大
Ⅲ	淋巴细胞增多伴贫血（Hb＜110g/L）
Ⅳ	淋巴细胞增多伴血小板减少（Plt＜100×10^9/L）
Binet 分期	**标准**
A	Hb＞100g/L，Plt＞100×10^9/L，＜2 个淋巴结区域受累及
B	Hb＞100g/L，Plt＞100×10^9/L，≥3 个淋巴结区域受累及
C	Hb＞100g/L，或 Plt＜100×10^9/L

注：Hb，血红蛋白；Plt，血小板计数。

四、并 发 症

CLL 患者可因体液免疫反应不足、补体激活受损、低丙种球蛋白血症和免疫抑制治疗而发生感染性并发症。

其他并发症包括疾病转化为大 B 细胞淋巴瘤（Richter 转化）、幼淋巴细胞白血病（PLL）、急性淋巴细胞白血病和多发性骨髓瘤，这在 10%～15%的病例中发生。与先前没有 CLL 诊断的患者相比，CLL 患者继发第二原发性实体恶性肿瘤的风险增加，与较差的生存率有关。

五、治　　疗

CLL 通常表现出病程缓慢发展，大多数患者可随访观察，直到有症状或疾病进展的证据。根据 NCI-WG 指南，CLL 治疗的适应证如下：

（1）显著和持续性乏力。

（2）持续发热，＞38.0℃或 100.5°F 达到 2 周或更久，且没有感染的证据。

（3）夜间盗汗超过 1 个月，且没有感染的证据。

（4）既往 6 个月内非自主性的体重减轻≥10%。

（5）进行性或症状性脾大（＞6cm 肋缘以下）、淋巴结肿大（＞10cm）或结外受累。

（6）进行性淋巴细胞增多：2 个月增加＞50%或倍增时间＜6 个月。

（7）恶化的进行性骨髓衰竭，或新发的贫血或血小板减少。

（8）对类固醇治疗反应差的自身免疫性贫血或血小板减少。

一旦有治疗指征，许多治疗方案可用，如小分子抑制剂，包括布鲁顿酪氨酸激酶（BTK）和 B 细胞淋巴瘤 2（BCL-2）抑制剂，以及标准化学免疫治疗。CLL 的最佳一线治疗取决于诸多患者特定因素，包括年龄、合并症、体能状况和疾病分子谱。例如，存在 del（17p）或 *TP53* 突变与标准化学免疫治疗的耐药性及非化疗药物（如小分子抑制剂）的良好反应有关。相比之下，*IGHV* 突变预示着氟达拉滨、环磷酰胺和利妥昔单抗（FCR）的化学免疫治疗在年轻、健壮的患者中有良好的疗效。

（一）一线治疗

无论 del（17p）或 *TP53* 突变状态如何，BTK 抑制剂（如依鲁替尼或阿卡替尼）和 BCL-2 抑制剂维奈托克（Venetoclax）联合奥滨尤妥珠单抗（Obinutuzumab）是既往未经治疗的 CLL 患者的首选治疗方案（表 24.2）。

1. BTK 抑制剂　许多Ⅲ期研究表明，在一线情况下，BTK 抑制剂治疗优于传统的化学免疫治疗。RESNATE-2 试验比较了 65 岁或 65 岁以上未经治疗的 CLL/SLL 患者中的依鲁替尼与苯丁酸氮芥的疗效，确定了依鲁替尼在总有效率（86% *vs.* 35%）、无进展生存率（中位无进展生存期：未达到 *vs.* 18.9 个月，HR=0.16，95% CI 0.09～0.28）、总体生存率（HR=0.16，95% CI 0.05～0.56）等方面优于苯丁酸氮芥。5 年的长期随访持续显示依鲁替尼具有生存益处。在既往未经治疗的 CLL/SLL 患者中，比较依鲁替尼联合奥滨尤妥珠单抗与苯丁酸氮芥联合奥滨尤妥珠单抗的 iLLUMINATE 试验显示，中位随访时间为 31.3 个月时，依鲁替尼联合奥滨尤妥珠单抗的无进展生存期更长（未达到 *vs.* 19 个月，HR=0.23，95% CI 0.15～0.37）。有趣的是，Alliance A041202 试验显示，依鲁替尼单药治疗和依鲁

表 24.2　慢性淋巴细胞白血病的治疗

方案	剂量
阿卡替尼±奥滨尤妥珠单抗	阿卡替尼：100mg，口服，每天 2 次，直至疾病进展 奥滨尤妥珠单抗：第 2 个周期：100mg，第 1 天；900mg，第 2 天；1000mg，第 8、15 天。第 3～7 个周期：1000mg，第 1 天 周期时长为 4 周
依鲁替尼	420mg，口服，每天 1 次，直至疾病进展
维奈托克+奥滨尤妥珠单抗（一线）	维奈托克第 1 周：20mg，口服，每天 1 次，第 1 周期从第 22 天开始 第 2 周：50mg，口服，每天 1 次 第 3 周：100mg，口服，每天 1 次 第 4 周：200mg，口服，每天 1 次 第 5 周及以后：400mg，口服，每天 1 次，治疗 12 个周期 奥滨尤妥珠单抗第 1 个周期：100mg，第 1 天；900mg，第 2 天；1000mg，第 8、15 天。第 2～6 个周期：1000mg，第 1 天 周期时长为 4 周；共 12 个周期
维奈托克+利妥昔单抗（复发/难治性）	维奈托克第 1 周：20mg，口服，每天 1 次 第 2 周：50mg，口服，每天 1 次 第 3 周：100mg，口服，每天 1 次 第 4 周：200mg，口服，每天 1 次 第 5 周及以后：400mg，口服，每天 1 次，直至疾病进展 利妥昔单抗：第 1 个周期 375mg/m^2，静脉注射，第 1 天，随后第 2～6 个周期 500mg/m^2，第 1 天（在接受维奈托克 400mg/d 治疗 7 天后开始） 周期时长为 4 周
苯达莫司汀+利妥昔单抗	苯达莫司汀（对于既往未曾治疗，90mg/m^2；对于复发/难治性患者，70mg/m^2），静脉注射，第 1～6 个周期的第 1～2 天 利妥昔单抗：第 1 个周期 375mg/m^2，静脉注射，第 1 天；随后第 2～6 个周期 500mg/m^2，第 1 天 周期时长为 4 周；共 6 个周期
苯丁酸氮芥+奥滨尤妥珠单抗	苯丁酸氮芥：0.5mg/kg，口服，第 1、15 天，第 1～6 个周期 奥滨尤妥珠单抗：第 1 个周期：100mg，第 1 天；900mg，第 2 天；1000mg，第 8、15 天。第 2～6 个周期：1000mg，第 1 天 周期时长为 4 周；共 6 个周期
氟达拉滨+环磷酰胺+利妥昔单抗	氟达拉滨：25mg/m^2，静脉注射，第 1～3 天，第 1～6 个周期 环磷酰胺：250mg/m^2，静脉注射，第 1～3 天，第 1～6 个周期 利妥昔单抗：第 1 个周期 375mg/m^2，静脉注射，第 1 天；随后第 2～6 个周期 500mg/m^2，第 1 天 周期时长为 4 周；共 6 个周期
艾代拉里斯+利妥昔单抗	艾代拉里斯：150mg，口服，每天 2 次，直至疾病进展 利妥昔单抗：375mg/m^2，静脉注射，第 1 天，随后 500mg/m^2，每 2 周 1 次×4 次，然后每 4 周 1 次×3 次
杜韦利西布	25mg，口服，每天 2 次，直至疾病进展

替尼+利妥昔单抗较苯达莫司汀+利妥昔单抗对无进展生存期更有益处，该试验表明，在依鲁替尼中加入抗 CD20 单克隆抗体并不能提供额外的益处。在这项Ⅲ期研究中，研究发现与苯达莫司汀+利妥昔单抗相比，依鲁替尼单药治疗（87% *vs*. 74%；HR=0.39；95% CI 0.26～0.58）和依鲁替尼+利妥昔单抗治疗（88% *vs*. 74%；HR=0.38；95% CI 0.25～0.59）的 2 年无进展生存率显著升高。然而，依鲁替尼与依鲁替尼+利妥昔单抗之间无进展生存期并无显著差异（HR=1.00；95% CI 0.62～1.62），三个单臂中任何两个单臂之间的总生存率均无差异。总体而言，依鲁替尼耐受性良好，停药率低。最常见的不良事件（≥30%）包括中性粒细胞减少、贫血、血小板减少、乏力、恶心、腹泻、皮疹和肌肉骨骼疼痛。不太常见但具有临床意义的不良事件包括出血、感染、心律失常、高血压、肿瘤溶解综合征和第二原发性恶性肿瘤。E1912 试验证明了依鲁替尼在年轻人群中的疗效，该试验将依鲁替尼联合利妥昔单抗与 FCR 化学免疫疗法在 70 岁或以下未经治疗的 CLL 患者中进行了比较。中位随访 33.6 个月，与 FCR 相比，依鲁替尼+利妥昔单抗显示出生存优势（无进展生存期：HR=0.35，95%CI 0.22～0.56；总生存率：HR=0.17，95% CI 0.05～0.54）。除 *IGHV* 突变患者外，所有亚组分析均观察到这一优势，其中两种治疗之间没有观察到统计学差异。

基于 ELEVATE-TN 试验，第二代 BTK 抑制剂阿卡替尼被批准用于 CLL，该试验对阿卡替尼单药或联合奥滨尤妥珠单抗治疗与苯丁酸氮芥联合奥滨尤妥珠单抗治疗既往未经治疗的 CLL 进行了比较。经过 28.3 个月的随访后，与苯丁酸氮芥联合奥滨尤妥珠单抗相比，两种含阿卡替尼组均观察到无进展生存期获益（阿卡替尼：未达到 *vs*. 22.6 个月，HR=0.2，95% CI 0.13～0.3；阿卡替尼联合奥滨尤妥珠单抗：未达到 *vs*. 22.5 个月，HR=0.1，95% CI 0.06～0.17）。

2. BCL-2 抑制剂　维奈托克是一种 BCL-2 抑制剂，基于 CLL-14 试验，其与奥滨尤妥珠单抗（VO）联合使用是一种已获确认的一线方案，与苯丁酸氮芥联合奥滨尤妥珠单抗相比，该试验证明了固定持续时间治疗的 VO 方案的无进展生存期益处（HR=0.35；95% CI 0.23～0.53）。在所有亚组中，包括 del（17p）、*TP53* 和未突变 *IGHV* 的亚组，均一致性地观察到了这种无进展生存期益处。最常见的不良事件（≥20%）与骨髓抑制有关，骨髓抑制主要发生在治疗的第 1 个月内，并随着时间的推移而消失。此外，还观察到乏力、腹泻、恶心、上呼吸道感染、咳嗽、水肿和肌肉骨骼疼痛。由于该药物的显著活性和起效快速，维奈托克在 5 周内需要剂量爬坡，同时进行积极的预防肿瘤溶解和严格监测，以防止发生肿瘤溶解综合征的严重临床后果，包括心律失常和急性肾衰竭。

（二）化学免疫治疗

基于上面讨论过的Ⅲ期数据，化学免疫治疗在 CLL 中的作用显著降低。由于缺乏疗效，不建议对任何 del（17p）或 *TP53* 突变患者进行化学免疫治疗。此外，FCR 方案只能作为 *IGHV* 突变的年轻患者的一线方案。在无高危特征的老年患者中，决定使用苯达莫司汀+利妥昔单抗或苯丁酸氮芥联合奥滨尤妥珠单抗应基于相关的医学并发症和（或）患者意愿。

（三）复发/难治性治疗

尽管存在多种有效的 CLL 一线治疗方案，但复发不可避免，患者需要进行额外治疗。所有患者在开始一线治疗时都应评估新的细胞遗传学异常，因为随着时间的推移，多达 50%的患者可能会出现 del（17p）或 *TP53* 突变。此外，在服用依鲁替尼期间进展的患者应评估与获得性 BTK 抑制剂耐药相关的突变。许多未用作初始治疗的一线方案在后续的治疗线数中都可以考虑（表 24.2）。

根据 RESNATE 试验的结果，依鲁替尼最初被批准用于复发患者，该试验显示了依鲁替尼的疗效优于奥滨尤妥珠单抗（HR=0.22；95% CI 0.15～0.32）。MURANO 试验将维奈托克和利妥昔单抗（VR）与苯达莫司汀+利妥昔单抗在复发/难治性 CLL 中进行了比较，显示了有利于 VR 的无进展生存期优势（HR=0.17；95% CI 0.11～0.25）。包括 del（17p）在内的所有亚组的患者都保持了这一优势。ASCEND 试验支持在既往 BTK 抑制剂治疗未出现进展的患者中使用阿卡替尼。在这项Ⅲ期研究中，患者接受了阿卡替尼或研究者选择的艾代拉里斯联合利妥昔单抗或苯达莫司汀+利妥昔单抗。与研究者选择的治疗方案相比，阿卡替尼具有无进展生存期优势（HR=0.31；95% CI 0.20～0.49）。PI3K 抑制剂艾代拉里斯和杜韦利西布（Duvelvisib）也可用于复发/难治性 CLL。尽管艾代拉里斯最初批准与利妥昔单抗联合使用，但由于会出现包括严重机会性感染、肝毒性、结肠炎和肺炎在内的严重不良事件，艾代拉里斯已不再受关注。最近，杜韦利西布被批准用于此前至少接受了两种治疗方案的 CLL/SLL 患者的治疗，在随机 DUO 试验中，与奥滨尤妥珠单抗相比，杜韦利西布的无进展生存期获益更长。目前，唯一被证明对 CLL 患者有潜在治愈的治疗方法是同种异体干细胞移植。然而，对于 CLL 好发的老年人群或患有多种合并症的患者，这常常不是一种可行的方案。

六、进 展 情 况

目前，多项研究正在探索双药和三药组合、固定疗程，以及可测量残余疾病为导向的治疗方法，用于治疗既往未治疗和复发的 CLL/SLL 患者。此外，非共价结合的 BTK 抑制剂 pirtobrutinib 已在既往多种方案治疗过的 CLL/SLL 患者中显示出良好的疗效，包括那些具有与依鲁替尼耐药相关突变（BTK C481）的患者。最后，正在进行的 TRANSCEND CLL-004 研究评估了靶向 CD19 的嵌合抗原受体 T

细胞（CAR-T）治疗，即 Isocabtagene maraleucel，作为单一疗法或与依鲁替尼联合治疗，均显示在既往多种方案治疗过的疾病中具有令人鼓舞且潜在的持续缓解。

七、其他慢性淋巴细胞白血病

其他罕见的淋巴恶性肿瘤包括幼淋巴细胞白血病（PLL）和毛细胞白血病（HCL）。B 细胞 PLL 是一种侵袭性成熟淋巴细胞肿瘤，通常与外周血幼淋巴细胞≥55%、*TP53* 突变或复杂核型有关。尽管对 B 细胞 PLL 的最佳治疗尚无共识，但一组病例显示依鲁替尼是有效的。HCL 是一种罕见的 B 细胞淋巴瘤，其特征是胞质丰富和“多毛”突起。HCL 的一线治疗包括喷司他丁和克拉屈滨。与延迟使用利妥昔单抗相比，同步联合使用利妥昔单抗和克拉屈滨可提高微小残留病阴性的完全缓解率。维罗非尼（Vemurafenib）和 Moxetumab 对复发性疾病有效。

（朱 晗 缪扣荣 许贞书 译）

参考文献

第 25 章　慢性髓细胞性白血病

Leonard C. Alsfeld，Muzaffar H. Qazilbash

一、流 行 病 学

慢性髓细胞性白血病（CML）是一种克隆性骨髓增殖性肿瘤，其特征是成熟粒细胞的增殖失调，而这是由酪氨酸激酶失调造成的。CML 约占成人新诊断白血病的 15%，中位年龄 65 岁。年龄调整的 CML 发病率为每年 3.3/100 万，男性发病率更高。普通人一生中被诊断患有 CML 的风险约为 1/526，过去 10 年中 CML 的发病率和患病率显著增加，可能与费城（Ph）染色体的检测增加和使用酪氨酸激酶抑制剂（TKI）治疗后生存率的提高有关。

二、病理生理学

CML 是一种造血干细胞克隆性疾病。9 号和 22 号染色体长臂之间相互易位[t（9；22）]形成的 Ph 染色体是 CML 的起始事件和诊断标志。该易位导致 9 号染色体上的 Ableson 小鼠白血病（*ABL1*）基因转移到 22 号染色体上一个称为断裂点簇集区（BCR）的区域，从而产生 *BCR-ABL1* 融合基因。该融合基因导致组成型活性蛋白酪氨酸激酶（BCR-ABL1 癌蛋白）的表达，BCR-ABL1 癌蛋白在 CML 的发病机制中起核心作用，导致粒细胞，主要是中性粒细胞，但也包括嗜酸性粒细胞和嗜碱性粒细胞在成熟过程的不同阶段的增殖失控。

90%的患者具有典型的 Ph 染色体 t（9；22）；5%的患者会出现变异型易位，要么包含 22 号染色体加上非 9 号染色体，要么包含 9 号和 22 号染色体加上其他染色体。其余的通常具有隐性型易位，常规细胞遗传学无法识别，但可以通过间期荧光原位杂交（FISH）或逆转录聚合酶链反应（RT-PCR）来显示。如果这些结果为阴性，应考虑诊断为非典型 CML 或其他病因。

几种不同的 BCR-ABL1 融合蛋白均是从 22 号染色体的断裂点产生的。最常见的三种蛋白是 p210BCR-ABL1、p190BCR-ABL1 和 p230BCR-ABL2。在 CML 中，p210 癌蛋白最常见。这发生于 *ABL* 基因的外显子 a2 与 22 号染色体上主要 BCR（M-BCR）的外显子 b2 或 b3 融合形成 b2a2 或 b3a2 转录物，最终产生 p210 蛋白。在 CML 中很少发现 p190 变异型，当 *ABL* 基因的 a2 与 22 号染色体上的小

BCR（m-BCR）外显子 e1 融合时，产生 e1a2 转录物，进而产生 p190 癌蛋白。p230 癌蛋白由 a2 与微 BCR（μ-BCR）的外显子 19 的融合形成 e19a2 转录物而产生。p230 癌蛋白最常见于慢性中性粒细胞白血病。

当进入加速期和急变期时，超过 80%的患者可能会出现额外的细胞遗传学异常，甚至在诊断时约 7%的患者也会出现这种异常。在诊断时发现细胞遗传学异常或在治疗过程中发生克隆细胞遗传学进化会带来更差的预后，特别包含“主要途径”异常之一时，如 8 号染色体三体、19 号染色体三体、Ph 染色体重复和 17q 等臂染色体。

三、诊断和临床表现

（一）症状及体征

CML 患者中有 85%以上的病例处于慢性期，大多数诊断是偶然的。多达 50%的患者在就诊时没有症状。症状通常与潜在的全血细胞减少或脾大有关。以下是就诊时的常见症状：①乏力和全身不适；②厌食和体重减轻；③多汗及低热；④与脾大相关的左上腹不适/早饱；⑤劳力性呼吸困难；⑥血小板减少引起的出血。

（二）实验室检查特点

CML 的诊断可以通过外周血检测来完成。患者通常表现为白细胞增多和白细胞分化左移，显示中性粒细胞从原始粒细胞到成熟中性粒细胞的不同的成熟程度。嗜碱性粒细胞增多几乎在所有病例中可见，嗜酸性粒细胞增多也在大多数病例中可见。在慢性期可以看到少量的原始粒细胞（通常＜5%）。尽管通过细胞遗传学分析鉴定外周血的 Ph 染色体或通过荧光原位杂交（FISH）分析或聚合酶链反应（PCR）检测外周血中的 BCR-ABL 融合转录本可能足以进行初步诊断，但在开始治疗之前，必须进行骨髓穿刺/活组织检查和细胞遗传学分析，以便进行分期并检测 Ph 染色体以外的其他染色体异常。这将指导初始治疗的选择和随后的疾病监测，包括克隆进化。PCR 检测的转录水平的绝对值对于初始诊断或分期并不重要，但对于随后的疗效评估至关重要。

（三）鉴别诊断

（1）对感染、炎症或恶性肿瘤的幼白-幼红细胞反应。

（2）慢性粒-单核细胞白血病。

（3）幼年型粒-单核细胞白血病。

（4）慢性嗜酸性粒细胞白血病。

（5）慢性中性粒细胞白血病。

（6）非典型的 CML。

（7）原发性骨髓纤维化。

（8）原发性血小板增多症。

（9）真性红细胞增多症。

四、疾病阶段（分期）

CML 具有 3 个不同的临床分期：慢性期（CP）、加速期（AP）和急变期（BP）。CP 通常被公认为原始细胞＜10%和嗜碱性粒细胞＜20%，而 BP 通常被公认为原始细胞＞30%。然而，慢性粒细胞白血病中的 AP 有各种公认的标准。AP 的 4 个主要分类系统是国际血液和骨髓移植研究中心、M.D.安德森癌症中心、世界卫生组织和欧洲白血病网络（ELN）。表 25.1 列出了这 4 种分类系统。虽然超过 85%

表 25.1　慢性髓细胞性白血病加速期的诊断标准

标准	IBMTR	MDACC	ELN	WHO
原始细胞（PB 或 BM）	10%～29%	15%～29%	15%～29%	10%～19%
原始细胞+早幼粒细胞（PB 或 BM）	＞20%	≥30%，且原始细胞＜30%	≥30%，且原始细胞＜30%	–
嗜碱粒细胞（PB）	≥20%	≥20%	≥20%	≥20%
白细胞	＞100×10⁹/L	＞100×10⁹/L	–	对治疗无反应
血小板减少	＜100×10⁹/L 与治疗无关	＜100×10⁹/L 与治疗无关	＜100×10⁹/L 与治疗无关	＜100×10⁹/L 与治疗无关
血小板增多	＞100×10⁹/L 对治疗无反应	–	–	＞100×10⁹/L 对治疗无反应
贫血	Hb＜80g/L，对治疗无反应	–	–	–
脾大	对治疗无反应	对治疗无反应	–	对治疗无反应
细胞遗传学	CE，治疗中	CE，治疗中	ACA/Ph⁺主要途径，治疗中	ACA/Ph⁺主要途径，复杂核型或 3q26.2 异常，诊断时；治疗中，任何新发 ACA/Ph⁺
对 TKI 有反应（临时标准）	–	–	–	第一种 TKI 未能获得 CHR，或对两种连续 TKI 耐药的任何血液学、细胞遗传学或分子指征，或 TKI 治疗期间 BCR-ABL1 发生≥2 个突变

ACA/Ph^+，Ph 阳性细胞中的额外染色体异常；BM，骨髓；CE，克隆进化；CHR，完全血液学反应；ELN，欧洲白血病网络，IDMTR，国际血液和骨髓移植研究中心；MDACC，M.D 安德森癌症中心；PB，外周血；WHO，世界卫生组织。

表 25.1 列出了应用于确定慢性粒细胞白血病加速期的各种标准。

来自 Bonifacio M，Stagno F，Scaffidi L，Krampera M，di Raimondo F. Management of chronic myeloid leukemia in advanced phase. Front Oncol. 2019；9：1132.

的患者被诊断时处于更惰性的阶段，称为 CP，但如果不治疗，大多数患者最终会在 3～5 年进展为 AP，然后是 BP。20%～25%的患者可以从 CP 直接进展为 BP。BP 既可以是髓系 BP，也可以是淋巴系 BP，这两种 BP 也可以出现在髓外疾病中。

五、预后因素

随着 TKI 的引入，CML 患者的预后在过去 20 年中显著改善。目前，西方国家的 $BCR\text{-}ABL^+$ CML CP 期患者的预期寿命接近普通人群。然而，AP 或 BP 患者的预期寿命仍然相对较低。因此，最重要的预后因素之一是诊断时的疾病分期。另外，两个关键的预后因素包括获得或出现额外的染色体异常及对治疗的反应。CML 中值得关注的其他染色体异常有+8、+Ph（第 2 条 Ph 染色体）、等臂 17q、+19、−7/7q−、11q23、3q26.2 和复杂的核型。这些染色体异常与生存期较短和 TKI 治疗反应较差有关。

对于 CP 期 CML 的生存风险评估，各种风险评分均已得到验证。Sokal 和 Hasford 风险评分来自接受常规化疗或重组 α 干扰素（rIFN-α）治疗的患者，这些风险评分使用诊断时的临床表现和实验室特征，如年龄、脾脏大小、血小板计数和外周血中的原始细胞百分比。Hasford 风险评分还包括嗜酸性粒细胞增多和嗜碱性粒细胞增多。Sokal 风险评分在大多数 TKI 试验中都得到了普遍认可。欧洲治疗和结果研究（EUTOS）及更新的 EUTOS 长期生存（ELTS）风险评分也可使用。ELTS 评分特别有助于评估 TKI 患者因 CML 死亡（白血病相关死亡）的风险，因为许多 TKI 治疗患者死于其他原因。因此，ELN 建议在其治疗 CML 的 ELN 2020 推荐中使用 ELTS 风险评分。表 25.2 比较了 4 种风险评分（Sokal、Hasford、EUTOS、ELTS）。

六、治　疗

（一）概述

长期以来，CML 的治疗方案包括使用羟基脲、白消安和 α 干扰素的常规细胞毒化疗。异基因造血干细胞移植是唯一可能治愈的手段。在过去 20 年中，TKI 彻底改变了 CML 的治疗，也改变了治疗算法、治疗目标、监测工具及患者和医生的期望。CML 的疗效标准见表 25.3。对于大多数患者，当前指南建议选择一种 TKI 开始治疗。在选择初始 TKI 时，疾病状态、风险评分（如果处于 CP）、患者合并症、药物和潜在突变对于决定初始治疗选择哪种 TKI 非常重要。TKI 通常耐受性良好，随着时间的推移，疗效会显著改善。如表 25.4 所示，第二代 TKI 对某些突变具有疗效。所有药物的骨髓抑制都很常见，但每种 TKI 均有其独特的副作用，下面将对其进行综述。

表 25.2　风险评分

风险类别	参数	风险指数	分类
Sokal			
	年龄、脾脏大小、原始细胞百分比、血小板计数	＜0.8	低
		0.8～1.2	中
		＞1.2	高
Hasford			
	年龄、脾脏大小、原始细胞百分比、血小板计数、嗜酸性粒细胞、嗜碱性粒细胞	≤780	低
		781～1480	中
		＞1480	高
EUTOS			
	脾脏大小、嗜碱性粒细胞	＞87	高
		≤87	低
ELTS			
	年龄、脾脏大小、血小板计数、原始细胞	≤1.5680	低
		＞1.5680，但≤2.2185	中
		＞2.2185	高

注：Sokal 风险指数是基于传统化疗治疗的患者而制定的，而 Hasford 风险指数是基于应用重组 α 干扰素患者而制定的。EUTOS 是基于伊马替尼治疗的患者而制定的。

Sokal 风险评分：EXP{0.0116×（年龄–43.4）+0.0345×[脾脏大小（肋缘以下厘米数）–7.51]+0.188×[（血小板计数/700）^{2}– 0.563]+0.0887×（原始粒细胞数量–2.1）}。

Hasford 风险评分：{0.666（年龄≥50 岁时）+0.042×[脾脏大小（肋缘以下厘米数）]+1.0956（血小板计数≥1500×10^9/L）+ 0.0584×原始粒细胞数量+0.2039（嗜碱性粒细胞≥3%）+0.0413×嗜酸性粒细胞（%）}×1000。

EUTOS 风险评分：7×嗜碱性粒细胞+4×脾脏大小。

ELTS 风险评分：0.0025×（年龄/10）^{3}+0.0615×肋缘以下脾脏大小+0.1052×外周血原始细胞+0.4104×（血小板计数/1000）–0.5。

表 25.3　CML 疗效标准

<table>
<tr><th>血液学缓解</th><th colspan="2">细胞遗传学缓解</th><th>Ph（骨髓）（%）</th><th>分子缓解</th><th>BCR-ABL1（IS）（外周血或骨髓）（%）</th></tr>
<tr><td rowspan="8">完全：
■白细胞计数＜10×10^9/L
■嗜碱性粒细胞＜5%
■无未成熟粒细胞
■血细胞计数＜450×10^9/L
■未触及脾脏</td><td colspan="2">微小</td><td>66～95</td><td></td><td rowspan="2">＞10</td></tr>
<tr><td colspan="2">次要（mCyR）</td><td>36～65</td><td></td></tr>
<tr><td rowspan="6">主要</td><td>部分（PCyR）</td><td>1～35</td><td></td><td>1～10</td></tr>
<tr><td rowspan="5">完全（CCyR）</td><td rowspan="5">0</td><td></td><td>0.01～1</td></tr>
<tr><td>主要（MMR；MR3）</td><td>≤0.1</td></tr>
<tr><td>MR4</td><td>≤0.01</td></tr>
<tr><td>MR4.5</td><td>≤0.003 2</td></tr>
<tr><td>检测不到</td><td>0</td></tr>
</table>

注：慢性粒细胞白血病治疗的疗效标准。完全血液学反应由列出的实验室和临床标准来定义。细胞遗传学反应取决于 Ph^+细胞的百分比，这可以通过骨髓样本的染色体显带分析来评估。通过 Q-PCR 检测的以对数标度（IS）表示的 *BCR/ABL1* 与 *ABL1* 转录本的比率来评估分子反应。

表 25.4 *BCR-ABL1* 耐药性突变和敏感性 TKI

突变	推荐治疗选择
T315I	普纳替尼
Y253F，F359V	达沙替尼、博舒替尼、普纳替尼
E255V	达沙替尼
F317L	博舒替尼、尼洛替尼、普纳替尼
V299L	伊马替尼、尼洛替尼、普纳替尼

注：已识别出对某些 TKI 具有耐药性的多种突变。本表列出了与具有已知敏感度的 TKI 配对的更常见突变。

改编自 Redaelli S，Piazza R，Rostagno R，et al. Activity of bosutinib，dasatinib，and nilotinib against 18 imatinib-resistant BCR/ABL mutants. J Clin Oncol. 2009；27（3）：469-471.

（二）历史上治疗

1. 羟基脲 是一种具有细胞毒性的抗增殖药物，口服给药，用于白细胞计数升高（$>80\times10^9$/L）的患者，可以早期快速控制血细胞计数。羟基脲能使 50%～80%的患者达到血液学缓解，可继续给药至确诊；然而，它并不能改变疾病进程。当开始应用羟基脲治疗时，可加用别嘌醇来预防肿瘤溶解综合征。

2. 干扰素 在发现伊马替尼（IM）之前，以干扰素为基础的方案是 CML-CP 的标准疗法。大多数患者可以获得完全血液学缓解（CHR），然而，仅少数患者获得完全细胞遗传学反应（CCyR）。尽管干扰素对一些患者有效甚至可以治愈，早期研究表明，对于达到 CCyR 的患者，10 年总生存率＞70%，但这种药物具有明显的副作用，严重影响了患者的生活质量和治疗依从性。因此，不再推荐干扰素用于 CML 的一线治疗。然而，考虑到其与 TKI 相比的相对安全性，可以在妊娠等特定情况下考虑使用。

3. 异基因造血干细胞移植 几十年来，异基因干细胞移植一直是 CML 唯一潜在的治愈方法。对于晚期（加速期或急变期）诊断的患者和至少两次 TKI 治疗失败的患者，它仍然是最可行的治疗选择。CML 是一种移植物抗白血病效应可以发挥重要作用的疾病，有多个报道显示，使用供体淋巴细胞输注可导致持续完全缓解。来自国际血液和骨髓移植研究中心的一项分析报道了 2444 例患者的结果，这些患者在第一次 CP 时接受了清髓异基因干细胞移植，并且在持续完全缓解中存活了 5 年以上。整个患者群体的总生存率 10 年时为 94%，15 年时为 87%。与匹配的一般人群相比，这些患者由于多器官衰竭、感染、移植物抗宿主病、疾病复发和继发恶性肿瘤等并发症，在 10 年时死亡风险高 2.5 倍。然而，对于存活者而言，同种异体移植后 15 年的死亡率接近普通人群的死亡率。HLA 分型、感染管理、支持治疗、预处理方案和免疫抑制剂的改进有助于移植结果的显著改善。减低强度方案已安全地用于老年患者和伴有合并症的患者。近年来，替代供体移植的进展包括使用单倍体的相关供体和不相关的脐带血作为干细胞来源，使得同种异体移植可用于以前无法找到匹配的相关或无关供体的患者。虽然没有随机对照试验支持移植后使用 TKI 维持治疗，但由于复发概率较高，一些中心建议在移植前患有晚期疾病或移植后通过 RT-PCR 检测到 *BCR-ABL1* mRNA 的患者中进行移植后 TKI 维持治疗。这仍然是需要通过随机对照试验来进一步评估的一个领域。

（三）酪氨酸激酶

1. 伊马替尼　是 2001 年第一个获得美国 FDA 批准的 CML-CP 的 TKI。伊马替尼是一种苯基氨基嘧啶衍生物，通过 ATP 结合位点的竞争性结合抑制 BCR-ABL 酪氨酸激酶，以及 c-kit、血小板源性生长因子和干细胞因子的受体酪氨酸激酶。干扰素和 STI571 的Ⅲ期国际随机研究（International Randomized Study of Interferon and STI571）是伊马替尼治疗 CML 的标志性试验，该试验将伊马替尼每天 400mg 与 α 干扰素（IFN-α）联合小剂量阿糖胞苷进行了比较。18 个月时，根据 CCyR 率（76.2% *vs*. 14.5%，$P<0.001$）和无疾病进展为 AP 或 BP 的发生率（96.7% *vs*. 91.5%，$P<0.01$），伊马替尼受到偏袒。在长期随访分析（平均随访 10.9 年）中，接受伊马替尼治疗的患者估计总生存率为 83.3%，CCyR 率为 83%，10 年主要分子缓解（MMR）率为 93%。值得注意的是，在中位随访时，只有 48.3% 的患者仍在服用伊马替尼。

伊马替尼每天 400mg 是 CML-CP 一线治疗的推荐起始剂量，AP 或 BP 为每天 600mg。主要副作用包括水肿/液体潴留、骨髓抑制、肝毒性、胃肠道症状、肌肉痉挛、关节痛、皮疹和乏力。对于有严重潜在肾损害的患者，在一线条件下应考虑另一种 TKI。以上部分副作用会随着时间的推移而消失，还有一些会随着停药而消失。伊马替尼仿制药目前也有售，其疗效和安全性与品牌伊马替尼相似。

2. 达沙替尼　是被批准用于 CML 一线治疗的第二代 TKI。达沙替尼还可以抑制 Src 家族激酶，并在体外实验中被证明比伊马替尼更有效。达沙替尼与伊马替尼治疗早期 CML 患者的研究（DAISION）是关键的Ⅲ期试验，该试验比较了新诊断的 CML-CP 患者接受达沙替尼每天 100mg 与伊马替尼每天 400mg 的疗效。与伊马替尼相比，达沙替尼显示 12 个月的 CCyR 明显改善（77% *vs*. 66%，$P=0.007$），这是主要的研究结果。在计划的 5 年随访分析中，达沙替尼的 MMR（76% *vs*. 64%，$P=0.022$）和 $MR^{4.5}$（42% *vs*. 33%，$P=0.025$）发生率较高，3 个月时 *BCR-ABL1* 转录物 IS≤10%的比例较高（84% *vs*. 64%，$P<0.000\,1$），向 AP 或 BP 的转化率较低（4.6% *vs*. 7.3%），而总生存率（91% *vs*. 90%，HR=1.01）或无进展生存率（85% *vs*. 86%，HR=1.06）均无改善。

达沙替尼每天 100mg 是推荐的开始剂量，作为 CML-CP 的一线和二线治疗，AP 或 BP 每天 140mg。达沙替尼的主要副作用包括液体潴留（特别是胸腔积液和心包积液)、QTc 延长、肺动脉高压和继发于 SRC 抑制引起的血小板功能障碍导致的出血。具有充血性心力衰竭或其他心肺疾病的基础病史是一线使用达沙替尼的禁忌证。对同时服用抗血小板药物或抗凝剂的患者需密切监测。

3. 尼洛替尼 是另一种第二代 TKI，它是伊马替尼的结构类似物，与伊马替尼相比，效力有所提高。在新诊断患者中评估尼洛替尼疗效和安全性的临床试验(ENESTnd)，对两种剂量(300mg，每天 2 次，或 400mg，每天 2 次)的尼洛替尼与伊马替尼进行了比较。该试验显示尼洛替尼(两种剂量)优于伊马替尼，12 个月时 MMR(剂量 300mg 为 44%，剂量 400mg 为 43%，伊马替尼为 22%)及 12 个月时 CCyR(剂量 300mg 为 80%，剂量 400mg 为 78%，伊马替尼为 65%)均有改善。10 年的随访数据显示，尼洛替尼 300mg 每天 2 次服用可改善 MMR(77.7% *vs*. 62.5%，P<0.0001)和 $MR^{4.5}$(61%和 39.2%，P<0.001)的累积发生率。与达沙替尼的结果一样，10 年期无进展生存率(86.2% *vs*. 89.9% *vs*. 87.2%)或总生存率(87.6% *vs*. 90.3% *vs*. 88.3%)无明显改善。

尼洛替尼 300mg，每天 2 次是一线 CP CML 的推荐剂量；400mg，每天 2 次为 AP 或二线治疗的推荐起始剂量。主要副作用包括心血管事件(10 年以上 20%的患者发生)、头痛、皮疹、间接高胆红素血症、高血糖和胰腺炎。考虑到心血管并发症的发生率，潜在的冠状动脉疾病、脑血管疾病和外周动脉疾病是一线使用尼洛替尼的禁忌证。未控制的糖尿病和胰腺炎病史也是一线使用尼洛替尼的禁忌证。

4. 博舒替尼 是获批用于 CML 一线治疗的第 3 个第二代 TKI。它是另一种有效的 BCR-ABL1 和 Src 家族激酶抑制剂。根据慢性髓细胞性白血病一线治疗中的博舒替尼试验(BFORE)的结果，博舒替尼获得了批准用药，该试验将博舒替尼每天 400mg 与伊马替尼每天 400mg 进行了比较。博舒替尼 12 个月的 MMR 率高于伊马替尼(47% *vs*. 37%，P=0.02)，12 个月时的 CCyR 率也有所改善(77% *vs*. 66%，P=0.007 5)。2 年累积 CCyR 率支持博舒替尼(76% *vs*. 66%，P=0.005)，2 年累积 MMR 率(57% *vs*. 34%，P=0.003 6)、MR^4 率(27% *vs*. 10%，P=0.024 9)和 $MR^{4.5}$(15% *vs*. 3%，P=0.0542)也支持博舒替尼。与其他第二代 TKI 相似，博舒替尼的估计 2 年总生存率与伊马替尼无差异(99% *vs*. 97%)。

一线治疗 CP CML 的博舒替尼推荐剂量为每天服用 400mg，二线治疗 AP 和 BP 的博舒替尼推荐剂量为每天服用 500mg。明显副作用包括短暂性腹泻、转氨酶升高和肾功能障碍。对于有潜在炎症性肠病或肾功能不全的患者，应避免在一线使用博舒替尼。

5. 普纳替尼 是第三代 TKI，批准用于对两种或多种 TKI 耐药的 CML 患者或患者存在 *T315I* 突变，因为普纳替尼是唯一具有抗该突变活性的 TKI。在 Ph^+ALL 和 CML 疗效评估试验(PACE)中，对达沙替尼或尼洛替尼耐药/不耐受或 *T315I*

突变患者每天给予 45mg 普纳替尼治疗。在 12 个月时 56%的患者达到主要细胞遗传学反应（MCyR）。在 5 年的随访中，60%的患者在任何时候都达到了 MCyR，82%的患者在 5 年后仍保持 MCyR。预计 5 年总生存率为 73%。

对于既往至少两种 TKI 耐药或不耐受或携带 *T315I* 突变的患者，建议每天服用 45mg 普纳替尼。31%的患者发生了动脉闭塞事件（其中大多数为严重事件）。其他明显副作用包括肝毒性、心力衰竭、静脉血栓栓塞事件和皮疹。

（四）疗效评估

开始治疗后，患者应定期（如每 2 周）监测 1 次全血细胞计数，以观察 TKI 的骨髓抑制情况，并评估血液学反应。鉴于外周血 RT-PCR 检测的准确性，不需要定期进行骨髓检查；然而，患者需要每 3 个月监测 1 次定量 RT-PCR，直到获得 MMR，然后可以每 3～6 个月监测 1 次。ELN 2020 CML 治疗里程碑如表 25.5 所示。如果患者缓解不充分、缓解不理想或在 TKI 初始反应后进展，则需要进行骨髓检查、细胞遗传学和 BCR-ABL1 激酶结构域突变分析来重新评估。

表 25.5　使用 BCR-ABL1（IS）CML 治疗的重要事件

项目	最佳疗效	警示	失败
基线	不适用	高风险 ELTS 风险评分 高风险 ACA	不适用
3 个月	BCR-ABL1≤10%	BCR-ABL1＞10%	若在 1～3 个月内确认＞10%
6 个月	BCR-ABL1≤1%	BCR-ABL1 为 1%～10%	BCR-ABL1＞10%
12 个月	BCR-ABL1≤0.1%	BCR-ABL1 超过 0.1%～1%	BCR-ABL1＞1%
任何时候	BCR-ABL1≤0.1%	BCR-ABL1 超过 0.1%～1%，丢失≤0.1%（MMR）	＞1%，耐药突变，高风险 ACA

这些定义对于慢性期、加速期和急变期的患者是相同的，当一线治疗因不耐受而改变时，也适用于二线治疗。

改编自 Hochhaus A，Baccarani M，Silver RT，et al. European LeukemiaNet 2020 recommendations for treating chronic myeloid leukemia. Leukemia. 2020；34（4）：966-984.

（五）治疗停止

鉴于 TKI 在 CML-CP 中的成功但考虑到长期治疗的经济负担和潜在的副作用，多项试验探索了 TKI 停药的可行性，也称为“无治疗缓解”。Stop Imatinib 1 试验和 EURO-SKI 试验及 Campiotti 等开展的另一项大型荟萃分析是解决这一问题的最初几项试验。这些研究表明，大约一半的患者在停止 TKI 后能够保持长期缓解。患者复发大多数发生在前 6 个月，这些患者在重新开始既往的 TKI 治疗后可以获得并保持持续缓解。表 25.6 列出了 TKI 停药的 NCCN 标准。停用 TKI 时，20%～30%的患者出现肌肉骨骼疼痛和（或）关节痛的戒断症状。然而，随着时间的推移，这些症状通过支持治疗得以缓解。

表 25.6　终止酪氨酸激酶抑制剂治疗的 NCCN 标准

年龄≥18 岁
慢性粒细胞白血病慢性期。无加速期或急变期病史
经批准的 TKI 治疗至少 3 年
既往可量化的 BCR-ABL1 转录物的证据
分子反应稳定时间≥2 年（MR^4），记录在案的间隔 3 个月进行的至少 4 次检测
可以获得可靠的 qPCR 检测，检测灵敏度至少为 $MR^{4.5}$，并在 2 周内提供结果
停药后前 6 个月内每月进行分子监测，7～12 个月每 2 个月进行 1 次，之后每季度（无限期）对仍处于 MMR（MR^3）的患者进行 1 次分子监测
MMR 丢失后 4 周内立即恢复 TKI 治疗，每月进行分子监测，直到 MMR 重建，然后建议 MMR 丢失之后重新开始 TKI 治疗的患者无限期地进行每 3 个月 1 次检测。对于那些在 TKI 恢复 3 个月后未能实现 MMR 的患者，应进行 BCR-ABL1 激酶结构域突变检测，并且在额外的 6 个月，每月继续进行分子监测

注：当前指南版本为 2022.2 版。在 2022 年 1 月 1 日至 2022 年 2 月 2 日，上述内容没有变化。

经许可改编自《NCCN 临床实践指南：慢性髓细胞白血病》2022.V1。

奥马他辛（Omacetaxine）　是高三尖杉酯碱的半合成形式，是一种从各种三尖杉属植物中获得的天然生物碱。它与核糖体亚基的 A 位点裂缝结合，导致蛋白质合成的可逆抑制并促进细胞凋亡。半合成的衍生物（奥马他辛）已被证明对伊马替尼耐药的 CML 和 *T315I* 突变患者有益。这些证据基于两项Ⅱ期研究。第一项研究评估了伊马替尼耐药的 CML 患者中使用奥马他辛的情况，这些患者携带 *T315I* 突变，显示出良好的完全血液学缓解（CHR）、MCyR 和 CCyR（分别为 77%、23%和 16%）。第二项Ⅱ期研究包括至少 2 次 TKI 失败或不耐受的患者。CHR、MCyR 和 CCyR 分别为 70%、18%和 8%，中位缓解持续时间为 11 个月。奥马他辛被发现对晚期 CML 患者也有效，尤其是 AP 患者，中位无进展生存期和总生存期分别为 3.6 个月和 14.3 个月。最常见的 3 级或 4 级毒性反应是血小板减少、中性粒细胞减少、贫血和腹泻。奥马他辛由美国 FDA 批准用于 CML CP 或 AP 患者，这些患者对至少两种 TKI 失败或不耐受。

七、总　　结

随着 TKI 的发展，CML 的治疗在过去 20 年中取得了巨大进展。如上所述，现在 CML CP 患者的平均预期寿命与年龄匹配的对照组相似。伊马替尼、达沙替尼、尼洛替尼和博舒替尼是批准用于一线治疗的 TKI。第二代 TKI 也显示出对一些常见耐药突变的有效性。有新的 TKI 即将出现，如具有不同结合位点的

Asciminib，在Ⅰ期研究中已显示出前景。奥马他辛和 IFN-α 在某些临床病情中仍有作用。异基因干细胞移植在晚期疾病、加速或急变疾病或两次既往 TKI 失败后仍有作用。未来的策略集中在联合治疗和更新的药物上，希望实现更深层的缓解和治愈 CML 的能力。

（朱　晗　许贞书 译）

参考文献

第 26 章　慢性骨髓增殖性肿瘤

Yogen Sauntharajah

一、概　　述

慢性骨髓增殖性肿瘤（MPN）是骨髓前体细胞的克隆性疾病，临床上突出表现为至少一系外周血细胞计数的增加或骨髓纤维化的大量增加。WHO 认可以下肿瘤，见表 26.1。

表 26.1　WHO 髓系肿瘤的分类方案（未显示 AML 和 MDS 亚型）（2016 年）

1. 骨髓增殖性肿瘤（MPN）
1.1 慢性髓细胞性白血病（CML），BCR-ABL^{+}
1.2 真性红细胞增多症（PV）
1.3 原发性血小板增多症（ET）
1.4 原发性骨髓纤维化症（PMF）：PMF 纤维化前/早期；PMF 明显纤维化期
1.5 慢性中性粒细胞白血病（CNL）
1.6 慢性嗜酸性粒细胞白血病，未特指（NOS）
1.7 骨髓增殖性肿瘤，未分类
2. MDS/MPN
2.1 慢性粒-单核细胞白血病（CMML）
2.2 幼年型粒-单核细胞白血病
2.3 不典型慢性髓细胞性白血病（aCML），BCR-ABL^{-}
2.4 环铁粒幼细胞和血小板增多的 MDS/MPN（MDS/MPN-RS-T）
2.5 MDS/MPN，未分类
3. 与嗜酸性粒细胞增多和 PDGFRA、PDGFRB 或 FGFR1 异常相关的髓系肿瘤
3.1 与 PDGFRA 重排相关的髓系肿瘤
3.2 与 PDGFRB 重排相关的髓系肿瘤
3.3 与 FGFR1 重排相关的髓系肿瘤（8p11 骨髓增生异常综合征）
4. 骨髓增生异常综合征（MDS）
5. 急性髓细胞性白血病（AML）

（1）慢性髓细胞性白血病（CML），BCR-ABL 阳性。

（2）慢性中性粒细胞白血病（CNL）。

（3）真性红细胞增多症（PV）。

（4）原发性骨髓纤维化症（PMF）：PMF 纤维化前/早期，以及 PMF 明显纤维化期。

（5）原发性血小板增多症（ET）。

（6）慢性嗜酸性粒细胞白血病，未特指（NOS）。

（7）MPN，未分类。

由于 CML 的独特治疗模式，第 25 章对其进行了讨论。本章仅讨论三种“经典”且更常见的 MPN，即 PV、ET 和 PMF。这三种肿瘤具有相同的临床特征，包括血栓形成和出血倾向、脾大、身体虚弱、某些谱系的细胞减少（即使其他谱系增加），以及白血病转化的风险。临床特征的重叠有时会混淆疾病分类的尝试，反映了致病基因突变水平的重叠，可通过常见的 *JAK2* V617F 突变的高频出现印证。共同的生物链也可以通过一些患者的 PV 和 ET 演变为 PMF 及转化为急性髓细胞性白血病（AML）的常见风险来揭示。骨髓增生异常综合征（MDS）也可存在重叠，MDS/MPN 重叠肿瘤是 WHO 认可的一种分类。

二、病理生理和诊断

（一）分子机制

MPN 是由分子异常组合驱动的克隆性疾病，其中大多数分子异常可以在所有 MPN 亚型中发现，尽管个体突变确实具有特定的临床病理联系。例如，在 617 位点（V617F）用苯丙氨酸取代缬氨酸的 *JAK2* 突变可以通过 JAK-STAT、PI3K 和 AKT 途径引起下游信使的细胞因子非依赖性（组成性）激活，并且这种突变见于 95%的真性红细胞增多症（PV）患者、50%～60%的原发性血小板增多症（ET）患者或原发性骨髓纤维化症（PMF）患者。超过 50%的布-加综合征患者可发现存在 *JAK2* 突变，提示存在隐匿性骨髓增殖性疾病。*CSF3R* 突变与 CNL 密切相关。*EZH2*（一种多梳抑制因子复合物成分，也可因 7q 染色体丢失而缺失）中的失活突变分布更均匀，但确实与血小板计数增加有关。另一种多梳抑制因子组分 *ASXL1* 的失活突变与 PMF 高度相关，有趣的是，尤其与 PV 或 ET 转化为 PMF 高度相关。因此，关于 MPN 分子基础知识的提高对于诊断和预后是有益的（表 26.2），并且有望在指导治疗方面越来越有用。通过不同技术（聚合酶链反应、限制性内切酶消化焦磷酸测序）检测 *JAK2* V617F 突变具有高敏感性和特异性，并且可以作为诊断工具随时应用。

（二）慢性骨髓增殖性肿瘤的诊断和鉴别诊断

MPN 的临床表现可能是偶然注意到的异常血细胞计数，其模式变化情况取决于特定 MPN（表 26.3）或伴有并发症，如布-加综合征。

表 26.2 PV、ET 和 PMF 的 WHO 诊断标准

诊断标准	PV（3 个主要标准或 2 个主要标准+1 个次要标准）	ET（4 个主要标准或 3 个主要标准+1 个次要标准）	PMF（3 个主要标准和至少 1 个次要标准）
主要标准	1. 血红蛋白＞16.5g/dl（男性），＞16.0g/dl（女性），或血细胞比容＞49%（男性），＞48%（女性），或红细胞量增加＞平均正常预测值 25% 2. 骨髓活检显示年龄段三系过度增生（全髓增生），包括明显的红细胞、粒细胞和巨核细胞增殖，伴多形性成熟巨核细胞 3. 存在 *JAK2* V617F 突变或 *JAK2* 12 号外显子突变	1. 血小板计数≥450×10^9/L 2. 骨髓活检显示主要为巨核细胞增殖，形态大而成熟；中性粒细胞无显著增加或左移，或红系增殖，网硬蛋白纤维罕见轻微（Ⅰ级）增加 3. 不符合 WHO 对 BCR-ABL$^+$ CML、PV、PMF、MDS 或其他髓系肿瘤的诊断标准 4. 存在 *JAK2*、*CALR* 或 *MPL* 突变	1. 巨核细胞增殖和异型[早前期 PMF=无网硬蛋白纤维化＞1 级；明显 PMF =网硬蛋白和（或）胶原纤维化≥2 级]，伴有年龄调整的骨髓细胞增多，粒细胞增殖，并且常伴红细胞生成减少 2. 不符合 WHO 对 BCR-ABL$^+$ CML、PV、ET、MDS 或其他髓系肿瘤的诊断标准 3. 存在 *JAK2*、*CALR* 或 *MPL* 突变，或缺乏这些突变时存在另外一个克隆标志，或缺乏微小反应性网状纤维化
次要标准	低于正常的血清红细胞生成素水平	存在克隆标志或无反应性血小板增多症的证据	1. 贫血，不是并发症引起的 2. 白细胞增多，≥11×10^9/L 3. 可触及的脾大 4. LDH 高于正常上限 5. 骨髓病性贫血（明显 PMF 标准）

LDH，乳酸脱氢酶；MDS，骨髓增生异常综合征。

表 26.3 区分骨髓增殖性肿瘤的临床特点

对比项	CML	PV	ET	PMF
血细胞比容	N 或↓	↑↑	N	↓
白细胞计数	↑↑↑	↑	N	↑或↓
血小板计数	↑或↓	↑	↑↑↑	↑或↓
脾大	++++	+	+	++++
细胞遗传学异常	Ph 染色体	±	–	±
LAP 积分	↓	↑↑	N 或↑	N 或↑
骨髓纤维化	±	±或↓	±	++++（干抽）
骨髓细胞	↑↑↑髓细胞	↑↑	↑↑巨核细胞	N 或↓
嗜碱性粒细胞≥2%	+	±	±	常+

LAP，白细胞碱性磷酸酶；N，正常。

（1）症状和体征：PV 患者的红细胞数量增加，以及由此引起的黏度增加，可产生头痛、眩晕、耳鸣和视物模糊。一些 PV 患者的另一个特点是遇热水加剧的皮肤瘙痒（组胺释放）。ET 中异常血小板数量增加可导致动脉血栓事件，如脑血管缺血、指端缺血/红斑性疼痛和自然流产。ET 具有极高血小板计数和随后出现获得性血管性血友病综合征（vWS），可表现为肌肉或其他部位自发性出血。在 PV 和 ET 中，临床表现的症状和体征可能是明显的动脉或静脉血栓闭塞导致。骨髓纤维化（MF）患者贫血可导致乏力和呼吸短促，脾大可引起腹部不适或早饱。高代谢症状，如体重减轻和出汗，不仅可以在 MF 中看到，也可以在其他 MPN 中看到。MPN（如 MDS 或 MDS/MPN）表现可伴有皮肤/皮下炎症并发症，如结节性红斑或坏疽性脓皮病。症状负荷可以使用含 20 个项目的 MPN 症状评估表（MPN-SAF）进行半定量。显然，既往输血史和治疗史也是疾病高度关联的信息。

（2）骨髓抽吸和活组织检查：形态学检查应包括网状纤维染色。标准中期核型分析可以用荧光原位杂交（FISH）来补充，尤其用于与 $BCR\text{-}ABL^+$ CML 相鉴别时。

（3）分子检测：如果临床印象是 ET 或 MF，检测 *JAK2* V617F 突变，如果是阴性，检测 *CALR* 和 *MPL* 突变；如果临床考虑是 PV，检测 *JAK2* 12 号外显子突变。如今，针对髓系恶性肿瘤中重现性突变的 50 多个基因的二代外显子测序通常是可行的，这可以帮助解开重叠特征的神秘面纱，如 MDS。

（4）其他相关实验室检查：除了全血细胞计数和分类及外周血涂片外，网织红细胞计数、乳酸脱氢酶和 D-二聚体水平也是有用的参数，以帮助评估和跟踪肿瘤负荷及随着时间推移进展的风险。血清红细胞生成素水平（如果有贫血，其应＞200mU/ml）和铁检查也有助于诊断与管理。MPN 患者的血清维生素 B_{12} 水平经常升高，这是因为髓系细胞中产生的载体蛋白转氰钴胺素（haptocorrin）的含量增加，掩盖了功能性维生素 B_{12} 缺乏，因为转氰钴胺素结合的维生素 B_{12}，与经钴胺素Ⅱ结合的维生素 B_{12} 相比，较少用于细胞摄取。如果临床上存在维生素 B_{12} 缺乏的问题，可以测量甲基丙二酸（MMA）（MMA 伴随着维生素 B_{12} 缺乏而升高）。最后，干细胞移植团队（通过检测人类白细胞抗原）的评估适用于可能成为干细胞移植候选者的 PMF 患者。

（5）危险分层在下面的疾病管理章节讨论。

诊断总结：如前所述，MPN 的分子基础存在重叠，因此临床表现毫不奇怪地存在重叠。尽管如此，不同的 MPN 亚型诊断确实具有不同的并发症类型、并发症风险和预后。例如，根据 BM 形态，可与 ET 区分的纤维化前（早期）PMF，其进展为显性 PMF 或 AML 的风险更高，生存率也比 ET 差，因此，在确定最适合的特异性诊断方面具有预测价值。应通过对 *JAK2* 突变阴性的血小板增多症或骨髓纤维化患者的 BCR-ABL 进行 FISH 分析，排除 CML。即使有 *JAK2* 突变阳性或支持特殊 MPN 类型的其他临床及外周血观察结果，也应考虑进行骨髓活检并进行细胞遗传学分析，以避免漏诊有预后和治疗意义的 CML 或 MDS。血小板功能检测或出血时间检测在 MPN 诊断或指导 MPN 管理上的作用不大。

三、预　　后

（一）中位生存期

（1）PV 患者的中位生存期为 1.5～13 年。在最近的一项多国家参与的 1638 例 PV 患者的前瞻性研究中，5 年的无事件生存率为 82%，心血管疾病所导致的死亡风险相对较低，而非心血管原因（主要为血液学转化）导致的死亡风险较高。

（2）ET 患者的中位生存期在 10 年以上。

（3）MF 患者的中位生存期为 3～5 年。

（二）急性白血病的转化率

（1）在低剂量阿司匹林治疗红细胞增多症的欧洲合作研究（ECLAP）中，前瞻性随访发现 1638 例 PV 患者的急性白血病的估计发生率为 1.3%，估计每年发生率为 0.5/10 万。老年和暴露于 P32、白消安或双溴丙基哌嗪是独立的危险因素。

（2）自诊断开始，ET 患者的 10 年、20 年累积转化率分别为 2%、4%。

（3）MF 患者的 10 年累积转化率为 10%（请参阅关于转变风险治疗的讨论）。

（三）PV 或 ET 转变为 PMF

PV 和 ET 均可能进展为 post-PV PMF 或 post-ET PMF，以前被称为消耗期，这在临床上类似于 PMF，以进行性细胞减少、脾大、骨髓纤维化为特征。ET 在 10～20 年的累积转化率为 5%～10%；同样时间，PV 的累积转化率为 10%～20%。

（四）血栓形成的危险因素

在两项前瞻性研究 ECLAP 和 MRC-PT1 中，PV 患者的累积心血管事件发生率为 2.5%～5%/（患者·年），ET 患者的累积发生率为 1.9%～3%/（患者·年）。动脉血栓形成占事件的 60%～70%，是死亡的主要原因。

（1）老年（＞60 岁）、红细胞比容（≥45%）及既往血栓形成史是 PV 的危险因素。

（2）年龄超过 60 岁及存在其他心血管危险因素（如吸烟和既往有血栓形成史）可增加 ET 患者的血栓形成危险。对于 ET 患者，血小板计数和血栓形成之间的关系尚未明确，但用羟基脲（HU）治疗后血小板减少与风险降低相关。

（五）出血的危险因素

在 ET 中，血小板计数＞2000×10^9/L 是出血的危险因素（另请参阅有关治疗的建议）。

四、治　疗

PV、ET、PMF 或其重叠的治疗目标可被有效地界定：①缓解个体患者中存在的症状（如脾大、瘙痒、细胞减少、炎症等）；②预测和预防潜在的危及生命的并发症或风险，如血栓或出血；③降低疾病发展/进展的压力——如果可能，后一目标包含在建议中，即尽可能避免 60 岁以下患者使用损伤 DNA 的细胞减灭药物，并考虑使用非细胞毒药物治疗，如聚乙二醇干扰素 α-2a。根据这些目标，已经建立正式风险评估系统（如下文所述）。以下是风险类别和建议治疗的定义，具体概述在表 26.4 中。

表 26.4　依据 PV、ET 和 PMF 危险分层的现代管理

危险分层	PV	ET	PMF
低	低剂量阿司匹林（81～100mg/d）+静脉放血术以维持红细胞比容＜45%（女性考虑＜42%或症状持续或进展）	观察或低剂量阿司匹林（也用于极低风险）	个性化治疗主要依照贫血、脾大、体质等。对有脾大和全血细胞减少的患者进行管理是困难的，在这些患者中考虑应用聚乙二醇 α 干扰素或 DNMT1 耗竭药物（地西他滨或 5-氮杂胞苷）。请参见正文
中		低剂量阿司匹林±羟基脲	适合移植的中危-2 或高危个体考虑异基因造血干细胞移植
高	低剂量阿司匹林+静脉放血术+羟基脲 用于细胞减少的羟基脲的替代物是 α 干扰素或芦可替尼	低剂量阿司匹林+羟基脲 用于细胞减灭的羟基脲的替代物是 α 干扰素，尤其是对于＜60 岁的患者	

注：ET，原发性血小板增多症；PMF，原发性骨髓纤维化症；PV，真性红细胞增多症。

（一）真性红细胞增多症

（1）低风险：年龄＜60 岁，且无血管事件个人史，并且无心血管疾病的其他危险因素。推荐治疗：静脉切开放血（目标血细胞比容＜45%）、低剂量阿司匹林（81～100mg/d，除非有使用禁忌）和减少其他心血管风险因素，如戒烟、避免使用含雌激素的口服避孕药。

（2）高风险：年龄≥60 岁和（或）既往血栓形成史。推荐治疗：所有“低风险”的推荐治疗方案，以及以下所述的细胞减灭药物。

1）血细胞比容目标：维持血细胞比容＜45%能显著降低血栓性并发症的发生率。这一点很重要，因为对于 PV 患者，35%的初发血栓事件是致命的。对于女性，可以考虑＜42%的较低阈值，特别是如果存在持续或进行性症状。

在血细胞比容＜45%且维持超过 2 个月之前，患者应避免手术。标准的“1U”静脉切开放血去除 500ml 全血，预计可减少 3%的血细胞比容。如果有心脏疾病或低体重，并且担心难以耐受"1U"的去除，则可以去除250ml的全血。静脉切开放血后可进行静脉水化，每周可进行1次，以达到血细胞比容目标。静脉切开放血通过铁缺乏来控制血细胞比容（目的是轻度缺铁以抑制红细胞生成）。

2）阿司匹林：一项对518例PV患者的随机研究表明，小剂量阿司匹林（100mg/d）治疗可降低心血管死亡、非致命性心肌梗死和非致命性脑卒中的风险。如果患者患有血管性血友病，请勿服用阿司匹林（参见"原发性血小板增多症"的治疗部分）。

3）抗凝：急性血栓形成的处理与非MPN患者相同，即低分子量肝素，然后早期使用维生素K拮抗剂（香豆素），达到INR为2.5（范围为2.0～3.0）（关于MPN患者直接口服抗凝剂的使用，发表的数据有限）。在决定长期口服抗凝药物和小剂量阿司匹林时，应考虑血栓事件的情况（触发/非触发）和部位（近端/远端）、MPN的控制/进展、出血风险和D-二聚体水平。

4）细胞减灭药物：①HU，MPN上临床经验最长的细胞减灭药物是一种核糖核苷酸还原酶抑制剂，通过DNA损伤产生细胞毒性和细胞阻滞。PV研究组对51例PV患者给予HU的一项非随机研究报告表明，血栓事件发生率为10%，而单独使用静脉切开放血治疗的历史对照组为33%。标准起始剂量为15mg/（kg·d）（如500mg，每天2次）（肾功能损害患者剂量较低），并根据血细胞比容目标调整剂量，以避免中性粒细胞减少。不良事件包括细胞减少、恶心、腹泻、皮肤黏膜溃疡和罕见的严重肺毒性。②芦可替尼（Ruxolitinib）在美国被批准用于治疗对HU耐药或不耐受的PV患者。开始时的剂量可能比说明书中的剂量低，如5mg，每天2次，而不是10mg，每天2次，然后朝着治疗目标增加。芦可替尼具有抗炎作用，并且可能出现炎症症状的反弹；因此，应根据其药代动力学每天2次给药，以避免这种现象；出于同样的原因，药物应该逐渐减少，而不是突然停止。芦可替尼可以增加食欲并导致体重增加。③聚乙二醇α干扰素是干扰素受体的天然配体，通过JAK-STAT通路发出信号，该通路也介导促红细胞生成素和血小板生成素受体信号。与非聚乙二醇化的α干扰素相比，聚乙二醇α干扰素具有良好的安全性，并且每周或每2周给药1次具有临床活性。首选聚乙二醇α干扰素用于细胞减灭的原因包括希望避免HU固有的DNA损伤和致畸风险（尤其是年轻患者的考虑），以及越来越多的数据表明长期疗效和安全性。标准初始皮下剂量为每周45μg。不良事件包括自身免疫现象、抑郁和肌痛。

症状特异性治疗：①瘙痒，在高达81%的患者中难治性瘙痒对聚乙二醇α干扰素有反应。帕罗西汀是一种选择性血5-羟色胺再摄取抑制剂，也能经常缓解这种症状。②高尿酸血症，别嘌醇可用于降低痛风和尿酸盐肾病的风险。标准剂量为每天300mg，肾功能不全时减少剂量。③黏膜或皮肤溃疡，考虑使用HU的替代品用于细胞减灭，如芦可替尼、聚乙二醇α干扰素，或在MDS/MPN重叠的患者中，按照非细胞毒性剂量和时间表皮下注射地西他滨。

（二）原发性血小板增多症

治疗主要针对预防血栓形成和（或）出血，风险分层主要是为了指导细胞减灭药物的使用，以避免其可能不必要的早期应用。根据 PV，应同时管理心血管风险因素。

（1）极低风险：年龄≤60 岁，无 *JAK2* 突变，无血栓形成史。

推荐治疗：观察或应用低剂量阿司匹林（81～100mg/d），特别是有症状或心血管危险因素时（如吸烟）。不推荐常规使用细胞减灭药物，但血小板计数≥$1500×10^9$/L 时可能需考虑，这可能导致获得性血管性血友病（vWS）（瑞斯托霉素辅助因子活性＜30%）。考虑细胞减灭治疗的其他原因有症状性脾大、B 症状、新血栓形成或出血，或进行性白细胞增多症。如果需要细胞减灭治疗，考虑在这些年轻患者中使用聚乙二醇 α 干扰素，而不是羟基脲（HU）。

（2）低风险：同上，但伴有 *JAK2* 突变。推荐治疗：如“极低风险”所述。

（3）中等风险：年龄＞60 岁，无 *JAK2* 突变，无血栓形成史。

推荐治疗：阿司匹林 81～100mg/d。此外，羟基脲或聚乙二醇 α 干扰素的细胞减灭疗法可尽早考虑。

（4）高风险：年龄＞60 岁和（或）既往血栓形成史。

推荐治疗：阿司匹林 81～100mg/d；此外，使用羟基脲或聚乙二醇 α 干扰素行细胞减灭治疗。

降低 ET 血栓风险的细胞减灭药物：①羟基脲（HU），一项 HU 对比安慰剂治疗的 114 例高危患者的随机试验结果显示，治疗组的血栓形成事件较安慰剂组明显降低（3.6% *vs.* 24%）。调整 HU 剂量使血小板计数降低至＜$600×10^9$/L。②阿那格雷，是一种非致突变的口服活性药物，可以通过干扰巨核细胞成熟而导致选择性血小板减少。一项包含了 809 例高危 ET 患者的随机试验表明，HU 联合小剂量阿司匹林的疗效优于阿那格雷联合小剂量阿司匹林。③聚乙二醇 α 干扰素也可有效地减少血小板数量，由于 PV 所述的原因，其更适合年轻患者。在该试验中，治疗目标为血小板计数＜$400×10^9$/L。④当持续存在血栓形成而给予化疗药物和抗血栓药物不能充分治疗时，血小板单采可作为一种紧急治疗。

获得性 vWS：ET 中血小板增加可导致获得性 vWS，并伴有自发性出血的风险。功能性 vWF：瑞斯托霉素辅助因子活性（vWF：RCo）测定结果＜30%，表明获得性 vWS。血小板计数＞$1.5×10^9$/L 的 ET 患者应评估获得性 vWS 的可能性，因为这是拒绝小剂量阿司匹林治疗的原因。然而，即使血小板计数＜$1.5×10^9$/L，也可能发生获得性 vWS。细胞减灭疗法，如聚乙二醇 α 干扰素或 HU，适用于获得性 vWS/出血的 ET 患者，通常血小板治疗目标＜$400×10^9$/L。

（三）骨髓纤维化

根据动态国际预后评分系统 Plus（DIPSS Plus）危险分层，如果患者是移植候选者（DIPSS 中等风险-2 或高风险患者），应考虑提前进行干细胞移植。另外，对于低风险或中等风险-1 患者，或非移植候选高风险患者，管理的方向是减轻脾大或细胞减少引起的症状，并降低进一步进展的风险。

DIPSS Plus 危险分层：每项 1 分，包括年龄＞65 岁、白细胞计数＞25×10^9/L、循环原始细胞≥1%、存在躯体症状、不良核型、血小板计数＜100×10^9/L、输血依赖性，血红蛋白＜100g/L 为 2 分。

低危：0 分，中位生存期为 20 年。中等风险-1：1 分，中位生存期为 6.5 年；中等风险-2：2～3 分，中位生存期为 2.9 年。高危：4～6 分，中位生存期为 1.7 年。

贫血：①促红细胞生成素，促红细胞形成素水平应正常迅速升高来应对贫血。因此，在贫血情况下，其水平＜500mU/ml 可被认为过低（如因肾内分泌缺乏导致的低水平），需要考虑促红细胞生成素替代。②其他替代疗法，MPN 患者可能在普通人群中经常出现同样的缺乏，如甲状腺激素或维生素 B_{12} 缺乏。在 MPN 患者中，维生素 B_{12} 缺乏的评估与高含量的载体蛋白转氰钴胺素相混淆，所以考虑依据 MMA 水平来评估维生素 B_{12} 缺乏（参见上文“其他相关实验室检查”）。③雄激素（如达那唑）单独使用或与泼尼松联合使用（几周后泼尼松逐渐减少）是一种选择，但要注意达那唑可能会增加血栓风险。考虑以 50mg，每天 2 次开始达那唑。④地西他滨或 5-氮杂胞苷是美国批准的 DNA 甲基转移酶 1 耗竭药物（低甲基化药物或 HMA），用于与 BCL-2 抑制剂维奈托克联合治疗 MDS 或 AML。目标是为了减少某些血细胞谱系同时增加其他血细胞谱系，如白细胞/成髓细胞增多但贫血和（或）血小板减少恶化的 PMF 或 MDS/MPN 患者，HMA 尤其有用。为了实现这些治疗目标，地西他滨可以以小剂量、非细胞毒性（0.2mg/kg，每周 1 次）皮下给药，而不是按照批准的说明书中描述的更高、脉冲周期、静脉输注剂量给药，这是一种实用的方案，也符合护理的生活质量目标。地西他滨和 5-氮杂胞苷重塑骨髓细胞生成，从而有利于红细胞和血小板的产生，而不是粒细胞和单核细胞；因此，即使使用非细胞毒性剂量，中性粒细胞减少也是一种常见的副作用。⑤来那度胺被批准用于治疗孤立性 5q-异常的 MDS，这是一种以贫血和正常或升高的血小板计数为特征的 MDS 亚型。来那度胺可能在具有 5q-的 MDS 特征的 PMF 患者中发挥作用。考虑以 5mg/d 的低剂量开始，每 28 天服用 21 天。不良事件包括腹泻、中性粒细胞减少、血小板减少、肾功能障碍和血栓形成。⑥罗特西普（luspatercept）的作用包括结合转化生长因子-β 超家族配体以促进晚期红系发育，并在美国被批准用于治疗 MDS（或 MDS/MPN）伴铁粒幼细胞（富含成熟障碍红系前体的 MDS）。最常见的不良事件是乏力、头痛和肌肉骨骼疼痛。⑦铁螯合药物可能适用于输血依赖性患者。

脾大：①芦可替尼，若患者无明显贫血且血小板计数＞50×10^9/L，尽管目前批准的剂量可能不必这么高，但可能适合从低于标准剂量开始，如 5mg，每天 2 次，如果需要，可增加剂量。请参阅真性红细胞增多症治疗。②菲卓替尼（fedratinib），在美国被批准以 400mg/d 的剂量治疗血小板计数＞50×10^9/L 的 PMF 脾大。该药说明书包括罕见、严重和致命性脑病的警告，包括需要监测硫胺素水平的韦尼克脑病。最常见的不良事件是腹泻、恶心、贫血和呕吐。建议服用强效 CYP3A 抑制剂，严重肾损害的患者减少剂量。③地西他滨或 5-氮杂胞苷，如果同时目标是缓解贫血和（或）血小板减少症，请参见上述考虑。④来那度胺，如果与具有 5q–特征的 MDS 重叠，请参见上文。⑤羟基脲，与芦可替尼或菲卓替尼一样，当遇到贫血或血小板减少症同时发生时就会产生困难（在这种情况下，考虑使用地西他滨或 5-氮杂胞苷替代）。⑥聚乙二醇化 IFN-α，与 HU、芦可替尼或菲卓替尼一样，若治疗目标同时包含缓解细胞减少，则有困难。⑦脾切除术，是减轻疼痛和早期饱腹感的一种选择，需结合当地的手术经验及手术风险综合考量。继发性进行性肝大是脾切除术潜在的长期并发症。脾切除术后白细胞和血小板的增加可能需要细胞减灭药物。另一个可能的考虑因素是当地的经验，即通过介入放射学进行脾动脉栓塞。无论患者是否有脾动脉栓塞、脾梗死，可能都需要镇痛治疗。

治愈性治疗：对于作为移植候选者的中等风险-2 型或高风险患者，应考虑进行异基因移植的治愈性治疗。欧洲血液和骨髓移植小组（EBMT）研究已报道，相关的或不相关的匹配移植的 5 年生存率分别为 54%和 48%。对于低风险患者，移植的建议并不明确，因为非移植治疗组的中位生存期＞14 年。换句话说，应该考虑危险分层，虽然移植的疗效受到风险特征的不利影响，风险因素如血红蛋白水平＜100g/L，白细胞计数＜4×10^9/L 或＞30×10^9/L，循环原始细胞、早幼粒细胞或中幼粒细胞超过 10%，或细胞遗传学异常，但也应及时考虑移植。虽然并非每位患者都需要进行脾切除，但移植前进行脾切除与更快植入有关，对于巨脾患者应考虑脾切除。通过移植治疗，骨髓纤维化是可以逆转的。

（高　飞　许贞书　刘连科 译）

参考文献

第 27 章　多发性骨髓瘤

Arjun Lakshman，Shaji K. Kumar

一、概　　述

多发性骨髓瘤（MM）以浆细胞在骨髓中克隆性增殖为特征，常产生单克隆免疫球蛋白。可导致高钙血症、肾功能不全、贫血或广泛的溶骨性病变的骨质破坏，这些是该病的主要临床症状。与大多数其他恶性肿瘤不同，该病的诊断需要存在归因于克隆性浆细胞增殖的临床特征，以便于将其与前体阶段[意义未明的单克隆丙种球蛋白病（MGUS）和冒烟型多发性骨髓瘤（SMM）]区分开来。最近，诊断标准已经更新，包括预测上述临床特征高风险的生物标志物。较新的有活性的药物和自体干细胞移植（ASCT）已带来临床结果的改善，从 90 年代末的中位生存期为 3 年到目前的接近 8～10 年，这一指标仍持续改善。

二、流 行 病 学

MM 约占所有癌症的 2%，约占血液恶性肿瘤的 10%。2021 年，美国估计新诊断 MM 34 920 例，并有 12 410 例死于 MM。美国的经年龄调整后的年发病率约为 6.9/10 万，在过去 20 年中这个数字有所增加。该病诊断时的中位年龄约为 68 岁，男性较女性稍常见（1.2∶1）。非裔美国人的发病率比白种人高 2 倍，而在亚洲，该病发病率较低。一级亲属为 MM 的个体发生 MM 的风险约为普通人的 2～4 倍。

三、病理生理学

MM 的特征是骨髓中克隆性浆细胞的增殖和累积。几乎所有 MM 患者都是由称为 MGUS 的潜在癌前状态转化而来。在 50 岁以上的人群中，MGUS 的患病率达 3%以上，进展为 MM 的速度每年约为 1%，从诊断开始，风险不会随着时间的推移而变化。研究表明，骨髓瘤患者发生症状性骨髓瘤之前，平均有 15 年的 MGUS。一些 MGUS 患者也可能发展为中晚期，称为临床定义的 SMM（表 27.1）。自从将超高风险 SMM 患者重新归类为 MM，在诊断后 2 年进展风险约为 22%、5

年约为 42%、10 年约为 64%。

表 27.1　多发性骨髓瘤和相关浆细胞疾病的国际骨髓瘤工作组诊断标准

术语	定义
非 IgM 型意义未明的单克隆丙种球蛋白病（MGUS）[a]	血清单克隆蛋白（非 IgM 型）＜3g/dl，和 骨髓中克隆性浆细胞＜10%，和 缺乏由浆细胞增殖性疾病造成的终末器官损害（高钙血症、肾功能不全、贫血及骨病变）
冒烟型多发性骨髓瘤	血清单克隆蛋白（IgG 或 IgA）≥3g/dl，或尿单克隆蛋白≥500mg/24h 和（或）骨髓克隆性浆细胞占 10%～59%，和 缺乏骨髓瘤定义事件（MDE）或淀粉样变
多发性骨髓瘤	骨髓克隆性浆细胞≥10%或活检证实骨或髓外浆细胞瘤[b]，和 一个或更多的骨髓瘤定义事件： 1. 潜在浆细胞增殖引起的终末器官损害的表现，尤其： （1）高钙血症：血清钙高于正常值上限（超过 1mg/dl）或＞11mg/dl （2）肾功能不全：肌酐清除率＜40ml/min 或血清肌酐＞2mg/dl （3）贫血：血红蛋白低于正常值下限（超过 2g/dl）或血红蛋白＜10g/dl （4）骨病变：通过骨骼 X 线摄影、CT 或 PET/CT 显示 1 处或多处溶骨性病变 2. 一项或多项恶性生物学标志 （1）骨髓单克隆性浆细胞比例≥60% （2）受累/非受累血清游离轻链（FLC）比值≥100（受累游离轻链含量必须＞10mg/dl） MRI 检查出现 1 处以上局灶性骨质病变
轻链型 MGUS	异常游离轻链（FLC）比值（＜0.26 或＞1.65），和 适当受累轻链水平增加（患者 κFLC 增加的比率＞1.65，且 λFLC 增加的比率＜0.26），和 免疫固定电泳无免疫球蛋白重链表达，和 缺乏由浆细胞增殖性疾病造成的终末器官损害，和 骨髓中克隆性浆细胞＜10%，和 尿单克隆蛋白＜500mg/24h
孤立性浆细胞瘤[c]	活检证实累及骨骼或软组织的克隆性浆细胞的孤立性病变，和 骨髓和骨髓中无克隆性浆细胞的证据，和 脊柱与骨盆的正常的骨骼测量和 MRI（或 CT）（除原发性孤立性病变），和 缺乏由淋巴浆细胞增殖性疾病造成的终末组织损伤（高钙血症、肾功能不全、贫血或骨病变）

a IgM-MGUS 是由 IgM 单克隆蛋白在血清中＜3g/dl、淋巴浆细胞骨髓浸润＜10%及缺乏浆细胞增殖性疾病造成的终末器官损害来定义。

b 约 4%的患者骨髓浆细胞少于 10%，因为骨髓浸润可能是局灶性的，或者他们有多病灶的浆细胞瘤。这样的患者应该接受重复骨髓活检或 CT/MRI 引导的骨或髓外病变活检。

c 骨髓微小浸润的孤立性浆细胞瘤定义为活组织检查证实为骨或软组织浆细胞瘤，骨髓克隆性浆细胞＜10%，除了原发性孤立性病变外，无其他的骨髓瘤定义事件。孤立性病变合并骨髓浆细胞≥10%被认为是多发性骨髓瘤。

改编自 Rajkumar SV，Dimopoulos MA，Palumbo A，et al. International Myeloma Working Group updated criteria for the diagnosis of multiple myeloma. Lancet Oncol. 2014；15：e538–e548。

MM 的克隆浆细胞具有遗传学异常的特征，大多数患者具有一种或多种特征明确的异常。对基因组学的现有认识表明，导致克隆性浆细胞疾病的最初基因变化在生命的第 2 或第 3 个十年就开始发生。分选后的浆细胞的间期荧光原位杂交（FISH）是临床实践中用于检测染色体异常的最常见技术。已鉴定出 5 个涉及 14 号染色体上免疫球蛋白重链（IgH）基因位点的重复易位，所有 MM 中约 40%存在这些易位。这些易位相互排斥，并将各种基因置于 IgH 基因位点的转录组控制之下，这些基因与驱动克隆增殖有关。在近一半的患者中可以检测到奇数号染色体的三倍体。IgH 易位和三倍体被标记为主要遗传学异常，因为它们发生在疾病前期，如 MGUS 和 SMM。随着时间的推移，克隆浆细胞将获得额外的遗传学变化。染色体 13q、17p 和 1p 的部分缺失及 1q 的获得等异常被认为是继发性异常。FISH 检测这些异常对确定预后至关重要。二代测序（NGS）能够让我们更好地定义 MM 的基因组全景，并分析与 MGUS 和 SMM 进展相关的机制。涉及 RAS 和 NF-κB 途径的突变在 MM 中很常见。主要遗传学事件通常与其他基因事件相关，如 t（4；14）与 *FGFR3*、*DIS3* 和 *PRKD2* 突变，t（11；14）与 *CCND1* 和 *IRF4* 突变，t（14；16）与 *MAF*、*BRAF*、*DIS3* 和 *ATM* 突变，以及具有获得 11q 的超二倍体、*FAM46C* 突变和 *MYC* 重排，这些事件表明继发性基因异常累积将导致克隆进化和进展。通过 NGS，用不同的协同作用事件定义了 MM 的几种分子亚型。

MM 的临床特征是恶性克隆骨髓浸润；由循环或肾小球中高水平的免疫球蛋白或游离轻链蛋白（FLC）引起的肾损伤；破骨细胞激活因子的分泌，如 RANKL（NF-κB 配体受体激活因子）和 MIP-1（巨噬细胞炎性蛋白-1）引起的骨破坏；天然 RANKL 抑制剂 OPG（骨保护素）的生成减少；抑制成骨细胞分化的 dickkopf 1 的高表达和新骨形成；以及细胞介导的免疫和体液免疫受损。

四、临 床 症 状

骨痛，尤其是出现于背部或胸部，四肢较少，存在于近 60%的 MM 患者中。患者可表现为病理性骨折，也可能因椎体塌陷而导致身高变矮。其他常见的临床特征包括乏力（32%）、体重减轻（24%）、正细胞正色素性贫血（73%）和高钙血症（28%）。由于严重的高钙血症和（或）阳离子免疫球蛋白分子，MM 也会导致低阴离子间隙。MM 确诊患者中约 50%存在肾功能不全，常由高钙血症和相关的脱水或轻链管型肾病引起。肾功能不全的其他病因包括肾淀粉样变性、轻链沉积病、冷球蛋白血症或药物性肾损伤。在一些患者中，同时性轻链淀粉样变性可引起肾病综合征（＜5%）。伴有糖尿、磷酸盐尿和氨基酸尿的获得性范科尼综合征也可在 MM 中出现。由于淋巴细胞功能受损、正常浆细胞功能抑制及低丙种球蛋白血症，MM 患者的感染风险增加。患者也可出现由椎旁浆细胞瘤或椎体骨折压迫神经根所造成的神经根病或脊髓压迫。MM 患者在诊断时也可出现周围神经病变，可能与单克隆蛋白或伴随的淀粉样变有关。

五、诊断和检查

MM 的诊断需要存在克隆性浆细胞增殖的证据，并且存在归因于浆细胞紊乱的终末器官损害（高钙血症、肾功能不全、贫血、骨病变）或存在预测进展为症状性骨髓瘤高风险的生物标志物。2014 年，国际骨髓瘤工作组（IMWG）更新了单克隆丙种球蛋白病的诊断标准（表 27.1）。当怀疑 MM 时，应进行彻底的病史询问和体格检查，尤其要注意患者的主诉，如骨痛、全身症状、神经系统症状和感染。此外，对于诊断和分期，辅助检查应包括全血细胞计数及分类、血清电解质、血尿素氮、血清肌酐、钙、磷酸盐、镁、尿酸、白蛋白、β_2-微球蛋白、乳酸脱氢酶、血清蛋白电泳（SPEP）和免疫固定电泳（IFE）、血清 FLC 检测、24h 尿蛋白电泳（UPEP）和 IFE、定量免疫球蛋白、X 线骨骼检查及骨髓抽吸和活检，以及运用间期 FISH 技术检测浆细胞。

SPEP 可用于检测和定量完整的单克隆蛋白（M 蛋白），该单克隆蛋白在 γ 区中表现为 M 尖峰（M-spike）。血清 IFE 可以确认单克隆免疫球蛋白的存在，并可以确定其类型（图 27.1）。约 15%的患者只有轻链（轻链 MM），后者可能会迅速从血浆清除入尿液。因此，应该对所有患者检测血清游离轻链、UPEP 和（或）尿 IFE，这将对此类患者的诊断非常有用。基质辅助激光解吸/电离飞行时间质谱法是检测血清和尿液中单克隆蛋白的更灵敏的方法。它还可以区分治疗性单克隆抗体，并可能在未来取代 SPEP、UPEP 和 IFE 用于诊断和监测浆细胞疾病。

SPEP 可在 82%的 MM 患者中检测到 M 尖峰。血清 IFE 的加入可将灵敏度提高至 93%。如果行血清游离轻链检测或 24h UPEP/尿 IFE，则灵敏度可以达到 97%甚至更高。如果患者这些检测均未测到 M 蛋白，但有终末器官损害及在骨髓中有克隆性浆细胞，被认为是非分泌型骨髓瘤。IFE 检测循环中 M 蛋白在 52%的患者中为 IgG、21%为 IgA、16%为单纯轻链型（κ 或 λ）、2%为 IgD、2%为双克隆。IgM 骨髓瘤极少见，仅见于不到 1%的病例中。与 λ 比较，κ 是主要的轻链亚型（比例为 2∶1）；但在 IgD 骨髓瘤中，λ 轻链更常见。

骨髓检查应报告骨髓穿刺和活检中的浆细胞百分比。浆细胞的克隆性应通过免疫组织化学、免疫荧光或流式细胞术检测轻链限制性来确立。用于检测 t（11；14）、t（4；14）、t（14；16）、t（6；14）、t（14，20）、超二倍体、13q 缺失、1q 扩增、1p 缺失，*MYC* 易位和 17p 缺失的间期 FISH 在诊断中至关重要。在一些实验室中，浆细胞增殖率是另外一种可用的、具有预后价值的检测项目。基因表达谱（如果可行的话）可以增加预后判断信息。两种基因表达谱，即 GEP70 和 SKY92，已被纳入一些预后模型。检测浆细胞常见重现性突变的基因突变套餐（panel）已经开始使用，但其临床应用仍有待探索。

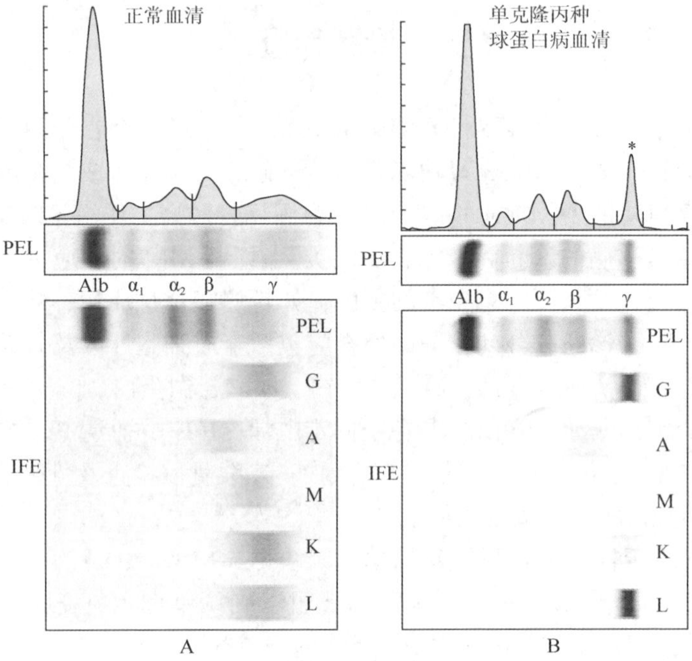

图 27.1　电泳模式图

A.正常人血清；B.免疫球蛋白 G（IgGλ）多发性骨髓瘤

*表示在 γ 区的 M 尖峰

骨骼检查观察到的影像学改变包括虫蚀样溶骨性病变、重度骨质减少或骨质疏松症和病理性骨折。评估浆细胞疾病的传统骨骼测量已被全身低剂量 CT、^{18}F-FDG PET/CT 和 MRI 等方法所取代。CT 扫描对检测骨骼病变很敏感。PET/CT 可以检测代谢活跃的骨骼和髓外病变。MRI 对骨髓成像非常敏感。对于 MM 患者，全身 PET/CT 是首选的成像方式，如果阴性，患者应进行全身或横断面骨骼 MRI 检查。随后，在开始维持治疗前和复发时，应使用 PET/CT 或 MRI 检查对患者进行成像，以检测新的病变，这有助于疗效评估。严重背痛的患者应接受脊柱 MRI 检查以评估脊髓压迫。对于冒烟型骨髓瘤患者，建议采用全身 CT 和 MRI 检查来排除存在 1 个以上的局灶性病变，如果存在局灶性病灶，患者应重新归类为 MM。对于孤立性浆细胞瘤患者，PET/CT 适用于髓外浆细胞瘤，全身 MRI 适用于骨浆细胞瘤。

六、分　　期

MM 有三种主要的分期系统，主要反映肿瘤负荷：基于血清白蛋白和 β_2-微球蛋白水平的国际分期系统（ISS）及 Durie-Salmon（DS）分期系统，后者是一种主要的临床分期系统。这两种分期系统都可提供预后信息，但对决定治疗选择没有帮助。最近，ISS 已被修订，包括细胞遗传学异常和 LDH，即修订后的 ISS（R-ISS）纳入了疾病生物学的某些特点，并提供了预后和分期信息（表 27.2）。

表 27.2　多发性骨髓瘤分期和危险分层

分期	标准	患者比例（%）	中位生存期（月）
DS 分期[a]			
Ⅰ	轻度骨髓瘤细胞负荷——以下所有：		
	血红蛋白＞10g/dl		
	血清钙＜12mg/dl		
	X 线片上，骨骼结构正常，或仅有孤立性浆细胞瘤		
	低 M 成分产物（IgG＜5g/dl，IgA＜3g/dl 和尿 M 成分＜4g/24h）		
Ⅱ	中度骨髓瘤细胞负荷——不符合Ⅰ期或Ⅲ期[a]		
Ⅲ	重度骨髓瘤细胞负荷——以下一个或多个：		
	血红蛋白＜8.5g/dl		
	血清钙＞12mg/dl		
	晚期溶骨性病变		
	高 M 成分产物（IgG＞7g/dl，IgA＞5g/dl 和尿 M 成分＞12g/24h）		
ISS			
Ⅰ	血清 β_2-微球蛋白＜3.5mg/L	28	62
	血清白蛋白≥3.5g/dl		
Ⅱ	不符合Ⅰ期或Ⅲ期	33	44
Ⅲ	血清 β_2-微球蛋白≥5.5mg/L	39	29
R-ISS[b]			
Ⅰ	ISS 的Ⅰ期，且 iFISH 检测无高危细胞遗传学，同时 LDH 正常	28	未达到
Ⅱ	不符合 R-ISS 的Ⅰ期或Ⅲ期	62	83
Ⅲ	ISS 的Ⅲ期同时行 FISH 检测高危细胞遗传学，或者 LDH 高于正常水平	10	43

注：iFISH，间期荧光原位杂交；LDH，乳酸脱氢酶。

a Durie 和 Salmon Ⅱ期分为ⅡA（血清肌酐＜2mg/dl）和ⅡB（血清肌酐≥2mg/dl）。

b 浆细胞间期荧光原位杂交（iFISH）的高危细胞遗传学定义为存在 del（17p）和（或）t（4；14）和（或）t（14；16）。

改编自：① Durie BG，Salmon SE. A clinical staging system for multiple myeloma. Correlation of measured myeloma cell mass with presenting clinical features，response to treatment，and survival. Cancer. 1975；36：842；② Greipp PR，San Miguel J，Durie BG，et al. International staging system for multiple myeloma. J Clin Oncol. 2005；23（15）：3412-3420；③Palumbo A，Avet-Loiseau H，Oliva S，et al. Revised international staging system for multiple myeloma：a report from International Myeloma Working Group. J Clin Oncol. 2015；33：2863。

七、预　　后

MM 的预后取决于多种宿主因素（年龄、体能状况和合并症）、疾病分期和生物学，以及对治疗的反应。最近，焦点已经转移到使用分子特征来对患者进行风险分层。在 R-ISS 中，高风险 t（4；14）和 t（14；16）及 del（17p）的纳入反映了疾病生物学在预测结果中的重要性。其他异常如 *TP53* 基因突变、1q 扩增（≥4 个拷贝）和 1p 缺失也被归类为高风险异常。存在一种以上的高风险异常与更差的结果相关。高浆细胞增殖率也强烈预示预后不良，但这种检测并不普遍。

基因表达分析已经确定了几个可以预测骨髓瘤患者预后的特征，其中至少有两个（GEP70 和 SKY92）可用于临床。根据骨髓瘤的梅奥分层和风险适应性治疗分类，可以使用这些标志物对新诊断的患者进行具有标危或高危疾病的分层（表 27.3）。其他风险分层系统（如 IMWG 标准）也根据基因和临床特征将患者分为标危和高危骨髓瘤。标危患者的中位生存期为 8～10 年，而高危骨髓瘤患者为 2～3 年。在了解基因组异常对 MM 患者预后的影响方面已取得了重大进展。例如，CCND1 和 DNA 修复途径（*TP53*、*ATM*、*ATR* 和 *ZNFHX4* 突变）中的突变与预后差相关，而 *EGR1* 和 *IRF4* 突变与生存获益相关。*TP53* 双等位基因失活、λ 轻链易位、*APOBEC*

表 27.3　多发性骨髓瘤的梅奥分层与风险适应性治疗（mSMART）分类

项目	高危	标危
中位总生存期（年）	3	8～10
特征	高危遗传学异常[a, b]：	所有其他包括：
	del（17p）	超二倍体
	t（4；14）	t（11；14）[d]
	t（14；16）	t（6；14）
	t（14；20）	
	1q 获得	
	TP53 突变	
	R-ISS Ⅲ期	
	基因表达谱的高危识别标志	
	高浆细胞 S 期[c]	

a 三倍体可能改善高危的预后。

b 染色体异常是根据 FISH 分析得出的，除非另有规定。

c 截止值（cut-off 值）各不相同。

d t（11；14）可能与浆细胞白血病有关。

改编自 Mikhael JR，Dingli D，Roy V，et al. Management of newly diagnosed symptomatic multiple myeloma：updated Mayo Stratification of Myeloma and Risk-Adapted Therapy（mSMART）consensus guidelines 2013. Mayo Clin Proc. 2013；88（4）：360-376；www.msmart.org。

和 *FAM46C* 突变，以及 *BIRC* 和 *PRDM1* 的缺失已显示会影响 MM 的预后，但尚未纳入临床决策。其他实验室参数，如肌酐、钙、乳酸脱氢酶、免疫球蛋白亚型、原始浆细胞形态、循环浆细胞和 C 反应蛋白，也被证明是骨髓瘤生存的独立危险因素。原发性难治性 MM 和 ASCT 18 个月内复发也被认为是高危临床特征。

八、治　　疗

（一）一般原则

1. 意义未明的单克隆丙种球蛋白病　目前，没有证据支持对普通人群进行 MGUS 筛查。MGUS 进展的风险分层模型已被提出，并有助于检测进展为骨髓瘤、AL 淀粉样变或 Waldenström 巨球蛋白血症的风险较高的患者。表现为 M 蛋白≥1.5g/dl 和异常游离轻链比率是长期进展风险的不利预测因素。对于非 IgM MGUS 患者，在有 2 个危险因素的患者中，20 岁时进展的风险为 30%；只有 1 个危险因素者为 20%；无任何危险因素的患者仅为 7%。存在 2 个不良风险因素的 IgM MGUS 患者 20 年时进展风险为 55%，相比之下，存在 1 个不良因素的患者为 41%，无不良因素的患者为 19%。MGUS 患者应长期监测而不进行治疗，因为患者每年的进展率约为 1%。低危患者在诊断时不需要进行骨髓活检。建议对高危非 IgM MGUS 患者进行全身 CT 骨骼检查。患者应在初始诊断后 3～4 个月重复 SPEP、UPEP 和血清游离轻链检查，如果稳定，高危或中危患者每年随访一次，低危患者（无危险因素）每 2～3 年随访一次或出现骨髓瘤症状时随访 1 次。除非参加临床试验，否则不需要治疗。

2. 冒烟型（无症状）多发性骨髓瘤　SMM 患者进展为骨髓瘤的风险高于 MGUS。该风险在诊断后的前 2 年最高，随后逐年降低。这些患者应在初始诊断后 2～3 个月进行 SPEP、UPEP、全血计数、钙和肌酐检测。如果结果稳定，则应在第一年内每 4～6 个月重复 1 次检查；如果指标持续稳定，则可将评估延长至每 6～12 个月 1 次。2018 年梅奥诊所修订的风险分层（20/2/20 模型）使用骨髓浆细胞百分比≥20%，M 蛋白＞2g/dl，受累与未受累的游离轻链比值＞20 来对骨髓瘤相关终末器官损害的进展风险进行分层。上述 2 个或 3 个风险因素的存在与 2 年时约 50%的进展风险相关。上述模型在 IMWG 研究的大型跨国患者队列中得到验证。结合高危 FISH 异常的结果可以进一步完善风险评估，IMWG 评分系统的使用为进展风险提供了额外的分量。在 2018 年梅奥诊所模型中加入 MYC 畸变、MAP 激酶途径突变和 DNA 修复改变也改进了对进展的预测。在一项针对高危 SMM 患者的西班牙试验中（使用 PETHEMA 模型定义），与观察组相比，来那度胺和地塞米松的前期处理改善了无进展生存率和总生存率。在针对高危冒烟型骨髓瘤患者的 ECOG-ACRIN E3A06 Ⅲ期试验中，单药来那度胺治疗改善了无进展生存率，尤其是在 2018 年梅奥诊所模型定义的高危人群中。因此，对梅奥诊所 2018 年标准定义的高危 SMM 患者，建议参加临床试验（如果可行的话）或医患共同决定采用单药来那度胺治疗来降低进展为骨髓瘤相关器官损害的风险。

3. 孤立性浆细胞瘤　一旦对初始病变进行活检并确认为浆细胞瘤，怀疑有孤立性浆细胞瘤的患者应进行 PET 扫描来排除其他病变。初步评估与骨髓瘤相似，包括骨髓抽吸和活检。这些患者主要在受累区域接受放射治疗；手术用于特殊情况，如广泛破坏性骨损伤需要固定或伴有压迫症状的软组织大肿块。治疗结束后，考虑到进展为 MM 的风险，患者应遵医嘱定期监测 M 蛋白和进行影像学检查。老年患者，尤其是中轴骨的骨浆细胞瘤患者，放疗后持续存在的单克隆蛋白，存在骨髓受累，浆细胞瘤血管生成增加，循环浆细胞（PC）的存在，均提示有更高的进展风险。

4. 多发性骨髓瘤　在过去的 10 年中，骨髓瘤的治疗发生了重大变化；主要是由于新药物使用的增加、有效的多药联合的发展和持续治疗观念的改变。新型高效药物的引入及伴随的 ASCT 越来越多地应用已经明显改善 MM 患者的预后。用于治疗 MM 的重要药物种类包括蛋白酶体抑制剂（硼替佐米、卡非佐米和依沙佐米）、免疫调节药物（沙利度胺、来那度胺和泊马度胺）、皮质类固醇（通常是地塞米松或泼尼松）、抗 CD38 单克隆抗体（Daratumumab 和艾沙妥昔单抗）、抗 SLAMF7 抗体（Elotuzumab），以及烷化剂（环磷酰胺、美法仑和苯达莫司汀）。大剂量美法仑是 MM 行 ASCT 前最常用的预处理方案。与持续疾病控制方法相比，积极的多药治疗在实现深度缓解方面的应用越来越多。如果高风险疾病患者获得了深度缓解，那么他们的长期总生存率会更好，这证明了提前采取积极策略的合理性。症状性骨髓瘤患者的治疗选择在很大程度上取决于其是否有条件接受大剂量美法仑和 ASCT 及风险分层（图 27.2）。在符合移植条件的患者中，目前的方法包括使用三联疗法的初始治疗，然后是 ASCT，随后是持续时间不定的维持治疗。在不符合移植条件的患者中，初始治疗通常使用三联或体质弱者使用二联，给予持续治疗一段时间，随后进行持续时间不定的维持治疗。应始终考虑符合条件的患者参与评估新治疗策略的临床试验。

基于治疗方法的改进，我们能够实现深度缓解，而以前的治疗方法无法达到。这暴露了先前疗效评估的局限性，这些方法主要依赖血清学和（或）尿液单克隆蛋白评估及使用低灵敏度方法进行骨髓评估。这些方法与流式细胞术的改进及 NGS 识别 VDJ 重组区的发展相结合，使得我们能够检测骨髓中可测量的残留疾病（MRD），在 10^5～10^6 个细胞中可检测到 1 个骨髓瘤细胞。在修订的 IMWG 疗效标准中，这种敏感的骨髓评估与影像学相结合用来评估髓外病灶，从而对疾病状态进行更加全面的评估。IMWG 评估骨髓瘤患者疾病疗效和进展的修订标准如表 27.4 所示。通过治疗获得 MRD 阴性可预测更长的无进展生存期和总生存期，并减轻诊断时高危细胞遗传学异常所带来的一些不良预后。

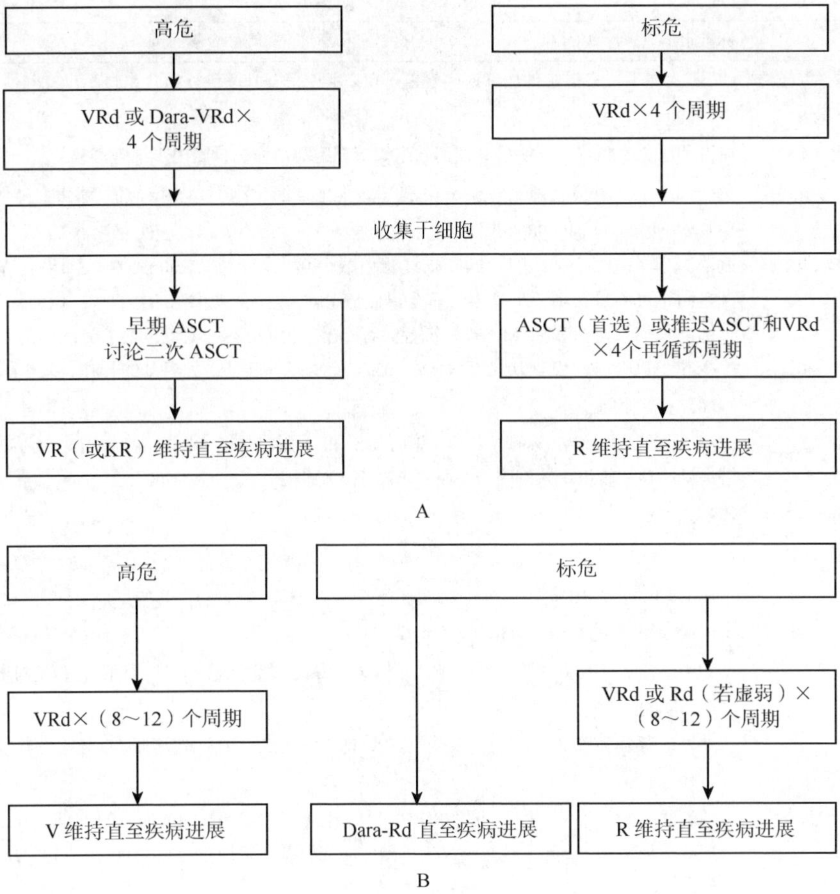

图 27.2　新诊断的多发性骨髓瘤患者的建议治疗流程。移植合适（A）和移植不合适（B）。所有患者都应接受支持性治疗，并且必须考虑进行双膦酸盐治疗和临床试验。地塞米松通常在 12 个月后停用。ASCT，自体干细胞移植；Dara-VRd，达雷木单抗、硼替佐米、来那度胺和地塞米松；KR，卡非佐米和来那度胺；R，来那度胺；Rd，来那度胺、地塞米松；V，硼替佐米；VR，硼替佐米和来那度胺；VRd，硼替佐米、来那度胺、地塞米松（改编自 msmart.org）

表 27.4　国际骨髓瘤工作组（IMWG）统一疗效标准

疗效类别	疗效标准
	IMWG MRD 标准（需要如下定义的完全缓解）
持续 MRD 阴性	骨髓 MRD 阴性（NGF、NGS 或两者兼有），经影像学证实阴性，至少间隔 1 年确认
流式 MRD 阴性	用最低灵敏度为 $1/10^5$ 有核细胞或较高的经验证方法，骨髓抽吸物 NGF 检测无异常浆细胞
测序 MRD 阴性	用最低灵敏度为 $1/10^5$ 有核细胞或较高的经验证方法，骨髓抽吸物 NGS 检测无异常浆细胞
影像学+MRD 阴性	NGF 或 NGS 检测 MRD 阴性，并且基线时或之前的 PET/CT 检查发现的示踪剂摄取增加的区域消失，或降至低于纵隔血池 SUV 或降至低于周围正常组织 SUV

续表

疗效类别	疗效标准
	标准 IMWG 疗效标准
严格意义的完全缓解（sCR）	CR 定义如下，且正常的血清游离轻链（FLC）比率及骨髓免疫组化未显示出克隆性浆细胞
完全缓解（CR）	血清和尿免疫固定电泳阴性，任何软组织浆细胞瘤消失，骨髓中浆细胞<5%
非常好的部分缓解（VGPR）	免疫固定电泳可检测到血清和尿 M 蛋白，但电泳法检测不到，或血清 M 蛋白降低≥90%且尿 M 蛋白<100mg/24h
部分缓解（PR）	血清 M 蛋白减少 50%以上，24h 尿 M 蛋白减少 90%以上或<200mg/24h。如果血清和尿 M 蛋白不可测量，则要求受累与非受累血清 FLC 之间的差值缩小≥50%，以替代 M 蛋白标准。如果血清和尿 M 蛋白及血清游离光链测定均不可测量，要求骨髓中的浆细胞减少 50%以上，前提是基线百分比≥30%。除上述标准外，如果基线存在，软组织浆细胞瘤减小≥50%
微小缓解（MR）	血清 M 蛋白减少≥25%但≤49%，并且 24h 尿 M 蛋白减少 50%～89%；除以上标准外，如果基线存在软组织浆细胞瘤，则要求减小 50%以上
疾病稳定（SD）	不符合 CR、VGPR、PR、MR 或 PD 的诊断标准
疾病进展（PD）	符合一条或更多：从最低反应水平增加≥25%，任何下列情况
	血清 M 蛋白（绝对增长必须≥0.5g/dl）
	尿 M 蛋白（绝对增长必须≥200mg/24h）
	如果患者血清和尿 M 蛋白无法测定，则要求受累与非受累血清 FLC 之间的差值绝对增加必须>10mg/dl
	如果患者血清和尿中 M 蛋白及受累 FLC 都不可测定，则骨髓浆细胞百分比绝对增加必须≥10%
	出现新的病变，在>1 个病变的 SPD 中，从最低点增加≥50%，或原有的>1cm 病变短轴上最长增加≥50%；如果这是唯一的可测量病变，循环浆细胞（至少 200 个/μl）增加≥50%
临床复发	符合一条或更多：
	与潜在的浆细胞增殖疾病有关的 CRAB 特征
	出现新的软组织浆细胞瘤或骨病变
	现有的浆细胞瘤或骨损伤大小明确增大（>50%且≥1cm）
	高钙血症（>11mg/dl）
	血红蛋白降低>2g/dl（与治疗或骨髓瘤以外的原因无关）
	归因于骨髓瘤的血清肌酐升高≥2mg/dl
	与血清 M 蛋白相关的高黏滞血症
CR 后复发[a]	符合一条或更多：
	血清或尿 M 蛋白通过免疫固定或电泳重现。骨髓中出现 5%以上的浆细胞。任何其他进展的症状

续表

疗效类别	疗效标准
	标准 IMWG 疗效标准
MRD 阴性后复发[a]	符合一条或更多： MRD 阴性消失 血清或尿 M 蛋白通过免疫固定或电泳重现。骨髓中出现 5%以上的浆细胞。任何其他进展的症状

注：CRAB，高钙、肾衰竭、贫血及溶骨性病变；MRD，最小残留病灶；NGF，下一代流式；NGS，二代测序；SUV，标准化摄取值；SPD，最大垂直径乘积之和。所有疗效类别都需要在接受任何新疗法之前的任何时间进行两次连续评估。如果进行影像学检查，所有类别不需要已知新的或进展性骨病变或髓外浆细胞瘤。影像学检查不需要满足疗效要求。骨髓评估无须确认。除 SD 外的每一类别都将被视为未确认，直到进行验证性检测。

a 仅用于计算无病生存率；应该使用疾病进展的标准来定义进展。

改编自 Kumar S，Paiva B，Anderson KC，et al. International Myeloma Working Group consensus criteria for response and minimal residual disease assessment in multiple myeloma. Lancet Oncol. 2016；17（8）：e328-e346。

（二）初始治疗

1. 适合移植患者的诱导治疗　骨髓瘤的初步治疗已从沙利度胺、来那度胺或硼替佐米和地塞米松的双联疗法转变为三联疗法，除地塞米松外，还包含一种或多种不同类别的药物。这些方案总结见表 27.5。

表 27.5　适合移植骨髓瘤患者当前推荐的诱导治疗

方案	ORR（PR+VGPR+CR）[a]	CR +VGPR[a]	无进展生存期/无事件生存期（月）	总生存期（月）	参考文献
VRD *vs*. Rd（SWOG S0777）	81% *vs*. 71%	43% *vs*. 32%	41 *vs*. 29	NR *vs*. 69	Durie 等，2017；Durie，2020
VCRD *vs*. VRD *vs*. VCD-mod（EVOLUTION；Ⅱ期）	88% *vs*. 85% *vs*. 100%	58% *vs*. 51% *vs*. 53%	12 个月：86% *vs*. 83% *vs*. 100%	12 个月：92% *vs*. 所有其他单臂组为 100%	Kumar 等，2012
VTD *vs*. TD（GIMEMA-MMY-3006）	93% *vs*. 79%	62% *vs*. 28%	60 *vs*. 41	NR *vs*. 110	Cavo 等 2010；Tacchetti 等，2020
VTD *vs*. TD（PETHEMA/GEM）	85% *vs*. 62%	60% *vs*. 29%	56 *vs*. 28	4 年：74% *vs*. 65%	Rosiñol 等，2012
VTD *vs*. VCD（IFM2013-04）	92% *vs*. 83%	66% *vs*. 56%	NA	NA	Moreau 等，2016
RD *vs*. 大剂量地塞米松（S0232）	78% *vs*. 48%	63% *vs*. 16%	3 年：52% *vs*. 32%	3 年：79% *vs*. 73%	Zonder 等，2010
Rd *vs*. RD（E4A03）	70% *vs*. 81%	40% *vs*. 50%	25 *vs*. 19	1 年：96% *vs*. 87%	Rajkumar 等，2010

续表

方案	ORR（PR+VGPR+CR）[a]	CR +VGPR[a]	无进展生存期/无事件生存期（月）	总生存期（月）	参考文献
VRd *vs*. KRd（ENDURANCE）	84% *vs*. 87%	65% *vs*. 74%	34 *vs*. 35	3 年 OS：84% *vs*. 86%	Kumar 等，2020
IRd（Ⅰ/Ⅱ期）	90%	35%	35	4 年：84%	Kumar 等，2014；Kumar 等，2019
Dara-VTd *vs*. VTd（CASSIOPEIA）	93% *vs*. 90%	83% *vs*. 78%	NR *vs*. 52 个月	两臂间 NR	Moreau 等，2019；Moreau 等，2021
Dara-VRd *vs*. VRd（GRIFFIN；Ⅱ期）	99% *vs*. 91%	90% *vs*. 73%	2 年 PFS：96% *vs*. 90%	两臂间 NR	Voorhees 等，2020
Dara-KRd（MASTER；Ⅱ期）	100%	90%	NA	NA	Costa 等，2019
KCd（CARDAMON，Ⅱ期）	87%	59%	巩固治疗组和移植组的 2 年无进展生存率分别为 70% 和76%	NA	Yong 等，2019

注：CR，完全缓解；Dara，达雷木单抗；IRd，伊沙佐米、来那度胺和地塞米松；KCd，卡非佐米、环磷酰胺和地塞米松；KRd，卡非佐米、来那度胺和地塞米松；ORR，总有效率；PR，部分缓解；NA，未评估；RD，来那度胺和大剂量地塞米松；Rd，来那度胺和小剂量地塞米松；TD，沙利度胺和地塞米松；VCD，硼替佐米、环磷酰胺和地塞米松；VCRD，硼替佐米、环磷酰胺、来那度胺和地塞米松；VD，硼替佐米和地塞米松；VGPR，非常好的部分缓解；VRD/VRd，硼替佐米、来那度胺和地塞米松；VTD/VTd，硼替佐米、沙利度胺和地塞米松。

a 除非另有规定，给出的结果为诱导后的最佳疗效。

（1）前期治疗常用的联合：在美国，最常用的诱导治疗是联合使用硼替佐米、来那度胺和地塞米松（VRd）。这种联合治疗非常有效，在一些试验中有超过 90% 的患者获得部分缓解，超过 1/3 的患者获得完全缓解。在一项Ⅲ期临床试验中，VRd 与无进展生存期和总生存期改善相关，研究结果支持它作为当前的标准治疗方案。在Ⅲ期 ENDURANCE 试验中，卡非佐米、来那度胺和地塞米松（KRd）联合治疗标危患者，没有比 VRd 具有显著优势，从而确立了 VRd 为当前的治疗标准。欧洲的试验主要将硼替佐米、沙利度胺和地塞米松（VTD）联合用于Ⅲ期试验作为诱导治疗方案，该方案在新诊断的 MM 中非常有效。在全球范围内广泛使用的另一种治疗方案是联合硼替佐米、环磷酰胺和地塞米松（VCd）。近期所有的治疗方案都包括每周使用 1 次地塞米松，与之前用 4 天、休息 4 天方案相比，Ⅲ期试验显示出较低剂量的地塞米松可以提高患者的 OS。还值得注意的是，由于降低了神经毒性风险并保持了疗效，硼替佐米的使用大部分改为皮下给药途径。

通常，患者接受 3～4 个周期的诱导治疗后进行干细胞采集和 ASCT。诱导治疗的理想持续时间仍然是一个有争议的话题，回顾性试验表明初始反应对移植结果没有影响。

（2）临床试验新联合：过去几年来，人们试图通过在前期联合方案中添加新的药物来进一步提高诱导方案的疗效。KRd 和卡非佐米+环磷酰胺+地塞米松（KCd）已产生更好的应答率，但未能在Ⅲ期试验中产生生存益处。伊沙佐米已与来那度胺和地塞米松（IRd）联合使用，提供了一种耐受性良好且有效的全口服方案。与单独使用 VTd 相比，添加抗 CD38 单克隆抗体达雷木单抗（Dara）导致了更深的缓解和 PFS 改善。达雷木单抗加入 VRd 和 KRd 的Ⅱ期试验结果也很有希望。我们目前考虑在高危 MM 的 VRd 诱导方案中添加达雷木单抗。Dara-VRd 可能很快成为 MM 诱导的标准治疗。

2. 自体干细胞移植 IFM90（Inter Groupe Francophone du Myelome 90）试验及 Medical Research Council Myeloma Ⅶ试验的结果表明，在体能状况良好的 65 岁以下骨髓瘤患者中，与常规化疗相比，大剂量化疗（HDT）后行 ASCT 可显著提高有效率和延长总生存期（表 27.6）。然而，后来发表的两项临床试验未能显示出接受 ASCT 患者的总生存率获益。其中一项研究显示了有更好的无事件生存趋势及更长的一段时间里无症状或无治疗相关的毒性。IFM95 随机试验表明美法仑 200mg/m^2 的毒性较小，而且至少是有效的预处理方案，其疗效与 ASCT 前给予全身放疗联合美法仑 140mg/m^2 的疗效相当。虽然 ASCT 通常是在 3～4 个周期的诱导化疗之后进行的，但一项比较早期和晚期接受移植的随机试验表明，ASCT 可推迟至病情复发时再进行，且并不降低生存率，前提是干细胞在疾病的早期被采集并冷冻保存。因此，进行 ASCT 的时机是基于患者意愿和患者对初始诱导治疗的反应等其他条件。

表 27.6 化疗对比大剂量化疗序贯干细胞移植（SCT）的结果

治疗	ORR（CR+VGPR+PR）	CR+VGPR[a]	中位 EFS/PFS（月）	中位总生存期（月）	参考文献
CC *vs*. ASCT（IFM 90）	57% *vs*. 81%	14% *vs*. 38%	18 *vs*. 28	44 *vs*. 57	Attal 等，1996
CC *vs*. ASCT（MRC Ⅶ）	48% *vs*. 86%	8% *vs*. 44%	20 *vs*. 32	42 *vs*. 54	Child 等，2003
CC *vs*. ASCT（MAG）	58% *vs*. 62%	4% *vs*. 6%	18.7 *vs*. 25.3	47.6 *vs*. 47.8	Fermand 等，2005
CC *vs*. ASCT（SWOG9321）	两个单臂组均为 76%	两个单臂组均为 11%	14% *vs*. 17%（7 年）	两个单臂组均为 38%（7 年）	Barlogie 等，2006
MPR *vs*. ASCT（GIMEMA RV-MM-PI-209）	91% *vs*. 93%	63% *vs*. 59%	22 *vs*. 43.0	4 年时 65% *vs*. 82%	Palumbo 等，2014
CRd *vs*. 单次或双次 ASCT（RV-MM-EMN-441）	89% *vs*. 91%	50% *vs*. 54%	29 *vs*. 43	4 年总生存率：73% *vs*. 86%	Gay 等，2015

续表

治疗	ORR（CR+VGPR+PR）	CR +VGPR[a]	中位 EFS/PFS（月）	中位总生存期（月）	参考文献
VCd 诱导序贯 VMP *vs.* 单次或两次 ASCT（EMN02/HO95 MM）	95% *vs.* 96%	77% *vs.* 84%	42 *vs.* 57	5 年总生存率：72% *vs.* 75%	Cavo 等，2016；Cavo 等，2020
VRD-ASCT *vs.* 单药 VRD，序贯沙利度胺维持（IFM 2009）	99% *vs.* 97%	59% *vs.* 48%	47 *vs.* 35	8 年总生存率：62% *vs.* 60%	Attal 等，2017；Perrot 等，2020
KCd-ASCT-K 维持 *vs.* KCd-KCd 巩固+K 维持（CARDAMON）	96% *vs.* 90%	90% *vs.* 78%	2 年 PFS：76% *vs.* 70%	NA	Yong 等，2021
KRd-ASCT *vs.* KRdx 12 *vs.* KCd-ASCT（FORTE）		89% *vs.* 87% *vs.* 76%	3 年 PFS：78% *vs.* 68% *vs.* 58%	3 年总生存率：92% *vs.* 90% *vs.* 83%	Gay 等，2020

注：a 如果试验中未报告 VGPR，则可能仅包括完全缓解。ASCT，自体干细胞移植；CC，常规化疗；CR，完全缓解；CRd，环磷酰胺、来那度胺和地塞米松；EFS，无事件生存期；K，卡非佐米；KCd，卡非佐米、环磷酰胺和地塞米松；KRd，卡非佐米、来那度胺和地塞米松；MPR，美法仑、泼尼松和来那度胺；ORR，总有效率；PFS，无进展生存期；PR，部分缓解；NA，未评估；VGPR，非常好的部分缓解；VMP，硼替佐米、美法仑和泼尼松；VRD，硼替佐米、来那度胺和地塞米松。

上述提及的试验是在沙利度胺、来那度胺、硼替佐米等新药无法使用的情况下进行的。与 ASCT 前的常规化疗相比，新的药物为基础的化疗方案可以改善无事件生存期（EFS）并且有更深度的缓解。在 IFM 2005-01 试验中，在进行 ASCT 前，患者被随机分配到硼替佐米和地塞米松组（VD 组）或常规化疗组（VAD 组），VD 组的总体缓解更好，并且有提高无进展生存率的趋势。在 PETHEMA/GEM 研究中，接受硼替佐米、沙利度胺和地塞米松组（VTD 组）的患者无进展生存期为 56 个月，而沙利度胺和地塞米松组（TD 组）、硼替佐米常规治疗组的无进展生存期分别为 28.2 个月、35.3 个月。

多项试验已经将 ASCT 与作为巩固策略的新药为基础的化疗方案进行了比较。在 RV-MM-EMN-441 试验中，患者接受来那度胺联合地塞米松（Rd）作为诱导治疗联合（单次或双次）ASCT 治疗，与 CRd 作为巩固治疗策略进行了比较，然后进行来那度胺维持治疗。ASCT 组患者的无进展生存期和总生存期改善。在 GIMEMA RV-209 试验中，将美法仑、泼尼松和来那度胺（MPR）与 ASCT 分别作为巩固治疗序贯来那度胺维持治疗进行了比较。ASCT 组患者的总生存期延长。另一项研究对硼替佐米+美法仑+泼尼松（VMP）与一次或两次 ASCT 进行了比较，在 ASCT 患者中发现了更深度的缓解和得以改善的无进展生存期。在 IFM DFCI 2009 年的研究中，与 RD 巩固治疗和来那度胺维持治疗相比，VRD 序贯 ASCT 巩固治疗给来那度胺维持治疗带来了无进展生存期改善，而且总生存期也相似。在 CARDAMON 研究中，KCd 诱导序贯 KCd 巩固在无进展生存期方面不低于 ASCT。在 FORTE 研究中，与 12 个周期的 KRd 相比，KRd+ASCT 组在无进展生存期方面明显获益，尽管 3 年总生存期相似。这些研究表明，当与新的药物化疗方案比较时，SCT 巩固治疗带来了肯定的无进展生存期获益。因为长期的随访数据是可行的，最近的试验显示总生存期获益。因此，大剂量化疗（HDT）联合 ASCT，无论是在早期还是首次复发都是目前针对 MM 的标准治疗。

在 MM 中使用单次 SCT 或是双次 SCT（双次，在第 1 次 ASCT 后 6 个月内完成计划的第 2 次 HDT 和 SCT）的问题是有争议的。IFM 94 试验和 Bologna 96 临床研究显示，常规化疗后序贯双次 ASCT 优于单次 ASCT，有更好的无进展生存期及总生存期。然而，GMMG-HD2 试验研究在接受常规化疗后随机将患者分为大剂量化疗（HDT）后单次 ASCT 组或双次 SCT 组，两组间的生存获益无差异。

BMT CTN 0702（STaMINA）试验研究了在新药物时代双次 SCT 作用，ASCT 后随机将患者分为来那度胺维持组、VRD 巩固联合来那度胺维持组或者双次 ASCT 序贯来那度胺维持组。STaMINA 在长期随访中显示出相似的无进展生存期和总生存期，进一步表明与单次 ASCT 相比，双次 ASCT 无明显优势。高危亚组的符合方案分析显示无进展生存期和总生存期有所改善。另外，EMN02 试验显示了串联移植的无进展生存期优势，这是由高危细胞遗传学患者的获益所驱动的。

这与一项欧洲随机试验的荟萃分析一致，该荟萃分析显示，在 t（4; 14）或 del17p 患者中，双次 ASCT 的 OS 更好。对于具有高风险细胞遗传学的患者及首次 ASCT 后未能获得深度缓解的 60 岁以下患者，可以考虑进行双次 ASCT（表 27.7）。

3. 不符合移植条件的患者的初始治疗　在很长一段时间里，以美法仑为基础的化疗是那些不适合 ASCT 的 MM 患者的治疗基石。在美法仑治疗基础上增加新型药物不仅可带来更深的深度缓解，且还延长无进展生存期和总生存期。目前，以新型药物为基础的三联疗法成为这组患者的首选初始治疗。这些建议是基于对不符合移植条件的患者进行的试验，以及包括相当比例的高龄患者的试验（表 27.8）。我们建议对不符合移植条件的患者使用 Dara-Rd 进行前期治疗直至疾病进展或使用 VRd 进行 8～12 个周期序贯 Rd 治疗。对于具有高危细胞遗传学的患者，可使用 Dara-Rd 直至进展或 VRd 序贯硼替佐米维持治疗。总体来说，新药物改善了不符合移植条件患者的无进展生存期和总生存期，但增加了一些毒性风险。前期使用 Dara-Rd 的建议是基于 MAIA Ⅲ期试验的结果，该试验显示 Dara-Rd 组的无进展生存期和总生存期比单独使用 Rd 组有所改善。ALCYONE 的结果也支持这一点，该结果显示，与单独使用 VMP 相比，Dara-VMP 的结果有所改善。在 SWOG S0777 试验中，VRd 改善了年龄≥65 岁患者的无进展生存期和总生存期。在 TOURMALINE MM-2 试验中，IRd 显示了无进展生存期改善，总生存期无改善。可以调整 3 种药物的剂量来限制毒性。对于不能耐受三药组合的虚弱患者，应保留使用 Rd 或 Vd 等单一新型药物的降低强度的方案。在 FIRST 试验中，持续 Rd 治疗优于固定持续时间 Rd（72 周）治疗及美法仑、泼尼松和沙利度胺（MPT）治疗。在 UPFRONT 试验中，Vd 与 VTd 和 VMP 疗效相当。由于合并症，无法获得或不适合使用新型药物的老年患者仍可单纯使用 MP。

表 27.7　单次对比双次自体干细胞移植（ASCT）的疗效

治疗	ORR（CR+VGPR+PR）	CR+VGPR/nCR	中位 EFS/PFS（月）	中位 OS（月）	TRM	参考文献
单次 *vs.* 双次 ASCT（IFM 94）	84% *vs.* 88%	42% *vs.* 50%	25 *vs.* 30	48 *vs.* 58	4% *vs.* 6%	Attal 等，2003
单次 *vs.* 双次 ASCT（Bologna 96）	NA	33% *vs.* 47%	23 *vs.* 35	65 *vs.* 71	3% *vs.* 4%	Cavo 等，2007
单次 ASCT *vs.* 双次 ASCT（GMMG HD2）	93% *vs.* 91%	CR-16% *vs.* 19%	25.0 *vs.* 28.7	73 *vs.* 75.3	2% *vs.* 5%	Mai 等，2016
VRd 诱导联合首次 ASCT 序贯：ASCT *vs.* VRd *vs.* 无额外的巩固治疗；所有单臂组均行 R 维持（BMT CTN 0702/STaMINA）	NA	NA	5 年 EFS/PFS 率：47% *vs.* 44% *vs.* 45%	5 年 OS 率：75% *vs.* 75% *vs.* 76%	3 *vs.* 4 *vs.* 1	Stadtmauer 等，2019；Hari 等，2020
VCd 诱导后序贯单次 *vs.* 双次 ASCT（EMN02/HO95 MM）	87% *vs.* 100%	46% *vs.* 90%	5 年：45% *vs.* 54%	5 年：73% *vs.* 80%	NA	Cavo 等，2017；Cavo 等，2020

注：CR，完全缓解；EFS，无事件生存期；nCR，接近完全缓解；ORR，总有效率；OS，总体生存期；PFS，无进展生存期；PR，部分缓解；R，来那度胺；TRM，治疗相关死亡率；VCd，硼替佐米、环磷酰胺和地塞米松；VGPR，非常好的部分缓解；VRd，硼替佐米、来那度胺和地塞米松。

表 27.8　新诊断的不适合移植骨髓瘤患者的方案评估

方案	ORR（CR＋PR）（%）	CR+VGPR（%）	EFS/PFS/TTP（月）	OS（月）	参考文献
Rd 持续 *vs.* Rd 治疗 18 个月 *vs.* MPT（FIRST）	81 *vs.* 79 *vs.* 67	48 *vs.* 47 *vs.* 30	26 *vs.* 21 *vs.* 22	59 *vs.* 62 *vs.* 49	Facon 等，2018
VD *vs.* VTD *vs.* VMP（UPFRONT）	73 *vs.* 80 *vs.* 70	37 *vs.* 51 *vs.* 41	14.7 *vs.* 15.4 *vs.* 17.3	49.8 *vs.* 51 *vs.* 53.1	Niesvizky 等，2015
VCD	95	70	12	NA	Jimenez Zepeda 等，2014
IRd *vs.* Rd	82 *vs.* 80	63 *vs.* 48	35 *vs.* 22	5 年：两个单臂组均约为 60%	Facon 等，2021

续表

方案	ORR（CR + PR）(%)	CR+VGPR（%）	EFS/PFS/TTP（月）	OS（月）	参考文献
KMP *vs*. VMP（CLARION）	84 *vs*. 79	NA	22 *vs*. 22	死亡率分别为 22%、20%（中位 27 个月）	Facon 等，2019
MPT *vs*. MP（GISMM2001-A）	70 *vs*. 48	29 *vs*. 11	22 *vs*. 14.5	45 *vs*. 48	Palumbo 等，2008
MPT *vs*. MP（IFM 99-06）	76 *vs*. 35	47 *vs*. 7	27 *vs*. 18	52 *vs*. 33	Facon 等，2007
VMP *vs*. MP（VISTA）	74 *vs*. 39	41 *vs*. 8	24 *vs*. 17	83% *vs*. 70%（24 个月）	San Miguel 等，2008
VMP-VT *vs*. VMP	89 *vs*. 81	59 *vs*. 50	35 *vs*. 25	5 年 OS 率：61% *vs*. 51%	Palumbo 等，2010；Palumbo 等，2014
MPR	81	48	92%（12 个月）	100%（12 个月）	Palumbo 等，2007
Dara-Rd *vs*. Rd（MAIA）	93 *vs*. 82	81 *vs*. 57	4 年 PFS 率：60% *vs*. 38%	NA	Facon 等，2019；Kumar 等，2020
Dara-VMP *vs*. VMP（ALCYONE）	91 *vs*. 74	73 *vs*. 50	3 年 EFS/PFS/TTP 率：51% *vs*. 19%	3 年 OS 率：78% *vs*. 68%	Mateos 等，2020

注：CR，完全缓解；Dara-Rd，达雷木单抗、来那度胺和地塞米松；Dara-VMP，达雷木单抗、硼替佐米、美法仑和泼尼松；EFS，无事件生存期；IRd，伊沙佐米、来那度胺和地塞米松；KMP，卡非佐米、美法仑和泼尼松；MP，美法仑和泼尼松；MPR，美法仑、泼尼松和来那度胺；MPT，美法仑、泼尼松和沙利度胺；ORR，总有效率；OS，总体生存期；PFS，无进展生存期；PR，部分缓解；NA，未评估；Rd，来那度胺和小剂量地塞米松；TTP，至疾病进展时间；VCD，硼替佐米、环磷酰胺和地塞米松；VD，硼替佐米和地塞米松；VGPR，非常好的部分缓解；VMP，硼替佐米、美法仑和泼尼松；VTD，硼替佐米、沙利度胺和地塞米松。

对于肾功能不全患者，首选 VCd 或 Vd；对于有周围神经病变病史的患者，可以考虑使用 Rd；如果存在预算问题，MPT 是最便宜的；如果需要口服治疗，IRd、MPT 或 MPR 将是不错的选择。

（三）维持治疗

多个试验评估了维持治疗在符合移植条件的患者和接受非移植初始治疗的患者中的作用（表 27.9）。与既往的临床工作相比，在初始诱导后使用来那度胺进行维持治疗，无论是否进行 ASCT 巩固，都是符合移植条件的 MM 患者的当前治疗标准。治疗持续到疾病进展或出现不可耐受的副作用。在接受 ASCT 的患者中，来那度胺维持治疗显示出一致的无进展生存期益处。

一项包括 IFM2005-02、CALGB 100104 和 GIMEMA RV-MM-PI-209 试验的荟萃分析显示维持治疗组的无进展生存期为 52.8 个月，而安慰剂/观察组为 23.5 个月。来那度胺治疗组的总生存期未达到，而在安慰剂/观察组中则是 86 个月。第二种原发性恶性肿瘤在来那度胺组中常见（6.1% *vs*. 2.8%）。然而，在接受来那度胺维持治疗的患者中，发生进展性 MM 的风险较低，从 MM 诊断到死亡时间更长。只有一项随机研究已经发表，评估了 ASCT 后长期硼替佐米治疗的疗效。HOVON-65/GMMG-HD4 试验随机将患者分为接受以硼替佐米为基础的治疗序贯 ASCT 组和常规治疗序贯 ASCT 组；随后，硼替佐米和沙利度胺分别作为两组的维持治疗。硼替佐米组有更好的无进展生存期（35 个月 *vs*. 28 个月），并且周围神经病变发生率较低。硼替佐米显著改善了高风险亚组的无进展生存期和总生存期，包括诊断时肾衰竭的患者和 FISH 检查有 del（17p）的患者。该试验在开始维持前没有随机分组。因此，很难将改善的结果归因于单独使用硼替佐米维持治疗。口服伊沙佐米可改善 SCT 后的无进展生存期，也可用于高危细胞遗传学患者。根据 FORTE 研究的结果，KR 治疗的无进展生存期优于单独使用 R 治疗，蛋白酶体抑制剂联合来那度胺维持治疗是一种选择，尤其是在高风险细胞遗传学患者中。

表 27.9 在移植和非移植条件下评估维持治疗效果的随机试验

维持策略	无进展生存期（月）	总生存期（月）	第二原发肿瘤	参考文献
ASCT 后维持				
R 维持 *vs*. 安慰剂（IFM2005-02）	46 *vs*. 24	82 *vs*. 81	13% *vs*. 7%	Attal 等，2012；Attal 等，2013
R 维持 *vs*. 安慰剂（CALGB 100104）	57 *vs*. 29	114 *vs*. 84	14% *vs*. 8%	McCarthy 等，2012；Holstein 等，2017
ASCT *vs*. MPR 序贯 R 维持 *vs*. 无维持（GIMEMA RV-MM-PI-209）	42 *vs*. 22	88% *vs*. 79%（3 年）	任一单臂组各有 5 例患者	Palumbo 等，2014
R 维持 *vs*. 观察（myeloma XI）	57 *vs*. 30	3 年 OS 率：88% *vs*. 80%	NA	Jackson 等，2019
VAD+ASCT 和沙利度胺维持 *vs*. PAD+ASCT 和硼替佐米维持（HOVON-65/GMMG-HD4）	28 *vs*. 34	8 年 OS 率：45% *vs*. 48%	7% *vs*. 7%	Sonneveld 等，2012；Goldshmidt 等，2018
伊沙佐米 *vs*. 安慰剂（TOURMALINE-MM3）	27 *vs*. 21	NA		Dimopoulos 等，2019
2 年 R *vs*. R 治疗直至 CR（GMMG-MM5）	3 年 PFS 率：56% *vs*. 49%	3 年 OS 率：84% *vs*. 76%	6% *vs*. 6%	Goldschmidt 等，2020
KR *vs*. R（FORTE）	3 年 PFS 率：75% *vs*. 66%	3 年 OS 率：90%（两个单臂组）	NA	Gay 等，2020
非移植初始治疗后的维持				
MP 序贯安慰剂 *vs*. MPR *vs*. MPR 序贯 R 维持（MM-015）	13 *vs*. 14 *vs*. 31	66% *vs*. 62% *vs*. 70%	3% *vs*. 7% *vs*. 7%（3 年）	Palumbo 等，2012.

续表

维持策略	无进展生存期（月）	总生存期（月）	第二原发肿瘤	参考文献
Rd 无限期 vs. Rd（72 周）vs. 仅 MPT（FIRST）	26 vs. 21 vs. 22	59 vs. 62 vs. 49	7% vs. 7% vs. 9%	Benboubker 等，2014；Facon 等，2018.
MPR 联合 R 维持 vs. MPT 联合沙利度胺维持（HOVON87/NMSG-18）	23 vs. 20	4 年 OS 率：56% vs. 52%	6% vs. 7%	Zweegman 等，2016.
MPT 联合沙利度胺维持 vs. MPR 联合 R 维持（ECOG E1A06）	21 vs. 19	53 vs. 48	3.5 vs. 2/（100 人 · 年）	Stewart 等，2015.
R 维持 vs. 观察（Myeloma XI）	26 vs. 11	3 年 OS 率：67% vs. 70%		Jackson 等，2019.
伊沙佐米×24 个月 vs. 安慰剂（TOURMALINE MM4）	17 vs. 9	N/A	5% vs. 6%	Dimopoulos 等，2020.
Dara-VMP-Dara vs. VMP（ALCYONE）	3 年 PFS 率：51% vs. 19%	3 年 OS 率：78% vs. 68%	5% vs. 5%	Mateos 等，2020.
Dara-VTd vs. VTd 序贯 Dara vs. 未维持治疗（CASSIOPIEA）	NR vs. 47	N/A	5% vs. 3%	Moreau 等，2021.

注：ASCT，自体干细胞移植；CR，完全缓解；Dara，达雷木单抗；Dara-VMP，达雷木单抗、硼替佐米、美法仑和泼尼松；Dara-VTd，达雷木单抗、硼替佐米、沙利度胺和地塞米松；KR，卡非佐米和来那度胺；MP，美法仑和泼尼松；MPR，美法仑、泼尼松和来那度胺；MPT，美法仑、泼尼松和沙利度胺；OS，总生存率；PAD，硼替佐米、多柔比星和地塞米松；PFS，无进展生存率；NA，未评估；R，来那度胺；Rd，来那度胺和地塞米松；VAD，长春新碱、多柔比星和地塞米松；VMP，硼替佐米、美法仑和泼尼松；VTd，硼替佐米、沙利度胺和地塞米松。

至少两项临床试验表明，来那度胺在未曾接受 ASCT 作为初级治疗的一部分患者中显示出好的无进展生存期。MM-015 试验将患者随机分为 MP 治疗后给予安慰剂治疗或 MPR 序贯来那度胺维持治疗。接受来那度胺维持治疗的患者无进展生存期延长，而 3 年总生存期并没有改善。在 FIRST 试验中，与规定时间服用来那度胺患者相比，无期限服用的患者有更好的无进展生存期。在这两项研究中，来那度胺维持治疗组患者第二原发肿瘤的发生率更高。UPFRONT 试验是唯一在不适合移植患者中使用硼替佐米维持治疗的研究。患者接受了 Vd、VTD 或 VMP 诱导治疗，然后硼替佐米维持治疗。硼替佐米在几乎没有额外的治疗毒性情况下表现出维持缓解或更深的缓解。值得注意的是，维持治疗前没有随机分组。伊沙佐米作为维持治疗也被证明可以改善不符合移植患者的无进展生存期。在不符合移植条件的人群中，根据 ALCYONE 试验的结果，达雷木单抗的持续治疗策略可提高生存率。然而，CASSIOPIEA 试验将 Dara-VTd 或 VTd 诱导治疗后的患者随机分为达雷木单抗维持组或安慰剂维持组，结果表明，只有在初始诱导阶段未暴露达雷木单抗的患者中才可以看到达雷木单抗维持治疗的益处，因此，如果将其作为诱导的一部分，则存在达雷木单抗作为维持治疗的效用问题。

决定进行维持治疗时，应考虑潜在的风险和益处、影响结果的患者特征和患者意愿。无论是否使用 ASCT，前期治疗后最好使用来那度胺维持。硼替佐米是一种可行的替代品，尤其是对于肾功能不全患者、高危细胞遗传学患者或对来那度胺不耐受的患者。可根据具体情况考虑伊沙佐米、达雷木单抗或采用 PI 联合 IMiD 的双药维持。对于身体虚弱的患者，初始治疗后的观察仍然是一个合理的选择。

（四）支持措施

每月静脉注射帕米膦酸二钠可减轻晚期骨髓瘤患者骨痛，降低病理性骨折的发生率及减少对骨骼进行手术或放疗的需要。一项随机试验表明，除有输注时间短的优势外，唑来膦酸在减少骨骼并发症上与帕米膦酸钠同样有效。然而，与帕米膦酸相比，唑来膦酸与下颌骨坏死（ONJ）风险增加有关。MRC 骨髓瘤Ⅸ试验的长期结果显示，接受唑来膦酸治疗的患者，其无进展生存期和总生存期改善，骨坏死的发生率更高。基于上述试验和证明双膦酸盐有益的荟萃分析建议，所有 MM 患者使用双膦酸盐，而不管是否存在骨病。患者在治疗前应进行口腔检查，治疗期间应监测 ONJ 和肾功能不全。双膦酸盐应每月给药 1 次，至少 2 年。复发时应重新开始使用双膦酸盐。就第一次骨骼相关事件的发生时间而言，RANK 配体抑制剂地诺单抗并不低于唑来膦酸。地诺单抗与较低的肾不良事件发生率相关，尤其是肌酐清除率≤60ml/min 的患者。费用是使用地诺单抗的一个限制因素。地诺单抗可用于禁用唑来膦酸的患者。

在诱导治疗期间，感染预防至关重要。所有患者应接受左氧氟沙星（500mg/d）抗菌预防 3 个月。甲氧苄啶-磺胺甲噁唑（单剂量片剂每天 1 片）是地塞米松治疗患者预防卡氏肺孢子菌肺炎的首选药物。接受含硼替佐米或含达雷木单抗治疗方案的患者应使用阿昔洛韦（400mg，每天 2 次）或伐阿昔洛韦（500mg，每天 1 次）预防带状疱疹。静脉注射免疫球蛋白治疗可用于反复发作的危及生命的感染和免疫麻痹患者。

骨髓瘤的其他支持措施包括在联合或不联合局部放疗进行充分镇痛以缓解骨痛、限野照射或脊髓压迫手术、椎体成形术或椎后凸成形术以预防椎体病理性骨折、高钙血症的治疗和预防、大量液体摄入避免脱水以维持肾功能，以及必要时进行透析治疗。

对于接受治疗的骨髓瘤患者，建议预防性抗凝以降低血栓并发症的风险。《NCCN 癌症相关静脉血栓栓塞性疾病指南》可用于选择血栓预防方案。接受免疫调节药物治疗或具有一个单独危险因素的患者应接受阿司匹林预防（81～325mg，每天 1 次）。低分子量肝素（相当于每天 40mg 依诺肝素）或华法林（INR

目标：2～3）推荐用于具有两种及以上相关危险因素的患者或接受高强度血栓前治疗的患者[一种免疫调节药物联合大剂量地塞米松（每月≥480mg）或多柔比星或多药化疗]。IMPEDE-VTE 和 SAVED 是基于大型数据库在 MM 患者中验证的两种评分系统，可用于识别血栓形成高风险患者。尽管缺乏 MM 患者的前瞻性数据，但可以考虑使用新型口服抗凝剂，如阿哌沙班和利伐沙班，来替代低分子量肝素和华法林。

九、难治性和（或）复发性多发性骨髓瘤

复发性 MM 是指既往治疗过的 MM 出现进展（生化进展或临床复发）且需要挽救性治疗。如果患者对治疗没有获得至少最低限度的缓解或获得缓解，但在治疗期间或停止治疗后 60 天内进展，则被认为是药物难治性 MM。几乎所有的 MM 患者初始治疗后均会复发。即使有多种活性药物，那些多次复发且对多种药物耐药的患者预后很差。

所有复发性 MM 患者都应该进行综合评估以帮助决定治疗选择和确定预后的因素，包括骨髓活检，用 FISH 检测高危继发性细胞遗传异常，如 del（17p）、1q 扩增、1p 缺失和 *MYC* 重排，检测血清 LDH，用流式细胞仪检测循环浆细胞，以及进行适当的影像学检查，如全身 PET/CT 用于髓外疾病的评估。高危细胞遗传学异常、循环浆细胞、髓外浆细胞瘤、高 LDH、对初始治疗耐药，以及在 ASCT 后 18 个月内复发，表示高危疾病且需要强有力的治疗。鼓励所有患者选择参加新的药物和药物联合治疗的临床试验。作者总结了支持 RRMM 患者的当前超适应证治疗的临床试验结果（表 27.10）。尚缺乏来自临床试验研究 RRMM 患者最佳治疗顺序的有力证据。目前对首选组合的建议基于大型临床试验的亚组分析。应尽可能使用三药组合。双药组合在临床试验中已显示出疗效，但应保留给不能耐受三药组合的患者。未接受前期 ASCT 的患者应考虑在再次诱导后进行 ASCT。

表 27.10　复发和（或）难治性多发性骨髓瘤重要临床试验

方案	EFS/PFS（月）	OS（月）	参考文献
Dara-Kd *vs*. Kd（CANDOR）	28 *vs*. 15	18 个月 OS 率：80% *vs*. 74%	Dimopoulos 等，2020
沙利度胺难治性	28 *vs*. 11	NA	
PVd *vs*. Vd（OPTIMISMM）	11 *vs*. 7	NA	Richardson 等，2019
沙利度胺难治性	18 *vs*. 10	NA	Dimopoulos 等，2021
Isa-Kd *vs*. Kd（IKEMA）	2 年：69% *vs*. 46%	NA	Moreau 等，2021
沙利度胺难治性	NR *vs*. 16	NA	

续表

方案	EFS/PFS（月）	OS（月）	参考文献
Dara-Pd *vs*. Pd（APOLLO）	12 *vs*. 7	NA	Dimopoulos 等，2021
沙利度胺难治性	10 *vs*. 7	NA	
Dara-Vd *vs*. Vd（CASTOR）	17 *vs*. 7	NR	Palumbo 等，2016
IMiD 难治性	9 *vs*. 5	2 年 OS 率:62% *vs*. 47%	Mateos 等，2020
Kd *vs*. Vd（ENDEAVOR）	18.7 *vs*. 9.4	47.6 *vs*. 40	Dimopoulos 等，2016；Dimopoulos 等，2017；Orlowski 等，2020
沙利度胺难治性	NA	29 *vs*. 21	Orlowski 等，2020
Dara-Rd *vs*. Rd（POLLUX）	45 *vs*. 18	42 个月 OS 率：65% *vs*. 57%	Dimopoulos 等，2016；Bahlis 等，2020
KRd *vs*. Rd（ASPIRE）	26 *vs*. 17	48 *vs*. 40	Stewart 等，2015；Dimopoulos 等，2017；Siegel 等，2018
IRd *vs*. Rd（TOURMALINE MM1）	21 *vs*. 15	54 *vs*. 52	Moreau 等，2016；Richardson 等，2021
Elo-Rd *vs*. Rd（ELOQUENT-2）	19 *vs*. 15	48 *vs*. 40	Lonial 等，2015；Dimopoulos 等，2010
SVd *vs*. Vd（BOSTON）	14 *vs*. 9	NR *vs*. 25	Grosicki 等，2020
维奈托克+ Vd *vs*. Vd（BELLINI）	22 *vs*. 12	2 年 OS 率约 75% *vs*. 90%	Kumar 等，2020
t（11；14）和 BCL-2 表达	NR *vs*. 10 和 22 *vs*. 10	NA	
Isa-Pd *vs*. Pd（ICARIA）	12 *vs*. 6	25 *vs*. 18	Attal 等，2019；Richardson 等，2021
沙利度胺难治性	11 *vs*. 6	NA	
Rd，ASCT，和 R *vs*. Rd（GMMG ReLapse）	21 *vs*. 19	3 年 OS 率：72% *vs*. 72%	Goldschmidt 等，2020
ASCT *vs*. 口服环磷酰胺（Myeloma X relapse）	19 *vs*. 11	3 年 OS 率：80% *vs*. 63%	Cook 等，2014
Ⅱ期研究			
Elo-Pd *vs*. Pd（ELOQUENT-3）	10 *vs*. 5	NA	Dimopoulos 等，2018
Dara-Pd（EQUULEUS）	9	18	Chari 等，2017
Sd（STORM）	4	9	Chari 等，2019
melflufen 联合地塞米松（HORIZON）	4	12	Richardson 等，2021
艾基维仑赛（Idecabtagene vicleucel）/ide cel（KarMMa-2）	9	25	Munshi 等，2021

续表

方案	EFS/PFS（月）	OS（月）	参考文献
贝兰他单抗莫福汀（Belantamab mafodotin）			
2.5mg/kg	3	14	Lonial 等，2020
3.4mg/kg（DREAMM-2）	5	NA	

注：ASCT，自体干细胞移植；Dara-Kd，达雷木单抗、卡非佐米和地塞米松；Dara-Pd，达雷木单抗、泊马度胺和地塞米松；Dara-Rd，达雷木单抗、来那度胺和地塞米松；Dara-Vd，达雷木单抗、硼替佐米和地塞米松；EFS，无事件生存期；Elo-Pd，埃罗妥珠单抗、泊马度胺和地塞米松；Elo-Rd，埃罗妥珠单抗、来那度胺和地塞米松；IRd，伊沙佐米、来那度胺和地塞米松；Isa-Kd，艾沙妥昔单抗（isatuximab）、卡非佐米和地塞米松；Isa-Pd，艾沙妥昔单抗、泊马度胺和地塞米松；Kd，卡非佐米和地塞米松；KRd，卡非佐米、来那度胺和地塞米松；OS，总生存期；Pd，泊马度胺和地塞米松；PFS，无进展生存期；PVd，泊马度胺、硼替佐米和地塞米松；Rd，来那度胺和地塞米松；Sd，塞利尼索和地塞米松；SVd，塞利尼索、硼替佐米和地塞米松；Vd，硼替佐米和地塞米松。

根据国际骨髓瘤工作组关于复发性和（或）难治性多发性骨髓瘤的指南。Moreau P，Kumar SK，San Miguel J，et al. Treatment of relapsed and refractory multiple myeloma：recommendations from the International Myeloma Working Group. Lancet Oncol. 2021；22（3）：e105-e118。

一般而言，在治疗期间或最后一次治疗后 6 个月内复发的患者应接受含有≥1 种属于不同类别的药物或至少属于同一类别的下一代药物的三联疗法。由于来那度胺的维持治疗是目前的标准，因此首次复发时决定下一次治疗的重要标准是患者是否对来那度胺耐药（图 27.3）。在这种情况下，首选基于抗 CD38 单克隆抗体和蛋白酶体抑制剂或泊马度胺的药物方案。对于来那度胺不耐药患者，首次复发时首选合并来那度胺的药物组合。Dara-Rd、IRd、伊沙佐米+环磷酰胺和地塞米松（ICd）及抗 SLAMF7 抗体 Elotuzumab 联合 Rd（Elo-Rd）是体质虚弱患者可能耐受的三联组合。对于随后的复发，应根据先前的耐药性和基于肿瘤生物学的反应可能性来决定治疗。对于对多种药物耐药的患者，应努力选择包含尽可能多的患者不耐药的药物组合。基于 Venetoclax 的组合在 t（11；14）或表达 BCL-2 的患者中有高度活性，目前，自体抗 D 细胞膜抗原嵌合抗原受体（CAR）T 淋巴细胞产品艾基维仑赛（ide cel）已被批准用于暴露至少四种既往治疗线数的患者。抗体-药物偶联物贝兰他单抗莫福汀也被批准用于类似的患者群体。接受 ASCT 作为主要治疗的一部分患者，如果他们从第一次 ASCT 中获得有意义的无进展生存期，则第 2 次 ASCT 仍将受益。像 VDT-PACE（硼替佐米、地塞米松、沙利度胺、顺铂、多柔比星、环磷酰胺和依托泊苷）或其改良方案等积极性治疗可用于四联难治性疾病、继发性浆细胞白血病或广泛的髓外病变患者的细胞减少，并作为干细胞移植的桥接治疗。

清髓性和非清髓性异基因干细胞移植可能会使一小部分复发性 MM 患者受益，因为其具有强大的移植物抗骨髓瘤效应，但伴随着移植相关死亡和移植物抗宿主疾病的风险。异基因移植，特别是在临床试验的范围内，可能被认为是年轻、健壮患者的一种挽救性选择，这些患者具有高危标志物且对常用的治疗方案耐药。

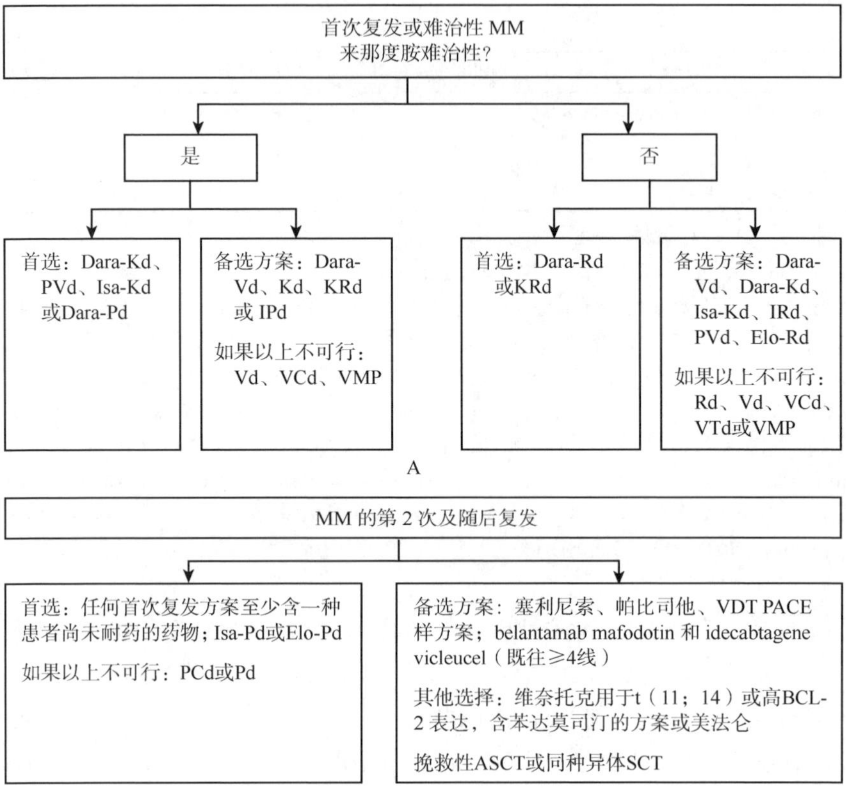

B

图 27.3　复发和（或）难治性多发性骨髓瘤患者首次复发时（A）和第 2 次及随后复发时（B）的推荐治疗方案

ASCT，自体干细胞移植；Dara-Kd，达雷木单抗、卡非佐米和地塞米松；Dara-Pd，达雷木单抗、泊马度胺和地塞米松；Dara-Rd，达雷木单抗、来那度胺和地塞米松；Dara-Vd，达雷木单抗、硼替佐米和地塞米松；Elo-Pd，埃罗妥珠单抗、泊马度胺、地塞米松；Elo-Rd，埃罗妥珠单抗、来那度胺和地塞米松；IPd，伊沙佐米、泊马度胺和地塞米松；IRd，伊沙佐米、来那度胺和地塞米松；Isa-Kd，艾沙妥昔单抗、卡非佐米和地塞米松；Isa-Pd，艾沙妥昔单抗、泊马度胺和地塞米松；Kd，卡非佐米和地塞米松；KRd，卡非佐米、来那度胺和地塞米松；PCd，泊马度胺、环磷酰胺和地塞米松；Pd，泊马度胺和地塞米松；PVd、泊马度胺、硼替佐米和地塞米松；Rd，来那度胺和地塞米松；SCT，干细胞移植；VCd，硼替佐米、环磷酰胺和地塞米松；Vd，硼替佐米和地塞米松；VDT PACE，硼替佐米、地塞米松、沙利度胺、顺铂、多柔比星、环磷酰胺和依托泊苷；VMP，硼替佐米、美法仑和泼尼松；VTd，硼替佐米、沙利度胺和地塞米松。根据国际骨髓瘤工作组复发和（或）难治性多发性骨髓瘤指南。Moreau P，Kumar SK，San Miguel J，et al. Treatment of relapsed and refractory multiple myeloma：recommendations from the International Myeloma Working Group. Lancet Oncol. 2021；22（3）：e105-e118

十、结　　论

肿瘤生物学认识的最新进展、新型药物的可行性及 ASCT 的广泛应用正在改善 MM 患者的生存。以新药为基础的三联疗法构成了初始治疗及复发疾病治疗的基础。单克隆抗体是最近加入治疗方案的一种药物，具有诱导深度和持久缓解的能力。CAR T 细胞、双特异性抗体和抗体药物偶联物等新疗法可能会进一步改善患者的预后。然而，一部分具有高风险特征的患者，其结果仍然不佳。生物标志物的发展和靶向药物的开发对于提高患者群体的生存是必要的。

（尹光丽　许贞书　刘连科 译）

参考文献

第 28 章　非霍奇金淋巴瘤

Jillian Simard，Mark Roschewski

一、概　　述

非霍奇金淋巴瘤（NHL）是包含不同的 B 细胞、T 细胞和 NK 细胞起源的一组淋巴增殖性疾病，在美国它们共同约占所有诊断淋巴瘤的 90%。尽管它们的组织病理学与霍奇金淋巴瘤有统一的区别，但这些疾病在形态学外观、临床行为、治疗方案和预后上差别很大。对不同 NHL 亚型的遗传和分子基础的理解不断深入，因此，为治疗前景开辟了新方向。

二、流行病学及危险因素

NHL 是美国第七大常见的成人恶性肿瘤，2020 年确诊 77 240 例新发病例。NHL 总发病率在过去的几十年里大幅度增加，在 1975～1995 年几乎翻了一番。然而，自 20 世纪 90 年代中期以来，这一增长趋势变得不太明显，在 2005～2009 年总体发病率稳定。尽管对其不完全理解，NHL 的发病率变化已归因于多种因素，如 HIV/AIDS 的出现（以及随后的治疗进展）、NHL 检测和报告的改进，以及其他原因造成的死亡率降低。

NHL 的发生风险随着成人年龄每十年的增长而增加。然而，某些 NHL 亚型，如原发性纵隔 B 细胞淋巴瘤（PMBL）和 Burkitt 淋巴瘤（BL）倾向发生于年轻人。NHL 的发病率也具有相当大的地域差异，在北美、澳大利亚和西欧的发病率最高，在亚洲、南美洲和加勒比海的发病率最低。

免疫系统功能紊乱常伴有慢性病毒感染，也与 NHL 的风险增加有关。在固有性和适应性免疫缺陷的患者及免疫失调疾病的患者中，NHL 的发病率较高。虽然这些淋巴瘤大多属 B 细胞系，但也有一些明显的例外，如肠病相关 T 细胞淋巴瘤（EATL），常发生于麸质肠病患者；肝脾 T 细胞淋巴瘤，通常发生于炎性肠病或实体器官移植后的患者。

EB 病毒（EBV）是多种亚型 NHL 的致癌驱动因素，与 EBV 相关的 NHL 可发生在免疫功能正常和免疫功能低下的患者中。在 BL 中，几乎所有地方性 BL 病例、30%的散发性 BL 和 40%的免疫缺陷相关性 BL 都与 EBV 感染相关。在弥漫大 B 细胞淋巴瘤（DLBCL）中，5%～15%的病例与 EBV 相关。在 HIV 相关淋巴瘤中，EBV 感染见于几乎所有的原发性中枢神经系统淋巴瘤（PCNSL）和浆母细胞淋巴瘤（口腔型）病例，也见于原发性渗出性淋巴瘤（PEL）、浆母细胞性淋巴瘤和移植后淋巴增殖性疾病的免疫缺陷患者。在 NHL 中，EBV 的一种致癌机制涉及 NF-κB 通路的构成性激活，尽管整个致癌机制谱仍然未知。

除 EBV 外，其他感染也与特定 NHL 亚型的发生有关。PEL 和成人 T 细胞淋巴细胞白血病几乎总是分别与 HHV-8 和 HTLV-1 感染一起出现。边缘区淋巴瘤（MZL）也经常与病毒或细菌抗原相关；例如，脾脏和结节型 MZL 变异型患者存在 HCV、胃黏膜相关淋巴组织（MALT）淋巴瘤患者存在幽门螺杆菌，以及眼附件 MALT 淋巴瘤患者存在鹦鹉热衣原体（表 28.1）。

表 28.1　与 NHL 发生相关的危险因素

免疫抑制/免疫功能缺陷	药物	环境/暴露	感染	其他
先天性	免疫抑制药物	放射治疗	EBV	老年
共济失调性毛细血管扩张症	苯妥英钠	职业暴露	HTLV-1	男性
威斯科特-奥尔德里奇综合征	甲氨蝶呤	化学除草剂	幽门螺杆菌	NHL 既往史
SCID	TNF 抑制剂	杀虫剂	HCV	NHL 家族史
CVID		木屑	HHV-8	
高 IgM 血症（Job 综合征）		混合胶	HIV	
X 连锁低丙种球蛋白血症		溶剂	伯氏疏螺旋体	
X 连锁淋巴组织增生综合征		橙剂	鹦鹉热衣原体	
获得性		农作	沙眼衣原体	
实体器官移植		林业	衣原体肺炎	
干细胞移植		涂油漆	空肠弯曲杆菌	
AIDS		木工		
干燥综合征		日光照射		
类风湿关节炎		硅胶乳房植入		
桥本甲状腺炎				
IBD				
口炎性腹泻				

注：AIDS，获得性免疫缺陷综合征；SCID，严重联合免疫缺陷；CVID，常见变异免疫缺陷；EBV，EB 病毒；HCV，丙型肝炎病毒；HHV-8，人类疱疹病毒 8 型；HIV，人类免疫缺陷病毒；HTLV-1，人类 T 细胞嗜淋巴病毒 1 型；IBD，炎症性肠病；TNF，肿瘤坏死因子。

三、发病机制和分子特征

NHL 的发生过程涉及一系列复杂的基因异常，这些异常破坏了正常的细胞增殖、分化和凋亡途径。这些遗传事件大部分是获得性事件，在功能上导致原癌基因的激活和（或）抑癌基因的失活。染色体平衡易位是在某些类型的 NHL 中引发淋巴瘤发生的早期基因事件。高达 85%的滤泡性淋巴瘤（FL）患者携带 t（14；18），而且几乎每位套细胞淋巴瘤（MCL）患者都具有 t（11；14）的特征。采用高通量基因测序揭示了 NHL 的广泛基因组图谱，在亚型内部和跨亚型之间具有相当大的异质性。利用新兴技术进一步对淋巴瘤发生的分子特征进行鉴定，有望在诊断、预后和治疗选择方面获得更高的精确度。

四、分　类

WHO 分类系统中定义了个体 NHL，最近一次更新于 2016 年。该系统最初于 2001 年建立，构成了首个关于淋巴瘤诊断和分类的国际共识。在该系统中，NHL 主要根据细胞谱系和成熟度（B 细胞 *vs.* T/NK 细胞、成熟细胞 *vs.* 来源前体细胞）进行分类，然后根据形态学、免疫表型、遗传、分子和临床特征的组合进行进一步分类。随着对这些疾病的遗传和分子基础了解的不断提高，NHL 的分类系统将继续完善。

五、诊　断

淋巴结活检仍是诊断淋巴瘤的金标准。一些中心已经采用了粗针活检和细针抽吸相结合的方法作为手术淋巴结切除的一种替代方案，并保留后者用于无法明确诊断的病例。尽管这种方法相对敏感且性价比高，但 20%～25%的患者无法获得明确诊断。因此，在决定诊断方法时，应考虑围术期风险、机构在粗针穿刺活检方面的经验及延迟诊断的可能危害。

NHL 亚型的病理分类是主要依赖于形态学、免疫组化及流式细胞术的免疫分型。确认克隆性和进一步细分肿瘤的其他研究包括细胞遗传学分析和分子研究。

六、检查和分期

NHL 的初始检查和分期评估应包括一套完整的病史与体格检查，以及器官功能的临床实验室检查。

（1）全血细胞计数及分类。

（2）全代谢项目，包括乳酸脱氢酶（LDH）。

（3）HIV、HBV、HCV 血清学检查（无论是否有接触史）。

（4）胸部、腹部和骨盆 CT 扫描。

（5）全身 FDG-PET 扫描。

（6）骨髓抽吸和活检。

（7）腰椎穿刺行脑脊液细胞学和流式细胞术检查（仅在选择的病例中）。

（8）最初设计用于霍奇金淋巴瘤的 Ann Arbor 分期系统通常用于新诊断的 NHL（表 28.2）。尽管由于缺乏通过淋巴结区域的连续有序的扩散，使得该系统在 NHL 中的预后价值通常有限，但它仍然是经验证的侵袭性 NHL 和 FL 的国际预后指数（IPI）的组成部分。

表 28.2　淋巴瘤的分期分类

分期	Ann Arbor 分期	修正的 Cotswold 分期
Ⅰ	单个淋巴结区域（Ⅰ）受累或单个结外器官或部位受累（$Ⅰ_E$）	单个淋巴结区域或淋巴结受累
Ⅱ	仅在同侧横膈两个或两个以上的淋巴结区域受累（Ⅱ）或局限性、连续性的结外器官或组织受累（$Ⅱ_E$）	同侧横膈两个或两个以上的淋巴结区域受累（纵隔作为一个部位，而肺门淋巴结被认为是两个部位）；解剖部位的数目应以下角标注表示（如$Ⅱ_3$）
Ⅲ	横膈两侧均有淋巴结区域受累（Ⅲ），可能包括脾脏（$Ⅲ_S$）；局限性、连续性的结外器官或组织受累（$Ⅲ_E$）；或两者均受累（$Ⅲ_{ES}$）	横膈两侧淋巴结区域均受累；$Ⅲ_1$（有或无脾门、腹腔或门静脉淋巴结受累）和$Ⅲ_2$（腹主动脉、髂总动脉及肠系膜淋巴结受累）
Ⅳ	多发或弥漫性病灶的一个或多个结外器官或组织受累，有或无淋巴管受累	一个或多个结外部位受累，除了一个部位已被用 E 定义

注：所有病例被分为缺乏（A）或存在（B）全身症状，表现为明显发热（＞38℃）、盗汗及前 6 个月内不明原因的超过正常体重 10%的丢失。临床分期（CS）指的是由所有的诊断检查和单一的诊断活检确定的分期。在 Ann Arbor 分期中，如果获得任何类型的二次活检，无论是阴性还是阳性结果，采用术语病理分期（PS）。在修正的 Cotswold 分期中，PS 是由开腹检查确定；X 定义为大病灶（纵隔增宽＞1/3 或存在＞10cm 的淋巴结肿块），E 定义为单一淋巴结外部位的受累，该部位为已知淋巴结部位的连续或邻近区域。

疗效评估的再分期

完成治疗后，应重复 CT 扫描以对疗效进行分类。如果在治疗前存在骨髓累及，则需要进行骨髓活组织检查来确定完全缓解。根据修订后的恶性淋巴瘤疗效标准，在治疗结束时必须行 FDG-PET 评估残余肿块。对治疗的反应是根据肿块直径乘积之和的变化及肝脾肿大和骨髓受累的消退来确定的。FDG-PET 被正式纳入 Lugano 分类的分期和疗效评估，其中，疗效通过病变 FDG 摄取与纵隔血池和肝脏相关的变化来评估。随后对这一分类也进行了改进，纳入了现代免疫治疗可能发生的变化，如肿瘤复发或假性进展。如果怀疑疾病复发或对初始治疗无效，应强烈考虑重复活检以进行确认。

七、预后特征

国际预后指数（IPI）是一种临床预后指标，已经在侵袭性淋巴瘤中得到验证。IPI 由 5 个临床因素组成，每个因素为 1 分。

（1）年龄＞60 岁。

（2）美国东部肿瘤协作组（ECOG）体能状况评分≥2 分。

（3）LDH 水平高于正常值。

（4）2 个或 2 个以上结外部位病变。

（5）Ann Arbor 分期为Ⅲ期或Ⅳ期疾病。

在弥漫大 B 细胞淋巴瘤（DLBCL）中，IPI 分数为 0～1 分、2 分、3 分和 4～5 分对应的 5 年生存率分别为 73%、51%、43%和 26%。经验证的临床预后指数也被应用于未经治疗的滤泡性淋巴瘤患者中。滤泡性淋巴瘤国际预后指数（FLIPI）根据以下内容评分。

（1）年龄＞60 岁。

（2）Ann Arbor 分期为Ⅲ期或Ⅳ期疾病。

（3）LDH 水平高于正常值。

（4）血红蛋白＜120g/L。

（5）5 个或 5 个以上淋巴结区域受累。

FLIPI 评分可以可靠地预测 FL 的生存率，评分为 0～1 分、2 分和 3～5 分，分别对应的 5 年生存率为 91%、78%和 53%。基因表达谱（GEP）已成为鉴别 NHL 分子上不同亚类的一种有用手段，筛选目前标准治疗出现不良预后的患者，并指导强化治疗和新型药物的加用。与个体亚型相关的体细胞突变谱的整合有可能进一步完善这些预后模型。

八、管　　理

（一）惰性 B 细胞非霍奇金淋巴瘤

1. 滤泡性淋巴瘤（FL）　是最常见的惰性淋巴瘤，约占此类淋巴瘤的 70%，被认为是无法治愈的淋巴瘤。患者通常年龄较大（中位年龄为 60 岁），并且诊断时呈播散性淋巴结肿大，可出现全身症状和结外侵犯，但很少见。许多患者在确诊时无症状。根据每个高倍视野的中心母细胞的数量进行 FL 分级（1～3 级）。1～3A 级的治疗方法相似，3B 级的治疗应该同 DLBCL。

FL 表现为广泛的临床行为。目前中位生存期超过 10 年，但约 20%的患者在初始治疗后 2 年内进展，而这些患者的预后比早期没有进展的患者要差得多。组织学转化为更具有侵袭性的 NHL 亚型（通常为 DLBCL）是以每年约 3%的累积速度发生的，通常与预后不良有关。

尽管 FL 通常被认为是不可治愈的，但那些有真正局限期疾病（Ⅰ期）的患者可能会通过对患处进行放射治疗而获得长期缓解和长期生存。多项研究表明，这些患者的 15 年总生存率约为 50%，10 年后仅有少数复发。然而，对于大多数 FL 患者来说，这一方案并不可行，因为在诊断时该疾病已进入晚期。对于晚期 FL 却无症状的患者，不强制立即治疗。与观察结果相比，随机试验评估了晚期 FL 患者早期开始治疗的情况，并未显示总生存期的改善。

抗 CD20 单克隆抗体利妥昔单抗已在既往未经治疗的晚期低级别 FL 中证明了安全性和有效性，可作为低肿瘤负荷疾病患者的单药治疗。然而，利妥昔单抗单药治疗对高肿瘤负荷患者的疗效较差，这些患者应采用联合治疗。苯达莫司汀联合利妥昔单抗（BR）及利妥昔单抗联合环磷酰胺、多柔比星、长春新碱和泼尼松（R-CHOP）是常用的标准一线治疗方案。在两项独立的直接比较 BR 和 R-CHOP 对惰性 NHL 疗效的随机Ⅲ期试验中，BR 在所有组织学亚型（包括 FL）中显示出更好或非劣的无进展生存期和总体毒性，但总生存期无统计学显著差异。接受 BR 治疗的患者继发恶性肿瘤和机会性感染的发生率略高。随后，GALLIUM 试验评估了用奥滨尤妥珠单抗（Obinutuzumab）替代利妥昔单抗是否可以提高化学免疫治疗的疗效，奥滨尤妥珠单抗是一种糖基工程化的抗 CD20 抗体，其直接 B 细胞杀伤作用大于利妥昔单抗。患者随机接受利妥昔单抗或奥滨尤妥珠单抗联合研究者选择的化疗（苯达莫司汀、CHOP 或 CVP）。奥滨尤妥珠单抗组的无进展生存期更长，但诱导治疗结束时的有效率无差异，3～5 级不良事件发生率较高。最近，来那度胺联合利妥昔单抗（R2）已成为另一种一线治疗方案。在一项多中心、国际、随机Ⅲ期试验中，与 BR、R-CHOP 或 R-CVP 相比，R2 表现出相似的有效率和 3 年期中无进展生存期，3 级或 4 级中性粒细胞减少和发热性中性粒细胞减少的发生率较低，皮肤反应的发生率较高（表 28.3）。

围绕 FL 一线治疗的一个重要问题是使用延长持续治疗还是“维持”治疗。RESORT 试验在首次使用利妥昔单抗单药治疗的低肿瘤负荷 FL 患者中解决了这个问题。对初始剂量的利妥昔单抗有反应的患者随后被随机分配至利妥昔单抗维持的方案或仅在疾病进展时开始利妥昔单抗的方案。在中位随访 5 年时，两组治疗失败情况相似。PRIMA 试验随后评估了诱导化学免疫治疗（R-CHOP、R-CVP、R-FCM）后维持利妥昔单抗对高肿瘤负荷患者的益处。诱导治疗后，有反应的患者随机接受 2 年的利妥昔单抗维持治疗或观察。尽管维持利妥昔单抗可改善无进展生存期，但这并未转化为总生存期益处，且与毒性和感染增加相关。

表 28.3　滤泡性淋巴瘤的一线治疗方案

方案	患者数量（例）	结果	参考文献
观察等待（WW）*vs.* 利妥昔单抗诱导 *vs.* 利妥昔单抗诱导+维持	379	WW：3 年 TTNT 为 46% 诱导：3 年 TTNT 为 78% 诱导+维持：3 年 TTNT 为 88%	Ardeshna 等，2014
BR *vs.* R-CHOP	279	BR：中位无进展生存期 NR R-CHOP：中位无进展生存期为 40.9 个月	StiL 研究 Rummel 等，2013
BR *vs.* R-CHOP/R-CVP	447 例 BCL（371 例 iNHL）	BR：5 年无进展生存期为 66% R-CHOP/R-CVP：5 年无进展生存期为 56%	BRIGHT 研究 Flinn 等，2019
来那度胺+利妥昔单抗（R2）*vs.* 化疗+利妥昔单抗	1030	R2：3 年无进展生存期为 77% 利妥昔单抗+化疗：3 年无进展生存期为 78%	RELEVANCE 研究 Morschhauser 等，2018
奥滨尤妥珠单抗+化疗 *vs.* 利妥昔单抗+化疗，序贯维持治疗	1202	奥滨尤妥珠单抗+化疗：3 年无进展生存期为 80% 利妥昔单抗+化疗：3 年无进展生存期为 73%	GALLIUM 研究 Marcus 等，2017
R-CHOP/R-CVP 后，利妥昔单抗维持 *vs.* 观察	1217	维持：3 年无进展生存期为 75% 观察：3 年无进展生存期为 58%	PRIMA 研究 Salles 等，2010

注：BR，苯达莫司汀和利妥昔单抗；iNHL，惰性非霍奇金淋巴瘤；NR，未达到；R2，利妥昔单抗和雷利度胺（来那度胺）；R-CHOP，利妥昔单抗、环磷酰胺、多柔比星、长春新碱和泼尼松；R-CVP，利妥昔单抗、环磷酰胺、长春新碱和泼尼松；TTNT，至下一次治疗时间。

复发/难治性 FL 患者可采用替代性化学免疫疗法、单药利妥昔单抗、放射免疫疗法（RIT）或靶向治疗。治疗的选择取决于多种因素，包括疾病负荷、既往接受的治疗及患者在一线治疗后复发速度的快慢程度。对于疾病负荷低且对初始治疗缓解长的患者，单用利妥昔单抗再次治疗可能就足够了。R-CHOP、BR 及来那度胺+利妥昔单抗对复发/难治性 FL 也显示出疗效。对于利妥昔单抗难治性疾病患者，基于奥滨尤妥珠单抗的化学免疫疗法可能更可取。O-CHOP 在复发/难治性条件下的总有效率为 96%，所有利妥昔单抗难治性疾病患者均至少达到 PR。GADOLIN Ⅲ期试验评估了利妥昔单抗难治性惰性 NHL 患者的奥滨尤妥珠单抗联合苯达莫司汀，序贯奥滨尤妥珠单抗维持治疗的疗效；中位无进展生存期为 25 个月。在一项复发或难治性滤泡性或转化型淋巴瘤患者的Ⅲ期随机试验中，RIT 药物 ^{90}Y-替伊莫单抗（一种与放射性同位素结合的抗 CD20 抗体）的总有效率优于利妥昔单抗（80% *vs.* 56%）。

对于既往接受至少二线治疗的复发性/难治性 FL 患者，目前有几种靶向治疗可供选择。美国 FDA 批准的第一个靶向治疗是磷脂酰肌醇-3-激酶（PI3K）抑制剂艾代拉利司（Idelalisib）、库潘尼西（Copanlisib）和杜韦利西布（Duvelvisib），其总有效率分别为 56%、59%和 42%。艾代拉利司和库潘尼西的 12 个月无进展生存期均为 11 个月，杜韦利西布为 9.5 个月。厄布利塞（Umbralisib）是一种 PI3K-δ 和酪蛋白激酶 CK1-ε 抑制剂，已批准用于既往至少接受三线治疗的复发性/难治性 FL，根据一项开放标签试验，其总有效率为 43%，中位缓解持续时间（DOR）为 11 个月。大约 20%的 FL 在 EZH2 酶域中存在功能获得性突变。他泽司他（Tazemetostat）是一种 EZH2 抑制剂，已被批准用于有 *EZH2* 突变且接受过至少两种既往方案治疗的患者，以及无其他治疗选择的复发性/难治性 FL 患者。*EZH2* 突变患者的 ORR 为 69%，平均 DOR 为 11 个月，而 *EZH2* 野生型肿瘤患者的总有效率为 34%，中位 DOR 为 13 个月。靶向细胞治疗是复发性/难治性疾病的最新治疗选择；ZUMA-5 是一项复发性/难治性惰性 NHL 患者接受抗 CD19 嵌合抗原受体（CAR）T 细胞治疗——阿基仑赛（Axicabtagene ciloleucel）的Ⅱ期研究。124 例 FL 患者，总有效率为 91%，CR 率为 74%。预估所有患者的 12 个月 DOR 为 72%（表 28.4），但仍需要更长的随访时间。

表 28.4　复发性/难治性滤泡性淋巴瘤的新疗法

方案	患者数量（例）	结果	参考文献
艾代拉里斯	72	ORR 57%，CR 6% 中位 DOR 12.5 个月	Gopal 等，2014
库潘尼西	104	ORR 59% 中位 DOR 12.2 个月	CHRONOS-1 研究， Dreyling 等，2020
杜韦利西布	83	ORR 42%，CR 1%	DYNAMO + R 研究
R2	295	ORR 80%	AUGMENT 研究， Leonard 等，2019
来那度胺+奥滨尤妥珠单抗	86	ORR 79%，CR 38% 2 年时 DOR 70%	GALEN 研究， Morschhauser 等，2019
苯达莫司汀+奥滨尤妥珠单抗	155	ORR 79%，CR 16% 中位 DOR NR	GADOLIN 研究， Sehn 等，2016
他泽司他	42 *EZH2* 突变	ORR 69%，CR 12% 中位 DOR 10.9 个月	Morschhauser 等，2020
	53 *EZH2* 野生型	ORR 34%，CR 4% 中位 DOR 13 个月	
厄布利塞	117	ORR 43%，CR 3% 中位 DOR 11.1 个月	UNITY-NHL 研究， Zinzani 等，2020
阿基仑赛	84	ORR 94%，CR 80% 中位 DOR NR	ZUMA-5 研究， Jacobson 等，2020

注：DOR，缓解持续时间；NR，未达到；R2，利妥昔单抗和来那度胺；ORR，总有效率。

患有难治性疾病、早期复发性疾病或多种治疗后复发的患者可考虑进行巩固性自体或同种异体干细胞移植。自体干细胞移植已被证明可以改善复发/难治性疾病的无进展生存期和总生存期，尽管许多数据早于更多当代的治疗选择。异基因干细胞移植是一种潜在治愈性的治疗，但尚未在任何随机试验中进行研究，并且与较高的非复发死亡率相关。

2. 淋巴浆细胞淋巴瘤/华氏巨球蛋白血症　淋巴浆细胞淋巴瘤（LPL）是一种惰性但可治愈的淋巴瘤，由成熟的浆细胞样淋巴细胞组成，通常累及骨髓，但也可能累及淋巴结和脾脏。当 LPL 与单克隆 IgM 产生关联时，它被称为华氏巨球蛋白血症（WM）。LPL/WM 主要影响老年患者。患者通常表现为肿瘤负荷增加的症状（由骨髓受累引起的血细胞减少、肝脾大、淋巴结肿大、全身症状）和（或）由分泌的单克隆免疫球蛋白引起的症状（高黏滞综合征、自身免疫性神经病变、黏膜出血）。无症状的患者被认为是冒烟型 WM，并且可以观察。10%的患者在观察等待 10 年内不需要治疗。大约 50%的患者将在诊断后 3 年内出现需要治疗的症状性疾病。

绝大多数 LPL/WM 肿瘤存在 *MYD88*（L265P）基因突变。这种突变在配对的正常组织、健康供体的正常 B 细胞和其他 B 细胞疾病中罕见或缺失，因此是一种有用的诊断标志物。*MYD88* 突变导致 IRAK 介导的 NF-κB 信号的构成性活性，从而促进 B 细胞存活，并赋予 BTK 抑制的敏感性。在 63 例既往接受过 WM 治疗的患者中进行伊布替尼单药治疗的前瞻性试验显示总有效率为 91%，2 年无进展生存率为 69%，而在一项单独伊布替尼治疗的 30 例初治 WM 患者的Ⅱ期试验显示总有效率为 100%，18 个月无进展生存率为 92%。随后，Ⅲ期 iNNOVATE 试验比较了伊布替尼/利妥昔单抗与利妥昔单抗/安慰剂在未经治疗和既往治疗的 WM 患者中的疗效。伊布替尼/利妥昔单抗联合用药显著优于对照组，总有效率为 95%（利妥昔单抗/安慰剂组为 48%），30 个月无进展生存率为 79%（对比 41%）。基于这些数据，伊布替尼联合或不联合利妥昔单抗是 LPL/WM 的首选一线治疗方案，也是复发/难治性病例的一种治疗方案。大约 40%的 LPL/WM 患者具有 CXCR4 激活突变，具有此类突变的患者对伊布替尼的反应可能较低或较慢，无进展生存期较短。

其他治疗选择包括单药利妥昔单抗、化学免疫方案，如 BR 和利妥昔单抗/环磷酰胺/地塞米松，以及利妥昔单抗/地塞米松联合蛋白酶体抑制剂，如硼替佐米。当使用利妥昔单抗时，必须仔细观察患者高黏滞血症症状的发展或恶化，因为血清 IgM 水平可能会在下降之前突然升高。对于出现高黏滞血症症状或基线血清 IgM 升高的患者，应强烈考虑在含利妥昔单抗治疗前进行血浆置换术。

3. 边缘区淋巴瘤　所有边缘区淋巴瘤（MZL）都是惰性的，约占 NHL 的 10%。MZL 有三种亚型：结外 MZL（EMZL）或 MALT 淋巴瘤、脾脏 MZL 和结节型 MZL。大多数 EMZL 发生在胃肠道（最常见的是胃），但也可能发生在腮腺、唾液腺、甲状腺、肺部、眼附属器和乳腺。大多数患者表现为局限性疾病，5 年生存率约为 90%。EMZL 常是抗原驱动的，并且常与慢性感染相关，如幽门螺杆菌胃炎（导致胃 MALT 淋巴瘤）或鹦鹉热衣原体（导致眼附属器 MALT 淋巴瘤）。治疗感染是管理的第一步。在早期胃 MALT 淋巴瘤中，约 62%的患者仅通过细菌清除就能获得完全缓解。一小部分病例与 t（11；18）相关，对抗生素治疗疗效不佳；这些病例应考虑进行替代治疗。在眼附属器 MALT 淋巴瘤中，用多西环素清除鹦鹉热衣原体可诱导 22%的患者完全缓解，22%的患者部分缓解，33%的患者轻微缓解（＜50%消退）。对于有晚期或抗生素难治性疾病的患者，或与已知的感染性病原体无关的 EMZL 亚型的患者，治疗方案包括利妥昔单抗、放疗、可完全切除部位的手术切除、化学免疫治疗和靶向治疗（下文讨论）。

脾脏 MZL 约占 MZL 的 20%，通常表现为脾大和骨髓受累。5 年总生存率约为 80%。脾切除术一直是传统的治疗标准，但该方法越来越多地被利妥昔单抗取代，无论是单独治疗还是作为手术治疗的辅助手段。在一项对 43 例脾脏 MZL 患者的回顾性试验中，利妥昔单抗单药治疗的总有效率为 100%，CR 率为 79%，与利妥昔单抗联合化疗一样有效，但毒性显著降低。利妥昔单抗单药治疗的 3 年无病生存率也明显高于单纯脾切除或化疗（79% *vs*. 29% *vs*. 25%）。与 EMZL 一样，脾脏 MZL 也可以是抗原驱动的；大约 1/3 的病例与 HCV 相关，其中许多患者可以通过单独抗病毒治疗获得缓解。

结节型 MZL 是最不常见的 MZL，其特征是缺乏黏膜成分的结节性疾病。结节型 MZL 的临床过程往往比其结外或脾脏 MZL 更具侵略性，5 年总生存率略低于 77%。结节型 MZL 常与已知的感染性病因无关，但高达 20%的病例可能与 HCV 感染有关。结节型 MZL 的治疗方法一般遵循 FL。

对于需要化学免疫治疗的 MZL，首选的一线方案包括 BR、R-CHOP、R-CVP 和 R2。对于既往抗 CD20 治疗后复发/难治性病例，现在有多种靶向治疗可供选择，包括 PI3K 抑制剂（库潘尼西、艾代拉利司、杜韦利西布）、厄布利塞和伊布替尼。伊布替尼是被批准用于 MZL 的首个靶向治疗药物。基于对 63 例复发/难治性 MZL 患者的Ⅱ期研究，这些患者连续接受单药伊布替尼治疗，该药对 MALT、结节型 MZL 和脾脏 MZL 均有效。初始缓解的中位时间为 4.5 个月，总有效率为 58%，中位 DOR 为 28 个月。

（二）侵袭性 B 细胞非霍奇金淋巴瘤

1. 弥漫大 B 细胞淋巴瘤（DLBCL）　是最常见的 NHL 亚型，约占所有病例的 30%。尽管 DLBCL 最常发生在 60～70 岁人群，但它可以在任何年龄出现。DLBCL 既可原发，也可从更惰性的 NHL 亚型转化而来。近年来，人们对 DLBCL 内的分子异质性越来越重视，并持续加强对 DLBCL 分子亚型特征的研究，因为它们在临床行为和对治疗反应方面可能存在显著差异。

这一方向的第一步是 GEP 的出现，使用 GEP 将 80%～85%的 DLBCL 病例分为两种不同的分子亚型，称为生发中心 B 细胞（GCB）和活化 B 细胞（ABC）。随后的研究完善了这一分类，并确定了 DLBCL 的四种遗传亚型，每种亚型都具有重现性遗传变异：MCD（*MYD88* 和 *CD79B* 突变）、BN2（*BCL6* 易位和 *NOTCH2* 突变）、EZB（*EZH2* 突变和 *BCL2* 易位）、N1（*NOTCH1* 突变）。正在进行进一步的基因组分析，以更大的粒度和精度来表征 DLBCL 亚型。

所有 DLBCL，无论分期如何，均采用具有治愈性目的的全身化学免疫疗法进行治疗。第一种治疗方案 CHOP 是在 20 世纪 70 年代早期开发的，改善 CHOP 的努力基本失败，直至 2006 年引入利妥昔单抗。在新诊断的患者中，与单独使用 CHOP 相比，R-CHOP 显著提高了有效率（76% *vs*. 63%）、无进展生存率和总生存率，此后一直被认为是标准的一线治疗方案。在一项针对预后良好的年轻患者的随机Ⅲ期试验中（Ⅰ～Ⅱ期非大包块病灶、LDH 正常和 ECOG 0～1）发现 4 个周期的 R-CHOP 的疗效不劣于 6 个周期的 R-CHOP，3 年无进展生存率为 96%。在晚期疾病患者中，R-CHOP 的治愈率为 60%～70%，但应用了 R-CHOP 没有治愈的患者往往预后不佳。在某些 DLBCL 分子亚型中更强的密集化疗方案可能是有益的。例如，剂量调整（DA）EPOCH-R（利妥昔单抗、剂量密集依托泊苷/多柔比星/长春新碱和环磷酰胺）与 R-CHOP 在随机Ⅲ期试验中的疗效相似，但其他回顾性研究表明，DA EPOCH-R 可能在特别具有侵袭性的"双重打击"DLBCL（DLBCL 含有 *MYC* 和 *BCL2* 或 *BCL6* 的双染色体重排）中更有效。与 R-CHOP 相比，R-ACVBP 方案（利妥昔单抗、多柔比星、环磷酰胺、长春地辛、博来霉素和泼尼松）在 18～59 岁初治、IPI 评分为低中危的 DLBCL 患者中的 3 年无进展生存率和总生存率优于 R-CHOP 方案（尽管严重不良事件的数量是 R-CHOP 的两倍多），这种生存获益在非 GCB 亚型 DLBCL 的患者中尤其明显。

PMBL 是 DLBCL 的一种亚型，与其他 DLBCL 亚型相比，它在临床和生物学上更类似于经典型霍奇金淋巴瘤。过去的标准治疗方法包括化疗后纵隔放疗。虽然综合疗法对大多数患者非常有效，但纵隔放疗与长期后遗症相关，如心脏病和继发肿瘤风险增加，尤其是女性乳腺癌。在一项Ⅱ期临床试验中，DA EPOCH-R 在该疾病中显示出良好的疗效，5 年无事件生存率为 93%，总生存率为 97%，几乎所有患者都无须放疗。

近期，改善一线治疗的努力集中于在化疗中增加靶向治疗药物，这主要是基于对 DLBCL 发病机制的深入理解。对于 ABC-DLBCL，这一点尤其正确，其 5 年无进展生存率和总生存率分别仅为 45%和 50%，其特征是 NF-κB 的组成性激活，通常由 B 细胞受体（BCR）或 MYD88 通路的激活突变引起。伊布替尼和来那度胺都靶向这些致癌机制。PHOENIX 研究评估了 R-CHOP 加伊布替尼的疗效，这是一项针对未经治疗的非 GCB（主要是 ABC）DLBCL 患者的随机Ⅲ期试验。与

R-CHOP 相比，R-CHOP 联合伊布替尼并不能改善患者的总体预后，但能改善 60 岁以下患者的无进展生存率和总生存率。Ⅲ期 ROBUST 研究对来那度胺联合 R-CHOP（R2-CHOP）与单独 R-CHOP 在 ABC-DLBCL 中的疗效进行了评估。无进展生存率无显著差异，但高风险疾病患者倾向于 R2-CHOP。在一项将患者随机分为 R2-CHOP 或 R-CHOP 的独立Ⅱ期试验中，在中位随访 3 年后，R2-CHOP 组疾病进展或死亡风险降低 34%（HR=0.66），3 年无进展生存率为 73%（R-CHOP 组 61%），3 年总生存率为 83%（R-CHOP 组 75%）。在 ABC-DLBCL 患者亚群中，无进展生存率的 HR 为 0.67，也支持 R2-CHOP。需要进一步的随机研究来确定来那度胺在一线治疗的作用。

对于复发/难治性 DLBCL，以及符合移植条件的化疗敏感性疾病患者，标准方法包括挽救性化疗序贯 HDC/SCT。常用的挽救性化疗方案包括 R-GDP、R-ICE、R-DHAP 和 R-ESHAP。HDC/SCT 结果变化取决于多种因素，包括患者在一线治疗后多久复发、存在 *MYC* 重排、细胞起源（GCB *vs*. ABC 亚型）、患者是否接受利妥昔单抗治疗，以及年龄调整的 IPI 评分。CORAL 研究的结果表明，在利妥昔单抗时代，HDC/SCT 的益处可能明显有限，因为该试验中既往接受利妥昔单抗治疗的患者在 HDC/SCT 后 3 年 EFS 仅为 21%。此外，约 50%的患者在挽救性化疗后未达到充分缓解，因此不适合 HDC/SCT。过去，这些患者将通过姑息性化疗进行治疗，但复发/难治性 DLBCL 的治疗方法正在发生巨大变化，HDC/SCT 在治疗中的作用越来越小。

复发/难治性 DLBCL 治疗中最具影响的近期变化是 CAR-T 细胞治疗的引入。CAR-T 细胞是通过白细胞单采而获得的患者来源的 T 细胞，通过基因工程表达特定抗原受体（淋巴瘤中的一种 CD19 受体），然后回输入患者体内。2017 年，首个针对淋巴瘤的 CAR-T 细胞治疗，即表达抗 CD19 的产品阿基仑赛（Axicabagene cilloeucel），被批准用于既往接受至少二线治疗失败的复发/难治性 DLBCL 患者。其批准是基于单臂多中心 ZUMA-1 试验，该试验显示总有效率为 83%，CR 率为 58%，中位 DOR 为 11 个月。重要的是，在获得 CR 的患者中，随访 2 年后中位 DOR 未达到，37%的患者为持续完全缓解，这表明 CAR-T 治疗可在很大比例的患者中产生持续缓解。此后，另外两种 CD19 CAR-T 细胞产品[替沙仑赛（Tisagenlleucel）和利迈基仑赛（Lisocabtagene maraleucel）]已获得美国 FDA 批准用于三线治疗。目前这三种产品均在二线治疗情况下与化疗联合 HDC/SCT 进行了比较。

其他几种新疗法最近已被批准用于复发/难治性 DLBCL。泊洛妥珠单抗（Polatuzumab）是一种 CD79b 定向抗体药物偶联物（ADC），经批准与苯达莫司汀和利妥昔单抗（BR）联合使用。80 例患者随机接受泊洛妥珠单抗+BR 或 BR 单独治疗，泊洛妥珠单抗+BR 组的总有效率和 CR 率较高（总有效率分别为 63%

和 25%，CR 率分别为 40%和 18%），12 个月后仍有 48%的患者有效。Tafasitamab-cxix 是一种细胞溶解性 CD19 靶向单克隆抗体，根据一项单臂Ⅱ期研究发现，总有效率为 55%，CR 率为 37%，中位 DOR 为 21.7 个月，其被批准与来那度胺联合使用。塞利尼索（Selinesor）是一种口服选择性核输回信号（nuclear export）抑制剂，根据一项Ⅱ期研究，127 例患者的总有效率为 29%，CR 率为 13%，其被批准为单药治疗；值得注意的是，近一半的患者出现了 3 级或 4 级血小板减少，只有 15%的患者在 12 个月时出现了持续缓解。最后，朗妥昔单抗（Loncastuximab tesirine）-lpyl 是一种 CD19 导向的 ADC，在Ⅱ期试验中，该药的 ORR 为 48%，CR 率为 24%，中位 DOR 为 10.3 个月。重要的是，CAR-T 治疗后进展的患者中有近一半出现了持续缓解（表 28.5）。伊布替尼和（或）来那度胺联合利妥昔单抗是另一种选择，尤其是对于 ABC-DLBCL 患者。对于在多线治疗后复发的患者，应考虑进行巩固性同种异体 SCT。

表 28.5　复发/难治性 DLBCL 的靶向治疗

方案	患者数（例）	结果	参考文献
阿基仑赛	101	ORR 为 83%，CR 率为 58%	ZUMA-1 研究
		中位 DOR 为 11 个月	Locke 等，2019
替沙仑赛	68	ORR 为 52%，CR 率为 40%	JULIET 研究
		12 个月时，DOR 为 65%	Schuster 等，2019
利迈基仑赛	256	ORR 为 73%，CR 率为 53%	TRANSCEND 研究
		12 个月时，DOR 为 55%	Abramson 等，2020
泊拉妥珠单抗（Polatuzumab vedotin-piiq）+苯达莫司汀/利妥昔单抗	80 例以 1∶1 随机分为 P-BR 或 BR	ORR 为 63%，CR 率为 40%（*vs.* 单独 BR 的 ORR 为 25%，CR 率为 18%）	Sehn 等，2020
		12 个月时，DOR 为 48%	
塞利尼索	134	ORR 为 29%，CR 率为 13%	SADAL 研究
		12 个月时，DOR 为 15%	Kalakonda 等，2020
Tafasitamab-cxix +来那度胺	81	ORR 为 55%，CR 率为 37%	L-MIND 研究
		中位 DOR 为 21.7 个月	Salles 等，2020
朗妥昔单抗-lpyl	145	ORR 为 48%，CR 率为 24%	LOTIS-2 研究
		中位 DOR 为 10.3 个月	

注：BR，苯达莫司汀/利妥昔单抗；CR，完全缓解；DOR，缓解持续时间；ORR，总有效率；P-BR，泊拉妥珠单抗+苯达莫司汀/利妥昔单抗。

2. 原发性中枢神经系统淋巴瘤（PCNSL）　是一种起源于中枢神经系统（脑实质、脑膜、脑神经、眼部和脊髓）的罕见的侵袭性淋巴瘤。超过 95%的病例为 DLBCL 的组织学类型，并且 IHC 检测显示为激活的 B 细胞亚型。PCNSL 在免疫功能正常和免疫功能低下的患者中均可发生。最常累及脑实质，约 20%的病例可能伴有或者为孤立性软脑膜侵犯。眼内侵犯也很常见，并且在一些患者中眼内侵犯早于脑内病变发展数月。

PCNSL 不能通过标准的一线 DLBCL 方案进行有效的治疗，因为许多成分药物难以穿透血脑屏障。比较 PCNSL 治疗的随机试验很少，不同机构的治疗偏好也不同。然而，诱导治疗的普遍支柱是大剂量甲氨蝶呤（HD-MTX）3～8g/m^2，通常与其他化疗药物（通常为替莫唑胺或丙卡巴肼/长春新碱）和（或）利妥昔单抗联合使用。基于 HD-MTX 的方案，可以产生快速缓解和高 ORR，但仅在约 50% 的患者中产生持续缓解。巩固治疗联合额外的化疗（通常为阿糖胞苷或阿糖胞苷/依托泊苷）、HDC/ASCT 或全脑放疗（WBRT）可改善无进展生存期。巩固治疗（或观察）的选择取决于患者的年龄、功能状态和合并症。例如，HDC/ASCT 仅适用于较年轻（低于 60～70 岁）的体能状态好的患者。比较巩固性 HDC/ASCT 和巩固性化疗的临床试验正在进行中。WBRT 会导致长期的神经认知缺陷，并不能有效地治疗脑脊液播散性疾病。此外，一项评估 HD-MTX 后巩固性 WBRT 的随机Ⅲ期试验并未显示总生存期改善。

一线治疗后复发的患者通常预后较差。对于初始应用 HD-MTX 后缓解时间延长的患者，额外 HD-MTX 再次给药是合理的。对于患有难治性疾病或 HD-MTX 治疗后不久复发者，应考虑进行临床试验。对 PCNSL 发病机制的更好理解导致了更广泛的潜在治疗前景，包括靶向治疗和免疫治疗。PCNSL 细胞严重依赖慢性活化性 BCR 信号传导，在Ⅰ期试验中，用伊布替尼抑制这一途径可获得总有效率为 60%～80%。伊布替尼单药治疗的无进展生存期很短（3～4 个月），目前正在研究伊布替尼联合免疫化疗方案（如伊布替尼/甲氨蝶呤/利妥昔单抗和 TEDDI-R），这些方案已显示出持续缓解的改善。利妥昔单抗联合免疫调节药物来那度胺的Ⅰ期和Ⅱ期试验显示出总有效率约为 65%，无进展生存期为 6～8 个月。许多 EB 病毒阴性的 PCNSL 标本过表达 PD-L1 和 PD-L2，最近 PD-1 抑制剂帕博利珠单抗在一项Ⅱ期试验中显示，在复发/难治性 PCNSL 中可以耐受且适度有效（总有效率为 26%）。基于检查点抑制剂的联合疗法的试验正在进行中。最后，CD19 靶向 CAR-T 细胞产品也正在早期临床试验中进行评估。

3. Burkitt 淋巴瘤（BL）　是一种罕见的、有高度侵袭性但可以治愈的淋巴瘤。美国等西方国家的大多数病例要么是偶发性的，要么与免疫缺陷有关，通常影响儿童和年轻人。约 30%的散发性 BL 病例与 EB 病毒感染有关。相比之下，地方性 BL 在非洲赤道地区的幼儿中高度流行，并与 EB 病毒感染密切相关。地方性 BL 最常影响颌骨和面部骨，而散发性 BL 往往表现为巨大的腹部疾病。骨髓、胃肠道和中枢神经系统受累也很常见。BL 的所有变异型都以急性临床发作和不治疗则疾病快速进展为特征。

BL 来源于生发中心 B 细胞，其基因标志是 *MYC* 易位，最常见的是 t(8; 14)。

RNA 测序已经确定了与 MYC 在肿瘤发生过程中协同作用的多种途径。约 70%的散发性 BL 病例中存在转录因子 TCF3 或其负调节因子 ID3 的突变，从而激活促存活的 PI3K 通路。散发性和 HIV 相关 BL 中另一个经常突变的基因是 *CCND3*，它编码细胞周期调节因子细胞周期蛋白 D3。突变的细胞周期蛋白 D3 亚型驱动细胞周期进展并赋予增殖优势。深入了解 BL 的发病机制将推动未来新型治疗策略的开发。

BL 的经典化疗，如 CODOX-M/IVAC 和 hyper-CVAD 是大剂量密集型多药方案，后者包含 HD-MTX、大剂量阿糖胞苷和鞘内化疗，可使 70%～80%的患者长期存活。在 HIV 阴性 BL 患者中进行的一项随机Ⅲ期试验表明，加入利妥昔单抗可以改善无事件生存率，目前这在大多数 BL 方案中是治疗标准。虽然这些治疗有效，但毒性较高，尤其是对老年患者及有 HIV 等合并症的患者，可能会产生长期后遗症，如继发性恶性肿瘤和不孕。为了减轻毒性，目前的工作重点是开发强度较低的治疗方案。最近，一项多中心单臂试验表明，风险适应的 DA EPOCH-R 的疗效与更加密集的方案相当；中位随访 59 个月时，无事件生存率和总生存率分别为 85%与 87%。因此，风险适应的 DA EPOCH-R 现在是散发性和 HIV 相关 BL 的合理的一线治疗。BL 具有较高的中枢神经系统侵犯倾向，所有一线治疗方案都应包含中枢神经系统预防措施。未接受预防的患者有 30%～50%的中枢神经系统复发风险，通常发生在完成治疗后的 1 年内。

4. 套细胞淋巴瘤（MCL）　是一种不可治愈且侵袭性易变化的淋巴瘤。诊断时中位年龄为 60 岁，受影响的大多数是男性。患者通常表现为晚期、脾大，以及骨髓、外周血和胃肠道受侵犯。绝大多数 MCL 病例具有 t（11；14），由此导致细胞周期蛋白 D1 过表达。

除这一相同的事件外，MCL 在生物学和临床上均存在异质性。一些患者病程缓慢，可以观察处理，而另一些患者尽管接受了强化化疗，但病程仍很严重。套细胞 IPI 根据年龄、体能状况、LDH 和白细胞计数将患者进行预后类别的分类，并可帮助进行治疗决策。

对于需要全身治疗的患者，标准的一线方法是化学免疫疗法。没有单一的首选一线方案；治疗选择主要取决于患者对积极性化疗的耐受能力，以及其是否能成为后续 HDC/SCT 的候选者。对于年轻患者，使用阿糖胞苷的方案通常优于不使用阿糖胞苷的方案（如 R-CHOP）。其中包括交替使用 R-CHOP 和 R-DHAP、利妥昔单抗/地塞米松/阿糖胞苷+铂类药物、剂量强化 R-CHOP 与大剂量阿糖胞苷交替使用（北欧方案和 R-hyperCVAD）。后一种方案的结果令人印象深刻（中位总生存期为 10.7 年），但产生了相当大的毒性。诱导化疗后的 HDC/SCT 已被广泛研究，当首次缓解时，HDC/SCT 比单纯化疗延长无进展生存期，但不是治愈性的，并且随着采用更多新的疗法，其在治疗中的作用可能会降低。目前，非清髓异基因 SCT 仍被认为是试验性疗法，但其仍然是唯一可能治愈的选择。

许多 MCL 患者年龄超过 65 岁，无法耐受大剂量密集治疗。因此，已经为认为不适合剂量密集型治疗的患者或希望在一线情况下避免剂量密集型治疗的患者开发了替代方案。在一项一线治疗情况下比较 BR 和 R-CHOP 的随机Ⅲ期非劣效性试验中，BR 与无进展生存期改善（中位无进展生存期为 35 个月 *vs.* 22 个月）和总体毒性降低相关。蛋白酶体抑制剂硼替佐米和免疫调节剂来那度胺均在 MCL 中显示出活性，并分别与化学免疫治疗和利妥昔单抗联合用作一线治疗。

在一项针对新诊断的不适合 HDC/SCT 的 MCL 患者的 R-CHOP 对比 VR-CAP（用硼替佐米代替长春新碱）的随机Ⅲ期试验中，含硼替佐米的方案具有更好的无进展生存期（中位数为 25 个月 *vs.* 14 个月）和总生存期（中位数为 91 个月 *vs.* 56 个月）。在一项来那度胺联合利妥昔单抗诱导加维持治疗的多中心Ⅱ期试验中，未经治疗的患者接受这一双药治疗后有较高的有效率和持久应答，总有效率为 92%（CR 率为 64%），预计 7 年无进展生存率和总生存率分别为 60%和 73%。

在复发/难治性疾病中，治疗图景正在迅速地发展。靶向治疗和基于细胞的治疗在复发/难治性 MCL 中都表现出令人印象深刻的活性，而且有可能很快改变初治患者的治疗方法。来那度胺和硼替佐米是在复发/难治性条件下被验证并被美国 FDA 批准的首批靶向药物。一项随机Ⅱ期试验表明，来那度胺的无进展生存期较化疗更长（9 个月 *vs.* 5 个月）；然而，来那度胺和硼替佐米无论是单独使用还是与利妥昔单抗联合使用，均不能将无进展生存期延长 1 年以上。此后，BTK 抑制剂伊布替尼、阿卡替尼（Acalabrutinib）和泽布替尼（Zanubrutinib）已被美国 FDA 批准用于复发/难治性 MCL。作为单药治疗，伊布替尼、阿卡替尼和泽布替尼的总生存率分别为 66%、80%和 84%；CR 率分别为 30%、40%和 69%；中位 PFS 分别为 13 个月、20 个月和 22 个月。3 项研究对 370 例接受伊布替尼治疗的患者进行了汇总分析，结果显示接受伊布替尼作为二线治疗的患者比已经接受至少两种方案治疗的患者的预后更好（中位无进展生存期为 25 个月 *vs.* 12 个月），因此，BTK 抑制剂已成为二线治疗的首选药物。维奈克拉（Venetoclax）在 MCL 中也显示出显著的活性，但目前尚未获得美国 FDA 的批准。在一项涉及 28 例复发/难治性 MCL 患者的Ⅰ期试验中，单用维奈克拉治疗的总有效率为 75%（CR 率为 21%），中位无进展生存期为 14 个月。目前，改善 MCL 治疗的努力集中在结合这些靶向治疗来实现协同作用并克服细胞耐药机制。在 24 例 MCL 患者中进行的伊布替尼联合维奈克拉的Ⅱ期研究显示，CR 率为 67%，通过聚合酶链反应评估，38%的患者血液中微小残留病（MRD）呈阴性。奥滨尤妥珠单抗联合伊布替尼治疗复发/难治性 MCL 及奥滨尤妥珠单抗、伊布替尼和维奈托克联合治疗复发/难治性和未治疗 MCL 的另一项Ⅰ/Ⅱ期研究显示 CR 率为 67%～90%，MRD 阴性率为 66%～100%。在 50 例高危 MCL 患者中，来那度胺、伊布替尼和利妥昔单抗的联合治疗

CR 率达 54%，68%的缓解患者在 12 个月时骨髓 MRD 仍为阴性。更长的随访将显示 MRD 阴性率是否会转化为更长的缓解期。最后，根据 ZUMA-2 多中心试验，抗 CD19 T 细胞产品 Brexucabtagene autoleucel 最近被批准用于复发/难治性 MCL，该试验对 74 例既往接受过化疗、抗 CD20 治疗和使用 BTK 抑制剂的患者进行了研究，总有效率为 85%，CR 率为 59%，12 个月时，预计无进展生存率和总生存率分别为 61%与 83%（表 28.6）。

表 28.6 美国 FDA 批准的复发/难治性套细胞淋巴瘤的靶向治疗

方案	患者数（例）	结果	参考文献
硼替佐米	155	ORR 为 35%，CR/CRu 率为 8%	PINNACLE 研究
		中位 DOR 为 9.2 个月	Goy 等，2006
来那度胺	134	ORR 为 28%，CR/CRu 率为 8%	EMERGE 研究
		中位 DOR 为 16.6 个月	Goy 等，2013
伊布替尼	111	ORR 为 68%，CR 率为 21%	Wang 等，2013
		中位 DOR 为 17.5 个月	
阿卡替尼	124	ORR 为 81%，CR 率为 40%	Wang 等，2018
		12 个月时，无进展生存率为 67%	
泽布替尼	86	ORR 为 84%，CR 率为 59%	Song 等，2020
		中位 DOR 为 19.5 个月	
Brexucabtagene autoleucel	60	ORR 为 93%，CR 率为 67%	ZUMA-2 研究
		12 个月时，无进展生存率为 61%	Wang 等，2020

注：CR，完全缓解；CRu，未确认的完全缓解；DOR，缓解持续时间；ORR，总有效率。

（三）外周 T 细胞淋巴瘤

外周 T 细胞淋巴瘤（PTCL）包括起源于成熟 T 细胞和 NK 细胞的各种淋巴瘤。T 细胞淋巴瘤不如 B 细胞淋巴瘤常见，占 NHL 的 10%～15%。其行为从惰性到侵袭性，但大多数属于侵袭性淋巴瘤，与 B 细胞淋巴瘤相比，化疗对其的有效率和总生存期较差。然而，也有值得注意的例外情况，如间变性淋巴瘤激酶（ALK）阳性的大细胞淋巴瘤和伴皮肤局限性病变的蕈样肉芽肿病（MF），其预后良好。尽管在 PTCL 范围内存在各种不同的疾病亚型，但最常见的亚型仍然是“外周 T 细胞淋巴瘤-非特指型（PTCL-NOS）”，进一步强调阐明这些疾病的遗传学和分子基础的必要性。

1. 间变性大细胞淋巴瘤（ALCL） 是一种 CD30 阳性的 PTCL 亚型，包含两种生物学上不同的疾病：过表达 ALK、常由 t（2；5）引起的 ALCL，以及 ALK 阴性 ALCL。前者通常见于儿童和青年人，而后者倾向于影响老年人群。这两种形式的患者通常表现为弥漫性淋巴结肿大、淋巴结外病变及全身症状。与大多数 PTCL 患者比较，ALK 阳性 ALCL 患者的预后良好，经以蒽环类为基础的化疗后

5 年总生存率约为 70%。

2019 年 ECHELON-2 研究确立了系统性 ALCL（sALCL）的标准一线治疗方法，这是一项多中心的Ⅲ期试验，452 例 CD30 阳性肿瘤（70%为 ALCL）患者被随机分配到抗 CD30 ADC 维布妥昔单抗（BV）联合 CHP 治疗（CHOP，不含长春新碱）或单独 CHOP 治疗。BV+CHP 治疗为所有患者提供了更好的中位无进展生存期（48 个月 *vs*. 21 个月），在 ALK 阳性和 ALK 阴性 sALCL 中均具有无进展生存期优势。两个研究组的不良反应谱相当。

原发性皮肤 ALCL 是一种独立的疾病，其特征是肿瘤行为呈惰性，主要表现为皮肤受累，长期生存率高。原发性乳腺 ALCL 是一种最近被识别出的疾病，罕见发生于乳腺假体植入的女性。一项对 87 例乳腺假体植入相关 ALCL 患者的研究显示，与部分囊切除术、系统性化疗或放疗患者相比，接受完全手术切除（全囊切除术和乳腺植入物切除术）的患者的 3 年和 5 年总生存率分别为 93%和 89%，无事件生存率和总生存率更高。

2. 外周 T 细胞淋巴瘤-非特指型 该亚型分类包括所有 T 细胞淋巴瘤，根据 WHO 分类，这些淋巴瘤未被确定为临床病理上的不同类型。这是侵袭性结节型淋巴瘤，也可能累及结外，最常见的是皮肤或胃肠道。目前的一线治疗方法是根据肿瘤是否表达 CD30 进行分层。对于 CD30 表达的肿瘤（占 PTCL-NOS 病例的 32%～58%），首选的一线治疗是 BV+CHP。这是基于 ECHELON-2 研究，但 PTCL-NOS 患者的疗效不如 sALCL 显著。在 72 例 PTCL-NOS 患者中，接受 BV+CHP 治疗的患者的 5 年无进展生存率的危险比为 0.8（95% CI 0.33～1.46）。对于不表达 CD30 的肿瘤，标准治疗方法是 CHOP 样方案化疗。德国高级别 NHL 研究小组（DSHNHL）对 PTCL 患者进行的事后分析表明，在 LDH 水平正常的 60 岁以下患者中，CHOEP（CHOP 加依托泊苷）优于 CHOP（3 年无事件生存率为 75% *vs*. 51%）。总体来说，无论治疗方案如何，本研究中 PTCL-NOS 亚组患者的预后较差，3 年无事件生存率为 41%，3 年总生存率为 54%。与 CHOP 相比，剂量密集型方案（如 hyper-CVAD）在改善预后方面并未显示优势。初始治疗后达到 CR 或 PR 的患者通常进行 HDC/ASCT。一项前期 HDC/ASCT 的Ⅱ期研究显示，PTCL-NOS 亚组患者的 5 年无进展生存率和总生存率分别为 38%和 47%（表 28.7）。一般而言，放疗在 PTCL-NOS 中的作用尚不明确，但局限性（Ⅰ期或Ⅱ期）PTCL-NOS 在初始化疗后 CR 的巩固治疗除外。正在进行的 GEP 相关工作有望给这一组异质性 PTCL 带来更好的预测和治疗。

3. 血管免疫母细胞性 T 细胞淋巴瘤（AITL） 是 PTCL 中比较常见的亚型之一，占所有病例的 15%～20%。诊断时中位年龄为 65 岁，而且患者通常表现为弥漫性淋巴结肿大、肝脾大、结外侵犯、全身症状、皮疹及高丙种球蛋白血症。血液学和非血液学的自身免疫现象均很常见。

表 28.7 PTCL 的靶向治疗

治疗	患者群体	结果	参考文献
普拉曲沙	复发/难治性 PTCL	ORR 为 29%，CR 率为 11% 中位 DOR 为 10.1 个月 中位无进展生存期为 3.5 个月 中位 OS 为 14.5 个月	PROPEL 研究 O'Connor 等，2011
罗米地辛	复发/难治性 PTCL	ORR 为 25%，CR 率为 15% 中位 DOR 为 17 个月	Coiffier 等，2012
贝林司他	复发/难治性 PTCL	ORR 为 26%，CR 率为 11% 中位 DOR 为 13.6 个月	BELIEF 研究 O'Connor 等，2015
本妥昔单抗	复发/难治性 sALCL	ORR 为 86%，CR 率为 57% 中位 DOR 为 12.6 个月	Pro 等，2012
	复发/难治性 pcALCL 和 $CD30^+$ MF	ORR 为 67%，CR 率为 16% 中位无进展生存期为 16.7 个月	ALCANZA 研究 Prince 等，2017
	与化疗联合用于未曾治疗的 sALCL 和其他 $CD30^+$ PTCL	BV + CHP 的中位无进展生存期为 48 个月 CHOP 为 21 个月	ECHELON-2 研究 Horwitz 等，2019

注：CR，完全缓解；DOR，缓解持续时间；ORR，总有效率；pcALCL，原发性皮肤间变性大细胞淋巴瘤。

AITL 被认为起源于辅助性滤泡 T 细胞。在一项 282 例 AITL 患者的前瞻性观察研究中，5 年总生存率和无进展生存率分别为 44%和 32%。81%的患者接受了基于蒽环类的化疗方案。尽管缺乏前瞻性试验，但通过初始治疗获得 CR 的患者似乎受益于 HDC/ASCT；在一项回顾性研究中，4 年无进展生存率和总生存率分别为 56%和 59%。达到 PR 或有难治性疾病的患者，其预后不太乐观。43%～63%的 AITL 表达 CD30，一项 BV 单药治疗复发/难治性 CD30+PTCL 的Ⅱ期试验显示，AITL 患者亚群的 ORR 为 54%。不幸的是，参加 ECHELON-2 试验的 54 例 AITL 患者似乎没有从一线化疗加入 BV 治疗中获益。

4. 罕见的结外 NK/T 细胞淋巴瘤 NK/T 细胞淋巴瘤的两种主要亚型是结外 NK/T 细胞淋巴瘤（ENKL，即鼻型）和侵袭性 NK 细胞白血病（ANKL）。这类疾病几乎均呈 EB 病毒阳性，在北美洲和欧洲极罕见，但在亚洲和中/南美洲流行。ENKL 通常累及鼻咽、鼻腔和腭部，也会影响皮肤、胃肠道和睾丸。

EB 病毒载量可以作为一种有用的血液生物标志物，应在诊断时进行测量，并在整个治疗过程中作为潜在持续性疾病的标志物。自然杀伤细胞淋巴瘤预后指数（PINK）是接受非蒽环类药物治疗的 ENKL 患者的预后指数，包括 4 个参数：年龄＞60 岁、Ⅲ期或Ⅳ期疾病、远处淋巴结受累和非鼻型疾病。患者分为低危（0 分）、中危（1 分）和高危（2 分及以上）组，3 年总生存率分别为 81%、62%和 25%。新的 PINK-E 预后指数也包含 EB 病毒载量。疾病局限于鼻腔的患者可以使用受累野放射治疗联合或不联合化疗（DeVIC、VIPD、m-SMILE 或 GELOX），而有鼻外疾病或 ANKL 的患者预后非常差，应考虑进行临床试验。该患者群体没有标准的化疗方案，但以非蒽环类为基础的方案通常优于以蒽环类为基础的方案，而强化的天冬酰胺酶为基础方案，如 SMILE、P-GEMOX 和 DDGP，在身体状况良好的患者中产生了更好的疗效。在新诊断的Ⅳ期或复发/难治性疾病患者中，SMILE 方案的 ORR 为 79%，CR 率为 45%。有晚期或复发/难治性疾病的患者应考虑接受 HDC/ASCT 或同种异体 SCT，但缺乏这两种治疗方式的前瞻性试验。

（1）γ-δ T 细胞淋巴瘤：起源于 γ-δ 细胞的 T 细胞淋巴瘤罕见且具有侵袭性。2008 年 WHO 分类将这些淋巴瘤分为两类：肝脾 γ-δ T 细胞淋巴瘤（HSGD-TCL）和原发性皮肤 γ-δ T 细胞淋巴瘤（PCGD-TCL）。HSGD-TCL 通常影响年轻男性并侵及肝、脾和骨髓。约 20%的病例出现在免疫抑制或免疫失调的情况下。组织学诊断通常很难获得，部分原因是淋巴结受累罕见。无论选择何种治疗方法，预后都很差，中位总生存期约为 2 年。目前无标准治疗方案，大多数患者使用类 CHOP 方案联合或不联合 HDT/ASCR。

由于复发率很高，对化疗有反应的患者应考虑进行异基因 SCT。PCGD-TCL 极为罕见，占原发性皮肤淋巴瘤的比例＜1%。皮肤病变多样，临床病程通常具有侵袭性，长期生存期短（中位生存期为 15 个月）。病例通常采用放射治疗（如果是局部疾病）或联合化疗。小型单中心研究表明，维布妥昔单抗（Brentuximab vedotin）是肿瘤表达 CD30 的化疗难治性患者的另一种治疗选择。

（2）肠道 T 细胞淋巴瘤：是一种罕见的累及小肠的结外 PTCL。本病有两种侵袭性亚型：与乳糜泻密切相关的 EATL 及最近发现的单形性亲上皮性肠道 T 细胞淋巴瘤。患者通常表现为腹痛和厌食。一项针对 61 例 EATL 患者的大型多中心队列研究显示，总体预后较差，1 年和 5 年总生存率分别为 40%和 11%。首次缓解的患者可受益于 HDC/SCT，但缺乏前瞻性随机数据。大多数 EATL 强表达 CD30，可受益于 BV 治疗，但 EATL 在 BV 治疗 PTCL 的既往试验中表现不佳。目前正在进行一项一线 BV-CHP 序贯 HDC/ASCT 治疗的Ⅱ期单中心研究。

（3）皮肤 T 细胞淋巴瘤/蕈样肉芽肿病：皮肤 T 细胞淋巴瘤（CTCL）通常是成熟 T 细胞肿瘤，起源于皮肤，而且经常局限于皮肤，可扩散至淋巴结、骨髓和外周血中。蕈样肉芽肿病（MF）构成 CTCL 的绝大部分。塞扎里综合征（Sezary syndrome，SS）是 MF 的不太常见的白血病表现，占 CTCL 的 3%。MF 是一种惰性淋巴瘤，尽管其行为和预后高度可变；有皮肤局限性斑片或斑块病变的患者有良好的长期生存，而红皮病皮肤受累和皮肤外疾病患者的预后较差。

MF 依据修订的蕈样肉芽肿病合作小组（MFCG）分期系统进行分期，该系统包括皮肤、淋巴结、内脏器官和外周血侵犯的程度。有局限性皮肤病变的患者通常给予局部糖皮质激素、局部维 A 酸、局部化疗、光疗或局部放疗。更广泛的皮肤受累患者可以给予相同的治疗或全身皮肤电子束治疗。对于更晚期患者，初始治疗就应该采用全身性治疗，如体外光分离置换法及口服维 A 酸、干扰素或 HDAC 抑制剂，化疗适用于这些药物治疗后进展的患者或有侵袭性病变伴内脏器官受侵犯者。应用的系统性化疗药物包括阿仑单抗、维布妥昔单抗、硼替佐米、多柔比星脂质体、吉西他滨、低剂量甲氨蝶呤、喷司他丁和替莫唑胺。

最近的 ALCANZA 研究是一项在复发/难治性 $CD30^+$MF 或皮肤 ALCL 患者中开展的 BV 对比医生选择方案（甲氨蝶呤或贝沙罗汀）的Ⅲ期试验，结果显示对于至少一次活检中 CD30 表达≥10%的 MF 患者，BV 治疗组的 ORR 和 PFS 显著改善（16 个月 *vs*. 4 个月）。异基因 HSCT 是晚期 MF 和 SS 的潜在治愈性选择，但复发率仍然很高，仅有少数患者获得了长期缓解；最近一项纳入了 113 例患者的病例系列研究显示，其 5 年总生存率和无进展生存率分别为 38%和 26%。

（四）复发性 PTCL 的治疗方法

大多数 PTCL 患者最终复发。HDC/SCT 是初次缓解时未接受 HDC/SCT 并对挽救性化疗有反应的患者的一种选择。第二次缓解时的 HDC/SCT 与 3 年生存率改善相关（48%，未接受移植的患者为 18%），但长期预后仍然不佳。应考虑患者进行同种异体 SCT，这与 5 年无进展生存率约为 50%相关。对于移植不合格或移植后复发的患者，最近有几种新的药物被批准用于复发/难治性 PTCL。其中包括组蛋白去乙酰化酶抑制剂罗米地辛（Romidepsin）和贝利司他（Belinostat），以及新型叶酸拮抗剂普拉曲沙（Pralatrexate）。罗米地辛是根据一项Ⅱ期试验获得批准的，该试验显示 ORR 为 25%，中位 DOR 为 17 个月，缓解与既往治疗线数或 ASCT 的次数无关。在Ⅱ期 BELIEF 研究中接受贝利司他单药治疗的 PTCL 患者的 ORR 为 26%，中位 DOR 为 13.6 个月。PROPER 研究显示普拉曲沙的 ORR 为 29%，中位 DOR 为 10.1 个月。对于表达 $CD30^+$的肿瘤患者，BV 单药治疗是另一种选择；一项复发/难治性 sALCL 的Ⅱ期研究表明，ORR 为 86%，CR 率为 57%。在表达 CD30 的 AITL 中，ORR 为 54%，中位无进展生存期为 6.7 个月。许多新药物作为单药或与化疗联合使用正在一线和复发/难治性情况下进行研究，患者应尽可能转诊参加临床试验。

（五）新的治疗方法和未来方向

循环肿瘤 DNA（ctDNA）正在成为 NHL 诊断和治疗的有力工具。当用作“液体活检”时，ctDNA 可以帮助非侵入性诊断，并最终以精准定向的方式指导靶向治疗的选择。ctDNA 在诊断和治疗后随访方面也具有预后评估潜力。在一项相关的生物标志物研究中，将 ctDNA 与既往未经治疗的 DLBCL 患者的 CT 扫描进行了比较，ctDNA 的中期监测显示，中期检测不到 ctDNA 的患者 5 年至疾病进展时间（TTP）显著改善（80% *vs*. 42%），并且在监测条件下使用时，ctDNA 还在临床疾病发生前 3.5 个月检测到早期复发。随后，对 217 例 DLBCL 患者的研究发现，基线 ctDNA 和 1 个或 2 个周期化疗后的分子反应都是患者预后的独立预测因素。需要前瞻性研究进一步验证，但 ctDNA 有可能改变目前的 NHL 诊断、疗效评估和复发检测的方法。

近年来，CAR-T 细胞治疗极大地改变了复发/难治性 NHL 的管理，并且在未来可能还将继续。目前的努力包括通过将 CAR 与新型药物或免疫疗法相结合，以改善安全性和耐受性，提高疗效和持续性。还有正在进行的临床前研究，以开发"现成的"或同种异体 CAR-T 和 CAR-NK 产品，从而改善治疗可及性和降低成本。其他新兴的治疗方法反映了对 NHL 细胞生物学和肿瘤微环境认识的不断深入。靶向 B 细胞致病机制的多药联合无化疗方案对惰性和侵袭性 NHL 是有效的，相关临床试验正在进行中。进一步阐明 NHL 亚型的致病异质性可能会使这些药物在未来的应用中更加个性化。

（王　婷　朱华渊 译）

参考文献

第 29 章　霍奇金淋巴瘤

Robert Dean

一、流 行 病 学

霍奇金淋巴瘤（HL）是一种常见的淋巴恶性肿瘤，占所有淋巴瘤的 10%。美国国家癌症研究所（NCI）的监测、流行病学和最终结果（SEER）注册估计 2021 年美国约有 8830 例患者诊断为 HL。诊断时中位年龄为 39 岁，20～34 岁为发病高峰年龄段。HL 的年龄调整发病率为每年 2.6/10 万人。与非霍奇金淋巴瘤（NHL）不同，HL 的发病率在过去几十年中没有增加。男女比例是 1.3∶1。在美国，非裔美国人患 HL 的风险比白种人更小。

二、病因与危险因素

HL 的病因仍然未知。

（1）EB 病毒与某些 HL 病例的发病机制有关（特别是混合细胞和淋巴细胞消减型）。

（2）免疫缺陷状态（如 HIV 感染、异基因干细胞移植和实体器官移植）下免疫监视的缺失与发生 HL 的风险较高相关。

（3）吸烟者患 HL 的风险比不吸烟者高 15%。

（4）HL 家族史会使患病风险增加 3～9 倍，是在兄弟姐妹之间尤为显著。HL 患者的同卵双胞胎兄弟姐妹患 HL 的风险比普通人高 99 倍。

三、病　理　学

HL 是一种起源于 B 细胞的肿瘤性疾病。经典型（CHL）的特征是在炎症背景中存在 Reed-Sternberg（RS）细胞和单核变异型细胞，炎症背景由淋巴细胞、浆细胞、嗜酸性粒细胞、单核细胞和组织细胞构成。结节性淋巴细胞为主型 HL（NLPHL）的特征是在淋巴细胞和组织细胞的背景下存在 RS 细胞变异，称为“L&H”（淋巴细胞和组织细胞）细胞，但该背景没有炎症细胞。

RS 细胞来源于滤泡中心 B 细胞，具有克隆性重排免疫球蛋白重链基因，但表面 B 细胞受体表达缺失。RS 细胞通常呈对称双核“鹰眼”外观（图 29.1）。RS 细胞的 CD30 和 CD15 均为阳性，CD20 和 CD45 通常为阴性；而 NLPHL 的 L&H 细胞表达正常的 B 细胞标志物，包括 CD20、CD45 和 CD79a，但是 CD30 和 CD15 为阴性。

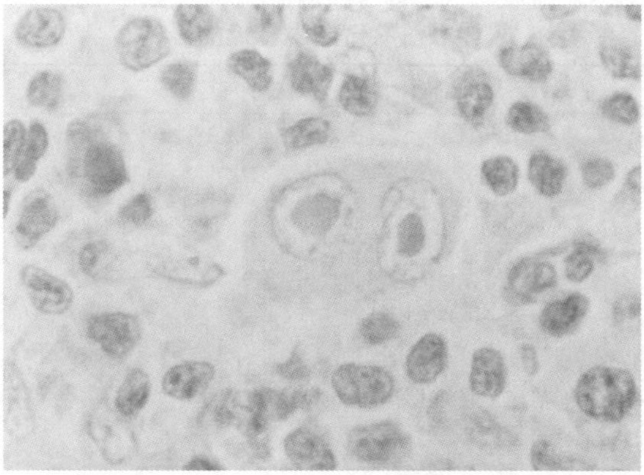

图 29.1　诊断性 RS 细胞具有“鹰眼”核仁，在经典型霍奇金淋巴瘤（混合细胞型、结节硬化型、淋巴细胞消减型）中可见

病理分类

WHO 分类将 HL 分为两种主要类型（表 29.1）。

1. 经典型霍奇金淋巴瘤（CHL）　其特征是在炎症背景下存在 RS 细胞，主要根据非肿瘤反应性浸润的特征分为 4 种组织学亚型。

（1）结节硬化型 HL。

（2）混合细胞型 HL。

（3）淋巴细胞富集型 HL。

（4）淋巴细胞消减型 HL。

表 29.1　霍奇金淋巴瘤的免疫表型特征

项目	经典型霍奇金淋巴瘤	结节性淋巴细胞为主型霍奇金淋巴瘤
CD45	阴性	阳性
CD30	阳性	阴性[a]
CD15	阳性（80%病例）	阴性
CD20	可变[b]	阳性
CD79a	阴性[a]	阳性
EMA[c]	大部分病例阳性	阴性

a 罕见病例阳性。

b 高达 40%的病例存在，但通常表达于少数肿瘤细胞中，强度可变。

c 上皮膜抗原。

2. 结节性淋巴细胞为主型霍奇金淋巴瘤（NLPHL）　其缺少典型的 RS 细胞，但有特征性的 L&H 细胞，基于这些细胞不规则的核外观，有时被称为“爆米花细胞”。

表 29.2 总结了 HL 亚型的临床表现和病理特征。

表 29.2　霍奇金淋巴瘤的分类

病理类型	病理特征	临床表现
经典型霍奇金淋巴瘤		
结节硬化型	结节性生长，伴有广泛纤维化	最常见的类型，预后较好；常见于发达国家的患者；发病高峰年龄为 15～34 岁
混合细胞型	典型的 RS 细胞处于丰富的炎症背景和细网状纤维化中；70%为 EB 病毒阳性	第二种常见的类型；更常见于 HIV 感染及发展中国家的患者；中位年龄为 38 岁；男性多见
淋巴细胞富集型	分散的 RS 细胞处于通常由小淋巴细胞组成的结节状背景中	老年人多见；预后好
淋巴细胞消减型	RS 细胞相对呈优势，伴有背景淋巴细胞的耗竭	罕见，经常与 HIV 感染有关；预后差；中位年龄为 30～37 岁
结节性淋巴细胞为主型霍奇金淋巴瘤		
	无 RS 细胞，但出现特征性的“爆米花细胞”或 LP 细胞（分叶状核）	更常见于成年男性；常表现为早期且预后好，但晚期复发常见；发病高峰年龄为 30～50 岁

四、临 床 特 征

（1）淋巴结肿大：最常见于横膈以上（颈部、腋窝或纵隔）。肿大的淋巴结无触痛，呈特征性橡胶样，质韧。饮酒可能偶尔引起淋巴结疼痛。

（2）长期瘙痒。

（3）最常见的转移部位是肺、骨髓、肝脏和骨骼。

（4）B 症状

1）原因不明的体重减轻（在诊断前的 6 个月内体重减轻＞10%）。

2）发热高于 38℃，间歇性，周期为 1～2 周。

3）夜间盗汗。

（一）分期

改良的 Ann Arbor 淋巴瘤分期用于临床上 HL 分期（表 29.3）。

表 29.3　Cotswolds 修订的 Ann Arbor 淋巴瘤分期

Ⅰ期	单个淋巴结区，淋巴样结构受累（如脾脏、胸腺或 Waldeyer 环），或单个淋巴结外部位（ⅠE）
Ⅱ期	横膈同侧的 2 个或 2 个以上淋巴结区，或局限性淋巴结外侵犯（播散至一个淋巴结部位）加上一个或多个淋巴结区（ⅡE）
Ⅲ期	横膈两侧的淋巴结区。可伴随局限性淋巴结外部位（ⅢE）或脾脏受累（ⅢS），或两者均存在（ⅢE+S）
Ⅳ期	弥漫性或播散性侵犯一个或多个淋巴结外器官或组织（超出 E 定义的定义范围），伴或不伴相关的淋巴结侵犯
	每个分期指定为 A 或 B，B 意味着存在 B 症状，A 意味着不存在 B 症状
	X：肿块＞10cm，或纵隔肿块大于 1/3 的胸腔径
	E：淋巴结外连续侵犯，这可以包括在一个照射野内，适合相同的解剖范围内的淋巴结病。更广泛的淋巴结外疾病定义为Ⅳ期

（二）诊断性评估

对于初次诊断，强烈建议对肿大淋巴结进行切除活检。如果可以获得足够的组织以避免手术，那么粗针活检可能是合适的，但这可能会限制 CHL 亚型的准确分类。初次诊断时不建议用细针抽吸。

1. 实验室检查

（1）全血细胞计数（CBC）、分类和血小板计数。

（2）红细胞沉降率（ESR）：如果升高，为不良预后生物标志物。

（3）乳酸脱氢酶和白蛋白。

（4）肝功能检查：如果异常，可能与肝脏受累有关。

（5）碱性磷酸酶：可能为非特异性升高或与骨受累有关。

（6）尿素氮、肌酐、电解质和尿酸。

（7）妊娠试验：育龄妇女。

（8）有 HIV 高危因素的患者行 HIV 检测。

2. 影像学检查

（1）需要行胸部、腹部和盆腔诊断性 CT 扫描进行分期。为了客观评估可触及的淋巴结或肥胖患者，可能需要行颈部 CT 扫描。

（2）^{18}F-FDG PET/CT 扫描。

3. 单侧骨髓活检与穿刺　如果 PET/CT 显示骨骼摄取的局部区域增强或出现无法解释的细胞减少，建议使用此方法。通常，在临床Ⅲ期或Ⅳ期不需要进行此项检查。反应性、均匀的骨髓代谢增高现象较为常见，若无不明原因的细胞减少或局灶性骨骼病变，则不需要进行骨髓活检评估。

（三）具体治疗和咨询的评估/程序

（1）在蒽环类药物治疗之前需要用多门控采集（MUGA）扫描或超声心动图

来评价左心室射血分数。

（2）在使用含博来霉素的方案治疗之前建议行肺功能检测（肺活量和扩散容量）。

（3）生育咨询[讨论精子、卵巢组织和（或）卵母细胞冷冻保存]。

（4）戒烟咨询。

五、管　　理

（1）CHL 对放疗和许多化疗药物敏感。不考虑分期，患者应该给予以治愈为目的的治疗。治愈率很高（＞80%），因此限制长期毒性是治疗的主要考虑因素。

（2）对于早期患者，可给予化疗联合放疗（RT）或单纯化疗。

（3）对于晚期患者，通常给予单纯化疗。

（4）对于晚期患者，在全程化疗之后，对 PET 阳性区域可考虑放疗巩固，尤其是不适合进行包括自体移植在内的强化二线治疗的患者。对 PET 阴性残留病灶的患者则应该省去放疗巩固。根据以前的 PET 研究，在北美地区的一些中心普遍会对那些有大包块（胸部 X 线片上≥10cm 或达胸部直径的 1/3 以上）的患者常规行放疗巩固。然而，对于 PET 阴性大包块患者可能没有必要进行放疗巩固。

（一）化疗原则

CHL 的主要治疗目标是完全缓解。北美地区的 CHL 标准方案为 ABVD（多柔比星、博来霉素、长春碱和达卡巴嗪），因为它在 1992 年的癌症和白血病 B 组的大型随机试验中取代了 MOPP（氮芥、长春新碱、丙卡巴肼、泼尼松）方案（表 29.4）。与 MOPP 方案相比，ABVD 具有更好的疗效，骨髓抑制轻微，且继发性白血病和不孕症的风险较低。预防性使用生长因子可能会增加 ABVD 肺毒性的风险，因此不鼓励使用。单纯性白细胞减少不建议延迟治疗和（或）减少剂量，因此发热性中性粒细胞减少在 ABVD 中并不常见。

表 29.4　比较不同的霍奇金淋巴瘤治疗方案的 CALGB 研究

方案	完全缓解率（%）	5 年总生存率（%）
MOPP	67	66
ABVD	82	73
MOPP/ABVD 交替	83	75

注：ABVD，多柔比星、博来霉素、长春碱和达卡巴嗪；CALGB，癌症和白血病 B 组；MOPP，氮芥、长春新碱、丙卡巴肼和泼尼松。

在一项针对晚期 CHL 的随机对照试验中，BV+AVD（维布妥昔单抗+多柔比星、长春碱和达卡巴嗪）替代方案显示出优于 ABVD 的无进展生存期。总体生存期相似，BV+AVD 增加神经毒性和骨髓抑制，需要预防性生长因子支持。

在晚期 CHL 中，剂量递增 BEACOPP 方案优于 COPP-ABVD 和标准剂量 BEACOPP 方案。然而，比较剂量递增 BEACOPP 与 ABVD 方案的对照试验并未显示出总体生存率的差异，而且剂量递增 BEACOPP 的毒性显著（治疗相关死亡率为 3%，继发性白血病发生率为 2%～3%，几乎普遍不孕）阻碍了其在北美洲的广泛应用。剂量递增 BEACOPP 方案不推荐用于老年 HL 患者（≥60 岁）。

化疗方案的描述见表 29.5。

表 29.5　霍奇金淋巴瘤的常用化疗方案

ABVD（每 28 天）	多柔比星，每次剂量 $25mg/m^2$，IV，d1、15
	博来霉素，每次剂量 $10U/m^2$，IV，d1、15
	长春碱，每次剂量 $6mg/m^2$，IV，d1、15
	达卡巴嗪（DTIC），每次剂量 $375mg/m^2$，IV，d1、15
BV + AVD（每 28 天）	维布妥昔单抗，每次剂量 1.2mg/kg，IV，d1、15
	多柔比星，每次剂量 $25mg/m^2$，IV，d1、15
	长春碱，每次剂量 $6mg/m^2$，IV，d1、15
	达卡巴嗪（DTIC），每次剂量 $375mg/m^2$，IV，d1、15
剂量递增的 BEACOPP（每 3 周）	博来霉素 $10IU/m^2$，IV，d8
	依托泊苷（VP-16）$200mg/m^2$，IV，d1～3
	多柔比星 $35mg/m^2$，IV，d1
	环磷酰胺 $1200mg/m^2$，IV，d1
	长春新碱 $1.4mg/m^2$（最大 2mg），IV，d8
	丙卡巴肼 $100mg/m^2$，口服，d1～7
	泼尼松 $40mg/m^2$，口服，d1～14
	需要非格司亭（G-CSF）支持

注：IV，静脉注射。

（二）放疗原则

（1）HL 放疗是指靶向影像学病变部位（受累淋巴结或受累部位），历史方法包括单独受累区域（受累野）或受累区域+邻近区域（扩野）。扩野是针对颈部、腋窝和纵隔区域的“斗篷”野，或者是针对脾、腹主动脉和骨盆区域的“倒 Y”野。当“倒 Y”野放疗与“斗篷”野放疗联合时称为全淋巴结放疗。

（2）放疗剂量取决于疾病的范围。在联合治疗中，放疗最好在完成化疗后的 3 周内开始。

（三）治疗疗效评估

多项前瞻性试验结果支持根据中期再分期的 PET/CT 检查，通常在 ABVD 治疗 2 个周期后，对治疗进行反应适应性调整。反应适应性治疗的目标是维持疗效，同时降低对治疗反应良好的 CHL 患者的毒性，并为疾病耐药性更强的患者保留更加密集和毒性更强的治疗方法。所有患者（早期和晚期）应在 2 个化疗周期后进行中期再分期的 PET/CT 检查，以评估对治疗的反应。根据 Deauville 评分（5 分法）对反应进行评分，来显示相对于纵隔和肝脏正常摄取的累及部位的残余 FDG 摄取程度（表 29.6）。

如适用，可在 4 个周期化疗后重复进行再分期，以评估持续反应。如果在中期评估中未获得完全缓解，则应在治疗结束后 1～2 个月重复进行 PET/CT 检查再分期。

表 29.6　用于淋巴瘤疗效评估的 Deauville 评分（5 分法）

Deauville 评分	PET/CT 结果	解释
1	无摄取	阴性
2	摄取≤纵隔	
3	纵隔＜摄取≤肝脏	
4	摄取量略高于肝脏	阳性
5	摄取量明显高于肝脏和（或）新病灶	
X	新的摄取区域不太可能与淋巴瘤有关	

六、早期疾病的治疗（Ⅰ期和Ⅱ期）

早期 CHL 分为预后良好或预后不良两类，治疗方法也各有不同。这部分患者的不利风险因素在国际临床试验组中有所不同，并在《NCCN 肿瘤学临床实践指南》（NCCN 指南）中进行了简化。

NCCN 早期疾病（Ⅰ和Ⅱ期）的不良预后特征

NCCN 不良预后特征包括：

- 大纵隔或＞10cm 肿块
- B 症状
- 红细胞沉降率≥50mm/h
- 3 处以上病灶

注：经《NCCN 肿瘤学临床实践指南》许可，参考霍奇金淋巴瘤 V.1.2022。访问日期 2021 年 10 月 25 日。要查看该指南的最新完整版本，请访问 NCCN.org，NCCN 对其内容、使用或应用不作任何形式的保证，并对其应用或以任何方式使用不承担任何责任。

具有不利危险因素的早期患者的治疗类似于晚期（Ⅲ/Ⅳ期）疾病。余下的有利危险因素的早期患者的管理如下：

（一）预后良好的早期疾病

这一亚组患者的治愈率＞90%。这些患者给予 ABVD 治疗 2 个周期后对受累淋巴结或区域进行 20Gy 的放疗。在一项针对预后良好的早期患者（基线红细胞沉降率小于 50mm/h，少于 3 个淋巴结部位，无结外疾病）的前瞻性试验中，这一措施的疗效与 4 个周期 ABVD 和 30Gy 的放射剂量相比具有非劣效性。

无放疗的化疗是治疗预后良好早期患者的一种替代选择。这种选择对仅腹部疾病患者和年轻患者很有吸引力，因为胸部或腋下放射会增加随后的继发性癌症（尤其是女性患者的乳腺癌）和早发性冠状动脉疾病的风险。

ABVD×2 个周期，然后 PET/CT 再分期。

1）Deauville 评分为 1 分或 2 分的患者可接受 1 个额外周期的 ABVD 治疗。

2）Deauville 评分为 3 分的患者应接受 2 个额外周期的 AVD 化疗，不包括博来霉素。

3）如果 PET 阳性仅限于 1 个部位，即对治疗有反应，则 Deauville 评分为 4 分的患者可继续 2 个额外周期的 ABVD，然后重复再分期。

4）累及多个初始疾病部位的 Deauville 评分为 4 分或 Deauville 评分 5 分的患者应进行重复活检，对确诊治疗失败的患者应考虑进行替代治疗。对于无法耐受强化二线治疗的患者，可考虑累及部位的放射治疗，剂量为 30～36Gy。

（二）预后不良的早期疾病

有 Ⅰ 期或 Ⅱ 期 CHL 并伴有大肿块病灶和（或）B 症状的患者接受 ABVD×4 个周期，然后对受累结节或受累部位给予 30Gy 的放疗。

有预后不良的早期疾病的患者也可以单独接受化疗，而不进行放射治疗：给予 ABVD×2 个周期，然后行再分期的 PET/CT 检查。Deauville 评分为 1～3 分的患者应额外接受 4 个周期的 AVD 治疗，不包含博来霉素。中期 PET/CT，Deauville 评分为 4 分或 5 分的患者应进行重复活检来确认治疗失败，如前文所述的治疗失败的有利早期疾病患者一样，治疗失败应考虑替代治疗。

对于有博来霉素禁忌证的预后不良早期患者，一项 Ⅱ 期试验表明，此类患者可采用 BV+AVD 治疗，无须放疗：（BV+AVD）×4 个周期，然后进行再分期的 PET/CT 检查。Deauville 评分为 1～3 分的患者不应接受进一步治疗。治疗结束行 PET/CT 检查，Deauville 评分为 4 分或 5 分的患者应进行重复活检来确认治疗失败，如前文所述的治疗失败的对于有利早期疾病患者一样，治疗失败应考虑替代治疗。

极少情况下，对于不适合化疗的患者，可以考虑仅给予次全淋巴结或“斗篷”野放疗。

七、晚期疾病的治疗（Ⅲ和Ⅳ期）

（1）在晚期 CHL 患者中，混合细胞型或淋巴细胞消减型更为常见，并与更具侵袭性临床行为相关。

晚期（Ⅲ和Ⅳ期）CHL 的不良预后特征

Hasenclever 指数[又称国际预后评分（IPS）]确定了 7 个不良预后因素：

Ⅳ期疾病

年龄＞45 岁

男性

白细胞计数（WBC）≥15×10^9/L

淋巴细胞减少（＜600×10^6/L 或＜白细胞总数的 8%）

血红蛋白＜105g/L

白蛋白＜4g/dl

IPS 评分越高，5 年总生存率越低，如 0 个因素（89%）、1 个因素（90%）、2 个因素（81%）、3 个因素（78%）、4 个因素（61%）和 5 个或更多个因素（56%）

（2）晚期 CHL 的主要治疗是化疗。ABVD 是北美中心的治疗标准。建议的初始治疗疗程为 6 个周期，根据 2 个周期后的中期 PET/CT 再分期结果进行反应适应性调整。BV+AVD 也可给予 6 个周期，无须反应适应性调整；与 ABVD 相比，该方案延长了无进展生存期，降低了肺毒性，总生存期相似，但神经毒性和骨髓抑制增加，成本更高。初始治疗使用剂量递增 BEACOPP 方案，不能延长生存期，而且增加了随后出现骨髓增生异常综合征的风险。Stanford V 将放射治疗整合到肉眼可见的脾脏病灶及所有大小≥5cm 淋巴结部位上。在三项随机前瞻性试验中，Stanford V 具有与 ABVD 可比较的疗效，因此目前不推荐作为临床试验情况之外的初始治疗。

（3）如果在 ABVD 化疗 2 个周期后 PET/CT 扫描呈阴性（Deauville 评分 1 分、2 分或 3 分），则博来霉素可停用，继续使用 AVD 完成 6 个周期。该方法取得了与 ABVD 相当的结果，在老年人中尤其值得考虑，这类患者接受含博来霉素方案治疗时，具有较高的肺毒性和死亡风险。

（4）如果两个 ABVD 化疗周期（Deauville 评分 4 分或 5 分）后，中期 PET/CT 扫描呈阳性，则有证据支持强化治疗：①4 个周期的剂量递增 BEACOPP 方案；②异环磷酰胺为基础的化疗，然后进行大剂量化疗和自体造血干细胞移植挽救。

（5）化疗结束时 PET/CT 扫描呈阴性的非大肿块晚期患者不需要放疗巩固疗效，尤其是在经过 2 个周期化疗后中期再分期时，PET 或 PET/CT 扫描结果阴性。化疗结束后，CT 或 PET/CT 扫描呈阴性的大肿块病变患者也可以省去放疗，但这具有重大争议。化疗完成后 PET/CT 扫描呈阳性的大肿块 HL 患者可接受 36Gy 的受累淋巴结或受累部位放疗。

八、结节性淋巴细胞为主型霍奇金淋巴瘤的治疗

NLPHL 亚型占总 HL 的 5%。与 CHL 不同，NLPHL 表现为 CD20 强阳性，典型生物学行为与惰性非霍奇金淋巴瘤相似。尽管常规的 HL 治疗方法继续应用于 NLPHL，如下文所述，但有令人信服的生物学和临床证据表明需要用不同的治疗方法。

常规治疗方法：

（1）ⅠA 和ⅡA 期可单独使用放射治疗（受累淋巴结或受累部位，高达 36Gy）。

（2）ⅠA、ⅠB、ⅡA 和ⅡB 期可采用联合模式方法进行管理，如 2～4 个周期的利妥昔单抗联合 ABVD 或环磷酰胺、多柔比星、长春新碱和泼尼松（CHOP），随后对受累区域进行放疗。

（3）无症状的Ⅲ/Ⅳ期疾病患者的观察等待是合理的。有症状的晚期患者应进行系统性化疗。NLPHL 的最佳化疗方案仍不清楚。然而，ABVD 是“历史”标准，为非霍奇金淋巴瘤设计的化疗方案，如 CHOP、CVP（环磷酰胺、长春新碱和泼尼松）或剂量调整的 EPOCH（依托泊苷、泼尼松、长春新碱、环磷酰胺和多柔比星）联合利妥昔单抗（因为在淋巴细胞为主型霍奇金淋巴瘤细胞中强表达 CD20）也是合适的。单药利妥昔单抗在 NLPHL 中有效，而且对于小肿块病变患者可以考虑使用。很重要的是认识 NLPHL 的“侵袭性”表现，如播散性疾病，包括侵犯骨质和骨髓的病例及转化为侵袭性组织病理类型的病例。对这些病例应该采取与侵袭性 NHL 相同的处理方法。

九、治疗完成后随访

随访的目的是检测疾病复发及治疗相关的后期并发症。

（1）行全血细胞计数、血生化检查，2 年内每 3～4 个月进行一次临床评估，然后每 6 个月进行一次临床评估，持续 5 年。

（2）在完成治疗并确认完全缓解后，没有证据支持需要常规进行影像学监测。由于经常出现假阳性结果，应该避免使用 PET/CT 扫描进行监测。

（3）每年接种流感疫苗。

（4）如果给予颈部放疗，则每年检查促甲状腺激素（甲状腺功能减退的风险）。

（5）对于横膈以上放疗的患者，每年的乳腺 X 线筛查应在放疗后 8～10 年或 40 岁（以较早者为准）开始；曾在 10～30 岁接受过胸部或腋窝放疗的女性患者，除了行乳腺 X 线检查外，美国癌症协会还推荐每年行乳腺 MRI 检查，鼓励行乳腺自我检查。

十、晚期治疗相关并发症

（1）颈部或纵隔放疗后可发生甲状腺功能减退和甲状腺癌。

（2）接受胸部或腋窝放疗的女性患者可能会发生乳腺癌。患者接受放疗时越年轻，患乳腺癌的风险越高，其平均发病时间为治疗完成后 15 年。

（3）肺癌：接受胸部放疗、接受烷化剂及吸烟的患者，肺癌风险更高。

（4）接受盆腔放疗、MOPP 或 BEACOPP 方案治疗及自体移植的患者，不孕的风险很高。

（5）白血病和骨髓增生异常综合征（尤其是给予 MOPP、BEACOPP 方案及放疗、自体移植者）。

（6）博来霉素治疗后的肺部毒性：在治疗期间给予粒细胞集落刺激因子（G-CSF），风险可能增加，因此在接受 ABVD 治疗时，不鼓励使用 G-CSF。当需要时，补充氧气应谨慎，从而将诱发肺炎的风险降至最低。

（7）继发于蒽环类药物的心脏毒性不常见（蒽环类药物总累积剂量不受限制）。纵隔和颈部放疗后，早期发生冠状动脉疾病和脑血管意外的风险均增加。

（8）外周感觉神经病变可能由长春碱和（或）维布妥昔单抗引起，并且可能是不可逆的，取决于严重程度。

（9）莱尔米特征：这是一种罕见的并发症，在颈部放疗后 6～12 周发生，并自行消失。当颈部弯曲时，患者会有类似电击的感觉，并放射到背部和四肢。这种症状由短暂的脊髓脱髓鞘引起。

（10）荚膜微生物感染（肺炎球菌、脑膜炎球菌和嗜血杆菌）可发生于脾脏放疗或脾切除术（现在很少使用）后未接种疫苗的患者。

十一、复发性霍奇金淋巴瘤的治疗

（1）复发性疾病必须通过再次活检来证实。

（2）CHL

1）在以放疗为一线治疗的极少数病例中，复发后常规化疗（ABVD）可以治愈，从而无须自体移植。

2）如果常规化疗（有或无放疗）是主要治疗，二线化疗，如 ICE（异环磷酰胺、卡铂和依托泊苷）、DHAP（地塞米松、大剂量阿糖胞苷和顺铂）、ESHAP（依托泊苷、甲泼尼龙、大剂量阿糖胞苷和顺铂）或 GND（吉西他滨、长春瑞滨和脂质体多柔比星）（表 29.7）序贯自体干细胞移植可以治愈约 50%的患者。

3）对于未曾接受过维布妥昔单抗治疗的患者，在自体干细胞移植后 BV 用作维持治疗，可改善无进展生存期，特别是在高危患者中，这些患者自体干细胞移植治疗前采用二线化疗不能获得完全缓解。

4）在复发或难治性 HL 患者中，PD-1 检查点抑制剂纳武利尤单抗诱导的缓解率为 69%，中位无进展生存期为 14.7 个月。同样，在 PD-1 抑制剂诱导的既往接受过治疗的 HL 患者中，69%的患者出现缓解，9 个月随访时无进展生存率为 63.4%。在一项对既往接受自体干细胞移植或不合适接受移植的患者进行的对照试验中，与维布妥昔单抗相比，帕博利珠单抗延长了无进展生存期。

表 29.7　霍奇金淋巴瘤的挽救治疗方案

ICE	异环磷酰胺、卡铂和依托泊苷
DHAP	地塞米松、大剂量阿糖胞苷、顺铂
ESHAP	依托泊苷、甲泼尼龙、大剂量阿糖胞苷、顺铂
GND	吉西他滨、长春瑞滨、盐酸多柔比星脂质体
GCP	吉西他滨、顺铂、甲泼尼龙

5）在复发或难治性 HL 患者中，维布妥昔单抗可诱导缓解率为 75%，估计 3 年总生存率和无进展生存率分别为 73%（95% CI 57%～88%）和 58%（95% CI 41%～76%）。

6）一小部分经过大量预处理但在其他方面健康的 HL 患者在自体移植后复发，其可以通过同种异体干细胞移植来治愈，且先获得缓解的患者疗效更好。

7）NLPHL：在大多数患者中，最好将复发性疾病作为惰性淋巴瘤来处理，合理的选择包括观察、利妥昔单抗单药或与化疗联合和（或）放疗。NLPHL 可能复发为临床侵袭性疾病且再次活检组织上具有弥漫大 B 细胞淋巴瘤的组织学特征；因此，此类病例应视为侵袭性 NHL。

1. 姑息治疗

（1）序贯单药治疗，如维布妥昔单抗、纳武利尤单抗或帕博利珠单抗、吉西他滨、苯达莫司汀、长春碱、来那度胺或依维莫司。

（2）放疗可用于缓解疼痛或巨大肿块产生的压迫症状。

（3）通过临床试验招募、鼓励研究性治疗。

2. 未来方向　Ⅲ期研究正在评估标准化疗与新型药物（如维布妥昔单抗）和检查点抑制剂（如纳武利尤单抗）在一线情况下的组合，以改善患者的临床结局。

（高　飞　朱华渊 译）

参 考 文 献

第 30 章　造血干细胞移植和细胞治疗

Lauren Veltri，Navneet Majhail，Abraham S. Kanate

一、概　　述

造血干细胞移植（HCT）的有效实施得益于 20 世纪几位杰出研究者的共同努力。主要在小鼠模型上完成的开创性工作确定了造血过程的细胞基础，并在 20 世纪上半叶提出了人类 HCT 的可能性，在下半叶见证了人类 HCT 治疗应用的成功（尽管早期遭遇了一些挫折）。由于在这一领域的开拓性工作，E. Donnall Thomas 博士于 1990 年获得了诺贝尔生理学或医学奖。目前，估计全世界每年有超过 5 万名患者接受 HCT，包括自体 HCT（auto-HCT）和异基因 HCT（allo-HCT）。

HCT 是一种治疗各种恶性和良性疾病的有效方法。大剂量化疗（HDT）和自体 HCT（以患者作为供体）主要用于多发性骨髓瘤（MM）和淋巴瘤的治疗，而异基因 HCT 将造血细胞从供体转移至患者体内，主要用于白血病、骨髓增生异常综合征（MDS）和骨髓衰竭性疾病的治疗。除了匹配相关供体（MRD）异基因 HCT 外，患者可以从匹配无关供体（MUD）、不匹配无关供体（MMUD）、单倍体相关供体或脐带血（UCB）获得同种异体移植物。

随着减低强度预处理（RIC）方案的出现，HCT 的应用范围扩大到包括老年人和虚弱患者。支持治疗、人类白细胞抗原（HLA）分型、移植物抗宿主病（GVHD）的预防和治疗及并发症管理方面取得的进展已带来了生存期和预后的改善。

尽管 HCT 仍然是血液病患者至关重要的治疗选择，但新的细胞疗法层出不穷。免疫效应细胞治疗（IECT）中，目前仅有嵌合抗原受体 T 细胞治疗（CAR-T 细胞治疗）获得了美国食品药品监督管理局（FDA）的批准。其通过对患者自身 T 细胞进行体外基因修饰，使其表达一种新的受体，该受体的抗体片段显示出对特定肿瘤抗原的亲和力，从而引导 CAR-T 细胞可以锚定肿瘤细胞，进行靶向杀伤。该疗法具有独特的副作用，包括细胞因子释放综合征（CRS）和神经毒性，但对许多淋巴系统恶性肿瘤有效，其应用仍在研究。

本章将简要介绍自体 HCT 和异基因 HCT，并讨论两种治疗的并发症及其处理。本章还将进一步介绍 CAR-T 细胞治疗，并简要讨论其适应证和毒性。

二、造血干细胞

造血干细胞（HSC）位于骨髓腔内，与基质细胞和细胞外基质蛋白密切相关，能够产生重建造血系统的祖细胞，包括淋巴系祖细胞和髓系祖细胞。真正的 HSC 的特点是具有无限自我更新能力、多向分化潜能（分化能力）、广泛的增殖能力及在较长时间处于静止状态。虽然定向祖细胞可能会保留一些 HSC 特性，并且可以重建造血系统，但其缺乏自我更新能力。人类 HSC 免疫表型特征为 $CD34^+$、$CD38^-$、Thy-1^{low} 及缺乏谱系特异性标志，但也存在 $CD34^-$干细胞群体。考虑到造血细胞的丰富性，真正的 HSC 相对罕见，且仅占骨髓细胞的 1/10 000。当输入受体时，HSC 通过表面黏附分子、趋化因子及其受体而自主迁移至骨髓腔。回输至受者体内的 $CD34^+$细胞的数量对造血干细胞移植后患者的结局至关重要。因为低 $CD34^+$细胞含量的移植物会增加移植失败、植入延迟、造血重建不良的风险，从而导致较高的非复发死亡率（NRM）。

三、干细胞来源

（一）骨髓

最初，骨髓被认为是获得自体和同种异体移植造血干细胞的唯一来源，通常在全身麻醉下通过反复抽吸髂后上棘的骨髓可获得造血干细胞。目的是获得总单个核细胞大于 2×10^8/kg 受者体重，以便安全植入。在给定时间内可安全取出的最大骨髓体积为 20ml/kg 供者体重。干细胞采集操作的耐受性良好，长期不良反应的风险较低。常见手术部位暂时疼痛，较不常见的副作用包括神经病变、感染和贫血。外周血造血祖细胞（PBPC）移植在很大程度上替代了骨髓来源 HSC，并作为成人自体 HCT 及大部分异基因 HCT 的细胞来源。然而，对于儿童患者及一些非恶性血液病如再生障碍性贫血的成年患者，骨髓仍是 HSC 的主要来源。最近的数据也包括在无关和单倍体相合供者 HCT 上重新使用骨髓来源的干细胞。

（二）外周血

粒细胞集落刺激因子（G-CSF）等生长因子被用来“动员”或增加外周血单采中可获得的 HSC 和祖细胞。PBPC 采集的最低目标是 $CD34^+$细胞数达到 2×10^6/kg 受者体重。PBPC 采集非常安全，对供体产生长期不良影响的风险很低。健康供者在给予生长因子后可能会产生轻微的骨痛，脾破裂和心肌梗死罕见，但这些是更加有意义的并发症。普乐沙福（Plerixafor）是一种针对趋化因子 CXC 亚家族受体（CXCR）4 的趋化因子受体拮抗剂，它能动员 HSC，目前已被批准与 G-CSF 联合应用于淋巴瘤和骨髓瘤患者的自体 HCT 细胞采集。

自体 HCT 的干细胞采集过程中，有时医生会在 G-CSF 动员前使用细胞毒性药物。化疗后恢复期细胞毒性药物增加了 PBPC 的数量，并且还可以提供抗肿瘤作用。PBPC 移植物通常导致植入和造血恢复更快。基于现有证据，在自体 HCT 方面，PBPC 移植优于骨髓移植，而在异基因 HCT 方面，存在很大的争议。由于外周血移植物中 T 细胞高 10～20 倍，移植物抗宿主病（GVHD）风险增加。早期匹配相关供体（MRD）异基因 HCT 的对比研究结果显示，使用外周血移植物后可以观察到更早的植入，且急性 GVHD 发生率和复发率与骨髓移植相当，但在部分（非全部）研究中，慢性 GVHD 发生率增加。在 MUD 情景下，一项随机试验评估了外周血对比骨髓异基因 HCT，结果显示外周血移植物增加了慢性 GVHD，这被骨髓移植的延迟植入所抵消。

尽管移植物来源不会影响复发率或生存率，但长期随访表明，使用骨髓同种异体移植物可提高生活质量。注册研究表明，对于重型再生障碍性贫血患者，与接受骨髓移植物的情况进行比较，接受 PBPC 异基因 HCT 的患者显示慢性 GVHD 发生率增加和较差的生存，从而使骨髓移植物成为再生障碍性贫血的移植物来源选择。在选择理想的移植物来源时，考虑诊断、疾病状况和供体类型的风险调整的方法是必要的。

（三）脐带血

脐带血（UCB）可以从婴儿出生的脐带和胎盘中提取，是 HSC 的另一种来源，可以冷冻保存供以后使用。与骨髓或 PBPC 相比，脐带血以相对少量的血液富含更多的 HSC。HSC 产量小通常与脐带血造血祖细胞（HPC）量不足有关，因此试验研究了双份脐带血输注的成功应用模式。脐带血很容易获得，但却是一种昂贵的干细胞来源。

四、移植适应证

造血干细胞移植（HCT）被认为是治疗多种疾病的一种选择。美国国家骨髓捐赠者登记中心（NMDP）网站（http://www.bethematch.org）及美国移植和细胞治疗学会（ASTCT）提供了一份更完整的清单。成人常见适应证见表 30.1。一些显著特征如下。

（1）在儿童人群中，自体 HCT 的主要适应证是非血液恶性肿瘤，而对于异基因 HCT，主要适应证是良性血液病和免疫系统疾病（红细胞疾病、遗传性免疫缺陷、先天性代谢疾病）。

表 30.1　成人造血干细胞移植的常见适应证

诊断	自体 HCT	异基因 HCT
再生障碍性贫血	否	是
急性淋巴细胞白血病	否	是；CR1、Ph^+ CR1、＞CR2、Rel/Ref[a]
急性髓细胞性白血病	是；CR1[a]	是；高风险 CR1、＞CR2、Rel/Ref
慢性淋巴细胞白血病	否	是
慢性粒系白血病	否	是；TKI 不耐受/耐药、＞CP1
弥漫大 B 细胞淋巴瘤	是；第 1 次复发/CR2（化疗敏感）	是；＞CR2、＞第 2 次复发、Ref
滤泡性淋巴瘤	是；第 1 次复发/CR2（化疗敏感）	是；＞CR2、＞第 2 次复发、Ref
生殖细胞肿瘤（睾丸）	是；Rel[a]	否
霍奇金淋巴瘤	是；第 1 次复发/CR2（化疗敏感）	是；＞CR2、＞第 2 次复发、Ref
套细胞淋巴瘤	是；CR1 和＞CR1	是；＞CR1
多发性骨髓瘤	是	否[a]
骨髓增生异常综合征	否	是
骨髓增殖性肿瘤	否	是
T 细胞淋巴瘤	是；CR1 和＞CR1	是；＞CR1

注：CP，慢性期；CR，完全缓解；HCT，造血干细胞移植；Ph，费城染色体；Rel，复发性；Ref，难治性；TKI，酪氨酸激酶抑制剂。

a 研究性的或理想情况下被视为临床试验的一部分。

（2）在成年人群中，自体 HCT 的常见适应证是多发性骨髓瘤和淋巴瘤，而异基因 HCT 的常见适应证是急性和慢性白血病、髓系肿瘤、淋巴瘤、骨髓增生异常综合征（MDS）和再生障碍性贫血。复发性多发性硬化和严重系统性硬化症等自身免疫疾病是自体 HCT 的新的适应证。

（3）HCT 的趋势随着治疗的进展而改变。一个重要的例子是，异基因 HCT 曾经是慢性髓细胞性白血病（CML）的标准治疗，而在 BCR-ABL 酪氨酸激酶抑制剂的时代却并非如此。同样，对于淋巴恶性肿瘤，CAR-T 细胞治疗有望影响 HCT 的趋势。

五、移植前评估

治疗前，医生和患者之间应该进行一次全面的讨论，重点讨论移植程序及与该程序相关的风险和获益。

（1）如果考虑异基因移植，患者需要进行 HLA 分型，并且搜寻 HLA 匹配的供体。供体搜寻最先考虑兄弟姐妹，然后考虑匹配的无关供者（MUD）和替代供体（单倍体、UCB 和 MMUD）。

（2）病史及评估

1）年龄：仍是一个治疗相关并发症发生率和死亡率的重要预测因素。然而，随着支持治疗的改善、HLA 分型及 RIC 方案的应用，生理年龄被认为比实际年龄更重要。

2）回顾最初诊断和既往的治疗，包括放疗。

3）伴随的医学问题。

4）目前正在使用的药物，重要的既往药物应用史及过敏史。

5）确定目前疾病缓解状态和再次分期（通过影像学检查、骨髓活检、血液或骨髓的流式细胞检测、腰椎穿刺及必要时的组织活检）。

6）输血史和并发症，以及 ABO 配型和 HLA 抗体筛查。

7）照护者的心理社会评估和职责界定。

（3）体格检查

1）全面查体，包括口腔评估。

2）体能状况和虚弱评估。

（4）器官功能分析

1）全血细胞计数。

2）肾功能：除骨髓瘤外，最好使肌酐清除率＞60ml/min。

3）肝功能：丙氨酸转氨酶和天冬氨酸转氨酶要低于正常值上限的 2 倍，而且胆红素＜2.00μg/dl（优先）。

4）心脏评估：心电图和超声心动图或伴有射血分数的多门控采集成像。

5）胸部 X 线检查和肺功能检测，包括肺一氧化碳弥散量（D_LCO）及用力肺活量（FVC）。

6）评分方案，如造血干细胞移植特异性合并症指数（HCT-CI），可以基于患者因素预测 NRM，其可用于患者的危险分层。

（5）感染性疾病评估

1）巨细胞病毒（CMV）、人类免疫缺陷病毒（HIV）、弓形体和肝炎病毒的血清学检查。

2）单纯疱疹病毒（HSV）、EB 病毒（EBV）和水痘-带状疱疹病毒（VZV）的血清学检查。

3）评估侵袭性真菌（曲霉菌）感染的既往史。

（6）所有育龄期女性都应进行妊娠检测，并考虑转诊至生殖中心咨询精子库存储精子或体外受精。

六、自体造血干细胞移植

大剂量化疗（HDT）的原理是给予最大耐受剂量的细胞毒性药物和（或）放疗以最大限度杀死肿瘤细胞并克服相对的肿瘤耐药，这可导致长期致命的血细胞减少，患者可通过输注自体造血祖细胞重建造血系统进行挽救性治疗。HDT 方案通常采用具有非重叠器官毒性的细胞毒性药物组合。常用的方案如下：①BEAM，卡莫司汀+依托泊苷+阿糖胞苷+美法仑（淋巴瘤）；②CBV，环磷酰胺+卡莫司汀+依托泊苷（淋巴瘤）；③单药美法仑 200mg/m^2（骨髓瘤）。HDT 被用于对化疗敏感的恶性肿瘤和（或）作为缓解症状的巩固治疗（表 30.1）。HDT 可用于治疗难治性生殖细胞肿瘤和其他儿童癌症（如神经母细胞瘤），也可用于自身免疫性疾病（如硬皮病和多发性硬化症）的免疫系统复位。总体来说，NRM 小于 5%，耐受性良好。通常自体 HCT 的移植物采用 G-CSF 单药或与化疗联合或与趋化因子拮抗剂普乐沙福联合来动员。动员的 PBPC 采用机采收集，在二甲基亚砜（DMSO）中冻存，并且仅在输注前解冻。与 HDT 和自体 HCT 相关的并发症如下。

（1）罕见的输液反应：可能包括继发于 DMSO 的支气管痉挛、面红、高血压或低血压。

（2）全血细胞减少：是一种普遍的现象，可能需要输注浓缩红细胞（PRBC）和血小板。在 G-CSF 的支持下，中性粒细胞恢复需要 10～14 天。

（3）感染并发症：细菌、病毒和真菌感染可能在细胞减少期出现，但可通过抗感染预防措施进行有效预防。晚期感染包括耶氏肺孢子菌感染和水痘-带状疱疹病毒再激活，需要植入后继续预防。

（4）方案相关的毒性可能包括：①急性输液反应（卡莫司汀）、出血性膀胱炎（环磷酰胺）、低血压（依托泊苷）；②延迟性肺毒性[卡莫司汀，全身放疗（TBI）]、肝窦阻塞综合征（TBI 或烷化剂）和骨髓增生异常（TBI、烷化剂、依托泊苷）。

（5）原发恶性疾病复发仍然是长期生存的主要障碍。

七、异基因造血干细胞移植

异基因 HCT 已从最终的试验性治疗发展为针对多种疾病的标准治疗（表 30.1）。对所有的移植候选者都需要进行全面的计划和治疗协调，通常包括多位医生和支持人员构成的工作组。对于没有 MRD 的患者而言，NMDP 是 MUD 异基因 HCT 的宝贵资源。所有医生都可以在 NMDP 中对 HLA 匹配的无关供体进行免费的初始搜索。截至 2019 年，NMDP 可以通过其国际网络搜索超过 3500 万份单位 MUD 和 78.3 万份单位 UCB 作为潜在的捐赠者。

（一）移植物抗肿瘤效应

在恶性肿瘤方面,异基因 HCT 的主要获益是供体免疫系统识别及清除恶性干细胞克隆的潜力，即同种反应移植物抗肿瘤（GVT）效应。血液恶性肿瘤患者接受异基因 HCT 比接受自体 HCT 的复发率低，以及同基因（同卵双生）供体或 T 细胞去除的异基因 HCT 患者的复发风险增加，均可以验证 GVT 这一免疫效应很大程度上由移植供体的淋巴细胞介导。GVT 效应的最直接和最重要的证据是，在异基因 HCT 治疗后复发的患者中，治疗性供体淋巴细胞输注（DLI）可以诱导缓解。CML、低度恶性淋巴瘤、慢性淋巴细胞白血病（CLL）和急性髓细胞性白血病（AML）对 GVT 效应最为敏感，而急性淋巴细胞白血病和高度恶性淋巴瘤对 GVT 效应相对抵抗。供体来源的 T 细胞主要介导 GVT 反应，但新的证据支持非特异性细胞因子[宿主和（或）供体来源]及同种异体反应性 NK 细胞（单倍体相合异基因 HCT）的潜在作用。

（二）人类白细胞抗原分型

HLA 系统由一系列细胞表面蛋白和抗原提呈细胞组成，由位于 6 号染色体上的主要组织相容性复合体编码，HLA 系统在免疫识别和发挥免疫功能中起着重要作用。HLA 系统的一个显著特征是其具有巨大的多样性。HLA 的Ⅰ类分子包括 HLA-A、HLA-B、HLA-C 位点抗原，Ⅱ类分子由超过 15 种抗原（如 HLA-DP、HLA-DQ 和 HLA-DR）组成。随着以分子为基础的 HLA 分型出现，揭示了 HLA 系统的复杂性，这显示当经过 DNA 分析（等位基因水平）分类时，通过血清学检查（抗原水平）匹配的 HLA 表型实际上是多样性的。特别强调了选择供体之前仔细进行 HLA 匹配的重要性，而且这是移植失败、GVHD 及总生存期的独立危险因素。建议所有受体尽早进行等位基因水平的高分辨率 HLA 分型（包括 HLA-A、HLA-B、HLA-C、HLA-DRB1 和 HLA-DPB1 位点），因为这可以在确定供体时避免不必要的延误。NMDP 还建议成年患者和供体在 HLA-A、HLA-B、HLA-C 和 HLA-DRB1 等位基因水平上严格匹配（8/8 匹配），更新的建议还包括 UCB 单位的 HLA-A、HLA-B、HLA-C 和 HLA-DRB1 的高分辨率分型。

（三）异基因 HCT 的供体类型

1. 匹配相关供体（MRD）　在美国，25%～30%的患者有一个 HLA 相匹配的兄弟姐妹，可以作为优先选择的供体来源。GVHD 的风险随着 HLA 差异增加而增大，因此大多数移植中心更倾向选择至少 6/6 HLA 匹配（HLA-A、HLA-B 和 HLA-DRB1）。

2. 同基因供体　很少情况下，同卵双胞胎可以作为供体。因为供体和受体基因相同，GVHD 通常不会发生（很少注意到，当一名经产女性作为供体的情况），并且不需要进行 HCT 后免疫抑制。根据同样的原理，这种 HCT 缺乏 GVT 效应，恶性肿瘤复发风险更高。

3. 匹配无关供体（MUD）　正如上面所讨论的，通过 NMDP 可寻找一个合适的 MUD。从找到合适的供体到获得异基因移植通常需要 6～12 个月，但如果请求快速搜索，这一时间可能会缩短。70%的白种人会有一个匹配的 MUD，然而，由于在 NMDP 注册中心注册的志愿者存在种族差异，对于少数种族更加困难。MUD 应考虑进行高分辨配型（等位基因水平）HLA-A、HLA-B、HLA-C 和 HLA-DRB1（8/8）匹配。如果可能，考虑 HLA-DQ（10/10 匹配）和 HLA-DP（12/12 匹配）位点的额外匹配。最近的数据表明，高分辨匹配 MUD 异基因 HCT 与 MRD 异基因 HCT 有相似的结果。

4. 其他可选择的供体　在缺乏 HLA 匹配的同胞供体的情况下，传统上考虑 MUD 供体。当不能获得 MUD 时，可使用替代供体。

不匹配无关供体（MMUD）：是潜在的替代供者。研究表明，供受者的 HLA 不匹配降低了 OS，增加了 GVHD 和移植失败的风险。在这种情况下大多数中心会考虑 7/8 匹配（HLA-A、HLA-B、HLA-C 和 HLA-DRB1），而 NMDP 要求在批准匹配之前至少达到 6/8 匹配。在 MMUD 中，重要的是要寻找：①存在针对供体 HLA 的受体 HLA 抗体，称为供体特异性 HLA 抗体（DSA）；②次级 HLA 位点的匹配，如 HLA-DQB1、HLA-DRB3/4/5 和 HLA-DP。许多中心都在考虑，在这种情况下使用移植后环磷酰胺（PTCy）作为 GVHD 的预防措施。

单倍体相关供体：对于非白种人患者来说，随时可获得无关供者仍然是一个主要关注点。单倍体相合相关供体（定义为 2 个以上抗原不匹配）对于大多数跨民族和种族障碍的患者来说是一个较便宜且容易获得的来源。早期研究使用单倍体相合供体，在富含 T 细胞移植中与抑制性 GVHD 有关。广泛的体内或体外 T 细胞耗竭用于缓解这种风险，可以导致更高的疾病复发风险、免疫重建延迟、感染性并发症，从而导致更高的 NRM。使用骨髓来源的富含 T 细胞的单倍体相合移植物及移植后使用大剂量环磷酰胺，选择性靶向作用于 HLA 不匹配移植后早期迅速增殖的同种异体反应性效应 T 细胞（涉及 GVHD 的效应细胞），但相对保留的调节性 T 细胞和非分裂性造血细胞，已经显示出令人鼓舞的结果，表现为更快速的植入、低 GVHD 和良好的 NRM。尽管缺乏前瞻性数据，但大量观察研究表明，在白血病和淋巴瘤中，单倍体相合移植后的结果与传统的 MUD 和 MRD 异基因 HCT 具有可比性。最近一项随机试验的数据显示，与 UCB 移植相比，半相合移植的 2 年 PFS 相似，但 NRM 较低，从而提高了 OS。单倍体相合供体 HCT 可能是少数民族和资源受限地区的一种潜在选择。

脐带血（UCB）：从新生儿脐带中获得并冷冻保存，免疫学上，幼稚免疫细胞的存在允许 HLA 不匹配，而不会增加 GVHD 的风险。由于有核细胞数量少，移植排斥反应和植入延迟发生率较高。然而，同时使用来自不同供体的两份 UCB（双份 UCB）已经证明可以改善植入。更高的单位质量和有核细胞总数及更好的 HLA 匹配度与移植结果的改善相关。虽然先前的标准 UCB 选择包括 HLA-A 和 HLA-B 的抗原水平匹配和 HLA-DRB1 的等位基因水平匹配，但更新的数据支持选择高分辨率分型，NMDP 建议对 HLA-A、HLA-B、HLA-C 和 HLA-DRB1 进行 HLA 高分辨率分型。

（四）供体评估

仔细的供体选择和评估是移植前检查的一个组成部分。供体必须是健康的，能够承受血细胞分离单采或骨髓干细胞采集操作。

（1）HLA 分型。

（2）ABO 分型。

（3）供者的病史相关信息：5 年内出现任何既往的恶性肿瘤，除非黑色素性皮肤癌外，应考虑为绝对排除标准。年龄、性别、供体的产次会影响 HCT 的效果，但这些不是排除标准。年轻男性和未生育过的女性可优先考虑。此外，还应考虑并发症，如心脏病或冠状动脉疾病、肺部疾病、背部或脊柱疾病、药物及全身麻醉并发症。

（4）感染暴露：HIV、人类嗜 T 淋巴细胞病毒（HTLV）、肝炎病毒、CMV、HSV 及 EBV 的血清学。

（5）女性妊娠试验。

八、异基因移植阶段

（一）移植前阶段——预处理（预备方案）

该 HCT 阶段先于移植物输入，其特征是给予化疗药物 ± 放疗。在传统意义上，预处理方案的目标包括受体的免疫抑制以防止移植物排斥，并且根除残留病灶。更新的预处理策略，如减低强度预处理（RIC）或非清髓性（NMA）预处理保留了免疫抑制效应，能帮助供体植入，且骨髓抑制最轻微或基本没有。

1. 清髓性预处理　最常用的清髓性预处理方案包括大剂量环磷酰胺（120mg/kg）联合 TBI（通常 12Gy）或白消安。方案的选择是由多种因素决定的，如方案中恶性肿瘤对药物的敏感性、个体预处理药物的固有毒性、既往治疗及患者年龄和体能状况。预处理方案相关的早期毒性包括黏膜炎、恶心、腹泻、脱发、血细胞减少、癫痫和肝窦阻塞综合征（SOS）。晚期毒性包括肺毒性、甲状腺功能减退症、生长迟缓、不孕症、心血管疾病风险增加及继发性肿瘤（大多数与 TBI

相关）。

2. 非清髓性（NMA）/减低强度预处理（RIC） RIC 或 NMA 预处理方案可以提供免疫抑制以帮助供体植入，并主要依靠 GVT 效应消除残余的恶性肿瘤。血细胞减少是有限的，不需要或需要极少量的输血支持。常用的真正 NMA 预处理方案包括氟达拉滨联合低剂量的 TBI（≤2Gy）或烷化剂，如环磷酰胺、白消安或美法仑。虽然这种区分有点武断，但 RIC 方案强度介于清髓性和 NMA 预处理方案之间，通常与需要输血支持的血细胞减少相关。RIC/NMA 预处理方案的出现扩大了异基因 HCT 的适用范围，包括老年患者（＞60 岁）及体能状况差且存在并发症的患者。方案相关性毒性和 NRM 通常较少。RIC/NMA 预处理独有的特点是在 HCT 之后的最初数月内存在供体和受体造血干细胞（称为混合嵌合体）。一些报道表明，持续性混合嵌合体可能导致较高的复发率。免疫抑制剂停药和不太常用的 DLI 可用来转变混合嵌合体，其通过供体免疫介导的受体造血细胞的逐渐清除来实现。在几种恶性血液病及在选定的转移性实体肿瘤如肾细胞癌、神经母细胞瘤中也观察到 GVT 效应。

（二）移植阶段

移植阶段的特点是静脉输注移植物，通常在完成预处理后 24～48h 开始。受体通常能很好地耐受输注。移植日，传统上被称为“第 0 天”。

（三）移植后（植入前）阶段

移植后早期阶段的特点是骨髓增生低下和全血细胞减少。在这个阶段，常见并发症为预处理方案相关的毒性和感染，通常需要加强支持治疗，给予积极水化、抗生素预防与治疗、GVHD 预防和输血支持。所有的血制品输注前应该给予照射（为了避免输血相关性 GVHD）并去除白细胞（CMV 处于安全水平）。植入是用来定义 HCT 后造血恢复的术语，其中最早出现且常与植入混用的是“髓系植入”，定义为持续性中性粒细胞计数恢复＞0.5×10^9/L。血小板植入通常晚于粒细胞恢复，通常定义为血小板计数至少为＞20×10^9/L，且连续 7 天不输注血小板。红细胞的植入发生更晚，其特点为不依赖于 PRBC 输血。移植后血细胞减少，取决于所使用的预处理方案、诊断和疾病状态、供体来源、异体移植物的 $CD34^+$细胞量、生长因子和 GVHD 预防。

（四）移植后（植入后）阶段

在髓系植入后，由于 GVHD 的预防/治疗和缓慢的免疫重建，受体仍处于免疫抑制状态，且该状态可能需要维持长达 12 个月或更长时间。在该阶段，需要持续监测包括感染和 GVHD 等严重并发症。此阶段，在无 GVHD 的情况下，停止免疫抑制以促进免疫重建。

九、并　发　症

图 30.1 列举了异基因 HCT 后一些重要的移植并发症出现的时间。下面的内容详细阐述了一些关键不良反应的突出特点，但是可能并不全面。

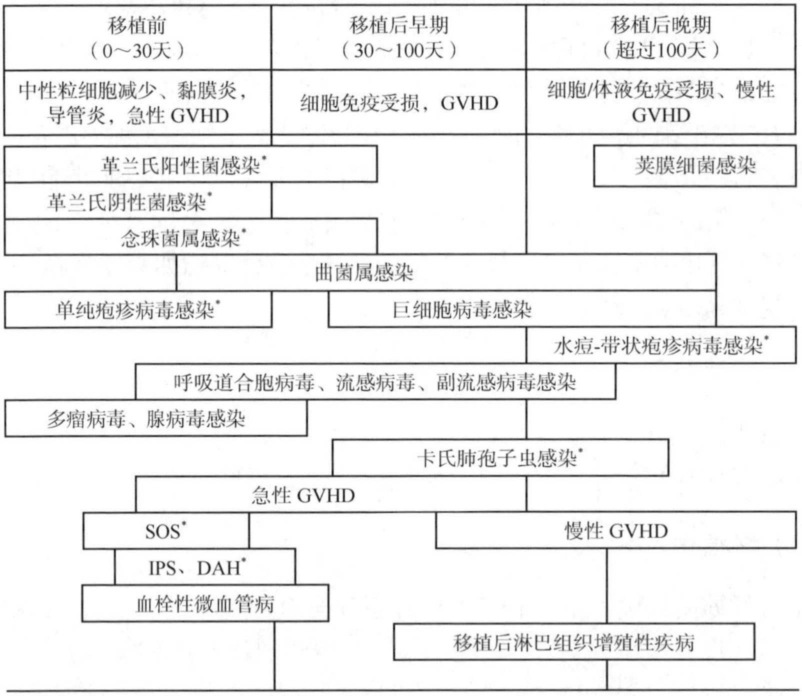

图 30.1　造血干细胞移植后并发症出现的时间

除非标注符号（*），所有并发症特定于异基因移植，标注符号的在自体移植受者中也会发生。GVHD，移植物抗宿主病；SOS，肝窦阻塞综合征；IPS，特发性肺炎综合征；DAH，弥漫性肺泡出血

（一）植入失败

植入失败是一种罕见且严重的并发症，其特点为异基因 HCT 后移植物未植入和造血不能恢复。原因包括 HLA 不一致、受体的同种异体免疫、低 $CD34^+$数量、移植物中 T 细胞耗竭、不充分的免疫抑制、疾病进展、感染和药物。移植失败可能是原发性的（早期，当 HCT 后造血还未恢复）或继发性的（晚期，当最初的造血恢复后再次丧失时）。宿主免疫介导的移植排斥是移植失败的一个重要原因。生长因子支持、控制免疫抑制药物的剂量、提升 $CD34^+$干细胞、DLI 及再次移植均为处理移植失败的重要方法。

（二）感染

感染仍然是接受 HCT 患者的主要并发症。留置导管和肠道菌群迁移入血是常见的感染源，在 HCT 植入前阶段（中性粒细胞减少期）可能发生菌血症和脓毒症。目前将危及生命的感染风险降至最低的方法包括预防性应用抗菌药物、抗真菌药物、抗病毒药物，以及对常见移植相关感染进行积极筛选和治疗。

（1）巨细胞病毒（CMV）感染：最常发生于血清阳性患者中的病毒再激活，或极少来自供体的感染转移。感染通常在植入后发生，也可能与 GVHD 和（或）其治疗一起发生。在 100 余天内，再激活的风险最高。CMV 肺炎和肠炎可导致明显的并发症和死亡。另外，它可引起发热性疾病、肝炎和骨髓抑制。对于大多数患者来说，优先策略是移植后每周通过测定 CMV 抗原水平或聚合酶链反应（PCR）筛查病毒再激活拷贝数。初始治疗是静脉注射更昔洛韦或口服缬更昔洛韦 ± 静脉注射免疫球蛋白。膦甲酸钠和西多福韦为替代选择（特别在血细胞减少的患者中）。在移植后重新激活 CMV（即变为 CMV PCR 阳性）的患者中，使用更昔洛韦进行初始预防或抢先治疗可以显著预防 CMV 感染，从而大幅降低 CMV 相关疾病发病率和死亡率。在 CMV 血清阳性患者中进行的一项比较来特莫韦与安慰剂的随机试验表明，来特莫韦预防性治疗可显著降低具有临床意义的 CMV 感染的风险，且无显著毒性。这导致在高危患者中来特莫韦预防性使用明显增加，但并不能忽视持续监测 CMV PCR 的必要性。

（2）侵袭性真菌感染：氟康唑在 HCT 患者中的常规应用，使一度致命的侵袭性念珠菌感染相对少见。其他重要的病原体包括曲霉、镰刀菌和接合菌。常见症状包括肺炎、鼻窦炎、皮肤感染或真菌血症。使用大剂量类固醇治疗的 GVHD 患者发生侵袭性真菌感染的风险更高，并且可受益于广谱预防性抗真菌药物的选择。

（3）其他：可以使用阿昔洛韦有效地预防 HSV 和 VZV 再激活，但已注意到停止预防后，延迟的 VZV 再激活。去除 T 细胞移植及脐带血移植的受体，尤其是接受抗胸腺细胞球蛋白（ATG）者，EBV 再激活和移植后淋巴组织增生性疾病更常见。

（三）肝窦阻塞综合征（肝静脉闭塞性疾病）

肝窦阻塞综合征（旧称肝静脉闭塞性疾病）的特点是黄疸、肝大、触痛，不明原因的体重增加或腹水，通常在 HCT 后的前 2 周出现。肝窦阻塞综合征很难治疗，通常针对症状给予支持性治疗，重点是维持肾功能、凝血系统和体液平衡。在含有烷化剂联合较大剂量 TBI 或清髓性剂量的白消安联合方案中，肝窦阻塞综合征的风险更高。静脉注射和药代动力学监测白消安的浓度可显著降低肝窦阻塞综合征的发生率。脱氧核糖核酸衍生物去纤溶肽是一种抗凝剂，于 2016 年被美国

FDA 批准用于治疗肝窦阻塞综合征。预防性选择有限，但根据一项荟萃分析显示，熊去氧胆酸（一种天然存在的亲水性胆汁酸）可降低肝窦阻塞综合征相关死亡率，也降低肝窦阻塞综合征发生率，通常用于预防。

（四）肺毒性

细菌、病毒或真菌均可导致感染性肺炎。特发性肺炎综合征的特点是发热、弥漫性浸润和低氧血症，可能发生于 10%的患者，需要使用呼吸机支持的严重病例预后极差。一小部分出现弥漫性肺泡出血的患者对大剂量类固醇可能有效。其他原因如 CMV 肺炎、输血相关循环负荷过重（TACO）和输血相关性肺损伤（TRALI）必须被排除在外。肺毒性的危险因素包括清髓性预处理（TBI）、高龄、既往放疗、低 D_LCO、吸烟和 GVHD。

（五）移植物抗宿主病

异基因 HCT 后，供体来源的 T 细胞可能将受体组织识别为异己，并发起免疫攻击而导致 GVHD。GVHD 是主要的治疗相关毒性之一，并且明显影响 NRM。传统上，急性 GVHD 定义为移植后 100 天内发生的 GVHD，而慢性 GVHD 为 100 天以后发生的 GVHD。此分类方法不再适用，分类应根据临床特征，而不是发生时间。

1. 急性 GVHD　高达 40%～50%的 MRD 异基因 HCT 可并发急性 GVHD。尽管临床表现多样，但通常在最初的 2～6 周表现出来，并影响皮肤、肝脏和胃肠道。急性 GVHD 分期/分级的专家共识标准见表 30.2。急性 GVHD 的危险因素包括 HLA 不匹配程度、感染（CMV、VZV）、无关供体、高龄、经产供体、MUD 移植中的高龄供体、ABO 不匹配、性别不匹配移植（女性供体→男性受体），以及使用强化预处理方案。

（1）预防急性 GVHD：急性 GVHD 的预防策略已被普遍采用，这些预防策略较治疗急性 GVHD 更有效。常用的策略如下。

1）药物治疗：非特异性免疫抑制剂（甲氨蝶呤、皮质类固醇）与 T 细胞特异性免疫抑制剂（钙调神经磷酸酶抑制剂——环孢素和他克莫司、霉酚酸酯）的联合治疗优于单药治疗。在第 1、3、6、11 天甲氨蝶呤静脉注射联合第 2 天开始的静脉注射或口服他克莫司或环孢素是最常用的。西罗莫司和麦考酚酯有时用来替代甲氨蝶呤。监测药物毒性和相互作用是非常重要的，并需要密切关注钙调神经磷酸酶抑制剂和西罗莫司的浓度。

2）T 细胞去除：通过以下方法实现。①$CD34^+$分选体外分离或使用单克隆抗体去除 T 细胞；②通过使用单克隆抗体（如 ATG 或阿仑单抗）在体内去除 T 细胞；③移植后使用大剂量环磷酰胺。虽然有效减少了 GVHD，但这些策略可能会因延迟免疫重建而增加复发率和感染风险。HLA 不匹配移植后，PTCy 通过早期靶向快速增殖的同种反应性 T 细胞降低 GVHD 的风险。该方案通常与他克莫司和 MMF 联合使用，已成为接受单倍体相关供体移植患者的标准药物。PTCy 用于预防不匹配和匹配的同种异体 HCT 的 GVHD 是近年来的研究热门。BMT CTN 1203 是一项Ⅱ期试验，将接受 RIC 方案治疗的匹配相关或无关的 HCT 患者随机分为 PTCy/他克莫司/MMF 组、他克莫司/MTX/硼替佐米组或他克莫司/MTX/马拉维若（Maraviroc）组。PTCy 组表现出最佳的无 GVHD、无复发生存率（GRFS）。HOVON-96 是一项Ⅲ期随机试验，评估用 CSA/MMF 或 PTCy/CSA 进行 HLA 匹配移植的常规预防，显示 1 年估计 GRFS 改善（45% *vs*. 22%）。为了进一步评估 PTCy 在相关和非相关 HLA 匹配移植中的作用，开展了 BMT CTN 1703 研究（Ⅲ期多中心试验）。

表 30.2　急性移植物抗宿主病的统一标准 [a]

分级	皮肤	肝脏（胆红素）	胃肠道（GI）
0	无皮疹	＜2mg/dl	＜500ml/d[b]，或仅持续性恶心
1	斑丘疹＜25%的体表面积	2.1～3mg/dl	500～1000ml/d[b]，或持续性恶心、呕吐、厌食或上消化道活检阳性
2	斑丘疹为 25%～50%的体表面积	3.1～6mg/dl	1000～1500ml/d[b]
3	斑丘疹＞50%的体表面积	6.1～15mg/dl	＞1500ml/d[b]
4	全身性红皮病再加上大疱或脱皮	＞15mg/dl	＞2000ml/d[b]，严重腹痛伴或不伴肠梗阻
临床分期	**皮肤分级**	**肝脏分级**	**胃肠分级**
Ⅰ	1 或 2 级	无	无
Ⅱ	3 级	1 级	1 级
Ⅲ	–	2～3 级	2～4 级
Ⅳ	4 级	4 级	–

a 经《自然》杂志许可转载：Przepiorka D，Weisdorf D，Martin P，et al. Consensus conference on acute GVHD grading. Bone Marrow Transplant. 1995；15（6）：825-828. 版权所有©1995 Springer Nature.。

b 稀水样便的量（ml/d）。

（2）急性 GVHD 的治疗：有临床明显表现的急性 GVHD（Ⅱ～Ⅳ级）的一线治疗是 1～2mg/（kg · d）的甲泼尼龙，同时钙调神经磷酸酶抑制剂应继续使用或重新启用。在随机试验中，对一线治疗没有缓解的患者，与当前最有效的治疗相比，芦可替尼（Ruxolitinib）表现出更好的疗效，后者于 2019 年获得美国 FDA 批准。其他药物和其他方法（MMF、硫唑嘌呤、达克珠单抗、体外光分离置换法、ATG、英夫利昔单抗、依那西普）的有效率参差不齐。皮质类固醇难治性急性 GVHD 预示着预后极差。在使用皮质类固醇治疗的患者中，应考虑预防性应用抗真菌药物治疗曲霉菌感染，以及进行肺孢子菌肺炎预防。

2. 慢性 GVHD　使用 PBPC 异基因移植物、MUD、替代供体异基因 HCT 及急性 GVHD 的既往病史是慢性 GVHD 的危险因素。慢性 GVHD 被认为主要由供体 B 淋巴细胞介导，其临床表现多变及多系统器官受累，可能类似于自身免疫性疾病（即苔藓样皮肤改变、干燥综合征、硬皮病样皮肤改变、慢性肝炎和闭塞性细支气管炎）。慢性 GVHD 常伴有血细胞减少和免疫缺陷。治疗包括长期服用皮质类固醇和其他免疫抑制剂，以及预防性使用抗生素（如青霉素）和抗真菌药物。在一项随机试验中，在皮质类固醇难治性慢性排异患者中，与最佳可用治疗相比，芦可替尼的总有效率更高，并获得了美国 FDA 对该适应证的批准。B 细胞受体拮抗剂——伊布替尼（布鲁顿酪氨酸激酶抑制剂），在Ⅰ/Ⅱ期试验中也显示出临床活性，已促使美国 FDA 对初始治疗无反应的慢性 GVHD 患者给予突破性地位。其他可用的药物和方法包括沙利度胺、霉酚酸酯（MMF）、甲磺酸伊马替尼、喷司他丁、利妥昔单抗、硼替佐米、光分离置换法、Psoralen 紫外辐射（皮肤 GVHD）。

（六）复发

异基因移植后复发的预后很差，特别是侵袭性血液系统恶性肿瘤，如 AML 和 ALL。大多数复发发生于移植后 2 年内，而且 6 个月内复发患者的预后最差。通常会采用停用免疫抑制剂增强 GVT 效应，在一些病例也会给予 DLI 增强 GVT 效应。DLI 给药常会引起 GVHD。在 CML 患者中可观察到对 DLI 最有利的缓解，特别是处于分子复发或慢性期复发的患者。复发性疾病的二次移植很少带来长期无病生存，并且与非常高的 NRM 相关。

十、生　　存

据估计，超过 125 000 例患者为 HCT 后的长期幸存者（>5 年）。虽然自体 HCT 幸存者的寿命接近正常人，但各项研究一致表明，异基因移植受者的预期寿命较同龄人低。长期并发症取决于预处理方案、年龄及慢性 GVHD。一些关键点如下。

（1）自体 HCT 生存者有发生肺功能障碍、心血管疾病和继发性骨髓增生异常/AML 的风险。

（2）影响异基因 HCT 生存者的主要并发症包括慢性 GVHD、感染、器官功能障碍（如肺、心血管、内分泌和免疫系统功能障碍）、继发性骨髓增生异常/AML 及实体器官恶性肿瘤。此外，儿童群体存在生长迟缓的风险。

（3）建议接受自体 HCT 后 6 个月，以及异基因 HCT 停止使用免疫抑制剂后，开始进行免疫接种。长期接受治疗的慢性 GVHD 患者需要长期应用抗生素预防。

（4）最好选择标准化的长期门诊随访，其为幸存者制订了推荐的筛选和预防措施（见参考清单），包括血常规、肝肾功能、内分泌检查（血脂全套、维生素 D、甲状腺全套）、免疫学检查和其他检查（超声心动图、肺功能、适合年龄的癌症检查、眼科评估、骨密度测定）。

十一、CAR-T 细胞治疗

免疫效应细胞治疗（IECT）是一个集合性术语，定义为输注用于治疗的经过修饰的免疫活性细胞。CAR-T 细胞治疗的基础是将通过基因工程技术改造过的带有特定受体的 T 细胞输入患者体内，这些受体表达具有特异性的抗肿瘤抗原抗体片段。T 细胞受体工程化 T 细胞治疗（修饰 T 细胞特异性靶向肿瘤抗原）和 NK 细胞治疗处于蓬勃发展阶段。CAR-T 细胞治疗显著改善了包括 MM 在内的恶性淋巴系统肿瘤患者的治疗模式。图 30.2 提供了嵌合抗原受体 T 细胞治疗的基本说明。该过程涉及对患者的 T 细胞（$CD3^{+}$淋巴细胞）进行分离单采，随后将这些细胞富集并通过病毒载体转导基因工程化 CAR 融合蛋白。然后，在将 T 细胞静脉输注给患者之前，进行体外 T 细胞扩增。CAR 由 T 细胞信号域和抗原结合区组成，其设计继续开发，并拓宽了治疗的适应证。CD19 在大多数 B 细胞上表达，因此已成为淋巴细胞恶性肿瘤 CAR-T 细胞治疗的理想靶点。2017 年 8 月美国 FDA 批准的首个产品是 Tisagenlecleucel，随后迅速批准了阿基仑赛（Axicabtagene ciloleucel），最近批准了 Brexucabtagene autoleucel 和利基迈仑赛（Lisocabtagene maraleucel），均靶向 CD19（含 CAR 的抗 CD19 抗体片段）。艾基维仑赛（Idecabtagene vicleucel）靶向 BCMA（B 细胞成熟抗原）的 CAR-T 产品，最近被美国 FDA 批准用于复发/难治性 MM 患者。表 30.3 列出了当前批准的适应证，同时正在研究新的治疗适应证和其他靶点。

在输注该产品之前，患者接受淋巴耗竭预处理化疗，最常用的是氟达拉滨和环磷酰胺。CAR-T 细胞输注后，因为可能会产生严重的危及生命的毒性，所以患者必须在指定的机构密切监测。CAR-T 细胞治疗更加严重的毒性包括细胞因子释放综合征（CRS）和神经毒性（现在称为 ICANS 或免疫效应细胞相关神经毒性综合征），以及其他不良反应，包括 B 细胞再生障碍、低丙种球蛋白血症、全血细胞减少、过敏反应、噬血细胞性淋巴组织细胞增多症和肿瘤溶解综合征。这些毒性的发病时间、频率和严重程度取决于输注的特定 CAR-T 产品、细胞剂量、基础疾病亚型和疾病负荷。

细胞因子释放综合征（CRS）与白细胞介素（IL-2、IL-6、IL-10）、γ 干扰素、C 反应蛋白和铁蛋白显著升高相关，通常发生在 CAR-T 细胞输注后的前 14 天内，有些病例发生在输注后 24h 内。首发症状通常是发热，但患者可能会随之继续出现窦性心动过速、低血压、缺氧、心功能降低、肺水肿和终末器官损害等临床表现。

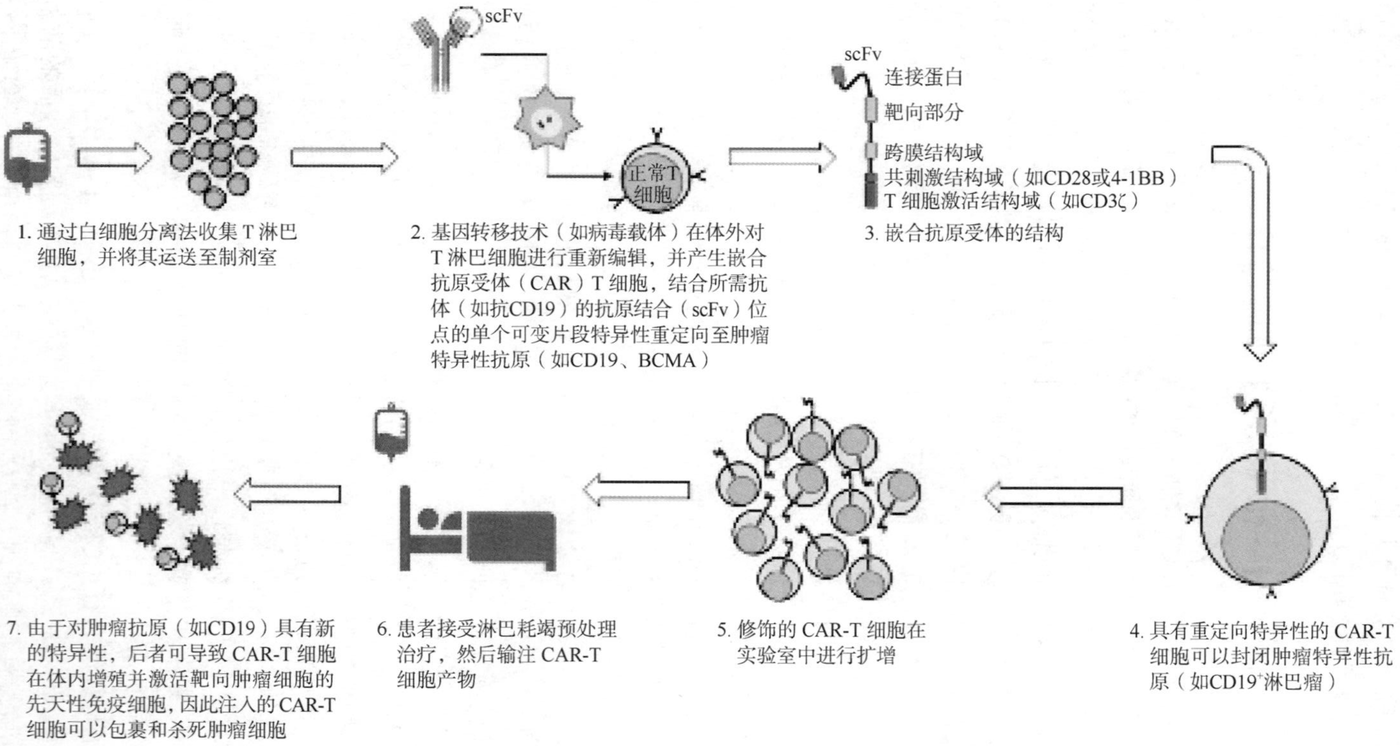

图30.2　嵌合抗原受体 T 细胞治疗图解

多家医学中心与美国移植和细胞治疗学会（ASTCT）开发了毒性分级系统。分级系统有助于指导 CRS 的管理。托珠单抗（Tocilizumab）是一种 IL-6 受体拮抗剂，美国 FDA 批准其用于治疗严重 CRS，托珠单抗在大多数情况下能够快速解决 CRS 中血流动力学不稳定的情况。也可考虑与皮质类固醇联合使用。如果缺乏临床改善，可在第 1 次给药后 6～8h 给予第 2 剂托珠单抗。事实上，在输注 CAR-T 细胞治疗之前，在中心需要备用至少两剂的托珠单抗。

表 30.3 目前美国 FDA 批准的 CAR-T 细胞治疗

制品	靶点	美国 FDA 批准的适应证
Tisagenlecleucel	CD19	儿童和青少年（≤5 岁）R/R ALL
		R/R DLBCL（至少二线既往的治疗）
阿基仑赛	CD19	R/R DLBCL
		R/R PMBCL
		由 FL 引起的 R/R DLBCL
		二线及以上治疗后的 R/R FL
利基迈仑赛	CD19	R/R DLBCL
		R/R PMBCL
		由惰性淋巴瘤引起的 R/R DLBC
		R/R FL 3B 级
Brexucabtagene autoleucel	CD19	R/R 套细胞淋巴瘤
艾基维仑赛	BCMA	四线以上既往治疗的 R/R 多发性骨髓瘤

注：ALL，急性淋巴细胞白血病；DLBCL，弥漫大 B 细胞淋巴瘤；FL，滤泡性淋巴瘤；PMBCL，原发性纵隔 B 细胞淋巴瘤；R/R，复发/难治。

神经毒性（ICANS）可能与 CRS 同时发生，也可以独立发生。发生的时间点变化较大，可在细胞制品输注后 24h 或 3～4 周出现。它也可以双相方式出现，最初出现 CRS 症状，然后在 CRS 解决后再次出现。据报道，广泛的神经毒性包括注意力减退、精神错乱、谵妄、幻觉、震颤、共济失调、言语障碍、神经麻痹、嗜睡、麻痹和癫痫发作。托珠单抗对中枢神经系统的渗透很少，因此对神经系统毒性的疗效有限。除了适当的影像学检查、神经系统评估和支持性治疗外，静脉注射皮质类固醇可以提供额外的益处。

接受 CAR-T 细胞输注的患者易出现继发于血细胞减少的感染，而血细胞减少可能由预处理方案引起，也可能因为患者自身有长期的血细胞减少。抗 CD19 CAR-T 细胞也会耗竭正常 B 细胞，导致输注后出现 B 细胞再生障碍和低丙种球蛋白血症。所以应密切监测患者的感染情况，任何发热性中性粒细胞减少都应根据既定的治疗标准进行管理。预防性使用抗病毒药物和肺孢子菌肺炎预防都是必要的，大多数中心定期监测 $CD4^+$计数，根据其结果决定继续预防时长，直到 CD4 绝对值计数持续＞200/μl。如果患者患有低丙种球蛋白血症和反复感染，应在治疗后的第 1 年密切监测免疫球蛋白（Ig）G 水平，并考虑静脉注射免疫球蛋白。

虽然 CAR-T 细胞输注可在门诊进行，但应告知患者在输注后的前 30 天内离医院要近，以密切监测和评估血细胞计数、炎症标志物、生命体征和神经系统功能。建议在首次出现 CRS 和（或）神经毒性症状时立即住院治疗。一些正在进行中的临床研究评估了在不损害疗效的情况下减轻毒性的方法，包括早期给予托珠单抗。

尽管已经报道了有些患者可出现长期持续缓解，但 CAR-T 细胞治疗后疾病复发仍然是一个重大挑战。有些正在进行的研究旨在提高有效率和长期成功率。目前 CAR-T 细胞治疗正在许多其他恶性肿瘤中进行研究，包括 CLL、霍奇金淋巴瘤、AML、T 细胞淋巴瘤，甚至实体瘤，包括甲状腺癌、胶质母细胞瘤和卵巢癌。

十二、结　论

HCT 已发展为对许多种疾病实体有效的治疗选择。CAR-T 细胞治疗和其他 IEC 治疗正在迅速发展，为没有其他治疗选择的复发或难治性疾病患者提供进一步的治疗方式。两种治疗都需要严格的患者评估和筛选。随着未来治疗策略不断发展，应努力扩大适应证和尽量减少不良事件，受益于这些治疗的患者数量可能会继续增加。

（尹光丽　缪扣荣 译）

参考文献

第 31 章 原发灶不明的恶性肿瘤

F. Anthony Greco

一、定　义

（1）原发灶不明的恶性肿瘤（CUP）是一种临床病理综合征，定义为在缺乏临床认可的解剖原发部位的情况下存在转移性癌。

（2）CUP 代表了一组不同癌症的异质性群体，大多数表现为非常小的（隐匿的）原发肿瘤，但具备转移能力。病理诊断是通过对转移灶的活检而做出的。

（3）对一系列 CUP 患者进行尸检显示，75%的患者伴有小的侵袭性原发灶，25 种以上的恶性肿瘤类型（主要是癌）被记录。尸检时无法看到或触摸到的非常小的原发灶很可能会被遗漏，因为要检测这些原发灶需要数百甚至数千张各器官的组织切片。

二、流行病学和发病机制

（1）CUP 相对常见，是全球最常见的十大晚期恶性肿瘤之一；在美国每年估计有 50 000～75 000 例患者。

（2）确切的发病率尚不清楚，因为很多 CUP 患者，虽然无法检测解剖学原发灶部位，但基于医生的临床意见或病理报告被“任意分配至”一个特定的原发部位/肿瘤类型，这些恶性肿瘤未能作为 CUP 进行登记。

（3）男女比例约为 1.2∶1。

（4）CUP 综合征的病因仍然未知。临床上隐匿的侵袭性原发肿瘤可发生转移，随后转移瘤生长直至临床上可检测到。非常小的原发灶通常不会长大，并且保持隐匿性。获得性遗传和（或）表观遗传学改变可能是该综合征的基础。然而，尚未发现特定的、独特的非随机遗传学改变。

三、临床特征和预后

（1）几乎所有患者都有与转移灶相关的症状，这些症状可以存在于任何部位，但最常见于淋巴结、肝、肺和骨骼。

（2）CUP 不是单一的肿瘤类型，而是许多特定的转移性恶性肿瘤，它们具有共同的独特特征——临床上无法检测到的、隐匿性侵袭性的解剖原发部位。

（3）大多数 CUP 患者（超过 50%）存在多个转移部位，少数患者只有 1 或 2 个转移部位。尽管对于原发部位而言，转移部位有时并不典型，但大多数 CUP 转移部位为原发肿瘤预期的转移部位，并且在生物学上与已知原发肿瘤的对应部位相似。CUP 与已知原发肿瘤的转移性肿瘤的主要差异似乎是原发部位肿瘤的大小。

（4）既往，所有患者被归为一类，因为肿瘤的具体类型或起源无法确定；CUP 被认为是假定为生物学相似的单一实体；根据临床病理特征，少数（约 15%）患者最终被定义为几个预后好的亚型（稍后讨论）。

（5）一般而言，当 CUP 患者被视为单一实体或癌症，并接受非特异性经验性化疗时，其中位生存时间（不包括预后好的亚型）约为 9 个月，1 年生存率为 25%，5 年生存率低于 10%。

（6）过去，不良预后很大程度上取决于患者未经治疗或患者未能确定肿瘤类型而接受经验性化疗。

（7）既往不良预后因素包括男性、腺癌、多器官转移数量增加、肝脏或肾上腺受累、体能状况差、高血清乳酸脱氢酶（LDH）、低血清白蛋白；其中许多因素也适用于已知原发部位的多种晚期恶性肿瘤患者。

（8）患者预后较好的因素包括良好的临床病理学亚型（稍后讨论），以淋巴结受累为主而无重要器官受累。

四、诊　　断

（1）推荐的初步诊断评估策略见表 31.1。如果能够确定解剖学上的原发部位，那么患者就不能被诊断为 CUP。

（2）如果有可能，活检样本应尽量充足，避免细针穿刺，因为可能需要进行多次检测。首要目标是确认癌症的诊断，次要目标是确定癌症的特定类型。

（3）标准病理检查包括免疫组织化学（IHC）染色，其在 CUP 活检标本中常规进行。

（4）表 31.2 列出了一些有用的 IHC 染色模式特征，但染色方法的选择通常基于活检标本的光镜组织病理学外观和临床特征；所有染色都存在假阳性和假阴性，这可能导致诊断错误。不加选择地采用多种染色会耗尽活检样本，而且很少能提高诊断能力。

（5）表 31.3 概述了根据初步诊断评估结果而推荐的其他评估策略。

表 31.1　疑似 CUP 患者的初步诊断评估

完整的病史和体格检查
实验室检查：尿液分析、全血细胞计数、CMP、LDH、男性 PSA，依赖于临床病理特征的其他项目
胸部、腹部、盆腔 CT 检查
选定的患者行 PET 检查（颈部/腹股沟淋巴结的鳞状细胞癌和疑似单一部位受累的鳞状细胞癌）
女性乳腺 X 射线摄影，如果高度怀疑乳腺癌，行乳腺 MRI 检查
若可行，活检组织标本应充足；避免细针抽吸
病理评估：癌活检组织的 IHC 染色筛查（CK7、CK20、TTF-1、CDX2）；根据组织学和临床病理特征行其他 IHC 染色或特殊的病理学检查（表 31.2 和表 31.3）
基于病史、体格检查、实验室检查和医学影像学的详细信息进行额外的临床、实验室和病理评估
如果未找到解剖学原发病灶部位，则患者为 CUP
对非常小的活检/抽吸/细胞学标本或当合理数量的 IHC 染色不能诊断单发癌症类型或判断组织来源时进行癌症分子分型检测
二代测序/综合分子谱可能很重要，尤其是已知起源的细胞背景/组织

注：CMP，全代谢组套；CUP，原发灶不明的恶性肿瘤；LDH，乳酸脱氢酶；MRI，磁共振成像；PSA，前列腺特异性抗原。

表 31.2　单个癌或组织起源的 IHC 染色模式特征

前列腺	CK7−，CK20−，PSA+
乳腺	CK7+, CK20−, GCDFP-15+, 乳腺珠蛋白+, ER+, PR+, GATA3+, Her-2-neu+
肺（肺腺癌和大细胞肺癌）	CK7+，CK20−，TTF-1+，Napsin A+
结直肠	CK7−，CK20+，CDX2+
生殖细胞	PLAP+，OCT4+，SALL4+
肺（小细胞/大细胞神经内分泌癌）	嗜铬粒蛋白+，突触素+，CD56+，TTF-1+
甲状腺癌（乳头状/滤泡状癌）	甲状腺球蛋白+，TTF-1+
黑色素瘤	Melan-A+，HMB-45+，S100+
肾上腺癌	α-抑制素+，Melan-A+（A103）
肾细胞癌	RCC+，PAX8+
卵巢癌	CK7+，CK20−，WT-1+，PAX8+，ER+
肝细胞癌	Hepar-1+，CD10+，CD13+

表 31.3　根据 CUP 的初步诊断评估结果进行附加评估

初步诊断评估结果	附加评估	
	临床	IHC 染色/其他检查
特征高度提示结直肠癌（腹膜/肝转移；免疫组化 CK20+，CK7−，CDX2+）	结肠镜	活检组织 *KRAS* 突变
特征高度提示肺癌（纵隔/肺门淋巴结肿大；免疫组化 CK7+，CK20−，TTF-1+）	考虑支气管镜检查	活检组织 *EGFR* 突变和 *ALK*/*ROS1* 重排的基因组分析

续表

初步诊断评估结果	附加评估	
	临床	IHC 染色/其他检查
特征提示卵巢癌（腹膜/盆腔转移；免疫组化 CK7+）	阴道/盆腔超声	活检组织 WT-1、PAX8 和 ER 染色
特征提示乳腺癌（腋窝淋巴结、肺、骨、肝转移；免疫组化 CK7+）	乳腺 MRI	活检组织 ER、GCDFP-15、乳腺珠蛋白和 GATA3 染色；Her-2-neu 检测
年轻人（通常是男性）纵隔和（或）腹膜后肿块	睾丸超声，血清 AFP、hCG 和 LDH	活检组织 PLAP、OCT4、SALL4 染色；活检组织 FISH 法检测 i（12）p
低分化癌，有或无透明细胞特征	若肝脏受累，行血清 AFP 检查；若神经内分泌染色阳性，则行奥曲肽扫描	活检组织嗜铬素、突触素、RCC、PAX8、Hepar-1、Melan-A 和 HMB-45 染色
肝脏病变为主（CK7−，CK20−）；IHC 或少量活检组织未能提示单一肿瘤部位或组织起源的任何组织学	血清 AFP	活检组织 Hepar-1 染色和肿瘤分子分类检测

（6）恶性肿瘤的组织学谱（癌、肉瘤、黑色素瘤、淋巴瘤）通常根据光学显微镜下的外观诊断，必要时通过 IHC 染色诊断。

（7）基于基因表达谱模式开发了癌症分子分型技术，这是 CUP 患者癌症类型诊断的重大进展。目前，在美国，有一种商用检测方法（BioTheranostics 公司 Cancer TYPE ID），即 92 个基因 RT-PCR 检测，可提供 50 种癌症类型/亚型的分子分型，总体上准确率为 87%。西班牙开发的一种更新的基于 DNA 表观遗传学的分析技术（EPICUP）也有约 90%的准确率，但市场上似乎没有售卖。最近，二代测序/综合分子谱平台报告了一些有关确定 CUP 癌症类型的数据，但这些数据迄今尚未得到充分验证。

（8）对 CUP 综合征中特定癌症类型更加明确的定义、对特定部位治疗的效果及与已知原发部位转移癌相比结果的相关数据正在不断积累中。

（9）IHC 染色和癌症分子分型的组合通常可为诊断提供关键信息，从而有助于为每例患者制订适当的治疗计划。

五、组织学/形态学细胞类型

（1）CUP 的光学显微镜分型包括几种公认的组织学类型，包括腺癌（60%）、具有一些腺癌特征的低分化癌（30%）、鳞状细胞癌（5%）、神经内分泌癌（3%）、谱系混乱或不明确的低分化肿瘤（2%）。偶尔，黑色素瘤或肉瘤也表现为 CUP，通常进行部位特异性治疗，本章未对此做进一步讨论。

（2）上述组织学类型的鉴别很重要，因为可以更容易地识别各种预后好的亚型。在过去的 40 年中，几种预后好的亚群（占所有 CUP 患者的 15%），而今可以根据其推测的组织学起源进行特异性治疗（稍后讨论）。

（3）大多数 CUP 患者（85%）不包括在任何预后好的亚组中，且光镜下的组织学类型似乎没有任何预后意义。

（4）非特异性经验化疗方案很大程度上是从 1995～2006 年发展起来的，对于 85%具有不良预后特征的 CUP 患者，常给予非特异性经验化疗；大多数 CUP 患者无法确定癌症类型，并且对所有的患者采用相同的经验化疗方案，这是假设所有 CUP 在生物学上是相似的。尽管这些经验性治疗方案帮助了少数患者，但较大系列研究中的患者（每项研究超过 100 例）的中位总生存期仅为 9 个月左右。

六、预后好的原发灶不明的恶性肿瘤患者亚群

临床特征包括性别、转移部位、肿瘤的组织学分类及最近的 IHC 染色和癌症分子分型方法，为推断选定患者的特定原发肿瘤或癌症类型提供了基础。基于这些推测诊断的治疗通常改善了这类患者亚群的总体结局（表 31.4）。最近的数据显示，根据 IHC 染色和（或）癌症分子分型检测，几年前报道的很多预后好的 CUP 亚群的癌症类型与预期一致。

表 31.4　预后好的 CUP 亚群

亚群	治疗
A. 年轻男性（女性罕见）腹膜后和（或）纵隔肿块；血清 β-hCG 和（或）AFP 可为阳性	按生殖细胞癌治疗
B. 颈部淋巴结鳞状细胞癌	按头颈部癌治疗
C. 腹股沟/髂窝淋巴结鳞状细胞癌	按肛门、宫颈或外阴癌治疗
D. 女性腋窝癌（男性罕见）	按乳腺癌治疗
E. 女性腹膜癌（男性罕见）（通常为浆液性腺癌）	按卵巢癌治疗
F. 神经内分泌肿瘤	
高分化	按类癌治疗
低分化	按小细胞肺癌治疗
G. 男性成骨性骨转移（PSA 阳性）	按前列腺癌治疗
H. CUP 结直肠亚群[IHC 和（或）分子分类检测诊断为结直肠起源]	按结直肠癌治疗
I. 单个小转移灶	手术和（或）放疗；化疗
J. 低分化肿瘤（谱系不明）	许多对治疗有反应的肿瘤（进一步评估很关键）
K. 孤立性癌性胸腔积液	许多对治疗有反应的癌（进一步评估很关键）
L. 妊娠癌，血清 β-hCG 升高	按妊娠绒毛膜癌治疗

注：AFP，甲胎蛋白；IHC，免疫组织化学；PSA，前列腺特异性抗原；β-hCG，β-人绒毛膜促性腺激素。

1. 性腺外生殖细胞癌综合征

（1）此类患者罕见，但非常重要，因为如果得到正确鉴别和适当治疗，这些

晚期肿瘤可被治疗，且可能被治愈。

（2）最常见的是，这些肿瘤不仅在年轻男性中较为少见，而且在女性中更为少见。肿瘤通常累及中线部位[纵隔和（或）腹膜后]和/（或）为多发肺结节。

（3）活检组织学通常表现为低分化癌或低分化肿瘤。

（4）通常可见血清 β-hCG 和（或）甲胎蛋白（AFP）水平升高。

（5）生殖细胞肿瘤的 IHC 染色和（或）癌症分子分型检测或 12 号等臂染色体的荧光原位杂交（FISH）检测可能具有诊断价值。

（6）即使这些患者的组织学特征不典型，也有生殖细胞癌治疗的适应证，此为这些患者的特征。

2. 女性腋窝癌（男性罕见）

（1）这些患者大多数患有隐匿性乳腺癌。

（2）IHC 染色时乳腺癌标志物通常呈阳性，但有些为三阴性；分子分型检测通常提示乳腺癌。

（3）乳腺 X 射线摄影呈阴性；乳腺 MRI 和 PET 可检测到一些小的原发灶。

（4）若进行全乳切除，约 60%的患者可发现小的浸润性原发性乳腺癌。很多其他患者也可能存在非常小的原发灶，但被漏诊，因为可能需要数百张组织切片才能找到一个非常小的临床隐匿性浸润性原发灶。

（5）治疗指南应与Ⅱ期或Ⅲ期乳腺癌相似；同侧乳房的初级放疗是可接受的手术替代方案；根据乳腺癌指南进行新辅助或辅助化疗和（或）内分泌治疗。

（6）这些患者经适当治疗后，预后与Ⅱ期或Ⅲ期女性乳腺癌患者相似。

（7）对于腋窝肿块和其他转移的患者，仍高度怀疑隐匿性乳腺癌。

3. 上颈部淋巴结鳞状细胞癌

（1）高度提示隐匿性头颈部癌。

（2）在这一亚群中，PET 检查是有适应证的，并且可以检出超过 1/3 患者的原发肿瘤，但其他检测均无法检出。

（3）此类癌常与人乳头瘤病毒（HPV）相关。

（4）根据已知的头颈部鳞状细胞癌和类似的结果，通过联合化疗和放疗可以治愈此类癌。

4. 腹股沟或盆腔淋巴结鳞状细胞癌

（1）最有可能起源于宫颈、肛管，或少数情况下起源于外阴或皮肤的隐匿性原发癌。宫颈癌和肛门癌均与 HPV 相关。

（2）此类癌采用综合治疗有治愈的可能。

5. 女性腹膜癌（男性罕见）

（1）此类癌通常为浆液性腺癌，但也可能是低分化癌；这些肿瘤在 *BRCA1/2* 胚系突变患者中更常见。

（2）IHC 染色和（或）分子分型检测通常与卵巢癌、输卵管癌或原发性腹膜癌一致。

（3）血清 CA12-5 通常升高，但不具有特异性。

（4）治疗方案应与Ⅲ期卵巢癌相似，两者结果相似。

6. 神经内分泌肿瘤

（1）一个重要的区别是肿瘤分化程度，为高分化还是低分化；除非获得特异性 IHC 染色和（或）分子分型检测结果，否则一些低分化癌不应被认为是神经内分泌癌。

（2）高分化肿瘤与高分化类癌或胰岛细胞瘤具有相似的生物学特征。

（3）高分化肿瘤的治疗方案与晚期类癌相似；这些肿瘤的总体预后从一般到良好，部分归功于其惰性特征及治疗方法的不断改进。

（4）高级别或低分化神经内分泌肿瘤的治疗应与小细胞肺癌或肺外小细胞癌相似，采用以顺铂或卡铂为基础的化疗；局部受累的患者应联合放疗。

（5）一小部分（约 10%）低分化神经内分泌肿瘤患者在联合化疗（包括依托泊苷和铂类）后长期存活（大多数其他患者对化疗有反应，生活质量和生存期有所改善）。

7. 前列腺特异性抗原升高或成骨性骨转移的男性　当血清前列腺特异性抗原（PSA）升高（对所有 CUP 男性患者推荐行血清 PSA 检测）或肿瘤 PSA 染色阳性时，应给予针对前列腺癌的内分泌治疗。无论 PSA 水平如何，有成骨性骨转移的男性需要在选定的临床机构中进行激素治疗试验。分子分型检测也可能有助于诊断。

8. 单个小转移灶

（1）局部治疗包括手术切除和（或）放疗。

（2）应根据免疫染色和（或）癌症分子分型检测确定的肿瘤类型考虑进行部位特异性治疗。

9. 低分化肿瘤

（1）通过光学显微镜检查发现，约 2%的 CUP 患者为无明确起源的低分化肿瘤；IHC 染色后，只有少数肿瘤仍不能确定起源；在该组中，分子分型检测在大多数患者中具有诊断价值。

（2）适当使用 IHC 染色组合及必要时进行癌症分子分型检测（一部分为高度可治疗的肿瘤，包括生殖细胞肿瘤、淋巴瘤、黑色素瘤等）对这些患者进行精确诊断非常重要。

10. CUP 结直肠亚群

（1）经 IHC 染色和（或）分子分型检测诊断为下消化道原发肿瘤的一组 CUP 患者，当采用结直肠部位特异性方案治疗时，预后较好，中位生存期约为 24 个月，与已知的结直肠腺癌相似。

（2）这些患者在结肠镜检查中未发现其原发部位，并且大多数患者有典型的原发性结直肠癌转移（肝、腹膜腔、腹膜后淋巴结）。

（3）这些 CUP 患者的治疗应该与已知的转移性结直肠腺癌治疗方式相似，因为这样可以改善其结局。

11. 无色素性黑色素瘤

（1）几十年来，病理学家将黑色素瘤称为“伟大的模仿者”；其病理组织学令人困惑，特别是在癌细胞中没有发现黑色素时；黑色素瘤可能表现为低分化癌，或其谱系可能无法识别。

（2）适当的 IHC 染色通常是诊断性的，但如果有疑问，分子分型检测通常可帮助诊断。

（3）BRAF 抑制剂和免疫检查点抑制剂治疗通常有用，因此治疗的意义是显而易见的。

12. 孤立性胸腔积液

（1）与存在多发性转移的患者相比，该亚组的患者预后总体上更好。

（2）应怀疑被液体遮挡的小的周围型肺癌，但隐匿性乳腺癌、卵巢癌和其他隐匿性原发肿瘤也可能存在转移和孤立性胸腔积液；过去，非特异性经验性化疗对这些患者中的一部分是有用的，但是，具有适当 IHC 染色的特殊病理学特征和必要时的分子分型检测可用于指导这些患者的特异性治疗。

13. 未识别的妊娠绒毛膜癌

（1）年轻女性患有低分化癌或 CUP，特别是在妊娠期或产后或自然流产后，应怀疑其患有妊娠绒毛膜癌；胎盘或其他组织检查通常是诊断性的。

（2）血清 β-hCG 一直升高，并且化疗对绒毛膜癌通常可达到治愈效果；在妊娠期最有可能发生绒毛膜癌，但血清 β-hCG 升高也可能由生殖细胞癌引起。

七、原发灶不明的恶性肿瘤患者的一般处理原则、评估和治疗

（1）任何转移性肿瘤患者的诊断目标是确定原发部位或肿瘤类型。

（2）治疗的基础是准确鉴定精确的癌症类型。

（3）在 CUP 患者中，经过合理评估后，可能仍不能在临床上确定解剖原发部位；癌症类型的确定取决于考虑到的所有临床病理数据，尤其是 IHC 染色组套，如有必要，对转移病灶活检进行癌症分子分型分析。二代测序/综合分子谱分析可能非常有用，特别是在鉴定起源组织后。有许多潜在的可治疗/可操作的遗传学改变可能会对适当的治疗产生作用。

（4）分子分型检测已被证实可以诊断出约 95%的 CUP 患者的癌症类型。

（5）目前，来自几项前瞻性和回顾性研究的数据支持在大多数患者（约 66%）中使用分子分型检测，这些患者通过 IHC 染色未能诊断为单一癌症类型。

（6）一旦诊断出 CUP 的癌症类型，就可能需要进行综合分子谱分析，以及针对该癌症的部位特异性治疗。

（7）仅有一项大型Ⅲ期随机前瞻性研究可用于比较基于癌症分子分型检测诊断的部位特异性治疗与经验性化疗。这项研究是十多年前设计的，当时大多数靶向治疗和免疫治疗还没有用于特定诊断的患者。该研究的结果并未显示所有患者的部位特异性治疗对无进展生存的益处。然而，在依据分子分型检测诊断为更易治疗的癌症类型的少数患者中，2 年生存率有显著改善，但由于患者数量较少，因此在统计学上并不显著。热切期待其他多项采用靶向治疗和免疫治疗的随机研究。

（8）基于对癌症的认识，精准或个体化治疗适用于 CUP 患者。CUP 不是单一的肿瘤，每例患者都具有一种特定的肿瘤类型，并针对其肿瘤类型进行精准治疗。对于某些肿瘤类型（包括乳腺癌、肺癌、结直肠癌、黑色素瘤、卵巢癌、肾癌和其他癌症），在某些情况下依次采用几种特异性治疗方法治疗可提高患者的预后；其有效性和结局不一，对治疗有反应的患者预后更好；目前，各种针对基因改变的靶向药物也改善了肺癌、黑色素瘤、乳腺癌、食管胃结合部癌/胃癌、结直肠癌和其他肿瘤患者的生存。对免疫检查点抑制剂在一些晚期癌症患者中的作用的认识，也使得肿瘤类型的精准诊断变得十分重要。

（9）CUP 患者的肿瘤类型多种多样，这些肿瘤来自许多隐匿的、解剖学上无法发现的原发部位。一些肿瘤，特别是对治疗反应较好的肿瘤，若能被辨别出来，则可以得到有效的治疗。

（10）尽管使用了适当的 IHC 染色组合和分子分型检测，少数 CUP 患者（约 5%）仍无法确定其准确的肿瘤类型；非特异性经验化疗对这些患者是合适的。

（11）表 31.5 列举了常用于 CUP 的 4 种经验化疗方案，包括高级别神经内分泌癌。

表 31.5　原发灶不明的恶性肿瘤既往常用的经验化疗方案

腺癌或低分化癌	
紫杉醇	200mg/m^2，IV，第 1 天
卡铂	AUC 6，IV，第 1 天
	3 周重复，共 6 周期
吉西他滨	1250mg/m^2，IV，第 1、8 天
顺铂	80～100mg/m^2，IV，第 1 天
	3 周重复，共 6 周期
高级别神经内分泌癌	
依托泊苷	100mg/m^2，IV，第 1～3 天
卡铂	AUC 5，IV，第 1 天
	3 周重复，共 4～6 周期
依托泊苷	100mg/m^2，IV，第 1～3 天
顺铂	80～100mg/m^2，IV，第 1 天
	3～4 周重复，共 4～6 周期

（12）建议用于管理疑似 CUP 患者的方案如图 31.1 所示。

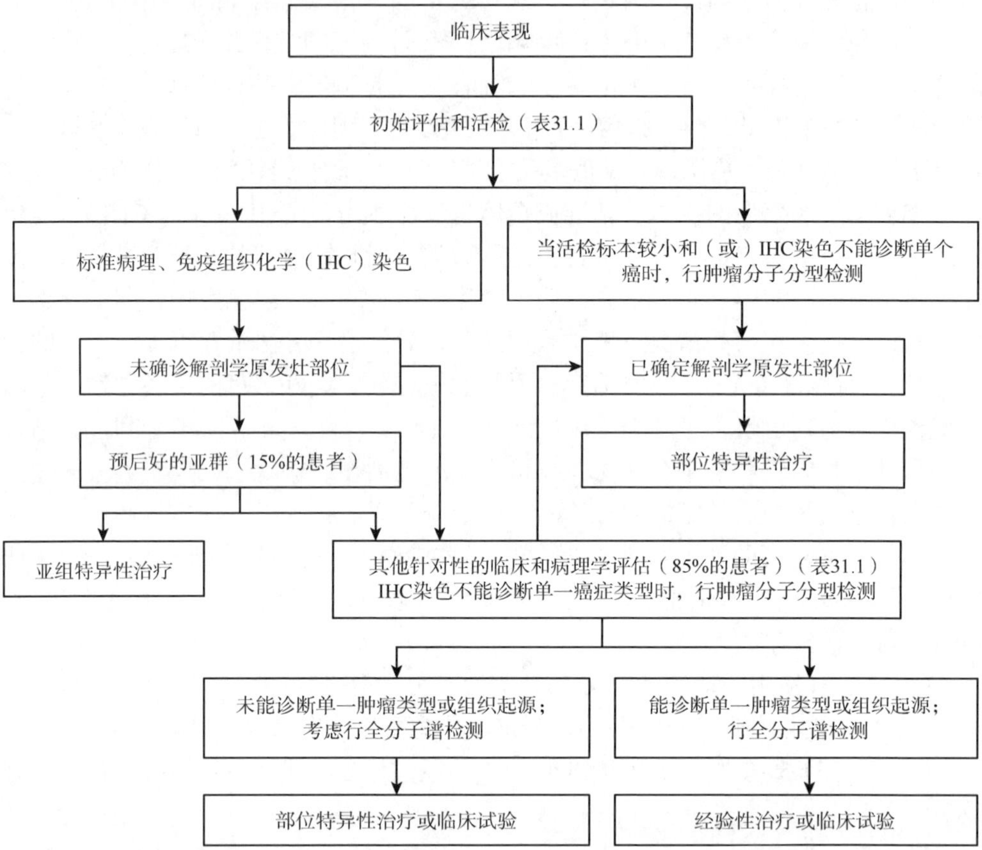

图 31.1　患者可能患原发灶不明的恶性肿瘤的推荐评估

（黄　香　向旭东 译）

参 考 文 献

第 32 章　中枢神经系统肿瘤

Edina Komlodi-Pasztor，Mark R. Gilbert

一、概　述

中枢神经系统（CNS）肿瘤可分为两大类，即原发性肿瘤和转移性肿瘤。原发性中枢神经系统肿瘤可进一步细分为良性肿瘤和恶性肿瘤。原发性中枢神经系统肿瘤直接起源于大脑、脊髓或相关组织，而转移性病变则起源于远处肿瘤，最常见于肺部、乳腺、皮肤或结肠。本章将讨论原发性中枢神经系统肿瘤和转移性脑肿瘤，重点讨论前者，为其分类和管理提供一种示意性的和实用的方法。

颅内肿瘤（包括良性肿瘤和恶性肿瘤）占所有原发性中枢神经系统肿瘤的85%～90%。颅内肿瘤的发病率随年龄的增加而增加。与儿童相比，脑肿瘤在成人中更常见，儿童更容易患恶性脑肿瘤而非良性病变。20 世纪末，文献报道脑肿瘤的发病率增加。虽然这一变化的确切原因尚不清楚，但至少部分可以归因于预期寿命延长和影像学技术的可用性普及。最近，原发性脑肿瘤的总体发病率是呈静态的。某些肿瘤亚型可能表现出发病率的变化，这可能归因于过去 10 年来肿瘤分类中发生的模式转变。

大多数成人的原发性脑肿瘤是散发性的。然而，约 5%的原发性脑肿瘤存在已知的遗传因素，与遗传综合征相关，如 Lynch 综合征、Ⅰ型和Ⅱ型神经纤维瘤病、Li-Fraumeni 综合征、结节性硬化症、von Hippel-Lindau 病、Turcot 综合征、家族性腺瘤性息肉病。了解这些综合征对为家庭成员提供适当的医疗护理、靶向肿瘤筛查和遗传咨询至关重要。

脑肿瘤通常在形态学上具有异质性，由于遗传学改变的积累而进一步恶化，从而导致肿瘤生物学变化，致使许多肿瘤随着时间推移而转化。尽管最初的鉴别诊断可以通过体征和症状的组合（如影像学发现、肿瘤部位、患者年龄、诊断时是否有癫痫发作）推测，但中枢神经系统肿瘤的最终诊断需要进行组织取样和病理学检查，包括组织学和分子分型。尽管通过组织学和遗传标志物整合，诊断的准确性显著提高，但仍需要进一步研究以更好地明确预后和预测生物标志物，从而指导个体化治疗并改善患者预后。

转移性脑肿瘤比原发性脑肿瘤更常见。转移性脑肿瘤的发病率正在上升，这是由于多种因素的综合作用，其中包括先进的筛查手段及由于新型全身疗效良好但血脑屏障渗透有限的治疗方法而导致的癌症初次诊断后生存期延长。据估计，高达 1/4 的癌症患者会发生脑转移。

（一）原发性中枢神经系统肿瘤的分子诊断

分子诊断学是一种一直在改变神经肿瘤学概况的强有力的工具。2016 年，世界卫生组织（WHO）通过结合组织学特征和分子学参数，重新制订了中枢神经系统肿瘤诊断的主要方案。在 2021 年 WHO 第五版分类中，分子诊断学的作用得到进一步巩固，该分类与 2019 年 cIMPACT-NOW 乌得勒支会议的建议相呼应。这种全面的病因分类通过对具有相似预后标志物的肿瘤进行分组来改善诊断，并通过靶向治疗指导患者管理。在过去，肿瘤的组织学特征决定了肿瘤的级别，据此对其侵袭性进行分类。分子诊断的最新进展已经揭示了频繁出现的基因标志物的临床相关性。为了强调基因突变的强大预后价值，2021 年 WHO 分类建议根据相关分子特征改变分级水平，即使组织学提示为低级别肿瘤。一般来说，根据恶性程度将肿瘤分为 1～4 级，其中较低的数字表示低级别肿瘤，较高的数字表示侵袭性更强的肿瘤。

（二）临床诊断与注意事项

脑肿瘤通过多种机制的联合而引起症状和体征。临床表现取决于肿瘤部位、大小和肿瘤生长速度。肿瘤的直接影响与肿瘤对脑实质的侵袭和压迫有关。继发影响主要与血管性水肿有关。症状可能是局灶性的，反映肿瘤的部位（如偏瘫）；或是广泛性的、非局灶性的（如头痛）；或是由于颅内压升高而引起的错误定位（如耳鸣）（表 32.1）。常见的症状包括新发和逐渐加重的头痛、癫痫发作、精神状态改变、行为改变和单侧无力（麻痹）。通常，病变可能会累及脑神经、视神经盘，影响视野。30%～90%的脑肿瘤患者在疾病初始或在疾病发展过程中的某个时间段会出现癫痫发作，通常伴随疾病进展。继发性癫痫常为局灶性起源，但癫痫可以是全身性的。与转移性肿瘤相比，癫痫在原发性肿瘤中更常见，且更常与生长缓慢/低度恶性的肿瘤相关。在儿童中，脑部肿瘤最常出现的症状和体征与颅内压升高和共济失调有关。

表 32.1 脑肿瘤：症状和体征

局灶性	癫痫发作、偏瘫、复视、失语、眩晕、平衡失调、感觉异常和吞咽困难
广泛性	头痛、恶心、呕吐、头晕、精神状态改变、视力障碍和癫痫发作
错误定位性	耳鸣、复视、听力和视力丧失

从症状发作到诊断的时间不定，诊断延迟和不良结局之间似乎存在相反的关

系。这可以由较不特定的症状学所解释，即与侵袭性较强的肿瘤在病程早期出现更严重和更局限的症状相比，生长缓慢的肿瘤更容易出现较不特定的症状。

（三）急性并发症

脑肿瘤患者的急性神经系统并发症可能与肿瘤的不断增长、肿瘤治疗或基础疾病有关。最常见的严重并发症包括缺血性或出血性脑卒中、癫痫发作、颅内压升高和脑疝。急性脑卒中可能由合并症、肿瘤的旁分泌作用或肿瘤治疗的副作用而引起。脑卒中的鉴别诊断包括疾病进展、癫痫发作、脑水肿加重和放疗后脑卒中样偏头痛发作（SMART）综合征。占位性脑肿瘤和相关脑水肿可能会在代偿机制耗竭后引起颅内压升高。晨起头痛、恶心、呕吐和复视可能是颅内压升高的征兆。在更晚期的病例中，可能会出现嗜睡和认知障碍。当脑组织沿着阻力较小的方向从一个脑室移动至另一个脑室内时，不加控制的脑水肿可能会导致脑疝。五种常见的脑疝综合征可以单独发生，也可以共同发生：大脑镰下疝（扣带回疝）、钩疝（小脑幕裂孔疝）、中央疝、上行性和下行性小脑幕疝（扁桃体疝）（图 32.1）。临床症状和体征取决于脑疝的类型。

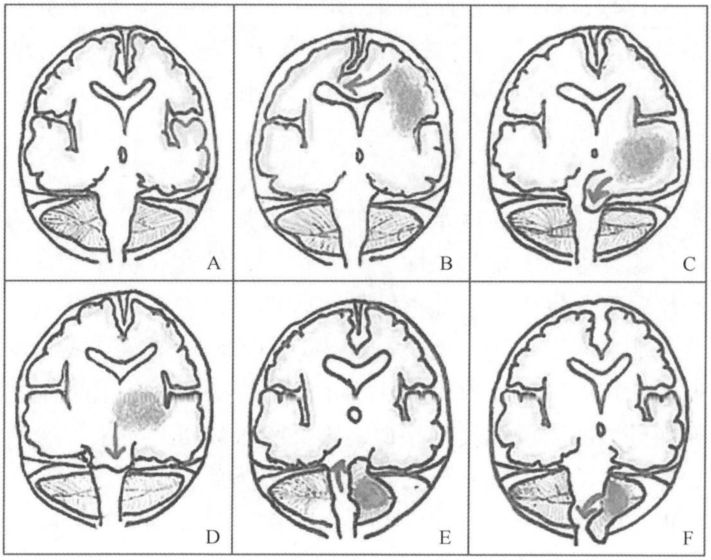

图 32.1　脑疝综合征

A. 正常大脑；B. 大脑镰下疝；C. 钩疝；D. 中央疝；E. 上行性小脑幕疝；F. 下行性小脑幕疝

（图片由 Heidi Maj 惠赠）

二、治疗注意事项

治疗方案通常包括在病程中的某个阶段的多种治疗方式。为了选择最佳的治疗方案，需要通过评估患者个体的合并症、体能状况、遗传标志物、所提供治疗方法的预期副作用和治疗目标进行仔细考虑。最佳治疗应以平衡患者的生活质量和延长生存期为目标。

（一）手术

手术是许多中枢神经系统肿瘤管理的初始组成部分。虽然 1 级肿瘤偶尔可经手术治愈，但对于更高级别的肿瘤，由于肿瘤的弥漫侵袭性，手术通常不能完全切除。手术旨在最大程度地、安全地减轻肿瘤负荷，但常受限于邻近大脑功能区和神经功能缺陷的相关手术风险。在特定的患者中，手术有助于管理急性症状，缓解由占位效应引起的障碍，减轻肿瘤负荷以最大化实现其他疗法的益处，并可能降低颅内压升高引起的毒性风险及控制癫痫发作。除了对周围正常脑组织直接损伤外，手术还会带来其他风险，如感染和伤口破裂。立体定向活检是用于诊断的微创手术，其并发症发病率和死亡率很低，估计分别为 4%、0.9%。然而，由于采样有限，立体定向活检可能无法在高达 5%的病例中提供诊断，且诊断准确性有限。在一项研究中，将活检获得的肿瘤组织与手术切除的肿瘤组织进行了比较，38%的患者诊断结果发生了变化。病理诊断中的这种差异在临床实践中具有显著意义，将影响治疗决策和结果。此外，全面的分子诊断和临床试验参与可能会因脑活检组织量少而受到影响。

（二）放疗毒性

正常脑实质对放疗的耐受性基于总剂量、分割剂量和接受放疗的脑体积。由放疗引起的神经毒性可以表现为急性、亚急性或迟发性和晚期效应。急性毒性在治疗期间或治疗后不久发生。急性毒性是自限性的，且被认为是由水肿和脱髓鞘所致。临床综合征最常表现为乏力、过度嗜睡和脑病。亚急性或迟发性毒性最常见于放疗结束后的首次影像学检查，但也可能在 3～6 个月后出现。这种毒性的影像学表现与肿瘤进展的影像学表现相似，因此给临床医生带来了诊断上的挑战。晚期效应可能发生于治疗后数月至数年，通常称为放射性坏死。这些慢性并发症可能是脑实质正常细胞成分受到损伤及脑血管系统功能和完整性改变导致的，具有广泛的临床表现，包括癫痫发作和可能导致痴呆的认知功能障碍。在神经系统发育不完全的儿童，放疗可能会损害其生长发育。最近，一种独特的延迟性放射毒性被称为放疗后脑卒中样偏头痛发作（SMART）综合征。这种综合征的特点是复杂的偏头痛发作，伴有类似脑卒中的局灶性神经功能缺陷。尽管未发现血管闭塞或出血，但 MRI 通常显示脑回增强、轻度肿块效应和皮质增厚，伴或不伴放射区域的弥散障碍。这些影像学改变在症状发生后 2～7 天出现。暴露于电离辐射还可能导致其他晚期副作用，如脑膜瘤和血管异常（如海绵状血管瘤）。

（三）化疗毒性

用于脑肿瘤治疗的化疗药物通常通过口服或静脉途径全身给药。因此，与其他癌症患者一样，此类患者会出现典型的全身毒性。然而，除此之外，中枢神经系统肿瘤患者的神经系统毒性风险增加，可能是疾病本身和治疗导致脑损伤的结果。全身和局部治疗均可导致癫痫发作、认知功能障碍和局灶性神经功能恶化。例如，化疗引起的认知改变可能代表了 DNA 损伤、端粒缩短、细胞因子失调、增加化疗损伤的遗传易感性，以及其他伴随治疗对认知能力下降的强化作用。

（四）靶向治疗

针对肿瘤生长必不可少的分子信号通路的靶向治疗，也可能影响神经功能，以及损害大脑损伤后的自我修复能力，影响功能恢复。大多数新型疗法的长期副作用尚不清楚，因此，系统评估患者结局以确定新型治疗对神经功能的短期和长期影响至关重要。

三、随访和监测的挑战

对脑肿瘤患者进行评价和评估以确定治疗反应、进展和治疗副作用具有挑战性。治疗会引起肿瘤影像学特征性变化，造成对影像学检查结果的解释复杂化。例如，治疗诱导的炎症变化通常称为假性进展，表现为具有广泛水肿的对比剂增强肿块。相反，一些治疗，特别是抗血管生成治疗，会减少对比剂扩散，导致影像学检查结果改善，但不一定意味着肿瘤负荷降低（假性消退）。放疗还会对健康脑组织造成损伤，特别是脑白质，甚至在治疗后数年仍会导致外观发生变化。这种称为放射性坏死的损伤可持续加重，进一步模拟肿瘤进展，从而增加了临床医生对疾病评估的挑战性。

一般而言，术后 MRI 检查应在 48h 内进行，不迟于 72h，能更好地检测残留肿瘤，并尽量减少可能模拟残留肿瘤的术后改变。

新的基线影像学检查应在完成放疗后约 4 周进行。在这个时间点，常见 MRI 对比度增强。这些变化可能是多种过程的结果，包括治疗相关的炎症、术后变化和缺血、放射性坏死及亚急性放射效应，这些很难与真正的肿瘤进展区分开。在放疗后的最初几个月，假性进展是一个公认事件。总体而言，多达 25%的患者存在这种情况，并且与单独接受放疗的患者相比，接受同步放化疗的患者更为常见。此外，甲基鸟嘌呤-DNA-甲基转移酶甲基化肿瘤患者被认为具有更高的假性进展风险。虽然发病机制尚不完全清楚，但由于少突胶质细胞和内皮细胞对放疗的敏感性增加，其被认为反映了一种以炎症反应、脱髓鞘和异常血管通透性为特征的短暂和局部反应。

假性进展的神经影像学特征是 T_1 对比剂增强后序列增强（由血脑屏障破坏导致的血管通透性异常引起），以及 T_2 和液体衰减反转恢复（FLAIR）加权信号增强（由水肿引起）。有时，但并非总是，这些变化也伴随着增强灌注不足而变化。某些影像学特征模式也更能提示假性进展。其中，线性增强模式和脑室周围白质改变可以反映放疗的局部副作用或信号激活的肿瘤生长。在大多数患者中，放射相关 MRI 异常的演变在临床上是无症状的。当症状出现时，通常会影响一般认知功能或加重先前存在的症状。假性进展通常对皮质类固醇治疗反应良好，可能是由于其抗炎作用和稳定血脑屏障的作用，但这不能作为区分假性进展与肿瘤真正进展的依据。

放射性坏死是疾病发展后期的已知并发症，通常发生于放疗后 18～24 个月，最早于放疗后 2 个月发生，最晚至 5 年。其发生率报道各不相同，可发生于 3%～24%的脑肿瘤患者。病理生理学认为放射性坏死是血管改变、水肿和纤维蛋白渗出的结果。影像学上，放射性坏死表现为具有肿块效应的占位性病变，因此很难与肿瘤复发区分。它通常影响最大放射剂量区域和脑室周围白质区域，并呈现增强的“肥皂泡”外观。由于炎症活性，代谢研究可能难以解释。MR 波谱有助于鉴别肿瘤复发，MR 波谱可显示乳酸/肌酸增加、胆碱/肌酸降低，以及异柠檬酸脱氢酶（IDH）突变肿瘤中的 2-羟基戊二酸（2-HG）缺乏。MR 波谱的敏感度和特异度仍然太低，因此不能将这种方法作为鉴别肿瘤与坏死的唯一手段。

放射性坏死可引起神经症状和神经功能下降。对于有临床症状的患者，管理选择包括可以确认基本诊断并解决与肿块相关的并发症和症状的手术。进一步的选择包括增加抗血管内皮生长因子（VEGF）治疗逆转放疗（RT）后白质中 VEGF 表达增加的效应，该效应与血脑屏障（BBB）破坏和脑水肿相关。这种治疗已在一项随机、安慰剂对照的临床试验中得到证实。其他多种治疗方法（包括高压氧疗法、口服维生素 E 和激光间质热疗法）也被尝试过，但没有令人信服的获益证据。

相反，假性反应是描述信号减少的影像学变化的一种现象，其可能是由于血脑屏障（BBB）的“正常化”，通常与抗 VEGF 治疗相关。

四、原发性中枢神经系统肿瘤

原发性中枢神经系统肿瘤超过 130 种。本部分将重点介绍具有特殊意义的常见肿瘤。大多数脑肿瘤的细胞来源未知，并且没有公认定义癌前状态的前期病变。原发性脑肿瘤根据其组织学表现（最类似于正常中枢神经系统细胞成分）和其分子标志物可进行分组。神经上皮细胞被认为会产生神经胶质瘤、松果体肿瘤、胚胎肿瘤（如髓母细胞瘤）、脑膜瘤、脉络丛肿瘤、生殖细胞瘤和蝶鞍来源的肿瘤（包括垂体瘤和颅咽管瘤）。脑肿瘤被认为起源于神经干细胞、祖细胞或经过恶性转化的去分化成熟神经细胞。根据定义的分子和组织学亚型，胶质瘤约占所有颅内肿瘤的 2/3，发病率与年龄相关。与成人肿瘤相比，儿童期肿瘤具有不同的发病率、定位倾向（即颅后窝肿瘤伴小脑受累）和分子谱。

（一）流行病学

（1）原发性中枢神经系统肿瘤相对罕见，占所有恶性肿瘤的 1.8%。

（2）美国成人（＞40 岁）的中枢神经系统肿瘤的发病率为 42.85/10 万，儿童（0～14 岁）为 5.83/10 万。

（3）患脑肿瘤风险较高的人群包括老年人、白种人、男性。

（4）发病率呈双峰分布，儿童早期为一个小高峰，中年后期为一个更明显的高峰。

（5）老年人的发病率较高表明环境毒性暴露导致生物累积的可能作用。

（6）脑肿瘤确定的环境病因是电离辐射和长期暴露于碳氢化合物。

（7）胶质瘤风险的可能保护因素是过敏相关免疫反应、IgE 升高、既往水痘和（或）VZV IgG 阳性病史。

（8）根据美国脑肿瘤注册中心的数据，2020 年美国诊断出 83 830 例原发性恶性和非恶性脑及其他中枢神经系统肿瘤（原发恶性肿瘤 24 970 例和原发非恶性肿瘤 58 860 例）。

（9）确诊原发性脑肿瘤后，5 年生存率随年龄增长而逐渐降低。

（10）脑膜瘤占所有原发性脑肿瘤的 38.3%，并且在女性中更为常见。

（11）1/3 的肿瘤是恶性的，最常见的是胶质母细胞瘤（GBM）（占所有肿瘤的 14.5%，占恶性肿瘤的 48.6%）。

（12）脑和其他中枢神经系统肿瘤是儿童最常见的实体瘤类型。

（13）20 岁之前最常见的肿瘤是胚胎或原始神经外胚层肿瘤（PNET）及星形胶质细胞瘤。

（二）胶质瘤

胶质瘤可发生于不同年龄的患者，是一组分子特征和行为存在显著差异的异质性肿瘤。大多数成人胶质瘤弥漫性浸润邻近脑组织，因此通常称为弥漫性胶质瘤，包括 2～4 级。根据 2021 年 WHO 分类，成人型弥漫性胶质瘤主要分为以下三类：①星形细胞瘤，*IDH* 突变；②少突胶质细胞瘤，*IDH* 突变和 1p/19q 共缺失；③GBM，*IDH* 野生型（表 32.2）。

表 32.2　2021 年中枢神经系统肿瘤 WHO 分类的主要分组

名称	分级	主要分子标志物/分子谱
成人型弥漫性胶质瘤		
少突胶质细胞瘤	2 级或 3 级	*IDH 1* 或 *IDH 2* 突变、1p/19q 共缺失，TERT 增强子突变，CIC、FUBP1、NOTCH1
星形细胞瘤	2 级、3 级或 4 级	*IDH 1* 或 *IDH 2* 突变、ATRX、TP53、CDKN2A/B
胶质母细胞瘤	4 级	*IDH* 野生型、TERT 启动子、染色体−7/+10、EGFR
局限性星形细胞胶质瘤		
毛细胞型星形细胞瘤	1 级	*KIAA 1549-BRAF*、*BRAF*、*NF1*
室管膜肿瘤		
幕上	2 级或 3 级	ZFTA、RELA、YAP1、MAML2
幕上，*ZFTA* 融合阳性	2 级或 3 级	*ZFTA* 融合阳性
幕上，*YAP1* 融合阳性	2 级或 3 级	*YAP1* 融合阳性
颅后窝	2 级或 3 级	H3K27me3、EZHIP（甲基化谱）
颅后窝，PFA 组	2 级或 3 级	
颅后窝，PFB 组	2 级或 3 级	
脊髓	2 级或 3 级	NF2、MYNC
脊髓，*MYCN* 扩增	2 级或 3 级	*MYCN* 扩增
黏液乳头型	2 级	
室管膜下型	1 级	
脑膜瘤		
脑膜瘤	1 级、2 级或 3 级	NF2、AKT1、TRAF7、SMO、PIK3CA、KLF4、SMARCE1、一些亚型中的 BAP1、H3K27me3，TERT 启动子、3 级中的 CDKN2A/B
胚胎性肿瘤		
髓母细胞瘤		
髓母细胞瘤，分子分型		
髓母细胞瘤，WNT 活化型	4 级	CTNNB1、APC
髓母细胞瘤，SHH 激活和 *TP53* 野生型	4 级	TP53、PTCH1、SUFU、SMO、MYCN、GLI2（甲基化谱）
髓母细胞瘤，SHH 激活和 *TP53* 突变	4 级	TP53、PTCH1、SUFU、SMO、MYCN、GLI2（甲基化谱）
髓母细胞瘤，非 WNT/非 SHH 活化型	4 级	MYC、MYCN、PRDM6、KDM6A（甲基化谱）
血液淋巴肿瘤		
淋巴瘤		
中枢神经系统淋巴瘤		
中枢神经系统原发性弥漫大 B 细胞淋巴瘤		*BCL6* 基因重排、（14；18）易位、MYC
松果体肿瘤		
松果体细胞瘤	1 级	

续表

名称	分级	主要分子标志物/分子谱
中分化松果体实质瘤	2 级或 3 级	
松果体母细胞瘤	4 级	RB1、MYC
松果体区乳头状瘤	2 级或 3 级	染色体 10、3、22q 丢失，染色体 8p 和 12 增加，PTEN
松果体区促结缔组织增生性黏液样肿瘤，*SMARCB1* 突变		
转移至中枢神经系统		
转移至大脑和脊髓	NA	
转移至脑膜	NA	

Ⅰ. 诊断方法和临床遗传考虑的因素

长期以来，驱动胶质瘤通路的基因组改变一直是人们关注的焦点。例如，*IDH1* 或 *IDH2* 突变已被确定为低级别胶质瘤常见的致癌起始事件。进展至更具侵袭性的肿瘤与其他基因变化及更复杂的染色体和基因改变有关。

目前，特定的分子特征被认为具有至关重要的生物学意义，是一种新的诊断方法的基础，该方法在患者管理中具有显著的临床影响和实际意义（表 32.2）。成人胶质瘤的主要区别在于 *IDH1* 或 *IDH2* 突变及 1p/19q 共缺失。与 *IDH* 野生型肿瘤相比，*IDH* 突变型肿瘤具有独特的生物学和临床行为，最终转化为更好的治疗反应和临床结局。此外，与无染色体缺失的类似肿瘤相比，具有染色体臂 1p 和 19q 缺失（1p/19q 共缺失）的 *IDH* 突变肿瘤，具有更长的中位总生存期（OS）。另外，一个较少的低级别肿瘤亚组（6%）虽不具有 *IDH* 突变，但具有毛细胞型星形细胞瘤的一些特征（*BRAF* 突变），其死亡率非常低。新的 WHO 分类体系强调了分子检测的重要性，因为它在治疗和预后方面具有关键的临床意义。

Ⅱ. 新分类：组织病理学和遗传学因素

传统的中枢神经系统肿瘤分级系统基于组织学特征，而 2016 年发布的修订版 WHO 分类首次在组织学之外使用分子参数对肿瘤进行分类。例如，它通过要求显示 *IDH* 突变及 1p/19q 共缺失定义少突胶质瘤。在 2021 年 WHO 分类中，分子诊断在中枢神经系统肿瘤分类中的作用得到进一步巩固。最重要的是，成人型非少突胶质瘤根据 *IDH* 状态分为 *IDH* 突变型星形细胞瘤和 *IDH* 野生型 GBM。

具有诊断和风险分层意义的生物标志物的清单不断增加。它们为临床医生提供指导治疗决策的预测信息。尤其是：

（1）O^6-甲基鸟嘌呤-DNA-甲基转移酶（MGMT）启动子甲基化。

（2）1p/19q 共缺失。

（3）*IDH* 突变。

（4）*BRAF* 复制/融合。

成人和儿童的弥漫性胶质瘤虽然具有相似的组织病理学表现，但在分子分型上不同。儿童神经胶质瘤很少有 *IDH* 突变或 1p/19q 共缺失。相反，*BRAF* 和 *H3K27M* 突变更常见，尤其是分别对应于低级别和中线部位肿瘤。这些发现提示儿童脑肿瘤有不同的发病机制和生物学特性，强调儿童脑肿瘤应有不同的治疗考虑、方法及最终结果。

Ⅲ. 影像学：先进技术和遗传意义

神经影像学是一个不断发展的医学领域，是中枢神经系统肿瘤管理的基础。脑部 CT 和 MRI，以及结构和功能成像技术，提供了有关中枢神经系统病变的鉴别诊断（脓肿、脱髓鞘斑块、脑卒中）信息。某些技术和序列有助于预测肿瘤分级，并用于评估、制订治疗计划、监测治疗反应和治疗副作用（放射性坏死和假性进展）。高级神经影像学是一个新兴的研究领域，旨在寻找与肿瘤遗传特征相关的影像标志物。

重要的影像学应用如下。

（1）CT 在检测出血（如术后）、脑疝、脑积水中起作用。

（2）CT 对检测肿块内的钙化有价值，提示脑肿瘤类型为少突胶质细胞瘤或脑膜瘤。

（3）对比度增强与血脑屏障局部破坏相关，是高级别肿瘤的一个关键特征，但也有一些例外，包括一些低级别肿瘤，如儿童细胞增生性星形细胞瘤确实会增强。

（4）肿块周围的 T_2/FLAIR 信号异常与肿瘤周围水肿相关。

（5）在对比增强的 MRI 上，少突胶质细胞瘤通常具有异质性图像。

（6）尽管 MR 波谱敏感度和特异度较低，但其通常用于帮助鉴别肿瘤与炎症或放射诱导的损伤。MR 波谱可显示 *N*-乙酰天门冬氨酸（NAA）衰减的峰值（破坏或替换正常神经元的过程）和胆碱增加的峰值（由于细胞周转增加）。在 *IDH* 突变型胶质瘤中，MR 波谱可以检测到肿瘤中 2-HG 积聚。

（7）脑灌注 MRI 有助于鉴别与治疗相关的变化和肿瘤复发，是计划活检时规划肿瘤取样的一种有用工具。

（8）MRI 弥散加权成像（DWI）可以帮助鉴别原发性中枢神经系统淋巴瘤；一个重要的考虑是皮质类固醇可引起肿瘤显著缩小，可能导致神经外科手术无法获得有效诊断样本。

Ⅳ. 恶性胶质瘤

恶性胶质瘤（MG）占成人新诊断的恶性原发性脑肿瘤的 75%以上，尽管治疗有所进展，但其发病率和死亡率格外高。胶质母细胞瘤（GBM）是最具侵袭性的肿瘤亚型，按 WHO 分级标准其为 4 级，几乎占 MG 的 50%。2021 年 WHO 分类将 GBM 定义为 *IDH* 野生型。星形细胞瘤（astrocytoma），WHO 分级为 2～4 级，通常影响青少年群体，并且经过多年其从低度恶性肿瘤发展为恶性程度更高的肿瘤。有时，这种进展有临床记录，但有时，患者诊断时已为 4 级星形细胞瘤。根据 2021 年 WHO 分类，所有非 GBM 恶性星形细胞瘤均为 *IDH* 突变型。尽管这类患者最初对治疗有反应，但最终会产生治疗耐药并导致死亡。MG 唯一确定的危险因素是电离辐射暴露和罕见的家族性综合征（如 Lynch 综合征和 Li-Fraumeni 综合征）。约 5%的 MG 患者有胶质瘤家族史。临床上，患者可能表现为全身性和局灶性症状与体征的结合。患者经常抱怨头痛，类似于紧张性头痛，这种头痛难以治疗，并逐渐恶化，有时晨起时头痛加重，伴或不伴恶心和呕吐。这种头痛是肿块病变导致颅内压升高的表现。脑肿瘤患者经常出现的另一种症状是新发的癫痫发作。对于影像学检查，最常用的是 MRI，其显示不规则的增强肿块，伴有相关的水肿和肿块效应。FDG-PET 显示葡萄糖摄取增加，表明代谢过度。与对侧未受累的脑实质相比，MRI 灌注序列或单光子发射计算机断层成像（SPECT）评估血流量和肿瘤血容量显示增加。

MG 患者存在多种神经系统并发症，其中包括如下情况。

（1）癫痫发作：通常为典型局灶性的，可能继发全身性发作。若需要治疗，最好使用不影响肝细胞色素 P450 系统的新型抗癫痫药物（如左乙拉西坦、拉莫三嗪、加巴喷丁、苯巴那酯），从而避免改变多种全身性癌症治疗药物的代谢和清除。

（2）非局灶性症状：如意识障碍和精神状态改变。这些通常由瘤周水肿和颅内压升高所致，癫痫发作也可能会导致类似的表现。通常使用皮质类固醇治疗，但在某些情况下，可能需要使用高渗剂如甘露醇或行紧急肿瘤切除术。应该对发作后的意识模糊进行鉴别诊断，并酌情处理。

（3）局部症状：如偏瘫、语言障碍和视野缺失。神经功能障碍通常与肿瘤的部位直接相关。例如，优势大脑半球特别是后额叶和颞叶受累可能引起失语，而枕叶受累可能导致对侧偏盲（视野丧失）。

尽管胶质瘤具有浸润性，但对于新诊断的 MG，标准治疗是最大程度手术切除。优点如下：

（1）明确诊断，有助于判断预后，推动进一步的治疗选择。

（2）改善由肿块占位效应引起的症状。

（3）研究表明，切除范围与预后相关。这对髓母细胞瘤和室管膜瘤尤其重要。

胶质母细胞瘤（GBM）的具体考虑因素下文有详细的描述。

1. 胶质母细胞瘤

1）尽管 GBM 可以发生于任何年龄，但 GBM 诊断时的中位年龄为 65 岁。

2）年轻时诊断为 GBM 应引起对遗传综合征的怀疑。

3）在成年人中，目前的大多数系列报道显示，即使采用标准的治疗方法，中位生存期也只有12～18个月。

4）GBM可以是新发的，这意味着患者被诊断为4级恶性肿瘤，而没有临床检测到的从低级别肿瘤向高级别肿瘤的转变过程。

（1）分子发病机制

1）GBM具有*IDH*野生型的遗传特征谱。其特征性的分子基因谱包括表皮生长因子受体（*EGFR*）基因扩增、*TERT*启动子突变、+7/–10染色体拷贝数改变、*PTEN*突变。

2）MGMT甲基化状态确定了基因启动子区域被甲基化。这存在于35%～40%的GBM中，并预示着对烷化剂的敏感性增加，如替莫唑胺。此外，一些研究表明，MGMT甲基化肿瘤在放疗和化疗后更容易发生假性进展。

（2）影像学：GBM在MRI和CT上呈特征性增强，通常具有中央坏死腔，更多的肿瘤周围水肿，且更可能穿过胼胝体。

（3）治疗：自2005年EORTC-NCIC研究以来，新诊断的GBM的标准治疗是术后给予放疗（60Gy）同步替莫唑胺辅助治疗。在同步治疗期或在放疗持续期间，替莫唑胺的给药剂量为75mg/（m^2·d），每周7天，持续6周。放化疗后，患者可以获得一个为期4周的治疗假期，然后继续开始替莫唑胺辅助治疗，以150mg/（m^2·d）的剂量给药，持续5天，28天为1个周期。如果患者耐受性良好，且无严重毒性反应，在接下来的周期中，替莫唑胺的剂量可增加至200mg/（m^2·d），持续5天。通常推荐给予6个周期的辅助治疗，但其他临床试验和实践已经给出了多达12个周期的治疗方案。尽管GBM是一个老年人多发的疾病，但很少有研究旨在评估65岁以上患者的最佳治疗方案。这是一个重要的问题，因为与年轻患者相比，老年患者通常有更多的合并症，并且在癌症治疗期间会产生更多的毒性反应。最近的一项研究填补了这个知识空白，并表明，无论是否服用替莫唑胺，一个短疗程的放疗（共40.5Gy，15次，3周）在老年患者中的耐受性良好。辅助治疗周期的中位数为5个。总生存期从7.6个月（单独放疗组）增加到9.3个月（联合放疗组）。在MGMT甲基化的GBM患者中，化疗的获益更大。

虽然同步放化疗后替莫唑胺维持治疗可以提高生存率，但肿瘤复发不可避免。复发后二线治疗尝试了多种疗法，但没有一种获得明确的生存益处。这些疗法如下。

1）卡莫司汀晶片植入剂的植入。

2）细胞毒性药物化疗，如洛莫司汀、丙卡巴肼、伊立替康、卡铂。

3）贝伐珠单抗是一种抗循环VEGF的单克隆抗体，据报道可以改善无进展生存期（PFS），但不能带来生存益处。

4）针对调节信号通路的靶向分子治疗，如EGFR、PDGF和哺乳动物西罗莫司靶蛋白，均未显示临床疗效。

5）GBM 的免疫疗法正在评估中。这些治疗包括免疫检查点抑制剂、肽类和树突状细胞疫苗，以及肿瘤内注射溶瘤病毒。

（4）预后

1）GBM 确定的预后因素包括患者年龄、体能状况、肿瘤切除范围和肿瘤 MGMT 甲基化状态。

2）GBM 标准治疗后的中位生存期为 15～18 个月，2 年生存率为 26.5%～35%。

3）MGMT 甲基化的 GBM 患者预后得到改善，中位生存期为 21～23 个月，2 年生存率为 40%～50%。

4）高达 10%的 GMB 患者可能存活 5 年或更长时间。

5）患有高级别肿瘤（3～4 级）的儿童预后通常比成人更好，5 年生存率为 25%。

6）*H3K27M* 突变的弥漫性中线胶质瘤于 2016 年 WHO 分类中首次被确认为一个独立的实体（新类别）。携带这种突变的 GBM 具有不同的分子特征，并且预后不良。

2. 星形细胞瘤

（1）星形细胞瘤患病年龄比 GBM 更小。

（2）星形细胞瘤分级为 2～4 级。

（3）根据 2021 年 WHO 分类，所有星形细胞瘤都存在 *IDH* 突变。

（4）除 *ATRX*、*TP53*、*CDKN2A/B* 基因突变外，可能存在其他突变。

（5）低级别星形细胞瘤患者的中位生存期为 8～10 年。

（6）关于星形细胞瘤的最佳治疗仍在积极研究中。治疗方案包括最大程度安全切除、同步放化疗序贯替莫唑胺辅助治疗及靶向治疗。CATNON 研究的早期结果表明，在 3 级星形细胞瘤中，放疗联合替莫唑胺辅助治疗优于单独放疗。该研究的第二次中期分析显示，同步给予替莫唑胺无临床获益，但显示替莫唑胺辅助治疗（持续 12 个月）的临床获益。星形细胞瘤患者的另一个治疗选择是新兴的 IDH 靶向药物，如艾伏尼布（Ivosidenib）和 Vorasidenib，这些药物在血液系统恶性肿瘤患者中显示出临床获益。在一项 I 期研究中，艾伏尼布提高了非增强型胶质瘤[被认为是低级别胶质瘤（LGG）]的中位无进展生存期获益，但没有提高增强型胶质瘤（认为是高级别胶质瘤）的中位无进展生存期获益。其他靶向治疗选择，如多腺苷二磷酸核糖聚合酶（PARP）抑制剂，在治疗星形细胞瘤方面也显示出越来越多的疗效证据。

3. 少突胶质细胞瘤

（1）少突胶质细胞瘤占所有神经胶质瘤的 5%～20%，典型的峰值年龄为 40～60 岁，间变性肿瘤好发于年长患者。

（2）根据 2021 年 WHO 分类，少突胶质细胞瘤必须存在 *IDH* 突变伴随 1p/19q 共缺失。

（3）可能除 *TERT* 启动子、*CIC*、*FUBP1*、*NOTCH1* 突变外发现其他突变。1p 和 19q 的联合缺失与 *IDH* 突变相关。*IDH* 突变缺乏可能表明 1p 和 19q 部分缺失，并且提示应该进一步检测 GBM 标志物。

（4）与其他胶质瘤相比，少突胶质细胞瘤的生存时间延长，差异显著，突出了其为不同的生物学实体，并强调了基因图谱对个体化治疗的重要性。

（5）少突胶质细胞瘤被分为 2 级或 3 级。

（6）少突胶质细胞瘤比其他胶质瘤对化疗更敏感。少突胶质细胞瘤的 5 年相对生存率为 74.1%。

Ⅴ. 低级别胶质瘤

低级别胶质瘤（LGG）是一组包括具有星形胶质细胞或少突胶质细胞特征的异质性肿瘤，通常影响年轻患者，具有更长的生存期。由于预后较好，治疗的长期效果是确定最佳治疗的一个关键方面。

临床表现如下。

（1）超过 50%的病例以癫痫发作起病，超过 80%的患者在疾病进程中出现癫痫发作。在积极治疗期间，放疗可暂时降低癫痫发作阈值，但最终这种治疗总体上会使癫痫发作的控制得到改善。

（2）其他症状与肿瘤部位有关，可能包括运动、感觉、语言功能逐渐丧失或视野缺损。

1. 1 级（毛细胞型星形细胞瘤）　虽然低级别星形细胞瘤包括 1 级（毛细胞型星形细胞瘤）和 2 级弥漫性星形细胞瘤，但它们的生物学行为迥异，必须单独考虑。大多数毛细胞型星形细胞瘤在 20 岁之前发生，在 10 岁左右达峰值，常为累及小脑的中线颅后窝病变，但也可表现为视神经下丘脑区域和脑干的背侧外生性病变。手术是主要的治疗方法，可以治愈。这些肿瘤的特征如下。

（1）囊性和界线清楚。

（2）MRI 上几乎总有增强，具有明显增强的壁结节表现。

（3）罗森塔尔纤维是毛细胞型星形细胞瘤的病理标志。

（4）它们通常具有与 *BRAF-KIAA* 融合基因或 *BRAF* V600E 突变相关的染色体 7q34 串联重复。

（5）完全手术切除通常可以治愈，预示着良好的预后，10 年生存率为 95%。

（6）恶性转化并不常见，但可能与放疗有关。

2. 2 级（弥漫性低级别星形细胞瘤）　弥漫性低级别星形细胞瘤被归为 WHO 分级 2 级。此类肿瘤通常生长缓慢，但周围脑实质的局部浸润限制了仅采用单纯手术切除治愈的可能。此类肿瘤通常发生于中青年成人，诊断的中位年龄为 35～45 岁。

（1）分子发病机制

1）所有 2 级胶质瘤都存在 *IDH* 突变，不伴 1p/19q 共缺失。

2）另外的基因检测应包括 *ATRX*、*TP53*、*CDKN2A/B*，检测结果可能会改变分期。

（2）影像学表现

1）MRI 上白质分布区呈 T_2/FLAIR 高信号。

2）通常，肿瘤在增强后 MRI T_1 加权像上不增强。当出现增强时，可能表明已经转化为更高恶性级别。

（3）治疗：通常追求最大程度安全切除肿瘤，这对诊断和预后有重要影响。这类肿瘤可能含有恶性程度更高的细胞区域，从而改变诊断、预后评估和治疗方案。此外，越来越多的证据表明切除范围会影响生存。

从观察到积极的放疗和化疗联合治疗，有多种治疗选择。在进行了完全切除后，对于年轻（40 岁以下）且神经系统完整的分子确诊为 2 级星形细胞瘤患者来说，观察可能是一种合理的选择。已有研究表明，延迟放疗不会对总生存期产生不利影响，且会提高生活质量，否则会受到放疗副作用的影响。

当需要进一步治疗时，2 级星形细胞瘤患者可接受放疗，然后应用替莫唑胺或 PCV（丙卡巴肼、洛莫司汀、长春新碱）联合方案进行化疗。对放疗与放疗后序贯 PCV 化疗进行比较，联合治疗方案的生存率几乎翻倍。与 PCV 化疗相比，12 个周期的替莫唑胺治疗具有更好的耐受性，以及更少的副作用，因此是一个很有吸引力的选择，但在该患者群体中比较 PCV 与替莫唑酰胺的试验尚未完成。越来越多的证据支持对星形细胞瘤患者进行靶向治疗，如 *IDH* 突变靶向剂或 PARP 抑制剂。

（4）预后

1）中位生存期为 10～12 年。

2）有可能转变为更高级别、更具侵袭性的肿瘤。

3）大小超过 6cm，穿过中线，术前神经功能缺损，发病年龄＞40 岁是不良预后因素。

3. 2 级少突胶质细胞瘤　低级别少突胶质细胞瘤的发生率是间变性肿瘤的 3 倍，占原发性脑肿瘤的 2%～5%，占所有胶质瘤的 15%。它们确实常发生于年轻成年男性，其发病高峰年龄为 30～40 岁，虽然不常见，但可能由于壁薄的毛细血管网而出现颅内出血。预后比星形细胞瘤好，因为它们对化疗更为敏感。

（1）分子发病机制

1）少突胶质细胞瘤的定义是 1p/19q 共缺失和 *IDH* 突变。

2）*ATRX* 和 *TP53* 都没有发生突变。

（2）影像学表现

1）常沿着皮质下凸面发生，尤其是额颞叶。

2）表现为部分钙化的肿块性病变，在 CT 检查时很容易被发现为高信号，特别是沿着皮质带呈脑回状。

3）MRI 检查显示为 T_2 和 T_2/FLAIR 序列上的高信号。

4）对比剂增强不是 2 级少突胶质细胞瘤的典型特征，但可能提示更高级别的肿瘤。

5）尽管被定为 2 级，但据报道 1%～2%的病例有软脑膜扩散。

（3）治疗：最佳治疗仍存在争议，主要集中于何时进行外科手术及手术切除后何时开始治疗。完全切除术可能会延长无进展生存期，但对总生存期的影响尚未得到证实。40 岁以下的患者接受完全切除术后通常仔细监测，无须进一步治疗，直至疾病进展。40 岁以上或手术后有残留肿瘤的患者通常需要接受治疗。RTOG 9802 研究结果表明，放疗后接受化疗可能优于单独放疗。2 级少突神经胶质瘤对化疗敏感，因此早期采用化疗来延迟放疗，但这尚未被证明是一种具有可比性的方法。

（4）预后

1）中位生存期为 15 年。

2）MRI 上肿瘤增强的患者中位生存期较短，可能提示肿瘤级别较高。

Ⅵ. 室管膜瘤

室管膜瘤分类从 1 级肿瘤（室管膜下瘤）到 3 级肿瘤，常见于儿童，尤其是 3 岁以下的儿童，占所有儿童颅内肿瘤的 10%。尽管室管膜瘤在成人中罕见，但其是最常见的成人脊髓肿瘤。

1）儿童中最常见的部位是第四脑室。

2）其与Ⅱ型神经纤维瘤病呈正相关。

3）在神经影像学上，由于存在坏死、钙化、囊性变和出血等病理改变，其在所有成像模态中都有典型的异质性外观。

4）症状取决于肿瘤部位，幕上室管膜瘤常引起颅内压升高症状，幕下室管膜瘤引起脑神经病变、共济失调和脑积水，而且脊髓室管膜瘤通常表现为背部及神经根痛。

5）脊髓种植的发生率为 10%～22%，幕下肿瘤及更高级别肿瘤的发生率较高。值得注意的是，最近发现的一种以原发性脊柱定位和 *MYCN* 扩增为特征的亚型，其脑脊液（CSF）播散率几乎为 100%。

（1）分子发病机制：与组织病理学分级相比，分子分类能更好地对患者进行风险分层。根据 2016 年 WHO 分类，室管膜瘤是根据组织病理学和分子特征及肿瘤部位（幕上、颅后窝、脊髓室）进行分类的。根据分子特征，幕上肿瘤进一步细分为两组，一组具有 *ZFTA* 融合，另一组具有 *YAP1* 融合。颅后窝室管膜瘤属于 A 组或 B 组。脊髓室管膜瘤根据 *MYCN* 扩增的存在与否进行分类。

（2）治疗：手术是标准治疗，因为完全切除可能是治愈性的，特别是 1 级室管膜瘤。

鉴于成人室管膜瘤的罕见性，大多数与室管膜瘤治疗相关的数据来自儿童群体。目前的治疗策略包括最大程度安全手术切除，然后进行辅助放疗。在选择性病例中，如幕上肿瘤，无脑室相通，完全切除可能是一种选择。进行辅助化疗是为了避免或延迟放疗，尤其是在幼儿，但多项临床试验未能显示生存获益。

手术是成人低级别室管膜瘤的初始治疗方法。随后可能会进行放疗，这取决于诊断结果、手术范围和复发风险的确定。建议进行临床和神经影像学随访，包括脊柱影像学检查。在复发的患者中，使用光子或质子照射进行放疗，根据个体风险、先前治疗和反应及播散情况，采用局部或颅脊髓路径。虽然有报道称卡铂、顺铂和替莫唑胺治疗有效，但很少有疗效确定的化疗方案。在最近的前瞻性临床试验中，替莫唑胺与拉帕替尼、卡铂和贝伐单抗的联合方案显示出一定疗效。

（3）预后

1）儿童患者的 10 年总生存率约为 64%，老年患者优于年轻患者。成年患者的 10 年总生存率为 70%～89%。

2）室管膜瘤的两个分子亚组（颅后窝 EPN-A 亚群和幕上 *RELA* 融合）预后不良，10 年总生存率为 50%，无进展生存率为 20%。

3）复发率不一，复发通常发生于 18～45 个月，除 *MYCN* 扩增肿瘤外，传统上为局部复发。

（三）非神经胶质瘤

常见的脑非神经胶质瘤为脑膜瘤和听神经鞘瘤，其次是胚胎肿瘤、垂体肿瘤、原发性中枢神经系统淋巴瘤及松果体和脉络丛肿瘤。罕见肿瘤在男性中较女性常见，不同类型肿瘤的发病年龄不同，其特征在于比胶质肿瘤具有更长的生存期。罕见肿瘤的详细讨论不在本章范围内。以下部分将重点介绍特定年龄组或人群亚组中最常见的肿瘤。

Ⅰ. 脑膜瘤

脑膜瘤是轴外肿瘤，起源于蛛网膜帽状细胞。脑膜瘤占所有中枢神经系统肿瘤的 33.8%，是 34 岁以上人群最常诊断的脑肿瘤。虽然脑膜瘤通常是良性的，但可能与高发病率有关。女性、高龄、电离辐射暴露（尤其是儿童时期）和遗传状况[如Ⅱ型神经纤维瘤病和多发性内分泌腺瘤病 1 型（MEN 1 型）]是公认的危险因素。其他可能的诱发因素是激素、体重指数增加和免疫因素。脑膜瘤分为良性（1 级）、非典型（2 级）和间变性（3 级）。根据不同的组织学特征，脑膜瘤可分为 15 种亚型。2016 年 WHO 分类将脑侵犯定义为 2 级非典型脑膜瘤的诊断标准。2021 年 WHO 分类强调了分子生物标志物的重要性及其预后价值。

（1）分子发病机制

1）散发性脑膜瘤的共同特征是 22 号染色体上 *NF2* 基因缺失和失活。

2）其他遗传生物标志物包括 *AKT1*、*TRAF7*、*SMO*、*PIK3CA*、*KLF4*、*SMARCE1*、*BAP1*、*H3K27me3*、*TERT* 启动子、*CDKN2A/B*。

3）恶性脑膜瘤具有更多的基因组不稳定性，具有多个染色体拷贝数改变，包括 1p、10q 和 14q 缺失，以及频率较低的 6q 和 18q 缺失。

4）家族性脑膜瘤通常在 *NF2* 和其他易感突变中具有胚系缺陷。

5）目前正在进行研究，以确定可作为潜在治疗靶点的特定突变（如 *SMO* 和 *AKT*）。

6）作为 DNA 甲基化事件的表观遗传异常可能在脑膜瘤生物学中占主导地位。

（2）诊断：脑膜瘤通常是良性且生长缓慢，发病隐匿。大多数脑膜瘤是在无症状患者中偶然诊断出来的。在其他情况下，它们表现出与其位置相关或由肿块效应引起的局灶性神经症状。最常见的位置依次为凸面、矢状旁窦、蝶骨和颅中窝。

（3）影像学表现

1）脑膜瘤的影像学特征包括宽硬脑膜基底和硬脑膜尾部。

2）在 T_1 序列上为低密度或等密度，在 T_2 序列上为高密度或等密度。在 T_1 增强 MRI 上，显示均匀增强。

3）钙化可能预测生长潜力降低。

4）X 线和 CT 检查可显示直接侵犯或原发性骨内脑膜瘤的骨质增生或溶解性病变。

5）MR 波谱检测到丙氨酸峰、NAA 下降和化学物质在 3.8ppm 处共振的明显峰，这些是脑膜瘤特有的。

6）用于评估硬脑膜的血窦通畅性的脑血管造影和 MR 静脉造影，有助于规划治疗，特别是治疗干预后出现的手术并发症和急症。

（4）医疗管理：在仔细考虑临床证明的干预措施（包括神经外科干预和放疗）的风险和益处后，专门为每例患者量身定制治疗方案。偶然发现的无症状脑膜瘤可能只需要观察。对于有症状或快速生长的脑膜瘤患者，如果肿瘤是可接近的，则首选手术干预。在病变危及健康组织并对周围区域造成不可逆损害之前，最好先手术切除病变。除了提供临床改善外，手术切除的优势在于可以获得具有分子特征的组织学诊断。快速生长的肿瘤或具有侵袭性分子特征的肿瘤可能需要进一步放疗。对于无症状的老年人，不进行治疗而持续观察可能是恰当的，因为他们面临着治疗带来的更高的并发症风险。对育龄期的女性脑膜瘤患者应该进行详细的评估和考虑，因为妊娠期间激素分泌过多可能导致肿瘤生长。此外，关于脑膜瘤和激素替代疗法（HRT）相关性的数据结论不一，但大型研究似乎证实了这种阳性的关联，提出女性采用 HRT 的顾虑。

（5）治疗

1）治疗目标是完全手术切除，因为其对预防复发有主要作用。

2）放疗通常用于无法手术切除的病变、3 级脑膜瘤及未完全切除的 2 级肿瘤。未完全切除的 1 级脑膜瘤和完全切除的 2 级脑膜瘤是否进行放疗仍存在争议。

3）对于其他难治性复发性脑膜瘤或没有其他治疗选择时，可以考虑化疗。目前还没有被批准用于脑膜瘤的化疗方案，但评估靶向治疗（如激素治疗、生长抑素受体激动剂和 VEGF 信号通路抑制剂）益处的临床试验正在进行。

（6）预后

1）约 80%的脑膜瘤为 1 级脑膜瘤。

2）10 年内复发率为 5%～20%，并随着随访时间延长而增加。

3）1p 缺失与较高的复发率相关。

4）14q 缺失及伴有特定 *CDKN2A* 缺陷的 9p 缺失与更差的预后相关。

Ⅱ. 髓母细胞瘤

髓母细胞瘤是儿童期最常见的恶性脑肿瘤，占所有儿童中枢神经系统肿瘤的 25%，占儿童颅后窝肿瘤的 40%。约 80%的患者年龄介于 1～10 岁。最常表现为第四脑室顶部的中线肿块。髓母细胞瘤占成人脑肿瘤的 0.4%～1%，30～40 岁发生于非典型部位。成神经管细胞瘤与 Coffin-Siris 综合征、Cowden 综合征、Gardner 综合征、Gorlin 综合征、Li-Fraumeni 综合征、Turcot 综合征和 Rubinstein-Tyabi 综合征等有关。

（1）分子发病机制：在 2016 年修订版 WHO 分类中对髓母细胞瘤的分类进行了重大修订。四个组织学组和四个基因突变的组合对患者的预后风险和结果进行了分层，从低风险肿瘤（WNT 激活）至高风险肿瘤（SHH 激活/*TP53* 突变，以及非 WNT/非 SHH）。

1）高达 40%的成神经管细胞瘤出现 17 号染色体异常。

2）*TP53* 突变对 WNT 亚群无预后意义，但影响 SHH 亚组的预后，*TP53* 野生型肿瘤患者的 5 年总生存期几乎是 *TP53* 突变组的 2 倍。

（2）诊断：半数患者在诊断前有 6 周的短暂间隔，同时患者经历了与颅内压升高和脑积水相关的症状逐渐恶化（视神经盘水肿、头痛、反复呕吐）。患者还常出现小脑功能障碍的症状，包括共济失调、眼球震颤和四肢辨距不良。

（3）影像学表现：CT 和 MRI 检查通常显示中线上对比增强的颅后窝肿块。

1）94%的儿童髓母细胞瘤定位于小脑，其中 3/4 定位于蚓部。

2）成人髓母细胞瘤定位于小脑半球。

3）由于囊变及钙化和坏死的存在，在 T_2/FLAIR 序列中呈现出等信号到高信号灰质的不均匀外观。

（4）治疗：标准疗法包括手术切除，然后进行颅脊髓照射（局部疾病为 36Gy 或减量至 24Gy），原发肿瘤部位（32.4Gy）和转移部位加量。对于儿童髓母细胞瘤的治疗，根据风险适应策略进行分层，正在进行研究以评估将儿童中枢神经系统的辐射剂量进一步减少至 18Gy 的风险/效益比。3 岁以下儿童是否放疗存在争议，因为治疗对神经发育的影响更为严重，化疗通常用于填补放疗前的间隔，可以减少长期副作用。

1）在中等风险的非播散性疾病患者中，低剂量放疗联合 8 个周期的洛莫司汀（CCNU）、长春新碱和顺铂方案的辅助化疗是有益的，3 年无进展生存率约为 80%。

2）在高风险患者中，通常使用的化疗药物是顺铂、卡铂、环磷酰胺和长春新碱。

3）在复发性疾病中，已经进行了大剂量化疗（环磷酰胺）和干细胞移植的试验，分子靶向药物如针对 SHH 信号通路的靶向药物正在研究中。

成人几乎没有循证治疗指南，可借鉴儿童治疗经验制订治疗方案。术后接受 36Gy 的全脑脊髓放疗，部分切除时原发肿瘤部位加量 18.8Gy 是主流治疗方法。基于髓母细胞瘤的亚组分子图谱分析，新疗法的临床试验正在评估中。

（5）预后

1）5 年生存率为 60%～70%。

2）17p 缺失与不良预后有关。

3）*MYC* 基因扩增和 *TP53* 突变是预后不良的因素。

4）诊断时的转移性疾病（诊断时 1/3 的患者发生转移），年龄＜3 岁且疾病复发，是非常差的预后因素。

5）分期评估很重要，以往是根据 1977 年 Harisiadis 和 Chang 提出的肿瘤大小及转移性疾病（脊柱播散、骨髓侵犯）的程度进行的。

6）尽管目前治疗的 5 年生存率高达 80%，但治疗毒性和长期后遗症显著影响儿童患者的神经和认知发育。

Ⅲ. 原发性中枢神经系统淋巴瘤

原发性中枢神经系统淋巴瘤（PCNSL）是在中枢神经系统（脑、脑膜、脊髓）中出现的结外高级别 B 细胞非霍奇金淋巴瘤（NHL），诊断时需要除外全身性淋巴瘤，因为后者通常位于大脑。PCNSL 占所有脑肿瘤的 3%～5%，占 NHL 的 1%。自 20 世纪末以来，PCNSL 发病率稳步上升，在过去 10 年中，免疫缺陷患者的 PCNSL 发病率平稳甚至出现下降。这种改变最可能与 HIV 感染者/AIDS 患者的治疗和结局改善有关。尽管如此，免疫功能正常的老年人群中的发病率仍然很高，诊断时的中位年龄为 60 岁。

（1）危险因素：PCNSL 发展的主要危险因素是免疫缺陷，其归因于先天性疾病、医源性免疫抑制。最值得注意的是，历史上 HIV 感染使 PCNSL 的发病风险增加了 3600 倍。在免疫抑制患者和使用霉酚酸酯、甲氨蝶呤或硫唑嘌呤治疗的免疫功能正常的老年患者中，PCNLS 还与 EB 病毒感染密切相关。

（2）诊断：中枢神经系统淋巴瘤通常表现为颅内压升高和局灶性神经系统的症状。老年患者更常表现为行为和性格改变。典型的特点是类固醇激素诱导的显著的症状缓解，但可能会妨碍组织学诊断。因此，应停用类固醇激素直至组织学确诊。脑脊液分析显示 10%～30%的患者有淋巴瘤细胞。HIV 感染者/AIDS 患者若脑部影像学显示典型病变，脑脊液中 EB 病毒 DNA 阳性，应高度怀疑 PCNLS。由于很少全身受累，常通过神经影像学检查、HIV 检测、脑脊液分析、裂隙灯检查和临床评估实现分期。在选择性病例中，应进行躯体 CT 检查和骨髓活检。对于隐匿性淋巴瘤患者，需要进行全身 FDG-PET 检查。

（3）影像学表现

1）中枢神经系统淋巴瘤在 MRI 或 CT 上通常表现为均匀增强的单发区域（2/3 病例）或脑室周围区域多发性病变。

2）在免疫缺陷患者中更常见的是环形强化。

3）明显的信号-时间强度曲线提示对比剂快速渗漏。

4）光谱检查中可检测到脂质共振显著升高。

（4）治疗：PCNSL 的治疗已取得进展，越来越多的患者可以获得长期缓解。PCNSL 的标准治疗是系统性化疗，联合或不联合全脑放疗（WBRT）或鞘内化疗。除了诊断性活检外，传统上不鼓励手术，但最近这一观点受到德国 PCNSL 研究小组的挑战，该研究小组提出接受次全切除或完全切除的患者，无进展生存率和总生存率增加。40～50Gy 的 WBRT 通常具有一些局限性，包括迟发性神经毒性，尤其是神经认知功能，而低剂量辐射（23.4Gy）在 60 岁以上患者最易引起晚期辐射效应，疗效似乎不及较高剂量方案。大剂量甲氨蝶呤已被用于诱导化疗，通常与预防措施相结合，以限制其毒性副作用。已有研究利用大剂量化疗巩固以进一步减少对放疗的需求。虽然有几种方案正在使用，但大多数中心都联合使用大剂量阿糖胞苷和依托泊苷。对于新诊断的 PCNSL 患者，一项新方案评估了免疫化疗联合方案（甲氨蝶呤、替莫唑胺和利妥昔单抗诱导，随后巩固性滴注依托泊苷及大剂量阿糖胞苷），结果令人满意。在复发性疾病中，一个关键考虑因素是淋巴瘤是否对甲氨蝶呤敏感，从而能够进行再治疗。包括自体干细胞移植在内的其他挽救治疗正在研究中。

（5）预后：PCNSL 治疗的显著进步导致了预后的改善，因此 40%～50%的 PCNSL 患者表现出长期存活，相当大比例的患者可以被治愈。尽管如此，研究强调了未来发展的重要性，因为至少 40%～50%的 PCNSL 患者会发展为当前的治疗药物难以治愈的疾病。

Ⅳ. 松果体区肿瘤

大多数松果体区肿瘤是恶性细胞肿瘤。其通常发生于年轻男性，最常见的是生殖细胞瘤。考虑到部位，这些肿瘤可压迫导水管而导致脑积水。因此，症状与颅内压升高有关，包括头痛、恶心、呕吐及脑神经麻痹。肿瘤压迫上丘脑时，可导致 Parinaud 综合征，其特征为向上凝视受损、集合和退缩性眼球震颤、眼睑退缩，也称为 Collier 征和瞳孔对光反射与调节分离。肿瘤标志物如 α-甲胎蛋白、α-人绒毛膜促性腺激素和胎盘碱性磷酸酶可能升高。

由于该区域细胞类型的多样性，松果体区肿瘤差异很大。活检可用于确认诊断，以下几个特征可有助于区分松果体区肿瘤。

（1）生殖细胞肿瘤，其中一半是生殖细胞瘤，通常表现为均质肿块，信号强度和衰减与灰质相似，包围一个密集钙化的松果体。

（2）根据 2021 年 WHO 分类，松果体区肿瘤包括松果体细胞瘤、中分化松果体实质瘤、松果体母细胞瘤、松果体区乳头状瘤、松果体区促纤维增生性黏液样肿瘤、*SMARCB1* 突变型肿瘤。

（3）松果体实质瘤在神经影像学上表现为分散在肿块周围的钙化。

（4）松果体囊肿通常在对比增强成像时边缘薄层强化。

（5）小脑幕脑膜瘤倾向压迫脑静脉，而固有松果体肿瘤通常导致脑内静脉向上移位。

（6）顶盖星形细胞瘤在 MRI T_2 加权像上呈略高信号，可出现囊性区和钙化，通常在对比后的 MRI T_1 加权像上不增强或轻微增强。

诊断评估应包括颅脊髓 MRI 检查和脑脊液分析。分子检查在诊断中发挥着越来越重要的作用。应对可疑病变进行活检。生殖细胞瘤或顶盖胶质瘤首选立体定向或内镜技术进行活检，其他病例采用显微外科技术进行开放活检。放疗是生殖细胞瘤的一线治疗方法。当有证据表明脑脊液播散或为恶性肿瘤时，采取颅脊髓放疗联合辅助化疗。

五、转移性中枢神经系统肿瘤

从全身性肿瘤中分离的肿瘤细胞产生和分泌血管生成物质，使其能够打破局部血脑屏障，从而通过血液途径扩散至中枢神经系统。不同的恶性肿瘤表现出不同的颅内隔室趋向性。

（一）脑转移

15%～40%的全身性肿瘤患者会发生脑转移。尽管转移性脑肿瘤的真实发病率仍然未知，但随着全身性恶性肿瘤的更好控制和生存期延长，转移性脑肿瘤的发生率呈增加趋势。尽管如此，仍有 15%的脑转移患者未被发现。最常见的原发性肿瘤是肺癌、乳腺癌、黑色素瘤和结直肠癌。血液系统肿瘤占脑转移肿瘤的 10%，主要影响软脑膜，通常表现为与肿块压迫、水肿和颅内压升高有关的局灶性神经功能缺损。从神经影像学的观点来看，病变特征性地定位在灰质与白质连接处，且被具有较高水肿/肿瘤大小比的水肿显著包围。大多数转移性脑损伤在 MRI T_1 加权像上呈低信号，在 T_2 加权像上呈高信号。

医疗管理通常包括口服类固醇激素以减轻水肿。由于地塞米松具有最佳的中枢神经系统分布，首选地塞米松，剂量为 4～8mg/d，对于症状严重者，剂量最多可达 16mg/d。1/4 的患者出现癫痫发作，需要进行抗癫痫治疗。对于已知脑转移且无癫痫病史的患者，不建议进行预防性抗癫痫治疗。围术期是一种例外，许多患者在脑部手术后接受 1～2 周的抗癫痫药物治疗。

脑转移的治疗是个体化的，根据原发肿瘤和患者的全身状况进行调整。根据原发肿瘤分期和分级，脑转移的治疗包括手术、放疗，以及在某些病例中，对化学敏感性肿瘤（如小细胞肺癌、生殖细胞肿瘤和淋巴肿瘤）进行化疗。为了选择治疗脑转移的最佳化疗药物，除了考虑肿瘤的预测药物敏感性外，还必须考虑所选药物的血脑屏障通透性。总体预后生存期通常小于 1 年，但存在广泛的异质性，可根据原发性（全身性）疾病状态、患者年龄（＞65 岁）、患者的功能状态、Karnofsky 体能状况评分（KPS 评分＜70 分）、转移病灶的数量（单个或多个）进行分层。因为治疗目标从短期缓解转向长期生存和生活质量，治疗效果和神经毒性需要得到很好的平衡。因此，在立体定向放射外科和全身用药是合理选择的情况下，全脑放疗（WBRT）并不可取。与全切除相比，切除与转移性病变邻近的脑实质的手术治疗能达到更好的局部控制。病理证实肿瘤切缘阴性提供了与标准全切除联合辅助放疗具有可比性的局部复发率。

（二）脊柱转移

脊柱转移最常涉及椎体和硬膜外腔。脊柱转移最常见的来源包括肺癌、乳腺癌、肝癌和前列腺癌。根据转移灶的位置、临床症状和既往治疗采取个体化的管理方法。治疗可能包括联合使用类固醇激素、手术、放疗和化疗。由肿瘤延伸至椎管内而导致的脊髓压迫是一种真正的肿瘤学急症，有造成永久性神经功能损害的风险，尤其是当病灶损害脊髓的血管供应时。根据位置的不同，脊柱转移可分为脊椎转移、软脑膜转移、硬膜外转移和髓内转移。

（三）肿瘤性脑膜炎

脑膜受累可通过局部浸润或肿瘤细胞借助脑脊液流动播散而引发。恶性细胞对软脑膜的种植可能发生在原发性脑肿瘤患者及血液系统（更常见）和实体肿瘤（乳腺癌、肺癌和黑色素瘤）患者中，其占比为 1%～15%。由于几乎一半患者的脑脊液细胞学检查可能是阴性的，因此需要对脑部和脊柱进行大范围的对比度增强 MRI 检查，以及反复进行腰椎穿刺以进行脑脊液分析。肿瘤性脑膜炎可引起进行性神经功能障碍。对占位性病变区域进行局部放疗可以改善临床症状。在个别情况下，鞘内化疗可能是有益的。最近，选定化疗药物的大剂量系统性应用可以在脑脊液内达到治疗浓度。对软脑膜癌患者的最佳治疗基于对原发肿瘤类型、患者的体能状况、脑脊液疾病负荷和全身性疾病程度的角度考虑。虽然采用新型疗法，但肿瘤性脑膜炎也会导致预后不良。

六、总　　结

中枢神经系统（CNS）肿瘤的治疗是复杂的。原发性脑肿瘤虽然很少在中枢神经系统外扩散，但其通常是侵袭性的，不能通过手术治愈。已经针对大多数原发性脑肿瘤制订了放疗和化疗方案，且正根据肿瘤类型和分子亚型不断改进，强调了准确的组织学和分子分类的重要性。继发性中枢神经系统肿瘤（脑和软脑膜转移）通常是全身性恶性肿瘤的晚期并发症，最佳治疗基于肿瘤类型和全身性疾病的阶段或程度。在短期和长期毒性的背景下，对所有患者的治疗结果进行现实评估，以便为患者提供知情决策所需的信息。

（孙岩鑫　党　琦 译）

参 考 文 献

第 33 章　内分泌肿瘤

Jaydira Del Rivero，Ann W. Gramza

一、概　　述

内分泌肿瘤起源于分泌激素的腺体。其可能是散发性的，也可能是遗传性肿瘤综合征的一部分（表 33.1），最常见的是多发性内分泌肿瘤（MEN）综合征。除甲状腺癌外，内分泌肿瘤通常难以得到有效的诊断和治疗。患者可能通过局部和远处转移或由肿瘤细胞产生的激素引起的全身效应而导致发病与死亡。虽然相对不常见，但是甲状腺癌在过去 10 年中发病率的增长比其他任何恶性肿瘤都高。最常见的内分泌肿瘤如下。

（1）甲状腺癌。

（2）嗜铬细胞瘤（PHEO）和副神经节瘤（PGL）。

（3）类癌。

（4）胰腺神经内分泌肿瘤（NET）。

表 33.1　遗传性内分泌肿瘤综合征

遗传性综合征	相关的恶性肿瘤	基因突变
MEN 综合征 1 型	垂体腺瘤	*MEN 1*
（Werner 综合征）	功能性胰腺神经内分泌肿瘤（胰岛素瘤、胃泌素瘤）	
	无功能性胰腺神经内分泌肿瘤	
	引起甲状旁腺功能亢进的甲状旁腺增生/腺瘤	
	消化性溃疡（伴佐林格-埃利森综合征）	
	支气管、胸腺、胃类癌	
MEN 综合征 2A 型	甲状腺髓样癌	*RET*
（Sipple 综合征）	嗜铬细胞瘤	
	原发性甲状旁腺功能亢进症（甲状旁腺增生）	
MEN 综合征 2B 型	甲状腺髓样癌	*RET*
	嗜铬细胞瘤	
	马方体态	
	多发性黏膜和消化道神经纤维瘤	
	巨结肠	

续表

遗传性综合征	相关的恶性肿瘤	基因突变
家族性甲状腺髓样癌（MTC）	MTC 亲属有 4～10 例或以上受影响的成员	*RET*
Ⅰ型神经纤维瘤病	类癌	*NF1*
	嗜铬细胞瘤/副神经节瘤	
	胰腺神经内分泌肿瘤	
	胃肠道间质瘤（GIST）	
von Hippel-Lindau 综合征	嗜铬细胞瘤	*VHL*
	胰腺神经内分泌肿瘤	
	血管网状细胞瘤	
	视网膜血管瘤	
	肾细胞癌	
	内淋巴囊肿瘤	
	附睾乳头状囊腺瘤	
Li-Fraumeni 综合征	肾上腺皮质癌	*TP53*
	乳腺癌	
	肉瘤	
	白血病	
	脑部肿瘤	
Beckwith-Wiedemann 综合征	肾上腺皮质癌	11p15 区域
	肾母细胞瘤	多种突变
	横纹肌肉瘤	
	神经母细胞瘤	
	肝母细胞瘤	
Carney 综合征	肾上腺皮质肿瘤	*PRKAR1A*
	甲状腺滤泡性肿瘤	
	垂体腺瘤	
	黏液瘤	
	神经鞘瘤	
	支持细胞肿瘤	
	Leydig 细胞肿瘤	
家族性结肠息肉病	甲状腺癌	*APC*
	肉瘤	
	肝母细胞瘤	
	胰腺癌	
	髓母细胞瘤	
	腺瘤性结肠息肉	

续表

遗传性综合征	相关的恶性肿瘤	基因突变
多发性错构瘤综合征（Cowden 综合征）	滤泡状甲状腺癌 乳腺癌 子宫内膜癌	*PTEN*
黑斑息肉综合征（Peutz-Jeghers 综合征）	甲状腺癌、良性卵巢性索间质肿瘤、睾丸支持细胞肿瘤钙化、子宫内膜癌、乳腺癌、胃肠道癌、胰腺癌、宫颈癌	*STK11/LKB1*
甲状旁腺功能亢进症-颌骨肿瘤综合征	甲状旁腺癌、颌骨骨化性纤维瘤、囊性和肿瘤性肾病变、子宫肿瘤	*HPRT2*

（5）肾上腺皮质癌（ACC）。

（6）甲状旁腺癌。

二、甲 状 腺 癌

（一）概述

1. 流行病学

（1）甲状腺癌是最常见的内分泌恶性肿瘤，其发病率在过去 10 年中一直在增加。

（2）目前，甲状腺癌的发病率约为 9/10 万，女性发病率为男性的 2.7～3.1 倍（女性每年的发病率＞5%）。女性与男性患者的比例约为 3∶1。

（3）2021 年，美国甲状腺癌新增病例和死亡人数分别为 44 280 例（占所有新增癌症病例的 2.3%）和 2200 例（占所有癌症死亡病例的 0.4%）。

（4）过去 20 年，死亡率也一直在上升。发病率和死亡率增加的确切原因尚不清楚。

2. 危险因素

（1）甲状腺癌最明确的危险因素包括儿童期间因霍奇金淋巴瘤等疾病产生的头颈部辐射暴露，遗传因素（甲状腺癌家族史及转染过程中重排原癌基因突变家族史、甲状腺肿或甲状腺结节病史），和（或）既往自身免疫性甲状腺疾病。

（2）自身免疫性甲状腺疾病在女性中更为普遍，这可以解释为什么甲状腺癌在女性中比男性更为常见。

（3）从原子弹爆炸幸存者中可发现，甲状腺癌最早出现于辐射暴露后 5 年，最晚出现于辐射暴露后 20～25 年，在日本的一些地区，筛查人群中甲状腺癌的发病率比基于美国发病率的预期值高出 0.1%至 10 倍。

3. 预后　因甲状腺癌亚型而异，2011～2017 年，整体 5 年相对生存率接近 98.3%。这是因为超过 80%的病例是乳头状甲状腺癌（PTC），其为生存率最高的亚型。

（二）分化型甲状腺癌：乳头状甲状腺癌、滤泡状甲状腺癌、Hürthle 细胞癌

（1）90%以上的甲状腺癌是分化型甲状腺癌（DTC）亚型，其中 PTC 是最常见的亚型（80%～85%）。

（2）PTC 通常单侧发生，但在一叶内可能是多灶性的。预后较差的 PTC 组织学亚型包括高细胞变异型、柱状细胞变异型和弥漫性硬化变异型。滤泡状甲状腺癌的高侵袭性变异型也可观察到更差的预后，其特征在于广泛的血管侵犯和甲状腺外组织侵犯或具有许多有丝分裂的广泛肿瘤坏死。PTC 转移主要通过淋巴侵犯，血管侵犯并不常见。

（3）DTC 起源于产生甲状腺球蛋白（TG）的滤泡细胞（甲状腺细胞），通常分泌 TG，最初通常是放射性碘（RAI）反应性的。TG 可作为抗 TG 抗体阴性患者的肿瘤标志物。

（4）在至少 75%的 PTC 病例中发现了促分裂原活化的蛋白激酶（MAPK）信号通路的基因改变。*BRAF* V600E 突变约见于 45%的 PTC，然而在约 25%的病例中发现转染重排（RET）。*RAS* 癌基因的活化点突变发生于约 10%的病例中。RET 重排见于约 25%的病例，血管内皮生长因子（VEGF）信号转导上调在转移性疾病中也是常见的。在高达 12%的 DTC 患者中可发现 *NTRK1* 融合。

（5）滤泡状甲状腺癌（FTC）是第二种最常见的甲状腺癌，占甲状腺癌的 10%～15%。FTC 通常经血行转移，骨转移和肺转移在晚期常见。

（6）*RAS* 点突变和 *PAX8/PPARγ* 易位是 FTC 最常见的基因改变。

（7）Hürthle 细胞癌也称为嗜酸性或嗜酸细胞性甲状腺癌，约占所有 DTC 的 5%。它通常被认为是 FTC 的一种变异型，对放射性碘的敏感度较低，而且临床病程更具侵袭性。

1. 临床表现 大多数患者表现为无症状的甲状腺结节。临床症状包括以下几点。

（1）由喉返神经受侵或直接压迫喉部引起的声音嘶哑。

（2）颈淋巴结肿大。

（3）吞咽困难。

（4）霍纳综合征（瞳孔缩小、部分上睑下垂、半面无汗）。

2. 诊断

（1）任何＞1cm 的疑似甲状腺结节的评估应包括血清促甲状腺激素（TSH）检查和甲状腺超声。偶尔，由于可疑的超声发现、淋巴结肿大、头颈部照射或甲状腺疾病家族史、甲状腺结节＜1cm 时也需要评估。

（2）超声发现结节

1）若 TSH 正常或升高，应进行细针抽吸（FNA）。

2）如果 TSH 较低，应通过 ^{99m}Tc 或 ^{123}I 放射性核素甲状腺扫描评估结节是否功能亢进。功能亢进的结节是良性的，患者应该接受针对甲状腺功能亢进的治疗。

（3）高达 30%的 FNA 诊断是不确定的，因此在切除结节之前，通常不会做出明确的诊断。当 FNA 细胞学不确定时，可选择一种新的基因表达分类检测（如 *BRAF*、*NRAS*、*HRAS*、*KRAS*、*RET/PTC1*、*RET/PTC3*、*PAX8/PPARγ*），该检测能够预测良性病变，可使部分本来会接受诊断性手术的患者会采取保守治疗。如果细胞学检查报告为滤泡状肿瘤，应考虑进行叶切除术或全甲状腺切除术。

（4）以下情况提示癌症：头颈部放射史、甲状腺癌家族史、电离辐射暴露史、结节快速生长、声音嘶哑、声带麻痹和淋巴结肿大。超声上也可能存在特定的特征，提示可能存在恶性肿瘤。

（5）DTC 分期决定因素包括年龄。对于≤45 岁的患者，由于预后良好，最晚的分期是Ⅱ期。

3. 治疗

（1）手术

1）DTC 病灶＞1cm，病灶超出甲状腺，或既往有头颈部电离辐射史的患者，建议行甲状腺全切除术。

2）整块切除肿瘤的单叶切除术可考虑用于＜1cm 的 DTC 病灶或没有多中心疾病证据的甲状腺滤泡病变。

3）应对局部淋巴结转移的患者进行甲状腺全切除术联合改良根治性颈部淋巴结清扫术。

4）远处转移的患者应行甲状腺切除术联合放射性碘治疗，仍有治愈可能。

5）DTC 患者在甲状腺切除术后死亡率极低。并发症包括 2%患者的喉返神经损伤和 1%～2%患者的终生甲状旁腺功能减退。

（2）TSH 抑制

1）通过使用“超常规治疗剂量”的左甲状腺素抑制 TSH 是治疗高危 DTC 的必要手段，因为残留癌细胞通常最初对 TSH 生长刺激有反应。给予左甲状腺素（T_4，通常每天 125～200μg，口服）以使 TSH 水平在高风险患者（肉眼可见肿瘤侵袭，不完全肿瘤切除，远处转移）和中风险患者（镜下肿瘤侵入甲状腺周围软组织，颈部淋巴结转移，肿瘤具有侵袭性组织学或血管侵犯）被抑制至低于 0.1mIU/L。

2）对于低风险患者，目标是将 TSH 维持在正常值下限以下（0.1～0.5mIU/L）。

3）TSH 低于 0.1mIU/L 会对骨骼产生长期不良影响，并可能对生活质量产生负面影响，有时会引起甲状腺毒症症状。

（3）辅助治疗

1）放射性碘（RAI，^{131}I）治疗用于清除正常的残余甲状腺组织，治疗微转移，减少肿瘤相关死亡、肿瘤复发和远处转移。表 33.2 概述了术后 ^{131}I 治疗的适应证。

2）对于有大体或微观残留疾病或具有高风险组织学特征和可见甲状腺外侵犯的患者，有时建议进行辅助外照射放疗。不适合手术或放射性碘治疗的局部复发性疾病患者也可采取外照射治疗。

表 33.2 甲状腺癌患者术后 ^{131}I 治疗的适应证

临床表现	^{131}I	
	适应	不适应
肿瘤特异性死亡或复发风险低		×
肿瘤不完全切除	×	
肿瘤完全切除，但死亡风险高	×	
肿瘤完全切除，但复发风险高：	×	
年龄（＜16 岁或＞45 岁）		
组织学亚型（高细胞变异型、柱状细胞变异型、弥漫性硬化变异型；广泛浸润或低分化滤泡状亚型；Hürthle 细胞癌）		
肿瘤范围（大肿块、甲状腺被膜外扩散、淋巴结转移）		
远处转移	×	
术后＞3 个月血清甲状腺球蛋白升高	×	

（4）靶向治疗/化疗

1）一些血管内皮生长因子受体（VEGFR）抑制剂已被证明在分化良好的甲状腺癌中具有活性，索拉非尼和仑伐替尼这两种药物已经获得美国食品药品监督管理局（FDA）批准，这是基于针对 ^{131}I 难治性晚期疾病患者的随机Ⅲ期试验。

2）索拉非尼是几种酪氨酸蛋白激酶（VEGFR 和 PDGFR）和一些细胞内丝氨酸/苏氨酸蛋白激酶（如 C-Raf、野生型和突变型 B-Raf）的抑制剂。安全性和有效性在一项随机试验中得以证实，该试验纳入 417 例局部复发或转移性、进展的分化型甲状腺癌，这些患者对放射性碘（RAI）治疗没有反应。索拉非尼剂量为 400mg，每天 2 次。索拉非尼的中位无进展生存期（PFS）为 10.8 个月，而安慰剂组为 5.8 个月（P＜0.000 1）。接受索拉非尼治疗的患者部分缓解率为 12.2%，而安慰剂组为 0.5%（P＜0.000 1）。索拉非尼最常见的副作用是腹泻、乏力、脱发、手足皮肤反应、皮疹、体重减轻、厌食、恶心、腹痛及高血压（表 33.3）。

3）仑伐替尼是 VEGFR2 抑制剂。仑伐替尼的批准是基于一项多中心、双盲、安慰剂对照试验。该试验纳入了 392 例局部复发或转移性放射性碘难治性分化型甲状腺癌患者，并在随机分组前 12 个月内影像学证实进展。患者每天口服仑伐替尼 24mg。仑伐替尼组中位无进展生存期为 18.3 个月，安慰剂组为 3.6 个月（$P<0.0001$）。仑伐替尼组和安慰剂组的客观缓解率分别为 65%和 2%。两组间总生存期统计学无显著差异。最常见的不良反应是高血压、乏力、腹泻、关节痛/肌痛、厌食、体重减轻、恶心、口腔炎、头痛、呕吐、蛋白尿、手足综合征、腹痛和发音困难。使用仑伐替尼后，68%的患者因不良反应而减少剂量，18%的患者因不良反应而停用仑伐替尼（表 33.3）。

表 33.3　晚期或转移性内分泌癌的系统治疗方案

方案	恶性肿瘤
索拉非尼 400mg，口服，每天 2 次	放射性碘难治性分化型甲状腺癌
仑伐替尼 14mg，口服，每天 1 次	放射性碘难治性分化型甲状腺癌
塞普替尼 120mg，口服，每天 2 次（体重＜50kg）；160mg，口服，每天 2 次（体重＞50kg）	放射性碘难治性分化型甲状腺癌（*RET* 融合）
普拉替尼 400mg，口服，每天 1 次	放射性碘难治性分化型甲状腺癌（*RET* 融合）
拉罗替尼 100mg，口服，每天 1 次	放射性碘难治性分化型甲状腺癌（*NTRK* 融合突变）
恩曲替尼	
成人：600mg，口服，每天 1 次	
儿童体表面积（BSA）＞1.5m²：600mg，口服，每天 1 次	
儿童 BSA 1.11～1.5m²：500mg，口服，每天 1 次	
儿童 BSA 0.91～1.10m²：400mg，口服，每天 1 次	
凡德他尼 300mg，口服，每天 1 次	甲状腺髓样癌
卡博替尼 140mg，口服，每天 1 次	甲状腺髓样癌
塞普替尼 120mg，口服，每天 2 次（体重＜50kg），160mg，口服，每天 2 次（体重＞50kg）	甲状腺髓样癌（*RET* 突变）
普拉替尼 400mg，口服，每天 1 次	甲状腺髓样癌（*RET* 突变）
环磷酰胺 750mg/m²，d1+长春新碱 1.4mg/m²，d1+达卡巴嗪 600mg/m²，d1、2，每 21～28 天为 1 个周期	恶性嗜铬细胞瘤[a]
高比放射性 ^{131}I-间碘苄胍（^{131}I-MIBG）	恶性嗜铬细胞瘤
体重＜62.5kg：296MBq/kg（8mCi/kg），静脉注射，×2 次剂量，间隔＞90 天	
体重＞62.5kg：18 500MBq（500mCi），静脉注射，×2 次剂量，间隔＞90 天	
^{177}Lu-DOTATE 7.4GBq（200mCi），静脉注射，×4 次剂量，每 8 周重复	胰腺神经内分泌肿瘤，类癌
卡培他滨 750mg/m²，每天 2 次，d1～14，替莫唑胺 200mg/m²，每天 1 次，d10～14，每 28 天为 1 个周期	胰腺神经内分泌肿瘤

续表

方案	恶性肿瘤
舒尼替尼 37.5mg，口服，每天 1 次	胰腺神经内分泌肿瘤，恶性嗜铬细胞瘤[a]
依维莫司 10mg，口服，每天 1 次	胰腺神经内分泌肿瘤，类癌
兰瑞肽 120mg，皮下注射，每 28 天 1 次	胰腺神经内分泌肿瘤，类癌
Depot 奥曲肽 LAR 30mg，肌内注射，每 28 天 1 次	胰腺神经内分泌肿瘤，类癌
链脲佐菌素 500mg/（m^2·d），静脉注射，d1～5，5-FU 400mg/（m^2·d），静脉注射，d1～5，每 6 周为 1 个周期	胰腺神经内分泌肿瘤，类癌[a]
链脲佐菌素 500mg/（m^2·d），静脉注射，d1～5，多柔比星 50mg/m^2，静脉注射，d1、22，每 6 周为 1 个周期	胰腺神经内分泌肿瘤，类癌[a]
米托坦持续口服（开始剂量为 1～2g/d，增加至米托坦血药浓度 14～20mg/L 或出现毒性）	肾上腺皮质癌
米托坦持续口服（开始剂量为 1～2g/d，增加至米托坦血药浓度 14～20mg/L 或出现阶段毒性）和链脲佐菌素（1g，第 1 周期的 d1～5；2g，此后周期的第 1 天，每 3 周为 1 个周期）	肾上腺皮质癌
米托坦持续口服（开始剂量为 1～2g/d，增加至米托坦血药浓度 14～20mg/L 或出现毒性）和依托泊苷（100mg/m^2，静脉注射，d2～4），多柔比星（40mg/m^2，静脉注射，d1）和顺铂（40mg/m^2，静脉注射，d3、4），每 4 周为 1 个周期	肾上腺皮质癌

a 有限的Ⅱ期数据。

4）存在基因突变的肿瘤患者可以使用选择性激酶抑制剂进行治疗。携带 *RET* 融合的 DTC 可以用选择性 RET 抑制剂普拉替尼或塞普替尼治疗。携带 *NTRK* 的 DTC 可以用 NTRK 抑制剂拉罗替尼或恩曲替尼治疗。BRAF 和 MEK 抑制剂尚未获得美国 FDA 批准用于 *BRAF* 突变 DTC。

5）塞普替尼是一种新型、ATP 竞争性、高选择性 RET 激酶小分子抑制剂。在一项Ⅰ～Ⅱ期试验（LIBRETTO-001）中，对具有激活 RET 改变的任何实体瘤类型的青少年和成年患者进行了塞普替尼的安全性和有效性研究。除放射性碘治疗外，19 例 *RET* 融合阳性放射性碘难治性甲状腺癌患者，至少接受过 1 次全身治疗。13 例患者患有 PTC，3 例患者为分化差的 DTC，1 例患者患有间变性甲状腺癌（ATC），1 例患者患有 Hürthle 细胞癌。95%的 *RET* 融合阳性甲状腺癌患者接受了塞普替尼 160mg 每天 2 次的Ⅱ期治疗。79%的患者获得客观反应（95% CI 54%～94%）。在多个组织学类型中均可以观察到这一结果。1 年无进展生存率为 64%。94%的患者发生了与治疗相关的不良事件（任何级别）。28%的患者出现 3 级不良事件，2%的患者出现 4 级不良事件。3 级及以上最常见的不良事件是高血压（21%）、丙氨酸转氨酶（ALT）水平升高（11%）、天冬氨酸转氨酶（AST）水平升高（9%）、低钠血症（8%）和腹泻（6%）。30%的患者因治疗相关不良事件而减少剂量，2%的患者因不良事件而停用药物。2020 年 5 月 8 日，美国 FDA 加速批准了塞普替尼用于治疗晚期或转移性 *RET* 融合阳性甲状腺癌（需要全身治疗且为放射性碘难治性）成年和 12 岁以上的患者。

6）普拉替尼是一种选择性 RET 酪氨酸激酶抑制剂，适用于成年和 12 岁及以上晚期或转移性 *RET* 融合阳性甲状腺癌患者，这些患者需要全身治疗，且为放射性碘难治性（如果放射性碘合适）。作为一项开放标签、多队列临床试验的一部分，该试验评估了普拉替尼在 *RET* 融合阳性转移性甲状腺癌患者中的疗效，纳入 9 例 PTC 患者。客观缓解率为 89%，未达到中位缓解时间（DOR），100%患者的 DOR 至少为 6 个月。普拉替尼的剂量为 400mg，口服，每天 1 次。常见的不良反应是便秘、高血压、乏力、肌肉骨骼疼痛和腹泻。

7）拉罗替尼（Larotrectinib）是一种有效的、高选择性小分子抑制剂，可抑制所有三种 TRK 蛋白（TRKA、TRKB 和 TRKC 蛋白）。*TRK* 融合阳性癌症患者的Ⅰ～Ⅱ期研究（分为 3 个方案：涉及成人的Ⅰ期研究、涉及儿童的Ⅰ～Ⅱ期研究或涉及青少年和成人的Ⅱ期研究）评估了拉罗替尼的安全性和有效性。55 例患者入组，其中 5 例患有甲状腺癌。总有效率为 75%（95% CI 61%～85%）。1 年时，71%的缓解仍在持续，所有患者中 55%仍无疾病进展。93%的治疗相关不良事件为 1 级或 2 级。无治疗相关的 4 级或 5 级不良事件，不超过 5%的患者发生与治疗相关的 3 级事件。常见的不良事件是 ALT 或 AST 水平升高（38%）、头晕（25%）、乏力（16%）、恶心（16%）、便秘（16%）、乏力（11%）和体重增加（11%）。

8）恩曲替尼（Entrectinib）是一种 ROS1 和 NTRK 激酶抑制剂，被批准用于 *NTRK* 基因融合实体瘤成年和 12 岁及以上患者。对纳入的前 54 例 *NTRK* 基因融合实体瘤成年患者进行了疗效评估，其中 5 例为甲状腺癌患者，有效率为 20%，DOR 为 7.9 个月。常见的不良反应为乏力、便秘、味觉障碍、水肿、头晕、腹泻、恶心、感觉障碍、呼吸困难、肌痛、认知障碍、体重增加、咳嗽、呕吐、发热、关节痛和视力障碍。

（三）甲状腺髓样癌

（1）甲状腺髓样癌（MTC）是甲状腺滤泡旁或 C 细胞的神经内分泌肿瘤（NET）。MTC 约占甲状腺癌的 4%。据估计，2010 年美国有 1300～2200 例患者发病。散发性 MTC 约占所有病例的 80%。典型的发病年龄是 40～60 岁，女性患者略多。

（2）遗传性 MTC 由 RET 酪氨酸激酶基因的胚系激活点突变引起。遗传性 MTC 可分为 3 种不同的临床亚型。多发性内分泌肿瘤（MEN）2A 型或 Sipple 综合征是最常见的亚型，占遗传性 MTC 患者的 70%～80%。MEN 2A 型的特征是 100%的受累个体出现 MTC，50%出现嗜铬细胞瘤（PHEO），20%出现原发性甲状旁腺功能亢进症。MTC 通常是该综合征的首发表现。患者通常在 15～20 岁时出现甲状腺结节或颈部肿块，但 MTC 最早可在 5 岁时出现。散发性肿瘤通常是孤立的，而家族性肿瘤通常是双侧和多灶性的。

（3）MEN 2B 型不如 MEN 2A 型常见，约占 MTC 病例的 5%。其特征是临床上更具侵袭性，发病年龄较小（10～20 岁），100%的 MEN 2B 型出现 MTC，50%出现嗜铬细胞瘤，包括舌、唇和结膜下区域的特殊黏膜神经瘤、胃肠道弥漫性神经节细胞瘤和马方体态在内的特征性畸形。甲状旁腺功能亢进症与 MEN 2B 型无关（表 33.1）。

（4）家族性 MTC 是遗传性 MTC 的第 3 种临床亚型。它占遗传性 MTC 病例的 10%～20%，其定义为家系中有 4～10 个或更多的 MTC，且客观证据表明无肾上腺和甲状旁腺受累。与 MEN 2A 型和 MEN 2B 型相比，这种形式的遗传性 MTC 侵袭性较小，发病年龄较大，通常为 20～40 岁。

1. 临床表现

（1）患者通常出现无症状的甲状腺肿块。一些患者还可能有局部症状，如吞咽困难、呼吸困难或声音嘶哑。

（2）约 10%的患者会出现全身症状，通常包括骨痛、潮红和（或）腹泻。

（3）约 50%的患者出现局部淋巴结肿大。

（4）远处转移通常发生于疾病晚期，通常累及肺、肝、骨骼和肾上腺。

2. 诊断

（1）应按照 DTC 所述，遵循甲状腺结节评估指南。

（2）如果 FNA 提示 MTC，则进一步评估应包括降钙素和 CEA 测定及胚系 *RET* 突变基因检测。

3. 治疗

（1）甲状腺全切除术与中央区淋巴结清扫术是合适的手术方式。

（2）手术和（或）外照射放疗可用于残留或复发疾病的治疗，然而这两种治疗方式的生存获益尚不清楚。

（3）转移性 MTC 是 MEN 2A 型、MEN 2B 型或家族性 MTC 患者最常见的死亡原因，该肿瘤对常规剂量的放疗和标准的细胞毒性药物化疗相对无反应。不能通过手术切除的复发/转移性疾病可以用多激酶抑制剂凡德他尼或卡博替尼（无论 *RET* 突变状态如何）或选择性 RET 抑制剂塞普替尼或普拉替尼（如果存在 *RET* 突变）治疗。在这些药物的临床试验中，总体生存率没有改善；因此，惰性疾病患者应考虑观察，直至疾病需要治疗。

（4）凡德他尼是一种作用于 VEGFR、RET 和表皮生长因子受体的口服抑制剂，基于一项国际随机Ⅲ期临床试验，凡德他尼被批准用于治疗晚期（转移性或不可切除的局部晚期）MTC。初步结果（中位随访 24 个月）显示，凡德他尼组与安慰剂组相比，患者中位无进展生存率得到改善（HR=0.45，95% CI 0.30～0.69）。总有效率为 45%。随访 24 个月时中位 DOR 未达到，客观缓解持久。常见的不良反应是腹泻/结肠炎、皮疹、痤疮样皮炎、高血压、恶心、头痛、上呼吸道感染、食欲减退和腹痛。

（5）卡博替尼是一种作用于肝细胞生长因子受体（MET）、VEGFR2 和 RET 酪氨酸激酶抑制剂（TKI），在 MTC 患者中表现出临床活性。一项双盲Ⅲ期试验，在 330 例影像学进展的转移性 MTC 患者中比较了卡博替尼与安慰剂的疗效。卡博替尼组的估计中位无进展生存期为 11.2 个月，安慰剂组为 4.0 个月（HR=0.28，95% CI 0.19～0.40，P<0.001）。在所有亚组中均观察到卡博替尼延长无进展生存期，包括年龄、既往 TKI 治疗和 *RET* 突变状态（遗传性或散发性）。卡博替尼和安慰剂的有效率分别为 28%和 0；无论 *RET* 突变状态如何，都可以观察到有效。常见的卡博替尼相关不良事件包括腹泻、手足综合征、体重减轻和食欲减退、恶心及乏力。凡德他尼和卡博替尼给药剂量见表 33.3。

（6）塞普替尼（Selpercatinib）是一种新型、ATP 竞争性、高选择性 RET 激酶小分子抑制剂。在一项Ⅰ～Ⅱ期试验（LIBRETTO-001）中，对具有激活 RET 改变的任何实体瘤类型的青少年和成年患者进行了塞普替尼的安全性和有效性研究。55 例 *RET* 阳性 MTC 患者之前接受了凡德他尼、卡博替尼或两者兼有的治疗。客观缓解率为 69%（95% CI 55%～81%）。9%的患者获得完全缓解，60%的患者出现部分缓解。1 年时，86%的缓解仍在持续（95% CI 67%～95%），100%的患者无疾病进展。另外，88 例 *RET* 阳性 MTC 患者之前未接受过凡德他尼或卡博替尼治疗。客观缓解率为 73%（95% CI，62%～82%）。11%的患者为完全缓解，61%的患者为部分缓解。1 年时，91%的患者仍在持续（95% CI 72%～97%），92%的患者无疾病进展。2020 年 5 月 8 日，美国 FDA 加速批准塞普替尼用于治疗晚期或转移性 *RET* 阳性 MTC 且需要全身治疗的成年和 12 岁以上患者。

（7）普拉替尼是一种选择性 RET 酪氨酸激酶抑制剂，适用于晚期或转移性 *RET* 阳性 MTC 且需要全身治疗的成年和 12 岁及以上患者。对 55 例之前接受过卡博替尼或凡德他尼（或两者）治疗的 *RET* 突变转移性 MTC 患者进行了疗效评估。总有效率为 60%，2%为完全缓解（CR），58%为部分缓解（PR），未达到中位 DOR。79%的患者的 DOR 至少为 6 个月。另外，对 29 例接受卡博替尼和凡德他尼治疗的 *RET* 突变晚期 MTC 患者进行了普拉替尼的疗效评估。总有效率为 65%，10%为 CR，55%为 PR，但未达到中位 DOR。84%患者的 DOR 至少为 6 个月。常见的不良反应为便秘、高血压、乏力、肌肉骨骼疼痛和腹泻。

（四）间变性甲状腺癌

（1）间变性甲状腺癌（ATC）是一种罕见的、高级别侵袭性恶性肿瘤，占所有甲状腺癌的 2%～5%。高达 50%的患者有既往或并发 DTC 的病史。疾病特异性死亡率接近 100%。

（2）患者通常表现出快速增大的颈部肿块。

（3）约 90%的患者在诊断时会出现局部或远处转移。

（4）治疗主要是姑息性的，通常旨在预防窒息，其是患者最常见的死亡原因。治疗包括手术、放疗、化疗或这些治疗方式的组合。

（5）手术切除并不能改善患者的局部控制或生存。如果进行手术，应在术后 2～3 周进行局部放疗。由于快速增大的肿瘤可能导致窒息，因此 ATC 患者需要局部控制。

（6）外照射放疗联合全身治疗似乎在 2/3 的 ATC 患者中实现了局部控制，然而几乎所有患者都死于远处转移。

（7）已经在 ATC 中进行了许多新药的初步研究，如在Ⅱ期试验中评估的 Fosbretabulin，可提高部分患者的总生存率。对索拉非尼、阿西替尼、吉非替尼等 TKI 也进行了研究，虽然没有实体瘤临床疗效评价标准（RECIST）方面的有效证据，但是有报道称少数患者病情稳定。

（8）25%的 ATC 患者携带 *BRAF*（V600E）突变。BRAF 抑制剂（达拉非尼）和 MEK 抑制剂（曲美替尼）的Ⅱ期试验包括 16 例 *BRAF*（V600E）阳性 ATC 患者。确认的患者总体缓解率为 69%（95% CI 41%～89%）。未达到 DOR、无进展生存期和总生存期的中位数，12 个月的预估率分别为 90%、79%和 80%。常见的不良事件是乏力（38%）、发热（37%）和恶心（35%）。2018 年 5 月 4 日，美国 FDA 批准达巴非尼联合曲美替尼治疗 *BRAF* V600E 突变的局部晚期或转移性 ATC 患者。

（五）其他甲状腺癌

（1）原发性甲状腺淋巴瘤。

（2）甲状腺转移癌。

（3）甲状腺肉瘤。

三、嗜铬细胞瘤

（一）流行病学

（1）嗜铬细胞瘤（PHEO）和副神经节瘤（PGL）是由嗜铬细胞产生的罕见 NET。PHEO 占 90%，起源于肾上腺；而 PGL（PHEO 的肾上腺外对应肿瘤）起源于沿着交感神经和副交感神经链（如颈动脉体/颅底、膀胱、心脏、Zuckerkandl 器官）的神经节。

（2）大多数 PHEO 为散发性肿瘤，其中 15%与体细胞突变有关。然而，约 35%的肿瘤是家族性的，并且发现患者的易感基因中存在胚系突变。

（3）与 PHEO/PGL 易感性相关的基因数目最近增加到 19 个，包括 von

Hippel-Lindau（*VHL*）肿瘤抑制基因、*RET* 原癌基因、1 型神经纤维瘤病（*NF1*）肿瘤抑制基因、编码四种琥珀酸脱氢酶复合物（SDH）亚基的基因（*SDHA*、*SDHB*、*SDHC*、*SDHD*），以及编码负责 SDHA 亚基共价结合酶的基因（*SDHAF2*）。此外，已经鉴定出新的易感基因，跨膜蛋白 127（*TMEM127*）、MYC 相关因子 X（*MAX*）和缺氧诱导因子 2α（*HIF2A*）。其他包括驱动蛋白家族成员 1B、转录变异体 β（*KIF1Bβ*）、脯氨酰羟化酶 1 和 2（*PHD1/EGLN2* 和 *PHD2/EGLN1*）、Harvey Ras 肉瘤病毒致癌基因（*H-RAS*）、Kirsten Ras 肉瘤病毒致癌基因（*K-RAS*）、异柠檬酸脱氢酶 1（*IDH1*）、富马酸水合酶（*FH*）和 BRCA1 相关蛋白-1（*BAP1*）。最后，在 PHEO/PGL 中鉴定出苹果酸脱氢酶 2（*MDH2*）的胚系突变和 α-地中海贫血/X 连锁精神发育迟滞综合征（*ATRX*）基因的体细胞突变（表 33.4）。

表 33.4　与 PHEO/PGL 相关的遗传突变的临床特征

基因	综合征	胚系/体系	常见的 PHEO/PGL 部位	恶性	其他相关临床特征/肿瘤
SDHA		AD	肾上腺 PHEO 或肾上腺外 PGL	0～14%	纯合子患者：Leigh 综合征 肾细胞癌 胃肠道间质瘤 垂体腺瘤
SDHB	PGL4	AD	交感神经 PGL（肾上腺 PHEO 和头颈部 PGL 罕见）	31%～71%	肾细胞癌 胃肠道间质瘤 垂体腺瘤 可能为乳腺癌 可能为甲状腺乳头状癌
SDHC	PGL3	AD	头颈部 PGL，有时多发（交感神经 PGL 或肾上腺 PHEO 罕见）		肾细胞癌 胃肠道间质瘤 垂体腺瘤
SDHD	PGL1	AD	头颈部 PGL，通常多发（肾上腺外的腹部 PGL 或肾上腺 PHEO 罕见）	＜5%	肾细胞癌 胃肠道间质瘤 垂体腺瘤
SDHAF2	PGL2	AD	头颈部 PGL，有时多发	需要进一步研究	
VHL	VHL 综合征	AD	肾上腺 PHEO（交感神经或头颈部 PGL 罕见）	＜5%	血管网状细胞瘤 嗜铬细胞瘤 肾细胞癌 胰腺浆液性囊腺瘤 内淋巴囊肿瘤 胰腺神经内分泌肿瘤 附睾乳头状囊腺瘤 视网膜血管瘤

续表

基因	综合征	胚系/体系	常见的 PHEO/PGL 部位	恶性	其他相关临床特征/肿瘤
NF1	NF1	AD	肾上腺 PHEO（交感神经 PGL 罕见）	约 12%	咖啡牛奶斑 神经纤维瘤 雀斑 良性虹膜错构瘤 视神经胶质瘤 蝶骨发育不良/假性关节炎
RET	MEN 综合征 2 型	AD	肾上腺	罕见	MEN 综合征 2A 型：甲状腺髓样癌、嗜铬细胞瘤、甲状旁腺功能亢进症 MEN 综合征 2B 型：甲状腺髓样癌、嗜铬细胞瘤、马方体态和黏膜神经节细胞瘤
MAX		AD PI	肾上腺	20%～25%	
TMEM127		AD	肾上腺	＜5%	可能与乳腺癌有关 可能与甲状腺乳头状癌有关
HIF2A	Pacak-Zhuang 综合征	体系	肾上腺外 PGL，通常为多发 PHEO	无报道	多发性生长抑素瘤 红细胞增多症
KIF1Bβ		体系	需要进一步研究	无报道	
PHD2	是	胚系	多发 PGL	无报道	
IDH		体系	颈动脉 PGL	无报道	多形性胶质母细胞瘤
FH		胚系	肾上腺 PHEO		红细胞增多症
H-RAS		体系	PHEO 和 PGL	无报道	

注：AD，常染色体显性遗传。

（二）临床表现

（1）PHEO/PGL 的临床表现多样，在其他疾病情况下也会出现类似的症状。大多数症状和体征归因于过量儿茶酚胺产生的直接作用，包括高血压、头痛、心悸和焦虑。高血压可以为阵发性或持续性。一些患者可能出现直立性低血压。生化静止性肿瘤可能由于肿瘤占位效应或在影像学检查中被偶然发现（表 33.5）。

（2）恶性肿瘤的发病率约为 10%，其没有明确的组织病理学标准，转移是恶性肿瘤的唯一明确证据。肿瘤医生必须仔细阅读文献，因为良性肿瘤和恶性肿瘤的描述经常结合在一起。

（3）恶性 PHEO 患者的 5 年总生存率为 36%～44%。约 50%或更多的 *SDHB* 突变携带者将发展为恶性 PGL，并且高达 60%的恶性 PGL 患者携带 *SDHB* 突变。

（三）诊断

（1）24h 尿分馏甲氧基肾上腺素检测是诊断 PHEO 最特异的检查。

（2）血浆分馏甲氧基肾上腺素检测是最敏感的检测，但假阳性率高。

（3）对于不确定的血浆儿茶酚胺或甲氧基肾上腺素水平，建议采用可乐定抑制试验，嗜铬细胞瘤时两者都不会被抑制。

（4）CT 和 MRI 是 PHEO 同样敏感的诊断工具。然而，MRI 对检查肝转移更好。

表 33.5　嗜铬细胞瘤潜在的临床表现

轻度不稳定高血压至高血压危象；持续性高血压也很常见
心肌梗死
脑梗死
阵发性高血压的典型模式（30%～50%病例）
阵发性头痛
苍白或潮红
震颤
恐惧
心悸
直立性低血压
轻度体重减轻
发汗

（5）与 PET/CT 成像形式相比，^{123}I-间碘苄胍（^{123}I-MIBG）分辨率更低，转移检测率更低。^{68}Ga-DOTATATE 和 ^{18}FDG PET/CT 对检测转移性疾病具有更高的敏感度。

（6）在两项前瞻性研究中，在 *SDHB* 相关转移性 PPGL 患者中，^{68}Ga-DOTATE PET/CT 和 ^{18}FDG PET/CT 基于病灶的检测率分别为 98.6%和 86%；在散发转移性 PPGL 患者中，^{68}Ga-DOTATE PET/CT 和 ^{18}FDG PET/CT 基于病灶的检测率分别为 97.6%和 49.2%。鉴于 ^{68}Ga-DOTATATE PET/CT 的高敏感度，在可能的情况下，其应该是检测转移性疾病患者和可能从 ^{177}Lu-DOTATTE 的肽受体放射性核素治疗（PRRT）中受益患者的第一种成像模式，并且对于可能受益于 PRRT 的患者，^{177}Lu-DOTATTE 治疗是临床试验的一部分。^{123}I-MIBG 可用于选定的患者进行 HS-^{131}I-MIBG 治疗。

（四）治疗

1. 手术

（1）手术仍然是 PHEO/PGL 的唯一治疗选择。建议对大多数肾上腺 PHEO 进行肾上腺微创切除术，对大面积或侵袭性肿瘤进行开放性切除术，以确保完全切除并避免局部复发。

（2）激素分泌性肿瘤患者应使用 α-肾上腺素能受体阻滞剂（如苯氧苄胺或多沙唑嗪）进行术前 7～14 天阻滞，以预防围术期心血管并发症。

（3）许多持续性心动过速的患者需要联合应用 β 受体阻滞剂；然而，为了预防继发于无拮抗性血管收缩的高血压危象，不应在 α 受体阻滞剂之前给予 β 受体阻滞剂。对于无法用 α 受体阻滞剂和 β 受体阻滞剂控制血压升高及心律失常的患者，可以使用酪氨酸羟化酶竞争性抑制剂 α-甲基对位酪氨酸（美替罗辛，Demser）。

（4）重要的是，术后生化检查结果正常并不排除镜下病变。如果肿瘤含有致病突变基因，建议长期定期随访。

2. 放疗

（1）放疗在 PHEO 的治疗中作用有限，但可用于骨和软组织转移的治疗。

（2）对于 MIBG 扫描显示放射性示踪剂摄取证据的患者，治疗剂量的 ^{131}I-MIBG 可以带来影像学方面和症状的改善。

（3）2018 年 7 月 30 日，美国 FDA 批准 AZEDRA（一种高比活性 ^{131}I-MIBG）用于晚期、不可切除疾病中 ^{123}I-MIBG 阳性的成人和儿童患者（12 岁以上）。美国 FDA 的这一批准是基于一项Ⅱ期开放标签多中心试验的结果，该试验包括 68 例 PHEO 或 PGL 患者。主要终点是所有降压药减少＞50%，至少持续 6 个月。25%的可评估患者在至少 6 个月的时间内经历了降压药减少 50%或更多。22%的患者实现了总体肿瘤缓解，其中 53%的患者经历了持续 6 个月或更长时间的持续肿瘤缓解。

（4）PHEO/PGL 通常表达生长抑素受体 2（SSTR-2）和 3（SSTR-3）。一项涉及晚期/转移性 PHEO/PGL 患者接受 PRRT 的研究荟萃分析显示，89.8%的合并分析的患者病情稳定或部分缓解；然而，尽管其在胃肠胰神经内分泌肿瘤（GEP-NET）中获得批准，但目前尚未获得美国 FDA 批准用于转移性 PHEO/PGL。^{177}Lu-DOTATATE 治疗不可切除/转移性疾病的前瞻性研究正在进行中（NCT03206060）。

3. 化疗/靶向治疗

（1）环磷酰胺、长春新碱和达卡巴嗪（CVD）联合化疗已成为标准选择。一项非随机单臂试验纳入 14 例确诊为恶性 PHEO 的患者，患者伴有转移性疾病和尿中儿茶酚胺分泌增加。优化抗高血压治疗后，患者接受环磷酰胺 750mg/m^2，第 1 天；长春新碱 1.4mg/m^2，第 1 天；达卡巴嗪 600mg/m^2，第 1 天和第 2 天；每 21 天为 1 个周期。CVD 联合化疗的完全和部分缓解率为 57%（中位持续时间为 21 个月；范围为 7～34 个月）。在 79%的患者中观察到完全和部分生化缓解（中位持续时间超过 22 个月；范围为 6～35 个月）。所有缓解的患者在体能状况和血压方面均有客观改善。

（2）美国国立卫生研究院对 18 例接受 CVD 方案化疗的患者进行了长期随访研究。CVD 方案化疗的完全缓解率为 11%，部分缓解率为 44%。治疗缓解的患者中位生存期为 3.8 年，治疗无缓解的患者中位生存期为 1.8 年（P=0.65）。所有肿瘤评分为有效的患者均报道与儿茶酚胺过度释放相关的症状有所改善，所有患者的血压均有客观改善。在这 22 年的随访中，肿瘤客观缩小的患者和疾病稳定或进展的患者 OS 无差异。然而，报道症状改善患者的血压有客观改善，肿瘤缩小使手术切除成为可能。并非所有转移性 PHEO/PGL 患者都采取 CVD 方案化疗，但在有症状、肿瘤缩小可能有益的患者中应考虑采取 CVD 方案化疗。

（3）未经证实的报道表明，*SDHB* 突变患者的化疗效果可能很好。尽管 CVD 方案导致总有效率约为 50%，但尚不清楚 CVD 方案化疗是否会影响总生存，因为几乎所有患者都会发展为进展性和最终致命的疾病。

（4）替莫唑胺（TMZ）是达卡巴嗪的前体药物，一项回顾性研究显示了 TMZ 对转移性 PGL 患者有治疗作用。共入组 15 例转移性 PGL 患者，其中 10 例患者（占 67%）携带 *SDHB* 突变。TMZ 的平均剂量强度为每天 172mg/m^2，连续 5 天，每 28 天 1 个周期。中位随访 35 个月，中位无进展生存期为 13.3 个月；33%（5 例患者）的患者部分缓解，47%（7 例患者）病情稳定，20%病情进展。

（5）对于不适合细胞毒性药物化疗的患者，试验性给予奥曲肽是合理的，但其益处尚不清楚。

（6）已经报道了靶向药物如舒尼替尼、阿西替尼和卡博替尼有效。

（7）详细的化疗方案见表 33.3。

四、神经内分泌肿瘤

神经内分泌肿瘤（NET）是内分泌系统和神经系统交互作用形成的恶性肿瘤。2017 年 7 月更新的 WHO 消化道肿瘤分类对 2010 年发布的分类进行了重大修订。现在将 NET 分为分化良好的 G1、G2 和 G3 级 NET 及 G3 神经内分泌癌（NEC）（表 33.6）。

表 33.6　胃肠道和肝胰胆器官神经内分泌肿瘤（NET）的分类和分级

术语	分化	分级	有丝分裂计数	Ki-67 指数（%）
NET，G1	分化良好	低	＜2	＜3
NET，G2		中	2～20	3～20
NET，G3		高	＞20	＞20
NEC，小细胞型	分化差	高	＞20	＞20
NEC，大细胞型			＞20	＞20

这些罕见肿瘤与大多数其他实体肿瘤的区别在于其具有分泌产生全身综合征的生物活性分子的能力。最常见的 NET 类型是类癌和胰腺 NET，这两种肿瘤通常分化良好。

（一）神经内分泌肿瘤引起类癌综合征

（1）美国发病率约为 2/10 万。

（2）引起类癌综合征的 NET 是起源于呼吸道、消化道的肠嗜铬细胞的生长缓慢的恶性肿瘤。

（3）传统上按其胚胎来源分类，其最常见于前肠（支气管）和小肠。

（4）典型的类癌综合征包括潮红和腹泻，最常见于小肠类癌。

（5）10%的患者可观察到类癌综合征，特别是肝转移、腹膜后疾病或胃肠外疾病患者，过量的激素可以绕过肝脏的代谢。

（6）表 33.7 列出了前肠、中肠和后肠类癌的特征。

表 33.7　类癌的特点

来源	常见部位	症状	分泌产物
前肠	胃、十二指肠	腹痛，贫血，出血，非典型类癌综合征不常见	5-羟色胺、组胺、速激肽、其他激素和肽类
	支气管	肺部症状，非典型类癌综合征少见	
中肠	小肠	腹痛，类癌综合征伴肝转移	5-羟色胺、其他激素和肽类
	阑尾	无症状，通常偶然发现，类癌综合征伴肝转移	
后肠	远端结肠、直肠	排便习惯改变，疼痛，梗阻，出血，类癌综合征罕见	罕见

治疗

（1）腹部和直肠类癌通常很小（2cm）。手术包括节段性切除与肠系膜淋巴结切除术。

（2）通常偶然发现阑尾类癌。如果＞2cm 或存在侵袭或阳性边缘，建议采用右半结肠切除术。对于＜2cm 且局限于阑尾的肿瘤，右半结肠切除术具有争议性。

（3）肝转移可以通过减瘤手术，也可通过肝动脉栓塞、化学栓塞、冷冻疗法或射频消融进行局部治疗。

（4）类癌综合征患者应使用生长抑素类似物（SSA）治疗，如奥曲肽。奥曲肽还显示出抗肿瘤活性，可能会改善疾病进展时间。

（5）美国 FDA 最近批准了特罗司他乙酯（靶向色氨酸羟化酶，一种介导 NET 细胞中过量 5-羟色胺生成的酶），其是一种治疗类癌综合征腹泻的口服药物，与 SSA 相结合治疗 SSA 控制不充分的成年患者。

（6）基于一项针对 229 例分化良好的转移性中肠 NET 患者的随机临床试验，2018 年 1 月 26 日，美国 FDA 批准了 ^{177}Lu-DOTATATE 治疗 GEP-NET。患者每 8 周接受 1 次 ^{177}Lu-DOTATATE，外加包括长效奥曲肽的最佳支持治疗，或每 4 周 1 次的单独长效奥曲肽。20 个月时，^{177}Lu-DOTATATE 组的 PFS 预估率为 65.2%（95% CI 50.0%～76.8%），对照组为 10.8%（95% CI 3.5%～23.0%）。^{177}Lu-DOTATATE 组的有效率为 18%，对照组为 3%（P＜0.001）。与对照组相比，接受 ^{177}Lu-DOTATATE 治疗的患者中有 1%出现 3 级或 4 级中性粒细胞减少，2%的患者出现血小板减少，

9%的患者出现淋巴细胞减少。

（7）依维莫司已被批准用于与类癌综合征相关的晚期 NET（RADIANT-2）。

（8）类癌对大多数化学药物耐药。有效药物有氟尿嘧啶、卡培他滨、链脲佐菌素、多柔比星和干扰素。化疗通常仅用于没有其他治疗选择的进展性患者。详细的全身治疗方案见表 33.3。

（9）放疗仅用于姑息治疗。

（二）胰腺神经内分泌肿瘤

胰腺神经内分泌肿瘤又称胰岛细胞瘤，来自胰腺的激素分泌细胞。高达 75%的患者是非功能性的，与临床综合征不相关。功能性胰腺神经内分泌肿瘤根据其产生的激素和临床综合征分类。胰腺神经内分泌肿瘤约占所有胰腺肿瘤的 3%，通常分化良好，并且是恶性的。在高达 25%的病例中，它们与家族性综合征有关（表 33.1）。

Ⅰ. 胃泌素瘤（佐林格-埃利森综合征）

胃泌素瘤是一种分泌胃泌素的肿瘤。原发性肿瘤主要位于胰头，但也可发生于小肠或胃。

1. 流行病学

（1）在消化性溃疡患者中，胃泌素瘤发生率为 0.1%～1%。

（2）确诊年龄通常为 30～60 岁，但其可以发生于任何年龄。

（3）约 20%的胃泌素瘤与家族性综合征 MEN 1 型相关，80%是散发性的。散发性肿瘤通常有 *MEN1* 基因的体细胞突变。

（4）约 1/3 的胃泌素瘤患者在诊断时发生转移。

2. 诊断和临床表现

（1）患者通常有严重的、难治的消化性溃疡，伴有腹痛和腹泻。

（2）根据空腹胃泌素水平进行诊断，如胃泌素＞1000pg/ml，胃酸 pH＜5.0，或胃泌素水平在静脉输注促胰液素后 15min 内增加≥200pg/ml。

（3）其他常用的诊断方法包括超声、CT、MRI、内镜超声、血管造影和奥曲肽检查。

3. 治疗

（1）鉴于肿瘤通常是多灶性和无法治愈的，因此药物治疗是与 MEN1 型相关胃泌素瘤的治疗标准。一些外科医生会进行手术，旨在减少将来转移性疾病的发病率。

（2）对于没有转移性疾病的散发性胃泌素瘤，多达 50%的患者接受开腹探查手术是有效的。

（3）药物治疗的目标是控制胃泌素分泌和胃酸产生。治疗方法包括应用质子泵抑制剂、生长抑素类似物（如奥曲肽）及肿瘤栓塞。

Ⅱ. 胰岛素瘤

1. 流行病学

（1）胰岛素瘤是最常见的功能性胰腺神经内分泌肿瘤。

（2）胰岛素瘤最常发生于 40～50 岁，女性略多发。

（3）大多数胰岛素瘤是孤立的，约 10%是恶性的，根据是否转移判断。

2. 诊断和临床表现

（1）3 个条件，即 Whipple 三联征，提示胰岛素瘤。

1）已知或可能由低血糖引起的症状（意识模糊、个性改变、心悸、发汗、颤抖）。

2）症状期间的低血糖。

3）当葡萄糖升高至正常时，低血糖症状缓解。

（2）在低血糖发作期间，胰岛素水平过高提示胰岛素瘤存在。

（3）通过每 6～12 小时检测 1 次血清葡萄糖、胰岛素和 C 肽水平，可以在长时间禁食后诊断无症状患者。

3. 治疗

（1）手术是胰岛素瘤的首选治疗方法，通常是治愈性的。

（2）难治性低血糖症可口服二氮嗪治疗，二氮嗪可抑制胰腺分泌胰岛素，并刺激儿茶酚胺和葡萄糖从肝脏中释放。

Ⅲ. 血管活性肠肽瘤（弗纳-莫里森综合征）

（1）血管活性肠肽瘤（VIPoma）是一种罕见的神经内分泌肿瘤，通常起源于胰腺，并产生血管活性肠肽（VIP）。

（2）如血清 VIP 升高，则确定 VIPoma 存在。

（3）患者出现水样腹泻、低钾血症、胃酸过少或胃酸缺乏。

（4）可以应用生长抑素类似物有效治疗腹泻，其可减少 VIP 分泌。也可以使用 α 干扰素治疗。

Ⅳ. 胰高血糖素瘤

（1）胰高血糖素瘤是一种罕见的胰腺肿瘤，其导致胰高血糖素过度分泌。

（2）如血清胰高血糖素水平＞500pg/ml，则可诊断为胰高血糖素瘤。

（3）胰高血糖素瘤导致糖尿病、体重减轻、贫血和血栓栓塞风险增加。

（4）患者通常出现坏死松解性游走性红斑，可给予锌补充剂和输注氨基酸进行治疗。

（5）手术、生长抑素类似物、抗凝药物和靶向治疗/化疗（如其他胰腺神经内分泌肿瘤所述）是胰高血糖素瘤的治疗选择。

Ⅴ. 生长抑素瘤

（1）生长抑素瘤是一种分泌过量生长抑素的胰腺内分泌肿瘤。肿瘤抑制胰岛素、其他胰腺激素、胰酶和胃酸分泌。

（2）手术是首选的治疗方法，但靶向治疗/化疗（如其他胰腺神经内分泌肿瘤所述）适用于无法切除的疾病。

Ⅵ. 晚期/转移性胰腺神经内分泌肿瘤的管理

（1）生长抑素类似物奥曲肽 LAR（PROMID 试验）和兰瑞肽（CLARINET 试验）均显示出具有抗肿瘤活性和 PFS 获益。它们被认为是 ^{68}Ga-DOTATATE 扫描阳性的高分化 GEP-NET 的一线治疗。

（2）对生长抑素类似物治疗出现进展的 ^{68}Ga-DOTATE 扫描阳性患者可使用 ^{177}Lu- DOTATE 治疗。一项针对 229 例分化良好的转移性中肠神经内分泌肿瘤患者的临床试验，将患者随机分组，即每 8 周 1 次服用 ^{177}Lu-DOTATATE 联合每 4 周 1 次长效奥曲肽的最佳支持治疗，或单用每 4 周 1 次的长效奥曲肽。20 个月时，^{177}Lu-DOTATATE 组的 PFS 预估率为 65.2%（95% CI 50.0%～76.8%），对照组为 10.8%（95% CI 3.5%～23.0%）。^{177}Lu-DOTATATE 组的有效率为 18%，而对照组为 3%（$P<0.001$）。与对照组相比，^{177}Lu-DOTATATE 组患者的 3 级或 4 级中性粒细胞减少发生率为 1%，血小板减少发生率为 2%，淋巴细胞减少发生率为 9%。

（3）当需要缓解症状或控制大体积肿瘤时，首选细胞毒性药物化疗方案，如 TMZ 和卡培他滨等。在一项回顾性研究中，30 例患者接受了卡培他滨和 TMZ 治疗，70%的患者获得了客观影像学缓解。中位无进展生存期为 18 个月，2 年生存率为 92%。其他活性剂包括链脲佐菌素、多柔比星、氟尿嘧啶和达卡巴嗪。详细的化疗方案见表 33.3。

（4）舒尼替尼和依维莫司（RADIANT-3）均已被批准用于治疗进展的、分化良好的胰腺神经内分泌肿瘤。该批准基于无进展生存期的改善。

（5）包括肝转移在内的复发性患者可进行手术切除（在可能的情况下）或肝脏导向治疗（如化学栓塞或射频消融）。

五、肾上腺皮质癌

（一）流行病学

（1）肾上腺皮质癌（ACC）是一种罕见的肾上腺皮质恶性肿瘤，每年每百万人口中确诊 1.5～2 例。

（2）发病年龄呈双峰分布，第 1 个高峰为 5 岁以下，第 2 个高峰为 30～50 岁。

（3）ACC 仍然是一种难以治愈的疾病，5 年生存率为 10%～25%，平均生存时间约为 14.5 个月。

（4）大多数病例是散发性的，但 ACC 可能是遗传综合征的一个组成部分（Li-Fraumeni 综合征、Beckwith-Wiedemann 综合征、MEN 综合征 1 型）（表 33.1）。

（二）临床表现

症状可能由局部肿块或远处转移引起。约 50%的患者存在激素过量的证据。

（1）皮质醇增多症（库欣综合征）。

（2）男性化/女性化。

（3）盐皮质激素过量。

（三）诊断

（1）影像学研究通常可以区分良性腺瘤和 ACC。由于 ACC 的脂质含量低于良性腺瘤，因此在 CT 检查时其通常具有更高的密度值；而在 MRI T_1 加权像上通常与肝脏等信号，在 T_2 加权像上为中等至高信号。

（2）如果有临床指征，应进行生化评估（尿类固醇和地塞米松抑制试验）。

（3）FNA 不能区分肾上腺腺瘤和 ACC，只有在怀疑肾上腺肿块是其他恶性肿瘤的转移灶时才进行 FNA。

（4）通常在手术切除后确诊，然而肾上腺皮质腺瘤和 ACC 的组织学区分具有挑战性。

（5）肿瘤通常表现为有丝分裂活跃、非整倍性和静脉侵犯，也可能分泌异常量的雄激素和 11-脱氧类固醇。

（四）治疗

1. 手术

（1）局部侵犯和淋巴结受累，侵犯邻近器官或发生远处转移的肿瘤构成Ⅳ期疾病。

（2）整块切除最初适用于Ⅰ～Ⅲ期。

（3）应考虑对不可切除或Ⅳ期疾病行减瘤术，特别是为了缓解激素分泌肿瘤的症状；局部复发和转移性疾病在可行的情况下需要进一步切除。

（4）一般而言，应通过开放性肾上腺切除术切除＞6cm（或＜6cm 但怀疑为恶性）的肾上腺肿瘤。手术仍然是 ACC 患者经证实的唯一治愈性选择，因此在起病和复发时必须始终积极进行，且绝不采用腹腔镜手术。

2. 辅助治疗

（1）米托坦辅助治疗可以改善已行完全切除术的Ⅰ～Ⅲ期疾病患者的生存。

（2）几项小型和大型回顾性研究表明，米托坦作为辅助治疗，无限期持续使用，可以延迟或防止疾病复发。

（3）在米托坦开始使用时或当临床和实验室参数表明肾上腺功能不全时，可以开始使用类固醇替代。氟氢可的松和氢化可的松均可使用。

（4）目前正在进行一项国际前瞻性随机试验，在该患者群体中比较米托坦与安慰剂的疗效。

3. 晚期疾病

（1）对于晚期疾病，米托坦单药治疗在高达 75%的功能性肿瘤患者中产生激素应答率，而总生存率无变化。

（2）基于 FIRM-ACT 试验（治疗局部晚期和转移性 ACC 的第一个国际随机试验），晚期疾病患者使用米托坦加依托泊苷、多柔比星和顺铂（EDP）的联合化疗比米托坦加链脲佐菌素具有更高的有效率和无病生存率（DFS）。该研究发现 EDP 加米托坦一线治疗的有效率（23.2% *vs*. 9.2%，$P<0.001$）和无进展生存期（5.0 个月 *vs*. 2.1 个月，HR=0.55，$P<0.001$）明显优于链脲佐菌素加米托坦，毒性事件发生率相似。

（3）帕博利珠单抗现已被美国 FDA 批准用于高度微卫星不稳定性和（或）错配修复缺陷（MSI-H/MMR-D）的实体瘤。一项Ⅱ期临床试验以 ORR 为主要终点，在 ACC 患者中对帕博利珠单抗进行了评估。39 例患者入选，中位随访时间为 18.8 个月。据报道，ORR 为 23%，疾病控制率为 52%；中位无进展生存期和总生存期分别为 2.1 个月和 24.9 个月。在该研究中有 6 例患者为 MSI-H/MMR-D。MSI-H/MMR-D 肿瘤患者可考虑使用免疫检查点抑制剂。循环皮质类固醇超生理剂量的作用（与激素过量有关）可能会限制这些药物的疗效。

（4）射频消融也可用于局部控制或无法切除的转移性疾病患者。

（5）详细的化疗方案见表 33.4。

六、甲状旁腺癌

临床上，这种疾病与导致甲状旁腺功能亢进的其他良性疾病的鉴别诊断十分重要。甲状旁腺癌占甲状旁腺功能亢进病例的比例不到 1%。

（一）流行病学与自然史

（1）甲状旁腺癌每年发生率低于 1/100 万，确诊年龄主要为 40～60 岁。

（2）在大多数情况下，可检测到 *HRPT2* 肿瘤抑制基因的胚系或体系突变。

（3）10 年生存率约为 70%；然而，40%～60%的患者将在初次手术后复发。

（4）发病和死亡通常与高钙血症有关，而与转移的并发症无关。

（二）临床表现

患者通常出现以下表现。

（1）高钙血症症状，血钙水平通常＞14mg/dl。

（2）甲状旁腺激素水平升高。

（3）高达 70%的患者可触及颈部肿块。

（4）颈部淋巴结、肺、骨骼或肝转移约占 10%。

（三）诊断

（1）甲状旁腺癌术前难以诊断；鉴别诊断包括甲状旁腺腺瘤和增生。

（2）大多数甲状旁腺癌在手术时被诊断。然而，有些患者直至局部复发或转移才被诊断，这是因为没有明确的组织病理学特征区分癌和腺瘤。

（3）FNA 不适合用于诊断。

（四）治疗

1. 手术

（1）治疗包括甲状旁腺切除术及整块切除肿瘤和受累结构，可能包括同侧叶甲状腺。不建议进行根治性淋巴结清扫术。

（2）还应切除复发肿瘤和寡转移灶。

2. 放疗

（1）甲状旁腺肿瘤通常对放疗不敏感。

（2）小型回顾性研究表明，对于高危患者，术后放疗可能会改善局部控制。

（3）放疗可能具有姑息治疗作用。

3. 药物治疗

（1）化疗疗效仅限于病例报道，且没有标准的治疗方案。

（2）治疗甲状旁腺癌时，对高钙血症的治疗至关重要。

（黄　香　吴　昊 译）

参 考 文 献

第 34 章　造血生长因子

Philip M. Arlen

一、背　　景

（1）血液学毒性（白细胞减少、贫血及血小板减少）是化疗及大野照射放疗最常见的不良反应。此外，血细胞减少是干细胞移植所固有的不良反应。血细胞减少可能导致严重的并发症，如中性粒细胞减少性发热，需要住院治疗。

（2）造血生长因子是刺激造血祖细胞及造血干细胞增殖、分化及存活的调节分子。因其在骨髓细胞培养的集落形成中起作用，最初称为集落刺激因子（CSF）。

（3）目前已有几种造血生长因子应用于临床，其主要是通过 DNA 重组技术合成。

（4）本章推荐内容主要来自美国临床肿瘤学会（ASCO）、美国国家综合癌症网络（NCCN）和美国血液学会（ASH）的循证临床实践指南。

二、髓系生长因子

（1）目前，两种髓系生长因子，如非格司亭和聚乙二醇非格司亭，均为粒细胞集落刺激因子（G-CSF），已被美国 FDA 批准用于预防化疗诱导的中性粒细胞减少。非格司亭可特异性促进中性粒细胞生成，但对淋巴细胞、单核细胞和巨噬细胞具有免疫调节作用。G-CSF 的抗炎作用也已被描述。聚乙二醇非格司亭是非格司亭的聚乙二醇化形式，具有更长的半衰期，为 15～80h。

（2）沙格司亭是一种粒细胞-巨噬细胞集落刺激因子（GM-CSF），除了中性粒细胞之外，可刺激单核细胞和嗜酸性粒细胞产生，并延长其的半衰期。沙格司亭也通过趋化性激活、吞噬、氧化活性及抗体依赖性细胞毒作用的激活而增强其功能。其说明书上的临床适应证为用于缩短老年急性髓细胞性白血病患者诱导化疗后及其他各种干细胞移植情况的中性粒细胞恢复时间。

（一）适应证

1. 初级预防　当发热性中性粒细胞减少症（FN）风险较高时（＞20%），推荐集落刺激因子用于初次及后续的周期化疗以预防 FN。主要的预防措施是在第 1

个周期骨髓抑制性化疗期间给予集落刺激因子。这可能会减少整个化疗周期内中性粒细胞减少的并发症。虽然尚无列线图来计算该风险，但是当确定患者存在 FN 风险时，应考虑的因素包括化疗方案的类型（剂量密集治疗、大剂量治疗、标准剂量治疗）、治疗目标（姑息性或治愈性），以及患者的风险因素，具体如下。

（1）年龄大于 65 岁。

（2）体能状况评分差。

（3）既往接受多线治疗，包括大野照射。

（4）既往多次 FN 发作。

（5）肿瘤骨髓侵犯引起血细胞减少。

（6）晚期癌症。

（7）活动性感染或存在开放性伤口。

（8）营养状况不良。

（9）其他严重并发症或肝、肾功能不全。

几项安慰剂对照的随机临床试验表明，在多种实体瘤类型中预防性使用 G-CSF 可使化疗相关中性粒细胞减少的发生率降低、持续时间缩短及严重程度减轻。在淋巴结阳性乳腺癌患者的辅助治疗中，以及在老年侵袭性淋巴瘤患者中，由 G-CSF 支持的剂量密集化疗方案较传统化疗显示出更好的临床疗效。一项基于 13 项临床试验的 Cochrane 荟萃分析显示，对 2607 例淋巴瘤患者预防性给予 G-CSF 和 GM-CSF 可降低中性粒细胞减少、FN 和感染的风险。然而，尚无证据表明，就肿瘤缓解、无治疗失败生存期或总生存期而言，G-CSF 或 GM-CSF 可提供显著的益处。最后，在新冠大流行期间，NCCN 和 ASCO 指南已经更新了降低髓样生长因子的使用阈值，从有 20%或更高 FN 风险的化疗方案更新至目前包含有 10%～20%风险的方案，包括所有中等风险化疗方案。

2. 二级预防 指南推荐前一个周期化疗曾有 FN 或剂量限制性中性粒细胞减少事件的患者应给予集落刺激因子，当不给予集落刺激因子并且重复出现这种情况时可能会影响下一次计划的化疗剂量。然而，特别是在姑息治疗情况下，剂量减少和治疗延迟均是合理的替代治疗。

3. 中性粒细胞减少性发热 不推荐常规辅助使用集落刺激因子治疗 FN。对感染相关并发症风险高者，或具有可预测临床效果差的预后因素的 FN 患者，应考虑使用集落刺激因子。高危因素具体如下。

（1）年龄大于 65 岁。

（2）预期的中性粒细胞减少持续时间延长（超过 10 天）。

（3）严重的中性粒细胞减少（＜100/μl）。

（4）脓毒症综合征。

（5）在发热发生时住院。

（6）肺炎。

（7）侵袭性真菌感染。

（8）原发疾病未控制。

在一项多中心随机临床试验中，210 例实体瘤伴 FN 患者，且至少有一项高危特征，结果显示 G-CSF 治疗可缩短住院时间（中位时间 5 天 *vs*. 7 天，*P*=0.015）、抗生素治疗时间（中位时间 5 天 *vs*. 6 天，*P*=0.013），以及Ⅳ级中性粒细胞减少持续时间（中位时间 2 天 *vs*. 3 天，*P*=0.000 4）。针对 13 项临床试验中共 1518 例患者的 Cochrane 荟萃分析显示，集落刺激因子治疗与较短的住院时间及较短的中性粒细胞减少持续时间相关，但不改善总生存期。

4. 造血干细胞移植　集落刺激因子常规用于动员外周血干细胞（PBSC），可缩短细胞减少和自体 PBSC 移植后中性粒细胞减少的持续时间。自体移植后集落刺激因子的使用与较短的中性粒细胞减少持续时间和住院持续时间相关，并可降低医疗费用。相比之下，有报道异基因移植后应用集落刺激因子会增加严重移植物抗宿主病的风险，并缩短生存时间。其用于在自体干细胞移植之前从健康供者或患者收集干细胞前的干细胞动员，存在不同的方案。

动员干细胞通常需要每天注射非格司亭，常见的不良反应是骨痛和过敏反应。虽然最初担心接受 G-CSF 治疗的受试者会出现继发性白血病，但大量研究表明发病率并没有增加。严重的副作用罕见，只有不到 1%的供者经历过这种毒性。美国骨髓捐献者计划的一项回顾性分析显示，在超过 23 000 例捐献外周干细胞的受试者中，观察到 4 例死亡，37 例严重不良事件。随访中血液恶性肿瘤的发生率（*n*=12）未超过调整后普通人群的预期发生率。

5. 白血病和骨髓增生异常综合征

（1）对于急性髓细胞性白血病（AML）患者，集落刺激因子可用于以下两种情况：①诱导化疗结束后；②巩固化疗结束后。诱导化疗结束后不久应用 G-CSF 可导致中性粒细胞减少的持续时间适度缩短，但未显示出对缓解率、缓解持续时间及生存期有良好的效果。在巩固化疗结束后应用 G-CSF 似乎对中性粒细胞减少的持续时间和严重感染的发生率有更深远的有益影响，但对完全缓解持续时间和总生存期无影响。事实上，最近的一项纳入了 19 项临床试验 5256 例 AML 患者的 Cochrane 荟萃分析提示，增加集落刺激因子不能改变短期和长期的全因死亡率。在该荟萃分析中，使用集落刺激因子不影响中性粒细胞减少性发热、菌血症或侵袭性真菌感染事件的发生。因此，目前还没有足够的数据支持应用集落刺激因子对白血病有始动效应。同样，没有足够的数据支持在 AML 中使用长效集落刺激因子（聚乙二醇非格司亭）。

（2）对于骨髓增生异常综合征（MDS），伴严重中性粒细胞减少及反复感染的患者，可考虑间断使用集落刺激因子。尚缺乏长期使用的安全性资料。

（3）对于 ALL，在完成初次诱导化疗或首次缓解化疗后，推荐应用集落刺激因子以缩短中性粒细胞减少的持续时间。其对住院持续时间及获得严重感染的影响不太一致。

（二）不良反应

应用髓系生长因子时常见骨痛。脾破裂和严重血小板减少罕见报道。集落刺激因子可导致急性呼吸窘迫综合征或炎症性胸膜炎和心包炎，这被认为是继发于中性粒细胞涌入或毛细血管渗漏综合征。镰状细胞贫血患者应用集落刺激因子可能会出现镰状细胞危象，一些患者可能因此死亡。由于快速分裂的髓系细胞对细胞毒性药物化疗的潜在敏感性，应避免集落刺激因子治疗与化疗和放疗同步进行。此外，接受同步放化疗时应避免应用集落刺激因子，特别是侵犯纵隔者。这是因为已观察到，与安慰剂组患者相比，正在接受同步放化疗的肺癌患者应用集落刺激因子支持治疗后，血小板明显减少及肺部毒性显著增加。这些发现提示纵隔放疗与集落刺激因子应用之间可能存在潜在的不利相互作用。

（三）GM-CSF

（1）应用 GM-CSF 可能引起流感样症状、发热和皮疹。

（2）有体外证据表明，GM-CSF 能刺激 HIV 复制；然而，在给予抗反转录病毒治疗的患者中，临床研究未显示出对病毒载量有不利影响。

（3）由于晕厥病例报道增加，2008 年 1 月，沙格司亭液体剂型退出市场，但其冻干粉未见引起晕厥不良反应。

（四）G-CSF

（1）一般来说，G-CSF 较 GM-CSF 耐受性好，且应用更普遍。

（2）罕见导致病理性中性粒细胞浸润（Sweet 综合征）。

（3）一些制剂中已检测到生长因子的抗体，且不能被中和。

（4）零碎的证据显示，在再生障碍性贫血长期应用 G-CSF 的患者中已发现晚期染色体单体-7 相关性 MDS 和 AML 风险增加。

（五）剂量

（1）集落刺激因子的推荐剂量见表 34.1。

（2）在化疗患者中，中性粒细胞计数（ANC）的短暂增加通常出现在集落刺激因子开始使用后的前 1～2 天。治疗应继续进行，直到最低值过后 ANC 达到 10×10^9/L。每周检查 2 次全血细胞计数。

表 34.1　仅用于移植或非髓样癌患者的生长因子：美国 FDA 批准的剂量和适应证

药物	剂量	适应证
非格司亭（Neupogen）	化疗完成后 24h 使用，5μg/kg，SC，直至 ANC 达到（20～30）×10^9/L 10μg/kg，SC，每天 1 次，至少在第 1 次白细胞分离前 4 天使用；持续至最后 1 次白细胞分离	骨髓抑制性化疗 PBSC 动员
聚乙二醇非格司亭（Neulasta）	化疗完成后 24h 使用，单次 6mg 固定剂量，SC	骨髓抑制性化疗
沙格司亭（Leukine）	250μg/m^2，IV，每天 1 次，直至 ANC 连续 3 天达 1.5×10^9/L；若 ANC 增加至＞20×10^9/L，减量 50%	自体或异体 BMT，AML 诱导化疗后
Epoetin-α（Epogen；Procrit）	开始 150U/kg，SC，每周 3 次；或 40 000U，SC，每周 1 次 若 4 周后 Hb 升高＜10g/L 且仍低于 100g/L，可将剂量升至 300U/kg，每周 3 次；8 周后（对于每周 3 次剂量）无输血需求减少或 Hb 升高 当 Hb 达到需要避免输血的水平或 2 周后 Hb 升高＞10g/L，减少 25%的剂量 当 Hb 升至可能需要输血的水平时仍继续；当 Hb 达到需要输血的水平时，以低于先前剂量的 25%恢复使用	化疗引发的贫血
Darbepoetin-α（Aranesp）	开始 2.25μg/kg，SC，每周 1 次；或 500μg/kg，SC，每 3 周 1 次 6 周后，若 Hb 升高＜10g/L，剂量升至 4.5μg/kg 当 Hb 达到需要避免输血的水平或 2 周时 Hb 升高＞10g/L，剂量减少 40% 若 Hb 超过需要避免输血的水平，维持治疗；以低于原剂量的 40%恢复使用	化疗引发的贫血
Oprelvekin（Neumega）	50μg/kg，SC，每天 1 次；化疗完成后 6～24h 开始使用，直至过最低点后血小板计数＞50×10^9/L	非清髓性化疗引发的血小板减少

注：AML，急性髓细胞性白血病；ANC，中性粒细胞计数；BMT，骨髓移植；Hb，血红蛋白；IV，静脉注射；PBSC，外周血干细胞；SC，皮下注射。

（3）骨髓抑制性化疗治疗前 14 天至治疗后 24h 内不应使用聚乙二醇非格司亭。

（4）在 AML 自体或异基因骨髓移植后，允许使用沙格司亭。

三、红细胞生成刺激剂

红细胞生成刺激剂（ESA）是一种半合成药物，模拟红细胞生成素（EPO）的作用。EPO 是由肾脏分泌的内源性激素。通过与 EPO 受体结合，ESA 可刺激骨髓中的定向红系祖细胞分裂和分化。ESA 由重组 DNA 技术生产，有红细胞生成素-α 和达依泊汀-α 两种应用产品。达依泊汀-α 的半衰期较红细胞生成素-α 长 3 倍。就有效性和安全性而言，两者相当。

（一）疗效

（1）ESA 最初用于治疗慢性肾衰竭患者的贫血。几项随机临床试验表明，ESA 能减少血液透析患者的输血需求并提高患者的生活质量。

（2）对于接受化疗的肿瘤患者，ESA 已显示可减少输血需求，但其对患者贫血症状、生活质量的影响尚未得到证实。

（3）越来越多的证据已引起对 ESA 安全性的严重关注。

1. 输血需求和生活质量　最近一篇系统性综述总结了 57 项临床试验，涉及 9353 例癌症患者的结果，患者被随机分为接受 ESA 并同时输注红细胞组或单纯输注红细胞组。这项荟萃分析包含了接受或不接受同时抗肿瘤治疗的患者。荟萃分析结果显示接受 ESA 治疗组对输血的需求降低 36%。尽管总体上对生活质量有积极影响，但由于各种研究应用不同的参数，该报道没有得出明确的结论。

2. 生存、死亡及疾病控制

（1）观察性研究表明，癌症患者贫血与生存期短相关，提高血红蛋白（Hb）水平可改善部分癌症患者的生存率及肿瘤缓解率。因为放疗和一些化疗药物发挥作用依赖于组织的氧合作用，推测可通过提高 Hb 水平、改善氧气输送，优化抗肿瘤治疗效果。基于这个假设，在头颈部癌、乳腺癌、非小细胞肺癌、淋巴瘤、宫颈癌等几个随机试验中评估了 ESA 对生存和疾病控制的影响。大多数试验因为早期疾病进展及死亡率增加而提前终止。一项 ESA 用于未接受化疗的癌症患者研究的初步报道没有显示输血需求减少，并且确实显示了死亡率增加。基于该报道，2007 年 2 月美国 FDA 发布了一个黑框安全警示：反对在未接受化疗的贫血癌症患者中使用 ESA。美国 FDA 也建议用最小有效剂量的 ESA 逐步升高 Hb 水平至足够避免输血，但 Hb 不超过 120g/L。大多数 ESA 试验设定的 Hb 目标值为＞120g/L；然而，即使 ESA 的剂量可获得 Hb 水平＞120g/L，生存期缩短和血栓性血小板减少性紫癜（TTP）的风险仍存在。一项最新的涉及 53 项随机对照试验的 13 933 例癌症患者的荟萃分析，以死亡率为主要终点，发现 ESA 与明显更高的总体研究死亡率显著相关。在化疗诱导的贫血患者（n=10 441）中，未能证实有统计学意义的死亡率改变。结果不佳不能始终如一地归因于单一机制。

（2）有研究显示，更短的 TTP 可归因于 EPO 受体表达阳性的肿瘤。然而，目前检测 EPO 受体的可行方法是非特异的，其有效性尚未明确。

（3）2007 年 7 月，美国医疗保险和医疗补助服务中心修订了国家层面的指南，限制了 ESA 的报销。ESA 的覆盖目前限定于接受化疗且 ESA 治疗开始前 Hb 水平≤100g/L 的癌症患者。

（4）在慢性肾衰竭患者中也观察到死亡率和不良反应增加，这导致此类患者群体的 Hb 目标值更低。

（二）适应证

1. ASCO 和 ASH 指南　对于非髓系肿瘤患者，应该将 ESA 考虑为接受化疗患者的多种选择之一，这些患者的贫血是有症状的，且与化疗相关。治疗目的是避免输血及可能的症状获益。Hb 低于 100g/L 时，可以开始应用 ESA。对于 Hb 为 100～120g/L 的患者，应根据患者症状、临床情况和患者意愿而应用 ESA。采用适当剂量治疗 6～8 周后，若患者的 Hb 无升高，治疗应终止。输血是一种治疗选择。在 2019 年更新的指南中，在姑息化疗的背景下，ESA 的使用可能是有适应证的，但其不应用于以治愈为目标的患者。这项建议是基于已知的风险，如血栓栓塞事件，以及在跨组患者中观察到的短期死亡率和总体生存率下降。

2. 美国 FDA 批准的适应证　ESA 被批准用于姑息目的的非髓系肿瘤化疗相关性贫血患者、慢性肾衰竭患者及 HIV 感染治疗（齐多夫定）患者，并且在选择性非心脏或非血管手术患者中可减少输血需求。

3. 超说明书使用/研究性使用

（1）有证据支持 ESA 可用于 MDS 相关性贫血。然而，患者通常需要较高的治疗剂量，而且有效性可能会延迟。有效的预测因素包括低危 MDS 和低 EPO 水平（200U/L）。ESA 联合应用 G-CSF 能提高 MDS 患者的有效率。

（2）其他适应证包括多发性骨髓瘤、非霍奇金淋巴瘤、慢性淋巴细胞白血病、地中海贫血、放疗、类风湿关节炎、阵发性睡眠性血红蛋白尿症（PNH）、Castleman 病、充血性心力衰竭、危重疾病、丙型肝炎（应用 α 干扰素和利巴韦林治疗的患者），以及自体输血的血液单成分采集。

（三）剂量

ESA 用于化疗相关性贫血的推荐剂量和剂量调整见表 34.1。在 ESA 治疗开始或剂量调整后，应每周监测 Hb 直至其达到稳定水平。

（四）不良反应

（1）ESA 引起的最严重的不良反应是血栓栓塞事件，定义为短暂性脑缺血发作、脑卒中、肺栓塞、深静脉血栓形成及心肌梗死。一项荟萃分析显示，癌症患者中血栓栓塞事件增加 67%；群体的基线风险为 20%，伤害所需的人数为 7.5 例患者（95% CI 3.1～15.6）。有证据表明，慢性肾衰竭和手术患者，尤其是有更高 Hb 目标值的患者，血栓栓塞的风险增加。在一项对接受脊柱外科手术患者给予 ESA 以降低术后输血需求的初步分析显示，ESA 组的血栓栓塞事件的发生率增加。值得注意的是，这些患者术后并未接受预防性抗凝治疗。

（2）ESA 严禁用于未控制高血压的患者，高血压常见于静脉使用 ESA 的慢性肾衰竭患者。

（3）其他副作用包括头痛、乏力、发热、皮疹、皮肤瘙痒、过敏反应、关节痛和肌肉痛、恶心、癫痫，以及对天然 EPO 产生的中和性抗体导致的纯红细胞再生障碍。

（五）其他注意事项

（1）接受 ESA 的患者应补充铁剂，尤其是铁储存处于临界值的患者，因为开始 ESA 治疗后会很快引发缺铁，而且缺铁反向影响 ESA 的疗效。多项对照研究的数据显示，静脉补铁可增强 ESA 的疗效，减少肿瘤患者的 ESA 需求量。

（2）测定血清 EPO 水平可帮助识别更有可能对 ESA 有效的患者。ESA 对基线 EPO≤100U/L 的患者较血清 EPO＞100U/L 的患者可能更有效。

四、血小板生长因子

血小板减少是抗肿瘤治疗的一种致命性后果，需要输注血小板以防止或减轻出血并发症。由于血小板的寿命较短，可能需要每周输血 1 次。出血风险高或延迟接受计划性化疗的患者包括：

（1）患者骨髓储备不足，既往有出血史。

（2）患者的治疗方案对骨髓有高度毒性。

（3）患者有潜在的出血部位（如坏死肿瘤）。

1）幸运的是，需要血小板输注或导致大出血的医源性血小板减少症相对少见，但其发生率通常随着对造血祖细胞有毒性的化疗周期的累积而增加。

2）尽管临床正在开发血小板生成药物，但 Oprelvekin 是美国 FDA 批准的唯一血小板生成药物，用于伴化疗诱导贫血的非髓系恶性肿瘤。Oprelvekin 是一种 DNA 重组技术产物，与天然的 IL-11 几乎同源。Oprelvekin 可刺激巨核细胞生成和血小板生成，在既往接受抗肿瘤治疗后血小板计数小于 20×10^9/L 的患者中已显示出适度缩短血小板减少的持续时间、降低血小板输注的需求。Oprelvekin 不适用于清髓性化疗后。

主要不良反应包括液体潴留和房性心律失常。此外，超敏反应亦有报道。表 34.1 提供了 Oprelvekin 的推荐剂量。

新一代血小板生成素（TPO）分子已经被研发出来；基于它们结合和激活 TPO 受体（c-mpl）的共同能力，称为 TPO（c-mpl 配体）家族。目前正在进行研究 TPO 受体激动剂治疗化疗相关性血小板减少的临床试验。

（汪婷婷　高　飞　汪子书 译）

参 考 文 献

第 35 章　肿瘤感染并发症

Lekha Mikkilineni，Juan C. Gea-Banacloche

一、发　　热

（1）发热是感染最常见的症状，是癌症患者的一种常见问题。

（2）发热通常被定义为一次口腔温度大于 38.3℃，或测量间隔 1h 以上的 2 次口腔温度大于 38℃。

（3）老年、营养不良和糖皮质激素可能会减弱发热反应。必须从实际管理的角度区分中性粒细胞减少性癌症患者的发热（中性粒细胞减少性发热）和无中性粒细胞减少性癌症患者的发热。

（4）发热是细胞因子释放综合征（cytokine release syndrome，CRS）的一种常见表现，多发生于当前的免疫治疗（细胞治疗、单克隆抗体如博纳吐单抗治疗）之后。在免疫治疗期间，对发热的处理十分具有挑战性，但是当 ANC＜500/μl 时，中性粒细胞减少性发热的一般规则应适用。

二、中性粒细胞减少性癌症患者的发热

（1）中性粒细胞减少是癌症患者发生细菌感染最重要的危险因素，其定义为 ANC＜500/μl，或 ANC≤1000/μl，且预计在 48h 内降至 500/μl 以下。

（2）中性粒细胞减少期间的发热通常被认为是感染导致的，应进行相应的管理。

（3）随着中性粒细胞减少的发病速度增快、程度及持续时间增加，感染的风险增加。

（4）中性粒细胞减少性发热患者需要立即进行评估并立即经验性使用具有抗铜绿假单胞菌活性的广谱抗生素治疗（图 35.1）。抗生素通常静脉应用，但是基于生物学特征及可获得的护理，当患者被确定处于重症和死亡低风险时，亦可接受口服抗生素治疗（见下文）。

（5）在中性粒细胞减少期间，3 种不同的发热综合征具有不同的实际意义。

1）首次发热：20%～25%的中性粒细胞减少伴发热的患者被证实有微生物感染（最常见的是菌血症）。20%～30%的患者仅有感染的临床症状，没有微生物确

认（如血培养阴性的盲肠炎）；另外，50%的中性粒细胞减少伴发热患者未发现感染。在这 3 个亚组中，使用抗生素经验性管理的反应同样是有利的。分离革兰氏阳性菌与革兰氏阴性菌的概率大致相似。治疗强调覆盖革兰氏阴性菌，因为此类细菌感染通常进展快且死亡率高。

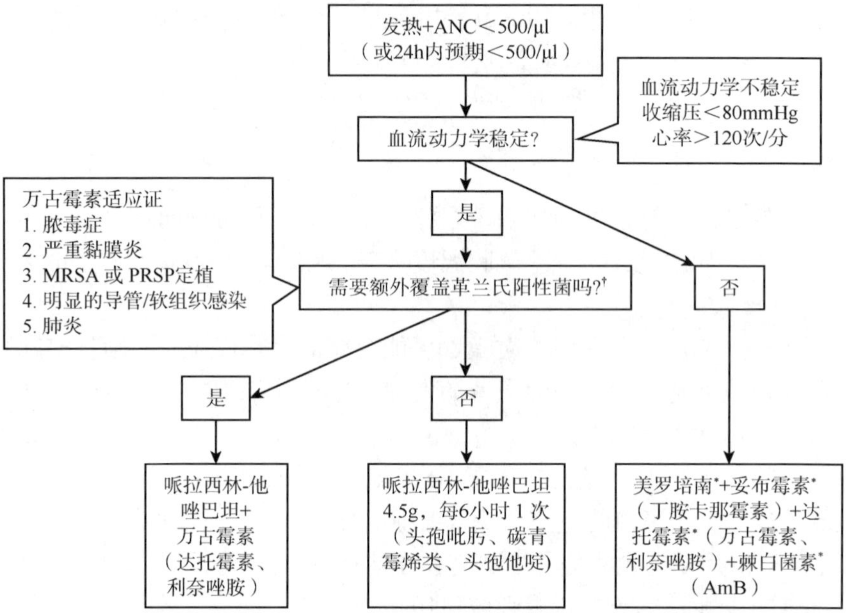

图 35.1　无临床或微生物证实感染的发热和中性粒细胞减少性发热患者的治疗方案

在不同的机构之间，哌拉西林-他唑巴坦（此处强调在中性粒细胞减少患者中需要更高的剂量）、头孢吡肟、亚胺培南、美罗培南和头孢他啶之间的选择因当地耐药模式的不同而有所不同。具体的感染情况，见正文和表 35.1。＊对于有脓毒症的中性粒细胞减少患者，这种抗菌方案在不同机构之间变化很大，这取决于当地的抗生素耐药模式。碳青霉烯类+氟喹诺酮类（或氨基糖苷类或多黏菌素）+万古霉素（或达托霉素或利奈唑胺）+棘白菌素是典型的方案。优先选择美罗培南和达托霉素，因为这两种药物均可在数分钟内静脉推注。抗真菌药的选择将取决于既往的抗真菌预防。†如果没有需要使用抗生素的病原学证据，针对革兰氏阳性菌的经验性治疗通常应在 48～72h 后停止，除非有软组织或隧道感染。如果怀疑耐万古霉素肠球菌（VRE）感染或 VRE 高流行，利奈唑胺或达托霉素可以替代万古霉素。对抗真菌治疗选择的详细讨论及口服抗生素在低危患者中的作用见正文。AmB，两性霉素 B；MRSA，耐甲氧西林（苯唑西林）金黄色葡萄球菌；PRSP，耐青霉素肺炎链球菌

2）持续性发热：第一次中性粒细胞减少性发热的平均退热时间为 3～4 天。当发热持续 5 天或更长时间（4～7 天，取决于各研究）时，发生侵袭性真菌感染的概率相当高，此时添加经验性抗真菌治疗是标准的做法。念珠菌及曲霉菌属感染是中性粒细胞减少患者最常发生的真菌感染类型，并且随着中性粒细胞减少持续时间延长而增加。抗真菌药物的选择取决于临床情况和既往预防性使用抗真菌药物的情况。在不使用抗真菌药物预防时，最常见的引起持续性发热的真菌病原体是白念珠菌。如果进行抗真菌预防治疗，曲霉菌和其他非白念珠菌感染

的可能性更大。随机对照试验支持经验性使用两性霉素 B（脱氧胆酸盐或脂质体）、伏立康唑和卡泊芬净。不同抗真菌药物的选择取决于之前预防使用的抗真菌药物及风险评估。通过血培养、胸部和可能的鼻窦 CT 寻找侵袭性真菌感染是合适的。

3）复发性发热（初次发热缓解后的新发发热）：是指针对中性粒细胞减少性发热发作期使用广谱抗生素后，患者无发热 48h 以上再次出现发热。在这种情况下，大部分病例都能明确感染原因（与首次发热不同，首次发热最常见的情况是找不到原因），并且突发性细菌感染和真菌感染均有可能。处理包括调整抗菌药物、抗真菌药物（或者增加药物，如果抗真菌药物不是方案的一部分），以及给予诊断性检查（如上所述的 CT 检查）。由于耐药菌日益增多，如产超广谱 β-内酰胺酶（ESBL）革兰氏阴性杆菌、耐碳青霉烯类肠杆菌（CRE）、耐万古霉素肠球菌（VRE），抗生素的选择应以当地流行率为指导。在 CRE 常见的机构中，应用头孢他啶-阿维巴坦是恰当的。相反，在 ESBL 高流行的地区，当使用头孢他啶、头孢吡肟或哌拉西林-他唑巴坦治疗期间发生复发性发热时，尽早更换为亚胺培南或美罗培南可能是最佳抗菌策略。

（6）发热在中性粒细胞减少期间的重要性在于它是感染的一个很好的标志，但不是唯一标志，如出现感染的其他症状或体征（如腹痛、红斑、低血压、低体温），同样给予患者经验性抗菌药物治疗。

三、评　　估

（1）询问病史和进行体格检查，应特别注意潜在的感染部位，如皮肤、口腔、肛周及静脉置管部位。

（2）应进行以下检查：常规全血细胞计数及分类、生化检查（包括肝酶和肌酐）、尿液分析、血和尿培养。有证据显示，除非出现呼吸系统症状或体征，否则胸部 X 线检查仅能提供少量信息，但一般常规推荐胸部 X 线检查，因为其可提供潜在的有用的基线信息。

（3）血培养：对于诊断菌血症，双套血培养较单套血培养更为敏感。有资料支持，可从癌症患者的中心血管（所有的管腔取样）抽取所有培养物进行培养以便进行简单的菌血症诊断。然而，为了明确菌血症发作是否与导管相关，建议从静脉导管及外周静脉同时采血进行血培养。2h 或以上的时间差异（即从导管获取的培养物阳性早于外周血）对导管相关性菌血症具有良好的预测价值。

（4）任何可能感染的易接近部位均应采样行革兰氏染色及培养（导管、痰液等）。

（5）理想状态下，在开始应用抗生素之前应采集血培养标本，但如果不能采集血培养标本，不应延迟抗生素治疗。

四、经验性抗生素治疗

（1）有发热和中性粒细胞减少，以及无局部症状或体征患者的初始治疗总结于表 35.1 中。

表 35.1 耐药细菌：每个人都应该知道的

病原体	耐药药物	治疗	要记住的事项
革兰氏阳性菌			
耐甲氧西林金黄色葡萄球菌（MRSA）	半合成青霉素，第一代、第二代、第三代头孢菌素类及碳青霉烯类	万古霉素、达托霉素、头孢洛林	社区获得性 MRSA 常对克林霉素、多西环素和甲氧苄啶-磺胺甲噁唑（TMP-SMX）敏感
耐万古霉素肠球菌（VRE）	万古霉素和所有 β-内酰胺类	利奈唑胺、达托霉素、奎奴普丁-达福普汀 替加环素和奥利万星也可能有效	微生物学检出成功率不超过 40%，没有临床证据表明一种抗生素优于另一种
脓肿分枝杆菌	几乎所有抗生素	需要感染性疾病支持。需要联合治疗，通常用美罗培南+阿米卡星+阿奇霉素±利奈唑胺	呼吸道定植菌和潜在致病菌，尤其是在气道和肺部异常的患者中
革兰氏阴性菌			
SPICE 肠杆菌科（沙雷菌、假单胞菌、吲哚试验阳性变形杆菌、柠檬酸杆菌和肠杆菌）	在治疗期间，看起来很敏感，但其对第三代头孢菌素耐药（如头孢曲松和头孢他啶）	碳青霉烯类、氟喹诺酮类（环丙沙星、左氧氟沙星），头孢吡肟可能有效	微生物实验室应该加上一条注释说明，即使看起来对抗生素很敏感，其分离物在治疗期间可能会产生耐药性
产超广谱 β-内酰胺酶肠杆菌（最常见大肠杆菌和肺炎克雷伯菌）	所有头孢菌素	碳青霉烯类	抗菌谱将显示对三代头孢菌素的耐药性
耐碳青霉烯肠杆菌（CRE） 任何肠杆菌科细菌都有可能携带一种基因，该基因通过碳青霉烯酶，如肺炎克雷伯菌碳青霉烯酶（KPC）、金属 β-内酰胺酶（OXA）、苯唑西林酶（MBL），使其对碳青霉烯类抗生素产生耐药性	所有头孢菌素类和碳青霉烯类	需要感染性疾病支持。有些可能对头孢他啶-阿维巴坦有反应，许多可能需要阿米卡星和（或）多黏菌素联合治疗	熟悉微生物实验室的方法并寻求帮助解释抗菌谱是很重要的。CRE 产生碳青霉烯酶，这在流行病学（及临床）上具有重要意义。对碳青霉烯类的其他耐药性机制（如孔蛋白基因）造成的后果不那么严重

续表

病原体	耐药药物	治疗	要记住的事项
多重耐药鲍曼不动杆菌	所有常用抗生素	需要感染性疾病支持。头孢地尔似乎很有希望	吸入性多黏菌素已用于多重耐药不动杆菌或铜绿假单胞菌，但其疗效尚不清楚
多重耐药铜绿假单胞菌	所有常用抗生素	需要感染性疾病支持。头孢他啶-阿维巴坦和头孢洛扎-他唑巴坦有时有效，这取决于耐药性机制	
嗜麦芽窄食单胞菌	对碳青霉烯类和氨基糖苷类固有耐药	TMP-SMX 是治疗选择，左氧氟沙星、莫西沙星和头孢他啶（如果在体外敏感）是其他选择。使用替加环素和多黏菌素的结果各不相同	当美罗培南治疗患者出现暴发性革兰氏阴性菌菌血症时，请考虑一下

（2）治疗的目标是提供毒性最小的广谱抗生素覆盖，而不是初始就覆盖所有可能的病原体。

（3）中性粒细胞减少期间的大多数细菌感染由定植于患者口腔黏膜、肠道和皮肤的微生物引起。在中性粒细胞减少期间，铜绿假单胞菌感染尤为普遍。因其具有导致更快进展和更高发病率的潜能，因此治疗的重点是覆盖包括铜绿假单胞菌的革兰氏阴性菌。这可以通过单一药物（“单药治疗”）或几种抗生素联合应用而实现。

（一）单药治疗

（1）对铜绿假单胞菌有活性的选定的广谱 β-内酰胺类单药用于不复杂的发热和中性粒细胞减少患者的经验性治疗，与联合方案（β-内酰胺类和氨基糖苷类）的疗效相当，且毒性较小。以下是 2011 年美国感染病学会（IDSA）指南推荐的可选方案。

1）头孢吡肟 2g，静脉注射，每 8 小时 1 次。

2）亚胺培南-西司他丁 500mg，静脉注射，每 6 小时 1 次。

3）美罗培南 1g，静脉注射，每 8 小时 1 次。

4）哌拉西林-他唑巴坦 4.5g，静脉注射，每 6 小时 1 次。

（2）选择哪种药物主要由机构检测的药物敏感性决定，这可能使上述一种或多种药物成为很差的选择。一些机构可能仍然发现头孢他啶（不再列在 IDSA 清单上）2g，静脉注射，每 8 小时 1 次，完全足够了。根据荟萃分析，所有这些药物似乎具有相似的药效，但碳青霉烯类可能与艰难梭菌结肠炎的风险增加相关。

(二)扩大革兰氏阴性菌覆盖范围的联合治疗

(1)扩大抗革兰氏阴性菌活性的联合用药可在某些特定临床情况下经验性使用，但尚无确切的证据支持可以临床获益。联合用药适用于下述情况。

1)严重脓毒症或感染性休克。

2)多重耐药革兰氏阴性菌的高流行率(表 35.1)。

(2)有效的抗生素联合包括前述的β-内酰胺类加氨基糖苷类(基于当地耐药而选择)或多黏菌素或多黏菌素 B。如果喹诺酮类耐药菌感染的发病率低或患者有氨基糖苷类药物毒性高风险，可用环丙沙星替代氨基糖苷类药物。随着 CRE 和多重耐药鲍曼不动杆菌感染的发病率增加，多黏菌素或多黏菌素 B 的使用越来越频繁。

(三)万古霉素及其他覆盖革兰氏阳性菌药物的作用

仅在以下情况下，覆盖革兰氏阳性菌的万古霉素应该是初始经验性治疗方案的一部分：①严重脓毒症或感染性休克[以确保覆盖耐甲氧西林金黄色葡萄球菌(MRSA)、耐青霉素肺炎链球菌(PRSP)和缓症链球菌]；②肺炎(被认为是“医疗保健相关肺炎”)；③软组织感染(蜂窝织炎、坏死性筋膜炎)；④临床怀疑的导管相关性感染(因导管口压痛或脓性液体排出，不仅仅是血管内器械的存在)；⑤重度黏膜炎或缓症菌感染的其他危险因素[口腔感染，预防性使用氟喹诺酮类或甲氧苄啶-磺胺甲噁唑(TMP-SMX)、大剂量阿糖胞苷，应用 H_2 受体阻滞剂]；⑥已知的 MRSA 或 PRSP 定植(这很重要，而且常被遗忘)。

初始方案中添加万古霉素：

(1)持续性发热不是添加万古霉素的适应证，因为一项随机对照试验表明，在这种情况下添加万古霉素组的疗效并不优于安慰剂组。

(2)血培养革兰氏阳性菌阳性是添加抗革兰氏阳性菌活性药物的指征。在等待病原体鉴定期间，万古霉素、利奈唑胺和达托霉素应根据当地 VRE 的流行情况及如表 35.2 所示的革兰氏染色的初步形态学特征进行选择。

表 35.2 如何解读血培养报告中的初步信息

微生物报告	意味着什么	怎么办	警告
血培养阳性的革兰氏阳性球菌簇	凝固酶阴性葡萄球菌 金黄色葡萄球菌(对于急性白血病和长期中性粒细胞减少患者，考虑黏滑罗氏菌)	从中心血管和外周血管穿刺进行重复血培养(外周血培养阳性时应确定中心血管是否为感染源)并开始万古霉素治疗	凝固酶阴性葡萄球菌和金黄色葡萄球菌不同：金黄色葡萄球菌能在数小时内致死，但几乎没有人死于凝固酶阴性葡萄球菌菌血症

续表

微生物报告	意味着什么	怎么办	警告
血培养阳性的革兰氏阳性成对球菌	肠球菌（包括 VRE） 肺炎链球菌 罕见，无乳链球菌（B 组链球菌）	重复血培养并开始治疗 （1）万古霉素，如果肺炎链球菌很有可能，或 VRE 流行率较低 或 （2）达托霉素，如果肠球菌更可能，并且 VRE 的流行率很高 或 （3）如果无法判断细菌类型，可使用利奈唑胺	肠球菌和肺炎球菌通过革兰氏染色可能是不可区分的，但患者通常是非常不同的（如同种异体 HCT 后伴慢性 GVHD 和肺炎，可能有肺炎链球菌感染，而使用头孢吡肟并伴有腹痛的中性粒细胞减少患者可能存在肠球菌感染）。达托霉素不应用于肺部感染
血培养阳性的链状革兰氏阳性缓症菌	链球菌 如果有严重黏膜炎，则考虑为缓症链球菌；如果周围有脓肿，可以考虑为咽峡炎链球菌、星座链球菌或中间型链球菌（在英国这三种细菌称为米勒链球菌） 记住：化脓性链球菌（A 组链球菌）和无乳链球菌（B 组链球菌），尤其是软组织感染患者和有包膜细菌感染风险的患者（如多发性骨髓瘤）	添加万古霉素	值得记住的两种肿瘤学情况：有严重黏膜炎和其他危险因素的中性粒细胞减少患者的缓症链球菌菌血症（可引起 ARDS 和败血症性休克，见正文），以及结肠癌患者的解没食子酸链球菌，以前称为牛链球菌（有的以前不知道）
血培养阳性的革兰氏阳性杆菌	类白喉杆菌（皮肤污染） 杰氏棒状杆菌（中心血管感染） 单核细胞增生李斯特菌（免疫功能低下时菌血症和脑膜炎） 梭状芽孢杆菌（伤寒或腐败梭菌引起的转移性坏疽） 芽孢杆菌（导管相关菌血症） 痤疮丙酸杆菌（污染性） 分枝杆菌（中心血管感染）	需要感染性疾病支持 可能性太多，临床意义也大不同	正如所看到的可能的病因，无法给出一个简单、直接的建议。大多数时间，万古霉素将是“正确的答案”，但它不覆盖李斯特菌、乳酸杆菌或分枝杆菌，对于类白喉杆菌和痤疮丙酸杆菌，可能不需要治疗。传染性疾病仅需要打电话告知
血培养阳性的革兰氏阴性杆菌，“肠样”或“乳糖发酵”	肠杆菌科（如大肠杆菌、肺炎克雷伯菌、肠杆菌）	如果机构没有 CRE，亚胺培南或美罗培南将 100% 覆盖这些细菌。如果 CRE 高度流行，添加多黏菌素或改用头孢他啶-阿维巴坦	来自微生物实验室的重要信息是，这不应该是假单胞菌、不动杆菌或寡养单胞菌（记住，初步结果不确定）

续表

微生物报告	意味着什么	怎么办	警告
血培养阳性的“假单胞菌样”革兰氏阴性杆菌	铜绿假单胞菌，更不可能是嗜麦芽窄食单胞菌或伯克霍尔德菌	两种对铜绿假单胞菌有活性的抗生素（如头孢他啶+妥布霉素或多黏菌素）	应该用两种抗生素经验性覆盖铜绿假单胞菌，直到确定最终的药物敏感性
血培养阳性的“非发酵革兰氏阴性杆菌”	包括假单胞菌、不动杆菌、寡养单胞菌、伯克霍尔德菌及一系列通常在免疫功能低下的癌症患者中引起导管感染的致病性不强的细菌（如产碱菌、金黄杆菌、单胞菌、鞘氨醇单胞菌、伊丽莎白菌）	需要感染性疾病支持 一般概念，因为有些细菌可能对 β-内酰胺产生耐药性，应该考虑在实验中加入 TMP- SMX 或左氧氟沙星（取决于患者使用的抗生素）	不容易回答。美罗培南是伯克霍尔德菌的首选治疗药物，对寡养单胞菌完全无效。打电话寻求帮助
血培养阳性的革兰氏阴性球杆菌	对于癌症患者，应该首先考虑不动杆菌	机构的耐药模式决定用药选择	在革兰氏染色中，不动杆菌可能很难识别 “球杆菌”是一个应该避免使用的术语
血培养阳性的革兰氏阴性球菌	脑膜炎奈瑟菌和淋病奈瑟菌在癌症患者中不常见，可能为莫拉菌。如果仅厌氧瓶培养阳性，应考虑韦荣球菌	碳青霉烯是一个简单的答案，但这并不常见，最好称为感染性疾病	

注：ARDS，急性呼吸窘迫综合征；CRE，耐碳青霉烯类肠杆菌；GVHD，移植物抗宿主病；TMP-SMX，甲氧苄啶-磺胺甲噁唑；VRE，耐万古霉素肠球菌。

1）革兰氏阳性球菌群：通常是葡萄球菌（可能是金黄色葡萄球菌或凝固酶阴性葡萄球菌）——万古霉素能提供足够的覆盖。罕见情况下（典型的，已用广谱革兰氏阴性菌抗生素覆盖的急性白血病患者），这可能意味着黏滑罗氏菌（既往称黏滑口腔球菌）是引起菌血症和脑膜炎的危险因素，最好应用万古霉素和美罗培南联合治疗。

2）革兰氏阳性球菌（成对或短链）：可能是肠球菌或肺炎链球菌，临床背景下，应该支持其中一种（住院患者，中性粒细胞缺乏，使用第三代头孢菌素考虑肠球菌感染；处于荚膜菌风险下的肺炎门诊患者，如多发性骨髓瘤患者，考虑肺炎链球菌感染）。在 VRE 高流行的机构，达托霉素或利奈唑胺用于一线经验性给药是足够的。

3）革兰氏阳性球菌（长链）：如草绿色链球菌，可能是黏膜炎相关的缓症链球菌，使用万古霉素是合适的。

（3）没有高质量的证据表明，对于已知 VRE 定植的患者，是否应该在最初经验性给予利奈唑胺或达托霉素。

（4）在经证实的 VRE 感染病例中，利奈唑胺、达托霉素、奎奴普丁-达福普汀、替加环素之间的选择并非基于临床数据，而是基于理论考虑及当地耐药模式。

（5）达托霉素可被肺部表面活性物质灭活，不应用于治疗肺炎。然而，有证据表明，治疗葡萄球菌菌血症，达托霉素与万古霉素或苯唑西林同样有效。

（四）口服治疗

（1）对于无严重并发症或死亡风险低的中性粒细胞减少患者，经验性口服抗生素治疗是可以接受的。

（2）高风险患者是指因长期及严重中性粒细胞减少而接受化疗的患者（如急性髓细胞性白血病诱导治疗），以及具有临床不稳定的症状或体征或有明显伴随疾病（如慢性阻塞性肺疾病、心力衰竭）的患者，或预期长期中性粒细胞减少的患者。低风险患者不具备任何高危因素，而且中性粒细胞减少预计短暂存在（<7 天）。这些患者可考虑接受门诊抗生素治疗。

（3）目前已验证了一种定量风险评估系统，即癌症支持疗法多国学会评分系统。评分分为疾病负荷（无症状或症状轻微 5 分、症状严重 3 分）、无低血压（5 分）、无慢性阻塞性肺疾病（4 分）、实体瘤或无既往真菌感染（4 分）、无脱水表现（3 分）、门诊状态（3 分）及年龄小于 60 岁（2 分），各评分相加。患者评分≥21 分（最高 26 分）为“低风险”，可考虑口服药物治疗。

（4）推荐以下两种口服方案：①环丙沙星 750mg，口服，每 12 小时 1 次，联合阿莫西林-克拉维酸盐 875mg（阿莫西林成分），口服，每 12 小时 1 次；②环丙沙星 750mg，口服，每 12 小时 1 次，联合克林霉素 450mg，口服，每 6 小时 1 次。

建议患者在住院的基础上开始口服抗生素治疗，然后观察 24h，证实血培养仍为阴性后可考虑出院。出院后，患者应每天观察，如发现新的症状或症状恶化或持续高热，要求其电话联系或到诊所就诊。约 20%的患者需要再次入院（需要住院的相关因素：大于 70 岁、体能状况差、ANC<100/μl）。

对于无明确感染的低危患者，经验性静脉使用抗生素治疗有效，基于临床判断可以考虑转向口服抗生素直至中性粒细胞减少恢复。建议这些口服抗生素治疗的患者在出院前留院观察至少 24h。

（五）初始抗生素方案的调整

（1）在开始经验性应用抗生素治疗中性粒细胞减少和发热后，必须密切监测病程，监测新的感染症状及体征；应根据临床发现调整抗生素治疗。

（2）30%～50%的患者在中性粒细胞减少的病程中需要调整抗生素。

（3）具体的调整方案取决于特定的临床综合征或分离的微生物。

（4）没有其他临床表现的持续性发热不是调整抗生素方案的指征。

（5）无革兰氏阳性菌感染的证据，如果已开始使用抗革兰氏阳性菌药物，则应在 48h 后终止。

（6）持续性发热 4～7 天后，开始使用一些抗真菌药物治疗是公认的做法。

（7）在复发性发热的病例中，应更换抗菌药物及抗真菌药物并进行影像学检查。

（六）经验性抗真菌治疗

念珠菌和曲霉菌感染是最常见的真菌感染，随着中性粒细胞减少持续时间延长，感染的发生率增加。在以下情况下，中性粒细胞减少患者治疗时应经验性增加抗真菌治疗（表 35.3）。

表 35.3　常用全身抗真菌药物的基本情况

抗真菌药物	抗真菌谱	显著耐药真菌	何时使用	特别关注
多烯类				
两性霉素 B（脱氧胆酸盐和脂质制剂）	多数念珠菌，曲霉菌病及毛霉菌病的病原体	葡萄牙假丝酵母菌、土曲霉菌、淡紫拟青霉菌	毛霉菌病的治疗选择 隐球菌病的治疗选择 与棘白菌素治疗念珠菌病一样有效 对持续性发热有效 对曲霉菌病作用差于伏立康唑	肾毒性。肾小球滤过率下降可以通过“盐负荷”最小化，但不能预防伴镁和钾丢失的肾小管疾病
棘白菌素类 在不同的情况下，不同的试验使用不同的棘白菌素，但实际上，它们被认为是可以互换的	念珠菌属和曲霉属	隐球菌和除曲霉菌以外的所有真菌	念珠菌病的治疗选择	眼、脑脊液和尿液渗透性差
卡泊芬净			良好的持续性发热的数据；较弱（但有一些）的曲霉菌病的数据	
米卡芬净			中性粒细胞减少期间，良好的预防数据 较弱（但有一些）的曲霉菌病的数据	
阿尼芬净			与伏立康唑联合治疗曲霉菌病的良好数据	

续表

抗真菌药物	抗真菌谱	显著耐药真菌	何时使用	特别关注
唑类				所有唑类药物都会干扰肿瘤治疗中使用的多种药物（如皮质类固醇、长春新碱、环磷酰胺、钙调磷酸酶抑制剂）的肝脏代谢，并有可能发生显著的药物相互作用
氟康唑	白念珠菌	克鲁斯假丝酵母，所有真菌	中性粒细胞减少期间预防及治疗念珠菌病的最佳证据，隐球菌病，球虫病	肝毒性
伏立康唑	念珠菌，隐球菌，曲霉菌，大多数透明霉菌	毛霉菌病病原体宛氏拟青霉	曲霉菌病的治疗选择	血清水平的显著个体差异使血药浓度监测更明智 幻觉、视觉障碍和肝毒性、光敏性，长期使用可能导致氟中毒
泊沙康唑	念珠菌，曲霉菌，大多数真菌，包括一些毛霉菌病病原体		长期中性粒细胞减少期间抗真菌预防的最佳数据。可能与伏立康唑治疗曲霉菌病一样有效（但还没有随机对照试验）。对一些毛霉菌病病原体有活性	肝毒性可能低于伏立康唑
艾莎康唑	念珠菌，曲霉菌，大多数真菌，包括一些毛霉菌病病原体		在一项随机对照试验中，治疗曲霉菌病与伏立康唑疗效相当。基于与注册对照的比较研究，美国 FDA 批准其用于毛霉菌病	与伏立康唑或泊沙康唑相比，血药浓度变化小。肝毒性低于伏立康唑。QT 间期无延长 对毛霉菌的活性仍有疑问

（1）严重脓毒症或感染性休克：可能由念珠菌感染引起；应添加一种棘白菌素类药物或两性霉素 B。真菌感染很少引起感染性休克。

（2）广谱抗生素治疗 4～7 天后的持续性发热。

（3）复发性发热。

（4）念珠菌定植：念珠菌尿、鹅口疮。

治疗选择包括：

（1）两性霉素 B 脱氧胆酸盐，0.6～1mg/（kg·d），静脉注射。

（2）两性霉素 B 的脂质制剂，如两性霉素 B 脂质体或两性霉素 B 脂质体复合物，3～5mg/（kg · d），静脉注射。

（3）伏立康唑 6mg/kg，静脉注射，每 12 小时 1 次，24 小时后改为 4mg/kg，静脉注射，每 12 小时 1 次。血清浓度＞2mg/ml。

（4）卡泊芬净，负荷量 70mg，静脉注射，随后 50mg/d，静脉注射。

（5）泊沙康唑，负荷量 300mg，静脉注射，每 12 小时 1 次×2 次，随后改为 300mg/d，静脉注射（与文献记载的感染治疗相比，没有关于经验性治疗的数据）。

（6）艾沙康唑，200mg，静脉注射，每 8 小时 1 次，给予 6 次剂量，随后改为 200mg/d，静脉注射（与文献记载的感染治疗相比，没有关于经验性治疗的数据）。

对于持续性发热，作为经验性添加药物，两性霉素、卡泊芬净和可能的伏立康唑（未经美国 FDA 批准用于此适应证）已得到很好的证实。值得注意的是，应该根据临床提示进行彻底的全面体格检查或 CT 检查以排除活动性侵袭性真菌感染的存在（包括胸部 CT 检查，可能的鼻窦 CT 检查，若存在腹腔内感染或肝酶异常指征，则行腹部和盆腔 CT 检查）。另一种建议是，当仅有除了发热之外的真菌感染的辅助证据[如半乳甘露聚糖和（或）β-D 葡聚糖等血清学检测阳性]时，即可开始抗真菌治疗。相对于传统的经验性抗真菌治疗，这种“先发制人”的抗真菌治疗在持续性发热中的作用尚不明确。

泊沙康唑静脉注射剂型允许给予负荷量，且尽早获得治疗浓度，因此，它现在被认为是治疗疑似或经证实的真菌感染的另一种替代方法（既往的口服制剂在 5～7 天没有达到治疗水平）。泊沙康唑对侵袭性曲霉病的治疗效果不劣于伏立康唑。在一项随机对照试验中，艾沙康唑疗效不劣于伏立康唑；在一项病例对照研究中，艾沙康唑治疗毛霉菌病的疗效与两性霉菌素相似。

对于伏立康唑、泊沙康唑和艾沙康唑，建议对治疗药物进行监测，特别是当其用于治疗中性粒细胞减少期间的疑似真菌感染时。

（七）抗生素使用时间

抗生素治疗的持续时间在不断变化，有证据表明，缩短治疗时间方案可能是可以接受的，特别是对于没有感染记录的中性粒细胞减少性发热。值得注意的是，早期停用抗生素可能会导致复发性发热，需要在相当数量的患者中迅速重新开始使用抗生素。然而，这种方法可能会导致更好的抗生素管理。

（1）证实的细菌感染：传统上，抗生素在该感染的标准时间内持续使用或直到中性粒细胞减少得到解决，以时间较长者为准。第五届欧洲白血病感染会议（ECIL-5）的建议是，如果感染似乎已消除（培养阴性）、症状缓解、患者无发热，则在 7 天后停用抗生素。

（2）对于病因不明的无合并症的发热和中性粒细胞减少，传统的建议是继续应用抗生素，直至发热消退，ANC 超过 500/μl 且持续 24h。更新的证据表明，如果患者病情稳定超过 72h 且无发热≥48h，尽管 ANC＜500/μl，仍需要停用抗生素。

（3）停用抗生素后，可以接受在骨髓恢复之前恢复氟喹诺酮类药物的预防性治疗，但仅观察也可能是足够的。

（4）如果没有真菌感染的证据，在中性粒细胞减少恢复时也可以停止抗真菌治疗。

五、无中性粒细胞减少性癌症患者的发热

（1）癌症患者发热的非感染性原因包括基础恶性肿瘤、深静脉血栓和肺栓塞、药物、血液制品，以及异基因造血干细胞移植后移植物抗宿主病。

（2）然而，在所有类型恶性肿瘤患者的所有分期治疗中，感染都很常见。除中性粒细胞减少外，还有一些其他因素导致感染的易感性增加，当试图诊断发热及制订治疗计划时，应该考虑：

1）局部因素：屏障破坏（黏膜炎、手术）为细菌提供侵入的入口，梗阻（胆道、尿道、支气管）促进局部感染（胆道感染、泌尿系感染、阻塞性肺炎）。

2）血管内导管、引流管或支架可成为病原菌定植地，如定植，患者可出现局部感染、菌血症或真菌血症。

3）脾切除增加患者对肺炎链球菌和其他荚膜菌感染的易感性。

4）体液免疫缺陷（多发性骨髓瘤、慢性淋巴细胞白血病）可导致患者对荚膜微生物如肺炎球菌及嗜血杆菌感染的易感性增加。

5）细胞介导的免疫缺陷[淋巴瘤、毛细胞白血病、类固醇治疗、氟达拉滨及其他药物治疗、造血干细胞移植（HSCT）]增加了患者对嗜肺军团菌、分枝杆菌、新型隐球菌、肺孢子菌、巨细胞病毒（CMV）及水痘-带状疱疹病毒（VZV）引起的机会性感染的易感性。

非中性粒细胞减少性癌症患者的抗生素治疗：

（1）在发热时，只有考虑可能是细菌感染时才经验性应用抗生素。

（2）理想情况下，应该提出“诊断假设”，作为选择合适方案的基本依据，如肺炎、胆囊炎和尿道感染可能需要不同的抗生素。

（3）在没有定位症状和体征的情况下，考虑菌血症，特别是有血管内装置的患者。许多权威机构推荐经验性应用抗生素（左氧氟沙星、头孢曲松）直至菌血症被排除。

（4）临床上证实的感染和败血症应根据临床情况选择抗生素治疗。

（5）无论抗感染治疗什么时候开始，都应制订一个具体的用药时间终点的计划，以避免不必要的毒性、二重感染及耐药发生。

六、特定感染性疾病综合征

如果患者有特定感染的临床症状和体征，伴或不伴中性粒细胞减少，可由临床怀疑而引导检查及治疗（表 35.4）。

（一）菌血症/真菌血症

（1）对于中性粒细胞减少患者，或伴发热或临床不稳定的非中性粒细胞减少患者，如血培养阳性，应立即开始适当的抗生素治疗。

表 35.4 肿瘤患者特定感染综合征及其诊断和处理

临床症状	诊断考虑	处理
血管内导管相关性感染	感染可能是局部的，包括出口部位或皮下隧道，也可能是系统性菌血症引起的 对于局部感染，进行出口处分泌物培养及血培养	对于隧道和全身性感染，经验性治疗应包括万古霉素及覆盖革兰氏阴性菌的抗生素（如头孢他啶、头孢吡肟、环丙沙星） 暂时性血管内导管应拔管。对于大多数病例，应拔除永久性导管，并且以下情况需要拔管： 隧道感染 充分抗菌治疗 72h 后持续性血培养阳性，无论病原菌如何 特殊病原菌：分枝杆菌属、芽孢杆菌属、金黄色葡萄球菌、真菌；对杰氏棒状杆菌、VRE 和革兰氏阴性杆菌进行个案决策 若可行，考虑用抗生素封管
皮肤/软组织感染	立即活检行组织染色及细菌、病毒、真菌培养 病原菌：金黄色葡萄球菌、化脓性链球菌、革兰氏阴性菌（如假单胞菌）、VZV、HSV、白念珠菌 对于水疱性病变，刮底部行 DFA 检测，或采用 PCR 检测 VZV 和 HSV	坏疽性脓肿：覆盖假单胞菌（如头孢他啶、头孢吡肟、环丙沙星） 化脓性链球菌感染：用青霉素 G、克林霉素、IVIG、外科清创术积极治疗 肛周蜂窝织炎：覆盖包括厌氧菌的广谱抗生素（亚胺培南） VZV/HSV：阿昔洛韦
鼻窦炎	评估采用 CT 检查及耳鼻喉科专科检查 若怀疑真菌感染或抗生素治疗 72h 后无效，则行活检 病原菌：肺炎链球菌、流感嗜血杆菌、黏膜炎莫拉菌、金黄色葡萄球菌、革兰氏阴性杆菌（如肺炎杆菌）、真菌（包括毛霉菌病病原体，毛霉目）	非中性粒细胞缺乏：左氧氟沙星或阿莫西林-克拉维酸盐 中性粒细胞缺乏症：广谱抗生素覆盖假单胞菌（如碳青霉烯类、头孢吡肟），并考虑覆盖真菌（如两性霉素 B、伏立康唑）

续表

临床症状	诊断考虑	处理
肺部感染	尽早行 CT 检查和支气管肺泡灌洗液检查 癌症患者的肺炎常由革兰氏阴性杆菌和金黄色葡萄球菌，以及社区获得性肺炎性致病菌，如肺炎链球菌、流感嗜血杆菌、军团菌、肺炎衣原体引起 中性粒细胞减少患者有发生侵袭性真菌感染的风险，尤其是曲霉菌感染 细胞介导的免疫缺陷患者存在肺孢子菌、病毒（CMV/VZV/HSV）、诺卡菌、军团菌感染的风险 分枝杆菌也应考虑，特别是既往暴露者	对于所有患者，确保充分覆盖包括军团菌的社区获得性肺炎致病毒（如左氧氟沙星） 粒细胞减少者：抗菌谱覆盖肺炎链球菌、金黄色葡萄球菌和假单胞菌属（如左氧氟沙星和头孢他啶及万古霉素）；抗生素治疗期间发生肺炎时经验性添加抗真菌治疗（如两性霉素 B、伏立康唑） 细胞介导的免疫缺陷：考虑用 TMP-SMX 覆盖肺孢子菌、更昔洛韦覆盖 CMV、TMP-SMX 覆盖诺卡菌
消化道感染	与黏膜相关的病变可以重叠感染 HSV 或念珠菌 食管炎可由念珠菌、HSV、CMV 引起 腹泻最常由艰难梭状芽孢杆菌（送毒性分析）引起，但也可由伤寒沙门菌、志贺菌、气单胞菌、大肠杆菌、弯曲菌、病毒、寄生虫等引起 中性粒细胞减少患者的小肠结肠炎最常由包括梭菌属某些种类和假单胞菌的混合微生物引起	黏膜炎或食管炎：阿昔洛韦和氟康唑 艰难梭状芽孢杆菌感染：甲硝唑；若为难治性，则用万古霉素 中性粒细胞减少性小肠结肠炎：覆盖包括假单胞菌和厌氧菌的广谱抗生素（如碳青霉烯类、哌拉西林-他唑巴坦、头孢吡肟+甲硝唑）
尿道感染	病原菌：革兰氏阴性杆菌、念珠菌 考虑是否有念珠菌尿，这可能代表播散性念珠菌病	拔除导尿管清除定植菌 中性粒细胞减少患者：不管有无症状，治疗细菌尿及念珠菌尿 非中性粒细胞减少患者：症状发作时给予治疗 抗生素治疗应针对微生物
中枢神经系统感染	大多脑膜炎由细菌（肺炎链球菌、李斯特菌、脑膜炎奈瑟球菌）感染引起 细胞介导的免疫缺陷患者也要考虑李斯特菌或隐球菌感染 脑膜炎最常由 HSV 感染引起，但也要考虑其他病毒（HHV-6、JC 病毒） 脑脓肿可能与脑肿瘤难以区分	细菌性脑膜炎：头孢曲松、万古霉素和阿莫西林 隐球菌性脑膜炎：两性霉素 B 联合氟胞嘧啶 脑炎：针对李斯特菌感染进行治疗，并开始应用更昔洛韦、膦甲酸钠，或两者均用以覆盖 HSV 和 HHV-6

注：CMV，巨细胞病毒；DFA，直接荧光抗体；HHV-6，人类疱疹病毒 6 型；HSV，单纯疱疹病毒；IVIG，静脉注射免疫球蛋白；PCR，聚合酶链反应；VZV，水痘-带状疱疹病毒。

（2）如果分离的微生物是一种常见的病原菌，如金黄色葡萄球菌或革兰氏阴性杆菌，即使患者不发热且临床稳定，也应该开始应用抗生素。

（3）如果分离的病原体为一种常见的污染菌，如凝固酶阴性葡萄球菌，而且患者无发热、临床症状稳定且无中性粒细胞减少，则在开始应用抗生素前，重复培养和观察可能是恰当的。

（4）对于每一例菌血症患者，应获得后续血培养以验证治疗效果，并且应寻找感染源。

（二）细胞过继免疫治疗后感染

（1）细胞过继免疫治疗包括嵌合抗原受体 T 细胞治疗（CAR-T 细胞治疗）、肿瘤浸润淋巴细胞治疗、工程化 T 细胞受体治疗和自然杀伤细胞治疗。

（2）CRS 是一种免疫失调状态，在细胞过继免疫治疗启动一连串的免疫激活导致旁观者免疫细胞动员、细胞因子产生和血管通透性增强时发生。

（3）细胞过继免疫治疗后感染发生率和感染风险的数据基于多项小规模回顾性研究，主要针对抗 CD19 CAR-T 细胞治疗。

（4）从淋巴细胞耗竭（LD）化疗到输注 CAR-T 细胞后，感染可随时发生。然而，患者可能面临不同病原体感染的风险，取决于 LD 化疗后的时间。

（5）使用的 LD 化疗类型可能导致中性粒细胞减少和淋巴细胞减少。细胞减少的持续时间取决于多种宿主因素，包括先前的骨髓抑制治疗。必须评估预处理化疗的特定感染风险；例如，与接受短疗程低剂量氟达拉滨和环磷酰胺治疗的患者相比，接受阿仑单抗作为预处理方案的一部分的患者可能会出现更严重、更长时间的淋巴细胞减少。

（6）25%～40%的患者报道了感染。接受过既往更多治疗的患者更容易感染。基础疾病类型也会影响感染风险（白血病患者 *vs.* 淋巴瘤患者）。CAR-T 细胞治疗的前 30 天最常见的感染类型是细菌感染。这包括菌血症和局部细菌感染。病毒感染也很常见，包括呼吸道病毒和疱疹病毒感染。回顾性研究中的大多数患者接受了阿昔洛韦或伐昔洛韦的抗疱疹预防。

（7）接受 CAR-T 细胞治疗的患者可能因治疗后 $CD4^+$ T 细胞恢复时长延迟超过 1 年而处于机会性感染的高风险。因此，许多着眼于 CAR-T 细胞治疗的临床试验和研究，对预防持续时间不同的患者统一进行肺孢子菌肺炎（PCP）的预防。

（8）艰难梭菌可能是细胞治疗后导致患者感染的重要病原体，但需要更多的研究进一步了解这一现象。

（9）真菌感染可能会发生，但通常比细菌感染和病毒感染更不常见。

（10）许多接受 CD19 靶向治疗的患者发展为 B 细胞再生障碍，在某些情况下可能持续数月甚至数年。患者可受益于定期应用静脉注射免疫球蛋白（IVIG），以降低该患者群体的感染风险。

（11）需要做更多的工作来探索细胞过继免疫治疗后对疫苗的反应，以及类似自体移植后的再接种计划是否合理或有益。

（三）革兰氏阳性菌菌血症

1. 革兰氏阳性球菌

（1）凝固酶阴性葡萄球菌是菌血症的最常见病因。静脉导管常是感染的根源。在中性粒细胞减少或临床不稳定的情况下，应该给予患者万古霉素治疗。

（2）若治疗不充分，金黄色葡萄球菌菌血症与转移性并发症的可能性高度相关。复杂的金黄色葡萄球菌菌血症（持续血培养阳性、长期发热、转移性感染和心内膜炎）需要 4～6 周的治疗。很多机构建议对每一例金黄色葡萄球菌菌血症患者行经食管超声心动图检查以排除心内膜炎。

（3）头孢唑林是治疗对甲氧西林敏感的金黄色葡萄球菌感染的首选药物。对于 MRSA 感染或青霉素治疗过敏的患者，万古霉素应保留使用。只要没有肺侵犯，达托霉素也可以是一种替代药物。

（4）在中性粒细胞减少患者中，草绿色链球菌（缓症链球菌）菌血症可能导致严重感染败血症和急性呼吸窘迫综合征（ARDS）。应该用万古霉素治疗直至药物敏感试验结果明确（大多数但并非全部分离的细菌对头孢曲松和碳青霉烯类敏感）。早期微生物实验室提供的信息提示“长链革兰氏阳性球菌”。

（5）缓症链球菌菌血症的危险因素包括严重的黏膜炎（尤其是阿糖胞苷治疗后）、活动性口腔感染、预防用 TMP-SMX 或氟喹诺酮和 H_2 受体阻滞剂。

（6）肠球菌（实质上对各种头孢菌素类固有耐药）常会导致长时间住院和应用广谱抗生素的虚弱患者的菌血症，特别是头孢菌素类，后者缺乏任何抗肠球菌活性。

（7）VRE 是导致菌血症越来越常见的原因，应给予利奈唑胺（600mg，每 12 小时 1 次，静脉注射）、达托霉素（6mg/kg，每 12 小时 1 次，静脉注射）或奎奴普丁-达福普汀（7.5mg/kg，每 8 小时 1 次，静脉注射）治疗。也可使用替加环素（负荷量 100mg，静脉注射，随后每 12 小时 50mg，静脉注射）。VRE 菌血症的治疗总体成功率为 40%左右。

2. 革兰氏阳性杆菌

（1）在中性粒细胞减少期间，腐败梭菌与败血症和转移性肌坏死有关。应用大剂量青霉素或碳青霉烯治疗。

（2）在细胞介导的免疫缺陷患者中，单核细胞增生李斯特菌可引起伴或不伴脑炎/脑膜炎的菌血症。氨苄西林加庆大霉素是首选治疗。TMP-SMX 可用于青霉素过敏患者。

（3）其他革兰氏阳性杆菌如芽孢杆菌、棒状杆菌、乳酸杆菌是血培养的常见污染菌，但在中性粒细胞减少的情况下，可引起真正的感染，这种感染常是导管相关的。痤疮丙酸杆菌（*Cutibacterium acnes*）（以前称为 *Propionibacterium acnes*）

几乎总是污染菌，但其可引起 Ommaya 囊和其他神经外科设备污染。

（四）革兰氏阴性菌菌血症

（1）血培养中的革兰氏阴性菌菌血症从来不应认为是污染引起的，应立即治疗。

（2）根据微生物学实验室的初步结果（各实验室间有差异），初步信息可能不存在或可能足够特异（如“肠样”或“铜绿假单胞菌样”革兰氏阴性杆菌）来指导抗生素选择（表 35.2）。根据机构模式和初始信息，开始应用 2 种抗生素进行治疗以确保充分覆盖，直至获得药物敏感试验结果，这可能更安全。一旦获得药物敏感试验结果，联合治疗比单药治疗并不能提供令人信服的益处。

（3）大肠杆菌和克雷伯杆菌是中性粒细胞减少患者最流行的革兰氏阴性病原菌；然而，环丙沙星或 TMP-SMX 等预防性使用可能会增加更具耐药性的肠道病原体流行，如肠杆菌、枸橼酸杆菌、沙雷菌属。其中一些具有实际意义，因为其可能携带一种可诱导型 β-内酰胺酶（AmpC），该酶可导致第三代头孢菌素如头孢他啶治疗失败。碳青霉烯类、氟喹诺酮类、头孢吡肟可用于这种情况。

（4）产 ESBL 的克雷伯杆菌及大肠杆菌的流行率在增加；碳青霉烯类是这些微生物感染的首选药物。

（5）携带 KPC 碳青霉烯酶的肺炎克雷伯菌和其他 CRE 变得越来越普遍，且已造成高死亡率的机构性暴发。头孢他啶-阿维巴坦 2.5g（头孢他啶 2g、阿维巴坦 0.5g），每 8 小时 1 次，静脉注射，可以成功治疗部分 CRE。一些 CRE 的其他替代药物包括亚胺培南-雷巴坦和美罗培南-伐泊巴坦。

（6）铜绿假单胞菌是中性粒细胞减少患者最致命的革兰氏阴性菌菌血症的病原菌之一。等待药敏试验结果期间，应开始联合治疗以扩大抗菌谱，并且确保患者接受至少一种对分离的病原菌敏感的药物。

（7）嗜麦芽窄食单胞菌可在广谱抗生素（通常是碳青霉烯类）治疗或血管内置管的患者中引起感染，TMP-SMX 是治疗的选择。对该药物过敏的患者，头孢他啶、莫西沙星或左氧氟沙星可能有效。在体外，嗜麦芽窄食单胞菌显示对替加环素和多黏菌素敏感，但这些药物的临床疗效并不清楚。

（8）在肿瘤患者中，鲍曼不动杆菌菌血症常与感染的血管内导管有关，其通常对包括亚胺培南-西司他丁在内的多种抗生素耐药。氨苄西林-舒巴坦、替加环素或多黏菌素可能有效，但应该向感染性疾病专家咨询。

（五）真菌血症

（1）肿瘤患者中，大多数真菌血症是由念珠菌引起的。非白念珠菌感染的发病率正在增加，可能是预防性氟康唑广泛使用的结果。

（2）念珠菌菌血症可选用棘白菌素或两性霉素 B 治疗。

（3）氟康唑对白念珠菌感染具有可靠的疗效。非白念珠菌可能对氟康唑耐药，应给予卡泊芬净、阿尼芬净、美卡芬净、两性霉素 B 或两性霉素 B 脂质制剂治疗。

（4）所有念珠菌菌血症患者都应该采用眼底镜检查进行眼科评估。大多数情况下，应拔除血管内导管。

（5）虽然念珠菌是血培养发现的最常见的酵母菌，但其他具有不同易感性模式的真菌也可能引起真菌血症：在细胞介导的免疫功能缺陷的患者中（如 AIDS、应用阿仑单抗的患者），应考虑新型隐球菌感染，后者始终对棘白菌素耐药；在中性粒细胞减少的患者中，镰刀菌、足放线菌和毛孢子菌也可引起真菌血症。对这些相对少见的真菌分离物的治疗应该咨询感染性疾病专家。

（六）血管内导管相关性感染

1. 定义

（1）导管出口 2cm 内如存在红斑、硬结、触痛，则临床诊断为导管出口部位感染。

（2）隧道感染的特点是红斑沿着隧道式导管的皮下通道延伸至出口部位的 2cm 以外。

（3）导管相关血流感染需要外周血培养阳性（或导管尖端培养阳性），以及菌血症来源于导管的证据。最易获得的证据是外周血培养阳性和导管抽取血培养阳性的时间相差≥2h。来自导管血液的细菌生长更快，因为通过导管抽取的血液（细菌定植的生物膜所在）中的细菌接种数量更高。值得注意的是，此定义表明必须从导管采血及通过外周穿刺直接从静脉采血行血培养来诊断导管相关性菌血症。

2. 管理

（1）若怀疑局部感染，除了血培养之外，导管出口部位流出物拭子应被送去进行培养。

（2）单纯导管部位感染（无全身感染症状或菌血症）可仅给予局部处理，以及口服抗生素如双氯西林或头孢氨苄治疗。

（3）如果患者有发热或导管部位周围有明显的蜂窝织炎，在等待培养结果期间，应经验性应用万古霉素进行治疗。

（4）隧道感染需要静脉使用抗生素并拔除导管，经验性治疗应包括万古霉素及覆盖革兰氏阴性杆菌的药物（如头孢他啶、头孢吡肟或环丙沙星）。如果确定了某种病原菌，可以修改治疗方法。

（5）脓毒性血栓性静脉炎也需要拔除导管，并考虑抗凝治疗。如果抗生素和抗凝药物不能控制症状及持续存在菌血症，可能需要手术引流或切除。

（6）对于凝固酶阴性葡萄球菌或革兰氏阴性杆菌引起的导管相关血流感染，常给予 14 天抗生素治疗。导管血培养阴性后，对于稳定的非中性粒细胞减少患者，可口服抗生素（利奈唑胺或氟喹诺酮）完成治疗。

3. 拔除血管内导管的适应证 感染的临时导管必须拔除，永久性导管（如隧道内的导管线或植入的输液港）考虑拔除。以下情况下应拔除导管。

（1）隧道（或皮下袋，在植入输液港的情况下）感染。

（2）无论病原菌如何，48～72h 恰当治疗后血培养持续阳性。

（3）脓毒性血栓性静脉炎。

（4）血培养阳性：金黄色葡萄球菌、芽孢杆菌、分枝杆菌、念珠菌。

（5）对于其他病原菌，包括 VRE、杰氏棒杆菌及革兰氏阴性菌（如铜绿假单胞菌属和嗜麦芽窄食单胞菌），偶尔尝试全身应用抗生素和抗生素封管行挽救性治疗。只有当拔除导管的整体风险很高时（如难治性血小板减少或缺乏静脉通路）才考虑应用该方法。

（七）皮肤和软组织感染

（1）软组织感染可表现为局部或播散性感染。

（2）评估皮肤和软组织感染时，应尽早考虑行皮肤活检，用于细菌、病毒、真菌的染色和培养，特别是在中性粒细胞减少或其他免疫功能低下的患者中。

（3）在中性粒细胞减少患者中，坏疽性深脓疱常表现为颜色发暗、皮肤破损坏死，但其外观变化很大。典型的是，铜绿假单胞菌菌血症的表现也可由其他革兰氏阴性杆菌菌血症引起。治疗应选择覆盖假单胞菌的抗生素，而且必须尽早行可能的外科咨询。

（4）VZV 和单纯疱疹病毒（HSV）感染通常表现为水疱性病变，而且可能难以鉴别。水疱底部刮屑应送去行直接荧光抗体检测以诊断 VZV，行 Shell-Vial 法培养或聚合酶链反应（PCR）检查以诊断 VZV 或 HSV。对于免疫功能受损的患者，治疗 VZV 感染采用阿昔洛韦 10mg/kg，静脉注射，每 8 小时 1 次；而对于 HSV 感染，采用阿昔洛韦 5mg/kg，静脉注射，每 8 小时 1 次。对于免疫功能低下患者，倾向于静脉滴注阿昔洛韦。对于免疫功能正常的患者，口服阿昔洛韦、泛昔洛韦、伐昔洛韦均已成功应用。

（5）癌症患者患链球菌中毒性休克综合征及化脓性链球菌引起的严重软组织感染的风险逐渐增加。治疗是根据需要采取积极的外科清创，并给予青霉素 G、林可霉素治疗，在休克的情况下，应用静脉注射免疫球蛋白（IVIG）。在青霉素 G 或氨苄西林中添加克林霉素可改善预后，这可能是因为其抑制了蛋白（因此产生毒素）合成。

（6）中性粒细胞减少患者可能会发生肛周蜂窝织炎。应采用包括覆盖革兰氏阴性杆菌及厌氧菌的抗生素（如亚胺培南-西司他丁、美罗培南、哌拉西林-他唑巴坦作为单一药物或头孢他啶联合甲硝唑）治疗。应该行 CT 平扫以排除直肠周围脓肿。肛周脓肿或持续性感染也可能需要外科切开和引流，但如有可能，应延迟至中性粒细胞减少恢复后。

（7）皮疹，包括皮肤破裂，是许多新的靶向治疗的常见副作用。在每次随访时需要对患者进行详细的皮肤检查以评估皮疹的二重感染，并根据需要向皮肤科咨询。常用药物包括单克隆抗体（mAb）如西妥昔单抗（头颈部癌、结直肠癌），以及酪氨酸激酶抑制剂如厄洛替尼（肺癌）和索拉非尼（肾癌、肝细胞癌）。

（8）Sweet 综合征可表现为发热和类似蜂窝织炎的皮肤病变，在发热和皮疹的鉴别诊断中应予以考虑，尤其是髓系恶性肿瘤患者。

（八）鼻窦炎

（1）在免疫功能正常的患者中，急性鼻窦炎通常由肺炎链球菌、流感嗜血杆菌、卡他莫拉菌及金黄色葡萄球菌引起。治疗采用左氧氟沙星 500mg，每天 1 次；或阿莫西林-克拉维酸钾 875mg，每天 2 次。

（2）对于免疫功能低下的患者，鼻窦炎也可由需氧革兰氏阴性杆菌引起，包括假单胞菌。中性粒细胞减少患者存在发生真菌性鼻窦炎的高风险。

（3）在中性粒细胞减少期间，鼻窦炎应选择广谱抗生素进行治疗，覆盖假单胞菌。同时，应行鼻窦 CT 检查和耳鼻喉科咨询。若怀疑真菌感染（如 CT 检查发现骨质侵蚀、鼻甲坏死焦痂）或者行抗生素治疗 72h 内无效，应行活检。

（4）曲霉菌是侵袭性真菌性鼻窦炎最常见的病原菌，但其他真菌如毛霉菌和根霉菌（其对伏立康唑耐药）、镰刀菌及偶尔类似链格孢菌样的暗色真菌感染，也逐渐被认识到。当患者接受伏立康唑预防治疗时，毛霉菌病的相对发病率增加。

（5）如果侵袭性鼻窦真菌感染被确诊，可采用外科清创及抗真菌治疗，起始治疗应采用最大剂量。

1）两性霉素 B 1～1.5mg/（kg · d）。

2）两性霉素 B 脂质制剂 5～7.5mg/（kg · d）。

3）仅当可以肯定感染不是由接合菌（毛霉菌、根霉菌）引起时，可由其他药物替代伏立康唑，接合菌对伏立康唑不敏感。

（6）泊沙康唑或艾沙康唑，静脉给药，它们均有非常广的抗真菌谱，可以覆盖真菌性鼻窦炎的大多数病原体，可作为一种替代药物。如果怀疑毛霉菌病，应考虑将两性霉素作为治疗选择。

（九）肺炎

免疫功能低下患者的肺部浸润可由感染性原因或非感染性原因引起。病因学诊断非常重要。如果不能获得诊断性痰标本，推荐早期采用支气管肺泡灌洗液（BAL）进行检查。

1. 中性粒细胞减少患者的肺部浸润

（1）在中性粒细胞减少期间，大多数肺炎是由革兰氏阴性杆菌引起的，包括铜绿假单胞菌。

（2）治疗应包括处理发热和中性粒细胞减少的标准方案，同时联合抗金黄色葡萄球菌的万古霉素和一些对军团菌有效的药物，以及其他治疗社区获得性肺炎病原体有效的药物（新一代的氟喹诺酮类药物如左氧氟沙星或莫西沙星，或大环内酯类如阿奇霉素联合头孢他啶）。

（3）尽早行 CT 检查和支气管镜 BAL 检查。

（4）患者接受广谱抗生素治疗出现肺部浸润时真菌性肺炎的可能性很高。应立即根据经验应用伏立康唑、两性霉素 B 脂质制剂、两性霉素 B 进行抗真菌治疗。棘白菌素不应用于中性粒细胞减少患者肺部浸润的经验性抗真菌治疗，因其对非曲霉菌属无效，而且其对曲霉菌的活性是否与伏立康唑或两性霉素 B 相当，目前还不清楚。

2. 真菌性肺炎

（1）在没有中性粒细胞减少或未使用皮质类固醇的情况下，很少发生真菌性肺炎。

（2）曲霉菌是癌症患者最常见的致病真菌。

（3）其特点是缺乏全身毒性。临床表现包括持续性或反复性发热，抗生素治疗时发生肺部浸润，以及胸痛、咯血、胸膜摩擦音。

（4）在异基因 HSCT 的情况下，大多数曲霉菌肺炎发生于移植后，当患者不再处于中性粒细胞减少时，最重要的危险因素是移植物抗宿主病、皮质类固醇使用及 CMV 感染。

（5）活检组织中证明有真菌成分对最终诊断是必需的。当高危患者无法进行组织活检时，呼吸道培养物（痰液或 BAL）阳性高度预测侵袭性疾病。

（6）半乳甘露聚糖（曲霉菌）和 β-D-葡聚糖检测是用于诊断侵袭性真菌感染的血清学方法。也可以测定 BAL 中的半乳甘露聚糖，BAL 中的半乳甘露聚糖在血液系统恶性肿瘤患者中对曲霉菌的诊断具有高度敏感性和特异性。

（7）有些真菌（如毛霉菌、根霉菌）不产生半乳甘露聚糖和 β-D-葡聚糖，这意味着阴性检查结果不能排除侵袭性真菌感染。

（8）血清半乳甘露聚糖和 β-D-葡聚糖阳性（通常定义为每周 2 次或每隔 1 天进行检测，连续 2 次检测值上升）有助于早期确定真菌感染。

（9）侵袭性曲霉菌病的治疗选择为伏立康唑 6mg/kg，静脉注射，每 12 小时 1 次，24h 后调整为 4mg/kg，静脉注射。艾沙康唑和泊沙康唑已证明不劣于伏立康唑，可以作为替代药物。通常在任一唑类药物中加入棘白菌素，直至证实达到了唑类血清治疗水平，但一些专家建议采用单药治疗。

（10）其他治疗选择如下：大剂量两性霉素 B 脂质制剂[5mg/（kg · d）]、两性霉素 B[1～1.5mg/（kg · d）]、卡泊芬净（负荷剂量 70mg，随后 50mg/d，静脉注射）已批准用于治疗侵袭性曲霉菌病，这些患者对两性霉素 B 无效或不能耐受，但是还没有对照临床试验。

（11）毛霉菌目（接合菌）如根霉菌、毛霉菌及小克银汉霉菌是引起中性粒细胞减少患者肺部感染的少见原因。它们对伏立康唑耐药，但对泊沙康唑和艾沙康唑有不同的敏感性。治疗包括大剂量两性霉素 B（脱氧胆酸盐或脂质制剂）。在可行的情况下，应尽早考虑手术切除。

（12）镰刀菌是引起中性粒细胞减少患者肺部感染的少见病原菌。伏立康唑、艾沙康唑及大剂量两性霉素 B 均可试用。疗效通常取决于中性粒细胞恢复情况。

（13）暗色真菌如足放线菌、链格孢菌、双极霉菌、分枝孢子菌属、万吉拉菌属是引起中性粒细胞减少患者肺部感染的罕见病原菌。最佳治疗方法尚未确定，并且强烈建议向传染病学专家咨询。

3. 大剂量糖皮质激素治疗或其他细胞介导的免疫缺陷患者的肺部浸润

（1）除肺炎常见的病原菌外，细胞介导的免疫缺陷患者处于耶氏肺孢子菌、诺卡菌、病毒（见下文）感染的高风险，也处于军团菌、分枝杆菌及真菌感染的高风险。

（2）应行支气管镜检查获取 BAL 以协助诊断。

（3）经验性抗生素治疗包括覆盖军团菌的新一代氟喹诺酮类治疗，以及覆盖肺孢子菌和诺卡菌的 TMP-SMX 治疗。根据临床表现也应考虑给予抗真菌及抗病毒治疗。

4. 肺孢子菌肺炎

（1）肺孢子菌肺炎（PCP）患者常表现为快速发展的呼吸困难、干咳、低氧血症和发热。在 HIV 感染者、干细胞移植受体及使用依布替尼治疗的患者中，PCP 的临床表现发展可能相对缓慢。

（2）影像学检查通常表现为弥漫性双肺间质浸润，也可表现为局限性浸润。疾病初期，胸部 X 线片可能是正常的，但 CT 几乎均显示特征性磨玻璃影。胸腔积液不常见。

（3）开始治疗应基于临床怀疑：TMP-SMX 5mg/kg，静脉注射，每 8 小时 1 次。若氧分压（PO_2）＜70mmHg，或肺泡-动脉氧分压梯度＞35mmHg，推荐添加泼尼松，但是类固醇激素在 HIV 阴性的 PCP 患者中的作用是有争议的。

（4）在 TMP-SMX 过敏或不能耐受的患者中，严重疾病患者替代治疗包括静脉滴注喷他脒，以及中等程度疾病患者可静脉滴注氨苯砜-甲氧苄啶（TMP）、阿托伐醌或克林霉素-伯胺喹啉。克林霉素与伯胺喹啉联合应用可能是 TMP-SMX 治疗失败病例的选择。

5. 诺卡菌肺炎

（1）诺卡菌可引起致密的肺叶浸润或多发肺部结节伴或不伴空洞。影像学上，诺卡菌肺炎与曲霉菌病难以区分。

（2）诊断可根据支气管镜取材而做出，或通过病理学或培养做出。培养需要 4～7 天。

（3）尽管大多数细菌对 TMP-SMX 敏感，但抗生素敏感性因物种而异。亚胺培南-西司他丁或美罗培南和阿米卡星也对大多数分离菌有效。所有诺卡菌都对利奈唑胺敏感，但如果需要长时间使用利奈唑胺，该药物可能与不可接受的毒性（神经病变和骨髓毒性）有关。治疗时间通常为 6 个月至 1 年。依据不同的种类，诺卡菌肺炎常引起涉及中枢神经系统的播散性感染，该感染可能无症状。建议所有诺卡菌病患者都要进行增强 MRI 检查。

6. 病毒性肺炎

（1）在类似干细胞移植受体的细胞介导免疫缺陷的患者中，由呼吸道病毒[呼吸道合胞病毒（RSV）、流感病毒、副流感病毒、腺病毒和偏肺病毒]引起的肺炎更常见。免疫功能低下患者的上呼吸道感染发展为肺炎时，就有发展为呼吸衰竭和死亡的风险。

（2）抗病毒治疗对这些病毒性呼吸道感染结果的影响尚不清楚，但通常建议采用。如果在上呼吸道感染进展为肺炎之前开始抗病毒治疗，效果似乎更好。

（3）流感应给予神经氨酸酶抑制剂治疗（大多数经验是口服奥司他韦 75mg，每天 2 次）。

（4）对于 RSV 感染，可给予雾化吸入利巴韦林，每天 6g，浓度为 20mg/ml，每天 18h，通过小颗粒气溶胶发生器（SPAG-2）面罩吸入，理想的是在净化的空间以防止环境污染或间歇性治疗（每 8 小时 2g，吸入）。由于吸入利巴韦林的疗效未经证实及成本高，RSV 感染者口服利巴韦林使用增加（600～800mg，口服，每天 2 次）。一些专家建议增加静脉注射免疫球蛋白（IVIG）或单克隆抗体帕博利珠单抗，即使没有证据表明任何这些干预措施能有更好的效果。

（5）体外实验显示利巴韦林也可抑制偏肺病毒和副流感病毒，但其证据甚至比 RSV 更少。

（6）腺病毒的许多毒株对西多福韦敏感，一些对利巴韦林敏感。然而，这种感染的控制似乎主要与腺病毒特异性免疫的恢复相关。

（7）CMV 肺炎是异基因干细胞移植的一种明显并发症，通常出现于移植后 40～100 天，表现为发热、呼吸困难、低氧血症和弥漫性间质浸润。既往有 CMV 感染史的患者应考虑晚期 CMV 肺炎（第 100 天后）。

（8）CMV 感染和 CMV 疾病通常仅限于异基因干细胞移植受者与 AIDS 患者，在人类嗜 T 淋巴细胞病毒-1（HTLV-1）相关的成人 T 细胞白血病/淋巴瘤患者及阿仑单抗治疗的患者中也很少观察到。

（9）异基因干细胞移植后，通过 BAL 中 CMV 培养的检测被认为足以确定诊断。在其他情况下需要行组织学检查。值得注意的是，仅通过 PCR 确认 BAL 中有 CMV，不足以诊断为 CMV 肺炎（这项检测过于敏感，定量 PCR 可能会有所帮助）。

（10）治疗 CMV 肺炎，可以考虑给予更昔洛韦 5mg/kg，静脉注射，每 12 小时 1 次，同时给予 IVIG 500mg/kg，每 48 小时 1 次，共治疗 3 周，但几乎没有证据表明 IVIG 的有效性。膦甲酸（90mg/kg，每 12 小时 1 次）可以替代更昔洛韦。

（十）胃肠道感染

1. 黏膜炎

（1）化疗可造成舌和口腔黏膜表浅的疼痛性溃疡，可重叠感染 HSV 和念珠菌。

（2）若 HSV 感染严重，可给予阿昔洛韦 5mg/kg，静脉注射，每 8 小时 1 次，应用 7 天。若感染不是很严重，可给予伐昔洛韦 1000mg，口服，每 12 小时 1 次；或给予泛昔洛韦 500mg，口服，每 12 小时 1 次。

（3）治疗念珠菌感染可局部给予克霉唑片剂 10mg，溶于口腔，每天 5 次；制霉菌素“漱口吞咽”，或全身给予 1 次氟康唑 200mg，口服或静脉注射，然后改用 100mg，每天 1 次。

（4）对于发热和中性粒细胞减少伴鹅口疮的患者，应经验性给予对念珠菌有效的全身抗真菌药物。

2. 食管炎

（1）咽部疼痛、吞咽疼痛和胸骨后不适可由化疗引起，但也可能是疱疹病毒或念珠菌感染所致。

（2）如有可能，应行内镜检查和活检。

（3）若内镜检查和活检不可行，建议经验性使用氟康唑治疗念珠菌感染、阿昔洛韦治疗 HSV 感染。对于伴有发热和食管炎临床症状的中性粒细胞减少患者，应添加适合上消化道菌群的抗菌药物治疗（如头孢他啶+万古霉素或哌拉西林-他唑巴坦或亚胺培南或美罗培南）。

（4）CMV 也可导致食管炎。

3. 腹泻

（1）在肿瘤患者中，艰难梭菌是导致腹泻最常见的病原菌。

（2）可应用酶免疫分析（EIA）检测粪便中艰难梭状芽孢杆菌的毒素或应用 PCR 检测毒素基因而做出诊断。较少使用的方法包括细胞毒性试验和粪便培养。熟练所用的诊断检测方法很重要，因为一些毒素免疫检测的敏感性不足，无法确定排除感染。相反，一些检测如 PCR 足够敏感，重复检测与毒素基因数量增加不相关。事实上，利用 PCR 不能区分艰难梭菌定植伴其他病因引起腹泻的患者与有真正艰难梭菌相关疾病（CDAD）的患者。

（3）重症 CDAD 的治疗方法是每 12 小时服用 1 次 200mg 的非达霉素，或每天 4 次服用 125～250mg 的万古霉素。在暴发性病例中，可以添加甲硝唑 500mg，静脉注射，每 8 小时 1 次。对于病情轻度/中等程度病例，可以使用甲硝唑 250mg，口服，每天 4 次，或 500mg，口服，每天 3 次。还使用了抗寄生虫剂硝唑尼特（500mg，口服，每天 2 次）。在严重和（或）难治性病例中，非达霉素（200mg，口服，每天 2 次）与口服万古霉素一样有效，并且可能与较少的复发有关。疗程为 10～14 天。没有必要重新检测粪便中的艰难梭菌毒素，因为许多患者仍可能为无症状的病原携带者。

（4）粪便微生物群移植可以成功治疗顽固性 CDAD。

（5）与贾第虫、隐孢子虫等寄生虫及诺如病毒、轮状病毒等病毒一样，细菌如大肠杆菌、沙门菌、志贺菌、气单胞菌和空肠弯曲菌是导致肿瘤患者发生腹泻的不常见病因。细胞介导的免疫缺陷增加了这些病原体致病的可能性。粪便应该进行细菌病原体培养，且连续 3 天送检虫卵和寄生虫（O 和 P）。应进行粪便多重 PCR 检测，可检测 20 多种不同的病原体。

4. 中性粒细胞减少性小肠结肠炎（盲肠炎）

（1）在中性粒细胞减少时，盲肠炎通常表现为腹痛、反跳痛、血性腹泻和发热。在中性粒细胞减少期间，每一例发生腹痛的患者都应受到重视，在急性白血病治疗过程中，腹痛最常见于长期、严重的中性粒细胞减少时。

（2）CT 检查的特征性表现包括盲肠充满液体、膨胀和扩张，常伴有弥漫性盲肠壁水肿，以及可能的肠壁气体（肠积气）。然而，病变早期 CT 可无明显表现。有报道称 CT 的敏感度仅为 80%。

（3）通常为需氧和厌氧革兰氏阴性杆菌（包括假单胞菌）及梭状芽孢杆菌的混合性感染。

（4）治疗应选用覆盖铜绿假单胞菌和厌氧菌的广谱抗生素（如亚胺培南或美罗培南或联合应用头孢他啶/头孢吡肟+甲硝唑+万古霉素）。

（5）应严密监测需要外科干预的并发症，如肠穿孔、肠坏死或脓肿形成。

5. 穿孔/瘘

（1）贝伐珠单抗是作用于血管内皮生长因子的一种单克隆抗体，胃肠道（GI）穿孔/瘘的发生率为 1%～5%。

（2）已发现结肠癌和卵巢癌患者的风险最大。

（3）其他风险因素可能包括既往腹部/盆腔照射、肿瘤累及肠道或未切除的结肠癌。

（4）任何使用贝伐珠单抗伴腹痛或新发直肠出血的患者，应该立即行影像学检查以评估穿孔/瘘的可能；同时，应该给予覆盖革兰氏阴性菌和厌氧菌的广谱抗生素。

6. 肝脾念珠菌病

（1）肝脾念珠菌病感染的典型表现为中性粒细胞减少期间发热（有时在中性粒细胞减少缓解后），而缺乏定位症状和体征。

（2）当中性粒细胞减少缓解后，患者会持续发热，出现右上腹疼痛和肝脾大，并且出现碱性磷酸酶显著升高。

（3）CT、超声或 MRI 检查会显示肝脏和脾脏中的低回声和（或）“牛眼”征的病灶，有时在肾脏中也会显示。

（4）血培养通常为阴性。因为其他真菌感染、肺结核及淋巴瘤可能显示类似的表现，建议行肝活检。由于活检培养结果通常为阴性，诊断可通过病理上发现肉芽肿性炎和酵母菌而确定。

（5）治疗包括延长氟康唑治疗疗程，400～800mg/d。卡泊芬净也同样有效。

（十一）乙型肝炎

（1）正在接受细胞毒性药物化疗的慢性携带者可发生乙型肝炎病毒（HBV）再激活，特别是接受利妥昔单抗治疗的淋巴瘤患者，其存在的风险最大。

（2）风险因素包括 HBV-DNA、HBV 表面抗原（HBsAg）、HBV e 抗原（HBeAg）、抗 HBc 阳性及年轻患者。

（3）恩替卡韦（0.5mg/d）预防被推荐用于既往有乙型肝炎血清学证据的患者（如没有乙型肝炎疫苗接种史的 HbsAb 阳性患者，或在没有其他标志物的情况下有抗-HBc 抗体的患者），包括在化疗前 1 周和治疗完成后数月检测不到 HBV-DNA 的患者。在随机试验中，恩替卡韦显示优于拉米夫定。

（十二）泌尿系统感染

（1）对于存在中性粒细胞减少，甚至缺乏症状的患者，治疗菌尿是合理的。对于非中性粒细胞减少患者，治疗应该保留给症状发作期。

（2）留置支架的患者可能会出现持续性微生物定植和脓尿。对于伴有脓尿的中性粒细胞减少患者，甚至既往有慢性无症状的脓尿病史者，也应积极治疗。

（3）留置导尿管的患者，特别是使用广谱抗生素者，念珠菌尿可能代表念珠菌定植。拔除尿管通常可以充分清除念珠菌。

（4）对于免疫功能低下的患者，持续性念珠菌尿偶尔会导致感染，如肾盂肾炎或播散性念珠菌病。此外，念珠菌尿可能提示播散性念珠菌病。然而，应用全身抗真菌药治疗无症状念珠菌尿与总体疗效改善无关。

（5）若决定治疗，氟康唑 400mg/d，连用 1～2 周，为治疗选择。在非白念珠菌尿的情况下，可使用另一种唑类药物或两性霉素 B。棘白菌素类药物在尿液中的含量很少，但有限的临床经验表明米卡芬净可能成功治疗泌尿系统感染。

（十三）中枢神经系统感染

（1）如存在精神状态或意识水平变化、头痛或畏光，应立即行 MRI 和腰椎穿刺检查以进行评估。

（2）除了脑膜炎常见的细菌性病因（肺炎链球菌、脑膜炎奈瑟菌），也应考虑李斯特菌和隐球菌感染，尤其是存在细胞介导免疫缺陷患者。

（3）对于李斯特菌，治疗可选择氨苄西林 2mg，静脉注射，每 4 小时 1 次，并联合应用庆大霉素。

（4）对于隐球菌，可以应用两性霉素 B 脂质制剂 3mg/（kg · d）或两性霉素 B 0.5～0.7mg/（kg · d），同时与氟胞嘧啶联用 37.5mg/（kg · 6h），共用 2 周。若患者病情改善（不发热，培养阴性），随后可将治疗改为氟康唑 400mg/d。

（5）癌症患者发生脑炎最常见的病因是 HSV 感染。根据脑脊液中检测到病毒 DNA 进行诊断，治疗应给予阿昔洛韦 10mg/kg，静脉注射，每 8 小时 1 次。在有精神症状改变及在脑电图（EEG）或 MRI 上有局灶性改变的情况下（尤其是颞叶），可考虑经验性针对 HSV 感染治疗。

（6）VZV、CMV 和 HHV-6 感染是脑炎的其他较不常见的病因。

（7）由 JC 病毒引起的进展性多灶性白质脑病（PML）表现为多发性非强化的脑白质病变，与利妥昔单抗和霉酚酸酯有关。

（8）在中性粒细胞减少期间，真菌感染（最常见为曲霉菌和念珠菌感染）常导致脑脓肿发生。细菌性脓肿也可能是感染的局部蔓延（鼻窦炎和牙源性感染），可由需氧菌和厌氧菌（链球菌、葡萄球菌、拟杆菌）混合引起。在等待活检和培养结果的同时，建议采用头孢他啶或头孢吡肟加万古霉素加甲硝唑加伏立康唑的经验性治疗。

（9）弓形体病可表现为多发性颅内环形强化病变，常累及基底节。它主要是同种异体干细胞移植的早期并发症，但在阿仑单抗应用之后也有报道。

（10）诺卡菌感染（在上述肺部感染中讨论）可以为多发性脑脓肿的单一表现，通常出现于正在接受皮质类固醇治疗的患者。

（十四）继发于单克隆抗体治疗的感染问题

（1）单克隆抗体使用增加，尤其是靶向白细胞的单克隆抗体，对感染性疾病具有重要意义。

（2）阿仑单抗是一种抗 CD52 单克隆抗体，已批准用于治疗慢性淋巴细胞白血病。其可导致细胞介导免疫的严重耗竭，将患者置于病毒重新激活和细胞内病原体感染的风险中。经常可见肺孢子菌肺炎、HSV 和爱泼斯坦-巴尔病毒感染，以及 CMV 重新激活。

（3）利妥昔单抗是一种抗 CD20 单克隆抗体，用于淋巴瘤和白血病的治疗，自 6～9 个月开始会导致 B 细胞缺陷，也会导致长期的低丙种球蛋白血症和肝炎病毒重新激活。

（4）肠穿孔和瘘是贝伐珠单抗罕见且严重的副作用。

（5）西妥昔单抗[抗表皮生长因子受体（EGFR）]与痤疮样皮疹及继发性细菌感染相关。

（6）维布妥昔单抗是一种抗 CD30 单克隆抗体，与毒素一甲基澳瑞他汀 E（Monomethyl auristatin E）偶联，已报道与 PML 和 CMV 视网膜炎相关。

（7）吉妥珠单抗奥唑米星（Gemtuzumab ozogamicin）是一种抗 CD33 的单克隆抗体，与毒素卡里希霉素（Calichamicin）偶联。它可导致严重、持续的中性粒细胞减少。

（8）虽然奥英妥珠单抗靶向 CD22，但与中性粒细胞减少相关。

（9）贝林妥欧单抗（Blinatumomab）靶向恶性细胞的 CD19 和细胞毒性 T 细胞的 CD3，导致 T 细胞活化和 B 细胞裂解，与 CRS 有关。

（10）达雷木单抗靶向骨髓瘤细胞表面的 CD38。使用该药物引起的机会性感染尚未有报道。已经报道了上呼吸道感染和下呼吸道感染。

（11）西妥昔单抗和帕尼单抗靶向 EGFR，与中性粒细胞减少性发热相关。

七、预　　防

（一）预防性抗菌治疗

中性粒细胞减少患者，氟喹诺酮类药物是最常用的预防细菌感染的抗生素，能够显著降低革兰氏阴性菌的感染率。然而，其有可能导致肠道革兰氏阴性菌产生耐药性。荟萃分析显示，在长期中性粒细胞减少的肿瘤患者中，预防性应用氟喹诺酮类药物可能与总生存期改善相关。目前，这一方法被推荐用于预期中性粒细胞减少时间保持 7～10 天或以上的高风险患者。在中性粒细胞减少的第 1 天，开始给予左氧氟沙星 500mg，口服，直至 ANC≥500/μl。

（二）预防性抗病毒治疗

1. HSV 和 VZV

（1）对于血清阳性或有疱疹性口炎病史且正在接受异基因干细胞移植或接受

高度免疫抑制化疗的患者，包括使用大剂量类固醇和阿仑单抗的患者，均应考虑预防性抗 HSV 治疗。接受硼替佐米治疗的患者处于 VZV 再激活的高风险，应考虑预防性治疗。

（2）在异基因移植受体中，移植前的预处理是化疗开始时给予阿昔洛韦预防性治疗，并持续应用 1 年。这一方法对预防 VZV 再激活有效，尽管很大一部分患者在停止治疗的最初数月内会发生带状疱疹。总体来说，没有必要在即将开始的围移植期外进行常规预防性治疗 HSV 感染。

（3）可以选择的药物有阿昔洛韦 250mg/m^2，静脉注射，每 12 小时 1 次；或 800mg，口服，每天 2 次；或伐昔洛韦 500mg，口服，每天 1 次或每天 2 次。

2. CMV

（1）对于 CMV 血清阳性且血浆中 CMV-DNA 阴性的异基因干细胞移植受体，莱特莫韦 480mg/d，持续 100 天，可用于预防 CMV 感染。

（2）对于 CMV 血清阴性受体，建议每周通过 CMV 抗原血症或 PCR 监测 CMV 复制。

（3）当使用这种预处理方法时，CMV 感染治疗应为更昔洛韦 5mg/kg，静脉注射，每 12 小时 1 次，连用 14 天，然后改为 5mg/kg，静脉注射，每天 1 次，直至相隔 1 周以上的 CMV 抗原血清或 PCR 检测结果阴性。

（4）替代方案：①膦甲酸钠 60～90mg/kg，静脉注射，每 12 小时 1 次，连用 14 天，然后改为 90mg/kg，静脉注射，每天 1 次；②缬更昔洛韦 900mg，静脉注射，每 12 小时 1 次，连用 14 天，然后改为 900mg，静脉注射，每天 1 次；③西多福韦 5mg/kg，静脉注射，每周 1 次，连用 2 周，然后改为 5mg/kg，静脉注射，每 2 周 1 次（关于此适应证使用西多福韦的证据非常有限）。

3. 卡氏肺孢子菌肺炎的预防

（1）干细胞移植后的 6 个月内或接受阿仑单抗治疗后的患者，通常给予抗肺孢子菌的预防性治疗。既往有肺孢子菌肺炎（PCP）病史的患者或因脑肿瘤正在使用大剂量激素治疗的患者也应预防性用药。

（2）方案选择为每天口服甲氧苄啶 160mg/磺胺甲嘧唑 800mg，每天 1 次，3 天/周。

（3）替代治疗：①氨苯砜 100mg，口服，每天 1 次（应用氨苯砜前需要排除葡萄糖-6-磷酸脱氢酶缺乏症患者并监测高铁血红蛋白症）；②吸入喷他脒 300mg，每 4 周 1 次；③阿托伐醌 1500mg，每天 1 次，进食一顿脂肪餐。

（三）抗真菌预防

（1）氟康唑 400mg，口服或静脉注射，每天 1 次，一直是可选择的治疗方案。值得注意的是，氟康唑对类似于曲霉菌的真菌无活性。

（2）当真菌感染风险明显时，泊沙康唑是首选的抗真菌预防药物。

（3）预防性治疗应该持续至移植后 100 天，直至免疫抑制剂停止使用。

（4）应用氟康唑会导致氟康唑耐药性真菌感染的频率增加，如光滑假丝酵母和克柔念珠菌感染。

（孙美丽　印明柱 译）

参考文献

第 36 章　肿瘤急症和副肿瘤综合征

Tanmay S. Panchabhai，Pradnya D. Patil

一、概　　述

近年来，早期检测和强有力筛查计划导致了新诊断癌症数量增加。然而，治疗的进步使 5 年生存率得到持续改善。癌症患者发生特有并发症的风险增加，需紧急评估和治疗。由于癌症幸存者人数不断增加，参与其管理的医护人员，包括初级治疗或急救的医学人员，必须熟悉常见肿瘤急症的诊断和初始治疗。最常见的急症可分为代谢性急症、血液急症、心血管急症、神经急症、感染急症，以及化疗或免疫治疗相关的副作用。本章将讨论常见的肿瘤急症及其初始诊断检查和管理。

二、上腔静脉综合征

上腔静脉（SVC）综合征是由肿瘤侵犯、纤维化或管腔内血栓导致的外部压迫或内部闭塞而造成通过上腔静脉的血流受阻。这随后会影响头部、颈部、上肢和胸部的静脉回流，静脉回流至心脏的血液减少反过来又导致心排血量减少、静脉充血增加和水肿。

1. 病因学　SVC 综合征的病因可分为两大类：恶性（占 90%以上）和良性。与 SVC 综合征相关的常见恶性肿瘤包括肺癌（小细胞肺癌和鳞状细胞癌）、淋巴瘤（主要是非霍奇金淋巴瘤，包括弥漫大细胞淋巴瘤或淋巴母细胞淋巴瘤）和转移性疾病。其他纵隔肿瘤，如胸腺瘤和生殖细胞肿瘤，占病例总数的不到 2%。最常见的良性病因是血管内装置（留置中心静脉导管或起搏器），这些情况主要单侧发生。其他良性原因包括胸骨后甲状腺肿、结节病、结核病、纤维性纵隔炎、放射后或特发性肺纤维化。

2. 临床症状与体征　症状的严重程度取决于上腔静脉梗阻/闭塞的敏锐度及对 SVC 血流的损害程度（表 36.1）。若病情进展缓慢，可在奇静脉系统中形成侧支循环，从而临床表现较为良性。然而，突发性上腔静脉闭塞是一种真正的急症，可导致气道受损、颅内压（ICP）升高和脑水肿。

表 36.1　SVC 综合征的临床表现

表现	比例（%）	表现	比例（%）
呼吸困难	63	手臂肿胀	18
多血质外貌	50	胸痛	15
咳嗽	24	吞咽困难	9

常见症状包括呼吸困难（63%）和面部肿胀/头胀感（50%）。咳嗽、胸痛和吞咽困难不太常见。更严重的病例可能表现为神志不清、脑水肿引起的精神状态改变、眼水肿引起的视觉变化或喉水肿引起的喘鸣。特征性体格检查结果包括颈静脉扩张（66%）、胸壁静脉扩张（54%）和面部水肿（46%）。其他检查结果可能包括发绀、手臂肿胀、面色深及手臂水肿。症状通常因向前弯腰或平躺而加重。

3. 诊断　尽管 SVC 综合征是一种临床诊断，但可通过影像学检查进一步证实。胸部 X 线检查可发现上纵隔扩大。然而，CT 和（或）静脉造影仍然是纵隔成像最有用的检查，可用来识别梗阻部位及引导经皮活检（如有必要）。基于影像学发现，可能采取更具侵入性的方法，如支气管镜、开胸和纵隔镜检查，以获得诊断组织。

4. 治疗　SVC 综合征的治疗和预后是由基本的病理过程驱动的，多年来，它的管理方式已经从经验性放疗转向了更具方法性及个性化的处理模式。有研究表明，在获得组织学诊断之前进行放疗将影响对 50%以上病例活检样本的准确解读。然而，这一规则的例外情况可能包括存在气道阻塞风险和（或）颅内压（ICP）严重升高的患者。

出现严重症状（严重脑水肿、喉水肿伴喘鸣或严重血流动力学紊乱）时，基于导管的静脉造影不仅可以帮助诊断，还可以进行血管内干预，如血栓切除术或支架置入术。虽然在这些严重病例中，放疗可能有助于症状控制，但其可能会模糊组织学诊断，如果可能，应推迟至活检后。对于与恶性压迫或梗阻相关的病例，应进行组织学诊断，并相应进行个体化治疗。对于化疗敏感的肿瘤，如小细胞肺癌（SCLC），应尽快开始系统性治疗。淋巴瘤和胸腺瘤通常是类固醇反应性肿瘤，大剂量糖皮质激素可能有助于在开始系统性治疗之前缓解症状。

放疗或化疗也可用于发生 SVC 综合征的非小细胞肺癌（NSCLC）患者；然而，据报道患者缓解比例低于 SCLC 群体。约 20%的患者发现阻塞复发。

因此，对这些患者的一般建议主要包括放疗、血管内支架置入或两种方式结合。一些研究表明，在 NSCLC 患者中，存在 SVC 综合征预示着中位生存期仅为 6 个月，相比之下，不存在 SVC 综合征的患者中位生存期为 9 个月。

如果在留置静脉导管的患者早期发现 SVC 综合征，无须拔除导管即可采用纤溶疗法。否则，这类患者应取出导管并进行抗凝防栓治疗。

SVC 旁路手术在继发于其他良性病因(如纵隔肉芽肿、纤维性纵隔炎)的 SVC 综合征患者中的作用一直是最大争论的焦点之一。这些患者的总体预后良好，因此医生很少采用手术方法，但许多学者主张对突发的 SVC 综合征或观察 6～12 个月后症状持续存在或进展的患者考虑给予手术治疗。

三、颅内压升高

颅内容物可分为 3 个主要部分:脑实质(体积约为 1.4L)、脑脊液(52～160ml)和血液(150ml)。根据 Monro-Kellie 假设，这三个中任何一个增加都将以牺牲其余两个为代价。此外，颅内顺应性随压力上升而降低，从而导致脑灌注进一步受损。据报道，颅内压(ICP)的正常范围为 5～15mmHg。

1. 病因 在癌症患者中，脑实质的体积变化可能是原发性或继发性脑肿瘤±肿瘤内出血，血管源性(肿瘤周围)或细胞毒性(在细胞毒性药物化疗的情况下)水肿，轴外肿块病变(硬脑膜肿瘤、感染或出血)或间接神经系统并发症的结果。事实上，脑转移是该类人群颅内压升高的最常见原因。具体而言，肺癌和黑色素瘤最常发生中枢神经系统(CNS)转移。

脑脊液(CSF)产生和再吸收之间的不平衡也可能导致颅内压升高。位于或靠近“瓶颈区”(Monro 孔、中脑导水管、髓质孔、基底蛛网膜下腔池)的肿块可导致梗阻。一些常发生于这些部位的原发性脑肿瘤包括室管膜下巨细胞星形细胞瘤、淋巴瘤、脉络丛乳头状瘤、室管膜瘤和脑膜瘤。肿瘤和脑膜炎阻碍蛛网膜颗粒处的脑脊液再吸收。蛛网膜颗粒纤维化可见于接受全脑放疗的患者，较少见于部分脑照射的患者。维甲酸是一种用于治疗早幼粒细胞白血病的药物，也与脑脊液再吸收减少有关。另外，脑脊液产量增加是导致颅内压升高的罕见原因。这有时可在脉络丛乳头状瘤患者中见到，特别在这种疾病本质上是多灶性的情况下。

颅骨内的第三个也是最后一个部分是血液。脑灌注压通常维持在一个很宽的范围内(50～160mmHg);然而，当这种自动调节机制失效时，会出现颅内压被动增加。静脉流出道阻塞可为血栓性或非血栓性。接受 L-天冬酰胺酶治疗的患者发生硬脑膜静脉窦血栓的风险增加。非血栓性原因可能包括硬脑膜肿块病变，如脑膜瘤、来自乳腺癌或前列腺癌的转移瘤、非霍奇金淋巴瘤、尤因肉瘤、浆细胞瘤或神经母细胞瘤。

胸腔内压力的变化也会反映在颅内压上，可因咳嗽、打喷嚏和用力而增加。虽然这些微小波动单独看来并不显著，但依从性降低的患者可能会经历短暂的失代偿。

2. 临床症状与体征 颅内压升高的表现很大程度上取决于潜在病因的紧急程度，快速进展通常意味着颅内出血。缓慢渐进性变化可能无明显症状或伴随轻微症状，而动态变化可能导致临床表现恶化。库欣反应详细描述了身体对颅内压升高的反应。首先，收缩压升高。相应地，脉压增大，出现心动过缓和呼吸不规则。如果不进行纠正，心率将开始增快，呼吸将变浅，出现呼吸暂停，血压将下降。随着脑疝和脑干活动的最终停止，患者出现心搏和呼吸停止。

在绝大多数恶性肿瘤患者中，症状的发生时间从数天到数周不等。头痛是最常见的症状。由于仰卧位时静脉引流减少，患者通常主诉早上疼痛最严重。普通镇痛药很少能缓解症状，然而人们注意到患者呕吐后会立即缓解。眼底镜检查可能有所显示，早期发现视神经盘中心没有静脉搏动，晚期常发现伴随视神经盘边缘模糊和（或）伴小出血的视神经盘水肿。肿块效应背景下的颅内压升高可表现出基于肿块位置的局灶性神经功能缺损。慢性脑脊液再吸收障碍患者可出现认知能力下降、失禁和共济失调步态。因为抗利尿激素分泌不当综合征（SIADH）是颅内压升高常见的代谢性并发症，因此，在实验室检查中也可能发现低钠血症。

3. 诊断 彻底询问病史和进行体格检查，然后进行影像学检查以确定潜在的病因，是诊断的主要依据。增强 CT 检查通常是首选影像学检查，因为它可以确定是否存在脑脊液阻塞、脑疝、出血或肿瘤/感染性肿块病变。钆增强 MRI 可以进一步用来区分肿瘤、感染、炎症和缺血性过程。磁共振静脉造影最能显示硬脑膜静脉窦的阻塞或浸润。如果出于诊断目的，考虑进行腰椎穿刺，则应在手术前进行头部 CT 检查以除外颅后窝肿块，由于其存在脑疝的风险，应该被视为禁忌证。

4. 治疗 少数患者表现为急症，如梗阻性脑积水或颅内较大肿瘤的占位效应，在这些情况下，立即进行神经外科干预是必要的。在非紧急情况下，最初可以采取一些措施以帮助降低颅内压。这些措施包括将床头抬高到 30°以上，在患者发热时使用解热药，并根据需要用渗透性利尿药维持血清渗透压正常高值。最常用的高渗剂是 20%～25%的甘露醇溶液，用法为初始以 0.75～1g/kg 体重给予，之后每 3～6 小时给予 0.25～0.5g/kg 体重。虽然中高剂量地塞米松（6～10mg/6h，最多 100mg/d）对血管性水肿患者有效，但在组织学确诊前，应避免对怀疑有中枢神经系统淋巴瘤的患者使用。已知类固醇激素可诱导淋巴细胞凋亡，因此可能干扰诊断。降低颅内压的最快速但短暂的方法是机械通气，目标是二氧化碳分压（PCO_2）达到 25～30mmHg。抗癫痫药可在临床癫痫发作时使用，也可在高危病变中预防性应用。

除了这些患者对症处理之外，治疗潜在疾病至关重要，包括手术切除/减压、全身/鞘内化疗和（或）全脑照射。

四、脊髓压迫症

脊髓压迫症（SCC）是一种真正的肿瘤急症，延误诊断可导致不可逆的神经受损、功能状态下降和生理功能受损。所有肿瘤患者中 3%～5%会出现 SCC。大多数病例由脊柱转移延伸至硬膜外间隙所致。它是继脑转移之后第二常见的肿瘤神经并发症。SCC 患者的中位总生存期为 3～16 个月，大多数死于全身肿瘤进展。

1. 病因　尽管所有血源性播散的肿瘤都能导致恶性 SCC，但与此并发症相关的常见潜在肿瘤诊断是乳腺癌、前列腺癌、肺癌、多发性骨髓瘤和淋巴瘤。

肿瘤血源性播散至椎体是脊柱转移最常见的原因，其次是直接扩散和脑脊液扩散。近 66%的 SCC 患者累及胸椎，20%累及腰椎。结肠癌和前列腺癌通常扩散至腰骶部脊柱，而肺癌和乳腺癌经常影响胸椎。颈部和骶部脊柱很少受累（每个区域＜10%）。

肿瘤诊断至 SCC 表现的中间时间间隔为 6～12.5 个月。恶性 SCC 很少是恶性肿瘤的主要表现。

2. 临床症状与体征　恶性 SCC 最常见的症状是背痛。患者主诉背痛，特别是容易发生脊柱转移的恶性肿瘤，应该被视为原发灶转移，除非另有证明。所描述的特征性背痛通常在仰卧位最严重，因此在早晨醒来时会产生最明显的疼痛。随着时间推移，在本质上背痛会变成神经根性的。

恶性 SCC 的其他症状主要取决于受影响的脊柱区域。

颈椎受累通常表现为头痛、手/肩/颈痛、呼吸困难、感觉丧失及上肢无力/瘫痪。胸椎和腰骶脊柱受累可伴有背部或胸部疼痛、低于肿瘤水平的感觉丧失、高于肿瘤水平的感觉增强、巴宾斯基征阳性、膀胱/肠道潴留和（或）性功能障碍。

应进行全面的包含评估运动和感觉缺陷的体格检查，包括针刺试验、直腿抬高试验，以及直肠指检以评估括约肌张力。

SCC 治疗后恢复行为功能的最重要预后因素是治疗前的神经系统状态，使体格检查成为判断整体预后的重要组成部分。一般来说，神经功能缺损发展越快，治疗后恢复的概率越小。

3. 诊断　尽管诊断性检查可行，但从症状发作到诊断仍然有一段时间间隔（约 3 个月）。这种延迟主要是由于医疗保健专业人员在获得影像学诊断方面的延迟。由于背痛是一种常见的主诉，并且其差异仍然很大，因此保持较高的临床怀疑至关重要。SCC 的危险信号应包括胸椎疼痛，尽管采取了保守措施，但症状仍然存在，并且仰卧位疼痛加剧。

脊柱增强 MRI 是最敏感的诊断性检查。其优点包括能够准确识别转移性病变的程度，界定骨与软组织，以及区分转移性脊髓压迫与累及轴向骨骼、硬膜外间隙或硬膜内间隙及脊髓的其他病理过程。它避免了 CT 脊髓造影所需的腰椎或颈椎穿刺，并且可以安全地在大多数患者中进行。

鞘内注射造影剂后的 CT 脊髓造影术是 MRI 出现前的首选方法，但现在使用频率明显减少。然而，对于有 MRI 检查禁忌的患者，它仍然是有用的。

应利用 CT 或 PET/CT 进行彻底检查，以确定原发性恶性肿瘤并引导组织学诊断，以便于帮助选择治疗决策。如果患者没有 SCC 的神经系统症状，并且不需要紧急情况下的手术干预，那么在治疗前进行诊断性活检是明智的。

4. 治疗　治疗目标包括控制疼痛、保留或恢复神经功能及避免由肿瘤生长所致的并发症。当怀疑 SCC 时，应立即开始皮质类固醇治疗。初始负荷剂量为 10mg 地塞米松静脉注射，随后在当日剩余时间内分次给予总量 16mg 的地塞米松。既往的证据表明，较高剂量的地塞米松并不比标准剂量更有效，反而可能导致更加显著的不良反应。皮质类固醇有助于疼痛管理，减少脊髓周围肿胀，并可防止血液灌注减少造成额外的脊髓损伤。

诊断后需要立即咨询外科和放射肿瘤科，然后根据临床表现、组织学诊断的可用性、脊柱稳定性和既往的治疗决定进一步的治疗。对于存在脊柱不稳定的患者，即使没有临床症状和体征，也应接受手术，除非另有禁忌。

在诊断时，66%的患者接受放疗，16%～20%的患者接受手术减压，其余患者接受舒适护理措施。在一项对淋巴瘤以外的转移性肿瘤所致有症状的 SCC 患者的研究中，与单纯放疗相比，减瘤手术后接受放疗使治疗后维持行走的时间延长了 4 倍，非移动患者恢复行走的可能性比单纯放疗高 3 倍。综合治疗有助于更好地控制疼痛和改善膀胱自控能力。这也可以减少类固醇和麻醉药的使用。

放疗是最常用的治疗方式。它通常用于无症状的个体、术后情况，或有症状的外科手术分候选者。放射敏感性肿瘤（乳腺癌、淋巴瘤、骨髓瘤、前列腺癌）患者比放疗敏感性较低的肿瘤（NSCLC、黑色素瘤和肾细胞癌）患者具有更高的恢复/保留运动功能的概率。

标准放射剂量包括 5～10 次分割，共 3000～4000cGy。它也可以用于姑息性目的，8Gy 的一次分割。立体定向放疗正成为脊柱转移的一种更为常见的治疗方式，能够在不超过脊髓耐受性的情况下提供更高的放射剂量。

作为一种主要治疗方式，系统性化疗仅适用于由高度化疗敏感性肿瘤（如霍奇金淋巴瘤和非霍奇金淋巴瘤、SCLC、乳腺癌和前列腺癌）引起的 SCC 患者。系统性化疗也可用于不适合行放疗或手术的患者。

五、肿瘤溶解综合征

肿瘤溶解综合征（TLS）是指当恶性细胞快速经历裂解，并且以远远超过肾脏清除能力的速率将其细胞内容物排入血流时发生的代谢失衡。核酸产物的大量释放导致高尿酸血症，从而导致肾小管内结晶和阻塞。在这些患者中也可以看到高钾血症和高磷血症伴继发性低钙血症。如果没有适当、及时治疗（表 36.2），TLS 可导致乳酸性酸中毒、急性肾衰竭甚至死亡。

表 36.2 肿瘤溶解综合征电解质异常的管理

代谢紊乱	严重程度	治疗
高钾血症	中度（≥6mmol/L）且无症状	限制摄入
		心电图/遥测
		聚磺苯乙烯 15～30g，口服
	重度（>7mmol/L）有或无症状	如上所述，加上以下任何一项：
		如果出现心电图改变，葡萄糖酸钙 1g 缓慢注射
		常规胰岛素 10U，静脉注射+5%葡萄糖溶液 100ml，静脉输注
		碳酸氢钠 45～50mmol/L，缓慢静脉输注 5～10min
		沙丁胺醇 10～20mg 加入 4ml 盐水中雾化，超过 20min
		透析
低钙血症	无症状	无须治疗
（≤7mg/dl）	有症状	如果存在，应首先纠正高磷血症，除非患者发生手足抽搐或心律失常
		葡萄糖酸钙 1g，缓慢给药，并行心电图监测
高磷血症	中度（≥6.5mg/dl）	限制摄入
		磷酸盐结合剂（醋酸钙、碳酸钙、司维拉姆、碳酸镧或氢氧化铝）
	重度	血液透析
高尿酸血症	低危	生理盐水 150～200ml/h，静脉注射±别嘌醇 300mg/d，口服（100mg/m²，每 8 小时 1 次）
（≥8mg/dl）		
	中危	生理盐水 150～200ml/h，静脉注射
		别嘌醇每天 300mg，口服（100mg/m²，每 8 小时 1 次）
		±拉布立酶 0.15mg/（kg·d），静脉注射，5～7 天
	高危	生理盐水 150～200ml/h，静脉注射
		拉布立酶 0.2mg/（kg·d），静脉注射 5～7 天±透析

1. 病因 TLS 最常见于高级别淋巴瘤（特别是 Burkitt 淋巴瘤）或急性白血病患者，但也可以见于动态活动实体瘤患者，有时，甚至可以自发发生。增加 TLS 风险的因素包括高基线尿酸水平、大肿瘤负荷（白细胞计数>50×10⁹/L、高低密度脂蛋白、大肿瘤）和对化疗敏感的肿瘤。一般而言，许多发生 TLS 的患者是最近开始化疗的。TLS 最常发生于化疗后数小时至 3 天内。其在其他治疗方式后很少见，也有报道 TLS 发生于以下情况，包括电离辐射、栓塞、射频消融术及应用单克隆抗体、糖皮质激素、干扰素和造血干细胞移植。

2. 临床症状与体征 TLS 患者的临床表现是非特异性的，并且取决于存在的电解质异常。虽然症状可能先于化疗开始，但最常在减瘤治疗开始后 12～72h 发现。高钾血症可表现为心律失常、肌肉痉挛、虚弱、感觉异常、恶心、呕吐和腹泻。高磷血症和高尿酸血症导致急性肾衰竭，这可通过尿量（UOP）减少和（或）容量超负荷证明。高磷血症也会导致继发性低钙血症。低钙血症表现包括肌肉抽搐、腕关节痉挛、感觉异常、手足搐搦、精神状态改变、肾钙质沉着，很少有癫痫发作。

3. 诊断　在所有 TLS 观察到的代谢异常中，高钾血症是最直接的威胁，通常是疾病的第一征兆。另外，高尿酸血症是患者最常见的实验室检查异常。额外的实验室检查可能会明显发现高磷、高乳酸脱氢酶和低钙。临床和实验室 TLS 由 Cairo 和 Bishop 分类与分级系统定义。当两种或更多种尿酸、钾、磷酸盐或钙的血清值呈现异常或在治疗开始前 3 天或开始后 7 天内出现 25%的变化时，可实验室诊断 TLS。如存在实验室 TLS 并且存在以下一种或多种并发症：肾功能不全、心律失常/猝死和癫痫发作，则诊断为临床 TLS。基于可及的实验室数据，不论实验室 TLS 存在/不存在，而临床 TLS 根据临床表现的严重程度按 0～5 分进行分级。

4. 治疗　预防是 TLS 管理的关键。可以密切监测低风险患者，同时应预防性治疗中风险或高风险患者，以降低 TLS 发生率。对于中风险患者，推荐的预防性治疗是别嘌醇治疗（100mg/m^2，每 8 小时 1 次），在化疗前 2～3 天开始，并持续至化疗后 3～7 天，直至血清尿酸水平正常。据报道，在具有 HLA-B*58：01 等位基因遗传的患者中，别嘌醇可引起严重的皮肤不良事件；对高风险患者人群（汉族、泰国、韩国人群）建议进行筛查。患者还应接受积极的水化[为了保持至少 100ml/（m^2·h）的 UOP]，并给予口服磷酸盐结合剂。治疗开始后，应每隔 3～4h 监测 1 次代谢物。

由于别嘌醇的作用机制是黄嘌呤氧化酶的抑制作用，尿酸水平一般在治疗 48～72h 后才会下降。因此，这种药物只影响尿酸进一步合成，而不是预先存在的尿酸。拉布立酶可考虑用于中风险或高风险的 TLS 患者和先兆高尿酸血症患者（≥7.5mg/dl），并应在出现后 4h 内给予。相反，这种药物作用于尿酸降解。只有一项Ⅲ期临床试验比较别嘌醇和拉布立酶在成人中的作用。虽然，拉布立酶在控制血清尿酸水平方面被证明具有优势，但缺乏证据确定临床结果是否得到改善。目前，在高危儿童中使用拉布立酶的证据仍然比成人充分，然而该药物已被批准在这两个群体中使用，建议剂量为 0.2mg/（kg·d），持续 5～7 天。对于中风险患者，单剂量 0.15mg/kg 可能是足够的，并且可以将成本降至最低。一项利用美国 400 多家医院 2005～2009 年患者数据进行回顾性研究发现，与别嘌醇相比，拉布立酶的使用可显著使尿酸水平降低、ICU 住院时间（LOS）和总 LOS 缩短及总成本减少。对于接受单次剂量拉布立酶治疗的患者，建议其在拉布立酶治疗后接受别嘌醇治疗。葡萄糖-6-磷酸脱氢酶缺乏症是拉布立酶治疗的禁忌证，因为过氧化氢会引起严重的溶血，患者在使用前应接受筛查。

对于不能选择别嘌醇和拉布立酶的患者，非布索坦可以作为替代品（需谨慎选择）。FLORENCE 试验将非布索坦与别嘌醇进行比较，应用非布索坦后观察到的平均血清尿酸水平降低并没有转化为化疗后实验室或临床 TLS 的改善。此外，还注意到非布索坦治疗组肝功能不全、恶心、关节痛和皮疹的发生率较高。

诊断为 TLS 的患者需要住院进一步监测和治疗。这些患者应进行心电图检查，以评估是否存在严重心律失常和传导异常。高钾血症可以采用葡萄糖酸钙、碳酸氢钠、胰岛素和高渗葡萄糖、袢利尿剂和聚磺苯乙烯的任何联合治疗。根据高钾血症、肾功能不全和血容量状况的严重程度，需要进行血液透析。除了高钾血症治疗外，一般应避免使用钙剂，因为其可以促进转移性钙化。用磷酸盐结合剂（即氢氧化铝）或含胰岛素的高渗葡萄糖治疗高磷血症。低钙血症随着潜在的高磷血症的管理而解决，只有当患者有症状时，才需要葡萄糖酸钙治疗。尿液碱化不再是常见的做法，因为缺乏数据证明其有效性，并且其有可能造成肾脏、心脏和其他器官磷酸钙沉积的风险。

六、低钠血症

癌症患者可能由于水和钠平衡失调而出现低钠血症。据报道，发病率为 3.7%。

1. 病因 低钠血症的病因非常广泛，包括肺部感染、颅内病变、近期放疗、胃肠道（GI）液体丢失、心力衰竭、甲状腺功能减退、糖尿病及违规药物。对于癌症患者而言，主要原因仍然是脱水、胃肠道或肾脏液体丢失，以及 SIADH。SIADH 通常以副肿瘤综合征或化疗并发症的形式出现。抗利尿激素（ADH）过量产生可能来自下丘脑，也可能是由癌细胞引起的异位激素。异位 ADH 最常见于 SCLC，提示预后不良。其他相关的恶性肿瘤包括头颈癌、血液恶性肿瘤和 NSCLC。可引起 SIADH 的化疗药物包括环磷酰胺、异环磷酰胺、长春新碱、长春碱、长春瑞滨、硼替佐米、卡铂和顺铂。

SCLC 患者也有类似于 ADH 的异位生成肽，即心房钠尿肽（ANP）。ANP 从心房肌细胞释放，通过增加肾钠排泄及可能通过抑制醛固酮反应而发挥作用。

“假性低钠血症”是多发性骨髓瘤和高蛋白血症患者常见的一种情况，是机体保持电中性的一种方式。最后，脑恶性肿瘤或转移患者的低钠血症也可能与脑性盐耗综合征（CSWS）有关。

2. 临床症状与体征 低钠血症的临床表现在很大程度上取决于血钠降低的严重程度。如果不平衡持续时间过长和（或）低钠血症不明显，患者可能无症状。轻度低钠血症患者报告的最常见症状是恶心和虚弱。其他症状可能包括厌食、便秘、肌痛、多尿和多饮。严重低钠血症时，患者可能会因脑水肿和颅内压升高而出现精神状态改变、癫痫发作甚至昏迷或死亡。如果存在低钠血症，体格检查结果中可能值得注意的是视神经盘水肿和反射活动减弱。

3. 诊断 低钠血症定义为血清钠水平低于 130mmol/L。SIADH 诊断的基本特征包括有效渗透压降低，尿渗透压＞100mOsm/（kg · H_2O），临床正常血容量，在正常盐摄入量、甲状腺和肾上腺功能正常的情况下尿钠＞40mmol/L，以及近期没有使用利尿剂。CSWS 的主要标准包括在细胞外液容量减少的患者中出现脑损伤及尿钠和氯化物高排泄。

4. 治疗　治疗低钠血症的最初步骤应该是确定潜在的病因。应立即停止使用任何违禁药物。治疗的基石包括自由水限制（每天 500～1000ml）和使用呋塞米。作为一般规则，血清钠的校正速度由血清钠的敏锐度决定，以防止患者发生渗透性脱髓鞘综合征。急性发作的患者可能更容易出现症状，并且可以容忍更加快速的纠正。

对于发生低钠血症数周且血清钠水平低于 125mmol/L 的无症状患者，目标应该是将血清钠水平增加 0.5～2mmol/（L・h）。对于有症状的患者或血清钠水平低于 115mmol/L 的患者，钠应按 2mmol/（L・h）速度增加，最初使用高渗盐水。如果在 72～96h 的自由水限制、静脉补液和呋塞米治疗后，低钠血症仍没有改善或恶化，应检测精氨酸加压素（AVP）和 ANP 的血浆水平，以评估 SIADH 和心房钠尿肽分泌不当综合征（SIANP）。SIADH 患者应每天 2 次服用 300～600mg 的地美环素，也可考虑使用 ADH 受体拮抗剂，如静脉注射康尼伐普坦或口服托伐普坦。如果 SIANP 患者不增加盐摄入量，尽管有自由水限制，低钠血症仍将继续恶化。CSWS 的管理包括积极补充液体和电解质及换用 100～400mg/d 的氟氢可的松补充盐皮质激素。

七、高钙血症

在所有副肿瘤综合征中，高钙血症是最常见的，10%～30%的癌症患者在疾病的某个阶段可出现高钙血症。高钙血症后果严重，特别是合并甲状旁腺激素相关蛋白（PTHrP）升高，表明预后不良。确诊高钙血症后，生存期通常不到 6 个月。

1. 病因学　癌症患者高钙血症的病因可分为两类：第一类是体液性副肿瘤综合征（癌症患者中高钙血症的最常见原因）；第二类是骨破坏的结果。体液性高钙血症最常见于乳腺癌、肺癌、肾癌和头颈部恶性肿瘤，而溶骨性转移的高钙血症最常见于多发性骨髓瘤。在后一种情况，已经发现肿瘤细胞通过成骨细胞相关的破骨细胞激活因子（OAF）上调直接或间接释放局部因子，如细胞因子和生长因子，其激活破骨细胞。在前一种情况，肿瘤细胞释放炎性因子影响骨吸收和肾脏水平钙重吸收。PTHrP 是最常见的炎性因子，在约 80%的高钙血症患者中被发现。PTHrP 通过其与局部因子如 IL-1、IL-6 和 TNF-α 的协同活性进一步加剧高钙血症。作为第三种机制，一些淋巴瘤通过释放 1，25-二羟维生素 D 引起高钙血症，然后促进肠钙吸收和骨吸收。

2. 临床症状与体征　患者通常会出现一些非特异性表现，如恶心、呕吐、便秘、多尿、脱水和（或）意识障碍。这些患者也存在心动过缓、心律失常、QT 间期缩短、PR 间期延长和心搏骤停的高风险。

3. 诊断　通过检测血清游离钙水平确定高钙血症的诊断。如果获得总血清钙，则必须根据白蛋白水平进行适当调整。校正钙=测得的总钙+[0.8×（4–血清白蛋白浓度）]。恶性肿瘤患者出现低氯应引起对恶性高钙血症的怀疑。

4. 治疗　钙水平低于 13mg/dl 的无症状患者只需要进行水化保守治疗。钙水平高于 13mg/dl 的有症状患者除了需要更积极的治疗外，还需要补充水分。当钙水平超过 18～20mg/dl 和（或）患者出现神经症状时，应考虑血液透析。一旦获得充分水化，小剂量呋塞米可用于促进钙排泄。双膦酸盐仍然是治疗恶性肿瘤相关高钙血症最有效的药物，唑来膦酸盐是目前最好的选择，也可以使用帕米膦酸盐，血清钙水平通常在 4～10 天达到正常水平，90%的患者可持续作用 4～6 周。双膦酸盐具有复杂的作用机制，最终导致骨吸收降低。由于它们对体液介导的钙再吸收没有影响，因此对体液介导的高钙血症患者效果较差。下颌骨坏死可能是使用双膦酸盐的潜在破坏性不良反应，骨髓瘤患者的风险更高。根据双膦酸盐使用的临床紧迫性，如果可以，患者应在可能的情况下进行口腔科评估，因为牙列不齐也会增加下颌骨坏死的风险。

正在开发的新型药物骨保护素（OPG）是一种抑制骨吸收的诱饵受体，起到抑制骨吸收的作用。OPG 所属的细胞因子系统还包括受体 RANK 及其配体 RANKL。当 RANKL 与 RANK 结合时，破骨细胞形成增加，破骨细胞凋亡受到抑制。这一过程由 OPG 进行平衡。地诺单抗（Denosumab）是一种对 RANKL 具有高度亲和力的单克隆抗体，已被批准用于双膦酸盐治疗无效的恶性肿瘤的高钙血症及骨转移的治疗。在 3 项随机Ⅲ期临床试验中，地诺单抗已被证明在预防晚期疾病骨转移患者的骨相关事件方面优于唑来膦酸（中位数为 8.21 个月）。地诺单抗也不需要像应用唑来膦酸一样进行密切监测和依据肾功能调整给药剂量，后者是唑来膦酸所需要的。

对于双膦酸盐难治性高钙血症，可以用硝酸镓、普卡霉素或降钙素治疗。降钙素能迅速降低钙水平，然而这种作用通常是短暂的。普卡霉素和硝酸镓与严重的不良反应有关，因此很少使用。糖皮质激素对继发于维生素 D 水平升高的高钙血症有效，也可用于缓解与转移性疾病相关的其他症状。长期治疗和预防复发需要治疗恶性肿瘤。对于真正难治性病例，应考虑舒适护理。

八、发热性中性粒细胞减少症

感染可能是癌症患者发病和死亡的重要因素，尤其是化疗导致免疫抑制或继发于肿瘤的中性粒细胞计数降低的患者。

1. 病因学　虽然发热性中性粒细胞减少症最常见于接受化疗的患者，但也可见于急性白血病、骨髓增生异常综合征或其他白细胞减少症患者。总体来说，患者的中性粒细胞计数通常在最后一剂化疗后的 5～10 天处于最低水平，并且在最低点后 5 天内恢复。引起发热性中性粒细胞减少症的常见病原体包括革兰氏阴性菌（大肠杆菌、铜绿假单胞菌和肺炎克雷伯杆菌）、革兰氏阳性菌（葡萄球菌属、链球菌属和肠球菌属）或多种微生物。然而，在 75%～80%的病例中，没有一种微生物能够被鉴定出来。

2. 临床症状与体征　发热通常是这些患者表现出的唯一症状，其他感染的典型症状在中性粒细胞减少的情况下可能被掩盖。其他可能出现的症状包括畏寒、腹泻、皮疹、恶心、呕吐、咳嗽和呼吸短促。应对这些患者进行全面的体格检查，包括检查口腔和肛周区域。

3. 诊断　中性粒细胞减少被定义为中性粒细胞绝对计数（ANC）小于 1500/μl，严重的中性粒细胞减少被定义为 ANC 小于 500/μl 或 ANC 预计在未来 48h 内减少至 500/μl 以下。严重中性粒细胞减少患者感染的风险更高，尤其是当中性粒细胞减少持续时间较长时（>7 天）。发热定义为体温超过 38℃，持续时间超过 1h，或单次体温超过 38.5℃。所有接受化疗后 6 周内有表现且符合全身炎症反应综合征（SIRS）标准的患者均应被假定患有中性粒细胞减少性败血症综合征，除非能证明其他原因。

4. 治疗　发热性中性粒细胞减少症患者最初应根据癌症支持治疗多国协会（MASCC）风险指数评分进行分层，以确定可在门诊治疗的患者（图 36.1）。MASCC 风险指数评分考虑了疾病负荷、是否存在低血压、慢性阻塞性肺疾病（COPD）病史、肿瘤类型（实体瘤 *vs.* 血液肿瘤）、真菌感染史、体液容量和年龄。总分为 21 分或以上表明患者严重感染的风险较低。这些患者在开始使用抗生素后可以在急诊室监测至少 4h，并且应在出院前抽取所有培养物。患者可在门诊接受进一步治疗，阿莫西林-克拉维酸 500～125mg/8h，环丙沙星 750mg，每天 2 次，或者选择莫西沙星单药替代治疗。已接受预防性氟喹诺酮治疗的患者不应接受氟喹诺酮经验性治疗。对于这些患者，在门诊静脉注射抗生素是合理的。建议在治疗的前 3 天由医疗保健提供者每天进行评估。门诊治疗应持续 7 天或直到患者持续 4～5 天无发热。

MASCC 风险指数评分低于 21 分的患者为高危人群，应入院接受静脉注射抗生素和密切监测。如果可行，应在临床表现出现时抽取血液进行培养，其中一个样本取自外周静脉，另一个样本取自中心静脉置管。其余的感染性检查可能包括尿培养、痰培养（如果可行）、粪便检查、脑脊液分析、胸部 X 线检查±胸部高分辨率 CT 检查。一旦确定了诊断并收集了培养标本，就应该开始对患者进行经验性抗生素治疗（理想情况下，在分诊后 1h 内）。常用的单药治疗包括头孢吡肟、美罗培南、亚胺培南-西司他丁、头孢他啶和哌拉西林钠-三唑巴坦钠注射剂。双重治疗药物包含一种氨基糖苷类药物，另加哌拉西林、头孢吡肟、头孢他啶或碳青霉烯。对于革兰氏阳性菌菌血症高风险的患者，应开始加用一种覆盖范围适当的抗生素，通常是万古霉素。这一组患者包括革兰氏阳性菌定植、导管相关性感染和严重脓毒症±低血压的患者。尿量（UOP）应保持在 0.5ml/（kg · h）以上。平均而言，在治疗后 2～5 天发热会消退。如果患者在经验性使用抗生素后仍发热（>4 天），且

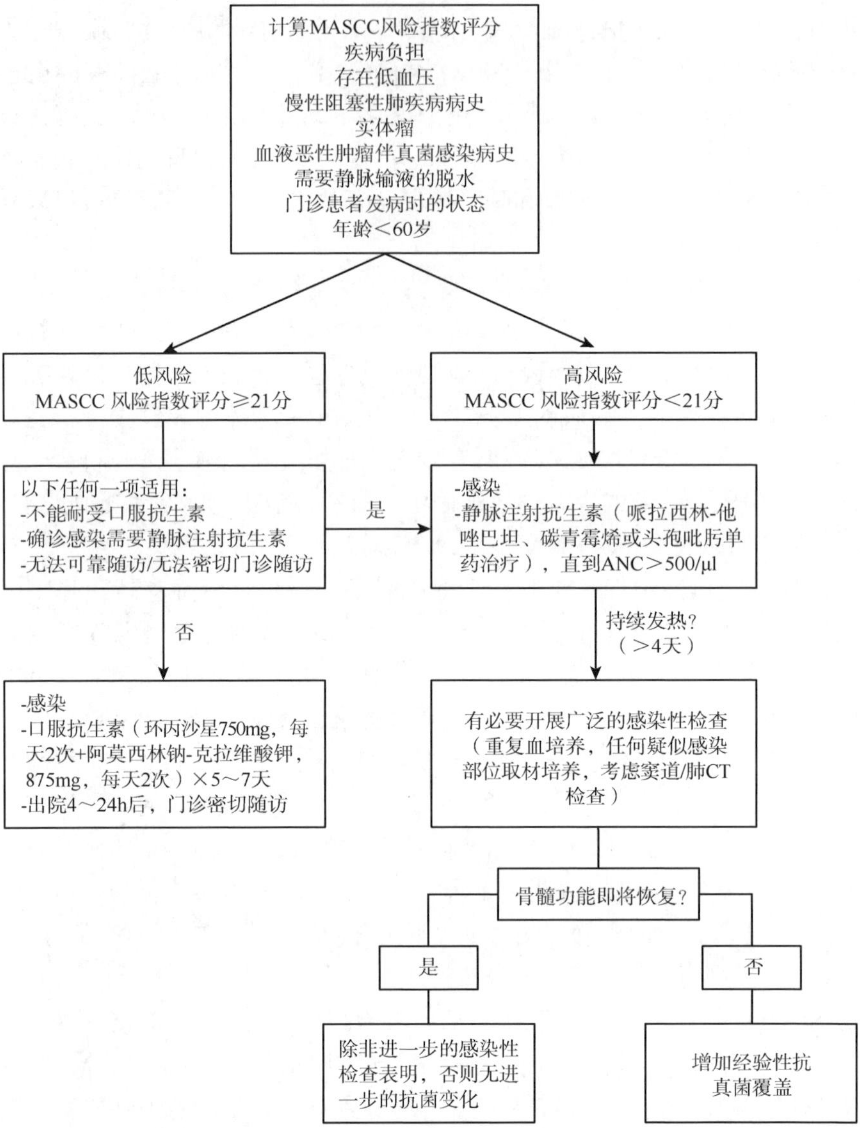

图 36.1 发热性中性粒细胞减少症的治疗流程

血流动力学稳定，则应评估 ANC。如果骨髓功能即将恢复，则无须更改抗生素。如果骨髓功能似乎不能很快恢复，应考虑进行鼻窦和肺部 CT 检查。这可能有利于增加抗真菌覆盖。如果证实感染，并且患者对靶向抗生素没有反应，考虑重新进行影像学检查、培养/活检/感染恶化部位引流，以及增加经验性抗真菌治疗。

九、免疫相关不良反应

在过去的 10 年中，免疫肿瘤学领域突飞猛进。利用患者自身免疫系统的免疫检查点抑制剂（ICI）已在多种实体瘤中显示出疗效，并显著改善了生存结局。由于免疫检查点在介导免疫稳态的生理通路中至关重要，可以预见抑制这些通路可能导致类似于自身免疫疾病的不良反应。免疫相关不良反应（irAE）可能发生于 ICI 开始应用后的任何时间点，甚至可能在停止治疗几个月后发生。虽然 irAE 的范围非常广泛，超出了本部分的范围，但我们将讨论一些常见的毒性，如果不及时识别和治疗，这些毒性可能会危及生命。

1. 肺炎　是一种罕见但可能危及生命的 irAE，见于约 5%接受 ICI 单药治疗的患者。当接受免疫治疗的患者出现呼吸困难加重、咳嗽、运动耐量降低和缺氧时，应立即进行紧急评估，包括体格检查、脉搏血氧饱和度测定和胸部 CT，最好采用造影剂增强检查除外肺栓塞，后者可能具有类似的临床表现。应进行感染性病因检查，并可考虑行支气管镜检查和 BAL±活检进行诊断。如果怀疑肺炎，应暂停 ICI 治疗，甚至可能因严重或危及生命的症状（3 级或更高毒性）而需要永久停止。应立即开始应用泼尼松 1～2mg/（kg · d）治疗，并应考虑经验性使用抗生素。在重症病例，或如果存在危及生命的呼吸系统损害，应开始应用甲泼尼龙 1～2mg/（kg · d），并同时给予经验性抗生素。对难治性肺炎患者的二线药物尚无共识，但静脉注射免疫球蛋白、霉酚酸酯和环磷酰胺均有成功病例。类固醇激素应在 4～6 周逐渐减量。

2. 结肠炎　与 PD-1/PD-L1 抑制剂相比，接受 CTLA-4 抑制剂的患者更容易发生结肠炎，并且似乎具有剂量依赖性。如果不及时治疗，患者可能发生肠穿孔，需要进行结肠切除术。中位发病时间为 6～8 周。患者通常表现为腹泻、腹痛、恶心、绞痛、便血或黏液，或排便习惯改变。初始检查应包括排除感染性病因的粪便检查、炎症标志物检测（如 C-反应蛋白）和红细胞沉降率。粪便乳铁蛋白可以帮助识别可能需要急症内镜检查的患者。粪便钙卫蛋白可用于监测治疗后的疾病活动。腹盆 CT 可用于出现严重症状的患者，以识别患有类固醇激素难治性疾病的高风险患者。对于 2 级以上的毒性，应停用 ICI，并在排除感染性病因（如艰难梭菌）后开始应用类固醇激素[泼尼松 1～2mg/（kg · d）]。对于口服类固醇激素 3 天难以缓解的症状，强烈推荐行内镜检查，并给予静脉注射类固醇激素或英夫利昔单抗等替代药物。

3. 内分泌 irAE　肾上腺功能不全、垂体炎和 ICI 诱导的糖尿病是需要紧急处理的内分泌 irAE。继发于 ICI 的自身免疫性糖尿病患者常表现为糖尿病酮症酸中毒。这些内分泌毒性的检查和管理与其非 irAE 的对应表现类似。

4. 肝炎　肝毒性发生的中位时间为 8～12 周。PD-1 抑制剂和 CTLA-4 抑制剂联合使用时肝毒性发生率更高，高达 20%。此诊断的关键是排除其他病因，包括肝炎的血清学检查、肝脏血管超声和腹部 CT，以排除肝脏转移性疾病。如果高度怀疑原发性自身免疫性肝炎，可以考虑检查抗核抗体、抗平滑肌抗体和抗中性粒细胞胞质抗体。对于初次治疗难治性肝炎患者，肝活检可能有价值。对于转氨酶升高至正常值上限 5 倍的患者，应停用 ICI，并开始应用泼尼松[1mg/（kg · d）]治疗。对于更加严重的肝酶升高，应开始应用更高剂量的类固醇激素[甲泼尼龙 1～2mg/（kg · d）]。如果 3 天后肝酶无改善，应考虑使用其他药物，如霉酚酸酯或硫唑嘌呤。由于英夫利昔单抗与肝衰竭相关，因此通常不用于该适应证。类固醇激素应该在 4～6 周逐渐减量。

5. 神经系统 irAE　表现形式多样，但更具生命危险的 irAE 包括重症肌无力、吉兰-巴雷综合征、横贯性脊髓炎和脑炎。这些不良反应通常以与其非 irAE 的对应表现类似的方式进行检查和管理。

6. 心血管 irAE　免疫治疗的心血管毒性虽然罕见，但通常是这些药物更致命的毒性之一。表现可包括心肌炎、心包炎、心肌病和血管炎。大剂量类固醇激素，包括类固醇激素冲击治疗，应考虑用于这些毒性的初始管理。其他用于难治性病例的药物包括霉酚酸酯、英夫利昔单抗或抗胸腺细胞球蛋白（图 36.2）。

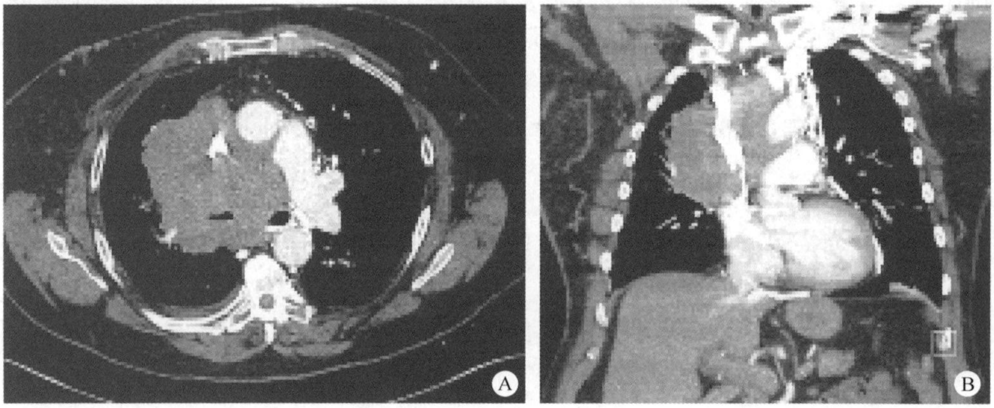

图 36.2　1 名上腔静脉综合征患者胸部 CT 的轴切面（A）和冠状面（B）图像

（许佳丽　曹彦硕　张　齐　译）

参 考 文 献

第 37 章　肿瘤领域的精神类药物治疗

Kaleena Chilcote，Haniya Raza，R Garrett Key

一、概　　述

普遍认为精神症状的病因是多因素的，生物、心理和复杂的社会因素都会影响人们对周围世界的看法和互动。随着对心理健康和身体健康的相互作用了解越来越多，我们认识到癌症与抑郁和焦虑之间存在病理学机制上的重叠，包括炎症、氧化应激、免疫监视功能降低和下丘脑-垂体-肾上腺轴功能障碍等。这可能会让我们了解为什么与同龄人相比，癌症患者更容易出现精神症状，主要是抑郁和焦虑。

抑郁症和焦虑症的患病率取决于多种癌症相关因素，如癌症类型和分期、癌症确诊后的时间、当前治疗方式和身体症状负荷。这使我们难以充分评估心理健康对癌症预后的影响。然而，有证据表明抑郁症与许多令人担忧的结果存在关联。这包括更高的疼痛和疲劳发生率、对癌症治疗的不依从性、药物滥用、预防性药物和健康筛查的参与度较低、患者对治疗的满意度较低、医疗利用率和成本较高，甚至死亡率增加。癌症患者自杀想法和行为的发生率也较高。这使近年来人们更加关注癌症患者的心理健康，并将其作为常规抗肿瘤治疗的一个部分。

二、肿瘤情况下常见的精神综合征

1. 精神综合征的病因

（1）精神症状通常是基础医学疾病或其治疗的并发症的表现。例如，由于原发性脑部肿瘤、转移性肿瘤、软脑膜受累和副肿瘤综合征，癌症可能对中枢神经系统（CNS）产生直接影响。化疗与癌症相关的认知功能障碍有关，包括短期记忆、注意力和专注力、处理速度和成功完成多任务能力的损伤。激素治疗（如皮质类固醇）及细胞因子治疗（如白介素-2 和 α 干扰素）与各种认知、情绪和行为障碍的发作有关。免疫治疗药物的使用可能导致内分泌相关疾病，包括影响甲状腺激素和性激素的水平，而这些激素是情绪调节的重要因素。放疗，特别是头部和全脑放疗，也与认知缺陷和乏力有关。

（2）谵妄通常是一种可逆的神经精神综合征，发病率和死亡率较高，是癌症患者常见的共病。癌症患者的谵妄患病率差异很大，在生命末期可高达近 90%，因此，在对所有接受心理评估的患者进行鉴别诊断时均应考虑谵妄。谵妄是一种精神状态的起伏变化，包括方向迷失、注意力和专注力受损、思维和行为混乱及意识水平波动。活跃型谵妄最常被发现，因为其可表现为抑制、激动和幻觉，这常让护理人员和患者都感到痛苦。安静型谵妄可与抑郁症相混淆，因为其可表现为社交退缩、选择性缄默症、精神运动障碍和较少参与治疗。

（3）许多常见的病因可能会使癌症患者易患谵妄，包括代谢紊乱、营养缺乏、脱水和感染。肿瘤治疗方案通常也包括可能导致或加重谵妄的药物，如皮质类固醇、阿片类药物、苯二氮䓬类药物、抗胆碱药和抗组胺药。嵌合抗原受体 T 细胞治疗和由此产生的细胞因子释放综合征可导致称为免疫效应细胞相关神经毒性综合征的脑病。谵妄的管理重点是解决潜在的病因，尽可能避免多药治疗，调节昼夜循环，定期评估安全问题，并帮助患者与环境联系。当患者出现令人痛苦的幻觉、影响治疗的妄想症和焦虑或其他引起安全问题的行为时，可考虑应用抗精神病药物治疗。

2. 抑郁症

（1）注意，悲伤情绪可能是对困难情况的正常反应，如自己或所爱的人确诊癌症。不幸的是，抑郁症也会影响一个人的日常生活功能，甚至影响其参与医疗保健的能力，因此需要密切监测和干预。目前《精神障碍诊断与统计手册（第五版）》（DSM-5）是最常用的诊断标准，有助于精神综合征的鉴别诊断，并用来指导治疗。

（2）适应性障碍描述的是在重大压力源（如确诊癌症）的背景下开始的情绪或行为症状，并在压力源缓解后 6 个月内缓解。这些症状一定会造成比预期更大的痛苦，也可能导致日常功能受损。适应性障碍可以表现为一系列症状群，在 DSM-5 中称为“特定者”，包括抑郁情绪、焦虑情绪和（或）行为障碍。适应性障碍在癌症患者中很常见，需要采用类似于重度抑郁症（MDD）的策略进行密切监测和治疗。

（3）MDD 的诊断涵盖了大多数人在想到“抑郁症”时所考虑的症状。这包括至少 2 周的损害症状，包括抑郁情绪或易怒、焦虑不安、体重变化、睡眠变化、精神运动性激动或迟滞、低能量、无价值感或内疚感、注意力和专注力损害，以及反复出现的死亡或自杀意念。当患者合并严重疾病时，MDD 的诊断可能是一个挑战，在罹患肿瘤的情况下，需要鉴别由潜在癌症本身或其治疗引起的 MDD 症状。无论是否患有抑郁症，癌症患者，尤其是晚期患者及正在接受系统性治疗的患者，更容易出现乏力、食欲和味觉改变、体重减轻和睡眠改变。在评估过程中，更多关注情绪的质量和范围，从中发现生活的意义和希望，探索死亡想法的本质，有助于识别可能对抑郁症治疗产生反应的抑郁症状。其他因素，如个人或家族抑郁史、过度内疚或伴有焦虑，也可能有助于指导治疗。随着耐受性好、安全有效的抗抑郁药物数量增加，在罹患肿瘤的情况下，抑郁症的治疗变得更容易。

（4）萎靡，即失去意义和目的的绝望体验。无论患者有无抑郁症，都可能发生萎靡。将其与上述抑郁症区分开很重要，因为基于循证医学的治疗是不同的。萎靡在很大程度上作为一种生命终结综合征而被研究，这种综合征与渴望加速死亡等重要现象有关，在很多患者中都可以观察到萎靡。在罹患肿瘤的情况下，萎靡通常可以在患者身上看到，身体的不适症状影响了他们在日常生活中、在家庭结构中或在更大的社区中做出有意义事情的能力。经历萎靡症状的患者对治疗干预的反应最敏感，而对药物选择的反应较不敏感。如果合并其他抑郁症症状，明智的做法是鼓励药物治疗和参与治疗。

3. 焦虑症

（1）焦虑是对感知到的威胁的自然反应，可以是适应性的，驱使我们为挑战做好准备或对危险做出反应。然而，当焦虑持续存在、与威胁不成比例或干扰个人能力时，焦虑也会成为问题。焦虑症是普通人群中最常见的精神疾病，在存在肿瘤的情况下也是如此。据估计，在所有疾病类型中，约 19%的癌症患者存在临床意义上的焦虑，其他患者描述的令人烦恼的焦虑达不到正式诊断的标准。焦虑患病率因风险因素不同而异，风险因素包括女性、50 岁以下、毁容性疾病或受污名化的疾病、焦虑个人和家族史、既往创伤经历、不良社会支持和看护人焦虑等。尽管焦虑在诊断时很常见，尤其是在肺癌、妇科肿瘤和血液肿瘤患者中，但随着过渡时期的恶化（如疾病进展/复发）、治疗的变化，甚至完成了治疗过程的各个方面，病程会有所不同。焦虑通常与恐惧肿瘤复发有关，可以在积极治疗的同时持续存在，长期幸存者主诉焦虑的比例持续高于普通人群。鉴于焦虑的高患病率及对生活质量和癌症相关后果的影响，焦虑的筛查和治疗是癌症治疗的重要部分。

（2）与抑郁症一样，重要的是要考虑对癌症患者的焦虑进行范围较广的鉴别诊断，并排除焦虑症状的潜在疾病和药理学病因。焦虑症患者通常会与疾病进程的不确定性、失控、对个体独立性和需要依赖他人的影响、对疾病如何影响周围人的内疚，以及对死亡的恐惧和寻找存在意义等做斗争。上文讨论的适应性障碍通常包括焦虑成分。

（3）急性应激障碍（ASD）、创伤后应激障碍（PTSD）和定义不太明确的癌症相关创伤后应激在肿瘤治疗中尤为重要。癌症患者 ASD 和 PTSD 的确切患病率尚不明确，但一致认为，它们在癌症患者中比在普通人群中更常见。ASD 发病迅速，但持续时间不到 1 个月，PTSD 可能出现较晚，但病程较长，其特征是对致命或接近致命的威胁持续过度兴奋。这可能包括癌症病程中的特定经历，也可能与治疗过程中的整体创伤感有关。这些障碍在不同的人身上表现得不同，但可能包括烦躁易怒、情绪失调，对创伤经历的强烈而烦扰的想法、对某事件频繁做噩梦、绝望或丧失面向未来的思考，以及避免提醒事件。在有肿瘤的情况下，患者可能会避免就诊或打电话，在预约前会出现更多的躯体症状，或者被与癌症治疗创伤相关的特定声音或气味所触发。

（4）广泛性焦虑症（GAD）是普通人群最常见的焦虑症，引申开来，也影响了大量癌症患者。GAD 的特点是存在典型的焦虑症状，包括对许多事情的持续和难以控制的担忧、易怒、松弛困难、烦躁不安、睡眠障碍、灾难性思维和乏力。在正常情况或惊恐发作时，患者可能会主诉身体症状，如心悸、呼吸短促或恶心。GAD 是慢性的，在有肿瘤的背景下，GAD 的发生在大多数情况下会早于癌症的诊断。压力源的增加会导致症状恶化或再次出现问题性焦虑，有必要进行治疗干预。因此，在癌症护理期间应密切监测 GAD 患者。

三、管理策略

1. 非药物干预

（1）针对癌症患者的情绪困扰，许多非药物方法已被发现有一定疗效。可以针对患者开展一系列沟通和教育活动，帮助他们更好地了解疾病生理学、预后、药物使用/安全性、用药决策和症状管理。建立专注于营养、身体活动和高质量睡眠的多学科护理团队，已被证明可以改善患者的生活质量、身体功能和部分神经精神症状。心理治疗不属于肿瘤学家的典型实践范围，但他们需要了解和认识这些治疗方法，才能充分利用社区资源。

（2）认知行为疗法（CBT）是一种结构化的、实用的心理治疗方法，其专注于识别即刻、不适应的思维模式，评估这些思维如何影响一个人的情绪反应和行为，然后在熟练的治疗师的指导下努力改变这种模式。从广义上讲，基于 CBT 的干预措施在提高生活质量和减轻症状负荷方面拥有最充分的证据。已有特定的 CBT 模式解决影响癌症患者的不同症状，包括慢性疼痛、睡眠问题、失控的情绪表达、创伤、抑郁和焦虑。

（3）基于正念的干预旨在提高人们在非评判状态下的思想、情绪和躯体感觉的意识，从而实现更大的控制感和联系感。两种特定且众所周知的方式包括基于思维的减压和癌症康复。其他技术包括身体扫描（将意识集中在身体的各个部位，以提高感觉的准确性）、控制呼吸、渐进式放松和有意分散注意力。这些方法有望减少整体痛苦，并越来越多地被纳入许多练习中，特别是瑜伽在美国的日益普及。

（4）对于生存期有限的患者，已有几种治疗模式可以帮助他们从自己的经历中找到生活意义。这包括存在主义心理治疗、以个人和团体意义为中心的心理治疗、尊严治疗和其他基于叙事干预、支持性-表达性治疗、CALM（癌症疾病管理与有意义地生活）等。

2. 药物策略

（1）开立处方

1）在给精神病患者开立精神药物处方时，应尽可能使用能同时针对多种症状的药物。例如，许多患者与化疗引起的神经性疼痛做斗争，其可以从具有这种适应证的药物中获益。必须密切关注可能的药物相互作用。最好从低剂量开始，并缓慢滴定。这有助于缓解潜在的不良反应，如头痛和恶心。尽管一些不良反应可能很快发生，但大多数用于治疗抑郁症和焦虑症的药物需要 1～2 周的时间才开始发挥作用，在给定的剂量下，需要 4～6 周才能完全起效。如果患者症状对某种药物达到部分缓解，通常建议在添加第二种药物或改用替代药物之前，先最大程度使用一种药物，以最大程度降低多药治疗的不良反应风险。如果已达到中等剂量且至少 1 个月没有任何益处，则可能需要交叉使用不同的药物。已有有限的数据指导患者的用药时长。一般来说，如果患者有过一次抑郁症发作，其应该在康复后继续用药 6～9 个月。如果患者有过多次发作，用药时长需要增加到至少 2 年。关于癌症人群治疗持续时间的数据有限，但让患者参与决定治疗持续时间很重要。

2）值得注意的是，一直以来关于癌症患者使用精神药物的数据有限，因为这些患者经常符合大型研究的排除标准。本章引用的讨论和表格包括许多超说明书适应证和用药。考虑这些因素及该患者群体治疗的复杂性，有时可能需要聘请心理健康专家协助治疗患者。

以下情况建议转诊至精神科：

任何情况下，你对治疗不满意

绝望或自杀倾向

关注双相情感障碍或精神病性障碍

自伤、自杀未遂或精神病住院史

既往或目前并存的进食障碍

共病物质滥用

合并肾脏或肝脏疾病

妊娠、备孕或母乳喂养

过去或即将进行的涉及上消化道的手术

同时使用他莫昔芬、利奈唑胺、普鲁卡因或其他可能存在相互作用的药物

（2）药物类别综述

1）选择性 5-羟色胺再摄取抑制剂（SSRI）仍然是治疗抑郁症和焦虑症一线药物。这些药物通过抑制突触间隙对 5-羟色胺的再摄取而起作用，从而增加 5-羟色胺的可用量。50%～65%的患者第一次药物试用即有反应。由于会增加 24 岁及以下群体自杀倾向，该类药物有黑框警告。表 37.1 列出了这类药物最常见的副作用。罕见但更严重的副作用确实存在，包括抗利尿激素分泌异常综合征、与非甾

体抗炎药或血液稀释药物联合应用时因影响血小板黏附而导致的胃肠道（GI）出血、骨折率较高及 QT 间期延长。对于双相情感障碍患者，在不使用情绪稳定剂的情况下，使用抗抑郁药会导致躁狂症，这是一种精神病急症。因此在开始服用抗抑郁药之前，所有患者都应进行双相情感障碍筛查。

表 37.1　按类别划分的抗抑郁药

药物分类	适应证和益处	注意事项
SSRI	抑郁和焦虑的金标准	胃肠道不适、头痛、体重增加或减轻、性功能障碍、失眠或镇静、情绪迟钝
西酞普兰（Celexa）	罕见 DDI	与 QT 间期延长相关
艾司西酞普兰（Lexapro）	罕见 DDI	
氟西汀（Prozac）	长 $t_{1/2}$	当心 DDI
氟伏沙明（Luvox）	长期以来用于 OCD	当心 DDI
帕罗西汀（Paxil）		当心 DDI，致畸性
舍曲林（Zoloft）	罕见 DDI	多数胃肠道疾病
SNRI	抑郁、焦虑、潮热、神经病理性疼痛、纤维肌痛	同上
地文拉法辛（Pristiq）		
度洛西汀（Cymbalta）	神经病理性疼痛的证据	无 IR 配方
文拉法辛（Effexor）	潮热的管理	戒断综合征的风险
TCA	抑郁、焦虑、潮热、神经性疼痛、纤维肌痛、IBS、IBD、偏头痛	镇静、体重增加、直立性低血压、心动过速、心律失常、性功能障碍、口干、便秘、尿潴留
阿米替林（Elavil）		
氯米帕明（Anafranil）		药品警告：过量服用致命
地昔帕明（Norpramin）		
多塞平（Sinequan）	美国 FDA 批准用于失眠	
丙米嗪（Tofranil）		
去甲替林（Pamelor）		
米氮平（Remeron）	抑郁、焦虑、失眠、食欲缺乏/体重减轻 较少见性功能障碍 可作为可溶性片剂提供	口干、镇静、便秘、食欲增加和体重增加
安非他酮（Wellbutrin，Forfivo，Zyban）	抑郁、SAD、戒烟、减肥、注意缺陷多动障碍 最不可能导致体重增加或性功能障碍 最不可能诱发躁狂	HTN、食欲抑制、焦虑加剧、烦躁不安、失眠 剂量越高，癫痫发作阈值越低
曲唑酮（Desyrel）	抑郁 最常用的非处方失眠药物	晨间疲劳、直立性低血压

注：DDI，药物-药物相互作用；HTN，高血压；IBD，炎性肠病；IBS，肠易激综合征；IR，即释；OCD，强迫症；SAD，季节性情感障碍；SNRI，5-羟色胺去甲肾上腺素再摄取抑制剂；SSRI，选择性 5-羟色胺再摄取抑制剂；$t_{1/2}$，半衰期；TCA，三环类抗抑郁药。

此表包括最常用的药物和品牌名称，但此表并不详尽。以上包括许多药物的非处方适应证。

2）5-羟色胺去甲肾上腺素再摄取抑制剂（SNRI）阻断突触间隙对 5-羟色胺和去肾上腺素的再摄取。对一些患者来说，这种附加的作用有助于控制抑郁症和焦虑症。在治疗影响癌症患者的一些躯体症状方面，包括神经性疼痛、纤维肌痛和潮热，该类药物也有更多的证据。与 SSRI 相比，SNRI 出现不舒服的戒断症状的风险更大。一些患者甚至报告漏服一次剂量后就会出现戒断症状。

3）自从开发出新的、耐受性更好的药物以来，三环类抗抑郁药（TCA）的使用已经逐渐减少。然而，有时 TCA 可能是合适的选择。通常在 SSRI 和 SNRI 的试验没有达到预期效果时，使用 TCA 治疗抑郁症和焦虑症具有循证医学证据。与 SNRI 一样，该药物类别中的一些药物也被证明对治疗多种躯体症状有益，包括神经性疼痛、纤维肌痛、腹泻型肠易激综合征、炎性肠病和偏头痛预防。TCA 的作用类似于 SNRI，但也具有更强的抗组胺、抗毒蕈碱和抗 α_1 特性，这些特性导致了其大多数副作用。由于心脏毒性，TCA 在过量服用时通常是致命的，因此所有患者都应常规进行安全性筛查，并应尽量小剂量给药。

4）米氮平是一类具有独特作用机制的药物。米氮平在治疗抑郁症和焦虑症方面有效，且由于它对睡眠和食欲有潜在的益处，在癌症群体中，它经常优先其他药物而被选用。它对 5-HT_3 受体的拮抗作用使其具有温和的止吐特性。此外，它是一种可溶解的片剂，对吞咽困难或疼痛性黏膜炎/食管炎患者有益。米氮平通过胃吸收，所以其需要吞食才能发挥作用。米氮平也可以与其他抗抑郁药一起应用作为抑郁症治疗的增强剂。

5）安非他酮同样具有独特的作用机制，其可以抑制去甲肾上腺素和多巴胺从突触间隙再摄取。这种药物已被批准用于治疗抑郁症、季节性情绪失调和戒烟。安非他酮已被证明能降低食欲，并且与纳曲酮联合被批准用于减肥。对于难以维持口服摄入的患者，必须谨慎使用。每天剂量≥400mg 的安非他酮与癫痫发作风险增加有关，对于合并其他癫痫发作风险因素的患者应谨慎使用。

6）曲唑酮被美国 FDA 批准用于抑郁症，但患者通常不能耐受其镇静作用。它通常作为超适应证用药以较低的剂量用于治疗失眠，并且似乎特别有助于治疗因反复思考而导致的睡眠障碍。直立性低血压的风险通常是剂量依赖性的。有一些证据表明可以短期使用兴奋剂治疗抑郁症。由于只有短暂的情绪改善作用，这种方法最常用于生命即将结束的患者，因为他们的情绪需要短暂的改善。在有肿瘤的情况下，最好通过姑息医学或精神病学的输入信息管理兴奋剂。

7）表 37.2 总结了焦虑管理中选定的其他策略。SSRI 被认为是初始药物管理的金标准（表 37.1）。另外，明智的做法是尽可能以管理多种症状为目标进行药物选择。苯二氮䓬类药物是短期治疗焦虑症最常用的药物类别。通过与 γ-氨基丁酸（GABA）受体 A 型氯化物通道结合，这些药物增强了抑制性神经递质（GABA）的影响，其副作用包括镇静、头晕和认知障碍。需要警惕一些患者会对这些副作用更加敏感、更容易出现反常反应。在肿瘤治疗中，重要的是要注意其与其他中枢神经系统抑制剂（如阿片类药物或加巴喷丁）联合应用会增加呼吸抑制的风险，这是肿瘤治疗计划的常见部分。尽管苯二氮䓬类药物是治疗酒精或镇静催眠药物戒断所致谵妄的首选药物，但它们可加重或诱发伴有其他病因的谵妄。此外，经常使用苯二氮䓬类药物会导致耐受和依赖，存在停药后出现戒断反应的风险。一般来说，作为其他治疗选择（即治疗、其他药物选择）开始时的桥梁，或用于不常发作的焦虑患者，这类药物的使用仅限于短期疗程。例如，在放疗或 MRI 检查前给予单次剂量的苯二氮䓬类药物，可以缓解许多患者的焦虑症状，使其更好地参与配合治疗。

表 37.2　用于治疗肿瘤焦虑的其他药物

药物分类	适应证和获益	注意事项
苯二氮䓬类药物	快速起作用，$t_{1/2}$ 不同	镇静、乏力、头晕、认知障碍
氯硝西泮（Klonopin）	中等程度起作用，长期作用	类警告：与其他 CNS 抑制剂联合使用时可出现呼吸抑制
劳拉西泮（Ativan）	起效快，需要更频繁给药，对肝病安全	
		耐受性和戒断风险
丁螺环酮（Buspar）	耐受性好，镇静作用较弱	需要 1～2 周开始起作用
	经常被用于焦虑的增强策略	在一些患者中发现其比苯二氮䓬类药物作用小
α_1 受体阻滞剂	减少 PTSD 患者做噩梦的频率和严重程度	低血压、头晕、头痛
哌唑嗪（Minipress）		
第二代抗精神病药物	通常用于临终关怀	镇静
氯丙嗪（Thorazine）	最常用于激动型谵妄，多种给药途径	口服时 EPS 发生率较高，静脉注射时 QT 间期延长
氟哌啶醇（Haldol）	最适合用于恶心，有助于睡眠和增加食欲	
奥氮平（Zyprexa）	激素相关睡眠障碍的超说明书用药	镇静、便秘、口干
喹硫平（Seroquel）		镇静、头晕，更频繁给药

注：CNS，中枢神经系统；EPS，锥体外系症状；PTSD，创伤后应激障碍。氯硝西泮 0.25mg 相当于劳拉西泮 1mg。

8）还有多种其他药物可用于焦虑症的治疗。丁螺环酮是 5-HT1A 受体的部分激动剂，最常用于焦虑症的强化治疗。与抗抑郁药一样，这种药物需要 1～2 周的时间才能起效，而此时对控制恐慌发作的帮助通常不大。然而，需要注意的是，这种超适应证用药对一些患者有帮助，可能是由于安慰剂效应。有限的证据表明，α_1 受体阻滞剂，如哌唑嗪，可以降低 PTSD 患者创伤相关噩梦的发生频率和严重程度。在总体上可改善一些患者的自主神经过度兴奋症状。必须密切监测血压。加巴喷丁通常是抗肿瘤治疗的组成部分，对治疗神经性疼痛有益处，且具有抗焦虑特性，但其需要频繁给药，镇静率高，并且可能在社区中被滥用，这使得其不太适合于焦虑症的管理。

9）非典型或第二代抗精神病药物通常以低剂量作为癌症患者的超适应证用药。这可能包括严重焦虑、皮质类固醇相关焦虑和失眠、恶心/呕吐、谵妄及激动。它们主要通过拮抗多巴胺和 5-羟色胺受体而发挥作用，但也具有抗毒蕈碱、抗肾上腺素和抗组胺等特性，有时这些药物会被用于上述症状的治疗。

（3）药物-药物相互作用

1）应考虑精神类药物和抗肿瘤治疗药物之间的潜在相互作用。该领域最常讨论的相互作用是三苯氧胺通过抑制细胞色素 P4502D6 与多种精神药物的相互作用。由于他莫昔芬是一种前体药物，其主要通过其活性代谢产物发挥作用，因此与某些精神类药物同时使用理论上会降低其疗效。有趣的是，关于这种相互作用的临床应用研究有限。迄今为止对于同时使用精神类药物和他莫昔芬的认识已较为全面，并对需要将他莫昔芬作为治疗方案一部分的患者也制订了更为细致的药物管理方法（表 37.3）。

表 37.3 抗抑郁药：CYP2D6 抑制剂

抑制程度	药物
强	安非他酮、氟西汀、帕罗西汀
中	度洛西汀、氟伏沙明、舍曲林
弱	西酞普兰、艾司西酞普兰、米氮平、文拉法辛

2）此外，要注意肿瘤患者的许多常用药物的协同作用。例如，通过阻断多巴胺受体而止吐的药物可能导致锥体外系症状，尤其是与抗精神病药物联合应用或同时服用时。5-羟色胺综合征通常包括精神状态改变、自主神经不稳、胃肠不适、反射亢进和阵发性痉挛。许多药物可能会导致 5-羟色胺综合征，包括抗抑郁药和第一代抗精神病药，还有雷公藤、阿片类药物和曲马多等。患者经常服用具有抗胆碱能作用的多种药物，会增加口干和便秘等令人困扰的症状的可能性和严重程度。

四、儿童、青少年和年轻人治疗的特殊考虑

（1）年轻群体与成年人一样，癌症的诊断和随后的治疗过程通常伴随着高度痛苦及比普通人群更高水平的情绪障碍和焦虑。年轻群体同样会受到可能导致或类似抑郁症的躯体症状的影响，包括乏力、睡眠中断、认知障碍和营养不足。疼痛与抑郁和焦虑症状明显相关，而对儿童进行评估可能更具挑战性。评估通常更多地依赖于来自家庭成员或其他照顾者的辅助信息，以及对年轻人行为的观察。

重要的是让多学科团队合作共同制订多模式治疗计划。这通常包括对患者和护理人员的治疗支持，以及在必要时使用药物。

（2）针对特定症状可能需要相应的精神类药物，特别是当症状导致焦虑或功能受损时。虽然美国 FDA 批准的治疗该人群抑郁症的 SSRI 只有氟西汀（8 岁以上）和艾司西酞普兰（12 岁以上），但舍曲林和西酞普兰通常被超适应证使用。阿米替林（一种 TCA）被批准用于 12 岁以上的抑郁症患者；而度洛西汀（一种 SNRI）被批准治疗 7 岁以上的 GAD。度洛西汀对控制疼痛亦有帮助，已被美国 FDA 批准用于治疗儿童（12 岁以上）的纤维肌痛。值得注意的是，美国 FDA 警告 SSRI 和其他 5-羟色胺能药物可能使 24 岁以下的儿童和年轻人产生自杀想法。对于这种可能性，需要仔细监测所有接受抗抑郁药治疗的年轻群体的自杀情况。

（3）在严重且持续的抑郁情况下，当标准精神药物无效，或当因精神异常而导致治疗受到损害时，可以考虑在患有癌症的儿童中使用非美国 FDA 批准的精神类药物。此外，不能耐受抗抑郁药的儿童和青少年可能会受益于兴奋剂，如哌甲酯，后者可用于治疗抑郁症和冷漠。精神兴奋剂在这个年龄段患者中通常耐受性良好，并且起效迅速。尽管缺乏儿童癌症精神药理学方面的研究，但儿童精神病学咨询可以显著提高正在接受癌症治疗及应对癌症生存问题的儿童的生活质量。对癌症儿童患者和幸存者的常规心理筛查可以发现其现有的抑郁情况。

（许佳丽　印明柱 译）

参考文献

第38章 呕吐的管理

Lisa M. Cordes

一、概　　述

在20世纪90年代开始发展现代止吐药之前，放疗和化疗相关的呕吐对癌症患者的生活质量产生了不利影响。恶心和呕吐一直被报道为最令人痛苦的化疗副作用。然而，随着止吐药物的问世，呕吐的发生率急剧下降，这使患者有更多的机会在日常生活受到有限干扰的情况下，继续接受有效治疗。在美国临床肿瘤学会（ASCO）进行的一项调查中，止吐药被选为“现代肿瘤学50年的五大进展”之一。

二、分类和病理生理学

在本章中，术语“化疗”与抗癌药物同义，包括细胞毒性药物化疗、靶向治疗和免疫治疗。基于呕吐与致吐性药物开始应用的时间关系，治疗相关的呕吐被分类为“急性”或“延迟性”。尽管这些术语对描述临床事件和症状管理方法很有用，但将症状发作/持续时间分配到固定时间段定义的出现早于确定引发急性期和延迟期症状的主要神经机制，而且仍然是对生理事件的过度简化。三种主要神经递质参与化疗所致恶心呕吐（CINV）的病理生理学：5-羟色胺（5-HT）、多巴胺和P物质。

（一）急性期症状

发生于治疗后24h内的呕吐症状称为急性期症状。急性期症状已被证实与肠嗜铬细胞释放的5-羟色胺有关。呕吐信号由局部的5-HT_3受体传播，并沿迷走神经传入纤维传递。它们激活延髓中弥散分布的效应神经核（即呕吐中枢），整合形成传入致吐信号，随后激活并协调运动核，产生呕吐相关的生理变化。

一般情况下，急性期症状最常发生于治疗后2～6h。值得注意的例外如下。

（1）二氯甲基二乙胺（氮芥）常诱发快速症状发作（≤1h）。

（2）环磷酰胺[在静脉注入（IV）后]和卡铂均在急性期发作之前有较长的潜伏期，且治疗12h后症状持续存在或间断性复发。

（二）延迟期症状

延迟期症状是指在治疗 24h 后发生的症状，主要与中枢的神经激肽-1（NK-1）受体激活相关，P 物质是其天然配体。高致吐性药物及很多情况下的中度致吐性药物可能会导致延迟期症状。延迟期症状可早在致吐性药物治疗后 16～18h 出现，发生率最高的一段时期是治疗后 24～96h。延迟性呕吐可能会发生于没有急性症状的患者，但对于急性期呕吐得到完全控制的患者，其延迟性呕吐的发生率特征性下降。虽然，在延迟阶段呕吐的严重程度通常弱于急性期，但已报道在这两个阶段，恶心的严重性是相似的。

（三）预期性事件

预期性恶心或呕吐描述了再次暴露于致吐性治疗之前所出现的恶心或呕吐症状，常见于在既往的治疗期间，由于呕吐控制不佳，这种症状会发展为一种令人厌恶的条件反应。据报道，预期性恶心比预期性呕吐更常见。已经表明，预期症状发生的风险随着致吐性治疗疗程的重复而增加，尤其是在之前接受治疗期间呕吐未完全控制的患者。妊娠期间呕吐和晕动症也被确定为危险因素。尽管抗焦虑药物（如苯二氮䓬类药物）有助于预防和延迟预期性症状，但在所有抗肿瘤治疗中完全控制呕吐是最好的预防策略。行为疗法，如在随后的致吐性治疗期间针对预期性症状的放松医学干预，仅限于防止可能会加剧症状的条件刺激强化。

三、患者的危险因素

呕吐症状风险较大的患者如下。

（1）女性，特别是在妊娠期有持续性和（或）严重呕吐症状病史者。

（2）儿童和年轻人。

（3）既往治疗期间有过急性期和（或）延迟期呕吐症状病史的患者，在随后的治疗期间发生呕吐控制不佳的风险更高。

（4）体力状况较差及易出现晕动症的患者。

（5）无饮酒史者较有长期饮酒史者（每天摄入乙醇＞100g，持续多年）的风险更大。

（6）合并并发症的患者，并发症如胃肠炎症、胃肠运动受损或梗阻、便秘、脑转移瘤、代谢异常（低血容量、高钙血症、肾上腺功能减退、尿毒症）、内脏器官肿瘤侵犯，同步的药物治疗（阿片类药物、支气管扩张剂、阿司匹林、非甾体抗炎药）在治疗期间可能会导致并加剧呕吐症状，并且使呕吐控制复杂化。

四、致吐潜力

除了患者特异性风险因素外，化疗方案（包括剂量、时间安排和给药途径）和放疗技术也会影响呕吐的潜在风险和症状模式。呕吐风险分类（如高、中、低、轻微）的分配遵循肿瘤学专业组织发布的指南。有助于指导呕吐风险分类和后续治疗讨论的主要建议如下：ASCO 的抗呕吐指南，《NCCN 肿瘤学临床实践止吐指南》（NCCN 指南），以及癌症支持治疗多国协会/欧洲肿瘤内科学会（MASCC/ESMO）化疗和放疗所致恶心呕吐预防指南。根据文献中提供的数据和药物的产品说明书评估化疗药物的潜在致吐性。指南或产品说明书中描述的催吐风险分类可能不一致，因为数据来源可能代表：

（1）抗肿瘤药物开发过程中特征的不一致与呕吐症状的选择性报告或少报告有关。

（2）报告药物不良事件的方法不一致（如单剂量致吐药物后、一个周期内重复剂量后、重复周期后报告的事件）。

（3）在确定某致吐性药物的致吐风险之前，在该药物开发期间无管制应用止吐药。

（4）在参与致吐性药物临床开发的受试者中，由于其个人风险因素和（或）在既往接受致吐性治疗期间呕吐控制不良的病史，受试者倾向出现呕吐症状。

（一）肠外化疗

内在致吐性是抗肿瘤药物引起致吐性症状的一种倾向。肠外化疗的致吐性分类基于 Hesketh 分类，是建立国家和国际指南的风险水平的基础。根据未经预防的急性呕吐的发生率，肠外抗癌药物可分为四类风险：高度致吐风险，致吐风险在 90%以上；中度致吐风险，致吐风险＞30%～90%；低度致吐风险，致吐风险为 10%～30%；轻微致吐风险，致吐风险＜10%（表 38.1）。药物剂量和配伍也是影响致吐性潜力和症状持续时间的重要因素。

（二）口服化疗

与分为 4 个致吐风险等级的肠外抗癌药物不同，口服药物致吐性的最佳分类方法在国际上没有共识。NCCN 指南和 ASCO 指南推荐了一种基于不进行预防的呕吐风险的两级分类：中度至高度（中高度）致吐风险，定义为呕吐频率≥30%；轻微至低度风险，定义为呕吐频率＜30%（表 38.2）。值得注意的是，ASCO 指南最近才改变了风险分类策略，列举了口服药物试验中呕吐结果报告不一致的挑战。然而，MASCC/ESMO 指南继续使用与肠外化疗类似的四分法。许多口服化疗药物均为连续给药（如每天 1 次），所以在选择方案时必须考虑止吐药的长期毒性。

表 38.1　肠外抗癌药物的致吐潜力

肠外抗癌药物	NCCN[a]	ASCO[b]	MASCC/ESMO[c]
	高度致吐风险（>90%）、中度致吐风险（>30%～90%）、低度致吐风险（10%～30%）、轻微致吐风险（<10%）		
AC（蒽环类药物 + 环磷酰胺）	高度	高度	高度
恩美曲妥珠单抗	低度	低度	
阿地白介素>12～15MIU/m²	中度		
阿地白介素≤12MIU/m²	低度		
阿仑单抗	轻微	中度	中度
埃万妥单抗（Amivantamab-vmjw）	中度		
三氧化二砷	低度	中度	中度
天冬酰胺酶	轻微		低度
阿替利珠单抗	轻微	轻微	
阿维鲁单抗	轻微	轻微	
阿基仑赛（Axicabtagene ciloleucel）	低度	低度	
阿扎胞苷	中度	中度	中度
贝兰他单抗莫福汀（Belantamab mafodotin-blmf）	轻微		
贝利司他	低度	低度	低度
苯达莫司汀	中度	中度	中度
贝伐珠单抗	轻微	轻微	轻微
博来霉素	轻微	轻微	轻微
博纳吐单抗	轻微	低度	低度
硼替佐米	轻微	低度	低度
Brexucabtagene autoleucel	低度		
维布妥昔单抗	低度	低度	低度
白消安	中度	中度	中度
卡巴他赛	低度	低度	低度
卡铂 AUC≥4	高度	中度	中度
卡铂 AUC<4	中度[d]		
卡非佐米	低度	低度	
卡莫司汀>250mg/m²	高度	高度	高度
卡莫司汀≤250mg/m²	中度[d]		
西妥昔单抗	轻微	低度	低度
西米普利单抗	轻微	轻微	
顺铂	高度	高度	高度
克拉屈滨	轻微	轻微	轻微
氯法拉滨	中度	中度	中度
库潘尼西	低度	低度	

续表

肠外抗癌药物	NCCN[a]	ASCO[b]	MASCC/ESMO[c]
	高度致吐风险（>90%）、中度致吐风险（>30%~90%）、低度致吐风险（10%~30%）、轻微致吐风险（<10%）		
环磷酰胺>1500mg/m^2	高度	高度	高度
环磷酰胺≤1500mg/m^2	中度[d]	中度	中度
阿糖胞苷>1000mg/m^2	中度	中度	中度
阿糖胞苷>200~1000mg/m^2	中度	低度	低度
阿糖胞苷（低剂量）100~200mg/m^2	低度		
阿糖胞苷<100mg/m^2	轻微		
阿糖胞苷+柔红霉素脂质体	中度	中度	
达卡巴嗪	高度	高度	高度
放线菌素	中度[d]		
达雷木单抗	轻微	轻微	
达雷木单抗+透明质酸酶	轻微		
柔红霉素	中度[d]	中度	中度
地西他滨	轻微	低度	
地努图希单抗	中度		
多西他赛	低度	低度	低度
多塔利单抗（Dostarlimab-gxly）	轻微		
多柔比星≥60mg/m^2	高度	中度	中度
多柔比星<60mg/m^2	中度[d]		
多柔比星（脂质体）	低度	低度	低度
度伐利尤单抗	轻微	轻微	
埃罗妥珠单抗	轻微	低度	
恩诺单抗（Enfortumab vedotin-ejfv）	低度	低度	
艾日布林	低度	低度	低度
表柔比星>90mg/m^2	高度	中度	中度
表柔比星≤90mg/m^2	中度[d]		
依托泊苷	低度	低度	低度
德喜曲妥珠单抗（Fam-trastuzumab deruxtecan-nxki）	中度[d]	中度	
氟尿嘧啶（5-FU）	低度	低度	低度
氟哌啶	低度		
氟达拉滨	轻微	轻微	轻微
吉西他滨	低度	低度	低度
吉妥珠单抗（Gemtuzumab ozogamicin）	低度	低度	
伊达比星	中度[d]	中度	中度
艾维基仑赛	低度		

续表

肠外抗癌药物	NCCN[a]	ASCO[b]	MASCC/ESMO[c]
	高度致吐风险（＞90%）、中度致吐风险（＞30%～90%）、低度致吐风险（10%～30%）、轻微致吐风险（＜10%）		
异环磷酰胺≥$2g/m^2$，每剂量	高度	中度	中度
异环磷酰胺＜$2g/m^2$	中度[d]		
奥英妥珠单抗（Inotuzumab ozogamicin）	低度	低度	
α干扰素			中度
伊匹单抗	轻微	轻微	低度
伊立替康	中度[d]	中度	中度
伊立替康（脂质体）	中度	中度	
艾沙妥昔单抗（Isatuximab-irfc）	低度		
伊沙匹隆	低度	低度	
利基迈仑赛	低度		
朗妥昔单抗（Loncastuximab tesirine-lpyl）	低度		
芦比替定	中度		
Luspatercept-aamt	轻微		
玛格妥昔单抗（Margetuximab-cmkb）	轻微		
氮芥	高度	高度	高度
美法仑≥$140mg/m^2$	高度		
美法仑＜$140mg/m^2$	中度		
甲氨蝶呤≥$250mg/m^2$	中度[d]	低度	低度
甲氨蝶呤＞50～＜$250mg/m^2$	低度		
甲氨蝶呤≤$50mg/m^2$	轻微		
丝裂霉素	低度	低度	低度
肾盂注射用丝裂霉素溶液（Mitomycin pyelocalyceal solution）	低度		
米托蒽醌	低度	低度	
莫格利珠单抗（Mogamulizumab-kpkc）	低度		
莫塞妥莫单抗（Moxetumomab pasudotox-tdfk）	低度	低度	
那昔妥单抗（Naxitamab-gqgk）	中度		
耐昔妥珠单抗	低度	低度	
奈拉滨	轻微	低度	
纳武利尤单抗	轻微	轻微	轻微
奥滨尤妥珠单抗	轻微	轻微	
奥法木单抗	轻微	轻微	
高三尖杉酯碱	低度		
奥沙利铂	中度[d]	中度	中度

续表

肠外抗癌药物	NCCN[a]	ASCO[b]	MASCC/ESMO[c]
	高度致吐风险（＞90%）、中度致吐风险（＞30%～90%）、低度致吐风险（10%～30%）、轻微致吐风险（＜10%）		
紫杉醇	低度	低度	低度
紫杉醇（白蛋白结合型）	低度	低度	低度
帕尼单抗	轻微	低度	低度
帕博利珠单抗	轻微	轻微	轻微
培美曲塞	低度	低度	低度
喷司他丁	低度		
帕妥珠单抗	轻微	低度	低度
帕妥珠单抗/曲妥珠单抗和透明质酸酶（Pertuzumab/trastuzumab and hyaluronidase-zzxf）	轻微		
泊洛妥珠单抗（Polatuzumab vedotin-piig）	低度	轻微	
普拉曲沙	低度	轻微	
雷莫芦单抗	轻微	轻微	
利妥昔单抗	轻微	轻微	轻微
利妥昔单抗和透明质酸酶（Rituximab and hyaluronidase）	轻微		
罗米地辛	中度	中度	中度
戈沙妥珠单抗（Sacituzumab govitecan-hziy）	高度		
司妥昔单抗（Siltuximab）	轻微		
链脲佐菌素	高度	高度	高度
Tafasitamab-cxix	低度		
Tagraxofusp-erzg	低度	低度	
溶瘤病毒（Talimogene laherparepvec）	低度		
替莫唑胺	中度	中度	中度
替西罗莫司	轻微	低度	
塞替派	低度	中度	中度
Tisagenlecleucel	低度	低度	
Tisotumab vedotin-tftv	低度		
拓扑替康	低度	低度	低度
曲贝替定	中度[d]	中度	中度
曲妥珠单抗	轻微	轻微	轻微
曲妥珠单抗和透明质酸酶（Trastuzumab and hyaluronidase-oysk）	轻微		
戊柔比星	轻微		
长春碱	轻微	轻微	轻微
长春新碱	轻微	轻微	轻微

续表

肠外抗癌药物	NCCN[a]	ASCO[b]	MASCC/ESMO[c]
	高度致吐风险（＞90%）、中度致吐风险（＞30%～90%）、低度致吐风险（10%～30%）、轻微致吐风险（＜10%）		
长春新碱（脂质体）	轻微		
长春瑞滨	轻微	轻微	轻微
阿柏西普	低度	低度	低度

注：在 NCCN 指南中，氨磷汀可与化疗药物联合应用，被归类为具有中度致吐风险（剂量＞300mg/m²）或低度致吐风险（浓度≤300 mg/m²）的药物。

在 NCCN 指南中，右丙亚胺可与化疗药物联合应用，被归类为轻微致吐风险药物。

a 经《NCCN 肿瘤临床实践止吐指南》(NCCN 指南®）V.1.2022 许可后参考。©美国国家综合癌症网络（NCCN®），2022 年版权所有。保留所有权利。访问日期 2022 年 1 月。要查看该指南的最新完整版本，请访问 NCCN.org.NCCN，对其内容、使用或应用不作任何形式的保证，并对其应用或以任何方式使用不承担任何责任。

b 改编自 Hesketh PJ，Kris MG，Basch E，et al. Antiemetics：ASCO guideline update. J Clin Oncol. 2020；38（24）：2782-2797。经许可转载。版权所有©2020 年美国临床肿瘤学会。保留所有权利。

c 改编自 Roila F，Molassiotis A，Herrstedt J，et al. 2016 MASCC and ESMO guideline update for the prevention of chemotherapy-and radiotherapy-induced nausea and vomiting and of nausea and vomiting in advanced cancer patients. Ann Oncol. 2016；27（suppl 5）：v119-v133。版权所有©2016 年欧洲肿瘤医学会。获得许可。

d 这些药物对某些患者可能具有高度致吐风险。

表 38.2　口服抗癌药物的致吐潜力

口服抗癌药物	NCCN[a]	ASCO[b]	MASCC/ESMO[c]
	中高度（≥30%），轻微-低度（＜30%）		高度（＞90%），中度（＞30%～90%），低度（10%～30%），轻微（＜10%）
阿贝西利	轻微-低度	中高度	
阿卡替尼	轻微-低度	轻微-低度	
阿法替尼	轻微-低度	轻微-低度	低度
阿来替尼	轻微-低度	轻微-低度	
阿培利司	轻微-低度	轻微-低度	
六甲蜜胺（六甲三聚氰胺）	中高度	中高度	高度
Asciminib	轻微-低度		
阿伐普替尼	中高度	中高度	
阿西替尼	轻微-低度	轻微-低度	低度
阿扎胞苷	中高度		
Belzutifan	轻微-低度		
贝沙罗汀	轻微-低度	轻微-低度	
比美替尼	中高度		
布加替尼	轻微-低度	轻微-低度	

续表

口服抗癌药物	NCCN[a]	ASCO[b]	MASCC/ESMO[c]
	中高度（≥30%），轻微-低度（＜30%）		高度（＞90%），中度（＞30%～90%），低度（10%～30%），轻微（＜10%）
博舒替尼＞400mg/d	中高度	中高度	中度
博舒替尼≤400mg/d	轻微-低度		
白消安≥4mg/d	中高度		
白消安＜4mg/d	轻微-低度		
卡博替尼	中高度	中高度	
卡培他滨	轻微-低度	轻微-低度	低度
卡马替尼	轻微-低度		
色瑞替尼	中高度	中高度	中度
苯丁酸氮芥	轻微-低度	轻微-低度	轻微
考比替尼	轻微-低度	轻微-低度	
克唑替尼	中高度	中高度	中度
环磷酰胺≥100mg/（m^2·d）	中高度	中高度	中度
环磷酰胺＜100mg/（m^2·d）	轻微-低度		
达拉非尼	中高度	轻微-低度	低度
达可替尼	轻微-低度	轻微-低度	
达沙替尼	轻微-低度	轻微-低度	低度
地西他滨和西屈嘧啶（Decitabine and cedazuridine）	轻微-低度		
杜韦利西布（Duvelisib）	轻微-低度	轻微-低度	
恩西地平	中高度	中高度	
恩考芬尼（Encorafenib）	中高度	轻微-低度	
恩曲替尼	轻微-低度	轻微-低度	
厄达替尼	轻微-低度	轻微-低度	
厄洛替尼	轻微-低度	轻微-低度	轻微
雌莫司汀	中高度	轻微-低度	
依托泊苷	中高度	轻微-低度	低度
依维莫司	轻微-低度	轻微-低度	低度
菲达替尼（Fedratinib）	中高度	中高度	
氟达拉滨	轻微-低度	轻微-低度	低度
吉非替尼	轻微-低度	轻微-低度	轻微
吉瑞替尼（Gilteritinib）	轻微-低度	轻微-低度	
格拉吉布	轻微-低度	轻微-低度	
羟基脲	轻微-低度	轻微-低度	轻微
依鲁替尼	轻微-低度	轻微-低度	低度
艾代拉里斯	轻微-低度	轻微-低度	低度

续表

口服抗癌药物	NCCN[a]	ASCO[b]	MASCC/ESMO[c]
	中高度（≥30%），轻微-低度（＜30%）		高度（＞90%），中度（＞30%～90%），低度（10%～30%），轻微（＜10%）
伊马替尼＞400mg/d	中高度	中高度	中度
伊马替尼≤400mg/d	轻微-低度		
英菲格拉替尼（Infigratinib）	轻微-低度		
艾伏尼布	轻微-低度	轻微-低度	
伊沙佐米	轻微-低度	轻微-低度	
拉帕替尼	轻微-低度	轻微-低度	低度
拉罗替尼	轻微-低度	轻微-低度	
来那度胺	轻微-低度	轻微-低度	低度
仑伐替尼＞12mg/d	中高度	中高度	
仑伐替尼≤12mg/d	轻微-低度		
洛莫司汀	中高度	中高度	
劳拉替尼	轻微-低度	轻微-低度	
美法仑	轻微-低度	轻微-低度	轻微
巯基嘌呤	轻微-低度		
甲氨蝶呤	轻微-低度	轻微-低度	轻微
米哚妥林	中高度	中高度	
米托坦	中高度		
莫博替尼	中高度		
奈拉替尼	轻微-低度	轻微-低度	
尼洛替尼	轻微-低度	轻微-低度	低度
尼拉帕利	中高度	中高度	
奥拉帕利	中高度	轻微-低度	低度
奥希替尼	轻微-低度	轻微-低度	
哌柏西利	轻微-低度	轻微-低度	
培唑帕尼	轻微-低度	轻微-低度	低度
佩米替尼	轻微-低度		
培西达替尼（Pexidartinib）	轻微-低度	轻微-低度	
泊马度胺	轻微-低度	轻微-低度	轻微
帕纳替尼	轻微-低度	轻微-低度	低度
普拉替尼	轻微-低度		
丙卡巴嗪	中高度	中高度	高度
瑞戈非尼	轻微-低度	轻微-低度	低度
瑞博西尼	轻微-低度	中高度	
瑞派替尼	轻微-低度		

续表

口服抗癌药物	NCCN[a]	ASCO[b]	MASCC/ESMO[c]
	中高度（≥30%），轻微-低度（<30%）		高度（>90%），中度（>30%～90%），低度（10%～30%），轻微（<10%）
卢卡帕尼	轻微-低度	轻微-低度	轻微
塞利尼索	中高度	中高度	
塞普替尼	轻微-低度		
索尼吉布	轻微-低度	轻微-低度	
索拉非尼	轻微-低度	轻微-低度	轻微
索托拉西布（Sotorasib）	轻微-低度		
舒尼替尼	轻微-低度	轻微-低度	低度
他拉唑帕尼的甲苯磺酸盐	轻微-低度	轻微-低度	
他泽司他	轻微-低度	轻微-低度	
替莫唑胺>75mg/（m^2·d）	中高度	中高度	中度
替莫唑胺≤75mg/（m^2·d）	轻微-低度[d]		
特泊替尼	轻微-低度		
沙利度胺	轻微-低度	轻微-低度	低度
硫鸟嘌呤	轻微-低度	轻微-低度	轻微
替沃扎尼	轻微-低度		
拓扑替康	轻微-低度	轻微-低度	
曲美替尼	轻微-低度	轻微-低度	
维甲酸	轻微-低度		
曲氟尿苷/替匹嘧啶	轻微-低度	中高度	
图卡替尼	轻微-低度		
厄布利塞（Umbralisib）	轻微-低度		
凡德他尼	轻微-低度	轻微-低度	低度
维莫非尼	轻微-低度	轻微-低度	轻微
维奈托克	轻微-低度	轻微-低度	
维莫德吉	轻微-低度	轻微-低度	轻微
伏立诺他	轻微-低度	轻微-低度	低度
泽布替尼	轻微-低度	轻微-低度	

a 经《NCCN 肿瘤临床实践止吐指南》（NCCN 指南®）V.1.2022 许可后参考。©美国国家综合癌症网络（NCCN®），2022 年版权所有。保留所有权利。访问日期 2022 年 1 月。要查看该指南的最新完整版本，请访问 NCCN.org. NCCN，对其内容、使用或应用不作任何形式的保证，并对其应用或以任何方式使用不承担任何责任。

b 改编自 Hesketh PJ，Kris MG，Basch E，et al. Antiemetics：ASCO guideline update. J Clin Oncol. 2020；38（24）：2782-2797。经许可转载。版权所有©2020 年美国临床肿瘤学会。保留所有权利。

c 改编自 Roila F，Molassiotis A，Herrstedt J，et al. 2016 MASCC and ESMO guideline update for the prevention of chemotherapy-and radiotherapy-induced nausea and vomiting and of nausea and vomiting in advanced cancer patients. Ann Oncol. 2016；27（suppl 5）：v119-v133。版权所有©2016 年欧洲肿瘤医学会。获得许可。

d 替莫唑胺≤75mg/（m^2·d）与放疗同步治疗，应被视为中度致吐性。

（三）放疗

电离辐射的致吐潜能与照射部位（如上腹部）和放射野大小直接相关，其中放射野大小＞400cm^2 代表更高呕吐风险。与放射引起的恶心和呕吐（RINV）密切相关的患者相关危险因素是既往化疗。总体而言，指南对 RINV 采取了类似的风险分层策略（表 38.3）。呕吐风险的其他注意事项应包括同时给予的化疗。在这些情况下，止吐方案选择应基于化疗风险水平，除非放射风险水平更高。

表 38.3　放疗的致吐潜力

放疗部位	NCCN[a] 高度（＞90%）， 中度（30%～90%）	ASCO[b]	MASCC/ESMO[c]
		高度（＞90%），中度（＞30%～90%）， 低度（10%～30%），轻微（＜10%）	
全身照射	高度	高度	高度
上腹部	中度	中度	中度
全脑全脊髓放疗		中度	中度
大脑、头颈部、胸部、盆腔		低度	低度
四肢、乳房		轻微	轻微

a 经《NCCN 肿瘤临床实践止吐指南》（NCCN 指南®）V.1.2022 许可后参考。©美国国家综合癌症网络（NCCN®），2022 年版权所有。保留所有权利。访问日期 2022 年 1 月。要查看该指南的最新完整版本，请访问 NCCN.org. NCCN，对其内容、使用或应用不作任何形式的保证，并对其应用或以任何方式使用不承担任何责任。

b 改编自 Hesketh PJ，Kris MG，Basch E，et al. Antiemetics：ASCO guideline update. J Clin Oncol. 2020；38（24）：2782-2797。经许可转载。版权所有©2020 年美国临床肿瘤学会。保留所有权利。

c 改编自 Roila F，Molassiotis A，Herrstedt J，et al. 2016 MASCC and ESMO guideline update for the prevention of chemotherapy-and radiotherapy-induced nausea and vomiting and of nausea and vomiting in advanced cancer patients. Ann Oncol. 2016；27（suppl 5）：v119-v133。版权所有©2016 年欧洲肿瘤医学会。获得许可。

五、止 吐 药 物

根据化疗或放疗呕吐风险水平及患者特定的因素，制订止吐方案，目的是预防恶心和呕吐。

（一）5-HT$_3$ 受体拮抗剂

在已获得美国 FDA 批准用于商业用途的 5-HT$_3$ 受体拮抗剂（RA）中，格拉司琼和昂丹司琼是第一代药物，而帕洛诺司琼是第二代药物。多拉司琼（第一代 5-HT$_3$ RA）上市后监测显示存在尖端扭转型室性心动过速的风险，制造商已停用其注射剂和片剂。

1. 药理学注意事项

（1）与在临床有效的其他类止吐药比较，5-HT$_3$ RA 治疗急性期症状更为安全、有效。

（2）以大于所显示的最大有效剂量使用 5-HT_3 RA 不会显著改善呕吐控制，但会增加毒性风险。

（3）急性期症状首选单次剂量预防。在使用单次最大有效剂量的 24h，给予额外剂量的 5-HT_3 RA 并不能提高止吐疗效。

（4）格拉司琼、昂丹司琼和帕洛诺司琼均具有良好的口服生物利用度，并且当以合适的剂量和时间间隔给药时，无论是口服还是肠道外给药，每种药剂都能提供相同的止吐效果。

（5）帕洛诺司琼在目前美国上市的 5-HT_3 RA 中具有最长的半衰期，并且具有第一代 5-HT_3 RA 所没有的额外药理学特征。

（6）格拉司琼可作为皮下注射和透皮贴剂使用，可在延迟期扩展覆盖范围。

2. 5-HT_3 RA 类药物报告的不良反应　头痛、便秘；短暂的心脏电生理学影响、心率减慢和心血管系统的不良反应（见下文药物特异性注释）；5-羟色胺综合征，通常与同时使用影响 5-HT 神经传递和（或）再摄取的药物有关。

3. 药物基因组注意事项

（1）药物基因组学评估可能有助于识别对 5-HT_3 RA 有次优和不良反应风险的患者，5-HT_3 RA 是细胞色素 P450（CYP）酶分解代谢的底物。

（2）*CYP2D6* 在人群中多态表达。

具有 2 个以上功能性（野生型）*CYP2D6* 等位基因的人可能代谢能力增加（以超快速代谢为特征），这与接受 CYP2D6 代谢占优势的 5-HT_3 RA 的患者的呕吐控制不佳有关。

缺乏一个或两个 *CYP2D6* 等位基因或表达一个或多个功能降低的变异等位基因的患者，通常具有改变 CYP2D6 底物（低和中等代谢者）的功能能力，并且由于 5-HT_3 RA 底物主要由 CYP2D6 代谢，可出现高浓度和消除减少的 5-HT_3 底物。

（3）表达 5-HT_3 受体或 ATP 结合盒业家族 B 成员 1（ABCB1）[又称 P-糖蛋白（P-gp）、MDR1]转运蛋白遗传多态性的患者可能获得 5-HT_3 RA 的次优止吐反应。

（4）表 38.4 提供了 5-HT_3 RA 及其他常见止吐药的选择性药代动力学注意事项。

（二）格拉司琼

（1）格拉司琼有多种剂型（口服片剂、静脉注射溶液、皮下缓释注射剂、透皮贴剂），并被指南推荐用于 CINV 和 RINV 预防。此外，口服制剂、静脉注射溶液或贴剂可用于治疗暴发性恶心/呕吐。

表 38.4　选择性止吐药物的药代动力学特征

止吐药物	给药途径[a]	半衰期[b]	血浆蛋白结合	代谢/转运效应[c]		
				底物	抑制剂	诱导剂
5-HT$_3$ RA						
格拉司琼	PO, IV, subq, patch	PO：6h IV：5～9h subq：24h	约 65%	CYP3A4		
昂丹司琼	PO，IV，IM	3～6h	70%～76%	CYP1A2，CYP2C9，CYP2D6，CYP2E1，CYP3A4，P-gp		
帕洛诺司琼	IV	40h	约 62%	CYP1A2，CYP2D6，CYP3A4		
NK-1 受体拮抗剂						
阿瑞匹坦	PO，IV	9～13h	＞95%	CYP1A2，CYP2C19，CYP3A4	CYP3A4	CYP2C9
福沙匹坦	IV					
奈妥匹坦	PO	80h±29h	＞99%	CYP3A4，CYP2C9，CYP2D6		
罗拉匹坦	PO	7 天	＞99%	CYP3A4	BCRP，CYP2B6，CYP2D6，P-gp	
糖皮质激素						
地塞米松	PO，IV	PO：4h IV：1～5h		CYP3A4，P-gp		CYP3A4
奥氮平						
奥氮平	PO	30h	约 93%	CYP1A2，CYP2D6，UGT1A4		
多巴胺受体拮抗剂						
异丙嗪	PO	4～34h	约 93%	CYP2B6，CYP2D6		
丙氯拉嗪	PO，IV	6～10h				
氟哌啶醇	PO	14～37h	88%～93%	CYP1A2，CYP2D6，CYP3A4		
甲氧氯普胺	PO，IV	5～6h	约 30%	CYP1A2，CYP2D6		

注：5-HT$_3$，5-羟色胺 3 型；BCRP，乳腺癌耐药蛋白；CYP，细胞色素 P450；IM，肌内注射；IV，静脉注射；NK-1，神经激肽-1；P-gp，P-糖蛋白；PO，口服；subq，皮下注射；patch，透皮贴剂；UGT，尿苷 5′-二磷酸葡萄糖醛酸基转移酶。

a 通常用于 CINV 或 RINV 的给药途径。

b 在器官功能正常的成人中母体化合物的估计终末期半衰期。

c 参见有关代谢的重要性或诱导/抑制程度的处方信息。

1）格拉司琼静脉注射溶液已获得美国 FDA 批准，可用于 2 岁或以上的患者。

一些可注射产品可能含有苯甲醇，这与严重的不良反应有关，包括新生儿死亡。应避免在新生儿中应用含苯甲醇的剂型。

2）片剂尚未获得美国 FDA 批准用于儿童患者。透皮贴剂或皮下剂型对 18 岁以下患者的安全性和有效性也尚未确定。

（2）当以美国 FDA 批准的剂量和时间表使用格拉司琼时，罕见心电图异常。

（3）格拉司琼透皮贴剂（Sancuso®）是一种带背胶的贴剂，含 34.3mg 格拉司琼，平均每天剂量为 3.1mg，作用可长达 7 天。

1）贴剂用于预防接受中度和（或）高度致吐化疗方案患者的恶心和呕吐，可持续给药 5 天。

2）在致吐性化疗前至少 24h（最长 48h），将贴膜贴在清洁、干燥、完整健康的上臂外侧皮肤上，并至少保持到化疗结束后 24h。

3）使用持续时间不应超过 7 天。

4）格拉司琼暴露于自然光或人造光（如日光灯、日晒床）后可能会降解，而且体外研究结果表明格拉司琼具有潜在的光毒性。必须指导患者始终用衣物覆盖透皮贴剂，并在穿戴期间和取下后 10 天内保护应用部位免受光照射。

5）加热垫和其他热源不应靠近或用于格拉司琼透皮贴剂的部位。已报道，加热垫可增加格拉司琼的血浆浓度。

6）给药途径特有的不良反应：贴片粘贴不牢、红斑、刺激、疼痛、超敏反应（红斑样黄斑样或丘疹性皮疹，瘙痒、荨麻疹）、水疱形成、烧伤。

（4）皮下注射用格拉司琼缓释注射剂（SUSTOL）是一种预充注射剂，内含 10mg 格拉司琼，并结合在缓释聚合物载体中。

1）在中度致吐性癌症治疗或接受包含蒽环类+环磷酰胺方案的初始和重复疗程中，格拉司琼与其他止吐药联合用于预防急性和迟发性呕吐症状。

2）剂量与给药：SUSTOL 仅适用于医疗保健提供者在患者上臂或腹部皮肤皮下注射。有关制剂和给药详情请参阅处方信息。

每剂均可长时间持续给予格拉司琼。给药后至多 7 天仍可在血清中检测到格拉司琼。

初始和重复给药受肾功能限制：①肌酐清除率≥60ml/min 的患者不可短于每 7 天给药 1 次；②在肌酐清除率为 30～59ml/min 的患者中不可短于每 14 天给药 1 次；③肌酐清除率＜30ml/min 的患者避免使用。

（5）给药途径特有的不良反应：①注射部位感染。②注射部位出血。③注射部位瘀斑/血肿，中位发病时间为 2 天；15%的患者延迟至≥5 天发病。④注射部位疼痛和压痛，中位持续时间为 5 天，在 6%的患者中持续＞7 天。⑤注射部位结节形成，可在给药后持续＞3 周。

（三）昂丹司琼

（1）昂丹司琼是指南推荐的预防 CINV 和 RINV 及治疗暴发性呕吐的药物。

1）昂丹司琼注射剂获得美国 FDA 批准用于 6 个月或 6 个月以上的患儿，以预防高度致吐性化疗相关的呕吐症状。

2）口服制剂（片剂、口腔崩解片、薄膜和口服液）被美国 FDA 批准用于 4 岁或 4 岁以上接受中度致吐性化疗的患儿。

（2）在美国 FDA 批准的药物剂量和用药时间下，产生不良反应的风险低。

1）昂丹司琼以剂量依赖的方式延长心脏 QT 间期，可能导致致命的快速性室性心律失常，如尖端扭转型室性心动过速。单次静脉注射昂丹司琼 32mg 和 8mg 的对比研究显示，基线校正后，QTc 间期（通过 Fridericia 公式校正的 QT 间期测量值）与安慰剂的最大平均差异分别为 20ms 和 6ms。为此修改了产品说明书，规定单次静脉注射剂量不得超过 16mg。

2）昂丹司琼导致 QT 间期延长的危险因素包括：基础心脏病，如先天性长 QT 间期综合征、充血性心力衰竭或缓慢性心律失常；低钾血症和低镁血症；同时使用与 QT 间期延长相关的药物。

3）如果患者在服用昂丹司琼时出现心率或心律异常的体征和症状，应立即联系医疗专业人员。

（四）帕洛诺司琼

（1）帕洛诺司琼是第二代 5-HT_3 RA，其消除半衰期比格拉司琼或昂丹司琼的静脉注射制剂长得多。帕洛诺司琼的其他特征表明其比第一代 5-HT_3 RA 具有药理学优势，包括：

1）帕洛诺司琼与受体变构结合在 5-HT_3受体中产生构象变化，导致受体和帕洛诺司琼之间的结合亲和力增加，这可能是至少一个分子与同一受体结合的结果（表明正向协同性）。相反，格拉司琼和昂丹司琼表现出与 5-HT_3受体的单一竞争性结合。

2）其与 5-HT_3受体结合，导致受体内化，并因此持续抑制受体功能。

3）有证据表明，帕洛诺司琼与内化的 NK-1 受体结合减弱了 NK-1 和 P 物质受体之间的信号传导（交互作用）。

（2）帕洛诺司琼目前有以下剂型：静脉注射溶液（单剂）、静脉注射溶液与 NK-1 RA 福奈妥匹坦联合，以及作为口服胶囊与 NK-1 RA 奈妥匹坦联合。

1）帕洛诺司琼注射液获得美国 FDA 批准，用于成年患者的止吐性预防：中度致吐化疗的初始和重复疗程中，发生的急性和迟发性恶心呕吐；高度致吐性化疗的初始及重复疗程中，发生的急性恶心呕吐。

2）帕洛诺司琼注射液还获得美国 FDA 批准用于 1 个月至 17 岁的患儿，用于包括高致吐性化疗在内的致吐性化疗的初始和重复疗程的止吐预防。

3）帕洛诺司琼-福奈妥匹坦（Akynzeo 静脉制剂）和帕洛诺司琼-奈妥匹坦（Akeynzeo 口服制剂）经批准与地塞米松联合用于预防高度致吐性化疗的初始及重复疗程中的急性和延迟性恶心呕吐。

（3）在目前批准的剂量和时间表下，不良反应的风险很低。

1）与帕罗诺司琼使用相关的心电图异常风险包括 QT 间期延长，低于与昂丹司琼相关的风险。

2）美国 FDA 批准的产品说明书显示，在健康成年男性和女性中应用 0.25mg、0.75mg 或 2.25mg 单剂量帕罗诺司琼对包括 QT 间期在内的任何心电图均无显著影响。

（五）NK-1 RA

（1）已证实 NK-1 RA 具有抗急性期呕吐症状的活性，但与目前可获得的其他止吐药相比，其对延迟期呕吐更有效。

（2）目前，有 3 种 NK-1 RA 可作为口服制剂使用，包括阿瑞匹坦、罗拉匹坦和奈妥匹坦。此外，阿瑞匹坦、福沙匹坦（阿瑞匹坦的前药）和福奈妥匹坦（奈妥匹坦的前药）可静脉给药。

（3）所有 NK-1 RA 仅用于预防 CINV，但不应用于治疗暴发性呕吐。此外，这些药物尚未被广泛研究以预防放射相关性呕吐，因此对于 RINV，目前指南不建议使用。

（4）NK-1 RA 与其他药物一起稳妥使用需要医疗保健提供者识别伴随使用期间药物相互作用的可能性。数据表明止吐药和抗癌药之间具有临床意义的药物相互作用尚未出现。然而，医疗保健提供者应认识到潜在的相互作用，并根据具体情况评估风险和受益。NK-1 RA 与其他药物同时应用时应考虑的药代动力学特征见表 38.4。

（六）阿瑞匹坦和福沙匹坦

（1）阿瑞匹坦和福沙匹坦目前已被美国 FDA 批准用于预防与中度或高度致吐性癌症化疗的初始和重复疗程相关的急性和延迟性恶心和呕吐。

（2）商用产品包括：①阿瑞匹坦口服胶囊（Emend），适用于 12 岁及以上的患儿。通用药物胶囊仅批准用于成人。②阿瑞匹坦口服混悬液（Emend），适用于无法吞咽胶囊的 6 个月及以上（≥6kg）的患儿。③阿瑞匹坦注射用乳剂（Cinvanti），适用于 18 岁及以上患者，儿童患者的安全性和有效性尚未确定。

（3）获批用药是基于一天化疗的研究，除阿瑞匹坦静脉注射用外，该药获批用于 3 天中度催吐化疗。

（4）与阿瑞匹坦和福沙匹坦潜在相互作用的药物

1）阿瑞匹坦是 CYP3A4 的底物和中度抑制剂，以及 CYP3A4 和 CYP2C9 的中度诱导剂。单次剂量后可能出现抑制；重复给药后发生诱导。由于福沙匹坦是阿瑞匹坦的前药，必须考虑药物相互作用。

2）阿瑞匹坦抑制肠道和肝脏中的 CYP3A4。

3）与许多 CYP3A4 底物相互作用的可能性尚不清楚。

4）阿瑞匹坦增加了同时给予的地塞米松和甲泼尼龙的生物利用度。

5）当地塞米松或甲泼尼龙与阿瑞匹坦、福沙匹坦或奈妥匹坦联合使用时，地塞米松用于止吐预防时的剂量不应超过 12mg。不要改变作为化疗方案组成部分的激素剂量。抑制或诱导 CYP3A4 的药物可能对阿瑞匹坦的代谢和消除产生不利影响。

（5）阿瑞匹坦与 5-HT_3 RA 和高效糖皮质激素联合应用的常见不良反应包括：腹痛、上腹部不适，消化不良，呃逆，厌食症，头晕，乏力虚弱。

（七）奈妥匹坦和福奈妥匹坦

（1）奈妥匹坦已获得美国 FDA 批准用于商业用途，但仅与如上所述的口服胶囊制剂中的帕洛诺司琼联合应用。福奈妥匹坦（Fosnetupitant）也可与帕洛诺司琼联合用于静脉注射。

（2）与奈妥匹坦有潜在相互作用的药物

1）奈妥匹坦是 CYP3A4 底物及中度抑制剂。如果可行，避免同时使用 CYP3A4 底物 1 周。如果在使用 Akynzeo 后 7 天内不可避免要同时使用 CYP3A4 底物，可考虑减少 CYP3A4 底物的剂量。与许多 CYP3A4 底物相互作用的可能性尚不清楚。

2）与福奈妥匹坦或奈妥匹坦联合使用时，地塞米松用于止吐预防时的剂量不应超过 12mg。不要改变用作化疗方案组成的激素剂量。

（3）与奈妥匹坦-帕洛诺司琼和福奈妥匹坦-帕洛诺司琼应用相关的不良反应包括头痛、虚弱、疲劳、消化不良、便秘。

（八）罗拉匹坦

（1）罗拉匹坦适用于年龄≥18 岁的患者，用于预防与化疗的初始和重复疗程相关的急性和延迟性恶心和呕吐，包括但不限于高度致吐化疗。

（2）在致吐性化疗之前 2h 内口服罗拉匹坦。

（3）与罗拉匹坦有相互作用的潜在药物

1）罗拉匹坦和地塞米松无药物相互作用。当与罗拉匹坦同时使用时，不需要调整地塞米松的剂量。

2）应用单次剂量的罗拉匹坦后，CYP2D6 抑制会持续至少 7 天或更长时间。由于 QT 间期延长的风险，避免同时使用罗拉匹坦和匹莫齐特（CYP2D6 底物）。如果不能避免罗拉匹坦与其他具有低或窄治疗指数的 CYP2D6 底物一起使用，需要监测不良反应。罗拉匹坦对昂丹司琼（CYP2D6 底物）的药代动力学无显著影响。

3）罗拉匹坦抑制乳腺癌耐药蛋白（BCRP，ABCG2，MXR1）转运体底物的细胞内外排转运。谨慎同时使用罗拉匹坦和具有低或窄治疗指数的 BCRP 底物（如柔红霉素、多柔比星、表柔比星、伊立替康、甲氨蝶呤、米托蒽醌、瑞舒伐他汀、拓扑替康）。如果无法避免与罗拉匹坦一起使用，则需要监测与 BCRP 底物相关的不良反应。如果与罗拉匹坦合用，则需要使用最低有效剂量的瑞舒伐他汀。

4）罗拉匹坦抑制 P-糖蛋白（P-gp）底物的细胞内外排转运。如果无法避免与罗拉匹坦联用，需要监测与 P-糖蛋白底物相关的不良反应。

（4）罗拉匹坦与地塞米松和 $5\text{-}HT_3$ RA 联合应用相关的不良反应包括乏力、便秘、头痛、呃逆、腹痛、头晕、消化不良。

（九）糖皮质激素

（1）高效糖皮质激素如地塞米松和甲泼尼龙作为单药对急性和延迟性呕吐均有效。

1）在临床上有效剂量下，静脉注射或口服给药后，地塞米松和甲泼尼龙同样有效。

2）当同时使用时，地塞米松和甲泼尼龙均增强 $5\text{-}HT_3$ RA 和 NK-1 RA 的止吐效果。

（2）糖皮质激素的剂量和给药时间表取决于同时应用的止吐药及化疗方案的致吐潜力和给药时间表。没有证据表明单剂量＞20mg 的地塞米松能改善止吐反应。

（3）单剂量或短疗程分次用药后产生不良反应的可能性通常很低，仅限于胃肠不适，以及心理影响，如焦虑、失眠和睡眠障碍。

1）在选择的患者中，应考虑与减少胃酸产生的药物（组胺 H_2 RA 或质子泵抑制剂）联合应用，以防止胃肠道刺激。

2）在患者清醒周期的早期服用激素可以最大限度减少对睡眠的不良影响。

（4）短期使用高效糖皮质激素时，通常不必担心肾上腺皮质抑制。

（5）对于糖尿病初期或明显的糖尿病患者，应监测血糖控制情况。

（十）奥氮平

（1）奥氮平是一种非典型的精神抑制药或抗精神病药，是多种神经递质受体的有效拮抗剂，包括毒蕈碱受体（$M_1 > M_{2\sim4}$）、5-羟色胺受体（$5\text{-}HT_{2A}$、$5\text{-}HT_{2C}$、

$5\text{-}HT_3$、$5\text{-}HT_6$）、α-肾上腺素能受体（α_1）、多巴胺受体（D_1、D_2、D_4）和组胺受体（H_1）。

（2）在接受高度致吐性化疗的患者中，将奥氮平添加至三联止吐方案（NK-1 RA、$5\text{-}HT_3$ RA 和地塞米松）中，可以比单独采用三联合方案更好地控制恶心。

1）因此，ASCO 和 NCCN 指南推荐在高度致吐性化疗之前采用四药方案。

2）仅推荐奥氮平口服片剂用于 CINV，其他剂型（如肌内注射混悬液）不应用于该适应证。

（3）奥氮平也已被研究用于治疗暴发性 CINV，当未作为预防方案的一部分应用时，NCCN 指南推荐可作为首选止吐药。

（4）药代动力学注意事项

1）奥氮平是尿苷二磷酸葡萄糖醛酸基转移酶（UGT）——UGT1A4 和 UGT2B10 催化的直接葡糖醛酸化的底物，并且主要由 CYP1A2 和黄素单加氧酶-3 催化氧化，在较小程度上由 CYP2D6 和 CYP3A4 催化。奥氮平的药代动力学行为易受一些药物和物质影响，这些药物和物质可以诱导和抑制 CYP1A2（如卡马西平、氟伏沙明、烟草）。

2）奥氮平是对 P-gp 具有中等亲和力的底物，并且已显示出在治疗浓度下可抑制 P-gp。

（5）据报道，奥氮平有以下不良反应：①镇静，老年患者考虑应用较小剂量，除非作为预防用药，否则建议睡前服用；②直立性低血压；③抗胆碱能作用；④乏力；⑤肌张力障碍；⑥QT 间期延长；⑦紧张不安、焦虑不安、认知障碍；⑧头痛；⑨长期应用可见体重增加、新发糖尿病、高脂血症和血清丙氨酸转氨酶升高；⑩老年痴呆相关精神病患者的死亡率增加（见美国标签黑框警告）。

（十一）多巴胺 RA

20 世纪 70 年代之前，抑制多巴胺受体的止吐药，如丙氯拉嗪、甲氧氯普胺和氟哌啶醇，是 CINV 止吐方案的主要药物。然而，随着时间推移，由于开发了更有效和耐受性更好的止吐药，这些药物的使用已经减少。现在，多巴胺 RA 的使用主要限于治疗暴发性呕吐。

（十二）吩噻嗪类

（1）丙氯拉嗪和异丙嗪是吩噻嗪类衍生物，可阻断大脑的后突触中脑边缘多巴胺能受体。毒蕈碱阻断作用也可能有助于增强其疗效。

（2）与丙氯拉嗪相比，异丙嗪对 H_1 受体的亲和力明显更高，与显著的镇静作用有关。因此，丙氯拉嗪通常是暴发性 CINV 的首选吩噻嗪类药物。

（3）不良反应与给药剂量和频率相关，包括以下方面：①中枢神经系统抑郁症；②锥体外系症状（肌张力障碍、共济失调、运动障碍）；③抗胆碱能作用；④低血压，尤其是胃肠外给药或大剂量用药；⑤异丙嗪注射液可导致严重组织损伤，禁止皮下注射。

（4）可用产品：①口服片剂（异丙嗪、丙氯哌嗪）；②口服溶液（异丙嗪）；③注射液（异丙嗪、丙氯拉嗪；然而，因为存在严重组织损伤的风险，美国安全用药协会不建议注射异丙嗪）；④直肠栓剂（异丙嗪、丙氯拉嗪；但是，在接受化疗的患者中，如果有可能出现中性粒细胞减少或黏膜炎，则应避免采用这种给药途径）。

（十三）氟哌啶醇

（1）作为第一代抗精神病药，氟哌啶醇通过阻断大脑的突触后 D_2 受体发挥止吐作用。

（2）与抗精神病药效果相比，止吐效果仅要求较低剂量的氟哌啶醇。

（3）鉴于新一代止吐药的安全性和有效性，氟哌啶醇的使用主要为历史性的，但在 NCCN 指南中，氟哌啶醇仍然被认为是暴发性 CINV 治疗的一种选择。

（十四）甲氧氯普胺

（1）甲氧氯普胺对与止吐活性相关的几种神经递质受体具有亲和力，但常被认为是 D_2 RA，大剂量应用时，甲氧氯普胺成为一种迷走神经和中枢神经系统的 5-HT_3 受体的竞争性拮抗剂。

（2）尽管甲氧氯普胺在 CINV 中的应用已被耐受性和疗效更好的其他止吐药取代，但并发胃肠动力紊乱（如胃轻瘫）的患者可能特别受益于其促动力作用。

（3）长期应用与运动障碍相关，迟发性运动障碍可能是不可逆的。应用时间应限制在 12 周以内。

（十五）苯二氮䓬类药物

（1）因其抗焦虑和顺行性遗忘效应，苯二氮䓬类药物是重要的辅助止吐药物。

1）无论其病因如何，完成致吐性治疗前、治疗中及治疗后，焦虑可能是呕吐症状发生或加剧的一个因素。

2）除了非药物治疗，还应考虑应用苯二氮䓬类药物预防预期性恶心/呕吐。

3）临床上用其缓解与 D_2 受体拮抗剂相关的静坐不能。

（2）可使用的产品

1）劳拉西泮、咪达唑仑和地西泮，有口服和注射剂型。

2）劳拉西泮和阿普唑仑片剂舌下给药后被吸收迅速。

（3）本药的主要负担为剂量相关的镇静。

（4）老年患者的药物代谢动力学效应被夸大。

（十六）大麻素类

（1）市场上销售的大麻素是内源性大麻素（CB1 亚型）受体激动剂。

1）屈大麻酚是 Δ^9-四氢大麻酚（Δ^9-THC）的口服制剂，在美国被列为控制物质（第三类药物）。它既可以制成胶囊，也可以制成口服溶液，两者不具有生物等效性。

2）美国 FDA 批准的屈大麻酚的适应证是常规止吐药不能充分缓解的 CINV。

3）屈大麻酚可能对同时需要其增加食欲的患者特别有利，因为患者也会受益于与其使用相关的食欲刺激。

4）为了尽量减少不良影响，从较低剂量开始并逐步调整剂量。

（2）大麻是一种天然产物，被认为含有两种药理活性成分：THC 和大麻二酚。

1）由于缺乏预防或治疗 CINV 的证据，NCCN 指南、ASCO 指南或 MASCC/ESMO 指南均未推荐大麻的此适应证。

2）除了下文所述的与大麻素相关的不良反应外，与吸入大麻相关的肺部真菌感染在该患者群体中尤其值得关注。剧吐综合征也有报道。

（3）合成大麻素类在临床有效剂量范围内会出现不良反应；发生率及严重程度随着剂量的变化而变化，与连续剂量的间隔呈负相关。潜在不良反应包括镇静、精神错乱/认知能力下降、眩晕、短期记忆丧失、欣快感/烦躁不安、共济失调、口干、直立性低血压±心率增快。

（十七）抗胆碱（抗毒蕈碱）药物和组胺（H_1）受体拮抗剂

（1）使用抗胆碱能或 H_1RA 预防或治疗呕吐症状的效用尚未明确。

（2）抗胆碱药物在预防呕吐方面可能是最有效的；但呕吐症状发生后使用效果较差。

（3）抗胆碱药物（如东莨菪碱）可用于预防和治疗与运动、位置变化或分泌物过多相关的呕吐症状。

（4）单药对组胺和胆碱能神经受体有不同的亲和力，而且在某些情况下，对肾上腺素、多巴胺和其他神经受体有激动和拮抗活性。

（5）药物的不良反应与剂量及给药频率直接相关，包括镇静、口干、视力调节丧失或视物模糊、伴便秘或腹泻的胃肠动力下降、尿潴留或尿频、瞳孔放大±畏光、心率增快。

六、初级止吐预防

当开发一种用于初级预防的止吐方案时，两个主要注意事项是化疗或放疗的致吐潜力和患者特定因素。如上所述，化疗药物根据其致吐风险进行分类。因此，为了确定开始化疗的特定患者的初始止吐选择，应确定方案中每种化疗药物的致吐能力。考虑化疗剂量、给药时间表和给药途径等因素。呕吐风险最高的化疗药物应作为制订止吐方案的基础。接下来，根据确定的呕吐风险，检查指南中建议的止吐方案。为了最终确定方案，需要考虑患者特定因素，包括药物相互作用和药物疾病作用问题。无论化疗致吐的可能性如何，应为所有患者提供治疗暴发性恶心/呕吐所需的药物，而不仅仅考虑化疗致吐的可能性。止吐药应以最低有效剂量给予。尽管 NCCN®、ASCO 和 MASCC/ESMO 提供了循证医学的建议以优化止吐药的选择，但这些建议可能并不适用于所有患者或临床情况。医疗保健提供者必须进行临床判断。

多日化疗需要特别注意，患者在治疗的任何一天都可能有急性呕吐和延迟性呕吐的风险。因此，在设计多日化疗的止吐方案时，必须评估多种因素。一般来说，化疗前应给予止吐药，该药应适合于当天化疗的呕吐风险。ASCO 指南建议在多日化疗最终完成后的 2 天内继续服用止吐药。

运用标准化经过验证的工具监测和记录患者对预防性止吐及治疗药物的反应。

（1）医疗保健提供者历来低估了与放化疗相关呕吐症状的发生率和严重程度，尤其是恶心。

（2）患者提供的数据对捕捉以下信息很关键，有关信息包括：①由于患者所在位置及恶心的主观性医疗保健提供者不能观察到的事件。②调节患者呕吐症状的条件和干预措施。③通过一系列治疗周期或疗程，患者对止吐预防反应发生的改变。

（3）MASCC 已开发一种标准化八项问卷调查，该问卷可用于记录给予致吐治疗后急性及给予致吐治疗后 4 天（24～120h）的呕吐发作次数和恶心发作次数及严重程度。

1）MASCC 止吐方法（MAT）是一种使用该工具的指南，以及患者结果评分表均有多种语言版本供数字格式下载，并能应用于手持设备。

2）非营利实体可以使用 MAT 而不产生费用。商业公司则需要获得 MASCC 的书面批准，并在使用 MAT 前象征性缴纳费用。

3）有关 MAT 的信息，可在线访问 http://www.mascc.org/index.php?option=com_content&view=article&id=352:MAT&catid=24:guidelines-assessment-tools（2021 年 6 月 13 日访问）。

（一）肠外化疗的止吐方案

（1）表 38.5 提供了成年患者采用肠外化疗的急性和延迟性呕吐预防的选择。止吐方案根据 NCCN 指南、ASCO 和 MASCC/ESO 指南编制。

表 38.5　预防成人肠外化疗相关急性和延迟性呕吐的止吐选择[a]

高致吐风险		
第 1 天（化疗前）	第 2、3、4 天	注释
奥氮平 + NK-1 RA + 地塞米松 + $5\text{-}HT_3$ RA	奥氮平第 2、3、4 天 + 阿瑞匹坦第 2、3 天（如果第 1 天使用阿瑞匹坦）+ 地塞米松第 2、3、4 天	NCCN 和 ASCO 首选四药方案
NK-1 RA + 地塞米松 + $5\text{-}HT_3$ RA	阿瑞匹坦第 2、3 天（如果第 1 天使用阿瑞匹坦）+ 地塞米松第 2、3、4 天	
奥氮平 + 帕洛诺司琼 + 地塞米松	奥氮平第 2、3、4 天	NCCN 特定建议
中度致吐风险		
第 1 天（化疗前）	第 2、3 天	注释
地塞米松 + $5\text{-}HT_3$ RA	地塞米松第 2、3 天或 $5\text{-}HT_3$ RA 单药第 2、3 天（帕洛司琼或格拉司琼不需要额外的 $5\text{-}HT_3$ 皮下给药或贴剂）	NCCN 优选长效 $5\text{-}HT_3$ RA（即格拉司琼皮下给药或帕洛诺司琼）
NK-1 RA + 地塞米松 + $5\text{-}HT_3$ RA	阿瑞匹坦第 2、3 天（如果第 1 天使用阿瑞匹坦）+ 地塞米松第 2、3 天	ASCO 推荐的三药方案中的卡铂 AUC≥4；由 NCCN 推荐用于具有额外的患者相关风险因素或既往单独应用皮质类固醇联合 $5HT_3$ RA 治疗失败的选定患者
中度致吐风险		
奥氮平 + 帕洛诺司琼 + 地塞米松	奥氮平第 2、3 天	NCCN 特定建议用于有额外的患者相关风险因素或既往单独应用皮质类固醇联合 $5HT_3$ RA 治疗失败的患者
低度致吐风险		
第 1 天（化疗前）	化疗后天数	注释
地塞米松或 $5\text{-}HT_3$ RA	无须常规预防	NCCN 和 MASCC/ESMO 也在第 1 天提供多巴胺 RA 作为一种选择
轻微致吐风险		
第 1 天（化疗前）	化疗后天数	注释
无须常规预防		

注：$5\text{-}HT_3$，5-羟色胺 3 型；ASCO，美国临床肿瘤学会；AUC，曲线下面积；ESMO，欧洲肿瘤内科学会；MASCC，癌症支持治疗多国协会；NCCN，美国国家综合癌症网络；NK-1，神经激肽-1；RA，受体拮抗剂。

a 经《NCCN 肿瘤临床实践止吐指南》（NCCN 指南®）V.1.2022 许可后参考。©美国国家综合癌症网络（NCCN®）2022 年版权所有。保留所有权利。访问日期 2022 年 1 月。要查看该指南的最新完整版本，请访问 NCCN.org. NCCN 指南是一项正在进行的工作，可能会随着新的重要数据变得可用而不断完善。引自 Hesketh PJ，Kris MG，Basch E，et al. Antiemetics：ASCO guideline update. J Clin Oncol. 2020；38（24）：2782-2797；Roila F，Molassiotis A，Herrstedt J，et al. 2016 MASCC and ESMO guideline update for the prevention of chemotherapy and radiotherapy-induced nausea and vomiting and of nausea and vomiting in advanced cancer patients. Ann Oncol. 2016；27（suppl 5）：v119-v133。

（2）药物的选择和使用应经过专业判断，包括对患者特定风险因素和情况的评估，以及对可用资源的识别。

（3）用药前选择和止吐预防的持续时间取决于化疗方案的致吐潜力。

1）高度致吐风险：化疗前至少应用 3 种止吐药。根据 NCCN 指南和 ASCO 指南，优选将奥氮平添加至三药方案（因此为四药方案）。在第 2～4 天进行预防治疗，以防止延迟性呕吐。

2）中度致吐风险：化疗前至少应用 2 种止吐药。在第 2～3 天进行预防治疗，以防止延迟性呕吐。

3）低度致吐风险：化疗前应至少应用 1 种止吐药，对于多日抗肿瘤治疗方案，应每天重复治疗。化疗后几天内不需要进行预防治疗。

4）轻微致吐风险：无须常规预防治疗。

（4）应根据需要为患者提供治疗暴发性恶心和（或）呕吐的药物。

（5）ASCO 针对接受肠外化疗的儿童患者的一级预防指南总结如下。MASCC/ESMO 指南提供了类似的建议。

1）高度致吐风险（儿科建议）：一种 $5HT_3$ RA+地塞米松+阿瑞匹坦/福沙匹坦。无法接受阿瑞匹坦或福沙匹坦的患者应接受 $5HT_3$ RA+地塞米松治疗。无法接受地塞米松治疗的患者应接受帕罗诺司琼+阿瑞匹坦/福沙匹坦治疗。

2）中度致吐风险（儿科建议）：$5HT_3$ RA 联合地塞米松治疗。无法接受地塞米松治疗的患者应接受 $5HT_3$ RA+阿瑞匹坦/福沙匹坦治疗。

3）低度致吐风险（儿科建议）：给予昂丹司琼或格拉司琼。

4）轻微致吐风险（儿科建议）：无须常规预防治疗。

（二）口服化疗的止吐方案

（1）表 38.6 提供了口服化疗的呕吐预防方案。鉴于 ESMO 指南中口服抗癌药物的致吐性分类不同，本部分提供的建议基于 ASCO 和 NCCN 指南。

（2）中度至高度呕吐风险：建议在治疗前开始使用一次止吐药物进行预防，并每天持续。

（3）轻微至低度呕吐风险：无须常规预防；然而，应根据需要给予甲氧氯普胺、丙氯拉嗪或 5-HT_3 RA。

（三）放疗的止吐方案

表 38.7 提供了接受放疗患者的止吐预防建议。对于同时接受化疗和放疗的患者，除非放疗的呕吐风险更大，否则根据具有最大致吐性潜力的化疗成分选择止吐药物。$5HT_3$ RA 和地塞米松是 RINV 止吐方案的基础。如上所述，NK-1 RA 在该

人群中的作用尚未确定。

表 38.6 用于预防成人口服化疗引起的呕吐的止吐选择[a]

中度-高度致吐风险
化疗前和每天持续化疗
5-HT_3受体拮抗剂（选择一条）
格拉司琼 1～2mg（总剂量），口服，每天 1 次，或透皮贴剂每 7 天 1 次
昂丹司琼 8～16mg（总剂量），口服，每天 1 次
多拉司琼 100mg，口服，每天 1 次
轻度-低微致吐风险
化疗前和每天持续化疗
无须常规预防；然而，应根据需要给予甲氧氯普胺、丙氯拉嗪或 5-HT_3受体拮抗剂

a 经《NCCN 肿瘤学临床实践止吐指南》（NCCN 指南®）V.1.2022 许可改编。©美国国家综合癌症网络（NCCN®）2022 年版权所有。保留所有权利。未经 NCCN 明确书面许可，不得出于任何目的以任何形式复制 NCCN 指南®和此处的插图。要查看 NCCN 指南的最新完整版本，请在线访问 NCCN.org. NCCN，指南是一项正在进行的工作，可能会随着新的重要数据变得可用而不断完善。

表 38.7 用于预防成人放疗相关呕吐的止吐选择[a]

方案	日程安排	注释
高度致吐风险		
5-HT_3 RA＋ 地塞米松	每天放疗前，然后在每次放疗后的第 2 天（如果没有计划放疗）	MASCC/ESMO 和 ASCO
5-HT_3 RA（格拉司琼或昂丹司琼）± 地塞米松		NCCN 建议每天全身照射前采用这种预处理方案
中度致吐风险		
5-HT_3 RA＋ 地塞米松	每天放疗前给予 5-HT_3 RA；地塞米松在每天放疗前给药，给予 5 次	ASCO
5-HT_3 RA（格拉司琼或昂丹司琼）± 地塞米松	每天放疗前	NCCN 建议将其用于上腹部/局部部位的放疗，以及 MASCC/ESMO
轻微-低度致吐风险		
无须常规预防		如果脑部需要，首选地塞米松

注：5-HT_3，5-羟色胺 3 型；ASCO，美国临床肿瘤学会；ESMO，欧洲肿瘤内科学会；MASCC，癌症支持治疗多国协会；NCCN，美国国家综合癌症网络；RA，受体拮抗剂。

a 经《NCCN 肿瘤学临床实践止吐指南》（NCCN 指南®）V.1.2022 许可改编。©美国国家综合癌症网络（NCCN®）2022 年版权所有。保留所有权利。未经 NCCN 明确书面许可，不得出于任何目的以任何形式复制 NCCN 指南®和此处的插图。要查看 NCCN 指南的最新完整版本，请在线访问 NCCN.org. NCCN，对其内容、使用或应用不作任何形式的保证，并对其应用或以任何方式使用不承担任何责任。引自 Hesketh PJ，Kris MG，Basch E，et al. Antiemetics：ASCO guideline update. J Clin Oncol. 2020；38（24）：2782-2797； Roila F，Molassiotis A，Herrstedt J，et al. 2016 MASCC and ESMO guideline update for the prevention of chemotherapy and radiotherapy-induced nausea and vomiting and of nausea and vomiting in advanced cancer patients. Ann Oncol. 2016； 27（suppl 5）：v119-v133。

七、暴发性症状

肿瘤学专业组织指南推荐的初级止吐预防措施与≥80%接受高度致吐性治疗的患者在急性期的完全控制（无呕吐）相关，在中度致吐性治疗中，要求达到更高的完全控制率。然而，患者仍可能出现延迟性或暴发性恶心或呕吐。一般来说，在呕吐症状出现后，抑制呕吐症状要比预防其发生更困难。暴发性症状需要快速干预。所有接受中度或高度致吐性治疗的患者都应获得用于治疗突破性症状的止吐药物，无论是通过就诊或于医疗机构住院，还是门诊，都应获得止吐药物和明确的使用说明。如果需要，一旦突破性症状发生，应按规划的间隔进行突破性治疗，并至少持续至致吐性治疗完成且症状减轻后。

一般来说，在急性和延迟性症状阶段，呕吐控制总体良好或较好的患者仍可能发生恶心，且恶心比呕吐更普遍。

（一）次优控制

临床医生可能会遇到少数对指南推荐的适当止吐预防药物治疗疗效欠佳的患者。次优预防性止吐药物可能增加患者暴发性和难治性呕吐及身体衰弱的发病率，这会对患者的安全、舒适度和生活质量产生不利影响，并使护理复杂化。

对于初级止吐预防效果欠佳的患者，应重新评估引发或促进呕吐的原因及可能影响预防性止吐药物作用效果的因素，具体如下。

（1）治疗相关的致吐风险：由治疗带来的致吐性挑战的初级呕吐预防的恰当性。药物、剂量、给药途径和使用时间安排的选择。

（2）医务人员处方止吐药物的依从性及患者采取计划性止吐预防治疗的依从性。

（3）疾病状态。

（4）合并症情况（电解质紊乱、肾衰竭、脓毒症、便秘、肿瘤浸润或消化道阻塞、颅内疾病、前庭功能障碍）。

（5）同时服用的药物是否可能影响止吐效果：①使用与抗肿瘤治疗无关的具有内在致吐潜力的药物，会增加累积的致吐负担；②通过改变致吐药物的药代动力学，导致暴露的强度和持续时间大于其他情况；③改变用于止吐预防或治疗的药物的药代动力学。

对于表现出次优止吐控制的患者，经验性二级预防和治疗应遵循合理的方法。一般而言，药物干预通常包括假定通过与一种或多种神经递质受体相互作用来介导止吐效应的药物。这些受体参与刺激或缓解呕吐，并且通过目前已使用止吐药物的未知的机制起作用。不幸的是，相比于指南推荐初级预防用药，经验性用药通常在有效性或临床应用剂量、时间（如多巴胺和大麻素受体拮抗剂）等方面安全性更低。不管是作为辅助用药还是作为初始预防的替代用药，二线替代药物都可能增加治疗成本、过度治疗的风险和不良反应。

采取止吐预防措施对呕吐症状的次优控制引出了以下问题。

（1）预防性策略是否进行了充分的试验（起始时间与致吐治疗开始时间和使用时长）？

（2）是否选择了针对致吐性挑战合适的止吐药，以及规定的剂量和给药时间表？

（3）患者是否了解并遵守止吐药使用说明？

（4）增加剂量或缩短给药间隔是否会提高止吐效果，而不会引起或加剧与所用止吐药相关的不良反应？

（二）解救干预

若有必要从次优疗效中"解救"患者。

（1）评估出现症状患者的脱水状态及血清/血浆电解质异常结果。根据需要补充液体和电解质。

（2）增加使用与已用止吐作用机制不同的止吐药物，可能需要应用多种额外的止吐药。

（3）至少在致吐性治疗完成之前，按照剂量和一张适合药物的时间表提供全天候的预定剂量。不应依赖按需给药来达到或维持呕吐控制。

（4）考虑用同一药理学类别中的更有效或长效药物替代无效药物。

（5）考虑用给药途径不同的同种或不同的药物替换需要通过胃肠道摄取和吸收或经皮吸收的止吐药物（适合口服的崩解片剂和可溶性薄膜剂及可注射制剂）。

1）呕吐症状可影响胃肠道运动及药物自肠道吸收。

2）一些患者由于过于虚弱，无法吞咽和口服药物。

3）持续释放和缓释制剂（口服、透皮贴剂及可注射的持续释放或缓释制剂）不应用于最初持续控制的症状。

（6）替换有不可接受的不良反应的药物，需要用一种或多种与其药理学分类相同或不同的而无潜在相同毒性的药物，或者不太可能发生特定不良反应的替换药物。

当预防性止吐治疗疗效不佳时，这些策略可在周期性治疗过程中应用或用于干预性治疗。

（三）二级止吐预防

当需要针对暴发性症状进行止吐治疗时，应在重复致吐性治疗周期之前重新评估未能提供足够止吐控制的预防方案。在随后的致吐性治疗中考虑替代的止吐预防策略如下。

（1）可考虑将止吐预防方案升级至能够预防下一次更高水平呕吐风险的方案。

（2）以适当的剂量和给药间隔添加额外的预先安排的止吐药物。可考虑既往在控制暴发性症状方面证明有价值的药物或通过相同药理学机制作用的另一种药物。

（3）对于包含 5-HT_3 受体拮抗剂的方案，可考虑换用另一种 5-HT_3 受体拮抗剂。并不是所有患者都能应用每一种 5-HT_3 受体拮抗剂而达到相同的止吐效果。

（4）考虑在方案中加用一种抗焦虑药物。

（5）如果潜在的药代动力学相互作用对其他同时服用的药物无不利影响，可考虑呕吐预防时加用 NK-1 受体拮抗剂。

（6）如果有肿瘤替代治疗方案，且用该方案可以获得相似的治疗效果而没有更多的不良后果，应考虑另一种方案。仅当不是以治愈为治疗目的时可能值得考虑。

八、非药物性干预

1. 对可能需要维持营养状态和缓解呕吐症状患者的指导

（1）少食多餐，低脂饮食，尤其是对于有厌食和早饱症状的患者。

（2）选择健康的食物。

（3）食用细软、清淡、易消化的食物，以室温温度提供。

食用干粮，如饼干、烤面包和干麦片。避免摄入已知或发现会引起恶心的食物和饮料。建议患者避免食用喜爱的食物，以防止对这些食物产生条件性厌恶，特别是在预计会出现呕吐症状时。避免食用甜食及高脂、高盐、辛辣食物，以及乳制品和有强烈气味的食物。

（4）对因食物气味而恶心的患者：①让其他人烹饪，远离有烹饪气味的区域；②避免摄入能引起恶心的食物和饮料，患者可能会对食物的气味、外观、味道和质地（“口感”）敏感。油腻和油炸的食物及煮咖啡可能会引起症状。③建议食用可以在低温下加热的预制食物或不需要烹饪的膳食。

2. 穴位按摩或针灸　刺激手腕腹侧处最接近皮肤的正中神经，称为心包经或内关穴的穴位，可能对某些患者有益。

（任铁军　曹彦硕 译）

参 考 文 献

第 39 章 营　　养

Sarah Henke

一、概　　述

虽然只有有效的癌症治疗可以逆转肿瘤恶病质，但给予及时的营养干预和药物管理可以使肿瘤患者的营养缺失与体重减轻最小化。

二、营养不良的发生率和影响

（1）超过 40%的肿瘤患者在治疗过程中出现营养不良症状。营养不良的风险因癌症类型而异，胰腺癌和胃癌患者的营养不良风险特别高。

（2）与营养状态正常的患者相比，营养不良的患者为其治疗要付出更高的代价，治疗效果也会受影响，药物毒性风险更大，并且增加了并发症发生率和死亡率。

（3）多达 20%的肿瘤患者死于营养不良并发症，而不是其初始诊断的疾病。

（4）当发现、诊断和治疗营养不良时，如果医生使用目前公认的诊断成人营养不良的标准，并在医疗文件中包含营养不良的诊断和程度，患者的医疗费用增加，见表 39.1。

三、癌性恶病质

（1）将近 2/3 的肿瘤患者出现以系统性炎症、厌食、免疫抑制和代谢紊乱为特征的恶病质，这些可导致无意中体重减轻及无法保持肌肉和脂肪量。

（2）肿瘤类型、肿瘤负荷、受累的解剖部位与肿瘤性恶病质之间没有一致的关系。

（3）并非均呈现高代谢状态。

（4）肿瘤诱导宿主促炎性因子产物[肿瘤坏死因子、白介素（IL）-1、IL-6 和干扰素]的变化可导致高代谢及恶病质，归因于饥饿激素、血清素、瘦素产物的变化。肿瘤产生的蛋白水解诱导因子和脂肪动员因子，即使是在营养摄入充足的情况下，也会导致肌肉和脂肪量丢失。能量代谢效率低下和胰岛素抵抗可导致瘦体重进一步减少。

表 39.1 支持成人营养不良诊断的临床特征

临床特征	与急性疾病/损伤有关	与慢性疾病有关	与社会或环境情况相关
中度蛋白质-热量营养不良 ICD-10 代码：E44.0			
体重减轻	1 周内 1%～2% 1 个月内 5% 3 个月内 7.5%	1 个月内 5% 3 个月内 7.5% 6 个月内 10% 12 个月内 20%	1 个月内 5% 3 个月内 7.5% 6 个月内 10% 12 个月内 20%
热量摄入（依照注册营养师评估）	＜75%的估计需要超过 7 天	＜75%的估计需要超过 1 个月	＜75%的估计需要超过 3 个月
体检发现：轻度脂肪和肌肉丢失，轻度积液			
严重蛋白质-热量营养不良 ICD-10 代码：E43.0			
体重减轻	1 周内＞2% 1 个月内＞5% 3 个月内＞7.5%	1 个月内＞5% 3 个月内＞7.5% 6 个月内＞10% 12 个月内＞20%	1 个月内＞5% 3 个月＞7.5% 6 个月内＞10% 12 个月内＞20%
热量摄入	≤50%的估计需要超过 5 天	≤75%的估计需要超过 1 个月	≤50%的估计需要超过 1 个月
脂肪丢失（如眼眶脂肪垫、三头肌、二头肌、肋骨、下背部）	中度耗竭（如髂嵴突出）	严重损耗（如眼眶脂肪垫丢失）	严重耗竭（如肋骨间凹陷）
肌肉量丢失（如颞肌、锁骨、肩胛骨和髌骨区、手背、小腿后部）	中度耗竭（如男性可见锁骨；女性锁骨突出）	严重耗竭（如颞肌消瘦）	严重耗竭（如拇指和示指间骨间肌肉扁平）
积液	中度至重度（如四肢轻微肿胀）	严重（如 3 度以上水肿）	严重（深凹陷）
功能评价	握力减弱	握力低于标准值	握力低于标准值

引自 White JV，Guenter P，Jensen G，et al. Consensus Statement：Academy of Nutrition and Dietetics and American Society for Parenteral Nutrition：characteristics recommended for the identification and documentation of adult malnutrition，J Parenteral Enteral Nutr. 2012：36（3）：275-283。美国肠外肠内营养学会版权所有©2012。经 John Wiley&Sons，Inc.许可重印。

（5）由于 40%～60%的肿瘤患者超重或肥胖，脂肪量掩盖了肌肉损失，因此识别肌肉损失患者变得越来越困难。这被认为是肌少症性肥胖。

（6）过量喂养只会加剧代谢失调，不会导致体重增加。

四、营养风险的筛查

（1）如果患者在每次随诊时进行营养筛查，可以最大限度减少营养恶化，从而可以确定问题并在其影响最大时提供干预措施。国际医疗卫生机构认证联合委员会（Joint Commission on Accreditation of Healthcare Organizations）标准声明在患者入院后 1 天内进行营养风险筛选。筛查通常由护理人员进行，但在一些机构中，注册营养师（RD 或 RDN）将担任这一角色。

（2）经验证的筛查工具，如患者参与的主观全面评定可能在门诊特别有用。参数包括体重变化、影响营养的症状、饮食变化、功能状态、代谢变化，以及肌肉、脂肪和体液状态变化。使用该评定工具还可以向患者说明营养评估是医疗团队的优先任务。

（3）儿童主观全面营养评估（SGNA）评分表已被验证且用于儿童。该工具结合了临床判断和客观标准，以确定营养状况整体性评级，并识别营养相关并发症风险较高的人群。参数包括当前身高适合年龄（发育迟缓）、当前体重适合身高（消瘦）、体重无意中的变化、饮食摄入的充分性、胃肠道症状、功能容量和疾病的代谢应激、皮下脂肪减少、肌肉萎缩和营养相关的水肿。

五、营 养 评 估

注册营养师（RD 或 RDN）利用人体测量数据、生化指标、以营养为中心的身体评估、功能评估、饮食和病史评估患者的营养状况及确定适当的干预措施。关于如何解决患者营养和膳食补充问题的 RD 转诊的信息和建议见表 39.2。

表 39.2　针对患者关于营养或膳食补充的问题

请向注册营养师（RD 或 RDN）进行个体化营养咨询	RD 是唯一具有标准化教育、临床培训、继续教育和国家认证的专业人员，作为营养治疗的提供者，必须获得国家认证。RD 要求有学士学位或更高的学位（超过 40%拥有硕士学位或博士学位），1200h 监督实习，通过国家资格考试和参加继续教育。其他营养证书、学位或职称不符合这些标准（http:// www.eatright.org/find-an-expert）
免费、负责任的营养/癌症指南	来自美国国家癌症研究所的“Heal Well”、LIVESTRONG 和 Meals to Heal（膳食治疗），解决了常见的营养问题和传言，如“糖是否会滋养癌细胞?”（http://www.aicr.org/assets/docs/pdf/education/heal-well- guide）
	美国国家癌症研究所提供的饮食建议给正在接受治疗的患者提供营养建议（https://www.cancer.gov/ publications/patient-education/eatinghints.pdf）
维生素和其他膳食补充剂信息	美国国立卫生研究院（NIH）膳食补充剂办公室提供了基于证据、负责任的专业和消费者层面的印刷品（https://ods.od.nih.gov/factsheets/list-all/）
	天然药物综合数据库提供了全面的、经常更新的、参考充分的信息，包括潜在的药物相互作用，并提供消费层面的信息（http://naturaldatabase.therapeuticresearch.com/home.aspx?cs=cepda&s=ND）

六、身 体 成 分

（1）获得身体成分的基线测量值，并随着时间推移比较这些测量值，有助于营养状况监测。

（2）身体成分是抗癌药物疗效和毒性的重要预测因子。根据体表面积（BSA）计算化疗剂量受到怀疑，因为细胞毒性药物主要由肝脏和肾脏代谢与排泄，这与 BSA 无关。有文献表明，瘦体重或无脂肪体重可能是肿瘤患者药物剂量标准化的基础，尤其是对于亲水性药物。

（3）诊断骨骼肌减少症（肌肉损失）的推荐测量方法是通过双能 X 射线吸收法（DXA）或 CT 直接测量瘦体重。然而，DXA 并不区分瘦组织和脂肪组织的细小间隔。

（4）第 3 腰椎已被确认为判断身体成分（通过 CT）的标准标志，因为在该区域,骨骼肌和脂肪组织的百分比已经被发现可以准确地反映其在全身的百分比。

（5）尤其是肿瘤患者经常进行常规的 CT 监测，利用第 3 腰椎 CT 监测身体成分的变化在未来可能成为常规检查。

（6）肌肉质量的测量包括皮肤卡钳测量中臂围（MAC）和中臂肌围（MAMC）。肱三头肌皮褶厚度测量可以用来估计脂肪储存量。有证据表明，超声也可能成为监测肌肉质量的有用工具（如可以在床边测量股四头肌）。

（7）体重指数（BMI）与机体脂肪、发病率和致死率具有良好的相关性。然而，BMI 会错误地将肌肉发达患者、水肿或腹水患者归类为脂肪储备过多。BMI 是估计推荐体重的一种合理方法（表 39.3）。

表 39.3 理想体重（IBW）和体重指数（BMI）

IBW	IBW 男性（公制）=48kg 对应身高前 152.4cm+每增加 1cm 增加 1.1kg IBW 男性（美制）=106 磅对应身高前 5 英尺（1 英尺=30.48cm）+每增加 1 英寸（1 英寸=2.54cm）增加 6 磅 IBW 女性（公制）=45kg 对应身高前 152.4cm+每增加 1cm 增加 0.9kg IBW 女性（美制）=100 磅对应身高前 5 英尺+每增加 1 英寸增加 5# 源自 1943 年标准的身高/体重保险表——IBW 包括框架大小的组成部分，并在穿着 1 英寸高跟鞋时测量身高 IBW 代表了对制药和其他反应式有用的无脂肪质量。IBW 不建议设定体重目标，因为它不代表目前的身高或体重标准	
BMI	BMI=体重（kg）/[身高（m）]^2 BMI＜18.5kg/m^2 为体重不足 BMI 18.5～24.9kg/m^2 为参考范围 BMI 25～29.9kg/m^2 为超重 BMI 30～34.9kg/m^2 为肥胖Ⅰ BMI 35～39.9kg/m^2 为肥胖Ⅱ BMI＞40kg/m^2 为肥胖Ⅲ	BMI 可能高估身材较高的个体、运动员或肌肉发达个体的身体脂肪 BMI 可能低估身材较矮或低肌肉质量个体的身体脂肪

续表

最大推荐重量	最大推荐体重（BMI=24.9kg/m^2） 找到对应体重：体重（kg）=24.9×[身高（m）]^2 如患者身高 160cm： 推荐最大体重=[身高（m）]^2×24.9 推荐最大体重=（1.60m）^{2}×24.9=63.7kg
最小推荐重量	最小推荐体重（BMI=18.5kg/m^2） 找到对应体重：体重（kg）=18.5×[身高（m）]^2 如患者身高 160cm： 推荐最小体重=[身高（m）]^2×18.5 推荐最小体重=（1.60m）^{2}×18.5=47.4kg

（8）理想体重不适合用来设定体重目标，因为它不能反映标准的身高和体重。

七、蛋　白　质

（1）如果能量摄入不足，就会发生蛋白质分解，尤其是肿瘤优先代谢蛋白质。限制蛋白质摄入并不能干扰肿瘤生长，并可能导致蛋白质营养不良和免疫功能不全。

（2）癌症患者的蛋白质周转类似于感染或损伤患者的蛋白质周转，而且患者的蛋白质需求量比健康人高 50%。

（3）转运蛋白（如白蛋白和甲状腺素结合前白蛋白）是负性急性时相蛋白，无论患者的蛋白状态如何，都会在炎症发生时减少。早期研究错误地将它们与蛋白质营养状况相关联，没有解释它们作为炎症标志物的作用。膳食史和氮平衡测量是衡量蛋白质充足性更为可靠的测量指标。

（4）美国重症医学会（Society for Critical Care Medicine，SCCM）和美国肠外肠内营养学会（American Society for Parenteral and Enteral Nutrition，ASPEN）在 2016 年发布了《危重症患者营养支持指南》，其中包括建议不要将内脏蛋白（如前白蛋白和白蛋白）作为营养状况的指标。

八、营 养 需 求

（1）间接量热法是估计静息能量消耗的首选方法，测量氧耗量（VO_2）和二氧化碳产生量（VCO_2）确定呼吸商（RQ）。这项检测可以用一个由呼吸治疗师操作的便携式代谢推车或由近来美国 FDA 批准的手持设备完成。

（2）有多种推荐的计量方法估计能量、液体、蛋白质的需求（表 39.4～表 39.6）。然而，依赖于应激和活动因素的公式，或“应激”计算结果如＞45kcal/kg，已被证明高估了需求。重要的是，肿瘤患者不能摄食过多，摄食过多会增加感染风险及诱发呼吸窘迫、高血糖和脂肪肝。

表 39.4　营养需求的估计

患者/状况	营养需求（kcal/kg）[a]
急性病；肥胖（BMI 30～50kg/m^2）	11～14（使用实际体重）
癌症	25～30
高代谢；吸收不良	35
干细胞移植	30～35

a 发热以约 14%/℉增加能量需求。

表 39.5　估计静息能量消耗的 Mifflin-St. Jeor 公式

男性	REE=10×W+6.25×H−5×A+5
女性	REE=10×W+6.25×H−5×A−161

注：A，年龄（岁）；H，身高（cm）；REE，静息能量消耗；W，体重（kg）。

表 39.6　成人推荐蛋白质摄入量

疾病状态	每千克体重的蛋白质摄入量（g）
癌症	1～1.2
癌性恶病质	1.2～1.5
造血干细胞移植	1.5
肾脏疾病	
肥胖患者	1.2（按实际体重计算，而非调整后体重）
透析前肾小球滤过率 26～55ml/min	0.8
肾小球滤过率 10～25ml/min	0.6
血液透析	1.1～1.4
腹膜透析	1.2～1.5
CVVHD	1.5～2
肝病	
慢性或急性肝炎	1～1.5
肝性脑病 1 级或 2 级	0.5～1.2
肝性脑病 3 级或 4 级	0.5

注：CVVHD，连续性静脉-静脉血液透析。

九、营 养 干 预

RD 的营养咨询与生活质量评分和营养参数改善相关，并与肿瘤患者口服营养干预成功密切相关。持续的重新评估、药物管理和营养咨询常可以帮助避免费用高昂的、危险的营养支持。对于能够耐受口服或肠内营养的患者，合适的营养建议见表 39.7。

表 39.7　患者口服营养建议（根据病情）

病情	建议
糖尿病/高血糖	首先了解患者食物中糖类的含量。大多数男性每餐需要 45～75g 糖类；大多数女性每餐需要 45～60g。如果吃零食，通常建议 15～30g 糖类（一盎司面包、1/2 杯煮熟的淀粉、1/2 杯水果或果汁，以及 8 盎司的牛奶，每一种提供约 15g 糖类）
腹泻	乳糖↓、脂肪↓、不溶性纤维↓（麦麸、麦皮）、可溶性纤维↑（去皮的水果、燕麦麸皮、瓜尔豆胶的产品）。奶酪（含有微量的糖类/乳糖成分，＜2g/100g 奶酪）和酸奶是天然低乳糖食品
早饱	高热量食品/营养产品（如医用营养饮料＞1.5kcal/ml）；食物如坚果、奶酪、种子或蛋白质补充，可以添加到食品中，但并未明显改变食物的味道和量
脂肪吸收不良	减少脂肪饮食和中链三酰甘油（MCT）强化食品/产品。长期来看，来自脂肪的热量低于 30%或每天脂肪饮食＜40g 可能是不切实际的。一项胰腺酶和胆汁酸螯合剂的试验显示其可显著改善症状
恶性高钙血症	对低钙食物无反应。通常，这种饮食中关键来源的蛋白质和能量受到限制
镁、钾状况	难治性低钾血症通常与有限的镁储存相关，即使血清镁水平在正常范围内。补充镁可以帮助恢复正常钾水平。增加膳食镁、钾、磷摄入可以减少对补充物的依赖，而且无与补充相关的胃肠道副作用
吸收不良	半量元素美味食物、胰腺酶试验、胆汁酸螯合剂，以及中链三酰甘油（MCT）可以减轻症状
中性粒细胞减少	许多造血干细胞移植中心强调预防食源性疾病（用温度计验证熟食/肉类的温度，避免进食未经高温消毒的奶制品和果汁等），而不是严格控制饮食，该饮食限制新鲜产品，依从性及在降低感染率方面未被证明有益
食欲缺乏/乏力	建议每天＞5 顿预定的饮食来减少对食欲的依赖，使用高热量的营养液（牛奶、乳糖处理的牛奶、汤、豆浆、用坚果酱制成的水果冰沙或膳食替代饮料）。阻止患者单纯依赖水来满足液体的需求，如营养饮料牛奶中含有 90%的水可提供重要的营养一样；过量的水摄入可能会使食欲下降
饮食进阶	根据专家共识，术后第一餐不需要流质饮食。只要能忍受，允许患者进食固体食物

注：1 盎司=28.35g。

十、营 养 支 持

尽管肿瘤生长受多种营养物质的刺激，限制肿瘤首选的营养素对患者是有害的。如果患者有中到重度营养不良，并且单靠口服摄入无法满足其营养需要时，专业营养支持如肠外营养（PN）或肠内营养（EN）是有指征的（图 39.1）。肠外营养建议举例见表 39.8。

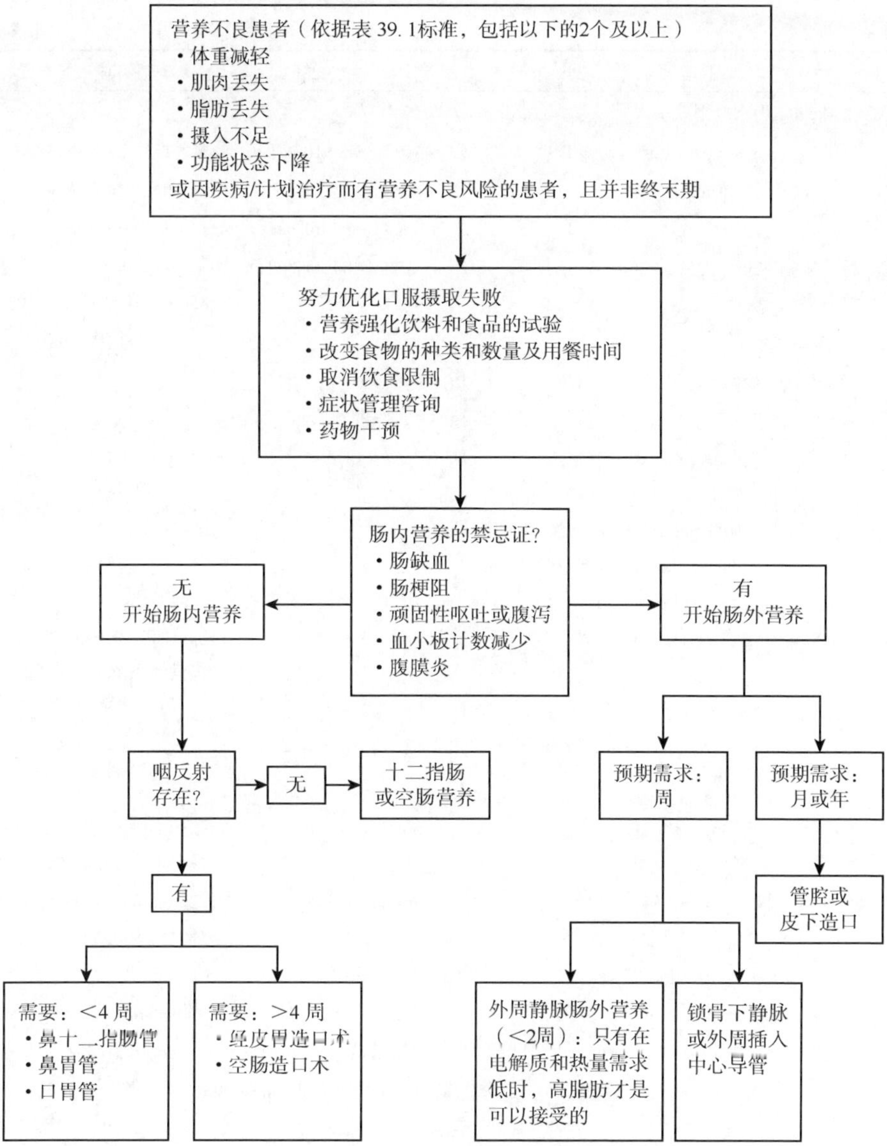

图 39.1　营养支持流程

表 39.8　举例推荐肠外营养

	婴儿/儿童（3～30kg）	青少年（≥30kg）	成人
水	1500～1800ml/（m²·d） 开始 20kg 给予 1500ml/kg，余下体重 25ml/kg	1500ml/（m²·d）	1500ml/（m²·d），35ml/kg 或 1ml/cal
能量	70～110cal/（kg·d）	40～60cal/（kg·d）	20～35cal/（kg·d）

续表

	婴儿/儿童（3～30kg）	青少年（≥30kg）	成人
葡萄糖（3.4kcal/g 为水合形式）			
初始	5%～10%（50～100g/L）	5%～10%（50～100g/L）	10%～15%（100～150g/L）
进一步	5%（50g/L）	5%（50g/L）	5%～10%（50～100g/L）
最大葡萄糖氧化率	12～15mg/（kg · min）	5～13mg/（kg · min）	4～5mg/（kg · min）
最高葡萄糖浓度	20%～35%（200～350g/L）	20%～35%（200～350g/L）	中心通路 20%～35%（200～350g/L）；外周通路 10%
蛋白质			
初始	1g/（kg · d）	1g/（kg · d）	目标
进一步	0.5～1g/（kg · d）	1g/（kg · d）	—
最高	2～3g/（kg · d）	1.5～2g/（kg · d）	2g/（kg · d）
IVFE	20%脂肪提供 2kcal/ml。由于脂肪乳剂中含有甘油，20%脂肪乳剂中的 1g 脂肪=10kcal；每 5ml 的 20% IVFE 的脂肪约 1g		
初始	1g/（kg · d）	1g/（kg · d）	目标：通常≥250ml 20% IVFE，提供约 30%的总热量
进一步	1g/（kg · d）	1g/（kg · d）	
最大	2～3g/（kg · d）	2g/（kg · d）	2g/（kg · d）（60%的总热量）
矿物质			
钠	2～4mmol/（kg · d）	2～3mmol/（kg · d）	1～2mmol/kg，60～150mmol/d，最大量 155mmol/L
钾	2～3mmol/（kg · d）	1.5～3mmol/（kg · d）	1～2mmol/kg，40～240mmol/d，最大量 80mmol/L
镁	0.3～0.5mmol/（kg · d）	0.2～0.3mmol/（kg · d）	8～24mmol/d
钙	0.5～2.5mmol/（kg · d）	0.5～1mmol/（kg · d）	10～40mmol/d，最大量 30mmol/L
磷	0.5～2mmol/（kg · d）	0.5～1.3mmol/（kg · d）	20～40mmol/d，最大量 30mmol/L
硒	2μg/（kg · d）（最大量 40μg）	2μg/（kg · d）（最大量 40μg）	40μg
微量金属元素和多种维生素	每天	每天	每天

注：IVFE，静脉输注脂肪乳剂。

（一）肠内营养

（1）营养支持实践的回顾显示，即使可以提供更安全、更符合生理的肠内营养（EN）支持，肠外营养（PN）也经常被应用。肠内营养的益处已得到充分的证明，包括感染更少、分解代谢降低、伤口愈合改善、住院时间缩短及维护肠道完整性。换句话说，如果肠道可工作，就选用肠内营养。

（2）为了取得成功，应尽快实施肠内营养。外科医生赞成空肠造口后立即或 4h 内放置胃管（因为不需要听到肠鸣音）给予肠内营养支持。预防性放置胃肠管可以显著降低放疗期间的体重减轻，可减少由于脱水、体重减轻或黏膜炎的其他并发症而引起的住院需要。

（3）最近，许多长期接受的用于开始和监测肠内营养与肠外营养的做法已被推翻。有关最新建议，请参阅 2016 年 SCCM 和 ASPEN 关于危重症患者营养支持的指南。

（二）肠外营养

（1）当治疗效果良好时，肠外营养对癌症患者有益处，但相关营养并发症较高。围术期肠外营养应限制用于严重营养不良的患者及手术预估阻碍口服进食超过术后 10 天者。

（2）对于癌症患者的家庭，喂养常是护理的代名词。然而，鼓励按需吃饭和饮水的终末期患者可能较需要专业营养支持（这可能导致尿失禁、液体失衡和呼吸系统受损）患者有更高的生活质量。肠外营养的风险和效益必须分别分析，并根据患者和家庭投入对每个病例进行评估。一般而言，肠外营养通常不适用于预期生存＜3 个月的患者。

十一、营养支持的并发症

1. 再喂养综合征 饥饿后喂养与血容量增加、心肺损伤，以及在合成代谢过程中细胞内电解质转运而引起的磷、镁、钾直线下降相关。伴有严重体重减轻、可以忽略不计摄入＞7 天、酗酒史、近期手术、腹泻引起的电解质丢失、高排液量瘘及吸收不良、近期肠切除或呕吐的营养不良个体尤其容易受到影响。

对于再喂养综合征高风险的患者，建议在最初 24h 内以 100～150g 葡萄糖或 10～20kcal/kg 开始营养支持，并根据患者的耐受性缓慢达到此目标。在喂养达到目标期间，每天均应监测磷、镁和钾水平。

硫胺素是碳水化合物代谢的一种重要辅酶，在开始营养支持后，应补充 100mg 硫胺素至少 5～7 天。叶酸和多种维生素也常用于再喂养综合征高风险的患者。

2. 高甘油三酯血症 对于先前存在高脂血症和肥胖、接受肠外营养的人群，或服用西罗莫司、环孢素及其他与甘油三酯（TG）水平升高有关药物的人群，目标是保持 TG＜400mg/dl。确保在脂肪输注后 4h 或脂肪输注之前抽血以避免 TG 假性升高。若 TG 为 300～400mg/dl，应减少脂肪量；然而，完全停止脂肪输注会加重肝功能障碍。每周 500ml 的 20%静脉脂肪乳剂输注可预防成年人必需脂肪酸缺乏。

3. 肠外营养相关肝病　肝脏脂肪堆积在成人中最常见，即使肠外营养继续，通常可在 2 周内消失。通常在肠外营养 2 周内表现为血清转氨酶中等程度升高。肠外营养相关肝病（PNALD）通常是输注营养物质过多的并发症，在过去的 10 年已不常见，因为通过肠外营养所提供的热量已变得更加合适。

4. 肠外营养相关胆汁淤积

（1）肠外营养相关胆汁淤积（PNAC）主要是肠外营养中热量过多的结果。过量食物通过刺激胰岛素释放而促进肝脏中的脂肪沉积，从而促进脂肪生成并抑制脂肪酸氧化。PNAC 最常见于儿童，与血清结合胆红素升高（＞2mg/dl）有关，并且可能发展为肝硬化和肝衰竭。与肠外营养无关的因素包括细菌和真菌感染，该因素一直被错误地认为与 PNAC 有关。

（2）无脂肪的肠外营养配方也与脂肪肝发展有关，因为高比例的糖类热量会导致脂肪在肝脏沉积。葡萄糖和脂肪提供的热量平衡似乎可降低脂肪肝的发病率，可能是由于减少肝脏 TG 摄取和促进脂肪氧化。

（汪婷婷　汪子书　刘连科 译）

参 考 文 献

第 40 章　疼痛和姑息治疗

Daniel Fischer，Rita Manfredi

一、姑 息 治 疗

（1）姑息医学是缓解严重疾病患者症状和各种痛苦的关键学科，其重点关注患者及其家属。

（2）姑息治疗不仅旨在减轻患者痛苦的躯体因素，还旨在解决他们的心理、社会和精神方面的需求。

（3）强大的姑息治疗团队由医生、高级医疗服务提供者、护士、社会工作者和牧师组成，以满足肿瘤患者的复杂需求。

（4）姑息治疗可以作为疾病导向治疗（DDT）的补充，也应该作为传统的肿瘤治疗的补充。

（5）姑息治疗可在多种条件下提供：门诊、住院机构和家庭环境。

（6）转介姑息治疗是为了症状管理和讨论治疗目标，不应与转介临终关怀中心相混淆。姑息治疗和临终关怀不是同义词。

二、姑息治疗的目标

（1）姑息治疗咨询不仅为患者及其家人，也为肿瘤学家及其团队提供了额外的支持。

（2）ENABLE Ⅱ（2009 年）和 Temel 等（2010 年）的研究发现，与接受常规治疗的患者相比，接受姑息治疗的晚期癌症患者的生活质量更高，抑郁情绪更低，生存率也有所提高。

（3）姑息治疗改善了接受 DDT 的患者的症状控制并降低了治疗成本。

（4）根据现行的美国临床肿瘤学会指南，所有确诊为恶性肿瘤并积极接受癌症治疗的患者应尽早转诊至姑息治疗，以确定患者的目标。

（5）早期转诊将鼓励患者深入了解自己的信念和价值体系，这有助于决定他们将来可能接受或可能不接受的生活质量。这样的见解有助于患者和肿瘤学家合作确定个体化治疗计划。

（6）跨学科姑息治疗团队致力于解决患者病程中可能出现的精神和生存困

境，并根据需要提供相应的服务。

（7）随着姑息护理团队阐明护理目标和解决症状，肿瘤学家可以投入最多的时间和精力治疗患者的癌症。

三、疼痛评估和管理

（一）定义

（1）疼痛是姑息治疗常见的转诊咨询原因。疼痛是主观的，并可能受到情绪、心理、社会、精神因素及经济上的担忧和对死亡的恐惧的影响。这一系列因素被称为“整体疼痛”，最好采用跨学科的方法治疗，以解决患者和家属各方面的痛苦。

（2）急性疼痛是对不利的化学、热或机械刺激的可预测性生理反应，通常与手术、创伤及急性疾病相关。急性疼痛是时间限制性的，并且对各种药物和非药物治疗有反应。

（3）急性疼痛持续时间过长后，就被归类为慢性疼痛。肿瘤性疼痛可能表现为急性，但通常以慢性疼痛的形式存在。

（二）流行病学

（1）大多数癌症患者会经历不同程度的疼痛，尤其是在疾病晚期或转移阶段。在晚期癌症中，疼痛发病率约为 70%，但因疾病的类型和分期不同而有所不同。

（2）目前有几种已发布的世界卫生组织推荐的癌症疼痛管理指南，其显示 70%～90%的患者可得到有效的治疗。

（3）据估计，40%的癌症患者由于医疗服务人员、患者本人和家庭或文化习俗等方面的原因，仍然得不到充分治疗。治疗不足的最常见原因是对阿片类药物使用的误解。

（三）疼痛评估

（1）正确的疼痛评估可以培养最佳的医生/患者关系、指导治疗方案、改善疼痛管理、最大限度提高患者舒适度和功能，以及提高患者及其家人对治疗的满意度。无论应用的镇痛药和辅助药物的剂量或类型如何，对癌症患者疼痛的不充分评估可能导致不良的疼痛后果。

（2）患者自我报告应该是疼痛评估的主要依据。对于婴儿和认知障碍者，从业者可以使用非言语疼痛量表[如面部表情疼痛量表（FPS-R），FLACC 评分（FLACC Score），包括面部表情（facialexpression）、腿部活动（legs）、活动度（activity）、哭闹（cry）、是否易安（consolability）]。

（3）应经常对患者进行重新评估，以确定每次用药或治疗后的疼痛缓解情况。

如果患者对疼痛的自我报告和他们的功能之间存在一致的差异，就有必要进行进一步的评估以确定差异的原因。

（4）在解决整体疼痛时，除了躯体痛苦之外，还必须关注其他形式的痛苦和合适的治疗方法以确保药物管理，如阿片类药物在肿瘤患者中不被过度使用或使用不足（图 40.1）。

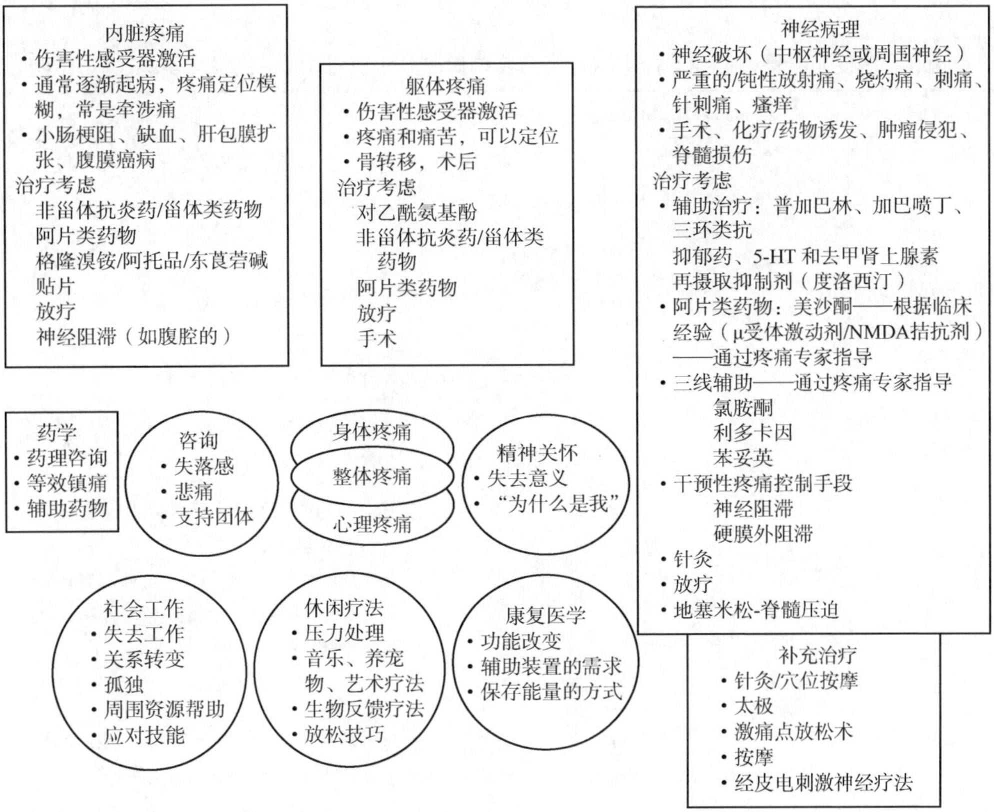

图 40.1 肿瘤患者的整体疼痛

（四）疼痛治疗

（1）身体疼痛的治疗应根据疼痛的类型（躯体、内脏、神经性、急性与慢性）和预期持续时间为每位患者量身定制。

（2）跨学科团队（即社会工作者、娱乐治疗师、物理治疗师、药剂师）协助治疗疼痛可以完善患者整体疼痛的管理，从而限制非物理性疼痛的处方药物的使用。

（3）阿片类药物镇痛的最大治疗剂量尚未确定。即释型阿片类药物（μ 受体激动剂）是短效药物，可能适用于急性偶发性疼痛、暴发性疼痛，或用于开始治疗及阿片类药物滴定治疗。长效阿片类药物可以 24h 连续地用于基线疼痛并在建立了适当的方案后维持镇痛。

（4）阿片类药物剂量滴定：从低剂量开始，随着对副作用的耐受性逐渐增强而逐步增加剂量。如果疼痛持续，可能需要以 30%～50%的剂量递增达到足够的镇痛效果。对于无法控制的严重疼痛（极度疼痛），可将剂量增加 100%，并在效应达峰时重新评估。此外，当滴定阿片类药物时，应根据肾功能进行剂量调整，并在疼痛得到充分控制或出现剂量限制性副作用时停止增加剂量（表 40.1）。

表 40.1　癌症患者慢性疼痛治疗中阿片类药物剂量等效于吗啡 10mg 肠道外给药（IV/IM）

药物	口服（mg）	IV/IM（mg）	持续时间（h）	注意事项
吗啡	25	10	2～4（IV）	肾衰竭患者应避免大多数毒性代谢产物
			2～4（IR）	各种长效制剂持续时间不同
			8～24（SR/CR）	
盐酸羟考酮缓释片（奥施康定）	20	—	3～4（IR）	与所有 SR/CR 片剂一样，不要压碎
			8～12（SR）	即释型阿片类药物可被嚼碎
氢吗啡酮	5	2	2～4（IV）	在肾衰竭患者中慎用
			2～4（IR）	
美沙酮	—	—	—	复杂的药效学及高度推荐依据疼痛或姑息治疗专家管理
				基于临床经验，对躯体和神经性疼痛有帮助
				可延长 QTc 间期且使用期间需要监测心电图
				可用于肾功能不全患者
羟吗啡酮	10	—	2～4	
芬太尼	—	0.15（150μg）	0.5～1	可持续静脉给药或皮下注射；基于临床经验，10μg 等于吗啡 1mg（静脉给药）
				可用于肾功能不全患者，肝功能不全患者慎用
芬太尼透皮贴剂给药	—	—	48～72	根据临床经验，25μg/h 大致与口服吗啡 50mg/d 等效
				吸收需要充分的脂肪组织，因此不建议用于恶病质患者
				发热和出汗可影响吸收

注：CR，控制释放；IR，即刻释放；SR，缓释。

经 Springer 许可改编自 Derby S，Chin J，Portenoy RK. Systemic opioid therapy for chronic cancer pain：practical guidelines for converting drugs and routes of administration. CNS Drugs. 1998；9（2）：99-109. 版权所有©2012 Springer Nature；经 McPherson ML. 许可转载。Demystifying opioid conversion calculations：A guide for effective dosing. American Society of Health-System Pharmacists；2018。

（5）阿片类药物常见的不良反应包括便秘、镇静、恶心、呕吐、瘙痒、出汗、口干和虚弱。

（6）除了便秘，对大多数常见的阿片类药物相关不良反应通常会迅速。除非有禁忌证，否则需要采用肠道方案预防便秘，并且必须在接受阿片类药物治疗的患者中维持用药。

（7）阿片类药物罕见的不良反应包括呼吸困难、尿潴留、意识模糊、幻觉、噩梦、肌阵挛、头晕、烦躁不安及超敏反应。

（五）安全且负责的处方

（1）医生有伦理和监管责任，须告知患者长期使用阿片类药物的风险和获益，尤其是在阿片类药物滥用的高风险患者开始治疗时（用随机尿液进行药物检测，转诊给疼痛管理医生并与高危患者签订知情同意书）。

（2）根据疼痛的类型和预期持续时间，阿片类药物治疗因人而异，因为很难预测哪些患者对给定的阿片类药物将获得充分镇痛效果或出现无法耐受的不良反应。

（3）患者若存在某些因素，如个人或家族药物滥用史、阿片类药物外流的风险或缺乏依从性，需要多学科合作，包括疼痛专家参与。

（6）长期使用阿片类药物应始终以最大限度使用非阿片类镇痛药和辅助用药为基础，同时结合心理治疗、精神咨询及合适随访。

（7）美国疾病控制与预防中心发布了慢性疼痛管理指南，以最大限度地减少与阿片类药物相关的危害，包括过量用药和阿片类药物使用障碍。这些指南有助于人们聚焦于慢性疼痛的有效治疗方法，如辅助用药和疼痛控制的非药物手段。

（8）主要推荐

1）对于活动性癌症、姑息治疗和临终关怀之外的慢性疼痛，非阿片类药物治疗是优选。

2）当使用阿片类药物时，应用尽可能低的有效剂量以降低阿片类药物使用障碍和过量用药的风险。

3）提供者在开具阿片类药物处方时应始终保持谨慎，并密切监测所有患者。

长期使用阿片类药物的风险如下。

A. 成瘾：在癌症患者中罕见，但应评估所有患者的风险因素并不断重新评估。

危险因素：个人和家族药物滥用史，年龄，青春期前性虐待史，某些精神疾病（注意力缺陷症、强迫症、双相情感障碍、精神分裂症和抑郁症）。

B. 生理依赖性：停药或减量时表现为戒断综合征。

C. 耐受性：随着时间推移，一种或多种阿片类药物作用减弱通常与肿瘤患者疾病进展有关。

D. 假性成瘾：对疼痛管理不当而产生医源性综合征，患者表现出被临床医生错误地解释为成瘾指示信号的行为（扮鬼脸、呻吟、看时钟）。

四、常见的非疼痛症状

（1）恶心是恶性肿瘤患者最常见的症状，应根据病因进行治疗（表 40.2）。

表 40.2　抗恶心药物分类

药物类别	受影响的受体	神经解剖学部位	药物举例	基于恶心病因的适应证
多巴胺拮抗剂	多巴胺受体	CTZ	氟哌啶醇 丙氯拉嗪	药物诱导
5-羟色胺受体拮抗剂	5-HT_3 受体	CTZ 胃肠道机械感受器和化学感受器	昂丹司琼 格拉司琼	CINV
抗组胺药	H_1 受体	前庭系统	苯海拉明 美克洛嗪	迷路障碍 晕动病
促胃动力药物	多巴胺受体、5-HT_3 受体	胃肠道、CTZ、VC	甲氧氯普胺	胃排空延迟
非典型抗精神病药物	多巴胺受体、5-HT_3 受体、H_1 受体	胃肠道、CTZ、VC	奥氮平	多因素顽固性恶心
NK-1 受体拮抗剂	NK-1 受体	胃肠道、CTZ	阿瑞匹坦	CINV
皮质类固醇	抑制中性粒细胞迁移	减少肿瘤周围炎症	地塞米松	颅内压升高

注：5-HT_3，5-羟色胺 3 型；CINV，化疗引起的恶心和呕吐；CTZ，化学感受器触发区；GI，胃肠道；NK-1，神经激肽 1；VC，呕吐中心。

（2）虽然便秘通常是阿片类药物常规使用的预期不良反应，但如果怀疑，应排除其他病因，如粪便嵌塞或肠梗阻。

（3）便秘是患者避免或停用阿片类药物最常见的原因。对于阿片类药物引起的便秘，应定期使用刺激性泻药，如番泻叶或比沙可啶。如果患者没有肠梗阻的证据，也可以添加渗透性泻药，如聚乙二醇。

（4）管理谵妄，无论是过度活跃还是不活跃，都包括识别和治疗潜在的病因，首先是非药物干预，然后是药物治疗。精神活性药物，包括苯二氮䓬类药物和多巴胺受体拮抗剂，应在谵妄患者中谨慎使用，支持非药物干预。晚期谵妄在生命末期很常见，应该更积极治疗。

（5）即使在没有肺部受累的恶性肿瘤中，呼吸困难也很常见。阿片类药物通常是治疗呼吸困难的主要药物，应该以类似于治疗疼痛的方式进行剂量滴定。空气疗法，如在面部附近吹风扇，对癌症和慢性阻塞性肺疾病患者有益。

五、临终关怀

（1）临终关怀是一种护理模式，无论年龄、宗教、种族或疾病如何，都为患有寿命限制疾病者提供同情支持和治疗。临终关怀保险福利由医疗保险、医疗补助、私人保险或托管护理机构提供。为即将临终的患者提供服务，旨在为家中或其他居住地（如护理机构或住院临终关怀病房）的患者提供最佳舒适度。

（2）临终关怀服务通常为预期寿命为 6 个月或更短的晚期重症或恶性肿瘤患者保留，这些患者不再有资格或拒绝接受任何进一步的 DDT。

（3）DDT 和临终关怀可以同时提供给以下群体：18 岁以下的儿童、美国退伍军人和选定的私人保险公司的患者。

（4）临终关怀的核心福利包括以下内容。

1）医生指导的治疗计划。

2）教育、专业药物管理和伤口护理的护理访视。

3）耐用的医疗设备支持。

4）药物供应。

5）社会工作等，包括为家庭和照顾者的哀伤辅导。

6）营养师咨询支持。

7）对于应急情况，提供全天候电话支持服务。

（姬颖华　李　薇　吴　昊　译）

参考文献

第 41 章　中心静脉通路装置

Abraham Levitin，Hannah W. Hazard-Jenkins

一、概　　述

确诊癌症并对患者进行全面评估（包括分期）从而为新诊断或复发的癌症患者制订护理计划后，应谨慎评估是否需要静脉通路。这应该在治疗计划的早期进行，以避免延误。大多数系统性治疗都是通过静脉滴注进行的。需要考虑的因素包括但不限于化疗药物的性质（膀胱化疗需要中心静脉通路）、输注的时长（持续输注需要中心静脉通路）、预期治疗持续时间、是否需要多次同时输液、不同药物的兼容性、是否需要单采、患者意愿、患者外周静脉状况、肾功能等。通过放置长期中心静脉通路装置（CVAD），可以延长癌症患者化疗的给药时间。此外，这些设备有助于在家中实施较复杂的治疗方案。

放置 CVAD 的根本原因是化疗药物的腐蚀性，以及反复静脉穿刺对外周静脉的影响。静脉的最内层称为内膜，由周围静脉穿刺引起的反复创伤造成这一层破坏。内皮层细胞受损导致了潜在的血栓形成层即中膜的暴露，从而导致血小板聚集及随后的血栓形成。植入式静脉通路装置可通过外周四肢静脉或中心静脉放置。这两种情况对周围静脉的重复性创伤减少。发泡剂物质在中央静脉中滴注更容易被耐受，因为其不太可能渗透静脉壁，并且中心静脉具有更大的血流量和更厚的静脉壁。一旦决定放置 CVAD，在选择最合适的位置和设备时必须考虑各种因素。这些因素可能包括患者的特征和喜好、患者的病史及相关的并发症，以及特殊输液需求。此时，可以以合作的方式考虑选择多种静脉通路。

与患者的初始交流互动应该被用于评估患者或与其相关的重要的其他人是否能够为最终选择的任何血管器械提供相应的护理。此外，在选择过程中应该考虑生活方式、习惯和活动。患者可能更倾向将器械放置在其非优势侧以便于护理。植入胸部的器械可以被策略性地放置，以便于隐藏在衣服下面，并在无须镜子的情况下实现轻松可视化。对于女性患者，应该考虑胸罩肩带的位置，并据此而调整位置。此外，参与某些娱乐活动如枪械射击的患者可能更喜欢将植入口放置在远离枪械所在的肩部位置。

既往静脉装置植入史也必须评估，因为这可能会改变导管植入的潜在可用的位置。术前对上肢、颈静脉和中央静脉的超声评估可能对既往有多次中心静脉通路植入史的患者有益。此外，应注意任何既往或预期的手术干预或其他装置存在，如自动植入式心脏复律除颤器和心脏起搏器。还应注意下腔静脉（IVC）滤器装置的存在，因为这可能需要使用一种替代装置以确保装置和手术器械的兼容性。最后，体格检查也是患者术前评估的关键部分。应评估穿刺和最终放置位点的皮肤情况。存在潜在皮肤状况或既往手术部位的患者可以指定可植入装置的位置。此外，浅表静脉扩张可能预示着未被发现的中央静脉狭窄，后者可能使导管植入复杂化，并且需要在手术干预前进一步评估。在选择最合适的器械时，可能还需要考虑体型。肾衰竭患者应避免使用外周通路，以保留四肢静脉，以备将来需要血液透析时使用。

最终，输注药物的类型和所需的频率可能决定所使用的通路器械的类型。需要长期和持续输液的患者最有可能从隧道式输液器中受益，而皮下输液港是只需要间歇性使用的患者的理想器械。在决定特定器械中可能需要的管腔数量时，也应考虑输液类型及其相容性。一般来说，管腔的数量应限制在治疗所需的最小值，因为每增加一个管腔，都会增加器械血栓形成和（或）感染的风险。

二、适　应　证

肿瘤患者静脉通路植入的适应证是由复杂因素指导的，这些因素在从诊断到治疗及最后转化为缓解期的过程中不断演变。需要考虑输液成分、治疗频率（每月、每周、每天）、所需管腔的大小或数量、患者及其家庭对提供设备的自我护理能力、患者意愿（这可能受虚荣心的影响，在决策过程中应适当考虑）。其他需要考虑的因素为日常维持需要（如冲洗和换药等），这些操作可能不在保险覆盖范围内，且患者可能无法独立完成。例如，骨髓移植患者最初可能需要一个大口径多通道导管采集干细胞，但同时在移植过程的其余时间还需要一个长期导管支持。

三、禁　忌　证

各种 CVAD 的放置与很少的禁忌证相关。患有未控制的凝血功能障碍者有可能在软组织剥离部位（PORT 口袋、皮下隧道、头静脉切口）、静脉切开部位及导管出口部位周围有发生血肿的风险。2019 年美国介入放射学会（SIR）共识指南认为，包括 PORT 放置的隧道式静脉导管风险较低，在 INR 校正为≤2.0～3.0 且血小板≥20×10^9/L 的情况下放置是安全的。此外，根据该指南，在插入或移除 PORT 或隧道式中心静脉导管（CVC）之前，无须停止直接口服抗凝药治疗。在放置 CVAD

之前，应尽一切努力纠正严重的凝血功能障碍。同样重要的是要认识到锁骨下静脉由于被锁骨覆盖，基本上是不可压迫的，直接压迫并不能控制导管部位出血。此外，由于锁骨下静脉狭窄的高发生率和导管夹闭综合征的潜在风险，锁骨下静脉通路已不常使用。颈内静脉目前是插入中心静脉通路的首选通路。通过超声或对比成像诊断的已知血栓形成的特定血管是尝试进入一种禁忌证，只有通畅的血管才能尝试进入。血培养阳性所证实的血流感染也是长期 CVAD 放置的禁忌证，因为其具有较高的定植率，因此需要随后拔除。一旦感染得到充分治疗且 48h 血培养阴性，就可以放置 CVAD。

某些需要将导管放置在胸部皮下组织中的 CVAD 在某些情况下或某些类型的肿瘤中可能并不适用。此外，某些患者，如囊性纤维瘤患者，可能需要持续的胸部冲击治疗，将导管放置在其他部位成为更可行的选择。这些部位包括上臂或腹部。除了端口放置，还需要了解导管的位置。例如，在头颈部癌症患者中，颈内导管的存在可能会干扰放疗和未来的手术探查。对于这些患者，对侧颈内静脉或上肢静脉通路可能更合适。同样，对于乳腺癌手术后的患者，尤其是腋窝淋巴结清扫术后，通路最好在对侧。

四、输 液 装 置

根据插入机制和导管留置位置的可能性，静脉通路装置可分为五类。这些类别包括经外周静脉置入中心静脉导管（PICC）或中线导管、经皮非隧道式中心静脉导管、隧道式中心静脉和输液港。然后，根据器械的特性进一步定义每种类别，如流速、管腔大小、导管尖端位置、导管尖端设计和留置时间。利用这个程序，从而更容易确定哪种导管可满足患者的特殊需求，见表 41.1。

表 41.1　静脉导管装置

导管类型	适应证	局限性
外周血管导管	水化、PPN、短期导管	频繁药物渗出/静脉炎、易脱落、留置时间短（最高达 72h）、不能用于具有极端 pH 或渗透压的溶液，不能用于居家患者
中线导管	水化、PPN、短期导管	药物渗出/静脉炎的发生率低于外周血管导管、留置时间 2～4 周、不能用于具有极端 pH 或渗透压的溶液，不能用于居家患者
经外周静脉置入中心静脉导管（PICC）	水化、抗生素注射、输血、静脉取样、化疗、给药	需要每周换药和冲洗，必须始终保持干燥，流速受限，可见性，有可能容易移位，阻塞率更高，避免置管（如果将来可能进行透析），留置时间长达 12 个月

续表

导管类型	适应证	局限性
非隧道式中心静脉导管：①中心线；②临时透析或单采导管	（1）急性治疗药物、口径较大、水化、所有静脉注射药物、CVP 测量 （2）血液透析、干细胞采集和移植、血浆置换治疗	留置时间短：中心线为 7～14 天，单采导管为 1～4 周，感染风险高于隧道式导管，移位风险增加，明显可见，有发生肺气肿的风险，通常不用于家庭患者
隧道式中心静脉导管： （1）传统隧道式导管 （2）隧道式透析导管 （3）混合三腔隧道式导管	（1）长期静脉注射药物、水化、化疗 （2）血液透析、血浆置换、干细胞采集/双腔 （3）干细胞采集、需要三腔的移植	需要常规换药和冲洗，必须始终保持位置干燥，其他人可以看到，与未插管导管相比感染风险更低
植入式输液港 （1）胸部输液港 （2）手臂输液港	间歇性静脉注射、化疗、水化、抗生素注射、实验室抽血	需要针刺才能进入，肥胖患者很难进入，输液港可能会旋转并变得很难进入

注：CVP，中心静脉压；PPN，部分肠外营养。

使用预测工具，如 A-DIVA 量表（adult difficult intra venous access scale，成人静脉内困难进入量表），可能有助于指导周围通路困难的患者选择更先进的方法。具有极端 pH（正常 pH=7.35～7.45）或渗透压（正常 280～295mOsm/L）的治疗药物不应通过外周通路给药，因为输注的液体浓度可能导致患者出现不适、渗液、凝血和感染。外周肠外营养是一个例外，其中葡萄糖含量低于 10%。

虽然不是 CVAD，但值得一提的是外周静脉导管（PIVC），因为其使用最简单。这种血管导管相对容易置入和拔除，置入不需要专业培训或认证，大多数从业人员都有资格放置 PIVC。这些导管有各种规格和长度，以便满足不同患者的需求，大口径外周导管为快速输注大量液体的首选，如静脉对比剂或血液制品。间歇非发泡剂化疗可通过外周通路进行。然而，在每次治疗期间，获得通路的可靠性不可预知，如果不成功，则可能会延迟治疗。PIVC 的局限性包括留置时间短（3～4 天）、血栓性静脉炎发生率高、意外移位、血栓形成和刺破血管、外渗至周围组织、蜂窝织炎及输液引起疼痛。由于这些局限性，PIVC 主要在医院/诊所使用，并由医疗专业人员管理。

外周血管导管的一个亚类是中线导管。在手持式超声装置的引导下，这些导管通常插入上臂静脉。导管长约 20cm，通常将尖端置于腋静脉附近或腋静脉内。在该位置，导管不被认为是中心性的，就输液而言，应被视为外周导管。然而，由于导管尖端位于一个血流较快的较大血管内，相比于外周导管，静脉炎和外渗的风险有所降低。通常中线导管的放置时间为 2～4 周，应仔细监测并发症。除了放置时间较长外，与 PICC 不同，中线导管不需要进行影像学检查来判断导管末端位置，因为它不在中心静脉中推进。因此，这是一种成本较低并简化定位的方式。中线导管特别适用于需要连续置入短暂 PIVC 及不需要长期通路装置或 PICC 管路的患者。

中线导管存在局限性。其尖端并不位于中心静脉，因此仅限于对 PIVC 来说是安全的。腋静脉位于腋窝深处，因此可能很难识别早期静脉炎、药物渗出或感染。通常情况下，无法通过血液回流确认血管通畅性或收集样本。与外部组件相比，静脉导管较短会增加移位的风险。中线导管需要每天冲洗以保持通畅，并且至少每周更换一次敷料，这可能需要家庭健康服务。此外，导管相关的血液感染率与 PICC 类似，预计血栓形成率将高于 PICC 的血栓形成率，因为尖端位于较小的静脉中。

（一）外周静脉置入中心静脉导管

Hoshal 于 1975 年首次描述外周静脉插入中心静脉导管（CVC）这一概念。在一系列病例中，他描述了将 61cm 的硅胶管通过贵要静脉或头静脉置入上腔静脉。36 个导管中的 30 个维持了整个肠外营养治疗过程（长达 56 天），因此成功应用了中心通路的概念。在目前的实践中，PICC 是一个长的、易弯曲的导管，可插入外周静脉并进入中心循环，通常置入上臂静脉。可供选择、适应证外的通路包括颈内或颈外静脉、大隐静脉或小隐静脉、颞浅静脉或耳后静脉。大隐静脉、颞浅静脉和耳后静脉通常为儿童患者使用。一旦导管插入静脉，导管就被推进，直到其远端尖端位于上腔静脉或下腔静脉，具体取决于起始静脉。PICC 的尖端应位于上腔静脉的下 1/3 处，最好位于右心房与上腔静脉或下腔静脉的交界处。外部部件固定在皮肤上，最好使用可拆卸锁定装置或缝线。与直接放置于中心静脉系统的导管相比，PICC 管路的一个优点是对胸部器官的损害风险最小。

PICC 有单腔、双腔、三腔及各种大小管腔的型号。导管外径很小，在进入中心静脉之前允许插入小血管，并且导管不透 X 线，以便于在胸部 X 线片上可见导管尖端位置。可以调节这些装置的长度以适合不同体型的患者。

PICC 可用于静脉通路较差的患者，患者需要输注极端 pH 或渗透性的溶液、延长静脉药物使用时间（持续 1 周至数月）、间歇性采血，以及作为长期导管的短暂替代。为此，与传统的中心静脉导管比较，PICC 置入更方便，安全性更高。此外，PICC 也有助于减少与反复静脉穿刺相关的疼痛，无论是更换静脉输注还是实验室抽血。电动注射 PICC 可用于有可能经常行对比影像学检查的患者。经过认证的护士可以在住院期间床边或门诊为患者进行置入。以前，导管尖端位置需要通过荧光透视或胸部 X 线检查（CXR）进行确认；而现在，PICC 可以利用腔内心电图被准确放置，无须荧光透视或 CXR 确认导管尖端位置。

在考虑放置 PICC 导管时，有几个潜在的负面因素需要考虑。PICC 导管的管腔相对较小，长度相对较长，导致流速减慢。尤其是在输注黏性溶液时，如血液制品和静脉营养疗法。PICC 导管通常不能用于重力驱动的输液，PICC 导管在家庭环境中经常使用。对某些患者来说，经常用生理盐水冲洗导管和（或）肝素封管，以及每周或更频繁更换敷料可能是一个挑战。此外，需要小心保护暴露的导管出口部位不受污染或损坏，并且由于外部组件的可见性，患者的自尊心可能会受影响。

PICC 存在活动限制，包括但不限于任何用力的操作，如举重或用力，这些操作可能会提高胸腔内压力，导致导管尖端错位，甚至咳嗽或剧烈呕吐引起的生理压力变化也可能导致移位。由于感染风险增加，禁止在游泳池或热水浴缸中洗澡时将肢体浸入水中。如果患者的血管解剖结构发生了手术改变、淋巴水肿、胸部或手臂的同侧放疗、腋窝淋巴结清扫、预期置管部位的皮肤完整性丧失或预期未来需要透析通路（肾小球滤过率低），则他们可能不适合进行 PICC 放置。

然而，虽然很少发生，也应该了解 PICC 的相关并发症，包括感染、静脉炎、静脉血栓形成、导管阻塞、导管断裂/泄漏，以及治疗完成前不慎拔除（表 41.2）。在基线上，肿瘤患者因为恶性肿瘤、治疗方案及导管插入的创伤，肿瘤血栓形成的风险增加。各种研究表明，PICC 的静脉血栓形成发生率与隧道式导管相当或更高，静脉血栓发生率高于输液港。PICC 的导管阻塞发生率高于隧道式导管和输液港。

表 41.2　中心静脉置入装置的并发症

并发症	PICC	非隧道式导管	隧道式导管	植入式输液港
动脉穿刺	罕见	IJV：约 6% SCV：0.5%～4% 不用 US：高达 8.4% 使用 US：约 1%	IJV：约 6% SCV：0.5%～4% 不用 US：高达 8.4% 使用 US：约 1%	IJV：约 6% SCV：0.5%～4% 不用 US：高达 8.4% 使用 US：约 1%
导管移位	10%	右侧 IJV：4.3% 左侧 IJV：12% 右侧 SCV：9.3% 左侧 SCV：7.3%	右侧 IJV：4.3% 左侧 IJV：12% 右侧 SCV：9.3% 左侧 SCV：7.3%	右侧 IJV：4.3% 左侧 IJV：12% 右侧 SCV：9.3% 左侧 SCV：7.3%
气胸	NA	IJV：0.1%～0.2% SCV：1.5%～3.1%	IJV：0.1%～0.2% SCV：1.5%～3.1%	IJV：0.1%～0.2% SCV：1.5%～3.1%
菌血症	2.1/1000 导管天数	2.7/1000 导管天数	1.6/1000 导管天数	0.1/1000 导管天数
囊袋感染	NA	NA	NA	0.7%

注：IJV，颈内静脉；SCV，锁骨下静脉；US，超声。

（二）经皮中心静脉导管

Aubaniac 首次描述了静脉通路的中心静脉（锁骨下）插管。这些 CVC 具有薄而柔韧或刚性较强等不同种类，通过锁骨下静脉、颈外静脉、颈内静脉或股静脉，直接插入中心循环。这一类导管包括标准的 CVC 或临时性血液透析/单采导管。CVC 通常用于快速输液，如同时需要输入多种液体和（或）用于血流动力学监测（中心静脉压测量）。因此，CVC 仅在急症护理的住院患者中使用，但通常可以放置 7 天。

非隧道式中央血液透析导管口径较大，有两个管腔，通常用于急性血液透析、移除感染的隧道式透析导管后透析通路、自体移植干细胞采集、健康供体采集或治疗性血浆置换。有一种混合的非隧道类型——Trialysis 导管，带有额外管腔用于中央静脉通路。经过认证的执业护士、医生助理或医生在床边、手术室或介入室置入导管。同一静脉部位的更换导管可以维持单一通路部位的使用，这可能在血液透析患者或肿瘤患者中受到限制，因为这些患者先前通路和其他中心通路中有血栓形成；然而，这种做法应该用于真正中心静脉通路有限的患者。

与这些装置相关的并发症包括感染、出血、非故意置入动脉、空气栓塞、气胸、血胸、心脏穿孔、心脏压塞和心律失常。恶病质肿瘤患者与具有大体型体质或凝血功能障碍的患者一样，具有较高的插入并发症风险。利用超声引导的图像定位技术进行静脉穿刺和改良的 Seldinger 方法有助于将这些风险降到最低。当导管在位时，可能会发生感染、通路静脉血栓形成、导管管腔通畅性丧失，一旦发生，应考虑移除装置。需要经常评估导管的完整性、移位，并评估位置。为了保持导管通畅，应经常对每根导管管腔进行冲洗。导管出口部位必须保持干燥，并使用完整的密闭式敷料，每 2 周更换 1 次，以降低感染风险。生理盐水封管是目前维持 CVC 通畅的标准，因为研究表明使用肝素没有益处。4%枸橼酸钠或肝素封管液通常用于透析导管。即使缝合，非隧道式 CVC 也可能发生未缝合 CVC 的意外移位；未被识别的移位可能导致危及生命的出血。这些导管的使用和敷料更换通常由经过认证的技术人员或护士执行，以便统一管理。

（三）隧道式导管

隧道式导管是一种大口径导管，插入中心循环后，穿过皮下组织的隧道到达远离静脉通路部位的出口。建立隧道后，导管通过颈静脉、锁骨下静脉、股静脉或经皮腔内 IVC 通路（仅适用于静脉受损的患者）进入中心循环。极少数情况下，有必要采取极端措施，如经皮肝穿刺、经皮肾穿刺或直接进入右心房（开放手术）。导管尖端应终止于上腔静脉/右心房交界处或下腔静脉/右心房交界处，这取决于静脉通路的起始部位。为了获得最佳的长期功能，透析导管应终止于右心房。将导致炎症和长入袖口的留置袖带整合在导管上，并放置在距导管出口位置 1～2cm 的隧道内。袖带的作用是防止细菌沿导管进入中心循环。此外，袖带有助于防止导管意外移位。

隧道式导管可进一步分为以下几种类型：小口径隧道式导管[如 Hohn（Bard 导管）]、传统隧道式导管、透析导管和混合隧道式导管。小口径隧道式导管基本上是带袖带设计的 PICC 导管，旨在直接放置在中心静脉中，并在出口部位 1～2cm 范围内通过袖带皮下开凿隧道，与传统隧道式中线导管类似，但它们的口径较小（5～6F，有 1～2 个管腔，使用时间不超过几个月）。传统隧道式导管有单腔、双腔或三腔；最著名的是 Hickman（巴德）、Broviac（巴德）或 Groshong（巴德）导管。这类导管适用于需要长期使用中心静脉通路的患者，如全胃肠外营养、化疗、长期用药、输血和抽血。第二种是透析导管，其有两个管腔，通常用于血液透析，但也用于干细胞采集和血浆置换。最后一种导管类型是混合隧道式导管[两个管腔用于单采，第三个管腔较小，用于中心静脉通路，如三叉静脉（Bard）导管]，最常用于移植患者的干细胞采集、移植通路或移植物抗宿主病的光照疗法治疗。根据预期用途，这些导管有多种长度和不同管腔尺寸。正如预期的那样，与非隧道式导管相比，这些导管的感染率较低。

隧道式导管的管理包括制订冲洗方案，每周更换敷料并防止意外脱落。此外，患者在洗澡或游泳时不得将导管浸入水中。传统的隧道式导管用生理盐水冲洗，透析导管用大剂量肝素封管液或 4%枸橼酸钠冲洗，要求在导管使用前移除闸门，以防止意外的全身性注射。

隧道式导管的并发症包括与导管置入过程相关的并发症（即出血、空气栓塞、气胸、血胸和心律失常），以及一些长期的并发症（如感染、移位、血栓形成和导管断裂）。大多数医疗中心备有导管修理包，以便修补破裂或泄漏的导管；然而，如果预计有长期持续的置管需求，经导丝更换可能是一种更好的长期选择。从皮下穿刺点能够挤压出袖带是隧道式导管需要更换、置换和移除的提示。

（四）植入式静脉输液港

Gyves 等于 1982 年报道了首个完全植入式血管通路装置。此后，这些装置的使用呈指数级增多。完全植入式输液港是连接至带有自密封隔膜的输液座上的 CVC，可以用专用针头反复进入。输液座被植入通常位于锁骨下/胸前壁的皮下袋中；连接的导管经皮下隧道进入中心静脉循环中。植入式输液港是接受长期间歇性或周期性治疗的患者的理想选择。输液港也非常适用于化疗给药或需要长期静脉通路的静脉受损患者的实验室抽血。早期识别需要输液港的患者有助于在预期的中性粒细胞减少、虚弱和伤口愈合困难（通常与化疗有关）之前进行放置输液港。大多数植入式静脉输液港的当前模型允许对比剂注入用于放射学成像（高压输液港）。医疗器械公司还推广输液座（即"端口"）内有不同流速或特征的输液港，称可以改善输液、抽血，并降低血栓形成发生率。特别是 Vortex 输液港（血管动力学）和 Sport/Tidal 输液港（诺福克医疗，Norfolk Medical），它们具有特殊的设计特点，可最大限度减少淤积和阻塞，并允许更高流速的细胞单采。相关研究表明，相比于隧道式导管，导管的完全植入，使长期感染率降低 10%。然而，使用输液港进行长时间连续输液必定会抵消这一优势。因为看不见，输液港可以提高患者舒适度，尤其是输液港容器植入位置隐蔽。此外，在不输液期间，患者活动更加自如。这些输液港可在人体内存留数年或更长时间，取决于患者的需求。应该考虑在完成治疗后保留输液港一段时间，用于血液检查。

与其他 CVAD 一样，有无法控制的凝血功能障碍、菌血症或败血症的患者，在放置一个新的留置装置之前，应该解决好这些问题。一些严重营养不良或恶病质的患者可能有极差的切口愈合能力，而且可能存在输液港侵蚀穿透皮肤的不应该有的风险。这些患者应该接受 PICC 或其他替代疗法，直到可以更好地耐受输液港为止。或者考虑使用一种不引人注目的输液港。

如前所述，输液港放置在皮下袋中，通常被植入前胸壁、手臂或大腿，并通过导管进入相应的静脉。使用输液港前需要做好无菌准备，使用非取芯的 Huber 针以避免损伤输液座。由于整个输液装置完全埋入皮下，当刺入输液港时，患者可能会感觉到针刺痛，但是在扎针前在皮肤上涂抹局部麻醉药可以将不适感降至最低。在输液港使用期间，每天都需要进行冲洗，并且每次治疗结束后都应该冲洗。

当输液港未被经常使用时，为保持通畅需要定期冲洗[对于带阀（Groshong）输液港导管，每 3 个月进行 1 次生理盐水冲洗，对于端孔和无阀输液港，每月进行 1 次肝素冲洗]。与输液港相关的并发症罕见，可分为早期并发症和晚期并发症。癌症患者的早期并发症包括血肿、导管错位和医源性气胸。通过在放置期间使用超声和透视引导，这些并发症的发生率可降至最低。晚期并发症主要是导管血栓形成和感染，导管断裂和栓塞也可能发生。

五、特殊注意事项

（一）高压注射导管

过去曾对传统导管开展过安全性研究，以确定高压注射在影像学研究中的安全性，结果褒贬不一。研究发现效果取决于导管的规格、长度和材料。由于制造商规定的有限磅/平方英寸（PSI）的限制，会发生流速不足和导管断裂，限制了许多导管应用于高压注射。然而，近期许多产品突破了这些限制。

事实上，大多数输液港、PICC、一些传统隧道式 CVC 和隧道式中心静脉 Hohn 导管现在都能兼容高压注射器。医生应考虑为计划要反复注射对比剂进行检查的患者使用高压注射导管。为了防止破裂或外渗，可能需要专用器械（即进入针）进入高压注射输液港。必须检查管腔与高压注射兼容的导管接口、患者的电池供电的支付卡和制造商的网站，以确定器械是否与高压注射器兼容，以及注射器速率和 PSI。一些高压输液港设计有特定形状或凸起或不透射线的标记，以指示高压注射器的兼容性。

在使用标准的中央通路装置进行高压注射之前，应审查制造商的说明，并制定制度政策解决该问题，因为在使用此类器械之前，可能需要对工作人员进行额外的培训，以尽量减少并发症。

（二）阀门技术

临床上持续出现肝素过敏，特别是肝素诱导的血小板减少症，这导致了具有阀门技术导管的发展。阀门应保持关闭状态，除非受到负压（抽吸）或正压（输注）作用。通过对抗中央静脉压力及防止血液在心动周期或日常生活中自然发生的胸腔内压变化过程中回流到导管末端，阀门技术旨在提高通畅性，最大限度减少暴露和（或）定期冲洗设备的需要。此外，冲管后拔除注射器或移除输液港可以促进负压形成，导致血液进入导管。如果导管尖端没有血液，与内部凝血相关的导管阻塞风险被认为可以消除。装有阀门的植入式输液港的 PASV（Boston Scientific Corporation，Natick，MA）和 Groshong（Bard Access System，Salt Lake City，UT）是装有阀门输液港的范例。阀门技术已被整合至一些导管尖端或近端部分。当导管未使用时，建议每 3 个月进行 1 次生理盐水冲洗。

（三）“通路困难”患者

许多患者需要长期使用通路，由于他们出现了静脉闭塞，只能选择有限的中心静脉通路。对于这些患者而言，在因导管故障或甚至因为非危及生命的感染而移除导管之前，咨询血管通路专家（如介入放射科医生）制订维持长期中心静脉通路的计划至关重要。如果中心导管位于最后一条可用的中心静脉中，那么更换而不是移除导管可能更合适，甚至可以在接受抗生素治疗时更换一条非隧道式中心导管，然后在感染痊愈后换回隧道式中心导管。此类决定应以多学科方式与转诊的肿瘤学家、血管通路专家和传染病专家一起做出。如上所述，这些患者可能需要考虑替代的中心静脉通路，如侧支静脉通路及经股动脉、经尿道和经肝的通路。

六、结　　论

对于大多数患者而言，恶性肿瘤的诊断及随后严格的治疗方案是无法抗拒的。如果静脉通路给药治疗变得困难，则会增加患者的压力和焦虑。中心静脉通路装置可以并且通常确定可以最小化患者的护理工作。但是，必须注意确保所选择和放置的装置适合所选择的治疗方案。要考虑（但不限于）的治疗因素包括治疗频率、药物 pH 和渗透压、治疗地点（家庭与医院）和治疗持续时间。要考虑的患者特征包括合并症、既往导管放置、血栓形成史或血栓性静脉炎及对设备护理的能力和资源。最后，也是最重要的，患者应该能够根据自身的生活方式和个人偏好选择最适合自己的设置。如果选择和使用适当，中心静脉装置对患者和提供者都非常有用，因为其有助于患者配合治疗，同时将患者的不适感最小化。

（张　嘉　潘　涛　吴　昊　译）

参 考 文 献

第 42 章　肿瘤内科操作

Kerry Ryan，George Carter

一、概　　述

对肿瘤患者实施的操作往往兼具诊断和治疗双重目的。本章主要介绍了肿瘤内科常见操作，以及特殊注意事项和技术，协助快速、有把握地执行这些操作，并使患者感到舒适，且让患者充分知情。

二、知情同意和通用方案

在进行本章所述的每项操作之前，必须获得书面知情同意或具有同等法律效力的替代文件，并将其归档至患者的医疗记录中。审查患者的病史和当前的药物治疗以确保没有计划操作的禁忌。如果患者具有计划操作的适应证，则在一侧标记该操作流程并执行“暂停”以查对正确的患者、正确的位置和正确的程序。

三、麻　　醉

所有的操作通常在局部麻醉下进行。利多卡因（1%利多卡因以 3∶1 或 5∶1 的比例与 $NaHCO_3$ 混合预防常见的利多卡因刺痛）或替代麻醉药能够确保适当的麻醉效果。对于某些患者和操作，麻醉监护应考虑使用麻醉药（芬太尼）和苯二氮䓬（咪达唑仑）或交替使用，进行清醒镇静。

四、器　　械

大多数医疗设备具体到每一项操作上都配备了无菌托盘或独立的一次性工具包。操作者可自行决定或选择使用其他仪器。

五、操　　作

（一）骨髓穿刺和活组织检查

1. 适应证

（1）诊断。

（2）异常血细胞生成分析。

（3）血液学和非血液学恶性肿瘤分期。

2. 禁忌证

（1）仅有的绝对禁忌证是血友病、严重的弥散性血管内凝血或其他严重的出血性疾病。

（2）严重的血小板减少症不是禁忌证。然而，血小板计数＜20×10^9/L 时，根据特定情况可能需要输注血小板。

（3）如建议的活检部位存在皮肤感染，需要考虑另择他处。

（4）在曾接受过放疗的部位进行活检可能会导致纤维化，考虑另择他处。

（5）12 岁以下的胸主动脉瘤患者，或者胸骨、肋骨有溶骨性病变的患者，应避免胸骨穿刺。

（6）确定患者是否正在服用抗凝药或氯吡格雷。如果患者服用这些药物的出血风险超过患者血栓形成的风险，考虑停药。骨髓活检通常被认为出血风险较低。

3. 解剖

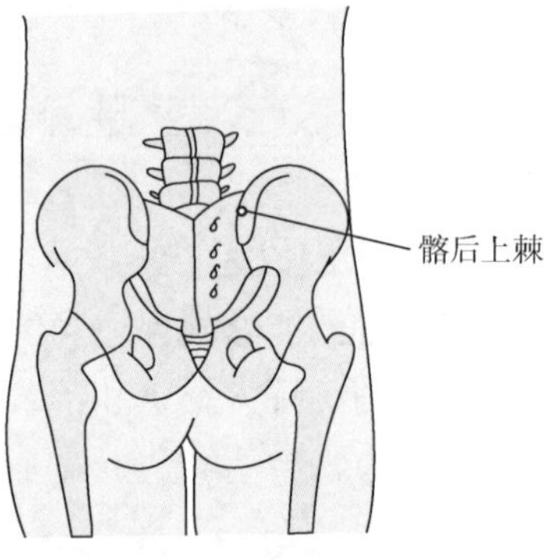

图 42.1　髂后上棘的穿刺位点
穿刺针应指向髂前上棘

（1）胸骨穿刺（由于存在致命性出血风险，因此不推荐作为活组织检查部位；如果选择此部位，应该由熟练且经验丰富的临床医生执行）。①患者取仰卧位，头不抬高；②标记胸骨角（Louis 角）和第 2 肋间胸骨侧缘。

（2）髂后上棘穿刺与活检（图 42.1，骨髓活组织检查和穿刺的首选部位）。患者取俯卧位或侧卧位。

（3）髂前上棘穿刺与活检（适用于有骨盆放疗史或过度肥胖的患者骨髓穿刺）。患者取仰卧位。

4. 影像学引导　一些机构已经开始使用CT引导进行髂后上棘骨髓活组织检查和穿刺。特别是对于表面解剖标志不可靠的肥胖患者，应考虑采用影像学引导。

5. 操作　髂后上棘穿刺活组织检查。

（1）这里描述的技术是针对 Jamshidi 骨髓穿刺针的。其他可用的穿刺针，如

HS Trapsystem Set、Godenberg Snarecoil 及 T-Lok 骨髓活检系统，是 Jamshidi 穿刺针的“变体”，有其特定的使用说明。还有可用的 OnControl 骨髓活检系统，该系统利用电池供电钻头将针插入髂骨。

（2）患者可能会有自己的偏好，但侧卧位可使患者更舒适，并且能更好地识别解剖位置。这些位置适合除了肥胖患者以外的所有患者。对于极度肥胖的患者或有过骨盆照射的人群，抽吸和活检可采用髂前上棘。

（3）一旦穿刺位置准备好且完成麻醉，在穿刺部位划一个小切口，将穿刺针刺入骨皮质，直至其固定。尝试抽吸 0.2～0.5ml 骨髓内容物。若不成功，可将穿刺针继续轻轻向前推进，再次抽吸。如果未能获得抽出物，称为“干抽”，其通常由骨髓增殖性疾病、白血病引起的骨髓内改变及少见的技术不娴熟所致。在这种情况下，活检印片常可提供足够的细胞成分进行诊断评估。

（4）活组织检查可以在抽吸后直接进行，无须在髂后上棘的不同位置重新定位。采用旋转方式进针，取出穿刺针针芯，获取推荐的 1.5～2cm 活组织检查标本。为了确保标本成功采集，轻快地朝一个方向旋转，然后反方向旋转；接着，通过对垂直于带帽的针柄施加压力，在 4 个方向上轻轻摇晃穿刺针。以螺旋的方式旋转，轻轻移出穿刺针。通过针毂，从穿刺针中心向前推动标本将其移出，谨慎操作，避免发生针刺伤。Jamshidi 穿刺针包中有一个小的透明塑料导向器，方便该过程的操作。

6. 术后护理

（1）在穿刺部位放置一块加压敷料，直接施加外部压力按压 5～10min，以避免长时间出血和血肿形成。

（2）该加压敷料应在穿刺部位放置 24h。

（3）患者在去除敷料后可以进行淋浴，但应在术后 1 周内避免水中浸泡，以免发生感染。

7. 并发症　感染和血肿是骨髓活组织检查和穿刺常见的并发症。在穿刺过程中及穿刺后谨慎操作可以最大限度减少这些并发症。

（二）腰椎穿刺

1. 适应证

（1）脑脊液分析包括压力测定，用于诊断和评估治疗的充分性。

（2）给予鞘内化疗。

2. 禁忌证

（1）颅内压升高。

（2）凝血功能障碍或血小板减少症。目前对于可行腰椎穿刺（LP）所需的最佳血小板计数尚无充分数据，美国国家红十字会输血指南推荐血小板不低于

40×10^9/L。

（3）计划的腰椎穿刺点附近有感染。

（4）腰椎穿刺前应停用抗凝药和氯吡格雷，止血后才可恢复。

3. 解剖

（1）避免在 L_3 以上椎间隙进针（图 42.2），因为脊髓圆锥很少在 L_3 水平以下（成人为 L_1～L_2，儿童为 L_2～L_3）。

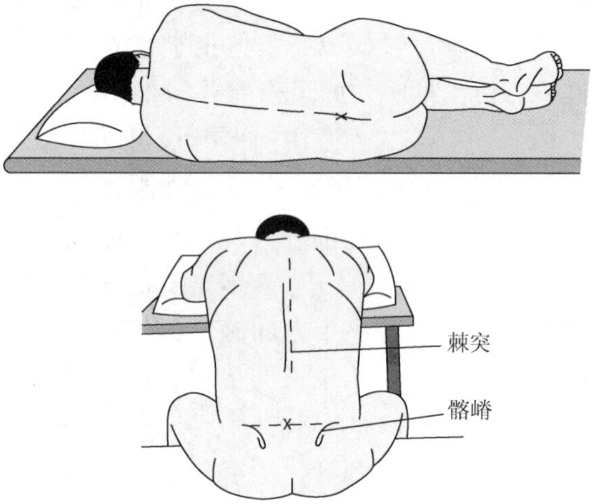

图 42.2　腰椎的解剖

理想的针刺入点为 L_3 和 L_4 之间的间隙，髂嵴连线与 L_4 棘突相交可发现该点。腰椎穿刺患者的体位：侧卧位或坐位（经许可引自 Zuber TJ，Mayeaux EF. Atlas of Primary Care Procedures. Philadelphia，PA：Lippincott Williams & Wilkins；1994：13.）

（2）L_4 棘突或 L_4～L_5 椎间隙位于髂嵴上平面的中心（髂后上棘连线）。

（3）从皮肤到蛛网膜下腔有 8 层：皮肤、棘上韧带、棘间韧带、黄韧带、硬膜外腔、硬脊膜、蛛网膜和蛛网膜下腔。

4. 影像学引导

（1）透视：如果在没有影像学引导的情况下多次穿刺不成功，则应考虑用于腰椎穿刺的透视引导。此外，如果患者肥胖或因先前手术而难以解剖定位，也可以考虑透视引导。

（2）超声：是另外一种图像引导技术，可用于解剖定位困难的患者，特别是肥胖患者。

5. 操作步骤

（1）向患者描述该操作，保证在操作前向患者解释医生将要做什么。

（2）患者应取侧卧位或坐位。俯卧位通常用于在透视引导下进行的腰椎穿刺，此处不再讨论。侧卧位可更好地获取脑脊液开放压。如果患者肥胖或维持侧卧状态困难，可采用坐立姿势。无论是坐立位还是侧卧位，患者应蜷缩成胎儿姿势，以便于脊柱弯曲而拉宽棘突之间的间隙（图 42.2）。

（3）确定用于操作的解剖学标志与间隙。超声可用于帮助识别恰当的标志，已有混合数据表明超声的益处，这里不再讨论。

（4）采取无菌技术，应用聚维酮碘溶液对准备区及上一个或下一个棘突间隙进行消毒。消毒巾覆盖患者，建立无菌区。

（5）用 1%利多卡因/碳酸氢钠混合液麻醉皮肤和深层组织，避免硬膜外或脊髓麻醉。

（6）经皮肤将穿刺针刺入棘突韧带，针与床或桌面保持平行，立即将穿刺针的方向向头部倾斜 30°～45°。穿刺针的斜面应该定位面对患者的侧面，使针可以穿过而不越过硬脑膜囊。缓慢进针穿透 8 层。经过实践，一个有经验的操作者可以在穿刺针穿透硬脑膜而到达蛛网膜下腔时感觉到“砰”的落空感。即使这样，更为明智的方法是在每次继续进针前抽出针芯检查是否有脑脊液流出。

（7）当确定有脑脊液存在时，将压力计（或传统压力计或数字压力传感器装置）连接至穿刺针轮毂以测量压力。收集所需执行检测的最少脑脊液量，通常需要 8～15ml 脑脊液。如果要求做其他特殊的检测，可安全收集脑脊液 40ml。与实验室确认每个管应进行的测试顺序，因为不同的实验室有不同的偏好。

（8）插入针芯，退出穿刺针。观察穿刺点是否有脑脊液渗漏或出血，进行适当包扎。

（9）使患者放松至卧位。腰椎穿刺之后，通常仍需卧床休息一段时间；但已经明确证据表明，卧床休息并不会降低腰椎穿刺后头痛的发生率。

6. 并发症

（1）约 20%的患者进行腰椎穿刺后会出现脊髓源性疼痛。发生率可能与穿刺针的尺寸大小、脑脊液渗漏和未进行术后体位固定有关。没有证据表明增加液体摄入能阻止脊髓性疼痛发生。当患者直立时，在枕骨区域会发生类似重击的疼痛。头痛发生率在女性、年轻（高峰年龄为 20～40 岁）和腰部穿刺术前有头痛病史的患者中较高。如果可能，应鼓励患者保持卧位，并服用非处方镇痛药。对于严重和（或）持续性脊髓性头痛患者，有指征时可以使用更强效的药物，如咖啡因或硬膜外血贴片。有数据显示 Sprotte 针（“铅笔尖”样）可以降低腰椎穿刺后头痛的发生风险。

（2）神经根损伤可能发生但很少出现，较低的间隙入口部位可以减少该并发症发生。

（3）随着颅内压升高，患者可罕见发生小脑疝或脊髓疝。如果早期发现，这个过程可以被逆转。

（4）感染，包括脑膜炎。

（5）出血：脑脊液中出现少量红细胞是常见的。在 1%～2%的患者中，严重出血可导致来自脊髓血肿的神经系统损伤。当患者有血小板减少或严重出血性疾病时，或患者在腰椎穿刺前后立刻给予抗凝药时，风险最高。

（三）腹腔穿刺术

1. 适应证

（1）确诊或评估诊断标志物。

（2）治疗因肿瘤转移或梗阻引起的腹水。

2. 禁忌证

（1）该操作的并发症发生率为 1%。

（2）治疗性穿刺的潜在获益超过了凝血功能障碍的风险。然而，对于弥散性血管内凝血患者，应避免使用。

（3）器官肿大、肠梗阻、膀胱扩张或腹腔内粘连患者慎用，这些患者应考虑在超声引导下穿刺。此外，应首先在肠梗阻患者中放置鼻胃管，并在尿潴留患者中插入导尿管。

（4）调整穿刺点位置以避开手术瘢痕。手术瘢痕部位可能有肠道与腹壁粘连。

3. 解剖学部位　通过叩诊明确腹部浊音区的最大范围，或通过超声标记腹水的位置。注意避开腹部血管与内脏。

4. 操作步骤

（1）患者于床或桌子边缘取舒适的仰卧位。

（2）确定腹部穿刺部位（图 42.3）。超声可用于确认所选部位是否存在液体及是否存在肠或脾。

（3）用聚维酮碘溶液消毒准备穿刺的区域，并覆盖无菌孔巾以建立一个无菌区域。

（4）用 1%利多卡因和碳酸氢钠混合液进行局部麻醉。

（5）对于诊断性穿刺，将一根 22～25 号的针头连在无菌注射器上刺入皮肤，然后侧向拉紧皮肤，向腹部进针。松开拉紧的皮肤，吸取适量的液体进行检测。这种皮肤缩回法产生了一个“Z”形路径进入腹腔，可使穿刺后腹水渗漏的风险降至最低（图 42.4）。

（6）对于治疗性穿刺，在穿刺针上连接一个多口柔性导管，采用“Z”形路径刺入。当导管到达既定位置时，腹水可流进多个容器中。大量放腹水时，确保患者血流动力学稳定。

（7）操作完成后，拔除穿刺针或导管，如果没有出血或腹水渗漏，在穿刺部位应用压力绷带加压包扎。

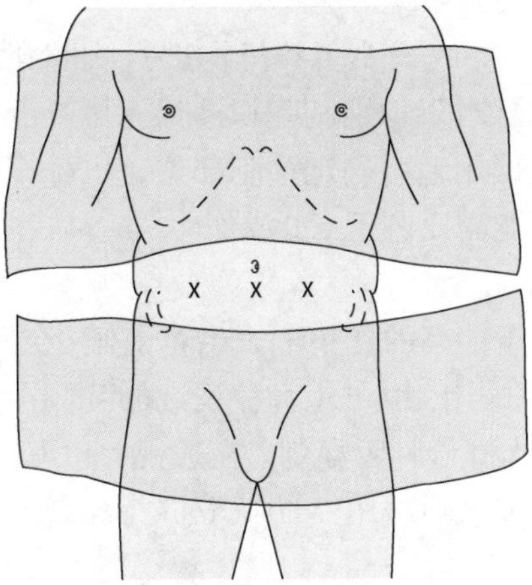

图 42.3　诊断性穿刺部位

经许可引自 Zuber TJ, Mayeaux EF. Atlas of Primary Care Procedures. Philadelphia，PA：Lippincott Williams & Wilkins；1994：46.

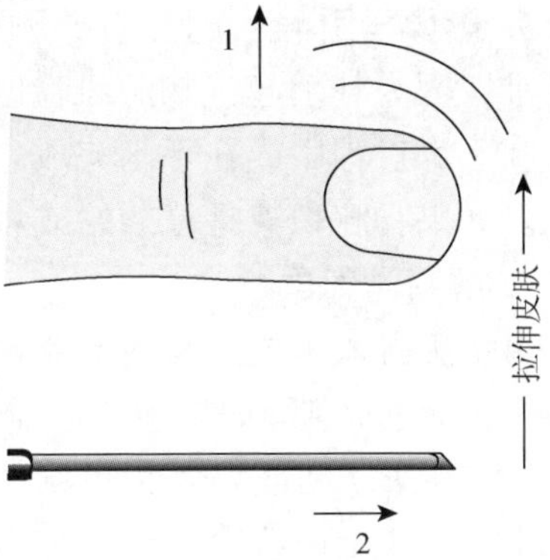

图 42.4　针刺入腹腔的“Z”形路径技术

经许可引自 Zuber TJ，Mayeaux EF. Atlas of Primary Care Procedures. Philadelphia，PA：Lippincott Williams & Wilkins；1994：47.

（8）治疗性穿刺后，患者应保持仰卧位直至所有的重要体征都稳定。应协助患者从床上或桌子上下来。

（9）如果有必要，应采用标准的医学操作达到静态平衡体位。患者在准许离开手术室前，血流动力学应稳定。

5. 并发症　已报道的并发症包括出血、腹水渗漏、感染和腹部器官穿孔。事实上正确定位穿刺可以减少这些并发症。

（四）胸腔穿刺术

1. 适应证　诊断性或治疗性胸腔积液抽取。

2. 禁忌证　诊断性胸腔穿刺术没有绝对禁忌证，相对禁忌证包括以下方面。

（1）凝血功能障碍和血小板减少症（血小板小于 50×10^9/L）。逆转凝血功能障碍或纠正血小板减少的决定需要个体化，权衡风险和获益，因为胸腔穿刺术被认为是低风险的出血手术。

（2）大疱性肺气肿（气胸风险增加）。

（3）胸腔积液在邻近胸膜的最大深度处小于 1cm（当使用超声引导时）。

（4）用呼吸机产生的呼气末正压（PEEP）进行机械性通气的患者，不比非机械性通气患者发生气胸的风险大。然而，如果发生气胸，机械性通气患者发生张力性气胸或持续性漏气的风险更大。

（5）患者不能配合。

（6）蜂窝织炎，如果胸腔穿刺需要穿透炎症组织。

3. 影像学引导　超声引导胸腔穿刺术已经成为大多数机构进行胸腔穿刺术的标准，因为其引起气胸的风险已降低，并且对于识别胸腔积液具有更高的敏感性。在手术过程中或在手术完成之前，应该使用超声确定穿刺部位，以标记穿刺部位。如果胸腔积液是复杂的或囊性的，可能需要进行 CT 成像。

4. 解剖学部位

（1）患者取坐位，面向治疗台，前臂放于抬高的枕垫上。患者前倾 10°～15° 以便于扩大肋间隙。如果患者不能坐起，可以采用侧卧位（胸腔积液的一侧在上）。

（2）在第 7 肋或第 8 肋间隙，顺着腋后线进行胸腔穿刺。在透视、超声及 CT 引导下，可于腋前线第 5 肋、腋中线第 7 肋或腋后线第 9 肋下方进行穿刺。若无影像引导，可能损伤内脏器官。

（3）如果没进行超声检查，胸腔积液的范围可通过触诊语音震颤减弱及叩诊浊音降低判断。从胸部顶部开始叩诊，并向下移动，倾听声音的变化。对比同一侧肋间隙及对侧同一位置的敲击声如果听到声音变化，表示到达胸腔积液的上缘范围。

5. 操作

（1）通过超声检查或体格检查确定适当的部位后，患者摆好体位，穿刺点用消毒剂擦拭消毒。首先用 25 号针和 1%或 2%的利多卡因浸润表皮（麻醉）。然后用注射器连接 22 号针头向肋部推进，然后沿肋骨的上缘进针（图 42.5）。这可减少神经血管束损伤。反复抽吸确保没有血管被刺穿，确定从皮肤到胸腔积液的距离。当抽到胸腔积液时，取出穿刺针，并注意刺入深度。

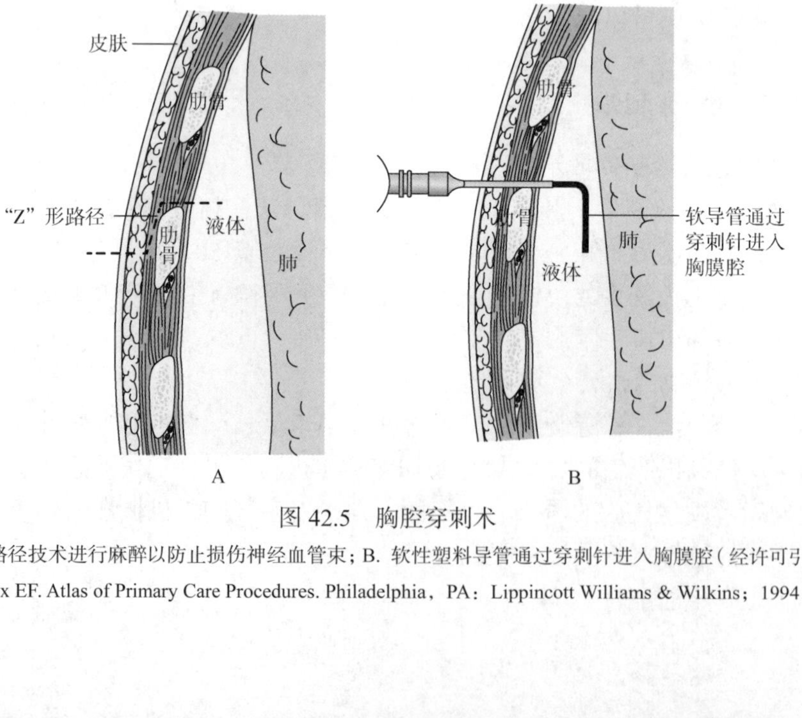

图 42.5　胸腔穿刺术

A. “Z” 形路径技术进行麻醉以防止损伤神经血管束；B. 软性塑料导管通过穿刺针进入胸膜腔（经许可引自 Zuber TJ，Mayeaux EF. Atlas of Primary Care Procedures. Philadelphia，PA：Lippincott Williams & Wilkins；1994：26-27.）

（2）为了能够使更大尺寸的胸穿针插入胸膜腔，可能需要一个小切口。一般来说，用带有留置针管的 16～19 号穿刺针插入足够深以获得胸腔积液。如果抽出的积液是血性或与麻醉针获得的液体不同，可能是血管损伤的迹象。在这种情况下，应立即停止操作。如果抽出的积液无明显变化，推进柔性静脉留置针，退出穿刺针，避免当积液引流时刺穿肺部。采用带三通阀的柔性留置针管，便于大量积液排出，且气胸发生风险更小。若只需要少量胸腔积液，使用连接密封三通阀的 22 号穿刺针是足够的。将引流管连于三通阀，可以通过手动或真空抽取积液。当抽取 1000ml 以上胸腔积液时，需要严密监测患者的血流动力学状态。退出穿刺针后，让患者轻咳或做 Valsalva 动作增加胸腔内压，此可降低气胸的风险。

（3）穿刺术后摄胸部 X 线片，确定剩余积液量，评估肺实质，并检查气胸。少量的气胸不需要治疗；导致 50%以上肺萎陷的气胸需要治疗。

6. 并发症

（1）气胸。

（2）空气栓塞（很少发生）。

（3）感染。

（4）穿刺部位疼痛。

（5）出血。

（6）脾破裂或肝破裂。

（张　嘉　向旭东　刘连科　译）

参考文献

第 43 章　放射肿瘤学的基本原则

Crystal Seldon，Chirag Shah

一、概　　述

放射治疗（简称放疗）是治疗恶性肿瘤的一种基本方式，与其他常用的治疗方式如外科手术和全身治疗相比，其在治疗实施方式和作用机制方面显著不同。它可以单独作为确定性治疗手段（如前列腺癌），或与化疗联合使用（如肺癌），也可以在术前或术后作为辅助治疗（如食管癌和乳腺癌），并能用于良性疾病（如瘢痕）或姑息治疗（如骨转移和脑转移）。本章的目的是对放射肿瘤学的基础知识进行回顾，包括放射生物学和放射物理学的介绍，患者工作流程和治疗实施的总结，以及对传统外照射治疗以外的非传统的放射技术的评估。

二、放射生物学及放射物理学

放疗主要是通过直线加速器进行的外放疗，主要的治疗模式是高能光子或 X 线（MV 级）。这些光子作为电磁波谱的一部分，能够产生电离辐射。除了光子之外，还包括电子、次级质子和中子（不同的装置）。基于光子的放疗被认为是通过间接电离而发挥作用的，因为它在大多数情况下不会直接产生损伤，而是将其能量转移给次级粒子（通常是电子），进而导致 DNA 损伤。这种转化主要是通过光子的康普顿效应实现。尽管重带电粒子目前很少在放疗中心使用，但其会在没有次级粒子的情况下直接通过电离造成损伤。放疗通过 DNA 损伤，特别是双链 DNA 断裂，引起生物学效应。DNA 损伤是通过粒子与 DNA 的相互作用而发生的，这种相互作用可以直接或间接发生。当光子将能量转移给电子，电子随后与 DNA 相互作用时，就会发生直接作用。当次级电子相互作用产生自由基时，则可通过间接作用损伤 DNA。基于光子的放疗主要通过间接作用而起作用，而重带电粒子主要通过直接作用而发挥作用。

放疗通常是通过给予多次小剂量、累积成更高总剂量的分割照射模式来实施的，这种模式在增加了肿瘤控制率的同时，能够给予正常细胞修复的时间，从而降低严重毒性发生的风险。值得注意的是，随着治疗计划、治疗实施和图像引导技术的改进，低分割的照射模式（单次大剂量）又重新受到了关注。此外，立体定向体部放疗（SBRT）照射模式的发展，可以在 5 次或更少的分割次数内使更大的单次剂量聚焦于更小的靶区，并能够进一步减少正常组织的受量。

指导标准分割和临床放射肿瘤学的 4 个基本放射生物学原则：①修复；②再分布；③再增殖；④再氧合。修复很关键，而且是分割的关键原因之一。接受基于光子的放疗后，正常组织细胞能够通过修复亚致死性损伤限制其毒性产生，而癌细胞在修复亚致死性损伤方面的能力有限，因此可以通过分割的模式提高治疗效率。再分布很重要，因为癌细胞具有不同程度的放射敏感性，这取决于其所处的细胞周期，其中 G_2～M 期对放射线最敏感，而 S 期最不敏感。因此，分割放疗模式可以引起细胞周期重新分布，使细胞进入更具放射敏感性的阶段，从而增强细胞杀伤能力。再增殖之所以也很关键，有两个原因。如果给予足够的时间间隔，分割照射后的再增殖可以使正常组织得以恢复。而更重要的是，一些恶性肿瘤在临床上表现为在治疗过程中出现再增殖（如头颈部恶性肿瘤、宫颈癌），这就要求临床医生在一定的时间内完成治疗，否则可能导致局部控制率和临床结局的不理想。最后，再氧合是放射敏感性和放射损伤的关键原理。由于大多数辐射是由光子传递的，DNA 损伤的主要机制是自由基的间接作用。氧的存在使自由基引起的 DNA 损伤“固定”，从而增强了辐射影响。分割照射可增强肿瘤的再氧合作用，从而增加肿瘤的放射敏感性。

三、放疗的工作流程及实施方法

无论治疗部位如何，放射肿瘤学工作流程都是相当一致的。最初，在会诊时与患者讨论放疗的作用，并告知患者治疗的潜在益处及与治疗相关的急性、亚急性和慢性毒性，以便做出明智的决策。接下来制订放疗计划。此前，要先进行模拟或计划扫描。模拟通常包括多种形式的成像方式。目前，传统上，二维 X 线片或透视技术已经被主流的 CT 模拟器和 CT 扫描所取代。此外，要根据治疗的部位进行固定以实现可重复的患者定位[如中枢神经系统（CNS）和头颈部病例使用面罩]。体位固定的方法多取决于治疗方式的选择。例如，当进行大剂量放疗（如 SBRT）时，可以进行更刚性的固定。在模拟时，对比剂可用于增强脉管系统和淋巴结，四维（4D）扫描可用于评估呼吸运动对治疗靶区和危及器官体积的影响。患者进行扫描后确定等中心点位置。此外，为了保障患者每天摆位的重复性，通常会对其进行体表描绘标记。MRI 模拟的应用日益增长，患者在治疗位置进行 CT 和 MRI 成像，可以协助更精准地勾画靶区。此外，在治疗机上进行“临床”模拟时也会产生一些额外的辐射，但其剂量非常有限。

一旦模拟完成，所获得的图像将传输至治疗计划系统上。然后，医生将根据体格检查、影像学检查和其他操作（如结肠镜、食管胃十二指肠镜、鼻咽镜）

勾画靶区的轮廓或体积，包括大体肿瘤区（GTV）、临床靶区（CTV）和计划靶区（PTV）。此外，如果进行 4D 扫描，可以创建一个内靶区（ITV）以评估器官运动和位置的变化。也可以协助勾画治疗放射野中所有关键正常组织结构的轮廓。放射计划由剂量师制订，并由医生复核。一旦医生批准，医学物理师将审查治疗计划，并根据所使用的放射技术进行质量保证检查。

现代放疗通常使用直线加速器。直线加速器通过加速电子并使其撞击金属靶标而产生高能光子。X 线/光子主要在电子偏转时产生（韧致辐射）。此外，当金属靶被移除后，电子本身也可以作为治疗的粒子来使用。电子通常用于浅表性病变（如皮肤癌）或浅层靶区（如乳腺癌的瘤床加量）。直线加速器机头内部设计的几个结构可以安全有效地保障治疗实施。在接受光子治疗的患者中，射线靶区后面依次设有均整器（用于形成一个更均匀的放射野）、电离室（用于测量放射剂量），以及能够对光束进行调节的限束器。此外，还有一个光野系统可用于显示放射野，一个光学距离指示器可用于测量放射源至治疗表面的距离。现代直线加速器还包括一个可以对光束进行塑形的多叶准直器。值得注意的是，除了移除金属靶，电子线治疗中也用到一个类似的结构，利用散射箔替代均整器。放疗技师实施治疗时，治疗计划系统中创建的治疗计划被发送至与直线加速器相通的信息系统，其也可以作为电子病历记录日常治疗。

外照射治疗可通过多种治疗技术实施。现代放疗主要是基于 CT 模拟、利用三维方式（3D）制订的治疗计划实现的。然后，可以使用直线加速器中的准直器或多叶准直器中的叶片对光束的形状进行调整。这些方法称为三维适形放射治疗（3DCRT）。在过去的 20 年中，一种替代 3DCRT 的技术称为调强适形放射治疗（IMRT）。IMRT 允许调节光束的强度，使临床医生能够有选择地给一个区域剂量，而不给另一个区域剂量。这是通过逆向治疗计划算法实现的，治疗计划系统对靶区和正常组织结构（提供每个目标的权重）进行剂量限制，并同时控制治疗角度。IMRT 常规应用于治疗多种不同的恶性肿瘤，包括中枢神经系统恶性肿瘤、头颈部癌、胸腹部癌、肉瘤及泌尿生殖系统和妇科恶性肿瘤。

外照射治疗也可用于许多不同的情况。确定性放疗可用于一些中枢神经系统肿瘤、淋巴瘤、早期肺癌和前列腺癌。在某些中枢神经系统恶性肿瘤、头颈部癌、不能手术的晚期肺癌、食管癌、胰腺癌、妇科恶性肿瘤和膀胱癌的治疗中，也可使用确定性放疗联合化疗，从而保护器官，并能降低毒性和提高生活质量。放疗也可作为手术前后的辅助治疗手段，用于高风险复发患者或镜下残留病变的患者；作为辅助治疗，放疗在乳腺癌中最常用，但也常用于中枢神经系统恶性肿瘤、头颈部癌、胰腺癌、肉瘤、泌尿生殖系统和妇科恶性肿瘤。放疗可用于缓解最常见的骨转移、脑转移、肺部肿块和出血症状。使用放疗的常见肿瘤急症包括脊髓压迫、气道受阻、上腔静脉压迫综合征和不适合手术的症状性脑转移。放射增敏剂可与放疗一起使用，以增加放疗效果。临床上，最常用的是放射增敏剂加同步化疗。然而，已经研制了包括卤代嘧啶和乏氧细胞放射增敏剂在内的替代品，但这两种药物目前在临床上很少使用。放射防护剂，一种保护身体免受照射的化合物，也已经被研究过。目前，临床上唯一使用的放射防护剂是氨磷汀，其用于预防口干症，数据显示在头颈部癌症放疗中使用氨磷汀时，临床肿瘤结局无差异。放疗可能与急性、亚急性和慢性毒性有关。治疗过程中最常见的毒性是乏力和皮肤红斑/刺激。其他的急性毒性通常取决于被照射的身体区域。常见的急性和亚急性副作用按照不同的照射部位分类如下：中枢神经系统（头痛、恶心、脱发、耳鸣）；头颈部（黏膜炎、口干、味觉改变、吞咽困难）；胸部（食管炎、肺炎）；胃肠道（恶心、呕吐、腹泻）；泌尿生殖系统和妇科（尿频/尿急、排尿困难、腹泻、阴道刺激）。急性和亚急性副作用通常在治疗结束后的几周到几个月内消退。慢性毒性可能是持久的；但是，通过设定正常组织的毒性限制可以有效降低治疗部位慢性毒性的风险。

四、其他放疗技术

如上所述，立体定向放疗（SRT）是一种高度适形放射的技术，允许单次大剂量分割。就术语而言，立体定向放射外科（SRS）通常与单次分割相关，而 SBRT 一般超过 1 次分割，并且通常高达 5 次分割。SRS 最重要的是其在中枢神经系统中的应用，可以用直线加速器或更专业的治疗机（如伽马刀）进行治疗。虽然 SRS 最常用于治疗脑转移，但也可用于垂体腺瘤、三叉神经痛、听神经瘤、脑膜瘤和动静脉畸形。最近，SRS 也被纳入了脊柱转移的治疗中，在一些病例中可以取代标准的放疗，为改善局部控制和疼痛控制提供了可能。

SBRT 最常用于不能手术的早期非小细胞肺癌的治疗。美国印第安纳大学公布的初步数据令人振奋，推动了一项多中心研究，证实了良好的局部控制率和可接受的毒性谱。展望未来，目前的试验正在评估外周型肿瘤和中央型肿瘤的最佳剂量与分割方案，并将 SBRT 患者与可手术患者进行比较。SBRT 还被用于前列腺癌的治疗，研究证明了，与外照射和近距离放疗相比，该方法具有可靠的安全性和显著的有效性。最近，SBRT 已被用于治疗转移性肝癌和肝细胞癌，在局部控制和肝毒性方面取得了令人鼓舞的初步结果，并在胰腺癌治疗方面也取得了同样的疗效。此外，SBRT 正在许多治疗部位被评估，包括软组织肉瘤和头颈部癌。

近距离放疗是一种将放射源植入或置入患者体内发挥作用的放疗技术。近距离放疗可采用低剂量率（LDR）植入物（通常与前列腺植入物相关）或高剂量率（HDR）植入物（通常与短暂妇科或乳腺植入物相关）。近距离放疗是前列腺癌治疗中常用的方法。如上所述，据报道，业内熟知的 LDR 近距离放疗对前列腺癌具有很好的临床结果和可接受的毒性谱。此外，越来越多的数据证明了前列腺癌 HDR 近距离放疗的可行性，与 LDR 不同的是，HDR 允许在导管就位后调节剂量，并有可能改善毒性谱。虽然近距离放疗治疗在前列腺癌治疗中主要是单一疗法，但对于高危前列腺癌患者，已有研究数据支持采用近距离推量放疗作为联合增效方案。

通过乳腺局部加速照射（APBI）治疗具有边缘的肿块切除的残腔，近距离放疗也已成为适当选择的早期乳腺癌女性的一种标准治疗选择。初步的研究使用多通道组织间插植 HDR 评估 APBI；然而，最近的研究评估了单通道施源器，提高了患者接受这种治疗的能力。目前，已经进行多项随机试验，比较近距离放疗和标准全乳放疗，没有发现局部复发的差异。术中放疗（IORT）是一种不同于 APBI 的部分乳腺放疗方式，可在手术时采用多种技术进行 IORT；然而，两项评估该技术的随机试验表明，与全乳放疗相比，IORT 的局部复发率有所增加。因此，目前在临床研究方案之外，不应该考虑该项技术。近距离放疗仍然是妇科癌症治疗的重要组成部分。在子宫内膜癌患者中，根据临床和病理因素，术后阴道圆柱近距离放疗是常规使用的，其仍然是宫颈癌治疗的重要组成部分。近距离放疗也可用于头颈部癌及软组织肉瘤。

传统上，放疗是通过光子（高能 X 线）或电子进行表浅病灶的治疗。光子是最常用的放疗形式，是不带电的，其已知的特点包括需要在数厘米的范围内形成一个剂量建成区和剂量沉积。另外，质子不同于光子，因为大部分剂量都是在一个小范围（数毫米）内得到沉积，称为 Bragg 峰，可以通过改变质子的能量进行调节。但应该注意的是，这个范围对于真正的 Bragg 峰来说通常太小，因此使用的是展宽的 Bragg 峰。质子的生物学特性被认为与光子相似，其优点是改善了剂量分布，而不是像中子那样具有更大的生物学效应。虽然之前仅有美国的几个中心开展了质子治疗，但是现在质子中心的数量已经大幅增加。开展质子治疗的挑战一方面是治疗所需的大量资源，另一方面是治疗相关的成本和花费。然而，质子治疗对儿童恶性肿瘤具有显著优势，现有数据支持质子在儿童肿瘤特别是中枢神经系统恶性肿瘤中的应用。至于其他的恶性肿瘤，质子治疗在前列腺癌中已被广泛应用。然而，目前支持质子在前列腺癌治疗中应用的数据并不一致，只能按照方案进行。同样，支持质子在乳腺癌治疗中应用的数据也有限，相关数据显示其未改变临床结局，但增加了急性毒性。有数据表明，质子治疗可用于 APBI，而且可能具有成本效益，但使用该技术治疗的患者数量有限，因此患者在常规接受非方案治疗之前，必须进行进一步的研究。展望未来，进一步的技术进步，包括调强质子治疗和先进的图像引导，可能会使质子治疗的结果得到进一步改善。在此期间，鉴于目前非劣效或优效的临床数据相对有限，缺乏证明成本效益的数据，并超出了可接受的适应证（如儿科癌症），质子治疗应主要限于按照方案使用。

五、寡转移性疾病

寡转移性疾病（OMD）的定义存在广泛的异质性，然而其被认为是局部疾病和广泛转移疾病之间的中间阶段。OMD 可进一步细分为同时性，即癌症的原发灶及有限的转移灶均为新发，或异时性，即发现原发肿瘤后再出现的新转移病灶。随着药物治疗、手术技术和放疗方式的进步，在多种癌症的研究中，对寡转移状态进行治疗的预后均得到了改善，因此寡转移状态也得到了更多重视。鉴于这一背景，治疗上对治愈的意向愈发强烈，欧洲放射治疗学与肿瘤学学会和美国临床肿瘤学会就如何定义 OMD 达成了共识。根据这些指南，OMD 可定义为能接受根治性放疗的 1～5 个转移灶，其中无论原发灶是否控制，所有转移灶都可以安全地进行治疗。

SBRT 越来越多地用于治疗 OMD。几项研究表明，其能够提高多种癌症的生存率和无进展生存率，是一种安全的可接受的治疗方法。此外，进一步的研究也正在进行，如 NRG-LU002 和 NRG-BR002，将阐明治愈目的的放疗对 OMD 的作用，并开发预后和预测生物标志物，以帮助制订治疗决策。

（江　浩　雷开键　译）

参考文献

第 44 章　临床遗传学

Holly J. Pederson，Roxanne B. Sukol，Brandie Heald

一、概　　述

临床遗传学是一门涉及遗传性疾病诊断和治疗的专业学科。对于肿瘤医疗保健提供者而言，识别这些疾病对提供与癌症治疗决策相关的适当治疗、确定患者的其他风险及就风险和选择向家庭成员提供建议至关重要。遗传性癌症的早期筛查至关重要，因为这类癌症具有发病年龄早、可能引发多种原发性癌症，且癌症易感性可遗传的特点。遗传综合征只占癌症病例的少数，但受影响者有极高的风险。风险增加的患者可能受益于加强监测、化学预防策略或降低风险的手术。

如果怀疑某种遗传性癌症综合征（表 44.1），应该进行针对此综合征的重点检查（如检查 PTEN 错构瘤肿瘤综合征患者的皮肤和头围），包括进行详细描述肿瘤类型、双侧性、诊断时的年龄及需要的医疗记录文件（如原发肿瘤的病理报告或致癌物暴露）的扩大家系的遗传咨询。在进行基因检测之前，患者必须在了解检测的益处、风险和局限性及癌症家族风险评估目标与美国临床肿瘤学会关于基因检测的政策声明一致的情况下，做出知情同意。计划生育有多种选择，包括植入前基因检测及产前诊断。患者应了解 2008 年颁布的《反基因歧视法》，该法规禁止基于遗传信息的就业和健康保险歧视。

表 44.1　最常见的遗传性癌症综合征

综合征	基因	相关癌症/肿瘤
Birt-Hogg-Dubé 综合征	*FLCN*	肾细胞癌
家族性腺瘤性息肉病	*APC*	结肠、胃、小肠、甲状腺、脑部肿瘤
家族性甲状腺髓样癌	*RET*	甲状腺髓样癌
家族性乳头状肾细胞癌	*MET*	Ⅰ型乳头状肾细胞癌
范科尼贫血	包括双等位基因 *BRCA2* 突变的多种基因；在有 DNA 交联剂的情况下，通过增加培养的淋巴细胞的染色体断裂可做出诊断	急性髓系白血病、骨髓增生异常综合征，实体瘤，尤其是头颈部或外阴鳞状细胞癌。若与双等位基因 *BRCA2* 突变有关，则是乳腺癌

续表

综合征	基因	相关癌症/肿瘤
Gorlin 综合征	*PTCH*	基底细胞癌，髓母细胞瘤
遗传性乳腺癌-卵巢癌综合征	*BRCA1*	乳腺癌、卵巢癌（前列腺癌、胰腺癌、男性乳腺癌）
	BRCA2	乳腺癌、卵巢癌、前列腺癌、胰腺癌、黑色素瘤、男性乳腺癌
遗传性弥漫性胃癌	*CDH1*	弥漫性胃癌、小叶性乳腺癌
遗传性平滑肌瘤病	*FH*	Ⅱ型乳头状肾细胞癌
遗传性黑色素瘤	*CDKN2A*、*CDK4*	黑色素瘤、胰腺癌
幼年性息肉综合征	*BMPR1A*、*SMAD4*	幼年/错构瘤性胃肠道息肉病、结直肠癌、胃癌、遗传性出血性毛细血管扩张症（仅为 *SMAD4*）
Li-Fraumeni 综合征	*TP53*	乳腺癌、肉瘤、白血病、脑部肿瘤、肾上腺皮质肿瘤、支气管肺泡瘤
Lynch 综合征	*MLH1*、*MSH2*、*MSH6*、*PMS2*、*EPCAM*	结肠癌、子宫内膜癌、卵巢癌、胃癌、小肠癌、胆道癌、胰腺癌、上尿道肿瘤、皮肤肿瘤、脑部肿瘤
多发性内分泌肿瘤 1	*MEN1*	甲状旁腺瘤、垂体瘤、胰腺或胰腺外瘤
多发性内分泌肿瘤 2A	*RET*	甲状腺髓样癌、嗜铬细胞瘤、甲状旁腺瘤
多发性内分泌肿瘤 2B	*RET*	甲状腺髓样癌、嗜铬细胞瘤、肠黏膜神经瘤、神经节细胞瘤
MUTYH 相关性息肉病	*MUTYH*	与家族性腺瘤性息肉病相似
遗传性肿瘤综合征	*PALB2*	乳腺癌、胰腺癌、卵巢癌、男性乳腺癌
黑斑息肉综合征（Peutz-Jeghers 综合征）	*STK11*	结肠/直肠癌、乳腺癌、胃癌、小肠癌、胰腺癌、肺癌、宫颈癌、卵巢癌、睾丸癌
PTEN 错钩瘤肿瘤综合征	*PTEN*	乳腺癌、子宫内膜癌、甲状腺癌、肾癌、黑色素瘤和结直肠癌
von Hippel-Lindau 病	*VHL*	透明细胞肾细胞癌、嗜铬细胞瘤、神经内分泌肿瘤

遗传咨询方法用于识别遗传性癌症综合征。由此引出了一个详细的四代家族树，这些信息加上患者的个人病史，决定了该表现是否最容易提示散发性、家族性或遗传性癌症。这种全面的风险评估确保为最合适的患者提供正确的基因检测，对结果进行个性化解释，并提供未来的管理建议。许多综合征的管理都有指南。

本章将回顾成年人中最常见、经验证的遗传性癌症综合征。

二、遗传性乳腺癌综合征

（一）遗传性乳腺癌-卵巢癌综合征

遗传性乳腺癌占总乳腺癌的 5%～10%。最常见的遗传性乳腺癌综合征涉及 *BRCA1/2* 基因的致病性突变，这两种肿瘤抑制基因是在双链 DNA 修复中发挥作用的肿瘤抑制基因。这些突变占遗传性乳腺癌的 65%，并且表现为常染色体显性遗传模式。普通人群的发病率为 1/280，但德系犹太人的发病率为 1/40。

这些基因的致病性突变与乳腺癌（高达 70%）和卵巢癌（高达 44%）的风险显著升高及这两种癌症发病较早相关。*BRCA1* 基因通常与三阴性乳腺癌组织学相关，而这两种基因都与浆液性卵巢癌相关。*BRCA2* 基因突变的患者罹患其他癌症的风险也显著提高。根据 NCCN 制定的指南，建议对个人进行 *BRCA1/2* 检测。

（1）来自具有已知 *BRCA1* 或 *BRCA2* 致病性突变的家族。

（2）对多基因检测敏感，并且符合以下标准但既往的有限检测结果为阴性的患者。

（3）有乳腺癌个人病史，并且在 45 岁或更年轻时确诊；或 46～50 岁确诊，家族史不详、在任何年龄诊断出的第二原发乳腺癌；或任何年龄段至少一位近亲与乳腺癌、卵巢癌、胰腺癌或前列腺癌相关。

（4）任何年龄的三阴性乳腺癌患者

1）在任何年龄被诊断乳腺癌：与德系犹太人血统有关；一位或多位近亲在 50 岁或以下诊断为乳腺癌，或男性乳腺癌；任何年龄的卵巢癌、胰腺癌，转移性、导管内或筛状组织学类型，或高风险或极高风险前列腺癌。

2）两位或两位以上近亲任何年龄患有乳腺癌或前列腺癌。

3）三位或三位以上近亲（包括患者）被诊断为乳腺癌。

（5）在任何年龄被诊断为男性乳腺癌。

（6）伴有任何年龄患上皮性卵巢癌（包括输卵管癌或腹膜癌）。

（7）伴有任何年龄患外分泌性癌。

（8）伴有任何年龄患前列腺癌，并与如下情况相关。

1）转移性疾病，导管内/筛状组织学，或高至极高风险。

2）50 岁或以下的近亲（一位或多位）患有乳腺癌。

3）任何年龄近亲患有卵巢癌、胰腺癌，或转移性、导管内或筛状组织学前列腺癌。

4）两位或两位以上近亲在任何年龄患有乳腺癌或前列腺癌（任何级别）。

（9）在肿瘤基因组检测中发现的突变具有关键意义。

（10）个体符合 Li-Fraumeni 综合征（LFS）或 Cowden/PTEN 错构瘤肿瘤综合

征检测标准有助于 HER-2 阴性转移性乳腺癌的系统性治疗的决策，以及其他诊断和潜在治疗方案的决策。

（11）以下情况建议进行测试

1）在转移情况下使用 PARP 抑制剂辅助系统性治疗决策。

2）帮助对高危、HER-2 阴性乳腺癌症进行奥拉帕利辅助治疗决策。

3）有弥漫性胃癌个人或家族史的小叶性乳腺癌。

与所有遗传综合征一样，只有当受影响的家庭成员无法或不愿意进行检测，并且家族史确定一级或二级亲属符合上述标准时，才应考虑对未受影响的个体进行检测。在这种情况下，检测之前必须解决结果解释的局限性，因为未受影响的个体的阴性检测结果将被归类为无信息的个体。

当发现 *BRCA* 致病性突变时，一般风险管理的选择包括加强监测、化学预防及有时行风险降低的手术。建议从 18 岁开始进行乳房自我检查。女性应该熟悉自己的乳房，并向医疗保健提供者报告变化。定期、持续的乳房自我检查（BSE）可以提高对乳房的自我检查意识。建议从 25 岁开始每 6～12 个月进行 1 次临床乳房检查。建议从 25 岁开始直至 75 岁每年进行 MRI 筛查，30 岁开始每年进行乳腺 X 射线摄影筛查。MRI 已被证明对该人群的癌症检测更为敏感。降低风险的乳腺切除术（RRM）可将癌症风险降低 90%以上。咨询应包括关于保护程度、重建选择和手术风险的讨论。在这一人群中使用他莫昔芬进行预防的数据有限，但其确实表明 *BRCA2* 突变患者的 ER 阳性疾病可能性减小。由于数量很少，没有达到统计学意义。

考虑到卵巢癌的风险较高，且缺乏有效的筛查，并且鉴于预防性输卵管卵巢切除术（RRSO）可以将乳腺癌风险降低 50%～55%，建议对 *BRCA1* 突变或完成生育的 35～40 岁妇女接受该手术。这是迄今为止唯一能降低总体死亡率的干预措施。由于 *BRCA2* 突变患者的卵巢癌发生时间比 *BRCA1* 突变患者平均晚 8～10 年，因此，对于 *BRCA2* 突变患者，将 RRSO 推迟至 40～45 岁是合理的。咨询包括讨论生殖意愿、对癌症风险的耐受性、对乳腺癌和卵巢癌的保护程度、绝经症状的管理、自然绝经期间可能的短期激素治疗及相关医学问题。尽管大多数浆液性卵巢癌被认为起源于输卵管，并且临床试验正在进行中，但目前单纯输卵管切除术（联合或不联合延迟性卵巢切除术）并不是降低风险的标准治疗。此外，值得注意的是，在绝经前妇女中，卵巢切除术可将 *BRCA* 携带者患乳腺癌的风险降低 50%～55%，具体取决于手术时患者的年龄。对于选择不接受 RRSO 的患者，数据不支持常规的卵巢筛查，可能会导致患者和提供者产生不真实的安全感。经阴道超声筛查卵巢癌的敏感度或特异度尚不足以支持积极的建议，但从 30～35 岁开始，临床医生可酌情考虑。血清 CA12-5 也可以给出有类似于经阴道超声的注意事项。

对于 *BRCA1* 男性携带者来说，患乳腺癌的风险约为 1%，而 *BRCA2* 男性携带者患乳腺癌的风险更高（约 7%）。该人群的年度临床乳房检查应从 35 岁开始。建议在 50 岁或比家族中第一例男性乳腺癌发病早 10 年时考虑进行年度筛查。建议从 40 岁开始对 *BRCA2* 携带者进行前列腺癌筛查，并应考虑在 40 岁时对 *BRCA1* 携带者开展前列腺癌筛查。对于胰腺癌和黑色素瘤，目前还没有明确的筛查指南，但根据家庭中观察到的癌症，筛查可能是个体化的。

胰腺癌筛查最常见于已知胰腺癌易感基因（*ATM*、*BRCA1*、*BRCA2*、*CDKN2A*、*MLH1*、*MSH2*、*MSH6*、*EPCAM*、*PALB2*、*STK11*、*TP53*）携带者和一级亲属胰腺癌家族史患者的一级亲属。即使没有家族史，*STK11* 或 *CDKN2A* 突变患者也可以进行胰腺癌筛查。没有针对黑色素瘤的具体指南。

（二）PTEN 错构瘤肿瘤综合征

PTEN 错构瘤肿瘤综合征（PHTS）是一种遗传诊断，包括 Cowden 综合征和 Bannayan- Riley-Ruvalcaba 综合征。PHTS 是一种常染色体显性综合征，发病率为 1/20 万；其是由肿瘤抑制基因 *PTEN* 功能丧失引起的，并且与多种组织中的多发性错构瘤、特征性皮肤病表现、乳腺癌、子宫内膜癌、甲状腺癌、肾癌、结直肠癌和黑色素瘤的风险增加有关。在 *PTEN* 基因有致病性突变的患者中，终生患乳腺癌的风险可能高达 85%。甲状腺癌通常是滤泡性的，很少有乳头状的，2/3 的携带者可发生于儿童时期。13%～34%的携带者可见肾细胞癌。结肠息肉的患病率为 66%～93%。虽然错构瘤性息肉为主要表现，但 PHTS 患者通常会发展为神经节细胞瘤与错构瘤的混合性肿瘤、腺瘤性息肉、锯齿状息肉和炎性息肉。终生罹患结直肠癌的风险高达 16%。神经系统表现包括小脑皮质发育不良的神经节细胞瘤、大头畸形、智力障碍和自闭症。女性通常有良性异常，如明显的乳腺纤维囊性变、乳腺错构瘤、子宫肌瘤和卵巢囊肿。男性常患睾丸脂肪瘤病。男性和女性经常有良性甲状腺病变，如腺瘤和多结节性甲状腺肿。良性糖原性棘皮病和脂肪瘤也可见。

基因检测标准分为主要标准和次要标准。主要标准包括头大畸形、乳腺癌、滤泡性甲状腺癌、多发性胃肠错构瘤或神经节神经瘤、上皮性子宫内膜癌、阴茎斑状色素沉着症、Lhermitte-Duclos 病（成人）和特征性黏膜皮肤病变（如毛发上皮瘤、肢端角化病、黏膜皮肤神经瘤、口腔乳头状瘤）。次要标准包括自闭症谱系疾病、结肠癌、食管糖原性腺瘤、脂肪瘤、智力障碍、甲状腺乳头状癌（乳头状或滤泡状）、甲状腺结构性病变（腺瘤或多结节性甲状腺肿）、肾细胞癌、单发胃肠道错构瘤或神经节神经瘤、睾丸脂肪瘤和血管异常。以下情况应接受 *PTEN* 检测。

（1）头大畸形加上至少一个额外的主要标准。

（2）三个主要标准，无头大畸形。

（3）一个主要标准加上三个或更多次要标准。

（4）四个或更多次要标准。

（5）成人 Lhermitte-Duclos 病。

（6）自闭症谱系疾病加头大畸形。

（7）两个或两个以上活检证实的毛鞘瘤。

应向具有单个主要标准或两个次要标准的个人及临床诊断为 Cowden 综合征或 PHTS 的家庭成员提供基因检测。临床诊断 Cowden 综合征的标准与检测标准略有不同，已由 NCCN 和国际 Cowden 联合会制定。临床 Cowden 综合征患者罹患乳腺癌的估计终生风险为 25%～50%。*PTEN* 检测包括整个编码区域的测序+缺失/复制分析。在 *PTEN* 启动子区域也报道了致病性突变。Cowden 综合征的其他候选基因正在积极研究中。新生突变并不少见。

NCCN 对患有 PHTS 的女性的管理指南包括从 18 岁开始的乳房自我检查（BSE）培训和教育，从 25 岁开始每 6～12 个月进行 1 次临床乳房检查，从 30～35 岁开始每年进行 1 次乳腺 X 射线摄影和乳腺 MRI 检查。这些指南根据家族中最早的发病年龄进行个体化调整，MRI 至少持续到 75 岁，具体取决于合并的疾病。应在具有致病性或可能致病性变异体的女性中讨论 RRM 的选择。对于临床 Cowden 综合征/PTHS 患者，应根据家族史考虑 RRM。应鼓励患者报告异常子宫出血，必须进行评估。可以考虑每 1～2 年进行 1 次子宫内膜活检筛查。对于子宫内膜癌筛查，可以考虑从 30～35 岁开始每年进行子宫内膜活检。可以考虑子宫切除术。男性和女性应在 18 岁或其家庭中诊断为癌症的最小年龄前 5 年开始进行年度体检，重点是甲状腺检查。基线甲状腺超声应在诊断时（最早在 7 岁时）进行，此后每年进行 1 次。结肠镜检查应在 40 岁开始，每 5 年随访 1 次。从 40 岁开始，每 1～2 年考虑进行 1 次肾脏超声检查。

（三）Li-Fraumeni 综合征

Li-Fraumeni 综合征（LFS）是一种遗传性综合征，与患者年轻时出现的多种癌症相关。LFS 表现为常染色体显性遗传模式，与 *TP53* 抑癌基因致病性突变相关，该基因在 DNA 修复中起重要作用。该基因携带者终生患癌症的风险几乎是 100%，其中 90%的人在 60 岁之前被诊断为癌症。该综合征的典型肿瘤是肉瘤、乳腺癌、白血病、脑肿瘤和肾上腺癌。

经典的 LFS 标准包括 45 岁之前先证者患有肉瘤，且有一级亲属在 45 岁之前患任何癌症，且另一名一级或二级亲属在 45 岁之前患有癌症，或任何年龄患肉瘤。Chompret 标准包括以下之一。

（1）先证者 46 岁之前患有 LFS 谱系肿瘤（肉瘤、绝经期前乳腺癌、脑部肿瘤、肾上腺皮质样肿瘤、白血病或支气管肺泡癌）中任意一种，加上 56 岁之前一名一级或二级亲属患有 LFS 谱系肿瘤，或患有多个 LFS 相关肿瘤。

（2）先证者患有多发性肿瘤（除了多发性乳腺肿瘤之外），其中两个属于 LFS 谱系，而且第一个在 46 岁之前发病。

（3）先证者被诊断为肾上腺皮质肿瘤或脉络丛肿瘤，不论年龄大小及家族病史。

建议对符合这些标准的个体及 35 岁之前患有乳腺癌且 *BRCA1/2* 突变阴性的女性进行检测。7%～20%的患者会出现新突变。*TP53* 包含在大多数多基因癌症检测中。

LFS 女性的管理指南包括从 18 岁开始乳房自我检查（BSE）培训和教育，以及从 20 岁开始每 6～12 个月进行 1 次临床乳房检查。20 岁时，如果没有做 MRI 检查，建议每年进行 1 次乳房 MRI 或乳腺 X 射线摄影检查。从 30 岁开始，建议每年进行 1 次乳房 MRI 检查，并与低剂量数字乳房摄影交替进行。降低风险的乳腺切除术（RRM）应作为一种选择。所有携带者应每年进行 1 次体检，包括皮肤和神经系统检查。结肠镜检查应考虑从 25 岁开始，每 2～5 年进行 1 次随访。应与患者讨论筛查的其他项目，包括从 18 岁开始每年进行皮肤科检查、全身 MRI、脑部 MRI，以及有家族史患者的胰腺癌筛查。其他有针对性的监测应基于家族史。如有可能，应避免进行治疗性放疗。

三、遗传性胃肠综合征

（一）Lynch 综合征

Lynch 综合征是一种常染色体显性遗传病，其特征是 DNA 错配修复（*MMR*）基因或 *EPCAM* 中的胚系致病性突变。Lynch 综合征占所有结直肠癌的 2%～3%，与 8.7%～61%的终生风险相关。结直肠癌的终生风险可以根据性别和 *MMR* 基因进一步分层，男性 *MLH1* 携带者的风险最高。与散发性结直肠癌患者相比，Lynch 综合征相关的结直肠癌患者通常在确诊时较年轻（44～61 岁 *vs.* 在一般人群中为 69 岁），在右侧结肠发现更多的低分化黏液性肿瘤。尽管有这些侵略性组织学特征，但受影响患者的 5 年生存率高于常见散发性结直肠癌患者。对于诊断为一种结直肠癌并接受局限性切除治疗的患者，在最初诊断后 10 年，再次发生癌症的风险为 16%～19%，在随后的 20 年中这种风险上升至 41%～47%。

子宫内膜癌是 Lynch 综合征中最常见的结肠外肿瘤，约占所有子宫内膜癌的 2%，女性携带者患癌的终生风险为 13%～57%。与结直肠癌一样，Lynch 综合征女性诊断时通常相对年轻（一般人群 50 岁 *vs.* 65 岁）。其他癌症终生风险增加的器官部位包括卵巢（终生风险≤1%～38%）、胃（≤1%～7%）、小肠（≤1%～11%）、胰腺/肝胆道（≤1%～6.2%）、上泌尿道（≤1%～28%）、皮肤（≤1%～9%）和大脑（≤1%～7.7%）。在许多家庭中，乳腺癌和（或）前列腺癌都有发生，但风险尚未明确界定。

识别错配的碱基对并对其进行修复的 MMR 系统的缺陷是 Lynch 综合征的标志性特征。受 Lynch 综合征影响的 *MMR* 基因包括 *MLH1*、*MSH2*、*MSH6* 和 *PMS2*。*EPCAM* 中的胚系缺失使 *MSH2* 失活，也与 Lynch 综合征有关。*MMR* 和 *EPCAM* 致病性突变呈常染色体显性方式遗传。对于患有 Lynch 综合征的个体，一旦第二个（以前完整的）等位基因失活，无论是通过获得性体细胞突变、杂合性丢失还是启动子超甲基化，随后修复 DNA 错配能力的丧失都会导致突变率增加和相关的基因组不稳定。

DNA 错配通常发生于重复的核苷酸区域，特别是单核苷酸和双核苷酸。这些序列称为微卫星。这些区域中错配核苷酸的积聚导致微卫星扩增或收缩，称为微卫星不稳定性（MSI）。90%～95%的 Lynch 综合征相关结直肠癌显示出高度 MSI（MSI-H）。约 88%的 Lynch 综合征相关结直肠癌通过 MMR 蛋白的免疫组化（IHC）染色显示 *MMR* 缺乏。

MMR 基因突变的双等位基因遗传导致机体 MMR 缺陷综合征（CMMRD），并与 Lynch 综合征相关性癌症及儿童癌症、血液恶性肿瘤、息肉病、脑肿瘤和神经纤维瘤病特征（如咖啡牛奶斑）发展相关。

怀疑患有 Lynch 综合征的结直肠癌或子宫内膜癌患者可以通过聚合酶链反应（PCR）IHC 筛查 MSI。PCR 通过识别微卫星区域的扩增或减少检测 MSI。如果 30%或更多的微卫星表现出不稳定性，则认为肿瘤具有 MSI-H，这表明 DNA *MMR* 基因存在缺陷。IHC 检测通过抗体方法发现 MMR 蛋白。与 MSI 检测不同，IHC 的优势在于能够识别缺失的蛋白质产物，可作为替代物，暗示潜在的突变基因。确认 Lynch 综合征需要对 *MMR* 基因进行胚系检测。

MSI 对 Lynch 综合征是敏感的，但不是特异性的。在多达 15%的散发性结直肠癌中可以发现MSI-H，最常见的原因是 *MLH1* 启动子区域的超甲基化而导致 *MLH1* 缺失。在 *MLH1* 启动子超甲基化的结直肠癌患者中，约 50%会发生 *BRAF* V600E 突变，这在 Lynch 综合征肿瘤中很少见。*MLH1* 启动子超甲基化的子宫内膜癌不显示体细胞 *BRAF* 突变，因此 *BRAF* 基因检测并不是筛查子宫内膜癌的有效检查。对于 MSI-H 伴 *MLH1* 缺失的结直肠癌患者，应该对 *BRAF* V600E 突变（仅结直肠癌）或 *MLH1* 启动子超甲基化（结直肠癌或子宫内膜癌）进行检测以排除散发病例。如果该检测结果为阴性，则应为患者提供胚系 *MLH1* 检测。缺乏其他 MMR 蛋白且诊断为结直肠癌或子宫内膜癌的患者应进行 *MMR* 基因检测和遗传咨询。估计 40%～50%的 MSI/IHC 结果异常的个体具有胚系 *MMR* 致病性突变，从而确认了 Lynch 综合征的诊断。40%～50%的 MSI/IHC 结果异常的患者将获得体细胞 *MMR* 致病性突变，这与 Lynch 综合征的诊断不一致。若在胚系检测中未检测到 *MMR* 致病性突变，则应考虑对肿瘤 DNA 进行 *MMR* 基因检测。

识别 Lynch 综合征患者仍然是一项具有挑战性的任务。阿姆斯特丹 I 标准最初是为了识别适合遗传性大肠癌研究的个体而制定的。阿姆斯特丹 Ⅱ 标准后来被扩大至包括在这些家族中观察到的其他癌症。阿姆斯特丹标准对识别适合基因咨询和检测的患者是有用的。那些符合阿姆斯特丹标准的家族被诊断为遗传性非息肉病性结直肠癌（HNPCC）。估计 50%的 HNPCC 家族实际上患有 Lynch 综合征。修订后的贝塞斯达（Bethesda）指南旨在帮助识别适合于 MSI/IHC 检测的结直肠癌。

阿姆斯特丹 Ⅱ 标准：

（1）3 位或 3 位以上亲属患有 HNPCC 相关癌症（结直肠癌、子宫内膜癌、小肠癌、输尿管癌或肾盂癌），其中一人为其他两人的一级亲属。

（2）两代或两代以上患有上述癌症。

（3）家庭中至少有一位在 50 岁前被诊断为上述癌症。

（4）该家族并不存在另一种遗传性结直肠癌基因疾病——家族性腺瘤性息肉病（FAP）。

修订的贝塞斯达指南：

（1）50 岁以下患结直肠癌。

（2）60 岁以下患结直肠癌伴 MSI-H 组织学。

（3）无论年龄多大，存在同时性或异时性结直肠癌，或其他 HNPCC 相关肿瘤。

（4）结直肠癌患者，有一位或多位一级亲属患 HNPCC 相关肿瘤，其中一位 50 岁以下被诊断为癌症。

（5）结直肠癌患者，无论年龄，有两位或两位以上的一级或二级亲属患 HNPCC 相关肿瘤。

鉴于阿姆斯特丹标准和贝塞斯达指南的敏感度和特异度降低，2009 年，基因应用与预防评估项目（EGAPP）支持对所有新诊断的结直肠癌进行无一例外的 MSI 和（或）IHC 筛查。

对于因 *MLH1* 或 *MSH2*/*EPCAM* 的胚系突变而患 Lynch 综合征的患者，结肠镜筛查应从 20～25 岁开始，每 1～2 年随访 1 次。在 *MSH6* 和 *PMS2* 携带者中，结肠镜筛查可在 30～35 岁开始，每 1～2 年随访 1 次。必须使患者意识到功能失调性子宫出血需要评估。没有明确的证据支持对 Lynch 综合征患者进行子宫内膜癌筛查。然而，可以考虑从 30～35 岁开始每年进行诊间子宫内膜取样。尽管在某些情况下，临床医生发现筛查是有帮助的，但这些数据并不支持 Lynch 综合征的常规卵巢筛查。围绕其他结肠外癌症的筛查存在争议，除了每年的皮肤监测外，尚无明确的建议。从 30～35 岁开始，每 3～5 年可考虑进行 1 次十二指肠可视化上消化道内镜检查。一般不建议进行初级预防性结肠切除术。每年 1 次尿液检查可以考虑从 30～35 岁时开始，尤其是 *MSH2* 携带者。尽管没有显示子宫切除术联合双侧输卵管卵巢切除术可以降低死亡率，但其可以降低癌症的发生率，并且在 35 岁以后，一旦生育完成，可以根据个人情况进行考虑。

（二）家族性腺瘤性息肉病

家族性腺瘤性息肉病（FAP）是一种常染色体显性疾病，以存在结直肠腺瘤性息肉病为特征。FAP 是由位于 5 号染色体上的肿瘤抑制基因结肠腺瘤性息肉病（*APC*）基因的胚系致病性突变引起的。不同于结直肠癌有接近完整的外显率，FAP 会引发许多相关的结肠外癌，且这些肿瘤具有可变的外显率。

FAP 占所有结直肠癌的比例不足 1%。75%的 FAP 病例继承了胚系 *APC* 突变，其余 25%的病例是新发的。在超过 1000 个腺瘤的患者中，80%的患者发现 *APC* 致病性突变。突变检出率随腺瘤总数变化而下降，100～999 个结直肠腺瘤的突变检测率为 56%，20～99 个腺瘤为 10%，10～19 个腺瘤为 5%。

根据结直肠腺瘤负荷，本部分介绍两类 FAP：经典型/丰富型 FAP 和衰减型 FAP（AFAP）。经典型/丰富型 FAP 患者有超过 100 个腺瘤性息肉。腺瘤通常在青春期开始发展，如果不进行手术干预，结直肠癌的风险为 100%。结直肠癌的平均诊断年龄为 20～30 岁。AFAP 以＜100 个腺瘤为特征，这些腺瘤通常在青少年晚期或 20 岁早期开始发展。结直肠癌发生的风险较低，但仍然显著（高达 80%），且诊断年龄较晚，通常为 40～50 岁。

FAP 患者还可能出现上消化道息肉。12%～84%的患者出现胃底腺息肉和胃腺瘤。胃癌的风险较低，但比一般人群高。十二指肠腺瘤在 50%～90%的患者中发生。根据 Spigelman 评分，十二指肠癌的风险为 4%～12%。

恶性和良性 FAP 均可观察到肠外表现。恶性肠外肿瘤罕见，包括乳头状甲状腺癌、胰腺癌、儿童肝母细胞瘤和中枢神经系统肿瘤。良性表现包括硬纤维瘤、皮脂腺或表皮样囊肿、脂肪瘤、骨瘤、纤维瘤、牙齿异常、肾上腺腺瘤和先天性视网膜色素上皮肥厚（CHRPE）。Turcot 综合征以前用来描述家族性结肠癌与中枢神经系统肿瘤的关系，这包括在 FAP 家族中观察到的髓母细胞瘤。Gardner 综合征是指 FAP 家族中同时患有骨瘤和软组织瘤。与腺瘤性息肉病相关的 Turcot 综合征和 Gardner 综合征都是由 *APC* 变异体引起的 FAP 的形式。

任何出现 10 个或 10 个以上结直肠腺瘤的患者均应怀疑 FAP，并应向这些患者提供 *APC* 基因胚系突变的遗传咨询和检测。在 *APC* 基因致病性突变检测阴性的患者中，也应考虑检测 *MUTYH* 相关性息肉病（见下文）及其他罕见的息肉病综合征。与大多数其他遗传性癌症综合征不同，基因咨询和预测性基因检测应提供给 8～10 岁具有典型 FAP 家族史的儿童。在 AFAP 家族史中，基因咨询和预测检测可以推迟至青少年后期。

根据 NCCN 指南，对于经典型/丰富型 FAP，应在青春期前后开始进行软式乙状结肠镜或全结肠镜筛查，并每年随访 1 次。AFAP 患者应在青少年晚期开始进行结肠镜检查，每 2～3 年随访 1 次。发现有大量息肉病、多发性大腺瘤（＞1cm）或绒毛状组织学或高度异型增生的腺瘤患者应行结肠切除术，并对回肠袋进行常规监测。疾病负荷较轻的 AFAP 患者可以进行息肉切除术，然后继续进行年度监测。十二指肠壶腹的内镜检查应在 20～25 岁开始。没有十二指肠息肉的患者应在 4 年内重复 1 次内镜检查。Spigelman Ⅰ期患者（最小息肉病；1～4 个管状腺瘤，大小为 1～4mm）需要在 2～3 年重复 1 次内镜检查；Ⅱ期患者（轻度息肉病；5～19 个管状腺瘤，大小为 5～9mm）需要每 1～3 年随访 1 次；Ⅲ期患者（中度息肉病；20 个以上病变，或大小为 1cm 或以上）需要每 6～12 个月随访 1 次；Ⅳ期十二指肠疾病（致密性息肉病或高度异型增生）患者应每 3～6 个月进行 1 次监测，并接受手术评估，以考虑进行黏膜切除、十二指肠切除或 Whipple 手术。甲状腺的年度检查应该在青少年后期开始，可以考虑进行甲状腺超声检查。对于有硬纤维瘤的家族，结肠切除术后 1～3 年及此后每 5～10 年进行 1 次腹部 MRI 或 CT 检查。目前的数据不足以支持任何额外的筛选或监测。

（三）MUTYH 相关性息肉病

MUTYH 相关性息肉病（MAP）是一种常染色体隐性遗传性癌症综合征，以腺瘤性息肉病和早期发生的结直肠癌为特征。MUTYH 是一种碱基切除修复蛋白，在 DNA 的 G：C＞T：A 颠换中起着重要的纠正作用。在北欧人种族背景中，据报道，两种常见的致病性突变 c.536A＞G（p.Tyr179Cys）和 c.1187G＞A（p.Gly396Asp）占 *MUTYH* 致病性突变的 80%。据估计，该种族中 1%～2%的个体携带其中一种突变。据报道，在荷兰人、意大利人、英属印度人、巴基斯坦人、西班牙人、葡萄牙人、突尼斯人、巴西人、法国人、日本人和韩国人的种族背景中都出现了不同的起始突变。

大多数患者出现十到数百个结直肠腺瘤；通常观察不到大量的息肉。一些个体也会发展成锯齿状息肉（增生性息肉、无柄锯齿状腺瘤/息肉和锯齿状腺瘤）。平均诊断年龄为 50 岁。在没有息肉的情况下，极少数患者会出现早期发病的结直肠癌。MAP 患者罹患结直肠癌的终生风险为 43%～100%。

MAP 患者还会出现上消化道肿瘤。10%～15%的患者会出现胃底腺息肉和（或）胃腺瘤。目前尚不清楚 MAP 是否与胃癌风险增加有关。17%～25%的患者会发展为十二指肠腺瘤，估计发展为十二指肠癌的终生风险为 4%。

其他癌症，包括甲状腺癌、皮肤癌、子宫内膜癌、卵巢癌、乳腺癌和膀胱癌，据报道在 MAP 患者中发病率增加。此外，据报道患者有良性甲状腺疾病、皮肤表现、牙齿异常发育和 CHRPE。

有学者推测 *MUTYH* 携带者患结直肠癌的风险可能会增加。据报道，携带者之间存在的 OR 为 1.1～1.2 和 2～3。

NCCN 建议双等位基因 *MUTYH* 突变的患者在 25～30 岁开始进行结肠镜检查。如果结果为阴性，应该每 2～3 年重复检查 1 次。如果发现息肉，结肠镜检查和息肉切除应该每 1～2 年重复 1 次。当一次检查中息肉负荷大于 20 个，息肉已经被消融，一些息肉超过 1cm，或当遇到高级别组织学时，应考虑行结肠切除术。腺瘤的分布和息肉负荷反映结肠应切除的范围。能够观察壶腹的上消化道内镜检查可以考虑从 30～35 岁开始。后续随访基于 Spigelman 评分，如 FAP 部分所述。对于单等位基因 *MUTYH* 携带者，NCCN 目前支持从 40 岁开始进行结肠镜检查，对于与结肠癌有一级亲属关系的患者，至少每 5 年进行 1 次随访。建议对无结肠癌家族史或与癌症有二级亲属关系的 *MUTYH* 携带者进行一般人群结直肠癌筛查。

（四）遗传性弥漫性胃癌

遗传性弥漫性胃癌（HDGC）是一种由 *CDH1* 基因胚系致病性突变引起的常染色体显性遗传性疾病。*CDH1* 编码 E-钙黏蛋白，该蛋白是一种影响细胞间相互作用的细胞黏附蛋白，在细胞发育、分化和结构中起着关键作用。携带这些胚系突变的个体在一生中（截至 80 岁）患弥漫性胃癌（DGC）的风险为 67%～83%，中位发病年龄为 37 岁。最近基于临床实验室的研究显示，DGC 的终生风险估计为 33%～42%。这些胃癌形成于完整的黏膜表面之下，导致胃壁增厚，而不是形成一个不连续的肿块。因为它们只在疾病过程的后期才可见，所以早期检测非常具有挑战性。因此，通过 EGD 随机活检筛查高危人群应该从青少年后期开始。所有 18～40 岁的 *CDH1* 突变携带者都应进行预防性胃切除术。

与 DGC 一样，E-钙黏蛋白表达缺失也是小叶型乳腺癌的关键潜在缺陷。因此，女性携带者一生中（截至 80 岁）患小叶性乳腺癌的风险为 39%～55%。考虑到这一相当大的风险，建议从 30 岁或比第一位受影响的亲属早 10 岁开始，在年度筛查乳腺 X 射线摄影中增加年度 MRI 筛查，RRM 应作为一个选项进行讨论。

根据专家意见，HDGC 的基因检测标准如下。

（1）有弥漫性胃癌个人史或家族史的小叶性乳腺癌。

（2）无论年龄大小，至少有 2 例胃癌患者，其中至少 1 例确诊为 DGC。

（3）DGC 确诊年龄在 50 岁以下，无家族史。

（4）有 DGC 和浸润性小叶癌的个人史或家族史，其中 1 位在 70 岁之前被确诊。

（5）至少 2 例 50 岁之前确诊小叶性乳腺癌。

（6）毛利人血统个体的任何年龄的 DGC；或有唇腭裂个人史或家族史。

（7）70 岁前确诊双侧小叶性乳腺癌。

任何符合上述标准的个体都应接受 *CDH1* 基因检测。如果 *CDH1* 为阴性，则应提供 *CTNNA1* 基因检测。在符合临床标准的患者中，*CDH1* 突变检测率既往报道为 25%～50%。随着上述检测标准的扩大，突变检测率已降至 10%～18%。

（五）Peutz-Jeghers 综合征

Peutz-Jeghers 综合征（PJS）是一种罕见的常染色体显性疾病，其特点是多发性胃肠错构瘤性息肉，黏膜皮肤色素沉着和恶性肿瘤风险增加。约 88%的 PJS 患者会出现 Peutz- Jeghers 息肉。Peutz-Jeghers 息肉的特点是息肉内的平滑肌呈树枝状而导致大脑样外观。这些息肉通常在 0～10 岁开始生长，最常见于小肠，但也可在结肠、直肠和胃中观察到。估计 50%的患者在 20 岁时会出现肠套叠。PJS 通常通过特征性黏膜皮肤色素沉着识别。病灶小（1～5mm）、扁平，蓝灰色至棕色斑点，常见于口鼻周围、颊黏膜，以及手足、肛周和生殖器。随着时间推移，这种色素沉着会逐渐消失。恶性肿瘤在 PJS 中也很常见，受影响的患者终生罹患癌症的风险高达 80%～90%。最常见的恶性肿瘤发生于结肠和直肠，但乳腺、胃、小肠、胰腺、肺、宫颈、卵巢和睾丸的肿瘤发生风险也会增加。

WHO 制定了 PJS 的临床诊断标准。

（1）三个或更多组织学确诊的 Peutz-Jeghers 息肉。

（2）任何数量的 Peutz-Jeghers 息肉和 PJS 家族史。

（3）特征性黏膜皮肤色素沉着和 PJS 家族史。

（4）具有特征性黏膜皮肤色素沉着的患者有任何数量的 Peutz-Jeghers 息肉。

PJS 是由 *STK11* 种系突变引起的。在 60%～99%符合 WHO 标准的患者中发现了 *STK11* 突变。建议从 25 岁开始每年进行乳房 MRI 筛查，另外建议从 30 岁开始每年进行乳腺 X 射线摄影筛查。PJS 患者应该每 2～3 年做 1 次结肠镜检查，从青少年晚期开始。NCCN 指南中列出了胃、小肠、胰腺、子宫、卵巢和睾丸筛查的附加指南。

（六）幼年性息肉综合征

幼年性息肉综合征（JPS）是由 *BMPR1A* 和 *SMAD4* 基因突变引起的。该综合征以胃肠道错构瘤息肉和恶性肿瘤风险增加为特征。幼年期形成在该综合征中观察到的错构瘤性息肉。息肉通常在青少年时期开始生长，最常见于结肠和直肠。*SMAD4* 致病性突变患者也可发生巨大的胃息肉病，在 *BMPR1A* 致病性突变患者中不太常见。小肠息肉也有报道，但很少见。罹患癌症的终生风险为 17%～68%，罹患结直肠癌的终生风险为 50%。胃癌或十二指肠癌的风险为 15%～21%。胚系 *SMAD4* 突变也与遗传性出血性毛细血管扩张症（HHT）和主动脉病变有关。这些 JPS 的临床标准已经确立：3～5 个或以上的结肠或直肠息肉；整个胃肠道的幼年息肉；或任何数量的幼年性息肉和 JPS 的阳性家族史。

在符合临床诊断标准的个体中，40%～50%的患者被发现具有 *SMAD4* 和 *BMPR1A* 突变。

结肠镜检查和上消化道内镜检查应在 15 岁左右开始，每 1～3 年进行 1 次随访。如果息肉负荷在内镜下无法控制，可以考虑进行结肠切除术和（或）胃切除术。*SMAD4* 突变的个体应进行 HHT 筛查。

四、特殊注意事项

在某些情况下，确定 *TP53* 突变的基因检测结果实际上可能不是与 LFS 相关类型的真实的胚系突变。这种类型的结果的可能解释是血液中存在循环肿瘤细胞（体细胞嵌合体）或克隆性造血，这是一种完全局限于造血区室（hematopoietic compartment）的嵌合体。既然 LFS 的诊断对乳腺癌患者及其亲属有着深远的影响，那么进一步的检测，包括皮肤活检，通常意味着进一步评估真正的胚系 LFS。

随着系统性治疗越来越多地与特定体细胞或肿瘤相关基因（即靶向治疗）中的致病性突变相关，肿瘤基因检测将扩大。然而，单独的肿瘤特异性检测并不能表明一种突变是否通过胚系遗传。建议进行体细胞和胚系配对或后续的胚系检测，以评估治疗适应证及了解致病性遗传突变的潜在医疗和心理影响。出于这些原因，知情同意至关重要。

儿童检测的时机也需要考虑。由于大多数与乳腺癌易感性相关的基因没有相应的儿童/青少年健康风险，传统的共识是保持儿童的自主权，因此，可以推迟检测，直到确保儿童能够充分知情同意。然而，当结果影响医疗管理或生殖决策时，一些与乳腺癌易感性相关的基因也会对 18 岁以下的人产生健康风险。在这些情况下，应与未成年人的家庭讨论未成年人的检测问题。相关的例子包括 *TP53*（儿童癌症风险）和 *PTEN*（自闭症和甲状腺疾病，包括早发癌症）。此外，考虑到胃癌早期发病的可能性，应对青少年进行 *CDH1* 检测。

五、高危基因携带者的实用乳腺管理

遗传性乳腺癌易感性的基因检测在新诊断的癌症患者的手术决策中可能是一个重要的考虑因素。*BRCA* 突变携带者已被证明具有较高的对侧乳腺癌（CBC）发生率，因此选择双侧乳腺切除术而非单侧乳腺切除术的患者死于乳腺癌的可能性较小。其他基因携带者的 CBC 风险较低，但仍相对较高。在一项研究中，*PALB2* 与 10%的 5 年累积 CBC 风险相关，而 *BRCA1* 的 5 年风险为 17%。

CHEK2 与 10%～29%的 10 年 CBC 风险相关。如果患者存在 *BRCA1* 或 *BRCA2* 突变，则可讨论对侧预防性乳房切除术（CPM）的选择，但考虑到第二原发疾病或对侧疾病的风险较高，在 *TP53*、*PTEN*、*PALB2* 或 *CHEK2* 1100delC 的致病性突变的情况下也通常是合理的。乳房肿块切除术加放疗治疗乳腺癌通常是一种合适的治疗选择，但 *TP53* 的情况则不然，因为放疗是禁忌。当然，考虑到令人信服的家族史或诊断时年龄较小，通常选择 CPM，尤其是在美国。

在 *BRCA* 携带者中，RRSO 不仅与全因死亡率降低 77%相关，特别是在 *BRCA1* 突变患者被诊断为 ER 阴性乳腺癌后，与乳腺癌特异性死亡率降低 62%相关。因此，RRSO 被证明是该患者群体的重要早期干预措施。最近，类似的数据显示早期卵巢切除术对被诊断为乳腺癌的 *BRCA2* 突变患者有益。*BRCA1* 和 *BRCA2* 相关肿瘤对 PARP 抑制剂也特别敏感，这在本书其他部分讨论。

检测注意事项

随着分子遗传学这一新兴领域的出现，对癌症遗传易感性的检测正在迅速扩大。对于已确定的基因突变携带者，筛查、降低风险和癌症治疗存在大量相关的影响。鉴于二代测序技术的出现，而且该技术能够以较低的成本同时对多种基因进行测序，再加上乳腺癌和卵巢癌易感性的遗传异质性，多基因组套检测现在已变得普遍。

对具有高度外显基因突变（*BRCA1*、*BRCA2*、*PALB2*、*CDH1*、*PTEN* 和 *TP53*）的女性进行乳腺筛查主要由已发表的指南驱动。鉴于外显率的明确估计，NCCN 提供了开始筛查的建议和年龄，并基于大量证据。中等风险基因致病性突变患者的管理面临着独特的挑战。*ATM* 和 *CHEK2* 突变患者患乳腺癌的终生风险约为 30%。在这些患者中，乳房筛查包括每年进行 1 次乳腺 X 射线摄影（考虑断层合成），并考虑从 40 岁开始进行乳房 MRI 检查，根据家族史可能修改建议；筛查通常在最年轻的受影响亲属的年龄（诊断时）之前 5～10 年开始。对于一些有显著家族史的女性，风险降低手术是一个考虑因素。

基因检测应该提供给谁？虽然指南已经应用多年，但人们担心现有指南可能会遗漏大量患有遗传性癌症综合征的乳腺癌患者。例如，Beitsch 等在一项针对 959

例乳腺癌患者的研究中报道了 7.9%的突变率（P=0.4241），这些患者不符合 2017 年 2 月的 NCCN 基因检测指南，而符合这些指南的患者的突变率为 9.3%。部分基于这项研究，美国乳腺外科医生学会于 2019 年 2 月发布了新的指南，声明“应向所有有乳腺癌个人病史的患者提供基因检测”。然而，该指南的批评者对其实用性和应用范围提出了质疑。到目前为止，这些指南尚未被广泛纳入治疗标准。目前，关于基于指南的检测与更广泛的检测的争论仍在继续。

随着多基因检测及由此而生的大量可能的结果和可能的作用，基因咨询对患者和提供者在促进对风险和风险管理选择的理解方面至关重要。指南已经被制定用来促进对风险增加的个人采取多学科方法进行管理，并且由于这些指南适用于个体患者及其家属，因此必须认识到灵活性的必要性。

（孙　婧　潘　涛　印明柱　译）

参考文献

第 45 章　免疫肿瘤学的基本原理

Danielle M. Pastor，Julius Strauss

免疫治疗的概念已经存在了几个世纪，早期对感染和免疫反应之间复杂相互作用的研究发现为我们今天如何理解免疫在癌症治疗中的作用奠定了基础。在过去的 10 年中，大量基于免疫的治疗方法已经出现；仅在过去的 5 年中，就有大量的免疫检查点抑制剂用于实体瘤治疗获得批准，多种嵌合抗原受体（CAR）-T 细胞治疗用于治疗恶性血液病。2017 年 5 月 23 日，美国 FDA 发布了其首个组织/部位未定肿瘤的获批信息，即使用程序性细胞死亡蛋白-1（PD-1）抑制剂帕博利珠单抗治疗既往接受过治疗的不可切除或转移性实体瘤患者，这些肿瘤表现出错配修复缺陷（dMMR）或高度微卫星不稳定性（MSI-H）。这一独特的批准具有里程碑意义，因为它不仅批判性地塑造了定义癌症的方式，而且提高了对生物标志物分析的潜在重要性的认识，并影响了该药物作为治疗药物进行评估的监管流程。

本章提供了目前批准用于治疗恶性疾病的细胞因子、治疗性癌症疫苗、免疫检查点抑制剂和细胞过继免疫治疗的最新概述（表 45.1）。在此讨论的所有批准均适用于成人患者和与恶性疾病相关的特异性适应证。所有提及的程序性死亡配体 1（PD-L1）表达、特定肿瘤比例评分（TPS）、合并阳性评分（CPS）或肿瘤突变负荷（TMB）等先决条件的批准，均应理解为在确定这些标准时需要使用美国 FDA 批准的诊断检测或方法。所有提及的反应的影像学评估均应解释为根据 RECIST 或 RECIST 1.1 标准[或修订 RECIST（mRECIST）标准，如有进一步规定]而进行的。所提供的信息旨在作为药物的简要概述，不应取代正式处方信息（如“推荐阅读”中所述）。请参考有关药物剂量和给药的正式处方信息，以及更多的有助于美国 FDA 批准的临床研究详情。

一、美国 FDA 批准的免疫治疗

（一）细胞因子疗法

1. 阿地白介素[白介素（IL）-2，大剂量 IL-2，前白介素]

（1）阿地白介素被美国 FDA 批准用于治疗转移性黑色素瘤和转移性肾细胞癌（RCC）。

（2）在 8 项临床试验中，270 例转移性黑色素瘤患者接受了单药阿地白介素治疗。270 例患者中，43 例（16%）为客观缓解，17 例（6%）达到完全缓解（CR），26 例（10%）显示部分缓解（PR）。此外，在 7 项临床试验中，255 例转移性 RCC 患者接受了单药阿地白介素治疗。在 255 例患者中，37 例（15%）患者客观缓解，17 例（7%）患者获得 CR，20 例（8%）患者获得 PR。还应注意，通过该治疗获得 CR 的患者的 10 年无病生存率（DFS）接近 90%。

表 45.1　美国 FDA 批准的用于癌症治疗的免疫治疗药物

细胞因子	阿地白介素（rhIL-2）（Proleukin）
	干扰素 α-2b（Intron A）
	聚乙二醇干扰素 α-2b（Sylatron）
治疗性癌症疫苗	卡介苗（BCG）（Tice）
	Sipuleucel-T（Provenge）
溶瘤病毒	Talimogene Laherparepvec（T-VEC）（Imlygic）
免疫检查点抑制剂	伊匹单抗（Yervoy）
	纳武利尤单抗（Opdivo）
	帕博利珠单抗（Keytruda）
	阿替利珠单抗（Tecentriq）
	度伐利尤单抗（Imfinzi）
	阿维鲁单抗（Bavencio）
	西米普利单抗（Libtayo）
	多塔利单抗（Jemperli）
细胞过继免疫治疗	Tisagenlecleucel（Kymriah）
	阿基仑赛（Axicabtagene ciloleucel，Yescarta）
	利基迈仑赛（Lisocabtagene maraleucel，Breyanzi）
	Brexucabtagene autoleucel（Tecartus）
	艾基维仑赛（Abecma）
双特异性抗体	博纳吐单抗（Blincyto）

（3）阿地白介素与毛细血管渗漏综合征、严重低血压、器官灌注不足和播散性感染风险增加有关。它还可能导致心律失常、心绞痛、心肌梗死、需要插管的呼吸功能不全、胃肠道出血或梗死、肾功能不全，水肿和精神状态改变。对于出现中度至重度昏睡或嗜睡的患者，应停止治疗，因为继续用药可能会导致昏迷或中毒性精神病。

2. 干扰素 α-2b（Intron A）

（1）干扰素 α-2b 经美国 FDA 批准用于以下情况。

1）毛细胞白血病。

2）术后 56 天内无疾病且全身复发高风险恶性黑色素瘤患者的辅助治疗。

3）侵袭性滤泡性非霍奇金淋巴瘤（NHL），联合含蒽环类药物的联合化疗方案。

4）AIDS 相关卡波西肉瘤。

（2）毛细胞白血病：在临床试验中，应用干扰素 α-2b 治疗的 75%的毛细胞白血病患者在造血功能短暂下降后，粒细胞、血小板和血红蛋白显著持续改善。总体而言，至少 90%的患者有明显缓解（或"微小缓解"）。治疗还导致骨髓增生程度减低和毛细胞浸润减少。然而，结果分析表明，为了最大程度减少骨髓肿瘤细胞浸润，可能需要延长干扰素 α-2b 的治疗时间。因此，126 例对初始治疗有反应的患者随机接受额外 6 个月的治疗或观察。在这 6 个月内，接受干扰素 α-2b 长期治疗的患者中 3%复发，而接受观察的患者中 18%复发。

（3）恶性黑色素瘤：一项针对 280 例患者的随机对照试验评估了干扰素 α-2b 作为辅助疗法治疗黑色素瘤患者的安全性和有效性。在手术后 56 天内，143 例患者开始在诱导期内静脉注射干扰素 α-2b（2000 万 IU/m^2），每周 5 次，持续 4 周；随后皮下注射（SC）1000 万 IU/m^2，每周 3 次，持续 48 周，作为维持治疗。第 2 组的 137 例患者术后接受观察。接受干扰素 α-2b 辅助治疗的患者显示无复发生存率和总生存率均显著增加。干扰素 α-2b 治疗的患者和接受观察的患者的中位复发时间分别为 1.72 年和 0.98 年（$P<0.01$）。治疗组患者的 5 年无复发生存率预计为 37%，观察组患者为 26%。治疗组患者的中位总生存期为 3.82 年，观察组患者为 2.78 年（P=0.047），预计 5 年总生存率分别为 46%和 37%。

（4）侵袭性滤泡性 NHL：在一项评估干扰素 α-2b 一线治疗临床侵袭性、较大的肿瘤负荷、Ⅲ/Ⅳ期滤泡性 NHL 患者的安全性和有效性的随机对照试验中，患者随机接受化疗（环磷酰胺、多柔比星、替尼泊苷和泼尼松）18 个月以上，同时使用或不使用干扰素 α-2b。与单独接受化疗的患者相比，接受化疗和干扰素 α-2b 联合治疗的患者无进展生存期（PFS）明显更长（2.9 年 *vs.* 1.5 年，P=0.001）。经过 6.1 年的中位随访，单独接受化疗的患者中位生存期为 5.5 年，而联合治疗患者的中位生存期尚未达到（P=0.004）。

（5）AIDS 相关卡波西肉瘤：在一项研究中，144 例 AIDS 相关卡波西肉瘤患者接受了干扰素 α-2b（3000 万 IU/m^2，皮下注射，每周 3 次，根据患者耐受性进行调整）治疗。开始至缓解的中位时间为 2 个月，44%的无症状患者显示缓解。相比之下，只有 7%的有症状患者显示缓解，开始至缓解的中位时间为 1 个月。无症状和有症状患者的中位缓解期（DoR）分别约为 3 个月和 1 个月。有趣的是，

CD4 计数大于 200/μl 的患者中位生存期比 CD4 计数小于或等于 200/μl 的患者更长（分别为 30.7 个月和 8.9 个月）。在有效者中，中位生存期为 22.6 个月，而无效者为 9.7 个月。

α 干扰素的使用可能潜在地诱发或加重致命或危及生命的神经精神疾病、自身免疫性疾病、缺血性和感染性疾病，以及严重抑郁症，使用时已观察到自杀意念和自杀死亡。

3. 聚乙二醇干扰素 α-2b（Sylatron）

（1）聚乙二醇干扰素 α-2b 被批准用于在确定性手术切除（包括完全淋巴结切除术）后 84 天内显微镜下或肉眼可见的淋巴结受累的黑色素瘤辅助治疗。

（2）该项批准基于一项Ⅲ期研究，该研究将 1256 例手术切除的Ⅲ期黑色素瘤患者随机分为聚乙二醇干扰素 α-2b 组或观察组。基于 696 例无复发生存事件，接受干扰素治疗的患者无复发生存事件有所改善（HR=0.82，95% CI 0.71～0.96，*P*=0.011）。观察组的估计中位无复发生存期为 25.5 个月，聚乙二醇干扰素 α-2b 组为 34.8 个月。值得注意的是，接受聚乙二醇干扰素 α-2b 治疗的患者和观察组患者之间的总生存率没有差异（HR=0.98，95% CI 0.82～1.16）。

（3）已观察到使用时出现的心脏不良反应包括心肌梗死、束支传导阻滞、室性心动过速、室上性心律失常和心肌病。如果出现新的室性心律失常或心血管失代偿，聚乙二醇干扰素 α-2b 应永久停用。

（4）聚乙二醇干扰素 α-2b 可导致严重的眼部改变，由于视网膜病变而导致视力下降或失明。对于基线时已有视网膜病变的患者及在治疗期间出现新的或恶化的视网膜病变的患者，应进行全面的眼部检查。

（5）聚乙二醇干扰素 α-2b 增加肝硬化患者肝脏失代偿和死亡的风险；因此，应监测血清胆红素、碱性磷酸酶、乳酸脱氢酶和转氨酶水平。

（6）聚乙二醇干扰素 α-2b 可导致甲状腺功能减退、甲状腺功能亢进和糖尿病的新发或恶化。应监测甲状腺功能。

（7）与 α 干扰素一样，一般而言，聚乙二醇干扰素 α-2b 可增加患严重抑郁症的风险，包括自杀和杀人意念、自杀死亡、戒毒者复吸，以及其他严重神经精神障碍。

（8）对于存在持续严重或恶化的抑郁症、精神疾病或脑病症状或体征的患者，应永久停用聚乙二醇干扰素 α-2b。根据上市后的经验，在停用后 6 个月内报道了神经精神不良反应，如攻击性行为、精神病、幻觉、双相情感障碍、躁狂症和脑病。

（二）治疗性癌症疫苗

1. 卡介苗（BCG，Tice BCG）

（1）膀胱内 BCG 灌注被美国 FDA 批准用于治疗和预防膀胱原位癌（CIS）

及预防经尿道切除术后原发性或复发性 Ta 和（或）T1 期膀胱乳头状瘤。

（2）卡介苗治疗 CIS 的批准是基于 6 项非对照Ⅱ期试验的数据。基于 2 年随访，初始总有效率（ORR）为 75.6%。中位随访时间为 47 个月时，总体长期有效率为 38%。

（3）在两项开放性随机Ⅲ期研究中，评估了膀胱内卡介苗灌注预防经尿道完全切除术后 Ta 或 T1 期肿瘤复发的疗效。在 SWOG 试验中，患者随机分配接受卡介苗或丝裂霉素 C 治疗 1 年。在 2 年时，两组之间在肿瘤进展时间、肿瘤侵袭或总生存期方面均没有显示出统计学上的显著差异；然而，卡介苗组患者的无病生存期估计值为 57%（95% CI 50%～65%），而接受丝裂霉素 C 组患者的无病生存期为 45%（95% CI 38%～53%）。在 Nijmegen Netherland 研究中，对 437 例接受 Tice BCG、BCG-RIVM 或丝裂霉素 C 膀胱灌注的患者进行了评估。在中位随访 32 个月（范围为 12～56 个月）中，对于乳头状瘤（P=0.08）或 CIS（P=0.20）存在，3 个单臂组均无显著差异。

（4）使用本药物的医生应熟悉 BCG 相关并发症的预防、诊断和治疗文献；在适当的情况下，应咨询具有诊断和治疗分枝杆菌感染经验的专家。

2. Sipuleucel-T

（1）Sipuleucel-T 是一种基于自体树突状细胞的疫苗平台，美国 FDA 批准其用于治疗症状轻微的转移性去势抵抗性前列腺癌（mCRPC）患者。

（2）该批准是基于 IMPACT 试验的结果，此试验是一项Ⅲ期双盲安慰剂对照试验，其中 512 例症状轻微的 mCRPC 患者被随机分配接受 Sipuleucel-T 治疗，每 2 周 1 次，总共 3 次剂量，另一部分接受安慰剂。接受 Sipuleucel-T 治疗的患者中位总生存期有 4.1 个月的改善（25.8 个月 *vs.* 21.7 个月，HR=0.78，95% CI 0.61～0.98，P=0.03）。

（3）回顾性分析表明，前列腺特异性抗原相对较低（可能是肿瘤体积较小的标志物）的患者可能从疫苗中获益最多。

（三）溶瘤病毒

Talimogene Laherparepvec（T-VEC）

（1）T-VEC 治疗是一种源自 1 型单纯疱疹病毒（HSV-1）的基因修饰的溶瘤病毒疗法，美国 FDA 批准该疗法用于局部治疗初次手术后复发的黑色素瘤患者的不可切除皮肤、皮下和淋巴结损伤。

（2）美国 FDA 的批准基于一项Ⅲ期试验，该试验将 436 例未切除的ⅢB、ⅢC 或Ⅳ期黑色素瘤患者以 2∶1 随机分配到接受 T-VEC 或粒细胞-巨噬细胞集落刺激因子（GM-CSF）对照治疗。T-VEC 的客观缓解率为 26%，CR 为 11%，而接受 GM-CSF 患者的客观缓解率为 6%，CR 为 1%。T-VEC 的持续缓解率（持续时间

>6 个月）为 16%，而 GM-CSF 为 2%（$P<0.0001$）。此外，最终计划生存分析显示出有利于 T-VEC 的趋势。T-VEC 的中位总生存期为 23.3 个月，而 GM-CSF 为 18.9 个月（HR=0.80，95% CI 0.62～1.01，P=0.06）。

（3）建议医疗服务提供者和密切接触者应避免直接接触患者的注射部位、敷料或体液，将 T-VEC 传播和疱疹感染的风险最小化。免疫功能低下者和孕妇禁用 T-VEC。

（四）免疫检查点抑制剂

1. 伊匹单抗（Yervoy）

（1）伊匹单抗是一种单克隆抗体和细胞毒性 T 淋巴细胞相关抗原 4 抑制剂，经美国 FDA 批准用于治疗黑色素瘤、肾癌、结直肠癌（CRC）、肝细胞癌（HCC）、非小细胞肺癌（NSCLC）和间皮瘤。

（2）只有两种适应证被批准可用伊匹单抗单药治疗，这两种适应证均是用于治疗黑色素瘤。由于伊匹单抗的其他适应证需要联合使用纳武利尤单抗，因此其支持性研究将在下文（纳武利尤单抗的使用适应证）中讨论。

（3）黑色素瘤

1）伊匹单抗被批准用于不可切除的或转移性黑色素瘤。一项Ⅲ期试验将 676 例不可切除的Ⅲ期或Ⅳ期黑色素瘤患者随机（3∶1∶1）分组，分别接受伊匹单抗联合 gp100（抗糖蛋白 100 的肽基疫苗）、单用伊匹单抗或单用 gp100 治疗。与单用 gp100 相比，伊匹单抗组的中位总生存期显著延长（10.1 个月 *vs.* 6.4 个月，HR=0.66，P=0.003）。与单用伊匹单抗相比，伊匹单抗联合 gp100 组没有显示出任何额外的生存益处（10 个月 *vs.* 10.1 个月，HR=1.04，P=0.76）。

2）伊匹单抗也被批准用于皮肤黑色素瘤患者的辅助治疗，这些患者的区域淋巴结病理受累超过 1mm，并已经进行了完全切除，包括全淋巴结切除术。这项批准基于Ⅲ期 EORTC 18071 试验的结果，其中将 951 例手术切除的皮肤黑色素瘤Ⅲ期患者随机分为伊匹单抗辅助治疗组和安慰剂组。在中位数为 2.74 年的随访中，与安慰剂组的 17.1 个月相比，伊匹单抗辅助治疗组的中位无复发生存期为 26.1 个月（HR=0.75，95% CI 0.64～0.90，P=0.0013）。

2. 纳武利尤单抗（Opdivo）

（1）纳武利尤单抗是 PD-1 的单克隆抗体和抑制剂，美国 FDA 批准用于多种适应证，具体如下。

1）单一药物或与伊匹单抗联合用于不可切除或转移性黑色素瘤（*BRAF* V600 E 突变体或 *BRAF* 野生型）患者的治疗。

2）作为淋巴结受累或转移性疾病的黑色素瘤患者的辅助治疗。

3）联合伊匹单抗和 2 个周期的含铂双药化疗作为无表皮生长因子受体

（*EGFR*）或间变性淋巴瘤激酶（*ALK*）基因组肿瘤异常的转移性或复发性 NSCLC 患者的一线治疗。

4）联合伊匹单抗作为一线治疗用于转移性 NSCLC 患者，其肿瘤表达 PD-L1（≥1%），无 *EGFR* 或 *ALK* 基因组异常。

5）既往以铂类药物为基础的化疗后的转移性 NSCLC，以及当存在 *EGFR* 或 *ALK* 敏感基因组改变时，采用 EGFR 或 ALK 靶向治疗后的转移性 NSCLC。

6）联合伊匹单抗作为一线治疗用于无法切除的恶性胸膜间皮瘤。

7）既往抗血管生成治疗后的晚期 RCC。

8）中风险或低风险，既往未经治疗的晚期 RCC，与伊匹单抗联合使用。

9）联合卡博替尼作为晚期 RCC 的一线治疗。

10）含铂方案化疗期间或之后进展，或采用含铂类药物化疗方案进行新辅助或辅助治疗后 12 个月内出现进展的局部晚期或转移性尿路上皮癌。

11）以铂类药物为基础的化疗期间或之后出现疾病进展的复发或转移性头颈部鳞状细胞癌（SCC）。

12）自体造血干细胞移植（HSCT）和移植后本妥昔单抗治疗，或 3 线或更多线（包括自体 HSCT）系统性治疗后进展的经典型霍奇金淋巴瘤。

13）单药或与伊匹单抗联合用于治疗 MSI-H 或 dMMR 转移性 CRC 患者，这些患者为氟尿嘧啶类、奥沙利铂和伊立替康治疗后进展者。

14）单药或与伊匹单抗联合用于治疗既往接受过索拉非尼治疗的 HCC。

15）采用氟尿嘧啶类和铂类为基础的化疗方案治疗后的不可切除的晚期、复发性或转移性食管 SCC。

16）与化疗联合治疗晚期或转移性胃癌、胃食管结合部癌和食管腺癌。

（2）黑色素瘤

1）在一项随机Ⅲ期试验中，将纳武利尤单抗与达卡巴嗪或卡铂（标准的二线化疗方案）进行比较，用于治疗既往接受过伊匹单抗治疗的转移性黑色素瘤患者，如果肿瘤表达 *BRAF* V600E 突变，也可使用 BRAF 抑制剂。在对 167 例患者进行至少 6 个月的随访后，纳武利尤单抗的中位总客观缓解率（ORR）为 32%，而化疗为 11%。在中位 8.4 个月的随访后，纳武利尤单抗的中位缓解时间未达到，95% 的纳武利尤单抗治疗患者仍持续缓解，而化疗组的这一比例为 80%。

2）对既往未治疗的无 *BRAF* 突变的黑色素瘤患者进行的Ⅲ期试验表明，纳武利尤单抗的 ORR 为 40%，而达卡巴嗪的 ORR 为 13.9%（HR=4.06，$P<0.001$）。随访 1 年时，纳武利尤单抗组的总生存率为 72.9%，达卡巴嗪组为 42.1%（HR=0.42，99.8% CI 25%～73%，$P<0.001$）。

3）纳武利尤单抗联合伊匹单抗的批准是基于既往未治疗的晚期黑色素瘤（CheckMate-067）的Ⅲ期试验，该试验将 945 例患者随机分组，分别接受伊匹单抗、纳武利尤单抗或两种药物组合治疗。联合方案的无进展生存期为 11.5 个月（95% CI 8.9～16.7），单用伊匹单抗为 2.9 个月（95% CI 2.8～3.4，*P*＜0.001），单用纳武利尤单抗为 6.9 个月（95% CI 4.3～9.5，*P*＜0.001）。

4）在接受完全切除的晚期黑色素瘤患者中，纳武利尤单抗作为辅助治疗的批准是基于 CheckMate-238 试验中无复发生存率的改善，该试验是一项随机、双盲试验，评估了术后 1 年的纳武利尤单抗和伊匹单抗的治疗效果。纳武利尤单抗组患者的复发/死亡率（34%）低于伊匹单抗组患者（45.5%）（HR=0.65，95% CI 53%～80%，*P*＜0.0001）。

（3）NSCLC

1）美国 FDA 批准纳武利尤单抗单药治疗 NSCLC 是基于两项关键试验，一项针对鳞状 NSCLC，另一项针对非鳞状 NSCLC。纳武利尤单抗作为一线治疗被批准用于 NSCLC 患者，其肿瘤随后无 *EGFR* 或 *ALK* 基因突变出现，并且取决于同时使用伊匹单抗，无论是作为 PD-L1 表达肿瘤的无化疗药物方案，还是与含铂双药化疗联合使用。

2）根据 CheckMate-9LA 试验的结果，批准将纳武利尤单抗联合伊匹单抗和 2 个周期的含铂双药化疗作为转移性或复发性 NSCLC 患者的一线治疗，患者无 *EGFR* 或 *ALK* 基因组肿瘤异常。在该试验中，既往未经治疗的转移性或复发性 NSCLC 患者被随机（1∶1）分组接受纳武利尤单抗联合伊匹单抗治疗和 2 个周期的含铂双药化疗（*n*=361）或 4 个周期的含铂双药化疗（*n*=358）。与单独接受含铂双药治疗的患者相比，接受纳武利尤单抗+伊匹单抗+铂类治疗的患者在总生存率、无进展生存率和客观缓解率方面具有统计学上的显著益处。联合用药组的中位总生存期为 14.1 个月（95% CI 13.2～16.2），而单独铂类用药组为 10.7 个月（95% CI 9.5～12.5）（HR=0.69，96.71% CI 0.55～0.87）。纳武利尤单抗+伊匹单抗+化疗组的中位无进展生存期为 6.8 个月（95% CI 5.6～7.7），化疗组为 5 个月（95% CI 4.3～5.6）（HR=0.70，95% CI 0.57～0.86）。确认客观缓解率分别为 38%（95% CI 33%～43%）和 25%（95% CI 21%～30%），纳武利尤单抗联合伊匹单抗+化疗组的中位缓解时间为 10 个月，单纯化疗组为 5.1 个月。

3）在 CheckMate-227 试验中，对于肿瘤 PD-L1 表达≥1%且无已知 *EGFR* 突变或 *ALK* 易位的患者，与接受含铂双药化疗相比，接受纳武利尤单抗+伊匹单抗治疗显示总生存期有所改善。中位总生存期分别为 17.1 个月（95% CI 15～20.1）和 14.9 个月（95% CI 12.7～16.7）（HR=0.79，95% CI 0.67～0.94，*P*=0.007）。纳武利尤单抗+伊匹单抗治疗 1 年和 2 年的总生存率分别为 62.6%和 40.0%，化疗的总生存率分别为 56.2%和 32.8%。纳武利尤单抗+伊匹单抗的客观缓解率为 35.9%（95% CI 31.1%～40.8%），化疗组为 30.0%（95% CI 25.5%～34.7%）。纳武利尤单抗+伊匹单抗组的平均中位缓解时间为 23.2 个月（95% CI 15.2～32.2），化疗组为 6.2 个月（95% CI 5.6～7.4）。

4）一项Ⅲ期试验显示，在既往至少 2 种方案治疗失败的转移性鳞状 NSCLC 患者中，比较纳武利尤单抗与多西他赛，纳武利尤单抗组的中位总生存期为 9.2 个月，而多西他赛组的中位总生存期为 6.0 个月（HR=0.59，95% CI 0.44～0.79，*P*=0.000 25）。纳武利尤单抗组的客观缓解率为 20%，但值得注意的是，这些患者出现了持久反应，在中位 11 个月的随访后，仍然没有达到中位 DoR。

5）一项类似的Ⅲ期试验评估了在标准含铂双药化疗失败的非鳞状 NSCLC 患者中，纳武利尤单抗对比多西他赛的疗效。在这项研究中，纳武利尤单抗组的中位总生存期为 12.2 个月，而多西他赛组为 9.4 个月（HR=0.73，96% CI 0.59～0.89，*P*=0.0155）。

（4）间皮瘤：根据 CheckMate-743 试验的结果，纳武利尤单抗加伊匹单抗的组合被美国 FDA 批准用于一线治疗不可切除的恶性胸膜间皮瘤。该试验将既往未经治疗的不可切除疾病患者随机（1∶1）分为免疫检查点抑制剂组（纳武利尤单抗加伊匹单抗联合治疗）或化疗组（顺铂或卡铂加培美曲塞联合化疗）。结果显示，与接受化疗的患者相比，纳武利尤单抗加伊匹单抗治疗的患者总生存期显著改善，免疫检查点抑制剂组的中位总生存期为 18.1 个月（95% CI 16.8～21.5），而化疗组为 14.1 个月（HR=0.74，95% CI 0.61～0.89，*P*=0.002）。免疫检查点抑制剂组和化疗组的中位无进展生存期分别为 6.8 个月（95% CI 5.6～7.4）和 7.2 个月（95% CI 6.9～8.1）（HR=1.0，95% CI 0.82～1.21），确认的客观缓解率分别为 40%（95% CI 34～45）和 43%（95% CI 37～49）。同时，接受纳武利尤单抗加伊匹单抗治疗的患者的中位缓解时间为 11.0 个月，化疗组为 6.7 个月。

（5）RCC

1）根据一项Ⅲ期试验，纳武利尤单抗被批准用于治疗在抗血管生成治疗后进展的晚期 RCC，该试验发现，纳武利尤单抗治疗的患者中位总生存期为 25.0 个月，而标准二线依维莫司治疗的中位总生存期为 19.6 个月（HR=0.73，98.5% CI 0.57～0.93，*P*=0.002）。

2）CheckMate-214 试验显示，与舒尼替尼相比，纳武利尤单抗+伊匹单抗联合用药的中高危晚期 RCC 患者的总生存期和总生存率更高。与舒尼替尼组的 25.9 个月相比，联合组的中位总生存期无法估计（HR=0.63，95% CI 0.44～0.89，*P*＜0.001）。联合治疗的客观有效率为 42%，而舒尼替尼组为 27%（*P*＜0.001）（其中 CR 率分别为 9%和 1%）。

3）根据 CheckMate-9ER 试验的结果，批准纳武利尤单抗联合卡博替尼作为晚期肾细胞癌的一线治疗，在该试验中，与单独使用舒尼替尼的患者相比，联合用药可改善既往未经治疗患者的无进展生存率、总生存率和客观缓解率。中位无进展生存期为 16.6 个月和 8.3 个月（HR=0.51，95% CI 0.41～0.64）。两组均未达到中位总生存率（HR=0.60，95% CI 0.40～0.89）。纳武利尤单抗联合卡博替尼组和舒尼替尼组的客观缓解率分别为 55.7%和 27.1%。

（6）尿路上皮癌：根据一项Ⅱ期试验（*n*=270），美国 FDA 批准纳武利尤单抗用于治疗局部晚期或转移性尿路上皮癌，这些患者在含铂化疗期间或之后进展，或含铂方案新辅助或辅助治疗后 12 个月内进展。该试验发现，纳武利尤单抗治疗此类患者的客观缓解率为 19.6%。

（7）HNSCC：根据一项随机Ⅲ期试验（*n*=361），纳武利尤单抗被美国 FDA 批准用于治疗以铂类为基础的治疗期间或之后出现病情进展的复发性或转移性 HNSCC，该试验发现，与标准二线治疗的中位总生存期 5.1 个月相比，使用纳武利尤单抗治疗的患者中位总生存期为 7.5 个月（HR=0.70，97.73% CI 0.51～0.96，*P*=0.01）。

（8）经典型霍奇金淋巴瘤：纳武利尤单抗获得了美国 FDA 批准用于治疗难治性经典型霍奇金淋巴瘤，基于一组 23 例患者的小队列数据显示，客观缓解率为 87%，其中 17%为完全缓解，70%为部分缓解。

（9）CRC：根据 CheckMate-142 试验中显示的结果，纳武利尤单抗批准作为单药用于治疗 MSI-H/dMMR 转移性 CRC，该患者在氟尿嘧啶、奥沙利铂和伊立替康治疗后取得进展。既往接受纳武利尤单抗单药治疗的 MSI-H/dMMR 疾病患者的客观缓解率为 28%（95% CI 17%～42%），67%的有效患者缓解持续时间≥6 个月（95% CI 38%～88%）。

CheckMate-142 试验的结果也证实了纳武利尤单抗和伊匹单抗联合可作为 MSI-H/dMMR 转移性 CRC 的二线治疗。在 82 例既往接受过治疗的患者中，46%（95% CI 35%～58%）的患者纳武利尤单抗和伊匹单抗联合治疗后缓解。在所有缓解者中，未达到中位缓解时间（范围为 1.9～23.2 个月）；89%的患者有 6 个月或更长时间的缓解，21%的患者有 12 个月或更长时间的缓解。

（10）HCC：CheckMate-040 试验是一项多中心开放标签试验，研究了在 HCC 和 Child-Pugh A 级肝硬化患者中使用纳武利尤单抗联合或不联合伊匹单抗的疗效。对于接受纳武利尤单抗单药治疗的索拉非尼难治或不耐受的患者，客观缓解率为 14.3%（95% CI 9.2%～20.8%），91%的有效者表现出持续 6 个月或更长时间的缓解，55%的缓解者持续 12 个月或更长时间的缓解。

CheckMate-040 试验的队列 4 由索拉非尼治疗进展或对索拉非尼不耐受的患者组成，这些患者接受了纳武利尤单抗+伊匹单抗联合方案治疗。该队列患者的客观缓解率为 33%（95% CI 20%～48%），16 例有效患者中 4 例 CR 和 12 例 PR。缓解持续时间从 4.6 个月到 30 个月以上，31%的缓解持续时间至少 24 个月。

（11）食管 SCC：在 ATTRACTION-3 试验中评估了纳武利尤单抗单药治疗对至少一种基于氟尿嘧啶类和铂类方案耐药或不耐受的不可切除的晚期、复发性或转移性食管鳞状细胞癌患者的疗效。该试验发现，无论肿瘤 PD-L1 表达水平如何，与研究者选择的以紫杉类药物为基础的治疗的患者相比[10.9 个月（95% CI 9.2～13.3）*vs.* 8.4 个月（95% CI 7.2～9.9）]，接受纳武利尤单抗治疗的患者总生存率有统计学显著改善（HR=0.77，95% CI 0.62～0.96，*P*=0.019）。纳武利尤单抗组的客观缓解率为 19.3%（95% CI 13.7%～26%），而化疗组为 21.5%（95% CI 25.4%～28.8%）；中位缓解持续时间分别为 6.9 个月（95% CI 5.4～11.1）和 3.9 个月（95% CI 2.8～4.2）。

（12）胃癌、胃食管结合部癌和食管腺癌：根据 CheckMate-649 试验，批准了纳武利尤单抗与含氟尿嘧啶类和含铂类化疗联合一线应用于晚期或转移性胃癌、胃食管结合部癌和食管腺癌。CheckMate-649 试验将 1581 例既往未经治疗的晚期或转移性胃癌、胃食管结合部癌和食管腺癌患者随机（1∶1）分为两组，一组接受纳武利尤单抗联合化疗，另一组接受单纯化疗。两种化疗方案——mFOLFOX6（氟尿嘧啶、亚叶酸钙+奥沙利铂）或 CapeOX（卡培他滨+奥沙利铂）分别联合或不联合纳武利尤单抗治疗。对所有患者均测定 PD-L1 CPS。PD-L1 CPS≥5 且接受纳武利尤单抗联合化疗的患者的无进展生存期和总生存期均有统计学显著改善；纳武利尤单抗加化疗组的中位无进展生存期为 7.7 个月（95% CI 7.0～9.2），而单纯接受化疗组为 6.0 个月（95% CI 5.6～6.9）（HR=0.68，95% CI 0.58～0.79，*P*＜0.0001）。纳武利尤单抗加化疗组的中位总生存期为 14.4 个月（95% CI 13.1～16.2），而单纯化疗组的中位总生存期为 11.1 个月（95% CI 10.0～12.1）（HR=0.71，95% CI 0.61～0.83，*P*＜0.0001）；所有接受化疗和纳武利尤单抗联合治疗的患者的总生存期也被证明显著改善，而与 PD-L1 CPS 无关，接受联合治疗的患者中位总生存期为 13.8 个月（95% CI 12.6～14.6），而单纯化疗组为 11.6 个月（95% CI 10.9～12.5）（HR=0.80，95% CI 0.71～0.90，*P*=0.002）。

3. 帕博利珠单抗（Keytruda）

（1）帕博利珠单抗是一种人源化单克隆 IgG4 抗体和 PD-1 抑制剂。

（2）2017 年 5 月 23 日，帕博利珠单抗成为第一个被美国 FDA 批准用于治疗组织学类型未定肿瘤的药物，加速批准用于既往治疗过的无法切除的或转移性实体瘤患者，这些患者被确定为 MSI-H/dMMR，并且没有令人满意的替代治疗方案。

（3）美国 FDA 对疾病特定适应证也有批准，具体如下。

1）治疗不可切除或转移性黑色素瘤患者。

2）作为完全切除的淋巴结受累的黑色素瘤患者的辅助治疗。

3）联合培美曲塞和铂类化疗，作为无 *EGFR* 或 *ALK* 基因组异常的转移性非鳞状细胞肺癌患者的一线治疗。

4）联合卡铂+紫杉醇或卡铂+白蛋白结合型紫杉醇，作为转移性鳞状 NSCLC

患者的一线治疗。

5）单药用于表达 PD-L1 且无 *EGFR* 或 *ALK* 基因组异常的Ⅲ期或转移性 NSCLC 患者的一线治疗，且患者不适合手术切除或确定性放化疗。

6）单药用于治疗表达 PD-L1 的转移性 NSCLC 患者，这些患者在含铂化疗期间或之后出现疾病进展（以及已知患有携带 *EGFR* 或 *ALK* 基因组异常的疾病且对美国 FDA 批准的这些突变治疗无效的患者）。

7）铂类和氟尿嘧啶联合用于转移性或不可切除的复发性 HNSCC 患者的一线治疗。

8）作为一线药物治疗转移性或不可切除的复发性 HNSCC 患者，其肿瘤表达 PD-L1。

9）单药用于以铂类为基础的化疗难治性的复发或转移性 HNSCC 患者。

10）用于治疗三线或三线以上既往治疗后复发的难治性经典型霍奇金淋巴瘤患者。

11）用于治疗难治性原发性纵隔大 B 细胞淋巴瘤（PMBCL）患者，或二线或二线以上既往治疗后复发的患者（无须紧急细胞减灭治疗）。

12）用于治疗局部晚期或转移性尿路上皮癌患者，这些患者不适合接受含顺铂的化疗，但其肿瘤表达 PD-L1，或不适合接受任何含铂的化疗，无论 PD-L1 状态如何。

13）用于治疗局部晚期或转移性尿路上皮癌患者，其疾病在含铂化疗期间或之后或在含铂化疗新辅助治疗或辅助治疗 12 个月内出现疾病进展。

14）用于治疗卡介苗无效、高危、非肌层浸润性膀胱癌（NMIBC）合并原位癌（CIS）患者，这些患者伴或不伴乳头状肿瘤，且不适合或选择不进行膀胱切除手术。

15）用于治疗 MSI-H/dMMR 实体瘤患者，这些患者在既往的治疗中出现进展，但没有令人满意的替代治疗方案。

16）用于不可切除或转移性 MSI-H/dMMR CRC 患者的一线治疗。

17）用于治疗复发性局部晚期或转移性胃或胃食管结合部腺癌患者，其肿瘤表达 PD-L1，且在二线或二线以上的既往治疗（包括含氟尿嘧啶和含铂化疗，以及如果合适，HER-2/neu 靶向治疗）期间或之后出现疾病进展。

18）用于治疗复发性局部晚期或转移性食管鳞状细胞癌（SCC）患者，其肿瘤表达 PD-L1，并且在既往的一线或多线系统性治疗后出现疾病进展。

19）联合以铂类和氟尿嘧啶类为基础的化疗，作为转移性或局部晚期食管癌或胃食管结合部癌患者的一线治疗，其肿瘤中心位于胃食管结合部上方 1～5cm，不适合手术切除或确定性放化疗。

20）用于治疗复发或转移性、表达 PD-L1 的宫颈癌患者，其疾病在化疗期间或化疗后出现进展。

21）用于治疗既往用索拉非尼治疗的 HCC 患者。

22）用于治疗复发性局部晚期或转移性梅克尔细胞癌（MCC）患者。

23）联合阿昔替尼用于晚期 RCC 患者的一线治疗。

24）联合仑伐替尼治疗非 MSI-H/dMMR 的晚期子宫内膜癌患者，这些患者在既往系统性治疗后出现疾病进展，且不适合接受治愈性手术或放疗。

25）用于治疗不可切除或转移性、高肿瘤突变负荷（TMB-H）[≥10 个突变/兆碱基（mut/Mb）]的实体瘤，这些实体瘤患者在既往的治疗后出现进展且没有令人满意的替代治疗方案。

26）用于治疗不能通过手术或放疗治愈的复发性或转移性皮肤 SCC 患者。

27）联合化疗用于治疗肿瘤表达 PD-L1 的局部复发无法切除的、或转移性三阴性乳腺癌（TNBC）患者。

（4）黑色素瘤

1）帕博利珠单抗治疗转移性黑色素瘤最初获得美国 FDA 批准是基于两项试验，一项试验评估了帕博利珠单抗治疗未经伊匹单抗治疗的黑色素瘤，一项试验评估了帕博利珠单抗治疗伊匹单抗难治性黑色素瘤。随后辅助治疗的批准是基于一项随机、双盲试验，该试验评估了完全切除的Ⅲ期黑色素瘤患者，并要求在开始治疗前 13 周进行切缘阴性的完全切除、淋巴结清扫，以及完成放疗（如有指征）。

2）在一项开放标签、多中心、阳性对照试验中，将 834 例未接受过伊匹单抗治疗的转移性黑色素瘤患者以 1∶1∶1 的比例随机分配，给予每 2 周 10mg/kg、每 3 周 10mg/kg 或每 3 周 3mg/kg，共用 4 次剂量。*BRAF* V600E 突变黑色素瘤患者无须接受既往的 BRAF 抑制剂治疗。在接受帕博利珠单抗治疗的患者中，治疗 2 周和 3 周时分别有 34%和 33%的患者获得客观反应，而在接受伊匹单抗治疗的患者中12%有客观反应。另外，与伊匹单抗治疗组相比，帕博利珠单抗 2 周方案治疗（HR=0.69，95% CI 0.52～0.90，*P*=0.004）和 3 周方案治疗（HR=0.63，95% CI 0.47～0.83，*P*＜0.001）患者的总生存期明显更长。

3）一项多中心、对照试验，将 540 例伊匹单抗难治性转移性黑色素瘤患者以 1∶1∶1 的比例随机分配接受帕博利珠单抗 2mg/kg 或 10mg/kg，每 3 周 1 次，或研究者选择的化疗方案治疗。在接受 2mg/kg 和 10mg/kg 帕博利珠单抗治疗的患者中，分别有 21%和 25%的患者客观有效，而接受化疗的患者 4%客观有效。另外，与接受化疗患者相比，接受 2mg/kg（HR=0.57，95% CI 0.45～0.73，*P*＜0.001）和 10mg/kg（HR=0.50，95% CI 0.39～0.64，*P*＜0.001）帕博利珠单抗治疗的患者无进展生存期明显更长。

4）作为辅助治疗的批准基于安慰剂对照的 EOTC1325/KEYNOTE-054 试验的结果。与安慰剂组的 43%相比，接受帕博利珠单抗的患者的复发/死亡率较少

（26%）（HR=0.57，95% CI 0.46～0.70，P＜0.001）。无论肿瘤 PD-L1 表达如何，与安慰剂组相比，可观察到帕博利珠单抗的无复发生存益处。安慰剂组的中位无复发生存期为 20.4 个月，而接受帕博利珠单抗的患者未达到中位值。

（5）NSCLC

1）2017 年 5 月，根据 KEYNOTE-021 研究结果，美国 FDA 加速批准了帕博利珠单抗联合培美曲塞+铂类化疗作为无 *EGFR* 或 *ALK* 基因组异常的转移性非鳞状细胞非小细胞肺癌患者的一线治疗方案，该研究结果显示，与单独培美曲塞+卡铂相比，帕博利珠单抗联合培美曲塞+卡铂治疗的患者的客观缓解率和无进展生存率有所改善。KEYNOTE-189 试验证实，与安慰剂联合培美曲塞+研究者选择的顺铂或卡铂的患者相比，随机接受帕博利珠单抗+化疗患者总生存率有统计学意义的显著改善（HR=0.49，95% CI 0.38～0.64，P＜0.001），因此获得了定期批准。

2）根据 KEYNOTE-407 试验的结果，帕博利珠单抗联合卡铂+紫杉醇或卡铂+白蛋白结合型紫杉醇作为转移性鳞状 NSCLC 的一线治疗方案获得批准，该试验显示，与接受安慰剂+化疗的患者相比，接受帕博利珠单抗联合化疗患者的总生存率、无进展生存率和客观缓解率均有统计学显著改善。帕博利珠单抗+化疗组和安慰剂+化疗组的中位总生存期分别为 15.9 个月和 11.3 个月（HR=0.64，95% CI 0.49～0.85，P=0.017）。帕博利珠单抗+化疗组和安慰剂+化疗组的中位无进展生存期分别为 6.4 个月和 4.8 个月（HR=0.56，95% CI 0.45～0.70，P＜0.0001）。客观缓解率分析仅限于最初随机分组的 204 例患者；帕博利珠单抗+化疗组的客观缓解率为 58%，安慰剂+化疗组为 35%（差异为 23.6%，95% CI 9.9～36.4，P=0.008）。预计中位缓解时间分别为 7.2 个月和 4.9 个月。

3）根据 KEYNOTE-042 试验的结果，美国 FDA 批准帕博利珠单抗作为一线药物用于治疗表达 PD-L1、患有转移性疾病的Ⅳ期 NSCLC 患者，或不适合手术切除或确定性放化疗的Ⅳ期患者，这些患者群体均无肿瘤 *EGFR* 或 *ALK* 基因组异常，既往未接受过转移性 NSCLC 的系统治疗，且肿瘤表达 PD-L1（TPS≥1%）。统计学上，在所有 3 个群体中，与接受化疗的患者相比，随机接受帕博利珠单抗治疗的肿瘤 TPS≥1%、TPS≥20%和 TPS≥50%的患者的总生存期显著改善。在 TPS≥1%的人群中，帕博利珠单抗组和化疗组的中位总生存期分别为 16.7 个月和 12.1 个月（HR=0.81，95% CI 0.71～0.93，P=0.0036）；TPS≥20%亚组的中位总生存期分别为 17.7 个月和 13.0 个月（HR=0.77，95% CI 0.64～0.92，P=0.004）；TPS≥50%亚组的估计中位总生存期分别为 20 个月和 12.2 个月（HR 0.69，95% CI 0.56～0.85，P=0.006）。

4）KEYNOTE-024 试验的结果也影响了帕博利珠单抗在 NSCLC 中作为一线治疗的批准，这是一项Ⅲ期试验，该试验将 305 例既往未经治疗的晚期 NSCLC 患者（至少 50%的肿瘤细胞表达 PD-L1）随机分配接受帕博利珠单抗或以铂类为基础的化疗。与以铂类为基础的化疗组相比，帕博利珠单抗治疗组的无进展生存期明显延长（10.3 个月 *vs*. 6.0 个月，HR=0.50，95% CI 0.37～0.68，*P*＜0.001）。

5）美国 FDA 批准帕博利珠单抗在 NSCLC 中作为二线治疗是基于一项开放性的Ⅱ/Ⅲ期 KEYNOTE-010 研究，该研究纳入 1034 例既往治疗过的晚期 NSCLC 患者，至少 1%的肿瘤细胞有 PD-L1 表达，以 1∶1∶1 的比例随机分配至帕博利珠单抗 2mg/kg 组、帕博利珠单抗 10mg/kg 组或多西他赛 75mg/m^2组，每 3 周 1 次。与多西他赛组相比，帕博利珠单抗 10mg/kg 组的总生存期明显延长（12.7 个月 *vs*.8.5 个月，HR=0.71，95% CI 0.58～0.88，*P*=0.000 8）；与多西他赛组相比，帕博利珠单抗 2mg/kg 组的总生存期显著延长（10.4 个月 *vs*. 8.5 个月，HR=0.61，95% CI 0.49～0.75，*P*＜0.000 1）。

（6）头颈部癌

1）KEYNOTE-048 试验是一项多中心、开放性、阳性对照试验，该试验将未治疗的患者或通过局部治疗被认为无法治愈的复发性疾病患者随机（1∶1∶1）分配接受以下方案之一治疗：帕博利珠单抗作为单一药物，帕博利珠单抗、卡铂或顺铂和氟尿嘧啶，或西妥昔单抗、卡铂或顺铂和氟尿嘧啶。

2）基于肿瘤 PD-L1 表达（TPS≥50%或＜50%）、依据 p16 IHC 测定 HPV 状态（阳性或阴性），以及 ECOG PS 评分（0 分 *vs*. 1 分），随机进行分层。与西妥昔单抗加化疗相比（中位总生存期为 10.7 个月；HR=0.77，95% CI 0.63～0.93，*P*=0.067），随机接受帕博利珠单抗加化疗患者的总生存期有统计学意义上的显著改善（中位总生存期为 13.0 个月）。CPS≥20 分亚组（HR=0.69，95% CI 0.51～0.94）和 CPS≥1 分亚组（HR=0.71，95% CI 0.57～0.88）的结果相似。与西妥昔单抗加化疗相比，PD-L1 CPS≥1 分和 PD-L1 CPS≤20 分的患者随机接受帕博利珠单抗单药治疗的亚组的总生存期也有统计学意义上的显著改善：在 CPS≥1 分的亚组中，帕博利珠单抗组的中位总生存期为 12.3 个月，西妥昔布单抗加化疗组的中位总生存期为 10.3 个月（HR=0.78，95% CI 0.64～0.96，*P*=0.0171）。对于 CPS≥1 分亚组，帕博利珠单抗组的中位总生存期为 12.3 个月，西妥昔单抗加化疗组的中位总生存期为 10.3 个月。对于 CPS≥20 分亚组，帕博利珠单抗组和西妥昔单抗加化疗组的中位总生存期分别为 14.9 个月和 10.7 个月（HR=0.61，95% CI 0.45～0.83，*P*=0.015）。中期分析时，在总体人群中，帕博利珠单抗作为单药组与西妥昔单抗加化疗组在总生存期方面没有显著差异。

3）基于 KEYNOTE-012 试验，一项多中心、非随机、开放性ⅠB 期试验，帕博利珠单抗获得了美国 FDA 批准用于 HNSCC 的二线治疗。该试验纳入了 192 例复发性或转移性 HNSCC 患者，这些患者于含铂方案化疗后疾病进展。患者每 2 周接受 1 次 10mg/kg 的帕博利珠单抗（*n*=53）或每 3 周接受 1 次 200mg 的帕博利珠单抗（*n*=121）治疗。客观缓解率为 17.7%。在有治疗反应的患者中，中位随访

12.5 个月后，未达到中位缓解时间。HPV 阳性患者的客观缓解率为 21.9%，HPV 阴性患者的客观缓解率为 15.9%。

（7）经典型霍奇金淋巴瘤：批准基于 KEYNOTE-204（NCT02684292）试验，其是一项针对 304 例复发或难治性 CHL 的成年患者的Ⅲ期随机开放性试验，这些患者既往接受过至少一种多药方案的治疗。患者随机（1∶1）接受帕博利珠单抗或本妥昔单抗治疗，为期 2 年。帕博利珠单抗组患者的无进展生存期在统计学上显著延长，为 13.2 个月（95% CI 10.9～19.4），而接受本妥昔单抗治疗的患者为 8.3 个月（95% CI 5.7～8.8）（HR=0.65，95% CI 0.48～0.88，*P*=0.027）。

（8）PMBCL：难治性 PMBCL 患者或既往经过二线或二线以上治疗后复发患者治疗方法的加速批准基于多中心、开放性单臂试验（KEYNOTE-170 试验）的数据。患者接受帕博利珠单抗治疗，直到出现不可接受的毒性或记录的疾病进展，或对没有进展的患者的治疗长达 24 个月。客观缓解率为 45%（95% CI 32%～60%），随访期（中位 9.7 个月）内未达到中位缓解时间。

帕博利珠单抗不应用于治疗需要紧急细胞减少治疗的 PMBCL 患者。

（9）尿路上皮癌

1）KEYNOTE-052、KEYNOTE-045 和 KEYNOTE-057 试验的结果表明，帕博利珠单抗被批准用于治疗不适合顺铂且以铂类为基础的治疗后疾病进展，或 BCG 无反应的高风险 NMIBC 患者的尿路上皮癌。

2）一线治疗的批准基于一项单臂、开放试验的数据，在这项试验中，370 例局部晚期或转移性尿路上皮癌患者被认为不适合接受含顺铂的化疗。初步结果显示客观缓解率为 28.6%（95% CI 24%～34%）。未达到中位缓解时间；观察到的缓解持续时间为 1.4～17.8 个月。无论 PD-L1 状态如何，均观察到缓解，CPS＜10 分或未知患者的确认客观缓解率为 21%（95% CI 16%～26%），CPS≥10 分的患者为 47%（95%CI 38%～57%）。这两个亚组均未达到中位缓解时间。在数据截止时，52% 的有效患者的缓解持续至少 6 个月，7%的有效患者的缓解持续至少 12 个月。

3）2018 年 6 月，美国 FDA 将 PD-L1 状态添加到帕博利珠单抗的说明书中，一线批准用于不适合顺铂治疗的尿路上皮癌患者，将适应证限制为局部晚期或转移性尿路上皮癌患者，这些患者不适合顺铂治疗，且其肿瘤表达 PD-L1（CPS≥10 分），或不适合任何含铂方案化疗，无论 PD-L1 状态如何。这一限制是基于，与以铂类为基础的化疗的患者显示的生存率相比，PD-1 抑制剂显示的较低总生存率，这些转移性患者为 PD-L1 低表达且适合铂类的尿路上皮癌。对于已经接受帕博利珠单抗治疗且对治疗有反应并且不适合顺铂的患者，无论 PD-L1 状态如何，均可考虑继续治疗。

4）对局部晚期或转移性疾病的二线治疗指征的批准基于 KEYNOTE-045 研究的数据，该研究是一项多中心、随机、阳性对照研究，针对在含铂化疗期间或之后出现病情进展的局部晚期或移行性尿路上皮癌患者。与化疗相比，分配为帕博利珠单抗治疗的患者总生存率和客观缓解率均有统计学上的显著改善。帕博利珠单抗组和化疗组的中位总生存期分别为 10.3 个月和 7.4 个月（HR=0.73，95% CI 0.59～0.91，*P*=0.004）。接受帕博利珠单抗治疗组的客观缓解率为 21%，化疗组为 11%（*P*=0.002）。两组的无进展生存期无统计学上的显著差异。

5）在一项多中心、单臂试验中显示了帕博利珠单抗治疗 BCG 无反应的高风险 NMIBC 患者的疗效，在该试验中，患者接受每 3 周 1 次的 200mg 帕博利珠单抗单药治疗，直到出现不可接受的毒性、持续或复发的高风险 NMIBC 或疾病进展，或无疾病进展者治疗长达 24 个月。CR 率为 41%（95% CI 31%～51%）；中位缓解时间为 16.2 个月（0～30.4 个月）。46%的缓解患者经历了至少 12 个月的 CR。

（10）MSI-H 癌症和 MSI-H/dMMR CRC

1）美国 FDA 的加速批准基于 5 项非对照、多队列、多中心、单臂临床试验中登记的 MSI-H/dMMR 癌症患者的数据。149 例汇总入组患者中 90 例为 CRC；59 例患者患有其他 14 种癌症中的一种。患者每 2 周或每 3 周接受 1 次帕博利珠单抗治疗，直至出现不可接受的毒性，或出现症状、快速进展、需要紧急干预或与体能状态下降相关的疾病进展。最多给予 24 个月的治疗。客观缓解率为 39.6%（95% CI 31.7%～47.9%），78%的有效者缓解持续 6 个月或更长时间。CRC 患者的客观缓解率为 36%；其他癌症患者的客观缓解率为 46%。

2）在使用氟尿嘧啶、奥沙利铂和伊立替康治疗后进展的不可切除或转移性 MSI-H/dMMR CRC 一线治疗的常规批准基于 KEYNOTE-177 试验。在这项试验中，既往未经治疗的不可切除或转移性 MSI-H/dMMR CRC 患者被随机（1∶1）分配接受帕博利珠单抗或研究者选择的 mFOLFOX6/FOLFIRI±贝伐珠单抗或西妥昔单抗治疗。随机接受化疗的患者在疾病进展时接受帕博利珠单抗治疗。中位无进展生存期在帕博利珠单抗组为 16.5 个月（95% CI 5.4～32.4），在化疗组为 8.2 个月（95% CI 6.1～10.2）（HR=0.60，95% CI 0.45～0.80；双侧 *P*=0.004）。在无进展生存期分析时，总生存期数据尚不成熟。

（11）胃癌、胃食管结合部癌和食管癌

1）帕博利珠单抗获得加速批准用于治疗既往经治的 PD-L1 表达（CPS≥1 分）的复发性局部晚期或转移性胃癌或胃食管结合部腺癌患者，其中 55%的患者肿瘤表达 PD-L1，这是基于一项对 259 例患者进行的开放性、多中心、非对比、多队列试验的结果，55%的患者肿瘤表达 PD-L1 和 MSS，或 MSI 或 MMR 状态未确定。对于该亚组患者，客观缓解率为 13%（95% CI 8.2%～20.0%）；缓解持续时间为 2.8～19.4 个月，58%的有效者缓解持续时间为 6 个月或更长时间，26%的缓解持续时间为 12 个月或更长时间。确定患有 MSI-H 肿瘤者亚组（占总人口的 3%）的客观缓解率为 57%，缓解持续时间为 5.3～14.1 个月。

2）帕博利珠单抗适用于复发性、局部晚期或转移性食管鳞状细胞癌患者，其肿瘤表达 PD-L1（CPS≥10 分），且在一线或多线既往系统性治疗后出现疾病进展。批准是基于两项研究，一项评估既往一线系统性治疗期间或之后出现疾病进展的晚期或转移性疾病患者，另一项评估至少既往二线系统性治疗期间或之后进展的晚期疾病患者。两项研究均将患者随机分配接受帕博利珠单抗单药治疗或研究者选择的紫杉醇、多西他赛或伊立替康治疗。接受一种或多种既往方案治疗且肿瘤表达 PD-L1 CPS≥10 分的患者 OS 的 HR 为 0.64（95% CI 0.46～0.90）。帕博利珠单抗组和对照组的中位总生存期分别为 10.3 个月（95% CI 7.0～13.5）和 6.7 个月（95% CI 4.8～8.6）。在肿瘤表达 PD-L1（CPS≥10 分）并且在至少两种既往的系统性治疗期间或之后进展的患者中，客观缓解率为 20%（95% CI 8%～37%），缓解时间为 4.2～25.1 个月。这些有效者中 71%的缓解时间为 6 个月或更长时间，57%的缓解时间为 12 个月或更长时间。

3）基于 KEYNOTE-590 试验，帕博利珠单抗联合以铂类和氟尿嘧啶类为基础的化疗用于一线治疗转移性或局部晚期食管癌或肿瘤中心位于胃食管结合部上方 1～5cm 的胃食管结合部癌（Siewert Ⅰ型）患者，这些患者不适合进行手术切除或确定性放化疗治疗。KEYNOTE-590 试验将 749 例既往未经治疗的晚期/不可切除的或转移性食管腺癌、食管鳞状细胞癌或胃食管结合部腺癌患者随机（1∶1）分配接受帕博利珠单抗联合顺铂和氟尿嘧啶或安慰剂联合顺铂和氟尿嘧啶治疗，直至出现不可接受的毒性或疾病进展。随机接受帕博利珠单抗+化疗的患者显示总生存率和无进展生存率均有统计学上的显著改善，中位总生存期为 12.4 个月（95% CI 10.5～14.0），而接受安慰剂+化疗的患者为 9.8 个月（95% CI 8.8～10.8）（HR=0.73，95% CI 0.62～0.86，P<0.0001）。中位无进展生存期分别为 6.3 个月（95% CI 6.2～6.9）和 5.8 个月（95% CI 5.0～6.0）（HR=0.65，95% CI 0.55～0.76，P<0.0001）。接受帕博利珠单抗治疗的患者的客观有效率为 45.0%，未接受免疫检查点抑制剂治疗的患者为 29.3%（P<0.0001）。所有患者的 PD-L1 状态均已确定。在 CPS≥10 分的患者中，帕博利珠单抗联合化疗的中位总生存期为 13.5 个月，而单纯化疗为 9.4 个月（HR 0.62，P<0.0001）；中位无进展生存期分别为 7.5 个月和 5.5 个月（HR 0.51，P<0.0001）。

（12）宫颈癌：帕博利珠单抗对 PD-L1 表达（CPS≥1 分）的宫颈癌患者二线治疗的适应证是基于一项多中心、非随机、开放性、多队列试验，该试验表明，在转移性疾病既往接受至少一线化疗的肿瘤 PD-L1 表达的患者中，客观缓解率为 14.3%（95% CI 7.4%～24.1%）。未达到中位缓解时间（范围为 4.1～18.6 个月）；91%的有效者缓解持续时间≥6 个月。在肿瘤没有 PD-L1 表达（CPS<1 分）的患者中未观察到任何治疗相关反应。

（13）HCC：索拉非尼治疗后的 HCC 患者免疫治疗的加速批准基于一项单臂、

多中心 KEYNOTE-224 试验，该试验纳入 104 例 HCC 患者，结果显示帕博利珠单抗单药治疗患者的客观缓解率为 17%（95% CI 11%～26%）。缓解时间为 3.1～16.7 个月；89%的有效者缓解时间≥6 个月，56%的缓解时间≥12 个月。

（14）MCC：KEYNOTE-017 试验的结果为加快批准使用帕博利珠单抗治疗 MCC 患者提供了基础。在非随机、开放标签 KEYNOTE-017 试验中登记的复发性局部晚期或转移性 MCC 患者的治疗表明，在帕博利珠单抗单药治疗后，客观缓解率为 56%（95% CI 41%～70%），CR 为 24%。96%的缓解持续时间超过 6 个月；54%的缓解持续时间超过 12 个月。

（15）RCC：美国 FDA 批准帕博利珠单抗联合阿昔替尼一线治疗晚期肾细胞癌患者是基于 KEYNOTE-426 试验的结果，该试验是一项在 861 例未接受过全身治疗的晚期肾细胞癌患者中进行的随机、多中心、开放性试验，无论 PD-L1 肿瘤表达状况如何。与舒尼替尼治疗相比，帕博利珠单抗与阿昔替尼联合治疗使总生存率显著改善（HR=0.53，95% CI 0.38～0.74，P<0.0001）。联合用药组 12 个月时的总生存率为 90%，舒尼替尼组为 78%。接受帕博利珠单抗加阿昔替尼治疗的患者的无进展生存期也有所改善（HR=0.69，95% CI 0.57～0.84，P=0.001），接受帕博利珠单抗+阿昔替尼治疗和接受舒尼替尼治疗的患者的中位无进展生存期分别为 15.1 个月和 11.1 个月。

（16）子宫内膜癌：根据 Study111/KEYNOTE-146 试验的结果，加快批准帕博利珠单抗联合乐伐替尼治疗晚期子宫内膜癌（非 MSI-H 或 dMMR），这些患者在既往全身治疗出现疾病进展，且不适合进行治愈性手术或放疗。这项试验是一项单臂、多中心、开放性、多队列的试验，招募了 108 例转移性子宫内膜癌患者，这些患者在既往系统性治疗后出现疾病进展。94 例非 MSI-H 或 dMMR 肿瘤患者的客观缓解率为 38.3%（95% CI 29%～ 49%），其中 10 例为 CR（10.6%）和 26 例为 PR（27.7%）。25 例患者（69%）的缓解时间≥6 个月。数据截止时未达到中位缓解时间。

（17）乳腺癌：根据 KEYNOTE-355 试验的结果，帕博利珠单抗与化疗联合被加速批准用于治疗肿瘤表达 PD-L1（CPS≥10 分）的局部复发性不可切除的或转移性 TNBC 患者。KEYNOTE-355 试验是一项多中心、双盲、随机、安慰剂对照试验，该试验评估了帕博利珠单抗或安慰剂联合不同的化疗治疗（白蛋白结合型紫杉醇或紫杉醇或吉西他滨联合卡铂）对既往未经治疗的局部复发性不可切除的或转移性 TNBC 患者的疗效。接受帕博利珠单抗联合化疗的 CPS≥10 分患者的中位无进展生存期为 9.7 个月（95% CI 7.6～11.3），安慰剂组为 5.6 个月（95% CI 5.3～7.5）（HR=0.65，95% CI 0.49～0.86，单侧 P=0.012）。

（18）皮肤 SCC：根据 KEYNOTE-629 试验的结果，美国 FDA 批准帕博利珠单抗用于治疗复发性或转移性皮肤 SCC 患者，且这些皮肤 SCC 不能通过手术或放疗治愈。试验显示，接受帕博利珠单抗的患者客观缓解率为 34%（95% CI 24%～

44%）。尚未达到中位缓解时间（范围为 2.7～13.1 个月）。

（19）TMB-H 实体瘤：根据 KEYNOTE-158 研究，加速批准帕博利珠单抗用于治疗既往治疗后进展且没有令人满意替代治疗方案的不可切除的或转移性、TMB-H（≥10mut/Mb）实体瘤患者，对 10 个队列进行前瞻性计划的回顾性分析，其中包括既往治疗过的各种 TMB-H 实体瘤患者。这些患者中 13%的肿瘤被鉴定为 TMB-H（定义为 TMB≥10mut/Mb）；接受至少一次剂量帕博利珠单抗治疗的患者的客观缓解率为 29%（95% CI 21%～39%），4%的患者出现 CR，25%的患者出现 PR。未达到中位缓解时间，57%的患者缓解持续时间≥12 个月，50%的患者缓解持续时间≥24 个月。

4. 阿替利珠单抗（Tecentriq）　是一种抗 PD-L1 抗体，美国 FDA 批准其作为单药治疗尿路上皮癌和某些 NSCLC 亚型；它与化疗药物联合还被批准用于治疗 NSCLC、SCLC 和 TNBC，以及与贝伐珠单抗联合用于治疗 HCC，并与考比替尼和维罗非尼联合用于治疗黑色素瘤。

（1）尿路上皮癌：阿替利珠单抗目前被批准作为一线药物治疗局部晚期或转移性尿路上皮癌的成年患者，这些患者不适合含顺铂化疗且肿瘤表达 PD-L1[PD-L1 染色肿瘤浸润免疫细胞（IC）覆盖＞5%肿瘤区域]，或不适合任何含铂化疗，无论 PD-L1 状态如何。

IMvigor130 试验是一项随机Ⅲ期试验，对 1213 例既往未经治疗的局部晚期或转移性尿路上皮癌患者进行分组，分别观察阿替利珠单抗联合或不联合以铂类为基础的化疗对比安慰剂联合以铂类为基础的化疗的疗效。患者随机分为以下 3 组：阿替利珠单抗加以铂类为基础的化疗、阿替利珠单抗单药治疗或安慰剂加以铂类为基础的化疗。化疗方案为吉西他滨联合卡铂或顺铂。在 11.8 个月的中位随访中，接受阿替利珠单抗联合化疗患者的最终中位无进展生存期为 8.2 个月（95% CI 6.5～8.3），而接受安慰剂+化疗的患者为 6.3 个月（95% CI 6.2～7.0）（HR=0.82，95% CI 0.70～0.96，单侧 P=0.007）。在中期分析中，对比化疗组，观察到联合用药组的总生存期有临床意义的改善；接受阿替利珠单抗+化疗和安慰剂+化疗的患者的中位总生存期分别为 16.0 个月（95% CI 13.9～18.9）和 13.4 个月（95% CI 12.0～15.2），随机分组也根据 PD-L1 免疫细胞表达状态进行分层[IC0（＜1%）*vs*. IC1（≥1%，＜5%）*vs*. IC 2/3（≥5%）]。与接受安慰剂+化疗患者相比，接受阿替利珠单抗单药治疗的 PD-L1 阳性肿瘤患者（IC 2/3）]总生存期获益（HR=0.68，95% CI 0.43～1.08）。接受 PD-L1 抑制剂的患者的中位总生存期未预估，化疗组患者的中位总生存期为 17.8 个月。在 PD-L1 IC 0/1 亚组中，阿替利珠单抗单药治疗的中位总生存期为 13.5 个月，而化疗+安慰剂治疗为 12.9 个月（HR=1.07，95% CI 0.86～1.33）。

（2）非小细胞肺癌

1）阿替利珠单抗被批准用于治疗在以铂类为基础的化疗期间或之后出现疾病

进展的患者，以及在使用 EGFR 或 ALK 酪氨酸激酶抑制剂治疗后出现疾病进展且肿瘤仍存在 *EGFR* 或 *ALK* 基因组改变的患者。批准基于Ⅲ期 OAK 试验，其中 850 例既往接受过治疗的转移性 NSCLC 患者随机接受阿替利珠单抗或多西他赛治疗。与多西他赛相比，阿替利珠单抗的中位总生存期得到改善（13.8 个月 *vs*. 9.6 个月，HR=0.73，95% CI 0.62～0.87，*P*=0.003）。

2）根据 Impower130 试验，批准阿替利珠单抗联合白蛋白结合型紫杉醇+卡铂作为一线治疗无 *EGFR* 或 *ALK* 突变的转移性非鳞状非小细胞肺癌患者。该试验将Ⅳ期非鳞状非小细胞肺癌患者随机（2∶1）分组，这些患者既往未接受过转移性疾病的化疗，但可能接受过 EGFR 或 ALK 激酶抑制剂治疗（如果合适），接受阿替利珠单抗+白蛋白结合型紫杉醇+卡铂治疗，随后接受阿替利珠单抗单药治疗或接受白蛋白结合型紫杉醇+卡铂治疗，然后由研究者自行决定是否进行培美曲塞维持治疗。在无 *EGFR* 或 *ALK* 基因组异常的患者亚群中，阿替利珠单抗组的中位无进展生存期为 7.2 个月（95% CI 6.7～8.3），而对照组为 6.5 个月（95% CI 5.6～7.4）（HR=0.75，95% CI 0.63～0.91，*P*=0.0024）。接受阿替利珠单抗+化疗患者的中位总生存期为 18.6 个月（95% CI 15.7～21.1），单独接受化疗的患者为 13.9 个月（95% CI 12.0～18.7）（HR=0.80，95% CI 0.64～0.99，*P*=0.0384）。

3）阿替利珠单抗与贝伐珠单抗、紫杉醇和卡铂联合被批准用于一线治疗无 *EGFR* 或 *ALK* 突变的未经治疗的转移性非鳞状 NSCLC 成年患者。批准基于 IMpower150 试验，该试验随机（1∶1∶1）对 1202 例转移性非鳞状细胞肺癌患者进行化疗（其中 87%的患者无 *EGFR* 或 *ALK* 基因组肿瘤突变），接受以下药物之一：阿替利珠单抗+卡铂+紫杉醇+贝伐珠单抗（四药方案），阿替利珠单抗+卡铂+紫杉醇（三药方案），或卡铂+紫杉醇+贝伐珠单抗（对照组），然后在四药方案组中维持贝伐珠单抗和阿替利珠单抗治疗，在三药方案组中维持阿替利珠单抗治疗，在对照组中维持贝伐珠单抗治疗。

4）在无 *EGFR* 或 *ALK* 突变的患者中，接受四药方案治疗的患者估计中位总生存期为 19.2 个月，对照组为 14.7 个月（HR=0.78，95% CI 0.64～0.96，*P*=0.016），接受四药方案治疗的患者和对照组的估计中位无进展生存期分别为 8.5 个月和 7.0 个月（HR=0.71，95% CI 0.59～0.85，*P*=0.0002）。四药方案组和对照组的 ORR 分别为 55%和 44%。在中期总生存期或最终无进展生存期方面，三药方案组和对照组之间未观察到显著差异。

5）阿替利珠单抗被批准用于转移性 NSCLC 成年患者的一线治疗，这些患者为肿瘤 PD-L1 高表达（PD-L1 染色≥50%的肿瘤细胞或 PD-L1 染色的肿瘤浸润 IC 覆盖≥10%的肿瘤区域），且无 *EGFR* 或 *ALK* 基因组异常。IMpower110 试验将未治疗的Ⅳ期、PD-L1 表达（TC≥1%或 IC≥1%）的 NSCLC 患者随机（1∶1）分配接受帕博利珠单抗或以铂类为基础的治疗。与接受以铂类为基础的化疗的肿瘤

PD-L1 高表达的患者（13.1 个月；95% CI 7.4～16.5）相比，接受帕博利珠单抗治疗的肿瘤 PD-L1 高表达患者（中位总生存期为 20.2 个月；95% CI 16.5～NE）的总生存期有统计学上的显著改善（HR=0.59，95% CI 0.40～0.89，*P*=0.0106），肿瘤 PD-L1 表达水平较低的患者的总生存期无统计学上的显著差异（TC≥5%或 IC≥5%；TC≥1%或 IC≥1%）。接受阿替利珠单抗治疗的患者的中位无进展生存期为 8.1 个月（95% CI 6.8～11.0），接受以铂类为基础的化疗的患者为 5.0 个月（95% CI 4.2～5.7）（HR=0.63，95% CI 0.45～0.88）。确认的客观缓解率分别为 38%（95% CI 29%～48%）和 29%（95% CI 2%～39%）。

（3）TNBC：阿替利珠单抗联合白蛋白结合型紫杉醇被批准用于治疗肿瘤表达 PD-L1（≥1%）的不可切除的局部晚期或转移性 TNBC 患者。该适应证的批准基于 IMpassion130 试验的结果，即 902 例局部晚期或转移性 TNBC 患者随机（1∶1）在每 28 天周期的第 1 天和第 15 天接受阿替利珠单抗或安慰剂输注，并在第 1、8、15 天输注白蛋白结合型紫杉醇。在肿瘤表达 PD-L1 的患者中，接受白蛋白结合型紫杉醇联合阿替利珠单抗治疗的患者的中位无进展生存期为 7.4 个月（6.6～9.2 个月），而接受白蛋白结合型紫杉醇联合安慰剂治疗的患者为 4.8 个月（3.8～5.5 个月）（分层 HR=0.60，95% CI 0.48～0.77，*P*＜0.0001）。总生存期数据尚不成熟，意向治疗人群中有 43%发生死亡。

阿替利珠单抗不适合与紫杉醇联合用于治疗不可切除的局部晚期或转移性 TNBC 成年患者。

（4）SCLC：阿替利珠单抗与卡铂和依托泊苷联合被批准用于广泛期 SCLC（ES-SCLC）成年患者的一线治疗。批准基于 IMpower133 研究，该研究是将既往未经治疗的 ES-SCLC 患者随机（1∶1）分配接受阿替利珠单抗+卡铂和依托泊苷治疗，最多 4 个周期，序贯阿替利珠单抗治疗，或接受安慰剂+卡铂和依托泊苷治疗，最多 4 个周期，序贯安慰剂治疗。客观缓解率无显著差异；然而，与安慰剂组相比，接受阿替利珠单抗联合卡铂和依托泊苷治疗的患者无进展生存期和总生存期均显著改善。接受阿替利珠单抗联合化疗的患者的中位总生存期为 12.3 个月（10.8～15.9 个月），接受安慰剂联合化疗的患者为 10.3 个月（9.3～11.3 个月）（HR=0.70，95% CI 0.54～0.91，*P*=0.0069）。阿替利珠单抗组和安慰剂组的中位无进展生存期分别为 5.2 个月（4.4～5.6 个月）和 4.3 个月（4.2～4.5 个月）（HR=0.77，95% CI 0.62～0.96，*P*=0.0170）。

（5）HCC：阿替利珠单抗被批准与贝伐珠单抗联合用于一线治疗不可切除的或转移性 HCC 患者。该批准基于 IMbrave150 试验的结果，该试验将既往未经治疗的不可切除或转移性 HCC 患者随机（2∶1）分配接受阿替利珠单抗联合贝伐珠单抗或索拉非尼治疗。接受阿替利珠单抗联合贝伐珠单抗治疗的患者中位总生存期未达到；接受索拉非尼治疗患者的中位总生存期为 13.2 个月（95% CI 10.4～NE）

（HR=0.58，95% CI 0.42～0.79，*P*=0.006）。联合治疗组的估计中位无进展生存期为 6.8 个月（95% CI 5.8～8.3），而索拉非尼组为 4.3 个月（95% CI 4.0～5.6）（HR=0.59，95% CI 0.47～0.76，*P*＜0.0001）。评估 HCC 的 RECIST 和 mRECIST 标准均可用于疗效分析；按照 RECIST 1.1，接受双药治疗的患者客观缓解率为 28%（95% CI 23%～33%），索拉非尼组为 12%（95% CI 7%～17%）（*P*＜0.0001）。按照 mRECIST，客观缓解率分别为 33%（95% CI 38%～39%）和 13%（95% CI 8%～19%）（*P*＜0.0001）。

（6）黑色素瘤：阿替利珠单抗与考比替尼和维罗非尼联合被批准用于治疗 *BRAF* V600 突变阳性不可切除的或转移性黑色素瘤患者。对 *BRAF* V600 突变阳性不可切除的或转移性黑色素瘤患者的治疗批准基于 IMspire150 研究，该研究将患者随机（1∶1）分为阿替利珠单抗+考比替尼+维罗非尼组，或安慰剂+考比替尼+维罗非尼组，这两组患者均进行为期 28 天的考比替尼+维罗非尼治疗。阿替利珠单抗组和安慰剂组的中位无进展生存期分别为 15.1 个月（95% CI 11.4～18.4）和 10.6 个月（95% CI 9.3～12.7）（HR=0.78，95% CI 0.63～0.97，*P*=0.0249）。两组之间 OS、ORR 和 DoR 均无显著性差异。

5. 度伐利尤单抗（Imfinzi） 是一种抗 PD-L1 单克隆抗体，适用于治疗以铂类为基础的化疗联合同步放疗未出现疾病进展、不可切除的Ⅲ期 NSCLC 患者；并且与依托泊苷和卡铂或顺铂联合作为 ES-SCLC 患者的一线治疗。

（1）NSCLC：度伐利尤单抗用于 NSCLC 患者的适应证基于 PACIFIC 试验（一项随机双盲安慰剂对照试验）中计划的无进展生存期中期分析，该试验评估了在研究药物开始前 42 天内同步完成以铂类为基础的化疗联合放疗的患者中进行了度伐利尤单抗与安慰剂的对比。与安慰剂相比，度伐利尤单抗的无进展生存期有统计学上的显著改善（HR=0.52，95% CI 0.42～0.65，*P*=0.0001）。

（2）SCLC：在 ES-SCLC 中使用的批准基于 CASPIAN 试验，其是一项随机试验，评估了既往未经治疗的患者接受度伐利尤单抗联合化疗或单纯化疗治疗效果。度伐利尤单抗联合化疗组的中位总生存期为 13.0 个月（95% CI 11.5～14.8），而单纯化疗组为 10.3 个月（95% CI 9.3～11.2）（HR=0.73，95% CI 0.59～0.91，*P*=0.047）。度伐利尤单抗联合化疗组和单纯化疗组的患者中位无进展生存期分别为 5.1 个月（95% CI 4.7～6.2）和 5.4 个月（95% CI 4.8～6.2）（HR=0.98，95% CI 0.65～0.94）。度伐利尤单抗联合化疗组的客观缓解率为 68%（95% CI 62%～73%），单纯化疗组的客观缓解率为 58%（95% CI 52%～63%）。

6. 阿维鲁单抗（Bavencio） 是一种抗 PD-L1 抗体，获得美国 FDA 批准用于治疗 MCC、尿路上皮癌和 RCC。

（1）MCC：2017 年 3 月，阿维鲁单抗被美国 FDA 加速批准用于治疗转移性 MCC。阿维鲁单抗对 MCC 的批准基于Ⅰ期多中心 JAVELIN Merkel 200 试验的数据，该试验显示客观缓解率为 33%（95% CI 23.3%～43.8%）。CR 率为 22%，PR 率为 11%，86%的有效者在 6 个月后持续缓解。未观察到肿瘤 PD-L1 状态与疗效之间的相关性。

（2）尿路上皮癌

1）阿维鲁单抗获得加速批准用于在以铂类为基础的化疗期间或之后进展，或在以铂类为基础的辅助/新辅助治疗后 12 个月内进展的局部晚期或转移性尿路上皮癌的治疗。阿维鲁单抗也被批准作为局部晚期或转移性尿路上皮癌患者的维持治疗，且这些患者在一线含铂化疗后未出现进展。

2）对尿路上皮癌的批准基于多中心 JAVELIN Ⅰ期、单臂实体瘤试验的尿路上皮队列（n=242）的结果。2016 年 3 月报道的 153 例患者随访 6 个月的数据显示，客观缓解率为 17.7%（95% CI 12.0%～24.6%），其中 9 例患者 CR，18 例患者 PR。24 周时有效率为 92%（95% CI 71.6%～97.9%），中位数未达到。中位总生存期为 7 个月（95% CI 5.6～11.2）。在可评估的肿瘤中，56 例患者为 PD-L1 阳性（基于 5%的 PD-L1 染色），75 例为 PD-L1 阴性。客观缓解率分别为 25%（95% CI 14.4%～38.4%）和 14.7%（95% CI 7.6%～24.7%，P=0.178），结果显示采用该方法的肿瘤 PD-L1 状态不是有效的预测因子。

3）阿维鲁单抗也被批准用于局部晚期或转移性尿路上皮癌患者的维持治疗，这些患者一线含铂化疗未出现进展。批准基于 JAVELIN Bladder 100 试验，在该试验中，患者在最后一次化疗剂量后随机（1∶1）分配接受阿维鲁单抗加最佳支持治疗（BSC）或单独接受 BSC。所有患者（不考虑 PD-L1 表达）的中位总生存期在接受阿维鲁单抗的患者中为 21.4 个月，而单独接受 BSC 的患者为 14.3 个月（HR=0.69，95% CI 0.56～0.86，P=0.001）。在肿瘤 PD-L1 表达患者（51%）中，总生存期的 HR 为 0.56（95% CI 0.40～0.79，P＜0.001）。在对肿瘤 PD-L1 阴性患者（39%）的探索性分析中，总生存期的 HR 为 0.85（95% CI 0.62～1.18）。

（3）RCC：阿维鲁单抗与阿昔替尼联合被批准用于晚期肾细胞癌患者的一线治疗。JAVELIN Renal 101 试验是批准使用阿维鲁单抗联合阿昔替尼治疗肾细胞癌患者的依据，该试验将既往未经治疗的晚期肾细胞癌患者随机分配接受阿维鲁单抗联合阿昔替尼或舒尼替尼单药治疗。总体人群（HR=0.69，95% CI 0.56～0.84，P=0.0002）及肿瘤 PD-L1 表达患者（HR=0.61，95% CI 4.48～0.79，P=0.0001）的无进展生存期均有统计学上的显著改善。阿维鲁单抗加阿昔替尼组患者的中位无进展生存期（PFS）为 13.8 个月，而舒尼替尼组为 8.4 个月。总生存率数据不成熟，意向治疗人群中 27%死亡（中位总生存率随访为 19 个月）。

7. 西米普利单抗　是一种抗 PD-1 抗体，适用于治疗局部晚期或转移性皮肤 SCC 或基底细胞癌（BCC）亚组患者，以及一线治疗晚期非小细胞肺癌患者，这些患者不适合手术切除或确定性化疗，其肿瘤具有 PD-L1 高表达，无 *EGFR*、*ALK*

或 *ROS1* 异常。

（1）皮肤 SCC：西米普利单抗最初被批准用于治疗转移性皮肤 SCC 或局部晚期皮肤 SCC 患者，这些患者不适合接受治愈性手术或放疗。批准基于 R2810-ONC-1423 和 R2810- ONC-1540 试验。在所有接受西米普利单抗治疗的局部晚期和转移性皮肤 SCC 患者中，客观缓解率（ORR）为 47.2%（95% CI 38%～57%），4%的有效者显示 CR，44%为 PR。未达到中位缓解时间（DOR）（范围为 1.0～15.2 个月）；61%的缓解持续 6 个月或更长时间。

（2）BCC：Study 1620 试验是一项评估了西米普利单抗对晚期 BCC 患者 ORR 和 DoR 影响的多中心、非随机试验，这些患者既往曾接受过 Hedgehog 途径抑制剂（HHI）治疗或不适合 HHI 治疗，研究结果为批准在该患者群体中使用 PD-1 抑制剂提供了依据。

Study 1620 试验结果显示，接受西米普利单抗治疗的 84 例局部晚期 BCC 患者的 ORR 为 29%（95% CI 19%～40%），但中位 DoR 未达到（范围为 2.1～21.4 个月）；79%的有效者保持了至少 6 个月的缓解。在接受西米普利单抗治疗的 28 例转移性 BCC 患者中，ORR 为 21%（95% CI 8%～41%），未达到中位 DoR（范围为 9～23.0 个月）；所有有效者持续缓解 6 个月或更长时间。

（3）NSCLC：根据 Study 1624 试验的结果，西米普利单抗被批准用于晚期非小细胞肺癌患者的一线治疗，该试验是一项多中心、随机试验，在 710 例未经治疗的局部晚期或转移性 NSCLC 患者中评估了 OS 和 PFS，患者接受西米普利单抗或以铂类为基础的化疗。仅有肿瘤 PD-L1 高表达（TPS≥50%）的患者才合格。*EGFR*、*ALK* 或 *ROS1* 基因组异常的患者不合格。与接受以铂基为基础的化疗的患者相比，接受西米普利单抗患者的 OS 和 PFS 有统计学上的显著改善。西米普利单抗组患者的中位 OS 为 22.1 个月（95% CI 17.7～未达到），而化疗组为 14.3 个月（95% CI 11.7～19.2）（HR=0.68，95% CI 0.53～0.87，*P*=0.022）。西米普利单抗组的中位 PFS 为 6.2 个月（4.5～8.3 个月），化疗组为 5.6 个月（4.5～6.1 个月）（HR=0.59，95% CI 0.49～0.72，*P*＜0.0001）。西米普利单抗和化疗组的 ORR 分别为 37%（95% CI 32%～42%）和 21%（95% CI 17%～25%）。

8. 多塔利单抗（Jemperli）

（1）多塔利单抗是一种抗 PD-1 抗体，适用于治疗复发性或晚期 dMMR 子宫内膜癌患者，这些患者在既往的含铂方案治疗中或治疗后出现进展。

（2）该适应证的批准基于 GARNET 试验的结果，该试验是一项对晚期实体瘤患者进行的多中心、多队列、开放性试验，其中，队列 A1 由 71 例既往接受过治疗的复发性或晚期 dMMR 子宫内膜癌患者组成，这些患者在含铂化疗方案的治疗过程中或之后出现进展。ORR 为 42.3%（95% CI 30.6%～54.6%），12.7%的患者达到 CR，29.6%的患者显示 PR。中位 DoR 未达到（范围为 2.6～22.4 个月），93.3%

的有效者的 DoR≥6 个月。

（五）细胞过继免疫治疗

（1）目前只有 CAR-T 细胞治疗在美国获得美国 FDA 批准，但其他类型的治疗，如 TCR 治疗、TIL 治疗和 NK 细胞治疗正在临床试验研究中。美国 FDA 批准了 5 种 CAR-T 细胞治疗的使用。其适应证为血液系统恶性肿瘤患者；迄今为止，尚未批准任何治疗方法用于治疗实体恶性肿瘤。

（2）CAR-T 细胞治疗通常需要在细胞回输前用氟达拉滨和环磷酰胺进行淋巴细胞清除，这可能会使患者面临严重感染的风险。

（3）CAR-T 细胞治疗常发生中性粒细胞减少、白细胞减少、淋巴细胞减少、血小板减少、贫血和低丙种球蛋白血症。

（4）这些治疗可能产生的潜在副作用有细胞因子释放综合征（CRS）和神经毒性，两者都可能是致命的。治疗前应确认托珠单抗（Tocilizumab）的可用性，并密切监测患者的神经系统事件。

（5）接受这些治疗的患者也有继发性恶性肿瘤的风险，必须接受终生监测。

（6）Tisagenlecleucel（Kymriah）

1）Tisagenlecleucel 是第一种获得美国 FDA 批准的基于细胞的基因治疗方法；它被批准用于治疗复发或难治性弥漫性大 B 细胞淋巴瘤（DLBCL）的成人和 25 岁以下复发或难治性急性淋巴细胞白血病（ALL）的年轻人。

2）JULIET 试验是一项开放性、多中心、单臂试验，在 68 例先前接受过利妥昔单抗和蒽环类药物治疗或自体 HSCT 后复发的可疗效评估人群中，有 22 例患者显示 CR，中位至首次缓解时间（CR 或 PR）为 0.9 个月（范围为 0.7～3.3 个月）。该研究尚未达到中位 DoR。与 PR 患者中缓解最佳的患者相比，CR 患者的缓解持续时间更长。在 22 例 CR 患者中，9 例患者在 1 个月时获得 CR，12 例患者在 3 个月时获得 CR，最后的 1 例患者在细胞回输后第 6 个月获得 CR。

3）在称为 ELIANA 试验的开放性单臂试验中，评估了该疗法复发或难治性 B 细胞前体的儿童和年轻成人 ALL 的疗效。在 63 例输注患者中，52 例（83%）获得 CR 或形态学完全缓解伴血细胞未完全缓解（CRi），所有患者均为微量残留病（MRD）阴性。自缓解后，中位随访 4.8 个月，CR/CRi 的中位持续时间尚未达到（范围为 1.2～14.1 个月）。CR/CRi 发生的中位时间为 29 天；对于 96%（50/52）有效者，CR/Cri 的发生时间为 26～31 天。

（7）阿基仑赛（Axicabtagene ciloleucel，Yescarta）

1）阿基仑赛是美国 FDA 批准的用于治疗以下疾病的患者，以下疾病在二线或多线系统性治疗后无反应或复发：DLBCL、PMBCL、高级别 B 细胞淋巴瘤、滤泡性淋巴瘤（FL）引起的 DLBCL、复发或难治性 FL。

2）一项单臂、开放性、多中心试验评估了单次输注阿基仑赛治疗复发或难治性侵袭性 B 细胞 NHL 成年患者的疗效。在 101 例接受阿基仑赛治疗的患者中，76%患有 DLBCL，16%发生了 FL 转化，8%患有 PMBCL。52 例患者获得 CR，以及 14 例患者初始病情稳定（7 例患者）或 PR（7 例患者）。中位缓解时间为 0.9 个月（范围为 0.8～6.2 个月）。中位至疾病改善时间为 2.1 个月（范围为 1.6～5.3 个月）。与将 PR 作为最佳缓解的患者相比，CR 患者的缓解时间更长。

3）ZUMA-5 研究评估了阿基仑赛在二线或多线治疗（包括抗 CD20 单克隆抗体和烷化剂的联合）后复发或难治性 FL 的成年患者中的疗效。在初步分析的 81 例可评估疗效的患者中，ORR 为 91%（95% CI 83%～96%），60%的有效者达到 CR；中位缓解时间为 1 个月。未达到中位 DoR，1 年持续缓解率为 76.2%（95% CI 63.9%～84.7%）。对于所有白血病患者（123 例），ORR 为 89%（95% CI 83%～94%），62%的有效者达到 CR。

（8）利基迈仑赛（Lisocabtagene maraleucel，Breyanzi）

1）利基迈仑赛适用于二线或多线系统性治疗后复发或难治性大 B 细胞淋巴瘤的治疗，包括 DLBCL、未另行规定（包括由惰性淋巴瘤引起的 DLBCL）、高级别 B 细胞淋巴瘤、PMBCL、FL 3B 级。

2）在一项称为 TRANSCEND 试验的开放性、多中心、单臂试验中，对至少二线治疗后复发或难治性大 B 细胞 NHL 的成年患者进行了利基迈仑赛的疗效评估。主要疗效人群中 192 例患者的诊断包括新发 DLBCL（53%）、由惰性淋巴瘤转化的 DLBCL、高级别 B 细胞淋巴瘤（14%）、PMBCL（7%）和 FL 3B 级（1.0%）。ORR 为 73%，104 例患者获得 CR，37 例患者获得 PR。至首次 CR 的中位时间为 1.0 个月（范围为 0.8～12.5 个月）。在 104 例获得 CR 的患者中，23 例患者初始病情稳定（6 例患者）或 PR（17 例患者），中位至改善时间为 2.2 个月（范围为 0.7～11.6 个月）。与缓解最佳为 PR 患者相比，CR 患者的缓解时间更长。在 104 例 CR 患者中，68 例（65%）缓解至少 6 个月，64 例（62%）缓解至少 9 个月。

（9）Brexucabtagene autoleucel（Tecartus）

1）Brexucabtagene autoleucel 可用于治疗复发或难治性套细胞淋巴瘤（MCL）的成年患者。

2）在 ZUMA-2 研究中，探讨了 Brexucabtagene autoleucel 在既往接受过含蒽环类药物或苯达莫司汀的化疗、抗 CD20 抗体和布鲁顿酪氨酸激酶抑制剂（BTKi；伊鲁替尼或阿卡替尼）的复发或难治性 MCL 成年患者中的疗效和安全性。在 60 例可评估疗效的患者中，52 例（87%）（95% CI 75%～94%）显示缓解，其中 37 例（62%）（95% CI 48%～74%）为 CR，15 例（25%）（95% CI 5%～38%）为 PR。CR 的中位持续时间未达到（范围为 1.9～29.2 个月）。中位至缓解时间为 28 天（范围为 24～92 天），中位 DoR 为 8.6 个月。

（10）艾基维仑赛（Abecma）

1）艾基维仑赛适用于既往四线或四线以上治疗（包括免疫调节剂、蛋白酶体抑制剂和抗 CD38 单克隆抗体）后复发或难治性多发性骨髓瘤成年患者的治疗。

2）在 KarMMa 研究中评估了艾基维仑赛的疗效，该研究是一项针对 127 例复发和难治性多发性骨髓瘤成年患者单臂多中心研究，这些患者曾接受过至少 3 种抗骨髓瘤治疗，包括免疫调节剂、蛋白酶体抑制剂和抗 CD38 单克隆抗体（既往治疗线数的中位数为 6，88%的患者已经接受了 4 种或更多的既往治疗线数）。在 100 例可评估疗效的患者中，ORR 为 72%（95% CI 62%～81%），CR 为 28%（95% CI 19%～38%）。CR 患者的中位 DoR（19.0 个月）比 PR 患者和非常好的部分缓解患者更长（分别为 4.0 个月和 11.1 个月）。在完全缓解患者中，65%（95% CI 42%～81%）的患者在≥12 个月内保持缓解。

3）除了 CRS 和任何 CAR-T 细胞治疗都可能发生的神经毒性外，据报道，在用艾基维仑赛可治疗的患者中也会发生危及生命的噬血细胞性淋巴组织细胞增多症/巨噬细胞活化综合征。

（六）双特异性抗体

博纳吐单抗（Blincyto）

（1）博纳吐单抗适应证

1）CD19 阳性 B 细胞前体 ALL 在第一次或第二次完全缓解时，且 MRD≥0.1%。

2）复发或难治性 CD19 阳性 B 细胞前体 ALL。

（2）MRD 阳性 B 细胞前体 ALL：批准用于 MRD 阳性 B 细胞前体 ALL 的治疗基于 BLAST 试验的结果，其是一项开放性、多中心、单臂试验，该试验纳入 86 例患者，这些患者接受了至少 3 种标准 ALL 治疗的化疗，并且血液学完全缓解（定义为 1Gi/L，血小板＞100Gi/L）、MRD 水平≥0.1%。在长达 4 个周期的博纳吐单抗治疗后，74%的 CR1 患者和 56%的 CR2 患者在连续血液学 CR 中接受了异基因 HSCT。疗效评估基于在博纳吐单抗的 1 个周期治疗后获得了无法检测到的 MRD 和血液学 RFS。总体而言，70 例患者（81.4%）获得无法检测到的 MRD（95% CI 71.6%～89.0%）；85%的 CR1 患者（95% CI 74%～93%）和 72%的 CR2 患者（95% CI 51%～88%）获得无法检测到的 MRD。总体而言，中位血液学 RFS 为 22.3 个月，CR1 患者预估中位血液学 RFS 为 35.2（范围为 0.4～53.5）个月，而 CR2 患者预估中位血液学 RFS 为 12.3（范围为 0.7～42.3）个月。

（3）复发或难治性 CD19 阳性 B 细胞前体 ALL

1）获得批准基于 4 项试验：TOWER、MT103-211、ALCANTARA 和 MT103-205 试验。

2）TOWER 试验将 405 例复发或难治性 B 细胞前体 ALL 患者随机分为博纳吐单抗组或标准治疗化疗组。与化疗组相比，博纳吐单抗组患者的 OS 有统计学上的显著改善（HR=0.71，95% CI 0.55～0.93，*P*=0.012）。博纳吐单抗组预估中值 OS 为 7.7 个月（95% CI 5.6～9.6），化疗组为 4.0 个月（95% CI 2.9～5.3）。根据这些结果，独立数据监测委员会建议提前终止疗效研究。

3）MT103-211 研究是一项单臂研究，评估了费城染色体阴性、复发或难治性 B 细胞前体 ALL 患者（首次挽救治疗后缓解时间≤12 个月的复发，或首次挽救治疗后复发或难治性，或在同种异体 HSCT 后 12 个月内复发，骨髓中原始细胞≥10%）。可评估疗效的患者包括 185 例接受过至少一次博纳吐单抗输注的患者，治疗周期的中位数为 2 个周期（范围为 1～5 个周期）。在接受治疗的患者中，63 例（34.1%）在接受博纳吐单抗治疗之前接受过 HSCT，32 例（17.3%）接受过 2 次以上的挽救治疗。77 例（41.6%）患者在博纳吐单抗治疗 2 个周期内获得完全或部分血液学恢复的 CR（95% CI 34.4～49.1）。获得 CR 患者的中位 DoR/RFS 为 5.9 个月（0.13～16.5）。获得 CR 患者的 HSCT 率为 39%（77 例中有 30 例）。

4）单臂 ALCANTARA 研究招募了 45 例费城染色体阳性 ALL 患者，这些患者或者对第二代酪氨酸激酶抑制剂产生耐药性，或者对第二代酪氨酸激酶抑制剂不耐受且对伊马替尼耐药。患者至少输注了一次博纳吐单抗，治疗周期的中位数为 2 个周期（范围为 1～5 个周期）。36%的患者获得血液学完全或部分恢复的 CR。中位 DoR/RFS 为 6.7 个月（范围为 3.6～12 个月）。

5）MT103-205 研究是一项针对复发或难治性 B 细胞前体 ALL（第 2 次或以后的骨髓复发、异基因 HSCT 后任何时候的骨髓复发，或对其他治疗无效，并且骨髓中原始细胞＞25%）儿童患者的单臂研究。在 70 例接受治疗的患者中，40 例（57.1%）在接受博纳吐单抗之前接受了同种异体 HSCT，39 例（55.7%）患有难治性疾病。治疗周期的中位数为 1 个周期（范围为 1～5 个周期）。70 例患者中 23 例（32.9%）在 2 个治疗周期内获得了完全或部分血液学恢复的 CR，其中 23 例患者中 17 例（73.9%）在第 1 个治疗周期内发生。中位 DoR/RFS 为 6.0 个月（范围为 0.5～6.4 个月）。获得 CR 患者的 HSCT 率为 48%。

（4）由于 CAR-T 细胞治疗可能发生 CRS 和神经毒性，危及生命。治疗前应确认托珠单抗的可用性，并密切监测患者的神经系统事件。

（七）免疫检查点抑制剂治疗后免疫相关不良事件的管理

（1）尽管很少发生，但使用免疫检查点抑制剂后，已报道了许多严重的免疫相关不良事件（irAE），包括结肠炎、肾炎、肺炎、内分泌疾病（甲状腺功能减退症、1 型糖尿病、肾上腺皮质功能不全、垂体功能减退）、重症肌无力、吉兰-巴雷综合征、脑膜炎、心包炎、葡萄膜炎、虹膜炎、神经麻痹、溶血性贫血、胰腺炎、导致肝毒性的肝炎和异基因 HSCT 后的超急性 GVHD。

（2）由于这些风险，建议除了常规血液检查（如全血细胞计数和生化检查）外，还应定期监测肝功能、促肾上腺皮质激素和甲状腺功能。

（3）如果出现严重的 irAE，应永久停止治疗并应给予全身大剂量皮质类固醇[泼尼松 1～2mg/（kg · d）或等效物]。患者应继续使用皮质类固醇直至症状改善，此时应开始持续 1 个月以上的类固醇减量。尽管患者可能担心皮质类固醇会抵消治疗的效果，但至少有一项小型试验针对 139 例晚期黑色素瘤患者进行了伊匹单抗评估，表明给予皮质类固醇治疗 irAE 不会影响客观有效的持续时间（P=0.23）。

（4）如果患者在 3～5 天对皮质类固醇没有反应，那么在确认不存在肠穿孔或败血症后，应考虑使用英夫利昔单抗 5mg/kg，静脉注射治疗，同时联合或不联合继续使用类固醇。如果严重症状持续存在，可以在第 1 次剂量给药后 2 周给予第 2 次剂量英夫利昔单抗 5mg/kg，静脉注射。

（5）对于中度 irAE，建议在副作用消失或改善至≥1 级之前，停止治疗。建议在患者每天接受＜7.5mg 泼尼松或等效药物之前，停止治疗，取决于具体的免疫检查点抑制剂。

（6）应对长期免疫抑制的患者预防性使用抗生素，尤其是预防肺孢子菌肺炎。

（7）输液反应也被描述。对于严重的和危及生命的输液反应，应停止输液并停止治疗。对于轻度或中度反应，应考虑中断或减慢输液速度。

（8）对于腹泻的结肠炎或呼吸困难的肺炎患者，应该保持高度警惕并考虑早期干预，因为结肠炎和肺炎如果不迅速解决，可能均具有致命毒性。

二、免疫治疗疗效评估面临的挑战

（　）延迟缓解

通过免疫治疗进行有效的抗肿瘤免疫激活可能需要数周至数月的时间，从而导致缓解延迟。这种现象在基于疫苗和溶瘤病毒的治疗中更为常见（见上文 T-VEC 研究数据），但在免疫检查点抑制剂中也偶尔会出现（见上文支持免疫检查点抑制剂批准的研究）。具体而言，关于免疫检查点抑制剂，多项研究中显示的中位缓解时间为 2 个月，这可能部分解释了将 2 个月指定为临床试验中经常出现的第 1 次影像学重新评估的时间点，以评估免疫检查点抑制的效果。通过免疫治疗实现的客观缓解通常是持续的。尽管代表所有免疫治疗类别的药物都有持续缓解，但在评估其对 dMMR/MSI-H 恶性肿瘤患者疗效的研究中，帕博利珠单抗引发的反应尤其引人注意（见上文帕博利珠单抗部分中总结的数据）。

（二）假性进展

（1）肿瘤浸润淋巴细胞在促进免疫诱导的抗肿瘤活性中起着关键作用，它们在肿瘤微环境（TME）的富集被认为严重影响免疫检查点抑制剂的效力。然而，在一小部分患者中，其开始免疫检查点抑制治疗后，影像学评估可能会发现肿瘤负荷的初始增加或一个或多个新的病变的出现。这种现象称为假性进展，反映了IC 向肿瘤浸润及免疫反应激活时可能发生的相关水肿，而不是肿瘤细胞增殖而导致的真正疾病进展。假性进展的特征是肿瘤大小明显增加后的消退和后续缓解。

（2）假性进展和真实疾病进展之间的影像学差别识别可能具有挑战性，可能需要调整用于肿瘤反应影像学评估的常规标准。对与免疫检查点抑制相关的独特肿瘤反应模式的观察导致了新的免疫相关反应标准的发展，该标准旨在减少因错误假设疾病已进展而导致的过早停止治疗的发生。在传统反应标准（即 RECIST）的其他变化中，这些新标准引入了随访扫描中进展确认的概念。基于这种方法，通常建议接受免疫检查点抑制剂治疗的患者在首次影像学检查进展后约 4 周进行确认扫描，以确认真正的疾病进展。

（3）然而，尽管这是一般规律，但应注意的是，假性进展是一种相对罕见的情况，据报道，只有 2%～10%的患者接受免疫检查点抑制剂治疗。在对 356 例接受免疫检查点抑制剂治疗的各种类型实体瘤患者进行回顾性评估后，该研究的研究者发现，只有 6%的患者出现了免疫相关反应标准的假性进展。

（4）总之，在等待疾病进展确认时继续治疗的决定不应该是条件反射性的，因为假性进展仅发生在少数（＜10%）患者中。在决定是否继续、改变或中止治疗时，应考虑患者意愿、肿瘤生长速度和肿瘤标志物水平变化等临床评估和因素。

三、免疫治疗应答的预测性生物标志物

1. PD-L1 表达 来自多种类型实体恶性肿瘤的研究数据表明，在 TME 中活检证实 PD-L1 表达的患者中，抗 PD-1/PD-L1 治疗的有效率显著较高。TPS 是有细胞膜 PD-L1 表达的肿瘤细胞数量与所有肿瘤细胞数量的比率。如果 TPS≥1%，则认为肿瘤具有 PD-L1 表达；如果 TPS≥50%，则认为其具有高 PD-L1 表达。相反，CPS 考虑 PD-L1 表达 IC，是指所有表达 PD-L1 细胞的数量除以活肿瘤细胞的总数乘以 100。有趣的是，许多研究已经将 TME 中 PD-L1 表达的增加与潜在的基线肿瘤免疫反应（如肿瘤中的 T 细胞浸润）联系起来。具有预先存在的潜在免疫应答的肿瘤通常称为“热”肿瘤，而没有潜在免疫应答的对应物通常称为“冷”肿瘤。免疫检查点抑制剂，尤其是抗 PD-1/PD-L1 治疗，不会从头形成肿瘤特异性免疫反应，但允许基线免疫反应不受限制。这可能解释了为什么与 PD-L1 表达

增加相关的“热”肿瘤似乎对抗 PD-1/PD-L1 治疗反应更好。虽然超出了本章的范围，但是正在进行一项大规模的研究，将“冷”肿瘤转变为“热”肿瘤，从而增加可能从免疫检查点抑制剂治疗获益患者的百分比。

2. 肿瘤突变负荷 TMB　是指肿瘤内存在的非同义体细胞突变的频率。其量化标准为：在检测的基因组序列中每个 DNA 兆基（Mb）的突变总数，可通过全外显子组测序或二代测序来计算。确定表达高突变负荷的肿瘤被认为是高 TMB（TMB-H），且≥10mut/Mb。TMB 在不同类型的恶性肿瘤中高度可变；然而，它被认为是免疫治疗反应的预测因素，在使用免疫检查点抑制剂治疗的某些肿瘤类型的患者中，高 TMB 与持续客观缓解、PFS 和 OS 之间存在相关性。2020 年帕博利珠单抗在组织学未确定的肿瘤上的加速批准反映了突变负荷对癌症患者临床结局潜在影响的重要性（支持批准的研究数据在帕博利珠单抗的上述内容中进行了描述）。

3. 错配修复（MMR）缺陷和 MSI　肿瘤突变负荷、MMR 状态和 MSI 已被公认为免疫检查点抑制剂疗效的决定因素。MMR 受损会导致 MSI，继而导致移码突变衍生肽的积累，这些肽被认为可表现为肿瘤特异性抗原。这些肿瘤特异性抗原或“新抗原”被认为是高度免疫原性的；含有高水平新抗原的肿瘤被认为对免疫检查点抑制剂特别敏感。临床数据表明，dMMR/MSI-H 肿瘤患者更有可能从免疫检查点抑制剂中获益。在进行性转移癌患者中进行的帕博利珠单抗的Ⅱ期研究中，40%的 dMMR CRC 患者出现客观缓解，而 pMMR CRC 患者无缓解。此外，71%的 dMMR 非结直肠肿瘤患者被观察到客观缓解。在这项研究中，肿瘤的全外显子组测序显示，与错配修复正常（pMMR）肿瘤相比，dMMR 肿瘤中的突变明显更多（平均值为 1782 *vs*. 73，*P*=0.007）。研究还发现，高体细胞突变负荷与较长的 PFS 显著相关（*P*=0.02），KEYNOTE 和 CheckMate 研究者的多项研究已经明确了在 CRC 患者存在这种联系，特别是，这使免疫检查点抑制剂在选定的患者组的一线和二线治疗中都得到了批准。许多研究正在评估 dMMR/MSI-H 对多种癌症检查点抑制效果的影响。

（郑　璐　孙　婧　顾艳宏　译）

参 考 文 献

第46章　抗癌药物

Lisa M. Cordes，Thomas E. Hughes

简　介

请注意本章所有的信息是从截至2021年7月1日的产品标签中获得的。列出的剂量来自药品说明书，为单独使用时的剂量，除非有其他的标注。所表述的剂量符合来自Kohler等的命名指南。

抗癌药物的不良反应涉及以下方面。

（1）心血管系统（CV）。

（2）皮肤和皮肤系统（DERM）。

（3）电解质紊乱（ELECTRO）。

（4）内分泌系统（ENDO）。

（5）胃肠系统（GI）。

（6）泌尿生殖系统（GU）。

（7）造血系统（HEMAT）。

（8）肝脏（HEPAT）。

（9）输液相关反应（INFUS）。

（10）中枢和周围神经系统（NEURO）。

（11）视觉系统。

（12）呼吸系统（PULM）。

（13）肝功能。

（14）血清肌酐（Cr）。

（15）肌酐清除率（CrCl）。

（16）恶心和呕吐（N/V）：按胃肠外抗癌药物四级系统或口服药物两级系统分类。致吐潜能基于美国的化疗所致恶心呕吐（CINV）指南的急性呕吐发生率的分类。肠外药物：轻微，＜10%；低度，10%～30%；中度，＞30%～90%；高度，＞90%。口服药物：中高度，≥30%；轻微，＜30%（参见第38章）。当有关呕吐风险的指南之间存在差异时，笔者根据个人意见将药物分类，与现有的美国CINV指南之一相符。

阿贝西利（Abemaciclib）

1. 作用机制　阿贝西利是细胞周期蛋白依赖性激酶（CDK）4 和 6 的抑制剂，可阻断视网膜母细胞瘤蛋白磷酸化，导致细胞周期 G_1 期阻滞。

2. 美国 FDA 批准的适应证　乳腺癌。

（1）联合芳香化酶抑制剂作为激素受体（HR）阳性、人表皮生长因子受体 2（HER-2）阴性晚期或转移性乳腺癌绝经后妇女的初始内分泌治疗。

（2）与氟维司群联合治疗 HR 阳性、HER-2 阴性晚期或转移性乳腺癌患者内分泌治疗后出现病情进展的患者。

（3）作为单药用于治疗 HR 阳性、HER-2 阴性晚期或转移性乳腺癌患者，这些患者在转移情况下接受内分泌治疗和化疗后出现病情进展。

3. 美国 FDA 批准的剂量

（1）与氟维司群或芳香化酶抑制剂联合使用：150mg，口服，每天 2 次。

（2）单药治疗：200mg，口服，每天 2 次。

（3）继续治疗，直至疾病进展或出现不可接受的毒性。可在不考虑食物的情况下服用。

4. 剂量调整标准

（1）肾脏（轻度至中度，CrCl 30～89ml/min）：无。

（2）肾脏（严重，CrCl＜30ml/min）：未确定。

（3）肝脏（轻度或中度，Child-Pugh 分级 A 级或 B 级）：无。

（4）肝脏（严重，Child-Pugh 分级 C 级）：有。

（5）细胞色素 P450（CYP）3A 抑制剂（强效或中效）：有。

（6）血液学毒性：有。

（7）非血液学毒性：有。

5. 不良反应

（1）心血管系统：静脉血栓栓塞（VTE）。

（2）皮肤和皮肤系统：脱发。

（3）胃肠系统：腹泻、恶心/呕吐（轻微）、腹痛和食欲下降。

（4）造血系统：中性粒细胞减少、贫血、白细胞减少和血小板减少。

（5）肝脏：肝毒性。

（6）中枢和周围神经系统：头痛。

（7）呼吸系统：间质性肺病/肺炎。

（8）其他：感染和乏力。

6. 注意事项

（1）避免同时使用强效和中效CYP3A 抑制剂。如果不能避免联合用药，则应减少阿贝西利的剂量。避免与酮康唑联用。

（2）避免同时使用强效和中效 CYP3A 诱导剂。

（3）胚胎-胎儿风险：当给予孕妇阿贝西利时，可能会对胎儿造成伤害。

阿比特龙（Abiraterone）

1. 作用机制 阿比特龙是雄激素生物合成抑制剂，抑制17α-羟化酶/C17，20-裂解酶（CYP17）。该酶在睾丸、肾上腺和前列腺肿瘤组织中表达，是雄激素生物合成所必需的。

2. 美国 FDA 批准的适应证 与泼尼松联合治疗转移性去势抵抗性前列腺癌（mCRPC）和高危去势敏感性前列腺癌。

3. 美国 FDA 批准的剂量

（1）转移性去势抵抗性前列腺癌：阿比特龙 1000mg（500mg×2 片或 250mg×4 片），口服，每天 1 次，联合应用泼尼松，5mg，口服，每天 2 次。

（2）高危去势敏感性前列腺癌：阿比特龙 1000mg（500mg×2 片或 250mg×4 片），口服，每天 1 次，联合应用泼尼松，5mg，口服，每天 1 次。接受阿比特龙治疗的患者还应同时应用促性腺激素释放激素（GnRH）类似物，或进行双侧睾丸切除术。阿比特龙必须空腹服用，用水整片吞服。在服用阿比特龙的每次剂量前至少 2h 及每次剂量后至少 1h 不要进食。

4. 剂量调整标准

（1）肾脏：无。

（2）肝脏（中度，Child Pugh 分级 B 级）：有。

（3）肝脏（重度，Child Pugh 分级 C 级）：避免使用。

5. 不良反应

（1）心血管系统：高血压。

（2）电解质紊乱：低钾血症、高钠血症和低磷血症。

（3）内分泌系统：肾上腺皮质功能不全、高胆固醇血症、高血糖和高三酰甘油血症。

（4）胃肠系统：便秘、腹泻和消化不良。

（5）泌尿生殖系统：血尿和尿路感染。

（6）造血系统：贫血和淋巴细胞减少。

（7）肝脏：碱性磷酸酶升高、胆红素升高和肝功能试验（LFT）异常。

（8）呼吸系统：咳嗽、呼吸困难、鼻咽炎和上呼吸道感染。

（9）其他：意识模糊、水肿、乏力、潮热、失眠、关节肿胀或不适，以及肌肉不适。

6. 注意事项

（1）有心血管系统疾病史的患者慎用阿比特龙。阿比特龙在左心室射血分数（LVEF）<50%或纽约心脏病协会（NYHA）分级Ⅱ～Ⅳ级心力衰竭患者的安全性在临床研究中还没有确定。治疗前应控制血压和纠正低钾血症。至少每月 1 次监测血压、血钾和体液潴留状况。

（2）监测肾上腺皮质功能不全的症状和体征。在应激情况发生之前、期间和之后增加皮质类固醇的剂量是有适应证的。

（3）可能发生严重和致命的肝脏毒性。监测肝功能，根据产品说明书列出的建议调整，中断或终止使用。

（4）阿比特龙是一种 CYP2D6 抑制剂。避免阿比特龙与窄治疗指数的 CYP2D6 底物（如硫利达嗪）合用。基于体外数据，避免使用或慎用 CYP3A4 强效抑制剂或强效诱导剂。

（5）与空腹状态相比，单剂量阿比特龙在进餐时给药，阿比特龙的峰浓度（C_{max}）和浓度-时间曲线下面积（AUC）暴露分别增加 17 倍和 10 倍。

（6）当阿比特龙用于接受含噻唑烷二酮类或瑞格列奈药物治疗的糖尿病患者时，可观察到严重低血糖。在阿比特龙治疗期间和停用阿比特龙之后需要监测糖尿病患者的血糖。治疗糖尿病药物的剂量可能需要调整。

（7）阿比特龙不适用于孕妇。胚胎-胎儿毒性：当给予孕妇阿比特龙时，可对胎儿造成伤害。

阿卡替尼（Acalabrutinib）

1. 作用机制 阿卡替尼是小分子布鲁顿酪氨酸激酶（BTK）抑制剂，可导致 BTK 活性抑制。

2. 美国 FDA 批准的适应证

（1）既往接受过至少一次治疗后的套细胞淋巴瘤（MCL）。

（2）慢性淋巴细胞白血病（CLL）或小淋巴细胞淋巴瘤（SLL）。

3. 美国 FDA 批准的剂量 100mg，口服，每天 2 次，约每 12 小时 1 次，与食物或不与食物一起服用。给药直至疾病进展或出现不可接受的毒性反应。

4. 剂量调整标准

（1）肾脏[轻度或中度，根据肾脏病饮食改良（MDRD）公式，估算肾小球滤过率（eGFR）≥30ml/（min · 1.73m^2）]：对药代动力学（PK）无显著影响。

（2）肾脏[严重，根据 MDRD 公式，eGFR＜30ml/（min · 1.73m^2）]：无可用数据。

（3）肝脏（轻度或中度，Child-Pugh 分级 A 级或 B 级）：无。

（4）肝脏（严重，Child-Pugh 分级 C 级）：避免使用。

（5）CYP3A 抑制剂（中效）：有。

（6）CYP3A 诱导剂（强效）：有。

（7）血液学毒性：有。

（8）非血液学毒性：有。

5. 不良反应

（1）心血管系统：心房颤动和心房扑动。

（2）胃肠系统：恶心/呕吐（轻微）和腹泻。

（3）造血系统：贫血、中性粒细胞减少、血小板减少和出血。

（4）中枢和周围神经系统：头痛。

（5）其他：肌肉骨骼疼痛、上呼吸道感染、严重和机会性感染，以及出现第二原发恶性肿瘤。

6. 注意事项

（1）在临床试验中，12%的患者出现了第二原发恶性肿瘤，包括皮肤癌和其他实体瘤。6%的患者报道了皮肤癌；监测并建议采取防晒措施。

（2）避免同时使用强效 CYP3A 抑制剂。如果 CYP3A 抑制剂需要短期使用（如抗感染），则暂停阿卡替尼。

（3）如果需要同时服用中效 CYP3A 抑制剂，减少阿卡替尼的用药剂量和降低用药频率。

（4）避免同时使用强效 CYP3A 诱导剂。若不能避免联合用药，则增加阿卡替尼的剂量。

（5）避免同时使用质子泵抑制剂（PPI）；或与局部作用的抗酸剂分开给药，间隔至少 2h；或服用 H_2 受体拮抗剂前 2h 服用阿卡替尼。

（6）胚胎-胎儿毒性：孕妇服用阿卡替尼可能会导致胎儿伤害和难产。

恩美曲妥珠单抗（Ado-trastuzumab Emtansine）

1. 作用机制 恩美曲妥珠单抗（T-DM1）是人表皮生长因子受体-2（HER-2）靶向抗体药物偶联物（ADC），由人源化抗 HER-2 IgG1 抗体曲妥珠单抗和小分子细胞毒素 DM1 组成，后者是一种微管抑制剂。一旦 T-DM1 与 HER-2 结合，就会发生受体介导的内化，导致 DM1 细胞内释放。

2. 美国 FDA 批准的适应证

（1）既往单独或联合应用曲妥珠单抗和紫杉类药物治疗的 HER-2 阳性转移性乳腺癌患者；因转移性疾病既往接受治疗，或在完成辅助治疗期间或完成辅助治疗 6 个月内疾病复发的患者。

（2）采用以紫杉类药物和曲妥珠单抗为基础的新辅助治疗后有残留浸润性疾病的 HER-2 阳性早期乳腺癌患者。

3. 美国 FDA 批准的剂量　3.6mg/kg，静脉滴注，每 3 周 1 次。转移性乳腺癌患者的治疗持续时间为直至疾病进展或出现不可接受的毒性，对早期乳腺癌患者的治疗为 14 个周期，除非出现疾病复发或无法处理的毒性。

4. 剂量调整标准

（1）肾脏（轻中度损伤，CrCl≥30ml/min）：无。

（2）肾脏（重度损伤，CrCl＜30ml/min）：可用数据有限。

（3）肝脏（轻中度损伤）：无。

（4）肝脏（重度损伤）：未研究，慎用。

（5）骨髓抑制：有。

（6）非血液学毒性：有。

5. 不良反应

（1）心血管系统：左心功能不全。

（2）胃肠系统：腹泻、便秘和恶心/呕吐（低度）。

（3）造血系统：出血、血小板减少和贫血。

（4）肝脏：转氨酶升高。

（5）输液相关反应：潮红、畏寒、发热、呼吸困难、低血压、哮喘、支气管痉挛、心动过速。

（6）神经系统：周围神经病变和头痛。

（7）呼吸系统：呼吸困难、咳嗽、肺气肿和肺炎。

（8）其他：关节痛、肌痛和乏力。

6. 注意事项

（1）不可用 T-DM1 替代曲妥珠单抗或与其合用。

（2）不能以静脉推注或者静脉团注的方式给药。不能用 5%葡萄糖溶液溶解。

（3）用 T-DM1 治疗的患者可发生肝毒性或肝衰竭。在开始治疗前及每次剂量给药前监测肝功能。可能需要暂停给药和调整剂量。

（4）T-DM1 可导致 LVEF 降低。在开始治疗前或治疗期间定期评估 LVEF，并监测心脏毒性的症状或体征。

（5）间质性肺病已有报道。若监测到肺部症状急性发作或恶化，应停止治疗。

（6）监测神经毒性的症状或体征。发生 3 级或 4 级周围神经病变时暂时中断治疗。

（7）胚胎-胎儿毒性：给予孕妇 T-DM1，可能会造成胎儿伤害。

阿法替尼（Afatinib）

1. 作用机制　阿法替尼共价结合表皮生长因子受体（EGFR）、HER-2 和 HER-4 的激酶结构域，不可逆地抑制酪氨酸激酶自身磷酸化，导致 ErbB 信号下调。

2. 美国 FDA 批准的适应证

（1）非小细胞肺癌（NSCLC）：转移性 NSCLC 患者的一线治疗，经美国 FDA 批准的试剂盒检测，其肿瘤具有非耐药性 *EGFR* 突变。

（2）以铂类为基础的化疗后进展的转移性鳞状 NSCLC。

3. 美国 FDA 批准的剂量　40mg，口服，每天 1 次。饭前至少 1h 或饭后 2h 服用。

4. 剂量调整标准

（1）肾脏（轻中度损害，CrCl≥30ml/min）：无。

（2）肾脏（重度损害，CrCl 为 15～29ml/min）：有。

（3）肝脏（轻中度损害）：无。

（4）肝脏（重度损害，Child-Pugh 分级 C 级）：无数据可用，慎用。

（5）非造血系统毒性：有。

5. 不良反应

（1）皮肤和皮肤系统：大疱性和剥脱性皮肤病，皮疹/痤疮样皮炎，干性皮肤，瘙痒，甲沟炎。

（2）电解质紊乱：低钾血症。

（3）胃肠系统：腹泻、口腔炎和恶心/呕吐（轻微-低度）。

（4）泌尿系统：CrCl 下降，膀胱炎。

（5）造血系统：淋巴细胞减少。

（6）肝脏：丙氨酸转氨酶/天冬氨酸转氨酶（ALT/AST）升高，碱性磷酸盐升高，胆红素升高。

（7）呼吸系统：间质性肺病。

（8）视觉系统：角膜炎和结膜炎。

（9）其他：发热。

6. 注意事项

（1）腹泻可导致脱水和肾衰竭。严重的、长期的腹泻对抗腹泻药物无反应时，停用阿法替尼。

（2）发生严重的、长期的皮肤反应时应停用阿法替尼。

（3）阿法替尼可导致间质性肺病。肺部症状急性发作或恶化时停用阿法替尼。

（4）治疗期间定期监测肝功能。肝功能严重损伤或恶化时，停用阿法替尼。

（5）应用阿法替尼的患者可能发生胃肠道穿孔，包括致命性病例。危险因素可能包括同时使用皮质类固醇、非甾体抗炎药（NSAID）或抗血管生成药物，老年患者，或有胃肠溃疡、憩室病，或大肠转移病史的患者。

（6）阿法替尼可引起溃疡性角膜炎。出现角膜炎新的症状时应停药并评估。

（7）胚胎-胎儿毒性：孕妇使用阿法替尼可能会造成胎儿伤害。

（8）阿法替尼和P糖蛋白（P-gp）抑制剂或诱导剂联用可改变阿法替尼的暴露，可能需要调整剂量。有关剂量调整的建议，请参照产品说明书。

阿地白介素（Aldesleukin）

1. 作用机制 细胞免疫激活。

2. 美国FDA批准的适应证

（1）转移性肾细胞癌（RCC）。

（2）转移性黑色素瘤。

3. 美国FDA批准的剂量

（1）600 000IU/kg，静脉给药，15min以上，每8小时1次，最多可给予14次。

（2）休息9天后重复给药，每个疗程最多可给予28次。

4. 剂量调整标准 因毒性暂停或中断1次剂量。

5. 不良反应

（1）心血管系统：低血压、心动过速、心律失常。

（2）皮肤和皮肤系统：皮疹和瘙痒。

（3）胃肠系统：腹泻、恶心/呕吐（低中度，剂量依赖性）、黏膜炎、厌食。

（4）泌尿系统：少尿、急性肾衰竭。

（5）造血系统：骨髓抑制。

（6）神经系统：意识模糊、嗜睡、焦虑和头晕。

（7）呼吸系统：呼吸困难、肺水肿。

（8）其他：疼痛、发热、畏寒、精神萎靡。

6. 注意事项

（1）限制用于心肺功能异常的患者。

（2）监测毛细血管渗漏综合征。

（3）与中性粒细胞功能受损有关；中心静脉置管患者预防性应用抗生素。

（4）发生中重度昏睡、嗜睡患者应停药；继续用药可导致昏迷。

阿来替尼（Alectinib）

1. 作用机制　本品为酪氨酸激酶抑制剂，包括间变性淋巴瘤激酶（ALK）和转染期间重排（RET）激酶。

2. 美国 FDA 批准的适应证　非小细胞肺癌（NSCLC）：克唑替尼治疗后进展或不可接受的 ALK 阳性转移性 NSCLC 患者。

3. 美国 FDA 批准的剂量　600mg，口服，每天 2 次，直至疾病进展或出现无法接受的毒性反应。

4. 剂量调整标准

（1）肾脏（轻中度，CrCl≥30ml/min）：无。

（2）肾脏（重度，CrCl＜30ml/min）：无数据，慎用。

（3）肝脏（轻度）：无。

（4）肝脏（中重度）：无数据，慎用。

（5）非造血系统毒性：有。

5. 不良反应

（1）心血管系统：心动过缓。

（2）皮肤和皮肤系统：皮疹。

（3）电解质紊乱：低钙血症、低钾血症、低磷血症、低钠血症。

（4）内分泌系统：高血糖。

（5）胃肠系统：便秘、恶心/呕吐（轻微-低度）和腹泻。

（6）泌尿系统：肌酐升高。

（7）造血系统：贫血和淋巴细胞减少。

（8）肝脏：ALT/AST 升高，胆红素升高。

（9）神经系统：头痛。

（10）呼吸系统：间质性肺病、肺炎、咳嗽、呼吸困难。

（11）其他：肌痛、肌酸激酶（CPK）升高、乏力、水肿（外周、全身、眼睑和眶周）。

6. 注意事项

（1）肝毒性：治疗前 3 个月每 2 周进行 1 次 LFT，之后每月 1 次，并在有临床指征时进行。

（2）阿来替尼可导致间质性肺病。肺部症状急性发作或恶化时停用阿来替尼。

（3）心动过缓：定期监测心率、血压，如果患者出现心动过缓症状，则停药并调整治疗方案。

（4）肌痛和肌肉骨骼疼痛为常见的毒性。治疗第1个月和有肌肉骨骼疼痛的患者每2周监测1次CPK。必要时停药和调整剂量。

（5）胚胎-胎儿毒性：孕妇使用对胎儿有伤害。

阿仑单抗（Alemtuzumab）

1. 作用机制 本品为抗细胞表面蛋白CD52的人源化单克隆抗体。CD52抗原表达于正常和恶性B细胞、T细胞、自然杀伤（NK）细胞、单核细胞、巨噬细胞和某些粒细胞亚群的表面。所提出的作用机制是与细胞表面结合后，发生抗体依赖性白血病细胞溶解。

2. 美国FDA批准的适应证 B细胞型慢性淋巴细胞白血病（CLL）。

3. 美国FDA批准的剂量

（1）阿仑单抗以初始剂量逐步增至维持剂量30mg。

（2）初始推荐剂量为每天3mg，静脉输注2h以上。当该剂量可以耐受（输液相关毒性≤2级）时，每天剂量应升至10mg/d，静脉输注2h以上，并持续至可以耐受时。当10mg剂量可以耐受时，可启动维持剂量。维持剂量为30mg，静脉输注2h以上，每周3次（即周一、周三、周五），持续至12周。大多数患者在3～7天内剂量增至30mg。如果治疗中断7天或更多天，应重新开始使用阿仑单抗，以计划剂量逐步增加。

（3）阿仑单抗给药不应该单剂量＞30mg或每周累积剂量＞90mg，因为这些剂量与更高的全血细胞减少发生率有关。

（4）阿仑单抗用前30min，给患者应用抗组胺药（如苯海拉明50mg，口服或静脉输注）和对乙酰氨基酚（650mg，口服），以改善或避免输液相关毒性。止吐药、哌替啶和皮质类固醇也被用于预防或治疗输液相关毒性。

4. 剂量调整标准 骨髓抑制：有。

5. 不良反应

（1）心血管系统：低血压和水肿/外周性水肿。

（2）皮肤和皮肤系统：皮疹、荨麻疹和瘙痒。

（3）胃肠系统：恶心/呕吐（轻微）、腹泻、厌食和黏膜炎/口腔炎。

（4）造血系统：骨髓抑制和淋巴细胞减少。

（5）输液相关反应：寒战、发热、畏寒、恶心/呕吐、低血压、呼吸困难、支气管痉挛、头痛、荨麻疹。

（6）神经系统：头痛、烦躁、眩晕。

（7）呼吸系统：呼吸困难、咳嗽、支气管炎、肺炎和支气管痉挛。

（8）其他：机会性感染、脓毒症、乏力、虚弱、疼痛。

6. 注意事项

（1）2012 年 9 月，阿仑单抗从商业市场撤出。开发了阿仑单抗分配项目（Campath Distribution Program），以确保合适的患者持续获得阿仑单抗治疗。药品免费提供，但为了获得药物，需要医疗保健提供者做好记录并符合某些要求。有关其他信息，联系 Clinigen Direct（1877-768-4303）。

（2）应用阿仑单抗治疗的患者由于严重淋巴细胞减少而有机会性感染的风险。在启动治疗时推荐预防性抗感染处理，直至最后一次阿仑单抗治疗后最少 2 个月或者 $CD4^{+}T$ 细胞计数≥200/μl。应该进行针对肺孢子菌肺炎（如甲氧苄啶/磺胺类药）和疱疹病毒感染（如泛昔洛韦或类似物）的预防。

（3）不能静脉推注或静脉团注给药。

（4）推荐密切监测血压和低血压，尤其是缺血性心脏病患者和应用降压药治疗的患者。

（5）近期接受阿仑单抗治疗的患者不应该给予病毒活疫苗进行免疫。

阿培利司（Alpelisib）

1. 作用机制　本品为磷脂酰肌醇 3-激酶（PI3K）α 抑制剂，可阻止 PI3K 下游靶点（包括 Akt）磷酸化。阿培利司在含有 *PIK3CA* 突变的细胞系中显示出活性。

2. 美国 FDA 批准的适应证　乳腺癌：联合氟维司群治疗绝经后 HR 阳性、HER-2 阴性、*PIK3CA* 突变、晚期或转移性女性和男性乳腺癌，这些乳腺癌的突变是在内分泌治疗方案进展期间或之后通过美国 FDA 批准的检测发现的。

3. 美国 FDA 批准的剂量　300mg，口服（与食物一起），每天 1 次，直至疾病进展或出现不可接受的毒性反应。

4. 剂量调整标准

（1）肾脏（轻度或中度，CrCl 为 30～<90ml/min）：无。

（2）肾脏（严重，CrCl<30ml/min）：无可用数据。

（3）肝脏（轻度至重度，Child-Pugh 分级 A 级、B 级或 C 级）：对 PK 无显著影响。

（4）非血液学毒性：有。

5. 不良反应

（1）血清肌酐：肌酐升高。

（2）皮肤和皮肤系统：皮疹、脱发和严重皮肤不良反应。

（3）电解质紊乱：低钙血症。

（4）内分泌系统：高血糖和低血糖。

（5）胃肠系统：恶心/呕吐（轻微）、腹泻、食欲下降、口腔炎、脂肪酶增加。

（6）造血系统：淋巴细胞减少、贫血和活化部分凝血活酶时间延长。

（7）肝脏：γ-谷氨酰转移酶（GGT）升高和ALT升高。

（8）呼吸系统：肺炎。

（9）其他：乏力、体重减轻和严重过敏反应。

6. 注意事项

（1）阿培利司可导致严重的高血糖，包括酮症酸中毒。阿培利司对1型糖尿病或未控制的2型糖尿病患者的安全性尚未确定。在开始服用阿培利司之前，检测空腹血糖、糖化血红蛋白（HbA1c），在治疗期间尽可能控制并密切监测血糖。

（2）避免同时服用CYP3A4诱导剂。

（3）避免同时使用乳腺癌耐药蛋白（BCRP）抑制剂。如果需要联合用药，密切监测阿培利司不良反应的增加。

（4）如果需要与CYP2C9底物同时给药，若本品血浆浓度降低可能会降低活性，则密切监测底物。

（5）胚胎-胎儿毒性：给孕妇服用阿培利司可能会对胎儿造成伤害。

埃万妥单抗（Amivantamab）

1. 作用机制 作为一种双特异性抗体，埃万妥单抗与EGFR和间充质-上皮转化（MET）的细胞外结构域结合。肿瘤细胞表面上存在的EGFR和MET允许该抗体通过抗体依赖性细胞介导的细胞毒性（ADCC）和胞吐作用进行靶向破坏。

2. 美国FDA批准的适应证 非小细胞肺癌（NSCLC）：在铂类化疗治疗过程中或之后出现进展，经美国FDA批准的试验检测，有*EGFR*外显子20插入突变的局部晚期或转移性NSCLC。

3. 美国FDA批准的剂量

（1）预处理

1）所有剂量前：苯海拉明加对乙酰氨基酚。

2）第1周给药前的第1、2天（除上述之外）应用糖皮质激素。

（2）剂量

1）基线体重＜80kg：1050mg。

2）基线体重≥80kg：1400mg。

（3）静脉输注给药，每周 1 次，连续 4 周（初次剂量在第 1、2 天分次输注），随后每 2 周给药 1 次。

（4）由于初始治疗期间输液相关反应的发生率较高，因此第 1 周和第 2 周的输液应通过外周血管进行。后续剂量可通过中心血管给药。有关输液率，请参阅处方信息。

4. 剂量调整标准

（1）肾脏（轻度或中度，CrCl≥29ml/min）：对 PK 无显著影响。

（2）肾脏（严重，CrCl＜29ml/min）：无可用数据。

（3）肝脏（轻度）：对 PK 无显著影响。

（4）肝脏（中度或重度）：无可用数据。

（5）非血液学毒性：有。

5. 不良反应

（1）皮肤和皮肤系统：皮疹[包括痤疮样皮炎和中毒性表皮坏死松解症（TEN）]和甲沟炎。

（2）电解质紊乱：低磷血症、低钾血症和低钠血症。

（3）内分泌系统：高血糖。

（4）胃肠系统：恶心/呕吐（未分类）、口腔炎和便秘。

（5）造血系统：淋巴细胞减少。

（6）肝脏：碱性磷酸酶升高、GGT 升高。

（7）输液相关反应：输液相关反应。

（8）眼系统：干眼症、结膜充血、视物模糊、视力受损、眼痒和葡萄膜炎。

（9）呼吸系统：呼吸困难、咳嗽和间质性肺病/肺炎。

（10）其他：肌肉骨骼疼痛、乏力、水肿和低蛋白血症。

6. 注意事项　胚胎-胎儿毒性：给孕妇使用埃万妥单抗可能会对胎儿造成伤害。

阿那曲唑（瑞宁得）

1. 作用机制　本品是选择性非甾体类芳香化酶抑制剂。

2. 美国 FDA 批准的适应证　乳腺癌。

（1）辅助治疗：绝经后女性 HR 阳性的早期乳腺癌。

（2）一线治疗：绝经后女性 HR 阳性或 HR 未知的局部晚期或转移性乳腺癌。

（3）二线治疗（他莫昔芬之后）：绝经后女性进展期乳腺癌。

3. 美国 FDA 批准的剂量　1mg，口服，每天 1 次（不需要糖皮质激素或盐皮质激素替代)。

4. 剂量调整标准

(1)肾脏:无。

(2)肝脏(轻度至中度损害):无。

(3)肝脏(严重损害):未知。

5. 不良反应

(1)心血管系统:潮热/潮红。

(2)胃肠系统:恶心/呕吐(未分类)和腹泻。

(3)肝脏:LFT 指标升高(肝转移患者)。

(4)神经系统:头痛。

(5)呼吸系统:呼吸困难。

(6)其他:虚弱、疼痛、背部疼痛和阴道出血。

6. 注意事项

(1)对于雌激素受体(ER)阴性的患者及他莫昔芬治疗无反应的患者,阿那曲唑很少有效。

(2)在已有缺血性心脏病的女性中,与使用他莫昔芬相比,使用阿那曲唑已被证明可增加缺血性心血管事件的发生率。

(3)胚胎-胎儿毒性:给孕妇应用阿那曲唑可对胎儿造成伤害。

(4)可能发生骨密度降低及总胆固醇升高,应注意监测。

阿帕鲁胺(Apalutamide)

1. 作用机制 本品为雄激素受体抑制剂,直接与配体结合域结合,抑制核易位,抑制 DNA 结合,并阻碍雄激素受体介导的转录。

2. 美国 FDA 批准的适应证

(1)转移性去势敏感性前列腺癌(mCSPC)。

(2)非转移性去势抵抗性前列腺癌。

3. 美国 FDA 批准的剂量 240mg,口服,每天 1 次,与食物或不与食物一起服用。

4. 剂量调整标准

(1)肾脏[轻度或中度,根据 MDRD 公式,eGFR 30～89ml/(min·1.73m^2)]:对 PK 无显著影响。

(2)肾脏[重度,eGFR＜30ml/(min·1.73m^2)]:无可用数据。

(3)肝脏(轻度或中度):对 PK 无显著影响。

（4）肝脏（重度）：无可用数据。

（5）非血液学标准：有。

5. 不良反应

（1）心血管系统：高血压、脑血管和缺血性心血管事件。

（2）皮肤和皮肤系统：皮疹。

（3）内分泌系统：潮红。

（4）胃肠系统：恶心/呕吐（未分类）、食欲下降和腹泻。

（5）中枢和周围神经系统：跌倒和癫痫发作。

（6）其他：疲劳、关节痛、体重减轻和骨折。

6. 注意事项

（1）GnRH 类似物应同时给药，或患者应接受双侧睾丸切除术。

（2）已有骨折的报道。注意评估患者的风险，并根据既定指南使用骨靶向药物进行治疗。

（3）与作为以下酶和转运蛋白敏感底物的药物同时服用可能导致这些药物的活性降低：CYP3A4、CYP2C19、CYP2C9、UGT、P-gp、BCRP 和有机阴离子转运多肽（OATP）1B1。

（4）胚胎-胎儿毒性：本品对发育中的胎儿可能有害。建议男性注意以下事项。

1）在治疗期间及最后 1 次给药后 3 个月内，与有生育潜力的女性伴侣一起采用有效的避孕措施。

2）应用阿帕鲁胺者如果与孕妇发生性关系，请使用安全套。

3）阿帕鲁胺可能会影响生育力，患者在治疗期间和最后 1 剂后 3 个月内不应捐献精子。

三氧化二砷（Arsenic Trioxide）

1. 作用机制

（1）机制尚不完全明确。

（2）体外本品可诱导人早幼粒细胞白血病（PML）NB4 细胞凋亡并引起 PML-维甲酸受体 α（PML-RAR-α）融合蛋白破坏/降解。

2. 美国 FDA 批准的适应证　急性早幼粒细胞白血病（APL），其特征为存在 t（15；17）易位或 *PML/RAR-α* 基因表达。

（1）与维甲酸联合应用治疗新诊断的成人低风险 APL。

（2）作为二线治疗，用于对维甲酸和蒽环类抗生素难治性或复发性 APL 患者的诱导缓解和巩固治疗。

3. 美国 FDA 批准的剂量

（1）新诊断的低风险 APL

1）诱导治疗：0.15mg/kg，静脉输注，1～2h 以上，每天 1 次，与维甲酸联合应用，直至骨髓缓解。总诱导剂量不超过 60 次剂量。

2）巩固治疗：0.15mg/kg，静脉输注，1～2h 以上，每天 1 次，第 1～4 周期间每周 5 天，每 8 周为 1 个周期，共 4 个周期，与维甲酸联合应用。在巩固治疗的第 4 个周期的第 5～6 周，无须服用维甲酸。

（2）复发或难治性 APL

1）诱导治疗：0.15mg/kg，静脉输注，1～2h 以上，每天 1 次，直至骨髓缓解或最多 60 天。

2）巩固治疗：0.15mg/kg，静脉输注，1～2h 以上，每天 1 次，共 25 次，持续 5 周。诱导周期结束后 3～6 周开始巩固治疗。

4. 剂量调整标准

（1）肾脏：无数据，慎用。

（2）肝脏：无数据。

5. 不良反应

（1）心血管系统：QT 间期延长、完全性房室传导阻滞、尖端扭转型室性心律失常、房性心律失常、心动过速、低血压和水肿。

（2）皮肤和皮肤系统：皮疹、皮炎、干性皮肤和瘙痒。

（3）内分泌系统：高血糖、低钾血症和低镁血症。

（4）胃肠系统：恶心/呕吐（低度）、腹泻、腹痛、厌食和便秘。

（5）造血系统：白细胞增多和骨髓抑制。

（6）肝脏：LFT 指标升高。

（7）神经系统：头痛、头晕、感觉异常和脑病。

（8）呼吸系统：呼吸困难和咳嗽。

（9）其他：乏力、关节痛、肌痛和 APL 分化综合征（RA-APL 综合征，表现为发热、呼吸困难、体重增加、影像学肺部浸润和胸腔积液或心包积液表现）。

6. 注意事项

（1）应用三氧化二砷治疗的一些患者可发生 APL 分化综合征，早期发现和大剂量糖皮质激素（地塞米松 10mg，静脉输注，每 12 小时 1 次，给药 3 天或直至症状消退）已被用于病程管理。

（2）应用三氧化二砷之前应做 12 导联心电图，应评估电解质（钾、钙、镁）和肌酐；应纠正已经存在的电解质紊乱。避免同时应用可能延长 QT 间期的药物。在应用三氧化二砷治疗期间监测和维持正常的血钾和血镁浓度（见药品说明书）。

（3）QT 间期延长和随后的心律失常的危险因素包括应用其他使 QT 间期

延长药物、尖端扭转型室性心动过速的病史、先前存在 QT 间期延长、充血性心力衰竭（CHF）、排钾利尿剂的管理，或引起低钾血症或低镁血症的其他药物或情况。

（4）肝毒性：在新诊断的低风险 APL 的临床试验中，44%接受三氧化二砷和维甲酸治疗的患者出现 LFT 指标异常。这些异常通常会在暂时停止治疗后得到缓解，但可能会出现长期肝脏异常。诱导治疗期间至少每周进行 2 次 LFT，巩固治疗期间至少每周 1 次。

（5）包括 Wernicke 脑病在内的脑病是由三氧化二砷引起的，其可能是一种神经系统急症。考虑对有硫胺素缺乏风险的患者进行硫胺素水平测定，并在需要时给予肠外硫胺素。在治疗期间监测患者的神经症状和营养状况。

（6）致癌作用：三氧化二砷是一种致癌物，可能导致继发性恶性肿瘤。

（7）胚胎-胎儿毒性：给孕妇应用三氧化二砷可能会对胎儿造成伤害。

天冬酰胺酶（Asparaginase）

1. 作用机制　天冬酰胺酶可耗尽天冬酰胺，后者是一些白血病细胞需要的氨基酸。

2. 美国 FDA 批准的适应证　Erwinaze（来源于菊欧杆菌的天冬酰胺）：对来源于大肠杆菌的天冬酰胺酶发生超敏反应的急性淋巴细胞白血病（ALL）患者的诱导治疗。

3. 美国 FDA 批准的剂量

（1）有关剂量，请参考当前文献。

（2）Erwinaze：ALL 诱导治疗——25 000IU/m^2，肌内注射，替代天冬酰胺酶或大肠杆菌衍生的天冬酰胺酶的每次计划剂量。

4. 剂量调整标准　没有可用的数据。

5. 不良反应

（1）皮肤和皮肤系统：皮疹。

（2）内分泌系统：高血糖。

（3）胃肠系统：恶心/呕吐（轻微）和胰腺炎。

（4）泌尿生殖系统：肾前性氮质血症。

（5）造血系统：凝血功能障碍（血栓或出血）。

（6）肝脏：LFT 指标升高、高胆红素血症、血清白蛋白降低。

（7）神经系统：各种精神状态变化。

（8）其他：超敏反应、过敏反应、体温过高。

6. 注意事项

（1）急性胰腺炎或有胰腺炎病史的患者禁用。如果治疗期间出现重症或出血性胰腺炎，应停止使用天冬酰胺酶。可能发生超敏反应和过敏反应。有严重反应时应停药。

（2）葡萄糖不耐受可能是不可逆的，根据情况监测并治疗。

（3）可能发生严重的血栓或出血性事件，如发生，应停止治疗。

（4）与静脉给药比较，肌内注射给药的超敏反应发生率更低。

（5）静脉输注 Erwinaze 应超过 1～2h。

（6）源自大肠杆菌的天冬酰胺酶制剂于 2012 年 12 月停止使用。

阿替利珠单抗（Atezolizumab）

1. 作用机制 本品为人源化单克隆抗体，与程序性死亡配体-1（PD-L1）结合，阻断与程序性死亡蛋白-1（PD-1）和 B7-1 受体的相互作用。

2. 美国 FDA 批准的适应证

（1）尿路上皮癌：局部晚期或转移性尿路上皮肿瘤，不适合含顺铂的化疗，且肿瘤表达 PD-L1，或不适合任何含顺铂的化疗，无论 PD-L1 状态如何。

（2）非小细胞肺癌（NSCLC）：转移性 NSCLC 成人患者。

1）单药作为 PD-L1 高表达肿瘤患者的一线治疗。

2）在无 *EGFR* 或 *ALK* 基因突变的转移性非鳞状细胞肺癌中，联合贝伐珠单抗、紫杉醇和卡铂作为一线治疗。

3）在无 *EGFR* 或 *ALK* 基因突变的转移性非鳞状细胞肺癌中，联合白蛋白结合型紫杉醇和卡铂作为一线治疗。

4）含铂化疗期间或之后出现疾病进展后的单药治疗。*EGFR* 或 *ALK* 基因突变的患者在接受美国 FDA 批准的针对这些突变的治疗后出现疾病进展。

（3）三阴性乳腺癌（TNBC）：肿瘤表达 PD-L1 的局部晚期或转移性疾病的患者。

（4）小细胞肺癌（SCLC）：联合卡铂和依托泊苷对广泛性疾病的成人患者进行一线治疗。

（5）肝细胞癌（HCC）：与贝伐珠单抗联合用于不可切除或转移性疾病的成年患者的一线治疗。

（6）黑色素瘤：联合考比替尼和维莫非尼用于 *BRAF* V600 突变阳性的不可切除或转移性黑色素瘤患者。

3. 美国 FDA 批准的剂量 840mg，静脉给药，每 3 周 1 次；1200mg，静脉

给药，每 3 周 1 次；1680mg，静脉给药，每 3 周 1 次。

参见产品说明书，获得联合治疗的用药顺序。继续治疗，直至疾病进展或出现不可接受的毒性。

4. 剂量调整标准

（1）肾脏：无。

（2）肝脏（轻度）：无。

（3）肝脏（中重度）：无数据。

（4）非造血系统毒性：应保持剂量，而不是因为毒性而减少剂量。关于维持剂量和开始使用皮质类固醇，参照说明书。

5. 不良反应

（1）皮肤和皮肤系统：皮疹和瘙痒。

（2）电解质紊乱：低钠血症。

（3）内分泌系统：免疫相关性垂体炎、甲状腺功能紊乱、肾上腺功能不全和糖尿病。

（4）胃肠系统：免疫相关性结肠炎、免疫相关性胰腺炎、食欲减退、便秘、腹泻、恶心/呕吐（轻微）。

（5）泌尿生殖系统：尿路感染。

（6）造血系统：淋巴细胞减少。

（7）肝脏：免疫相关性肝炎。

（8）输液相关反应：输液相关反应。

（9）神经系统：免疫相关肌无力/重症肌无力、吉兰-巴雷综合征和脑膜脑炎。

（10）视觉系统：眼部炎性毒性。

（11）呼吸系统：免疫相关性肺炎或间质性肺病、呼吸困难和咳嗽。

（12）其他：乏力、发热、关节痛、外周性水肿和背部/颈部疼痛。

6. 注意事项

（1）可能发生输液相关反应，且可能严重危及生命。出现轻度或中度反应时中断或减慢输液速度，出现严重或危及生命的反应时应立即停止输液。

（2）免疫介导的不良反应（IMAR）可能是严重的或致命的，可发生于任何器官系统或组织。密切监测患者的症状和体征，这些症状和体征可能是免疫介导反应的临床表现。产品说明书中提供了免疫相关毒性的停药参数。

（3）应用 PD-1/PD-L1 抑制剂后接受异基因造血干细胞移植（HSCT）的并发症：在应用 PD-1 或 PD-L1 抑制剂治疗之前或之后接受异基因 HSCT 的患者可能发生致命的或其他严重并发症。密切关注患者，寻找移植相关并发症的证据，并及时干预。

（4）在一项临床试验中，与安慰剂+紫杉醇治疗的三阴性乳腺癌患者相比，阿替利珠单抗与紫杉醇联合治疗的患者死亡率增加。

（5）胚胎-胎儿毒性：给孕妇使用阿替利珠单抗可能会对胎儿造成伤害。

阿伐替尼（Avapritinib）

1. 作用机制 本品为靶向 *KIT* D816V、血小板源性生长因子受体（*PDGFR*）A 和 *PDGFRA* D842 突变体的激酶抑制剂。因此，阿伐替尼可阻断某些 *PDGFRA* 和 *KIT* 突变引起的下游信号传导。

2. 美国 FDA 批准的适应证

（1）携带 *PDGFRA* 外显子 18 突变（包括 *PDGFRA* D842V 突变）的不可切除或转移性胃肠道间质瘤（GIST）。

（2）晚期系统性肥大细胞增多症，血小板计数≥50×10^9/L。

3. 美国 FDA 批准的剂量

（1）GIST：300mg，口服，每天 1 次。

（2）晚期系统性肥大细胞增多症：200mg，口服，每天 1 次。

（3）所有适应证：空腹服用，至少在进食前 1h 或进食后 2h 服用。维持治疗，直至疾病进展或出现不可接受的毒性反应。

4. 剂量调整标准

（1）肾脏（轻度或中度，CrCl 30～89ml/min）：无。

（2）肾脏（严重，CrCl＜30ml/min）：未确定。

（3）肝脏（轻度或中度）：无。

（4）肝脏（重度）：未确定。

（5）CYP3A 抑制剂（强效或中效）：有。

（6）血液学毒性：有。

（7）非血液学毒性：有。

5. 不良反应

（1）皮肤和皮肤系统：头发颜色变化和皮疹。

（2）胃肠系统：恶心/呕吐（中高度）、食欲缺乏、腹泻、便秘和腹痛。

（3）中枢和周围神经系统：认知功能障碍、头晕和颅内出血。

（4）视觉系统：流泪增多。

（5）其他：水肿和乏力/虚弱。

6. 注意事项

（1）避免与强效或中效CYP3A 抑制剂联合使用。如果不能避免，应减少阿伐替尼的剂量。

（2）避免与强效或中效 CYP3A 激动剂联合使用。

（3）胚胎-胎儿毒性：阿伐替尼可能造成胎儿伤害。

阿维鲁单抗（Avelumab）

1. 作用机制　本品为与 PD-L1 结合的人源性单克隆抗体，阻断其与受体的相互作用。阿维鲁单抗也被证明能诱导 ADCC 作用。

2. 美国 FDA 批准的适应证

（1）梅克尔细胞癌（MCC）：患有转移性 MCC 的 12 岁及以上儿童和成人。

（2）尿路上皮癌

1）一线含铂化疗未进展的局部晚期或转移性尿路上皮癌成年患者的维持治疗。

2）在含铂化疗期间或之后，或在新辅助或辅助含铂化疗 12 个月内出现疾病进展的局部晚期或转移性尿路上皮癌的成年患者的治疗。

（3）肾细胞癌（RCC）：联合阿昔替尼一线治疗晚期 RCC 的成人患者。

3. 美国 FDA 批准的剂量

（1）在前 4 次剂量输注前使用抗组胺药和对乙酰氨基酚进行预处理，随后根据需要进行预处理。

（2）800mg，静脉输注 60min 以上，每 2 周 1 次。

4. 剂量调整标准

（1）不建议减少阿维鲁单抗的剂量。通常，因药物毒性而停药。

（2）肾脏（CrCl≥15ml/min）：对 PK 无显著影响。

（3）肝脏（轻度或中度）：对 PK 无显著影响。

（4）肝脏（严重）：无可用数据。

5. 不良反应

（1）皮肤和皮肤系统：皮疹。

（2）胃肠系统：恶心/呕吐（轻微）、腹泻和食欲缺乏。

（3）泌尿生殖系统：尿路感染。

（4）输液相关反应：输液相关反应。

（5）其他：乏力、肌肉骨骼疼痛、外周性水肿和免疫介导的不良反应（任何器官系统）。

6. 注意事项

（1）已报道，应用 PD-1/PD-L1 抑制剂治疗后，行异基因 HSCT 治疗可能出现致命和其他严重并发症。

（2）IMAR 可发生于任何器官系统或组织，包括以下几种：免疫介导的肺炎、免疫介导的结肠炎、免疫介导的肝炎、免疫介导的内分泌疾病、免疫介导的肾炎和免疫介导的皮肤病反应。监测 IMAR 的症状和体征，并查阅处方信息和已制定的管理指南。

（3）胚胎-胎儿毒性：孕妇应用阿维鲁单抗可能会对胎儿造成伤害。

阿基仑赛（Axicabtagene Ciloleucel）

1. 作用机制 本品是一种靶向表达 CD19 的癌细胞和正常 B 细胞的自体嵌合抗原受体（CAR）T 细胞治疗。阿基仑赛引发的抗原特异性激活可导致 T 细胞活化、细胞因子分泌及随后的 CD19 表达细胞溶解性死亡。

2. 美国 FDA 批准的适应证

（1）二线或多线系统性治疗后复发或难治性大 B 细胞淋巴瘤，包括未另行规定的弥漫大 B 细胞淋巴瘤（DLBCL）、原发性纵隔大 B 细胞淋巴瘤（PMBCL）、高级别 B 细胞淋巴瘤和滤泡性淋巴瘤（FL）引起的 DLBCL。

（2）二线或多线系统性治疗后复发或难治性 FL。

3. 美国 FDA 批准的剂量

（1）输注前给予环磷酰胺和氟达拉滨的淋巴耗竭性化疗方案。

（2）预处理使用对乙酰氨基酚和 H_1 受体拮抗剂；避免预防性使用皮质类固醇。

（3）目标剂量为 2×10^6 CAR 阳性活 T 细胞/kg 体重，静脉输注最多可达 2×10^8 CAR 阳性活 T 细胞。

4. 剂量调整标准

（1）不建议对阿基仑赛进行剂量调整。

（2）未进行肝损害和肾损害研究。

5. 不良反应

（1）心血管系统：低血压、心动过速和心律失常。

（2）胃肠系统：恶心/呕吐（低度）、食欲缺乏、腹泻和便秘。

（3）造血系统：持续性细胞减少和发热性中性粒细胞减少。

（4）输液相关反应：超敏反应。

（5）中枢和周围神经系统：严重或危及生命的神经毒性、脑病、头痛、震颤和头晕。

（6）呼吸系统：咳嗽和缺氧。

（7）其他：细胞因子释放综合征（CRS）、发热、寒战、乏力、感染、肌肉骨髂疼痛、低丙种球蛋白血症和继发性恶性肿瘤。

6. 注意事项

（1）阿基仑赛只能通过药品风险评估和缓解策略（REMS）项目获得，并且只能在认证的医疗机构进行管理。

（2）阿基仑赛与以下黑框警告相关

1）CRS，包括致命和危及生命的反应。在输注前确认托珠单抗的可用性，并使用托珠单抗 ± 皮质类固醇治疗严重或危及生命的 CRS。

2）神经毒性，可能为严重的或危及生命的。治疗中监测神经系统事件，并根据需要提供支持性治疗和（或）皮质类固醇。

（3）阿基仑赛可能会影响驾驶和使用机器的能力。建议患者在给药后至少 8 周内不要操作重型或危险机械。

阿昔替尼（Axitinib）

1. 作用机制 本品抑制受体酪氨酸激酶（RTK），包括血管内皮生长因子受体（VEGFR）-1、VEGFR-2 和 VEGFR-3。

2. 美国 FDA 批准的适应证 肾细胞癌（RCC）。

（1）与阿维鲁单抗或帕博利珠单抗联合用于晚期肾细胞癌的一线治疗。

（2）一种先前系统性治疗失败后，作为单一药物用于晚期肾细胞癌的二线治疗。

3. 美国 FDA 批准的剂量 5mg，口服，每天 2 次，整片吞服。给予阿昔替尼每次剂量的间隔时间约为 12h，可伴随食物服用或空腹服用。当在一线治疗中与阿维鲁单抗或帕博利珠单抗联合使用时，以 2 周（与阿维鲁单抗联合用药）或 6 周（与帕博利珠单抗联合用药）的间隔可以考虑超过初始 5mg 的剂量增加。

4. 剂量调整标准

（1）肾脏（轻度、中度和重度）：无。

（2）终末期肾病（ESRD）（CrCl＜15ml/min）：慎用。

（3）肝脏（轻度，Child-Pugh 分级 A 级）：无。

（4）肝脏（中度，Child-Pugh 分级 B 级）：有。

（5）肝脏（重度，Child-Pugh 分级 C 级）：没有研究。

（6）非造血系统毒性：有。

5. 不良反应

（1）肌酐：升高。

（2）心血管系统：高血压和心力衰竭。

（3）皮肤和皮肤系统：干性皮肤、手足综合征和皮疹。

（4）电解质紊乱：碳酸氢盐减少、高钾血症、高钠血症、低钙血症、低钠血症和低磷血症。

（5）内分泌系统：高血糖、低血糖和甲状腺功能低下。

（6）胃肠系统：腹痛、厌食、便秘、腹泻、味觉障碍、恶心/呕吐（轻微-低度）和口腔炎。

（7）泌尿生殖系统：蛋白尿。

（8）造血系统：贫血、白细胞减少、淋巴细胞减少和血小板减少。

（9）肝脏：低白蛋白血症、高胆红素血症、碱性磷酸酶升高和LFT指标升高。

（10）神经系统：头痛和味觉障碍。

（11）呼吸系统：咳嗽和呼吸困难。

（12）其他：虚弱、动脉和静脉血栓栓塞事件、发音困难、乏力、出血、四肢疼痛和体重下降。

6. 注意事项

（1）使用阿昔替尼前应很好地控制血压，并在治疗期间定期监测。

（2）已观察到心力衰竭，并且可能是致死性的。监测心力衰竭症状、体征。据报道，阿昔替尼联合阿维鲁单抗治疗可引起重要的心血管不良事件，后者可能是严重的或致命的。

（3）有动脉和静脉血栓栓塞事件风险的患者慎用，因为这些事件已被观察到。

（4）已报道出血事件。阿昔替尼在未经治疗的脑转移或近期有活动性胃肠道出血迹象的患者中尚未研究，因此不应在这些患者中使用。

（5）已报道胃肠道穿孔和瘘。

（6）已报道甲状腺功能减退，需要甲状腺激素替代治疗。治疗前和整个治疗期间应监测甲状腺功能。

（7）应在择期手术前至少24h停用阿昔替尼。决定术后是否恢复阿昔替尼应基于对伤口充分愈合的临床判断。

（8）可逆性后部白质脑病综合征（RPLS）已被观察到。如果出现RPLS的症状或体征，如头痛、癫痫、嗜睡、意识模糊、失明及其他视觉和神经系统紊乱，应永久停用阿昔替尼。

（9）在阿昔替尼治疗开始前及整个治疗过程中周期性监测蛋白尿。

（10）单药治疗可观察到肝毒性，当其与阿维鲁单抗或帕博利珠单抗联合应用时，肝毒性发生率更高。在开始治疗前和整个治疗过程中监测LFT。

（11）应避免与强CYP3A4/5抑制剂同时使用。如果必须同时使用，则阿昔替尼的剂量应减少一半。

（12）胚胎-胎儿毒性：孕妇使用阿昔替尼可能对胎儿造成伤害。

阿扎胞苷（Azacitidine）

1. 作用机制 本品为抗代谢药物，一种胞嘧啶核苷类似物。阿扎胞苷可导致DNA低甲基化，以及对骨髓中异常造血细胞产生直接细胞毒性。

2. 美国FDA批准的适应证

（1）肠外（皮下注射或静脉注射）阿扎胞苷（Vidaza）：骨髓增生异常综合征（MDS），有阿扎胞苷治疗适应证的MDS特定亚型包括难治性贫血或环形铁粒幼细胞性难治性贫血（如果伴有中性粒细胞减少或血小板减少或需要输血）、难治性贫血伴原始细胞增多、难治性贫血伴原始细胞增多转化型和慢性粒-单核细胞白血病。

（2）口服阿扎胞苷（Onureg）：急性髓细胞性白血病（AML），在强化诱导化疗后首次完全缓解（CR）或不完全血液恢复的CR患者，无法完成强化治疗。

3. 美国FDA批准的剂量

（1）肠外（皮下注射或静脉注射）阿扎胞苷（Vidaza）

1）第一个治疗周期：对所有患者，不论基线血液学实验室数值如何，推荐的起始剂量均为75mg/m^2，皮下注射或静脉注射，每天1次，连用7天。

2）后续的治疗周期：每4周应重复1个周期。如果经过2个治疗周期，治疗仍无效，且没有恶心/呕吐以外的其他毒性出现，剂量可增至100mg/m^2。

3）持续时间：推荐最短持续时间为4个治疗周期；完全或部分缓解可能需要4个以上的治疗周期；只要患者继续受益，可能会持续给药。

（2）口服阿扎胞苷（Onureg）：300mg，口服，每天1次，第1～14天，每28天1个周期，与食物一起或不与食物一起服用。继续口服阿扎胞苷，直至疾病进展或出现不可接受的毒性。

4. 剂量调整标准

（1）肾脏：无数据，慎用（肾脏毒性调整剂量）。

（2）肝脏：无数据（慎用）。

（3）骨髓抑制：有。

（4）非血液学毒性：有。

5. 不良反应

（1）皮肤和皮肤系统：注射部位红斑或疼痛、瘀斑、皮疹和瘙痒。

（2）电解质紊乱：肾小管性酸中毒（碱性尿、血清碳酸氢根浓度下降和低钾血症）。

（3）胃肠系统：恶心/呕吐（静脉注射：中度；口服：中度至高度）、腹泻、便秘、厌食、腹痛和肝毒性。

（4）泌尿生殖系统：血肌酐和血尿素氮（BUN）升高、肾衰竭和肾小管性酸中毒。

（5）造血系统：贫血、中性粒细胞减少和血小板减少。

（6）神经系统：头痛和头晕。

（7）呼吸系统：咳嗽和呼吸困难。

（8）其他：发热、寒战、乏力、虚弱、外周性水肿、肿瘤溶解综合征。

6. 注意事项

（1）肠外和口服阿扎胞苷具有不同的PK，有不同的剂量和时间表推荐及不同的适应证。两者不要互换。

（2）胚胎-胎儿毒性：致畸性，建议育龄期女性在接受阿扎胞苷治疗期间应避免妊娠，建议男性在应用阿扎胞苷治疗期间不生育。

（3）肝脏疾病患者慎用。阿扎胞苷在先前存在肝损伤的患者中有潜在的肝毒性。

（4）阿扎胞苷禁用于晚期肝脏恶性肿瘤。

（5）阿扎胞苷及其代谢产物主要经肾清除。肾功能损害患者应严密监测毒性。对于非MDS情况下静脉应用阿扎胞苷联合其他化疗药物罕有肾毒性报道。

卡介苗（膀胱内）（BCG live，TheraCys，Tice BCG）

1. 作用机制　局部炎症和免疫反应。

2. 美国FDA批准的适应证　膀胱原位癌的治疗和预防，经尿道（前列腺）切除术（TUR）后的初治或复发的Ta和（或）T1期乳头状瘤的预防。

3. 美国FDA批准的剂量　Tice Bacillus Calmette Guérin（BCG）：一小玻璃瓶含有50mg（湿重）或（1～8）$\times 10^8$个集落形成单位。一个重新配制的小玻璃瓶（50mg/1ml）用总量50ml的不含防腐剂的生理盐水稀释，膀胱灌注保留尽可能长时间（2h以上），每周1次，共6周，之后每月1次，持续6～12个月。

4. 剂量调整标准　任何怀疑系统性感染的患者均停用。

5. 不良反应

（1）泌尿生殖系统：膀胱刺激症状（如排尿困难，典型者发生在灌注后4～6h，持续24～72h）。

（2）其他：萎靡不振、发热、畏寒；感染并发症（罕见）。

6. 注意事项

（1）TheraCys和Tice BCG不是生物等效性的产品，且不可相互替代使用。

（2）可能使结核菌素皮肤试验解释复杂化。

（3）卡介苗活产品包含活的、减毒的分枝杆菌。因为潜在的传播风险，其应作为一种生物危害物质而被准备、处理和处置。

（4）卡介苗活性产物禁用于免疫抑制患者，或者先天性或后天性免疫缺陷患者。

玛贝妥单抗（Blenrep，又称贝兰他单抗莫福汀，Belantamab Mafodotin）

1. 作用机制　作为一种B细胞成熟抗原（BCMA）导向的ADC，玛贝妥单抗与多发性骨髓瘤（MM）细胞上的BCMA结合，发生内化，然后释放细胞毒性有效载荷一甲基澳瑞他汀的苯丙氨酸残基（一种微管抑制剂），导致DNA损伤和凋亡细胞死亡。玛贝妥单抗还通过ADCC和抗体依赖性细胞吞噬作用（ADCP）导致肿瘤细胞溶解。

2. 美国FDA批准的适应证　多发性骨髓瘤（MM）：既往至少接受4种方案治疗的复发或难治性MM，包括抗CD38单克隆抗体、蛋白酶体抑制剂（PI）和免疫调节剂。

3. 美国FDA批准的剂量　2.5mg/kg，静脉输注，30min以上，每3周1次。

4. 剂量调整标准

（1）肾脏[轻度或中度，根据MDRD公式，eGFR 30～89ml/（min · 1.73m^2）]：无。

（2）肾脏[严重，根据MDRD公式，eGFR＜30ml/（min · 1.73m^2）]：未确定。

（3）肝脏（轻度）：无。

（4）肝脏（中度或重度）：未确定。

（5）血液学毒性：有。

（6）非血液学毒性：有。

5. 不良反应

（1）血清肌酐：肌酐升高。

（2）胃肠系统：恶心/呕吐（未分类）。

（3）造血系统：血小板减少、淋巴细胞减少、贫血和中性粒细胞减少。

（4）肝脏：GGT增加。

（5）输液相关反应：输液相关反应。

（6）视觉系统：角膜病变（眼部检查时角膜上皮改变）、视力下降和视物模糊。

（7）其他：发热和乏力。

6. 注意事项

（1）玛贝妥单抗与眼部毒性的黑框警告相关，仅通过REMS项目提供。据报道，角膜上皮的变化导致视力改变，包括严重视力丧失和角膜溃疡。每次给药前，必须在基线时进行眼科检查，及时发现症状恶化。

（2）胚胎-胎儿毒性：给孕妇使用玛贝妥单抗可能会对胎儿造成伤害。

贝利司他（Belinostat）

1. 作用机制 本品为组蛋白脱乙酰酶（HDAC）抑制剂。

2. 美国 FDA 批准的适应证 复发或难治性外周 T 细胞淋巴瘤。

3. 美国 FDA 批准的剂量 1000mg/m^2，静脉注射，第 1～2 天，每 21 天为 1 个周期，直至疾病进展或出现不可接受的毒性。

4. 剂量调整标准

（1）肾脏（轻至中度，CrCl＞39ml/min）：无。

（2）肾脏（重度，CrCl≤39ml/min）；无可用的数据。

（3）肝脏：中至重度[总胆红素＞1.5×正常范围上限（ULN）]：无可用的数据。

（4）骨髓抑制：有。

（5）非造血系统毒性：有。

（6）UGT1A1 活性降低（*UGT1A1**28 等位基因纯合子）：有。

5. 不良反应

（1）心血管系统：QT 间期延长。

（2）皮肤和皮肤系统：皮疹、瘙痒。

（3）胃肠系统：恶心/呕吐（轻微）、腹泻、便秘。

（4）造血系统：血小板减少、中性粒细胞减少、淋巴细胞减少和贫血。

（5）肝脏：肝功能检查异常和肝毒性。

（6）输液相关反应：输液部位疼痛和静脉炎。

（7）神经系统：头痛。

（8）呼吸系统：呼吸困难和咳嗽。

（9）其他：感染、乏力、发热、周围水肿、畏寒和肿瘤溶解综合征。

6. 注意事项

（1）在治疗前和每个周期前监测肝功能。若出现肝毒性，必要时中断治疗或调整剂量。

（2）监测肿瘤溶解综合征，尤其是晚期和（或）肿瘤负荷重的患者。

（3）感染：服用贝利司他，患者可能发生严重甚至致命的感染。对于活动性感染患者，不要服用贝利司他。

（4）避免同时使用强效 UGT1A1 抑制剂。

（5）胚胎-胎儿毒性：孕妇使用可能对胎儿造成伤害。

盐酸苯达莫司汀（Bendamustine Hydrochloride）

1. 作用机制　本品为烷化剂。

2. 美国 FDA 批准的适应证

（1）慢性淋巴细胞白血病（CLL）。

（2）惰性 B 细胞非霍奇金淋巴瘤（NHL）：在应用利妥昔单抗或含利妥昔单抗方案治疗期间或治疗后 6 个月内出现疾病进展。

3. 美国 FDA 批准的剂量

（1）CLL：100mg/m^2，静脉滴注，10min 以上，第 1～2 天，每 28 天为 1 个周期，最多 6 个周期。

（2）NHL：120mg/m^2，静脉滴注，10min 以上，第 1～2 天，每 21 天为 1 个周期，最多 8 个周期。

4. 剂量调整标准

（1）肾脏：无数据；轻度至中度肾功能损害者应慎用，CrCl＜40ml/min 的患者应避免使用。

（2）肝脏：无数据；轻度肝功能损害者应慎用，中度至重度肝功能损害者应避免使用。

（3）骨髓抑制：有。

（4）非血液学毒性：有。

5. 不良反应

（1）皮肤和皮肤系统：皮疹、瘙痒、毒性皮肤反应、大疱性皮疹和渗透性损伤。

（2）胃肠系统：恶心/呕吐（中度）、腹泻和黏膜炎。

（3）造血系统：骨髓抑制。

（4）肝脏：LFT 指标异常和肝毒性。

（5）输液相关反应：发热、畏寒、瘙痒、皮疹、过敏反应或类过敏反应。

（6）呼吸系统：咳嗽。

（7）其他：肿瘤溶解综合征、虚弱和感染。

6. 注意事项

（1）在临床试验中常发生输液反应。患者出现严重反应（3 级或更高）时，应进行临床监测并停止用药。以前有 1 级或 2 级输液反应的患者在随后的周期中应考虑采取相应措施，以防止出现严重的过敏反应（如给予抗组胺药、解热镇痛药、皮质类固醇）。

（2）监控肿瘤溶解综合征，尤其是在第 1 个治疗周期，高危患者在治疗前的 1～2 周采用预防性策略。在苯达莫司汀治疗开始时应用别嘌醇，若同时使用苯达莫司汀和别嘌醇，则可能会增加严重皮肤毒性风险。

（3）已有报道严重皮肤反应需要停止或中断药物治疗。

（4）据报道，苯达莫司汀具有肝毒性，包括严重和致命的病例。在开始使用苯达莫司汀之前和治疗期间，监测 LFT 指标。

（5）苯达莫司汀外渗可能导致局部红斑、肿胀和疼痛。在开始药物输注之前，要确保静脉通路良好并监测输注部位。

（6）盐酸苯达莫司汀主要通过水解代谢为低细胞毒活性产物。一些代谢通过细胞色素 P450 1A2（CYP1A2）产生活性代谢产物，因此应考虑与 CYP1A2 抑制剂或诱导剂产生的潜在相互作用。

（7）胚胎-胎儿毒性：孕妇使用盐酸苯达莫司汀可能对胎儿造成伤害。

（8）不要用含有聚碳酸酯或丙烯腈-丁二烯-苯乙烯的装置输注盐酸苯达莫司汀溶液，包括大多数药物封闭系统转移装置（CSTD）。

（9）同步使用 CYP1A2 诱导剂或抑制剂可能会改变苯达莫司汀的暴露。

贝伐珠单抗（Bevacizumab，安维汀）

1. 作用机制 本品为重组人源化 IgG1 单克隆抗体，可与人血管内皮生长因子（VEGF）结合，并抑制其生物学活性。

2. 美国 FDA 批准的适应证

（1）转移性结直肠癌（mCRC）：与以 5-FU 为主的化疗（静脉输注）联合，用于转移性结肠癌或直肠癌患者的一线或二线治疗。用于含贝伐珠单抗的一线治疗方案后出现进展的转移性结直肠癌患者的二线治疗（联合以 5-FU+伊立替康为基础的治疗或以 5-FU+奥沙利铂为基础的治疗）。

（2）非鳞状非小细胞肺癌：与卡铂和紫杉醇联合，用于不可切除、局部进展、复发或转移性非鳞状非小细胞肺癌患者的一线治疗。

（3）胶质母细胞瘤：既往治疗后疾病进展患者的二线单药治疗。

（4）转移性肾细胞癌：与 α 干扰素联合应用。

（5）宫颈癌：与紫杉醇+顺铂或紫杉醇+拓扑替康联合治疗持续性、复发性或转移性疾病。

（6）上皮性卵巢癌、输卵管癌或原发性腹膜癌

1）初始手术切除后的Ⅲ期或Ⅳ期疾病，与卡铂和紫杉醇联合，序贯贝伐珠

单抗单药治疗。

2）联合紫杉醇、聚乙二醇化脂质体多柔比星或拓扑替康用于治疗既往不超过2种化疗方案的铂耐药的复发性疾病。

3）与卡铂+紫杉醇或卡铂+吉西他滨联合，然后给予贝伐珠单抗单药治疗，用于治疗铂敏感的复发性疾病。

（7）肝细胞癌（HCC）：与阿替利珠单抗联合用于一线治疗不可切除的或转移性 HCC。

3. 美国 FDA 批准的剂量

（1）转移性结直肠癌

1）5mg/kg，静脉输注，每 2 周 1 次，与 IFL 联合应用。

2）10mg/kg，静脉输注，每 2 周 1 次，与 FOLFOX4 联合应用。

3）5mg/kg，静脉输注，每 14 天 1 次，或 7.5mg/kg，静脉注射，每 3 周 1 次，与以 5-FU+伊立替康为基础的或以 5-FU+奥沙利铂为基础的化疗方案联合，用于治疗一线含有贝伐珠单抗方案治疗后出现进展的患者。

（2）非鳞状非小细胞肺癌：15mg/kg，静脉输注，每 3 周 1 次，与卡铂和紫杉醇联合应用。

（3）胶质母细胞瘤：10mg/kg，静脉输注，每 2 周 1 次。

（4）转移性 RCC：与 α 干扰素联合，10mg/kg，静脉输注，每 2 周 1 次。

（5）宫颈癌：15mg/kg，静脉输注，每 3 周 1 次，与紫杉醇/顺铂或紫杉醇/拓扑替康联合应用。

（6）上皮性卵巢癌、输卵管癌或原发性腹膜癌

1）初始手术切除后的Ⅲ期或Ⅳ期疾病：15mg/kg，静脉输注，每 3 周 1 次，联合卡铂/紫杉醇，最多治疗 6 个周期，之后单药治疗，15mg/kg，静脉输注，每 3 周 1 次，最多 22 个周期或直至疾病进展。

2）铂耐药的复发性疾病：10mg/kg，静脉注射，每 2 周 1 次，联合紫杉醇、聚乙二醇化脂质体多柔比星；或每周 1 次，联合拓扑替康；或者 15mg/kg，静脉注射，每 3 周 1 次，联合拓扑替康。

3）铂敏感的复发性疾病：15mg/kg，静脉输注，每 3 周 1 次，联合卡铂/紫杉醇，持续治疗 6～8 个周期，之后单药治疗，15mg/kg，静脉输注，每 3 周 1 次。或者 15mg/kg，静脉输注，每 3 周 1 次，联合卡铂/吉西他滨，持续治疗 6～10 个周期，之后单药治疗，15mg/kg，静脉输注，每 3 周 1 次，直至疾病进展。

（7）肝细胞癌：15mg/kg，静脉注射，每 3 周 1 次，在同一天静脉注射阿替利珠单抗 1200mg 后给药，直至疾病进展或出现不可接受的毒性。

（8）不要将贝伐珠单抗以静脉推注或团注方式给药。首次贝伐珠单抗剂量应在化疗后给药，静脉滴注 90min 以上。如果第 1 次输注耐受性良好，第 2 次输

注给药为 60min 以上。如果 60min 输注耐受性良好，所有后续的输注可在 30min 以上。

4. 剂量调整标准

（1）肾脏：无。

（2）肝脏：无。

（3）骨髓抑制：无。

（4）非血液学毒性：有。

5. 不良反应

（1）心血管系统：高血压、高血压危象和 CHF。

（2）皮肤和皮肤系统：干性皮肤、剥脱性皮炎。

（3）胃肠系统：恶心/呕吐（轻微）、味觉改变、腹泻、腹痛、胃肠道穿孔和伤口裂开。

（4）泌尿生殖系统：蛋白尿和肾病综合征。

（5）输液相关反应：发热、畏寒、哮喘和喘鸣。

（6）神经系统：头痛。

（7）呼吸系统：呼吸困难和哮鸣音。

（8）其他：鼻炎、背痛、鼻出血和其他轻度至中度出血事件；严重出血事件；伤口愈合并发症；深静脉血栓形成或其他血栓栓塞事件；虚弱。

6. 注意事项

（1）贝伐珠单抗可导致胃肠道穿孔、瘘和伤口裂开及其他伤口愈合并发症。为了避免伤口愈合/伤口裂开，贝伐珠单抗停止应用和后续择期手术之间的合适间隔时间还没有定论。产品说明书建议大手术和手术切口完全愈合后至少 28 天内不能开始使用贝伐珠单抗治疗。

（2）继发于贝伐珠单抗的出血并发症发生有两种不同模式：轻微出血（最常见的为 1 级鼻出血）和严重出血，在某些情况下是致命的出血事件。鳞状非小细胞肺癌患者发生严重出血性事件的风险较高。有中枢神经系统（CNS）转移的患者接受贝伐珠单抗治疗后的 CNS 出血风险未被评估。对于 HCC 患者，建议在开始应用贝伐珠单抗治疗后 6 个月内评估是否存在静脉曲张。

（3）在治疗过程中应每隔 2～3 周进行血压监测，而且出现高血压的患者监测应更频繁。

（4）动脉和静脉血栓栓塞事件与贝伐珠单抗有关。若发生严重或危及生命的血栓栓塞事件，应停止贝伐珠单抗治疗。

（5）使用贝伐珠单抗后 PRES 的报道很少（＜0.5%）。

（6）连续监测尿蛋白；尿蛋白试纸读数显示尿蛋白 2+或更多的患者应接受进一步的检查（如 24h 尿蛋白定量）。

（7）可能发生输液相关反应。对于轻微反应，减慢输液速度，如果有临床意义，则中断输液，并考虑在解决后以较慢的速度恢复。出现严重反应时停止治疗，并给予适当的治疗。

（8）贝伐珠单抗可增加绝经前期女性卵巢早衰风险。

（9）贝伐珠单抗不适用于联合以蒽环类为基础的化疗，因为其会增加 CHF 和 LVEF 下降的风险。

（10）胚胎-胎儿毒性：血管生成对胎儿的发育至关重要，贝伐珠单抗已被证明对家兔有致畸性。

贝沙罗汀（Bexarotene）

1. 作用机制

（1）本品为一种维甲酸，可选择性结合并激活视黄醇类 X 受体亚型。

（2）本品一旦被激活，这些受体作为转录因子可以调节控制细胞增殖和分化的基因表达。

2. 美国 FDA 批准的适应证

（1）皮肤 T 细胞淋巴瘤（CTCL）：对至少一种既往全身治疗耐药的 CTCL 患者皮肤表现的二线治疗。

（2）用于 CTCL（ⅠA 和ⅠB 期）患者皮肤损伤的局部治疗，这些患者在其他治疗后患有难治性或持续性疾病，或不能耐受其他治疗（外用 1%贝沙罗汀凝胶）。

3. 美国 FDA 批准的剂量

（1）300mg/m^2，口服，每天 1 次，进餐时服用。

（2）在第 1 周，每隔 1 天应用 1%贝沙罗汀凝胶治疗皮肤损伤，然后根据个体病变的耐受性，每周增加应用频率，最多每天 4 次。

4. 剂量调整标准

（1）肾脏：无（由于蛋白质结合可能发生改变），请小心。

（2）肝脏：慎用。

（3）非造血系统毒性：有。

5. 不良反应

（1）心血管系统：外周性水肿。

（2）皮肤和皮肤系统：干性皮肤、光敏性、皮疹和瘙痒。

（3）内分泌系统：甲状腺功能减退和低血糖（糖尿病患者）。

（4）胃肠系统：恶心（轻微至低度）、胰腺炎和腹痛。

（5）造血系统：白细胞减少和贫血。

（6）肝脏：LFT 指标升高。

（7）神经系统：头痛。

（8）视觉系统：白内障。

（9）其他：血脂异常（三酰甘油升高、总胆固醇和低密度脂蛋白胆固醇升高和高密度脂蛋白胆固醇降低）、虚弱和感染。

6. 注意事项

（1）贝沙罗汀开始口服用药前监测空腹血脂，每周 1 次，直至血脂反应被确定（通常于 2～4 周发生），之后每 8 周间隔 1 次。

（2）贝沙罗汀开始口服用药前监测肝功能，然后，治疗 1 周、2 周、4 周后监测，如果稳定，在以后的治疗期间至少每 8 周监测 1 次。

（3）监测基线时的全血细胞计数和甲状腺功能，以后定期监测。

（4）胰腺炎：若怀疑，停用口服贝沙罗汀并评估。

（5）在应用贝沙罗汀治疗期间尽量减少暴露于阳光和人工紫外线。

（6）胚胎-胎儿毒性：贝沙罗汀是一种致畸剂，如果给孕妇应用这种药物可能会伤害胎儿。贝沙罗汀禁用于孕妇或计划妊娠的女性。对于具有生育潜力的女性患者，应该在开始进行贝沙罗汀治疗前 1 周内妊娠试验阴性，然后在患者接受治疗期间每个月都要进行 1 次妊娠试验。开始治疗前 1 个月、治疗期间和治疗停止后至少 1 个月必须采取有效的避孕措施（同时采用 2 种可靠的形式）。贝沙罗汀可能会加速激素避孕药的代谢和降低它们的效果，因此另一种形式的避孕应该是非激素的。

比卡鲁胺（Bicalutamide）

1. 作用机制 本品为抗雄激素药物。

2. 美国 FDA 批准的适应证 前列腺癌：与促黄体素释放激素（LHRH）激动剂联合用于晚期前列腺癌（D2 期）的姑息治疗。

3. 美国 FDA 批准的剂量 50mg，口服，每天 1 次。

4. 剂量调整标准

（1）肾脏：无。

（2）肝脏（轻度至中度损害）：无。

（3）肝脏（重度损害）：慎用。

5. 不良反应

（1）内分泌系统：性欲减退、潮热、男性乳房发育。

（2）胃肠系统：恶心/呕吐（未分类）、腹泻和便秘。

（3）泌尿生殖系统：阳痿。

（4）肝脏：肝炎。

6. 注意事项

（1）治疗前监测 LFT，在前 4 个月定期监测，此后也需要定期监测。已观察到致命的严重肝损伤。

（2）R-比卡鲁胺是 CYP3A4 抑制剂；当比卡鲁胺与 CYP3A4 底物同时使用时要谨慎。

比美替尼（Binimetinib）

1. 作用机制　本品为丝裂原活化蛋白激酶 1/细胞外信号调节激酶（MEK1/ERK）和 MEK2 活性的可逆抑制剂，可导致 ERK 通路下游信号传导的抑制。

2. 美国 FDA 批准的适应证　转移性黑色素瘤：与康奈非尼联合用于治疗美国 FDA 批准的检测发现的 *BRAF* V600E 或 V600K 突变的不可切除或转移性黑色素瘤。

3. 美国 FDA 批准的剂量　45mg，口服，每天 2 次，间隔约 12h，与康奈非尼联合使用，直至疾病进展或出现不可接受的毒性。可以不考虑食物而服用。

4. 剂量调整标准

（1）肾脏[eGFR≥30ml/（min · 1.73m^2）]：无。

（2）肾脏[eGFR＜30ml/（min · 1.73m^2）]：对 PK 无显著影响。

（3）肝脏（轻度）：无。

（4）肝脏（中度或重度）：有。

（5）非血液学毒性：有。

5. 不良反应

（1）心血管系统：心肌病和 VTE。

（2）胃肠系统：恶心/呕吐（中度至高度）、腹泻和腹痛。

（3）造血系统：出血。

（4）肝脏：肝毒性。

（5）视觉系统：浆液性视网膜病变、视网膜静脉阻塞和葡萄膜炎。

（6）呼吸系统：间质性肺病。

（7）其他：乏力和横纹肌溶解。

6. 注意事项

（1）治疗前、治疗 1 个月后，每 2～3 个月评估 1 次 LVEF。在 LVEF＜50%

的患者中，还没有确定比美替尼的安全性。

（2）定期对视力障碍患者进行眼科评估。

（3）胚胎-胎儿毒性：孕妇服用比美替尼可能会对胎儿造成伤害。

博来霉素（Bleomycin）

1. 作用机制 未知，但可能抑制 DNA 和 RNA 合成。

2. 美国 FDA 批准的适应证 鳞状细胞癌、非霍奇金淋巴瘤（NHL）、睾丸癌、霍奇金淋巴瘤、恶性胸腔积液。

3. 美国 FDA 批准的剂量

（1）对于淋巴瘤患者的前 2 次给药剂量，产品说明书推荐进行试验剂量（2U 或更少）。

（2）0.25～0.50U/kg（10～20U/m^2），静脉注射或肌内注射或皮下注射，每周 1 次或每周 2 次。

（3）恶性胸腔积液：60U，单次胸腔内推注剂量。

4. 剂量调整标准 肾脏：有。

5. 不良反应

（1）皮肤和皮肤系统：红斑、皮疹、条纹、水疱、色素沉着、皮肤触痛、脱发、指甲改变、瘙痒和口腔炎。

（2）呼吸系统：肺纤维化（累积剂量＞400U 时纤维化增加，但是在较低的总剂量下也可能发生）和肺炎。

（3）其他：包括低血压、意识模糊、发热、畏寒，以及哮鸣症状的特异质反应在 1%的淋巴瘤患者中报告；腹腔内给药伴有局部疼痛。

6. 注意事项

（1）博来霉素诱导的肺毒性的危险因素包括年龄（70 岁以上）、基础肺气肿、既往胸部放疗、较高的累积剂量（如超过 450U）和较高的单次剂量（超过 30U）。

（2）在术后恢复期接受博来霉素治疗的患者可能会出现呼吸衰竭风险增加。给予最小耐受浓度的吸氧和适度补液预防肺水肿。

博纳吐单抗（Blinatumomab）

1. 作用机制 本品为 CD19 定向的 CD3 T 细胞的衔接分子，与 B 系起源的细胞表面表达的 CD19 和 T 细胞表面表达的 CD3 结合。博纳吐单抗通过将 T 细胞受体复合物中的 CD3 与良性和恶性 B 细胞上的 CD19 连接激活内源性 T 细胞，导致 $CD19^+$细胞溶解。

2. 美国 FDA 批准的适应证 B 细胞前体急性淋巴细胞白血病（ALL）、CD19 阳性患者，具体如下。

（1）成人和儿童微小残留病灶（MRD）阳性疾病（微小残留病大于 0.1%）的第 1 次或第 2 次完全缓解。

（2）成人和儿童复发或难治性疾病。

3. 美国 FDA 批准的剂量

（1）MRD 阳性 B 细胞前体 ALL：治疗过程包括 1 个诱导周期，然后再进行 3 个巩固周期。在每个周期的第 1 次给药前 1h，以及中断≥4h 后重新开始输注时，使用糖皮质激素预处理（剂量建议见产品说明书）。

1）体重≥45kg 的患者

第 1 周期诱导治疗：28μg/d，连续静脉输注，第 1～28 天，随后间隔 14 天无治疗。

第 2～4 周期巩固治疗：28μg/d，连续静脉输注，第 1～28 天，每个周期后间隔 14 天无治疗。

2）体重＜45kg 的患者

第 1 周期诱导治疗：15μg/（m^2·d）（不超过 28μg/d），连续静脉输注，第 1～28 天，随后间隔 14 天无治疗。

第 2～4 周期巩固治疗：15μg/（m^2·d）（不超过 28μg/d），连续静脉输注，第 1～28 天，然后每个周期后间隔 14 天无治疗。

（2）复发或难治性 B 细胞前体 ALL：治疗过程包括最多 2 个诱导治疗周期，随后 3 个巩固周期和最多 4 个额外的持续治疗周期。

1）在每个周期的第 1 次给药前 1h，以及在中断≥4h 后重新开始输注时，使用糖皮质激素预防给药（剂量建议见产品说明书）。

2）体重≥45kg 的患者

第 1 个周期诱导治疗：9μg/d，连续静脉输注，第 1～7 天，随后 28μg/d，连续静脉输注，第 8～28 天。每个周期后间隔 14 天无治疗。

第 2 个周期（诱导）和第 3～4 周期（巩固）治疗：28μg/d，连续静脉输注，第 1～28 天，每个周期后间隔 14 天无治疗。

第 6～9 个周期（持续治疗）：28μg/d，连续静脉输注，第 1～28 天，每个周期后间隔 56 天无治疗。

3）体重＜45kg 的患者

第 1 个周期诱导治疗：5μg/kg（不超过 9μg/d），连续静脉输注，第 1～7 天，随后 15μg/（m^2·d）（不超过 28μg/d），连续静脉输注，第 1～28 天，每个周期后间隔 14 天无治疗。

第 2 个周期（诱导）和第 3～4 周期（巩固）治疗：15μg/（m^2·d）（不超过 28μg/d），连续静脉输注，第 1～28 天，每个周期后间隔 14 天无治疗。

第 6～9 个周期（持续治疗）：15μg/（m^2·d）[不超过 28μg/（m·d）]，连续静脉输注，第 1～28 天，每个周期后间隔 56 天无治疗。

4. 剂量调整标准

（1）肾脏（轻至中度，CrCl≥30ml/min）：无（数据有限）。

（2）肾脏（CrCl＜30ml/min）：无可用的数据。

（3）肝脏：无数据。

（4）非造血系统毒性：有。

5. 不良反应

（1）皮肤和皮肤系统：皮疹。

（2）电解质紊乱：低钾血症。

（3）胃肠系统：恶心/呕吐（轻度）、便秘、腹泻、胰腺炎、腹痛。

（4）造血系统：贫血、中性粒细胞减少和血小板减少。

（5）肝脏：ALT/AST 升高。

（6）输液相关反应：输液反应。

（7）神经系统：脑病、抽搐、语言障碍、意识障碍、定向力障碍、协调和平衡功能障碍、癫痫、头痛和震颤。

（8）呼吸系统：肺炎、咳嗽和呼吸困难。

（9）其他：CRS、发热性中性粒细胞减少、肿瘤溶解综合征、发热、周围水肿、乏力和畏寒。

6. 注意事项

（1）CRS 和神经毒性可能是威胁生命的。应密切监测患者发生这些事件的体征和症状。产品说明书中提供了中断或停止应用博纳吐单抗的标准指南。

（2）按说明书准备，以尽量减少错误。

（3）换袋或输液结束时，不要冲洗输液管。

（4）第 1 个周期前 9 天和第 2 个周期前 2 天建议住院。

（5）博纳吐单抗含有苯甲醇，其作为防腐剂。当给儿童患者开处方时，考虑所有来源的苯甲醇的总日代谢负荷。体重小于 22kg 的患者不建议使用抑菌盐水的 7 天输液袋（含苯甲醇）。

（6）由于神经病学事件的潜在危险，建议患者在治疗期间避免驾驶和从事高危职业。

硼替佐米（Bortezomib）

1. 作用机制 硼替佐米是一种26S蛋白酶体的可逆性抑制剂，26S蛋白酶体是一种降解泛素化蛋白的大蛋白复合物。抑制26S蛋白酶体可以阻止定向的蛋白质水解，其可以影响细胞内多重信号级联放大。这种正常的体内稳态机制的破坏会导致细胞死亡。

2. 美国FDA批准的适应证

（1）多发性骨髓瘤。

（2）套细胞淋巴瘤。

3. 美国FDA批准的剂量

（1）一般剂量指南：硼替佐米的推荐起始剂量为$1.3mg/m^2$。硼替佐米可以以1mg/ml的浓度静脉注射或以2.5mg/ml的浓度皮下注射。当静脉给药时，硼替佐米可在3～5s静脉团注。

（2）多发性骨髓瘤（与美法仑和泼尼松联合作为一线治疗）：$1.3mg/m^2$，静脉注射或皮下注射，每周2次，每6周为1个周期，在第1～4个周期的第1、4、8、11、22、25、29、32天给药。在第5～9个周期的第1、8、22、29天给药1次（注意每个周期的第3周和第6周为休息期）。

（3）套细胞淋巴瘤[一线治疗，联合利妥昔单抗、环磷酰胺、多柔比星和泼尼松（VcR-CAP）]：$1.3mg/m^2$，静脉输注，每周2次，持续2周（第1、4、8、11天），然后在第12～21天休息。

（4）多发性骨髓瘤（复发性疾病）和套细胞淋巴瘤（复发性疾病）：$1.3mg/m^2$，静脉注射或皮下注射给药，每周2次，连续2周（第1、4、8、11天），接下来休息10天（第12～21天）。对于超过8个周期的延长治疗，硼替佐米可以按照标准时间表或按照维持时间表给药，后者为每周1次，连续4周（第1、8、15、22天），随后13天休息期（第23～35天）。在硼替佐米的连续剂量之间至少间隔72h。

（5）可考虑在先前治疗有反应及完成先前治疗后至少6个月复发的多发性骨髓瘤患者中进行再治疗。可以以最后一次的耐受剂量开始治疗。

4. 剂量调整标准

（1）肾脏：无数据（慎用）。

（2）肝脏（中度或重度肝损伤）：有。

（3）骨髓抑制：有。

（4）非血液学毒性（如神经病变和神经性疼痛）：有。

5. 不良反应

（1）心血管系统：低血压（包括直立性低血压和晕厥）、水肿和心力衰竭。

（2）皮肤和皮肤系统：皮疹。

（3）胃肠系统：恶心/呕吐（低度）、腹泻、食欲减退和便秘。

（4）造血系统：骨髓抑制（血小板减少＞贫血＞中性粒细胞减少）。

（5）肝脏：肝毒性。

（6）神经系统：周围神经病变、神经性疼痛、头晕、头痛及RPLS。

（7）视觉系统：复视和视物模糊。

（8）呼吸系统：呼吸困难、急性呼吸窘迫综合征。

（9）其他：虚弱、乏力、发热、失眠和关节痛及血栓性微血管病（TMA）和肿瘤溶解综合征。

6. 注意事项

（1）静脉和皮下途径给药时重新配制的体积或浓度不同。

（2）当硼替佐米通过皮下途径给药时，与静脉途径比较，周围神经病变的发生率较低。可考虑开始硼替佐米皮下途径给药，用于治疗原有周围神经病变或处于高风险的患者。

（3）对于有晕厥病史、正在服用与低血压相关药物的患者，以及脱水的患者，应谨慎治疗。

（4）胚胎-胎儿毒性：孕妇使用硼替佐米可对胎儿产生伤害。

（5）硼替佐米是CYP3A4的一种底物。同时使用强效CYP3A4诱导剂或抑制剂的患者慎用。

博舒替尼（Bosutinib）

1. 作用机制 本品为针对促进慢性髓细胞性白血病（CML）发生的BCR-ABL激酶的酪氨酸激酶抑制剂（TKI）；同时也是Src家族激酶，包括Src、Lyn和Hck抑制剂。

2. 美国FDA批准的适应证 慢性粒细胞白血病（CML）。

（1）初诊的费城染色体阳性（Ph^{+}）慢性粒细胞白血病（CML）慢性期（CP）。

（2）对既往治疗耐药或不能耐受的Ph^{+} CML-CP、加速期（AP）或急变期（BP）。

3. 美国FDA批准的剂量

（1）初诊的Ph^{+} CML-CP：400mg，口服，每天1次，进食时服用。

（2）对既往治疗耐药或不能耐受的 Ph^{+} CML-CP、CML-AP、CML-BP：500mg，口服，每天1次，进食时服用。

（3）在推荐起始剂量下，未获得或保持血液学、细胞遗传学或分子缓解，且未出现3级或更高级别不良反应的患者，可考虑以100mg/d剂量递增，直至增至

600mg/d，口服，每天 1 次。

4. 剂量调整标准

（1）肾脏（CrCl＜50ml/min）：有。

（2）肝脏（轻度、中度、重度）：有。

（3）骨髓抑制：有。

（4）非血液学毒性：有。

5. 不良反应

（1）心血管系统：心力衰竭、左心功能障碍、心脏缺血事件和液体潴留。

（2）皮肤和皮肤系统：瘙痒和皮疹。

（3）胃肠系统：腹痛、厌食、腹泻和恶心/呕吐[中度至高度（剂量依赖性）]。

（4）泌尿生殖系统：肾毒性[肾小球滤过率（GFR）下降]。

（5）造血系统：贫血、白细胞减少和血小板减少。

（6）肝脏：LFT 指标升高。

（7）神经系统：头晕和头痛。

（8）呼吸系统：咳嗽、鼻咽炎和呼吸道感染。

（9）其他：关节痛、虚弱、背部疼痛、乏力、体液潴留和发热。

6. 注意事项

（1）避免与强效或中效 CYP3A 和（或）P-gp 抑制剂和诱导剂同时使用。

（2）博舒替尼可能增加作为 P-gp 底物的药物的血浆浓度，如地高辛。

（3）PPI 可能降低博舒替尼的药物浓度。可考虑应用短效抗酸药或 H_2 受体拮剂代替 PPI，抗酸药或 H_2 受体拮抗剂与博舒替尼之间的用药时间间隔应大于 2h。

（4）博舒替尼不抑制小鼠的 *T315I* 和 *V299L* 突变细胞。

（5）前 3 个月至少每月 1 次监测肝酶，如果患者有需要，可以随时监测。

（6）博舒替尼可引起心血管毒性，并且更有可能发生于既往治疗的患者和老年或有心脏危险因素的患者。

（7）博舒替尼可能引起液体潴留，表现为心包积液、胸腔积液、肺水肿和（或）周围水肿。

（8）在基线和使用博舒替尼治疗期间监测肾功能，特别注意既往有肾功能损害或肾功能障碍危险因素的患者。

（9）胚胎-胎儿毒性：孕妇使用博舒替尼可能会对胎儿造成伤害。

维布妥昔单抗（Brentuximab Vedotin）

1. 作用机制　本品为含针对 CD30 的嵌合体 IgG1 和一甲基澳瑞他汀 E

（MMAE）的ADC。MMAE是一种微管破坏剂，通过一种连接体共价连接于抗体。ADC结合CD30表达细胞，被细胞内化，随后MMAE经蛋白水解裂解释放。MMAE结合微管蛋白，破坏细胞内的微管网络，最终诱导细胞周期阻滞和凋亡。

2. 美国FDA批准的适应证

（1）经典型霍奇金淋巴瘤（cHL）

1）联合多柔比星、长春碱和达卡巴嗪治疗既往未经治疗的Ⅲ或Ⅳ期cHL。

2）高复发风险或进展的成人患者自体HSCT后的巩固治疗。

3）自体HSCT失败的cHL复发患者，或至少两种既往多药化疗方案失败且不是自体HSCT候选的cHL复发患者。

（2）间变性大细胞淋巴瘤（ALCL）或其他表达CD30的淋巴瘤

1）联合环磷酰胺、多柔比星和泼尼松用于治疗既往未经治疗的全身ALCL或其他表达CD30的外周T细胞淋巴瘤（PTCL）。

2）至少一种既往多药化疗方案失败后复发的全身性ALCL。

3）既往接受过全身治疗的复发的原发性皮肤ALCL或CD30表达蕈样肉芽肿（MF）。

3. 美国FDA批准的剂量

（1）经典型霍奇金淋巴瘤（cHL）

1）既往未经治疗的Ⅲ期或Ⅳ期cHL：1.2mg/kg，静脉注射，与化疗联合，每2周1次，继续治疗直至最多12次剂量、疾病进展或出现不可接受的毒性。

2）自体HSCT后的巩固治疗：1.8mg/kg，静脉注射，每3周1个周期，继续治疗直至最多16个周期、疾病进展或出现不可接受的毒性。

3）复发的cHL：1.8mg/kg，静脉注射，每3周1个周期，继续治疗直至疾病进展或出现不可接受的毒性。

（2）ALCL或其他表达CD30的淋巴瘤

1）既往未经治疗的全身性ALCL或PTCL：1.8mg/kg，静脉注射，每3周1个周期，与化疗联合，给药6～8次。

2）复发的全身ALCL：1.8mg/kg，静脉注射，每3周1个周期，继续治疗直至疾病进展或出现不可接受的毒性。

3）复发的原发性皮肤ALCL或MF：1.8mg/kg，静脉注射，每3周1个周期，继续治疗直至最多16个周期、疾病进展或出现不可接受的毒性。

（3）不可静脉推注或团注给药。静脉输注30min以上。

（4）继续治疗直至最多16个周期、疾病进展或出现不可接受的毒性。

（5）体重超过100kg患者的剂量应基于100kg体重计算（最多180mg）。

4. 剂量调整标准

（1）肾脏（轻至中度，CrCl为30～80ml/min）：无。

（2）肾脏（重度，CrCl＜30ml/min）：禁用。

（3）肝脏（轻度，Child–Pugh 分级 A 级）：有。

（4）肝脏（中至重度，Child–Pugh 分级 B 级或 C 级）：禁用。

（5）骨髓抑制：有

（6）非造血系统毒性：有。

5. 不良反应

（1）皮肤和皮肤系统：脱发、盗汗、瘙痒和皮疹，以及严重的皮肤病反应［如 Stevens- Johnson 综合征（SJS）、TEN］。

（2）胃肠系统：腹痛、便秘、腹泻、恶心/呕吐（低度）和口咽疼痛及严重胃肠道并发症（穿孔）。

（3）造血系统：贫血、白细胞减少、淋巴结肿大和血小板减少。

（4）肝脏：肝毒性。

（5）输液相关反应：过敏反应、呼吸道症状、畏寒、发热和皮疹。

（6）神经系统：头晕、头痛、运动和感觉周围神经病变。

（7）呼吸系统：咳嗽、呼吸问题、上呼吸道感染和非感染肺毒性。

（8）其他：关节痛、背部疼痛、畏寒、乏力、失眠、肌肉痛、四肢痛、发热和肿瘤溶解综合征。

6. 注意事项

（1）JC 病毒感染可导致进行性多灶性白质脑病（PML）及死亡。若患者新近出现中枢神经系统（CNS）异常的症状和体征，需要考虑 PML 的诊断。

（2）由于肺毒性，维布妥昔单抗和博来霉素禁止联合使用。

（3）维布妥昔单抗引起的周围神经病变主要是感觉神经病变，而且是累积性的。

（4）在抗体持续阳性患者可观察到更高的输液相关反应的发生率。

（5）MMAE 主要由 CYP3A 代谢。对于正在服用强效 CYP3A4 抑制剂同时应用维布妥昔单抗的患者，应密切监测不良反应。应避免维布妥昔单抗与强效 CYP3A4 诱导剂联合使用。

（6）胚胎-胎儿毒性：孕妇服用维布妥昔单抗可能对胎儿造成伤害。

Brexucabtagene autoleucel

1. 作用机制　本品是一种针对 CD19 表达的癌细胞和正常 B 细胞的自体 CAR-T 细胞治疗。Brexucabtagene autoleucel 的抗原特异性激活导致 T 细胞活化、细胞因子分泌，以及随后的 CD19 表达细胞的细胞溶解性杀伤。

2. 美国FDA批准的适应证 复发或难治性套细胞淋巴瘤。

3. 美国FDA批准的剂量

（1）输注前给予环磷酰胺和氟达拉滨的淋巴耗竭化疗方案。

（2）对乙酰氨基酚和苯海拉明预防性给药；避免预防性使用皮质类固醇。

（3）剂量为2×10^6/kg体重的CAR阳性的活性T细胞，静脉输注最多2×10^8 CAR阳性的活性T细胞。

4. 剂量调整标准

（1）不建议对Brexucabtagene autoleucel进行剂量调整。

（2）未进行肝脏和肾脏损害的研究。

5. 不良反应

（1）心血管系统：低血压、心动过速和心律失常。

（2）皮肤和皮肤系统：皮疹。

（3）胃肠系统：恶心/呕吐（低度）、便秘、腹泻和食欲减退。

（4）造血系统：持续性全血细胞减少。

（5）输液相关反应：超敏反应。

（6）中枢和周围神经系统：严重或危及生命的神经毒性、脑病、震颤和头痛。

（7）呼吸系统：缺氧、咳嗽、呼吸困难和胸腔积液。

（8）其他：感染、低丙种球蛋白血症、继发性恶性肿瘤、发热、寒战、CRS、乏力、肌肉骨骼疼痛、水肿、运动功能障碍、失语和失眠。

6. 注意事项

（1）Brexucabtagene autoleucel只能通过REMS项目获得，并且只能在经认证的医疗机构中使用。

（2）Brexucabtagene autoleucel与以下的黑框警告相关

1）CRS，包括致命和危及生命的反应。在输注前，确认托珠单抗的可用性，并使用托珠单抗±皮质类固醇治疗严重或危及生命的CRS。

2）神经毒性，可能严重或危及生命。监测神经系统事件，并根据需要提供支持性治疗和（或）皮质类固醇。

（3）Brexucabtagene autoleucel可能会影响驾驶和使用机器的能力。建议患者在给药后至少8周内不要操作重型或危险机械。

布加替尼（Brigatinib）

1. 作用机制 本品为TKI，具有抗ALK、ROS1、胰岛素样生长因子1受体和FMS样酪氨酸激酶3（FLT-3）及EGFR缺失和点突变的活性。

2. 美国 FDA 批准的适应证 非小细胞肺癌（NSCLC）：美国 FDA 批准的检测发现 *ALK* 阳性的转移性 NSCLC。

3. 美国 FDA 批准的剂量 前 7 天，90mg，口服，每天 1 次；然后增加至 180mg，每天 1 次，直至疾病进展或出现不可接受的毒性。可以不考虑食物而服用。

4. 剂量调整标准

（1）肾脏（轻度或中度，CrCl≥30ml/min）：无。

（2）肾脏（严重，CrCl 15～29ml/min）：有。

（3）肝脏（轻度或中度，Child-Pugh 分级 A 级或 B 级）：无。

（4）肝脏（重度，Child-Pugh 分级 C 级）：有。

（5）CYP3A 抑制剂（强效或中效）：有。

（6）CYP3A 诱导剂（中效）：有。

（7）非血液学毒性：有。

5. 不良反应

（1）心血管系统：高血压和心动过缓。

（2）皮肤和皮肤系统：皮疹。

（3）内分泌系统：高血糖。

（4）胃肠系统：恶心/呕吐（最低）、腹泻和胰酶升高。

（5）中枢和周围神经系统：头痛。

（6）视觉系统：视觉障碍。

（7）呼吸系统：咳嗽、呼吸困难和间质性肺病/肺炎。

（8）其他：乏力、肌痛和 CPK 升高。

6. 注意事项

（1）建议使用剂量滴定法降低早期肺毒性的发生率。

（2）避免与强效或中效 CYP3A 抑制剂联合应用。如果联合应用强效或中效 CYP3A 抑制剂无法避免，则应减少布加替尼的剂量。

（3）避免与强效或中效 CYP3A 诱导剂联合应用。如果联合应用中效诱导剂不可避免，则增加布加替尼的剂量。

（4）胚胎-胎儿毒性：孕妇服用布加替尼可能会对胎儿造成伤害。

白消安（Busulfan，马利兰）；白消安注射液

1. 作用机制 本品为烷化剂。

2. 美国 FDA 批准的适应证

（1）口服白消安：CML 的姑息治疗。

（2）注射用白消安：CML异基因造血干细胞移植前的预处理（联合环磷酰胺）。

3. 美国FDA批准的剂量

（1）口服白消安：诱导，每天4～8mg，口服；体重或体表面积（BSA）为基础：60μg/kg或1.8mg/m^2，口服，每天1次；维持，每天1～3mg，口服。

（2）注射用白消安：成人剂量通常为0.8mg/kg，每6小时给药1次，连续4天（共16次）。

（3）在开始应用白消安之前及在整个白消安方案继续应用白消安之前，患者应接受苯妥英或一种替代的抗癫痫方案。

（4）对于非肥胖患者，使用理想体重（IBW）或实际体重，以较低者为准。

（5）对于肥胖或严重肥胖患者，使用校正的IBW（AIBW）。AIBW的计算方法如下：AIBW=IBW+0.25×（实际体重−IBW）。

（6）与环磷酰胺联合应用，0.8mg/kg，静脉注射2h以上，每6小时1次，共给药16次剂量（整个疗程剂量：12.8mg/kg）。

4. 剂量调整标准 骨髓抑制：有。

5. 不良反应

（1）皮肤和皮肤系统：色素沉着。

（2）胃肠系统：恶心/呕吐。口服[＜4mg/（kg·d）]：轻微-低度；静脉注射：中度。

（3）造血系统：严重的骨髓抑制。

（4）肝脏：静脉闭塞性疾病（VOD）。

（5）神经系统：癫痫发作。

（6）呼吸系统：肺纤维化。

6. 注意事项

（1）使用大剂量注射用白消安进行治疗时，需要经常进行血药浓度监测，以确定第1次给药剂量的AUC。

（2）每天1次大剂量静脉用方案与多剂量口服方案交替已被用于异体血液和骨髓移植情况下的预处理。参考目前文献中的剂量方案。

（3）苯妥英可使白消安血浆AUC减少15%。使用其他抗惊厥药可能会导致更高的白消安血浆AUC及潜在的毒性增加。对于在一种方案中抗癫痫治疗的应用，请参考目前的文献。

（4）胚胎-胎儿毒性：孕妇使用白消安可对胎儿造成伤害。

卡巴他赛（Cabazitaxel）

1. 作用机制 本品为通过与微管蛋白结合，促进微管形成，同时抑制微管解聚的微管抑制剂。本品可稳定微管结构，从而抑制有丝分裂和间期细胞的功能。

2. 美国 FDA 批准的适应证　与泼尼松联合用于治疗已采用含多西他赛治疗方案治疗的激素抵抗性转移性前列腺癌。

3. 美国 FDA 批准的剂量　20mg/m^2，静脉输注 1h，每 3 周 1 次，联合泼尼松 10mg，口服，每天 1 次，在整个卡巴他赛治疗期间给药。医疗保健医生可自行决定在选定患者中使用 25mg/m^2 的剂量（见注意事项）。

4. 剂量调整标准

（1）肾脏[CrCl≥15ml/（min · 1.73m^2）]：无。

（2）肾脏[CrCl＜15ml/（min · 1.73m^2）]：慎用。

（3）肝脏（轻至中度）：有。

（4）肝脏（重度）：禁用。

（5）骨髓抑制：有。

（6）非造血系统毒性：有。

5. 不良反应

（1）皮肤和皮肤系统：脱发。

（2）胃肠系统：腹痛、厌食、便秘、腹泻、消化不良、恶心/呕吐（低度）。

（3）泌尿生殖系统：血尿、肾毒性、膀胱炎和放射性膀胱炎。

（4）造血系统：贫血、白细胞减少、中性粒细胞减少和血小板减少。

（5）输液相关反应：超敏反应。

（6）神经系统：周围神经病变、味觉障碍。

（7）呼吸系统：咳嗽和呼吸困难及严重的非感染性呼吸系统疾病。

（8）其他：关节痛、虚弱、背部疼痛、乏力、发热。

6. 注意事项

（1）卡巴他赛不用于中性粒细胞计数≤1.5×10^9/L 的患者。

（2）对于有高危临床因素的患者（年龄＞65 岁，体能状况差，既往有发热性中性粒细胞减少发作，既往照射野广泛，营养状况差，或存在其他严重的合并症），这些因素可使患者因长期中性粒细胞减少而并发症增加，应考虑粒细胞集落刺激因子（G-CSF）的初级预防。在接受 25mg/m^2 治疗的所有患者中，考虑使用 G-CSF 进行初级预防。在第 1 个周期治疗期间每周 1 次及以后的每个治疗周期前监测全血细胞计数（CBC）是必不可少的，以便调整剂量。

（3）老年患者（≥65 岁）更易发生某些不良反应。年龄≥65 岁患者的中性粒细胞减少、乏力、虚弱、发热、眩晕、尿路感染和脱水等情况的发生率要比年轻患者高 5%以上。

（4）因为卡巴他赛主要在肝脏内广泛代谢，轻中度肝损伤的患者应调整剂量，重度肝损伤的患者禁用（定义见产品说明书）。

（5）卡巴他赛禁用于对用聚山梨酯 80 配制的其他药物有严重过敏反应史的患者。

（6）卡巴他赛在使用前需要稀释 2 次，首先用提供的稀释液[含有 5.7ml 的 13%（*W/W*）含水乙醇]稀释，然后用 0.9%氯化钠溶液或 5%葡萄糖溶液稀释。

（7）不要使用聚氯乙烯输液容器和聚氨酯输液器配药和给药。给药期间使用 0.22μm 标准孔径的管路过滤器。

（8）卡巴他赛给药前需要给予抗组胺药、皮质类固醇和 H_2 受体拮抗剂预处理，应密切观察患者是否有超敏反应。若发生严重超敏反应，需立即停止用药并给予适当的治疗。

（9）腹泻和电解质紊乱可能较为严重，需要采用强化措施。

（10）在既往接受盆腔放疗的卡巴他赛治疗患者中，已报道了膀胱炎、回忆性放射性膀胱炎和血尿。

（11）由于卡巴他赛主要通过 CYP3A 代谢，应避免与强效 CYP3A 抑制剂和诱导剂合用。患者应避免服用圣约翰草。

（12）胚胎-胎儿毒性：给予孕妇应用卡巴他赛可能对胎儿造成伤害。

卡博替尼（Cabozantinib）

1. 作用机制 本品抑制 RET、MET、VEGFR-1～3、KIT、TRKB、FLT-3、AXL 和 TIE-2 的酪氨酸激酶活性。

2. 美国 FDA 批准的适应证

（1）进展性、转移性甲状腺髓样癌（Cometriq）。

（2）肾细胞癌（RCC）

1）单药治疗 RCC 晚期疾病（Cabometyx）。

2）与纳武利尤单抗联合作为晚期疾病的一线治疗（Cabometyx）。

（3）既往接受索拉非尼治疗的肝细胞癌（HCC）患者（Cabometyx）。

3. 美国 FDA 批准的剂量

（1）甲状腺癌：140mg，口服，每天 1 次（Cometriq）。

（2）单药治疗晚期 RCC：60mg，口服，每天 1 次（Cometriq）。

（3）联合纳武利尤单抗治疗 RCC：40mg，口服，每天 1 次（Cabometyx）。

（4）HCC：60mg，口服，每天 1 次（Cabometyx）。

（5）持续至疾病进展或出现不可接受的毒性。

（6）服用卡博替尼前至少 2h 和服用后至少 1h 不要进食。

4. 剂量调整标准

（1）肾脏（轻度、中度）：无。

（2）肾脏（重度）：未知。

（3）肝脏（轻中度）：有。

（4）肝脏（重度）：不推荐使用。

（5）骨髓抑制：有。

（6）非造血系统毒性：有。

5. 不良反应

（1）心血管系统：高血压。

（2）皮肤和皮肤系统：手足综合征和伤口并发症。

（3）电解质紊乱：低钙血症和低磷血症。

（4）胃肠系统：恶心/呕吐（轻微-低度）、腹痛、便秘、食欲减退、腹泻、口腔疼痛和口腔炎。

（5）泌尿生殖系统：蛋白尿。

（6）造血系统：淋巴细胞减少、中性粒细胞减少和血小板减少。

（7）肝脏：高胆红素血症、转氨酶升高。

（8）其他：体重下降、味觉障碍、乏力、发色改变、出血和血栓形成。

6. 注意事项

（1）胃肠道穿孔和瘘管形成已有报道。也有报道严重的、有时会致命的出血，包括咯血和胃肠道出血。监测患者出血的症状和体征，近期有出血或咯血史的患者不可使用卡博替尼。

（2）卡博替尼治疗可导致血栓形成事件发生率增加。

（3）如出现需要医学干预的伤口裂开或其他并发症，则停用卡博替尼。择期手术前至少 28 天停止卡博替尼治疗。大手术后至少 2 周内及伤口充分愈合前，不要服用卡博替尼。

（4）监测血压，高血压危象时停止给药。

（5）用卡博替尼治疗可能导致下颌骨坏死。在开始卡博替尼治疗前应进行口腔检查，并在治疗期间定期进行检查。患者应保持良好的口腔卫生习惯。如要进行侵入性口腔操作，应尽可能在择期手术前至少 28 天暂停卡博替尼治疗。

（6）表现为癫痫发作、头痛、视觉障碍、意识模糊或精神功能改变的患者应进行 RPLS 评估。

（7）卡博替尼是 CYP3A4 底物。同时使用强效 CYP3A4 诱导剂或抑制剂的患者需要调整剂量，详见说明书。

（8）胚胎-胎儿毒性：卡博替尼可能对胎儿造成伤害。卡博替尼治疗期间及治疗结束后最少 4 个月内应采取有效的避孕措施。

长效聚乙二醇化天冬酰胺酶（Calaspargase Pegol）

1. 作用机制　L-天冬酰胺酶是一种催化氨基酸 L-天冬酰胺转化为天冬氨酸和氨的酶。长效聚乙二醇化天冬酰胺酶消耗血浆中的 L-天冬酰胺，导致选择性杀伤合成 L-天冬酰胺能力降低的白血病细胞，从而依赖外源 L-天冬酰亚胺生存。

2. 美国 FDA 批准的适应证　急性淋巴细胞白血病（ALL）：作为多药化疗方案的组成部分用于治疗 1 个月至 21 岁儿童和年轻成人 ALL。

3. 美国 FDA 批准的剂量　2500U/m^2，静脉注射，频率不超过每 21 天。

4. 剂量调整标准

（1）肾脏：无可用数据。

（2）肝脏（轻度或中度）：无可用数据。

（3）肝脏（严重）：禁忌。

（4）非血液学毒性：有。

5. 不良反应

（1）胃肠系统：恶心/呕吐（未分类）和胰腺炎。

（2）造血系统：血栓、出血和异常凝血研究。

（3）肝脏：肝毒性、转氨酶升高和胆红素升高。

（4）输液相关反应：超敏反应。

6. 注意事项　下列患者禁用长效聚乙二醇化天冬酰胺酶。

（1）有聚乙二醇化 L-天冬酰胺酶严重超敏反应史的患者。

（2）L-天冬酰胺酶治疗期间有严重血栓形成史的患者。

（3）既往有 L-天冬酰胺酶治疗相关的严重胰腺炎史的患者。

（4）既往 L-天冬酰胺酶治疗期间有严重出血事件史的患者。

（5）严重肝损害的患者。

卡培他滨（Capecitabine）

1. 作用机制　本品为抗代谢药，在肿瘤中通过酶促反应转化为氟尿嘧啶。

2. 美国 FDA 批准的适应证

（1）结直肠癌

1）辅助治疗：作为单药适用于 Dukes C 期结肠癌患者的辅助治疗，这些患者已行原发肿瘤完全切除，首选给予氟尿嘧啶类单药治疗时。

2）转移性疾病：首选给予氟嘧啶类单药治疗时，可用于转移性结直肠癌的一线治疗。

（2）乳腺癌

1）联合治疗：与多西紫杉醇联合使用，用于既往采用含蒽环类方案化疗失败的转移性乳腺癌患者的治疗。

2）乳腺癌单药治疗：转移性乳腺癌的三线治疗（在含紫杉醇和蒽环类化学方案治疗之后）或者不适合用蒽环类治疗的患者的二线治疗（在紫杉醇之后）。

3. 美国 FDA 批准的剂量 餐后 $1250mg/m^2$，口服，每天 2 次（日总剂量为 $2500mg/m^2$），持续 2 周，接下来 1 周为间隔期，每 3 周为 1 个周期。剂量参见产品说明书。

4. 剂量调整标准

（1）肾脏（轻度损害，CrCl 为 51～80ml/min）：无。

（2）肾脏（中度损害，CrCl＜30～50ml/min）：有。

（3）肾脏（重度损害）：禁忌证。

（4）肝脏（由于肝转移而产生的轻度至中度损害）：无。

（5）毒性（2 级及 2 级以上毒性）：有。

（6）参见产品说明书的剂量调整指南。

5. 不良反应

（1）皮肤和皮肤系统：手足综合征和皮炎。

（2）胃肠系统：恶心/呕吐（低度）、腹泻、黏膜炎、腹痛和厌食。

（3）造血系统：骨髓抑制。

（4）肝脏：高胆红素血症。

（5）神经系统：乏力/虚弱、感觉异常和周围感觉神经病变。

6. 注意事项

（1）在同时接受卡培他滨和口服香豆素衍生物抗凝治疗的患者，已报道有凝血参数改变和（或）出血。应经常监测抗凝反应[国际标准化比值（INR）和凝血酶原时间（PT）]，以便调整抗凝药物剂量。

（2）使用卡培他滨时，观察到了心脏毒性，其在有冠状动脉疾病病史的患者中更常见。

（3）卡培他滨已被报道的不良反应有严重皮肤黏膜反应、SJS 和 TEN。对于出现严重皮肤黏膜反应或皮肤毒性的患者，应停止治疗。

（4）二氢吡啶脱氢酶（DPD）活性低或不存在 DPD 的患者发生严重或致命不良反应的风险增加。对于有急性早发或异常严重毒性证据的患者，应停止或永久停止卡培他滨治疗，因为这可能表明 DPD 活性较低或不存在。

（5）胃肠道毒性引起的脱水可能会导致急性肾衰竭。发生 2 级或以上脱水时应中断卡培他滨治疗，直至脱水得到纠正。

（6）胚胎-胎儿毒性：孕妇服用卡培他滨可能对胎儿造成伤害。

（7）老年患者（>80 岁）的 3 级和 4 级不良事件的发生率可能更高。

卡马替尼（Capmatinib）

1. 作用机制　本品为靶向 MET 的激酶抑制剂，包括外显子 14 跳跃产生的突变。因此，卡马替尼可抑制下游信号传导，并最终抑制 MET 依赖性癌症细胞的存活。

2. 美国 FDA 批准的适应证　非小细胞肺癌（NSCLC）：美国 FDA 批准的检测发现，携带 *MET* 外显子 14 跳跃突变的转移性 NSCLC。

3. 美国 FDA 批准的剂量　400mg，口服，每天 2 次，直至疾病进展或出现不可接受的毒性。可以不考虑食物而服用。

4. 剂量调整标准

（1）肾脏（轻度或中度，CrCl 为 30～89ml/min）：无。

（2）肾脏（严重，CrCl<30ml/min）：无可用数据。

（3）肝脏（轻度或重度，Child-Pugh 分级 A 级、B 级或 C 级）：对 PK 无显著影响。

（4）非血液学毒性：有。

5. 不良反应

（1）皮肤和皮肤系统：光敏性。

（2）胃肠系统：恶心/呕吐（中度至高度）和食欲减退。

（3）肝脏：肝毒性。

（4）呼吸系统：间质性肺病/肺炎和呼吸困难。

（5）其他：周围水肿和乏力。

6. 注意事项

（1）避免与强效和中效 CYP3A 诱导剂同时给药。

（2）胚胎-胎儿毒性：孕妇服用卡马替尼可能会对胎儿造成伤害。

卡铂（Carboplatin，Paraplatin）

1. 作用机制　本品为产生 DNA 链间交联的烷化剂类药物。

2. 美国 FDA 批准的适应证　晚期卵巢癌。

（1）一线治疗（与其他药物联合使用）。

（2）二线治疗（包括曾接受顺铂治疗的患者）。

3. 美国 FDA 批准的剂量

（1）与环磷酰胺联合应用：300mg/m^2，静脉注射，每个周期的第 1 天；每 4 周为 1 个周期，共 6 个周期。

（2）单药：360mg/m^2，静脉注射，每 4 周 1 个周期。

（3）也可以使用公式计算剂量，以代替基于 BSA 计算的剂量。

（4）计算卡铂剂量的 Calvert 公式：总剂量（mg）=目标 AUC×GFR+25。

（5）对于既往接受过治疗的患者，给予单药卡铂，其目标 AUC 为 4～6mg/（ml · min），似乎可提供最合适的剂量范围。

（6）Calvert 公式是基于采用 ^{51}Cr-EDTA（乙二胺四乙酸）清除进行 GFR 测定的研究。可替代的是，许多临床医生通常利用估计的 CrCl 公式确定 GFR。

4. 剂量调整标准

（1）肾脏：有。

（2）骨髓抑制：有。

5. 不良反应

（1）胃肠系统：恶心/呕吐[中至重度（剂量依赖性）]。

（2）电解质紊乱：镁、钠、钙和钾的浓度改变。

（3）泌尿生殖系统：血肝酐和血尿素氮升高。

（4）造血系统：骨髓抑制（血小板减少＞白细胞减少和贫血）。

（5）肝脏：LFT 指标升高。

（6）神经系统：神经病变。

（7）其他：过敏反应、疼痛、虚弱。

6. 注意事项

（1）给药或在配药期间不要与顺铂混淆。

（2）当在配方剂量中估计 CrCl（如 Calvert 公式）时需谨慎。当肌酐值相对较低时（如 0.7mg/dl），与原先的方法比较，当前的同位素稀释质谱法（IDMS）似乎低估了肌酐值。故利用 IDMS 法测定的肌酐值可能会导致 GFR 偏高。美国 FDA 建议医生应考虑限制卡铂的剂量以达到期望暴露值（AUC），以避免因药物过量而导致的潜在毒性。根据 GFR 估计值，对于肾功能正常的患者，美国 FDA 推荐的最大剂量上限是 125ml。

卡非佐米（Carfilzomib）

1. 作用机制　本品为四肽环氧酮 PI，不可逆地结合到 20S 蛋白酶体的 N 端含苏氨酸的活性位点，后者为 26S 蛋白酶体内的蛋白水解核心颗粒。

2. 美国FDA批准的适应证 多发性骨髓瘤。

（1）与地塞米松联合，或与来那度胺+地塞米松联合，或与达雷妥尤单抗+地塞米松联合，用于治疗已接受一线至三线治疗后复发或难治性患者。

（2）单药治疗已接受一线或多线治疗后复发或难治性患者。

3. 美国FDA批准的剂量

（1）20/27mg/m^2，每周2次，静脉输注10min：用于与来那度胺和地塞米松联合治疗或单药治疗。

1）第1个周期推荐剂量为20mg/（m^2·d），第1～2天。如果耐受，第8天增加剂量至27mg/（m^2·d）。

2）第1～12个周期，卡非佐米静脉注射至少10min，每周连续2天，给予3周（第1、2、8、9、15、16天），接着休息12天（第17～28天），每28天为1个治疗周期。第13个周期及以后，省略第8、9天剂量。

（2）20/56mg/m^2，每周2次，静脉输注30min：与地塞米松联合应用，或与达雷妥尤单抗+地塞米松联合使用，或作为单药治疗。

1）第1个周期推荐剂量为20mg/（m^2·d），第1～2天。如果耐受，第8天增加剂量至56mg/（m^2·d）。

2）第1～12个周期，卡非佐米静脉注射至少30min，每周连续2天，给予3周（第1、2、8、9、15、16天），接着休息12天（第17～28天），每28天为1个治疗周期。第13个周期及以后，在每28天1个周期的第8、9天省略卡非佐米剂量。

（3）20/70mg/m^2，每周1次，静脉注射30min：与地塞米松和达雷妥尤单抗加地塞米松联合使用。

1）第1个周期推荐剂量为20mg/m^2，第1天。如果耐受，在第1周期第8天剂量增加和随后的周期剂量增加至70mg/（m^2·d）。

2）卡非佐米以每周1次的方案静脉注射30min，持续3周（第1、8、15天），随后是13天的休息期（第16～28天）。每28天视为1个治疗周期。

4. 剂量调整标准

（1）肾脏（基线损伤）：无。

（2）肝脏（基线损伤）：没有数据。

（3）血液学毒性：有。

（4）非血液学毒性：有。

5. 不良反应

（1）心血管系统：心脏毒性、CHF和高血压。

（2）电解质紊乱：低钾血症。

（3）胃肠系统：腹泻和恶心（低度）。

（4）泌尿生殖系统：急性肾衰竭和血肌酐升高。

（5）造血系统：贫血、白细胞减少和血小板减少。

（6）肝脏：胆红素升高和 LFT 指标升高。

（7）输液相关反应：心绞痛、关节痛、胸闷、畏寒、面部水肿、面部潮红、发热、低血压、肌痛、气短、晕厥、呕吐、虚弱。

（8）神经系统：头痛和周围神经病变。

（9）呼吸系统：咳嗽、呼吸困难和上呼吸道感染及肺动脉高压。

（10）其他：背部疼痛、水肿、乏力、发热、肌痉挛、失眠和肿瘤溶解综合征。

6. 注意事项

（1）剂量上限按 BSA 为 $2.2m^2$ 计算。体重变化≤20%时，不需要调整剂量。

（2）在使用卡非佐米之前或之后需要给予水化，以防止肿瘤溶解综合征和肾毒性。在第 1 个周期的每次给药之前，考虑用口服液体（第 1 周期第 1 天前至少 48h，口服液体 30ml/kg）和静脉输液（生理盐水或其他适当的静脉输液 250～500ml，静脉输注）进行水化。卡非佐米给药后，根据需要再静脉补充输液 250～500ml。在随后的周期根据需要可继续口服或静脉输液水化。

（3）在所有周期的第 1 次剂量之前，在第 1 个周期剂量递增时，以及如果输液反应症状出现或再次出现，卡非佐米单药治疗的预处理使用推荐剂量的地塞米松（卡非佐米 10min 输注方案，剂量为 4mg，以及卡非佐米 30min 输注方案，剂量为 8mg），或联合治疗使用推荐剂量的口服或静脉地塞米松。在卡非佐米前至少 30min，但不超过 4h 给药。注射卡非佐米后 24h 内可发生输液反应。

（4）治疗期间应频繁监测血小板计数。

（5）治疗期间定期监测血钾。

（6）使用卡非佐米后可导致 CHF 或原有症状加重，伴随左心功能下降或心肌缺血，需要监测心脏并发症。NYHA 心功能分级为Ⅲ级和Ⅳ级心力衰竭、先前 6 个月内有过心肌梗死，以及未予以控制的传导异常患者不能参加临床试验；这些患者出现心脏并发症的风险可能更大。

（7）监测并立即处理呼吸困难。已观察到严重肺毒性和肺动脉高压。

（8）卡非佐米治疗已观察到静脉血栓栓塞事件。卡非佐米联合地塞米松或来那度胺加地塞米松治疗的患者应预防血栓形成。

（9）肝衰竭病例已有报道，治疗期间应频繁监测肝酶和胆红素。

（10）已观察到严重的致命性出血，应及时评估出血或失血的症状和体征。

（11）在接受卡非佐米治疗的患者中观察到血栓微血管病变，包括血栓性血小板减少性紫癜/溶血性尿毒症综合征（TTP/HUS）。如果可疑，应进行监测并停止药物治疗。

（12）卡非佐米治疗后已观察到 RPLS 和 PML 病例。如果可疑，应考虑进行神经影像学检查，并停止药物治疗。

（13）考虑对有水痘-带状疱疹病毒感染史的患者采取抗病毒预防措施。

（14）胚胎-胎儿毒性：孕妇使用卡非佐米可能对胎儿造成伤害。

卡莫司汀（Carmustine）

1. 作用机制 本品为烷化剂。

2. 美国 FDA 批准的适应证 作为单药或在既定的联合治疗中与其他已批准的化疗药物联合用于姑息治疗，适应证如下：脑部肿瘤、多发性骨髓瘤、霍奇金淋巴瘤和非霍奇金淋巴瘤。

3. 美国 FDA 批准的剂量 在既往未接受治疗的患者中，单药 150～200mg/m^2，静脉注射，每天 1 次，每 6 周重复；或 75～100mg/m^2，静脉注射，每天 1 次，共 2 次，每 6 周重复。

4. 剂量调整标准 骨髓抑制：有。

5. 不良反应

（1）胃肠系统：恶心/呕吐，＞250mg/m^2，高度，≤250mg/m^2，中度。

（2）泌尿生殖系统：大剂量累积时有肾毒性。

（3）造血系统：骨髓抑制（可以迟发）。

（4）肝脏：LFT 指标升高。

（5）视觉系统：视网膜出血。

（6）呼吸系统：肺纤维化（急性和迟发性）。

6. 注意事项

（1）对于累积剂量＞1400mg/m^2，以及有肺病病史、放疗史或同时接受博来霉素治疗的患者，肺中毒的风险增加。

（2）骨髓抑制可延迟发生，血细胞计数应在给药后至少 6 周内每周监测 1 次。骨髓毒性呈累积性，必须根据先前剂量的最低血细胞计数考虑剂量调整。

西米普利单抗（Cemiplimab）

1. 作用机制 本品为与 PD-1 受体结合的人源性单克隆抗体，阻断与 PD-1 配体结合。

2. 美国 FDA 批准的适应证

（1）皮肤鳞状细胞癌（cSCC）：不适合接受治愈性手术或治愈性放疗的转移性或局部晚期 cSCC 患者。

（2）基底细胞癌（BCC）：转移性或局部晚期 BCC，既往接受过 Hedgehog 通路抑制剂治疗，或当 Hedgehog 通路抑制剂不适合时。

（3）非小细胞肺癌（NSCLC）：根据美国 FDA 批准的试验确定，PD-L1 高表达[肿瘤比例评分（TPS）≥50%]的 NSCLC 的一线治疗，不适合手术切除或确定性放化疗且无 *EGFR*、*ALK* 或 *ROS1* 异常的转移性或局部晚期疾病。

3. 美国 FDA 批准的剂量　350mg，静脉输注 30min 以上，每 3 周 1 次，直至疾病进展或出现不可接受的毒性。

4. 剂量调整标准

（1）不建议减少西米普利单抗的剂量。通常，因毒性而停药。

（2）肾脏（CrCl≥21ml/min）：对 PK 无显著影响。

（3）肝脏（轻度或中度）：对 PK 无显著影响。

（4）肝脏（重度）：无可用数据。

5. 不良反应

（1）皮肤和皮肤系统：皮疹。

（2）电解质紊乱：低钠血症、低磷血症和高钾血症。

（3）胃肠系统：恶心/呕吐（最小）和腹泻。

（4）造血系统：淋巴细胞减少和贫血。

（5）肝脏：AST 升高。

（6）输液相关反应：输液相关反应。

（7）其他：肌肉骨骼疼痛、疲劳和 IMAR（任何器官系统）。

6. 注意事项

（1）已报道，PD-1/PD-L1 抑制剂治疗后，异基因 HSCT 发生致命和其他严重并发症。

（2）IMAR 可发生于任何器官系统或组织中，包括以下几种：免疫介导的肺炎、免疫介导的结肠炎、免疫介导的肝炎、免疫介导的内分泌疾病、免疫介导的肾炎和免疫介导的皮肤反应。监测 IMAR 的体征和症状，并查阅处方信息和已制定的管理指南。

（3）胚胎-胎儿毒性：给孕妇应用西米普利单抗可能会对胎儿造成伤害。

色瑞替尼（Ceritinib）

1. 作用机制　本品为 ALK 的 TKI。

2. 美国 FDA 批准的适应证　非小细胞肺癌（NSCLC）：ALK 阳性的成人转移性 NSCLC 患者。

3. 美国 FDA 批准剂量　450mg，与食物一起口服，每天 1 次，直至疾病进展或出现不可接受的毒性。

4. 剂量调整标准

（1）肾脏（轻至中度，CrCl≥30ml/min）：无。

（2）肾脏（重度，CrCl＜30ml/min）：无数据。

（3）肝脏（轻至中度）：无。

（4）肝脏（重度）：有。

（5）非造血系统毒性：有。

5. 不良反应

（1）心血管系统：QT间期延长、心动过缓。

（2）皮肤和皮肤系统：皮疹。

（3）内分泌系统：高血糖。

（4）胃肠系统：腹泻、恶心/呕吐（中至高度）、腹痛、便秘、食欲减退、胰腺炎。

（5）泌尿生殖系统：肌酐升高。

（6）造血系统：血红蛋白降低。

（7）肝脏：ALT/AST升高和总胆红素升高。

（8）呼吸系统：间质性肺病/肺炎。

（9）其他：乏力。

6. 注意事项

（1）在禁食条件下，既往批准剂量为750mg的色瑞替尼胃肠道不良反应发生率和严重程度较高。与食物一起给药450mg时，胃肠道毒性不太常见，也不太严重。有指征时，可以采用标准治疗措施（包括止泻、止吐或补液）管理患者。如果出现严重或持续性胃肠道毒性，可能需要暂时停止治疗，并且随后减少色瑞替尼的剂量。

（2）色瑞替尼是CYP3A4和P-gp的底物。强效CYP3A4或P-gp抑制剂会增加色瑞替尼药物暴露，应避免合用或可能需要减少色瑞替尼的剂量。应避免使用强效CYP3A4诱导剂。色瑞替尼也可能影响其他伴随药物的代谢；筛选潜在的药物相互作用。

（3）胚胎-胎儿毒性：孕妇应用色瑞替尼可能对胎儿有伤害。

西妥昔单抗（Cetuximab，爱必妥）

1. 作用机制 本品为与正常和肿瘤细胞上人EGFR的胞外结构域结合的重组嵌合性单克隆抗体，并可以竞争性抑制表皮生长因子（EGF）和其他配体结合，因此阻断受体相关激酶磷酸化和活化。

2. 美国 FDA 批准的适应证

（1）头颈部癌

1）与放疗联合，治疗局部或区域性晚期头颈部鳞状细胞癌（SCCHN）。

2）联合以铂类为基础的方案+5-FU 用于治疗复发性局部疾病或转移性头颈部鳞状细胞癌。

3）作为单药用于治疗以铂类为基础的方案治疗后进展的复发或转移性头颈部鳞状细胞癌。

（2）转移性结直肠癌[*K-ras* 突变阴性（野生型），EGFR 表达的转移性疾病]

1）单药疗法：适用于采用伊立替康和奥沙利铂为基础的治疗方案治疗失败的患者或对以伊立替康为基础的化疗不能耐受的患者。

2）联合治疗：与 FOLFIRI（伊立替康、5-FU、亚叶酸钙）联合用于一线治疗，或与伊立替康联合治疗以伊立替康为基础的化疗难治性患者。

3. 美国 FDA 批准的剂量

（1）头颈部鳞状细胞癌

1）与放疗联合：在放疗的第 1 个疗程的 1 周前给药，400mg/m^2，静脉输注 120min 以上，随后 250mg/m^2，静脉输注 60min 以上，每周 1 次，在整个放疗期间持续给药（6～7 周）。放疗前 1h 完成西妥昔单抗给药。

2）单药或与以铂类为基础的治疗+5-FU 联合使用

每周剂量：初始剂量 400mg/m^2，静脉输注 120min 以上，随后 250mg/m^2，静脉输注 60min 以上，每周 1 次。

2 周剂量：初始剂量和后续剂量均为 500mg/m^2，静脉输注 120min 以上，每 2 周 1 次。

3）在采用以铂类为基础的化疗方案+5-FU 进行治疗前 1h 完成西妥昔单抗给药。持续至疾病进展或出现不可接受的毒性。

（2）转移性结直肠癌（单药治疗，或与伊立替康或与 FOLFIRI 方案联合）

1）每周剂量：初始剂量 400mg/m^2，静脉输注，120min 以上，随后 250mg/m^2，静脉输注，60min 以上，每周 1 次。

2）2 周剂量：初始剂量和后续剂量均为 500mg/m^2，静脉输注 120min 以上，每 2 周 1 次。

3）在采用伊立替康或 FOLFIRI 方案治疗前 1h 完成西妥昔单抗给药。

4）治疗持续至疾病进展或出现不可接受的毒性。

（3）建议给药前使用 H_1 受体拮抗剂（如第 1 次给药前 30～60min，静脉输注苯海拉明 50mg）。根据临床判断及既往的输液反应的存在/严重程度，对后续剂量应该在给药前预防性给予。

4. 剂量调整标准

（1）肾脏：无。

（2）肝脏：无。

（3）非血液学毒性（皮肤毒性）：有。

5. 不良反应

（1）皮肤和皮肤系统：痤疮样皮疹、皮肤干燥和开裂、指甲毒性。

（2）电解质紊乱：镁、钙和钾的浓度变化。

（3）胃肠系统：恶心/呕吐（低度）、便秘、腹泻。

（4）输液相关反应：畏寒、发热、呼吸困难、气道阻塞（支气管痉挛、喘鸣和声音嘶哑）、荨麻疹和低血压。

（5）呼吸系统：间质性肺病。

（6）其他：虚弱、全身不适和发热。

6. 注意事项

（1）*KRAS* 突变预示着对西妥昔单抗缺乏疗效。开始治疗前，应用美国 FDA 批准的检测方法检测 *KRAS* 突变和 EGFR 表达状况。

（2）在初次给药的第 1 天，1～2 级输液反应（畏寒、发热和呼吸困难）常见（16%～23%）。2%～5%的患者观察到严重的输液反应，其特征是气道阻塞迅速发作、荨麻疹和（或）低血压。出现严重输液反应时需要立即中断西妥昔单抗输注，并永久停止西妥昔单抗治疗。

（3）在采用放疗联合西妥昔单抗治疗的头颈部鳞状细胞癌患者中，已报道有心搏骤停和（或）猝死的病例。

（4）在接受西妥昔单抗治疗的患者中，痤疮样皮疹常见（总体为 76%～88%，其中 1%～17%为严重皮疹），并且大多数出现在面部、上胸部和后背。皮肤干燥和裂开常见，与炎症或感染后遗症有关。对于严重皮肤毒性，推荐中断治疗或调整剂量（参见产品说明书）。

（5）在接受西妥昔单抗治疗的患者中，已报道有罕见的间质性肺病。在急性发作或肺部症状恶化时，应中断西妥昔单抗治疗并及时进行症状调查。

（6）低镁血症等电解质紊乱常见，西妥昔单抗治疗期间和完成治疗后至少 8 周应密切监测患者的电解质变化。

（7）胚胎-胎儿毒性：未开展动物生殖研究，并且不清楚本品对孕妇的影响。但是，表皮生长因子受体参与出生前发育的调控，并且已知人 IgG1 可以透过胎盘屏障。

（8）不要以静脉推注或团注方式给药。

苯丁酸氮芥（Chlorambucil，瘤可宁）

1. 作用机制　本品为烷化剂。

2. 美国 FDA 批准的适应证　慢性淋巴细胞白血病（CLL）、霍奇金淋巴瘤、非霍奇金淋巴瘤的姑息治疗。

3. 美国 FDA 批准的剂量

（1）初始和短程治疗：每天 0.1～0.2mg/kg，口服，持续服用 3～6 周。除霍奇金淋巴瘤之外[0.2mg/（kg · d）]，通常采用的剂量为 0.1mg/（kg · d）。

（2）对于 CLL，采用替代疗法（间歇性，每 2 周 1 次，或每月 1 次冲击）。初次剂量为 0.4mg/kg，口服，一次给药。每次剂量增加 0.1mg/kg，直至控制淋巴细胞增多。

（3）维持：不超过 0.1mg/（kg · d）。

4. 剂量调整标准　骨髓抑制：有。

5. 不良反应

（1）皮肤和皮肤系统：皮疹和罕见报道的渐进性皮肤过敏反应。

（2）胃肠系统：恶心/呕吐（轻微-低度）。

（3）造血系统：骨髓抑制、淋巴细胞减少。

（4）肝脏：LFT 指标升高。

（5）神经系统：癫痫发作、意识模糊、抽搐和幻觉。

（6）呼吸系统：肺纤维化。

（7）其他：过敏反应、继发性急性粒-单核细胞白血病（AML）（长期治疗）、不孕。

6. 注意事项　放疗和细胞毒性药物使骨髓更容易受到损害；在全程放疗或化疗的 4 周内，应慎用苯丁酸氮芥。

顺铂（Cisplatin，顺氯氨铂）

1. 作用机制　本品为产生 DNA 链间交联的烷化剂。

2. 美国 FDA 批准的适应证

（1）已接受过适当的手术和（或）放疗的转移性睾丸肿瘤患者（与其他药物联合使用）。

（2）已接受过适当手术和（或）放疗的转移性卵巢肿瘤患者（与其他药物联合使用）。

（3）作为标准化疗失败且既往未接受过顺铂治疗的转移性卵巢肿瘤的二线治

疗（单药）。

（4）不适合局部治疗的晚期膀胱移行细胞癌，如手术和（或）放疗。

3. 美国FDA批准的剂量

（1）转移性睾丸肿瘤：20mg/m^2，静脉注射，每天1次，连用5天，每4周1个周期（与其他药物联合使用）。

（2）转移性卵巢肿瘤：75～100mg/m^2，静脉注射，每4周给予1次（与环磷酰胺联合使用）；或100mg/m^2，静脉注射，每4周给予1次。

（3）晚期膀胱癌：50～70mg/m^2，静脉注射，每3～4周1次（单药治疗）。

4. 剂量调整标准

（1）肾脏：无（因为毒性考虑延迟治疗）

（2）骨髓抑制：无（基于最低的血细胞计数考虑延迟治疗）

5. 不良反应

（1）电解质紊乱：镁、钠、钙和钾浓度改变。

（2）胃肠系统：恶心/呕吐（高度）。

（3）泌尿生殖系统：血肝酐和血尿素氮升高（累积性）。

（4）造血系统：骨髓抑制和贫血。

（5）肝脏：LFT指标升高（尤其是AST和胆红素）。

（6）神经系统：神经病变、感觉异常、耳毒性。

（7）视觉系统：视神经炎、视神经盘水肿，以及报道很少的皮质盲。

（8）其他：过敏反应和罕见的血管毒性。

6. 注意事项

（1）检查听觉敏感度。

（2）顺铂给药前后推荐大量水化。

（3）与其他肾毒性药物（如氨基糖苷类）同时使用，需要谨慎。

（4）操作需要谨慎，以防止因疏忽而使顺铂过量及与卡铂混淆。

克拉屈滨（Cladribine）

1. 作用机制 本品为抗代谢药。

2. 美国FDA批准的适应证 毛细胞白血病（HCL）。

3. 美国FDA批准的剂量 HCL：0.09mg/（kg·d），24h静脉连续输注，持续7天（单个疗程治疗）。

4. 剂量调整标准

（1）肾脏：无数据。

（2）肝脏：无数据。

5. 不良反应

（1）心血管系统：水肿。

（2）皮肤和皮肤系统：皮疹、瘙痒、出汗。

（3）胃肠系统：恶心/呕吐（轻度）、食欲减退、腹泻、便秘和腹痛。

（4）造血系统：骨髓抑制和淋巴细胞减少。

（5）神经系统：乏力、头痛、头晕和周围神经病变。

（6）呼吸系统：咳嗽。

（7）其他：发热、畏寒、乏力、虚弱、给药部位反应、感染和肿瘤溶解综合征。

6. 注意事项

（1）克拉屈滨治疗后，免疫抑制（淋巴细胞减少）时间延长。

（2）胚胎-胎儿毒性：孕妇使用克拉屈滨可对胎儿造成伤害。

（3）克拉屈滨也被美国 FDA 批准用于治疗复发性多发性硬化症，给药剂量为口服 10mg 片剂。

氯法拉滨（Clofarabine）

1. 作用机制 本品为抗代谢药。

2. 美国 FDA 批准的适应证 ALL：既往至少两种方案化疗后复发或难治性 ALL 儿童患者（1～21 岁）。

3. 美国 FDA 批准的剂量

（1）52mg/m^2，静脉滴注 2h 以上，每天 1 次，连续 5 天。

（2）在恢复或回到基线器官功能后，重复治疗周期，每 2～6 周重复。

4. 剂量调整标准

（1）肾脏：有。

（2）肝脏：无数据，慎用。

（3）骨髓抑制：有。

（4）非血液学毒性：有。

5. 不良反应

（1）心血管系统：心动过速和低血压。

（2）皮肤和皮肤系统：皮炎和手足综合征。

（3）胃肠系统：恶心/呕吐（中度）、腹痛、腹泻、牙龈出血和厌食。

（4）泌尿生殖系统：血肌酐升高。

（5）造血系统：骨髓抑制。

（6）肝脏：LFT 指标升高、高胆红素血症、肝大和肝静脉闭塞病。

（7）输液相关反应：发热、畏寒、寒战。

（8）神经系统：头痛和头晕。

（9）呼吸系统：呼吸困难、呼吸窘迫和胸腔积液。

（10）其他：肿瘤溶解综合征、感染、乏力和虚弱。

6. 注意事项

（1）应考虑预防肿瘤溶解综合征（水化、别嘌醇），并在治疗期间密切监测。

（2）已有发生毛细血管渗漏综合征和全身炎症反应综合征（SIRS）的报道，应该密切观察患者。预防性使用糖皮质激素（如氢化可的松 100mg/m^2，第 1～3 天）可能有利于预防 SIRS 或毛细血管渗漏发生。

（3）可能出现严重和长期的骨髓抑制。已观察到的严重出血事件常与血小板减少有关。

（4）临床试验中肝胆毒性常见。

（5）用氯法拉滨治疗已观察到严重和致命的小肠结肠炎。

（6）用氯法拉滨治疗已观察到严重的皮肤黏膜毒性（如 SJS 或 TEN）。

（7）肾损害的患者需要调整剂量。氯法拉滨也可能导致肾毒性；在治疗期间避免同时应用肾毒性药物。

（8）胚胎-胎儿毒性：孕妇使用氯法拉滨可导致胎儿伤害。

考比替尼（Cobimetinib）

1. 作用机制 本品为促分裂原活化的蛋白激酶（MAPK）/MEK1 和 MEK2 的可逆性抑制剂。*BRAF* V600E 和 V600K 突变导致 BRAF 通路的组成性激活，包括 MEK1 和 MEK2。

2. 美国 FDA 批准的适应证 与维罗非尼联合用于治疗 *BRAF* V600E 或 V600K 突变的不可切除的或转移性黑色素瘤。

3. 美国 FDA 批准的剂量 60mg，口服，每天 1 次，每 28 天为 1 个周期，直至疾病进展或出现不可接受的毒性。

4. 剂量调整标准

（1）肾脏（轻至中度，CrCl≥30ml/min）：无。

（2）肾脏（重度，CrCl＜30ml/min）：没有既定的建议。

（3）肝脏（轻至中度，Child–Pugh 分级 A～C 级）：无。

（4）非造血系统毒性：有。

5. 不良反应

（1）心血管系统：心肌病。

（2）皮肤和皮肤系统：新发原发恶性肿瘤（皮肤鳞状细胞癌、角化棘皮瘤、基底细胞癌、第二原发黑色素瘤）、严重皮疹和严重的光敏感。

（3）电解质紊乱：低钠血症和低磷血症。

（4）胃肠系统：腹泻、恶心/呕吐（轻微-低度）。

（5）泌尿生殖系统：肌酐升高。

（6）造血系统：贫血、淋巴细胞减少、血小板减少和出血。

（7）肝脏：ALT/AST 升高和碱性磷酸酶升高。

（8）视觉系统：视网膜病和视网膜静脉阻塞。

（9）其他：横纹肌溶解、CPK 升高和发热。

6. 注意事项

（1）考比替尼是 CYP3A4 的一种底物，避免与中效或强效 CYP3A4 诱导剂或抑制剂同时使用。

（2）新发原发恶性肿瘤可能发生在考比替尼治疗之后。治疗开始前、治疗中及最后一次服用考比替尼后 6 个月内进行监测。

（3）心肌病：治疗开始前、治疗开始后 1 个月及治疗过程中每 3 个月监测 1 次 LVEF。

（4）监测严重的皮疹，并且在必要时中断、减少或停用考比替尼。由于光敏性，患者应避免光照。

（5）视觉毒性：定期进行眼科检查，检查是否有视觉障碍。

（6）胚胎-胎儿毒性：孕妇应用考比替尼可引起胎儿伤害。

库潘尼西（Copanlisib）

1. 作用机制 本品为 PI3Kα 和 PI3Kδ（在恶性 B 细胞中表达）抑制剂，可抑制关键细胞信号通路，最终导致肿瘤细胞凋亡。

2. 美国 FDA 批准的适应证 滤泡性淋巴瘤（FL）：既往至少 2 种系统性治疗后复发的 FL。

3. 美国 FDA 批准的剂量 60mg，静脉输注 60min 以上，第 1、8、15 天，每 28 天 1 个周期，以间断计划（3 周用药，1 周休息）进行。

4. 剂量调整标准

（1）肾脏（轻度至重度，CrCl 15～＜89ml/min）：对 PK 无显著影响。

（2）肝脏（轻度，Child-Pugh 分级 A 级）：无。

（3）肝脏（中度，Child-Pugh 分级 B 级）：有。

（4）肝脏（重度，Child-Pugh 分级 C 级）：无可用数据。

（5）CYP3A 抑制剂（强效）：有。

（6）非血液学毒性：有。

5. 不良反应

（1）心血管系统：高血压。

（2）皮肤和皮肤系统：严重皮肤反应。

（3）内分泌系统：高血糖。

（4）胃肠系统：恶心/呕吐（低度）和腹泻。

（5）造血系统：白细胞减少、中性粒细胞减少和血小板减少。

（6）呼吸系统：下呼吸道感染和非感染性肺炎。

（7）其他：体力和精力下降及感染。

6. 注意事项

（1）在患者收缩压＜150mmHg且舒张压＜90mmHg前，暂停治疗。

（2）避免与强效CYP3A诱导剂同时使用。

（3）避免与强效CYP3A抑制剂同时使用。如果需要联合给药，减少库潘尼西的剂量。

（4）胚胎毒性：孕妇服用库潘尼西可能对胎儿造成伤害。

克唑替尼（Crizotinib）

1. 作用机制 本品为ALK、肝细胞生长因子受体（c-Met）、ROS1（c-Ros）和RON等RTK抑制剂。

2. 美国FDA批准的适应证 非小细胞肺癌（NSCLC）：美国FDA批准的检测发现的ALK阳性的转移性NSCLC。

3. 美国FDA批准的剂量 250mg，口服，每天2次，与进食同时服用或不进食时服用。

4. 剂量调整标准

（1）肾脏（轻度，中度）：无。

（2）肾脏（严重、终末期肾病）：有。

（3）肝脏：没有数据，慎用。

（4）骨髓抑制：有（淋巴细胞减少除外，除非与临床事件有关）。

（5）非血液学毒性/耐受性：有。

5. 不良反应

（1）心血管系统：QT间期延长、心动过缓。

（2）胃肠系统：腹痛、厌食、便秘、腹泻、味觉障碍、食管疾病、恶心/呕吐（中度）、口腔炎。

（3）造血系统：淋巴细胞减少。

（4）肝脏：LFT 指标升高。

（5）神经系统：头晕、头痛、味觉障碍或神经病变。

（6）视觉系统：视觉障碍。

（7）呼吸系统：咳嗽、呼吸困难、间质性肺病/肺炎和上呼吸道感染。

（8）其他：关节痛、背痛、胸痛、水肿、乏力、失眠、发热。

6. 注意事项

（1）使用美国 FDA 批准的检测发现 ALK 阳性或 ROS-1 阳性的 NSCLC，对于选择克唑替尼治疗的患者，其是必需的。

（2）避免克唑替尼与强效 CYP3A 抑制剂或诱导剂同时使用。不要吃葡萄柚或饮用葡萄柚汁。如要合用主要通过 CYP3A 代谢的药物，可能需要减少克唑替尼的剂量。避免克唑替尼与具有窄治疗指数的 CYP3A 底物同时使用。

（3）监测患者提示肺炎的肺部症状。

（4）避免克唑替尼用于有先天性长 QT 间期综合征的患者。对于有 CHF、缓慢性心律失常、电解质紊乱症状，或正在服用已知可延长 QT 间期药物的患者，需考虑定期监测心电图和电解质。出现 4 级 QT 间期延长和反复 3 级 QT 间期延长的患者需永久停止使用克唑替尼。

（5）克唑替尼可导致严重和致命的肝毒性。在治疗的前 2 个月内，每 2 周监测 1 次 LFT，然后每月监测 1 次，并且若有临床指征，随时监测。

（6）视觉障碍常在用药后 2 周内开始出现。如果患者有闪光感，或者新出现或加重的玻璃体漂浮物，应该考虑进行眼科检查。严重的玻璃体漂浮物和（或）闪光感可能是由视网膜裂孔或视网膜脱落引起的症状。由于有发生视觉障碍的风险，建议患者谨慎开车或操作机械。

（7）胚胎-胎儿毒性：孕妇使用克唑替尼可能对胎儿造成伤害。有生育能力的患者在治疗期间和完成治疗后至少 90 天内应采用适当的方法避孕。

环磷酰胺（Cyclophosphamide）

1. 作用机制　本品可通过肝脏活化为烷化剂。

2. 美国 FDA 批准的适应证　淋巴瘤、白血病、多发性骨髓瘤、蕈样肉芽肿病（晚期）、神经母细胞瘤（播散性疾病）、卵巢癌、视网膜母细胞瘤、乳腺癌。

3. 美国 FDA 批准的剂量

（1）胃肠外（静脉注射）：报道有许多给药方案；查询当前文献。

（2）口服：1～5mg/（kg · d）（报道有许多其他疗法；查询当前文献）。

4. 剂量调整标准　骨髓抑制：有。

5. 不良反应

（1）皮肤和皮肤系统：皮疹、皮肤和指甲色素沉着、脱发。

（2）胃肠系统：恶心/呕吐（≥1500mg/m^2：高度；＜1500mg/m^2：中度）、食欲减退、腹泻。

（3）泌尿生殖系统：出血性膀胱炎和肾小管坏死。

（4）造血系统：骨髓抑制（白细胞减少＞血小板减少和贫血）

（5）神经系统：抗利尿激素分泌失调综合征（SIADH）。

（6）呼吸系统：肺纤维化。

（7）其他：继发性恶性肿瘤；不孕症、闭经、过敏反应、大剂量方案的心脏毒性。

6. 注意事项 鼓励液体摄入和频繁排尿，以降低出血性膀胱炎风险。在使用大剂量环磷酰胺时，积极应用静脉水化和美司钠治疗。

阿糖胞苷（Cytarabine）

1. 作用机制 本品为抗代谢药。

2. 美国 FDA 批准的适应证 与其他药物联合诱导治疗成人急性非淋巴细胞白血病（ANLL）、急性淋巴细胞白血病（ALL）、慢性粒细胞白血病（CML）急变期，以及鞘内注射预防和治疗脑膜白血病。

3. 美国 FDA 批准的剂量

（1）ALL：关于使用剂量，请查阅当前文献资料。

（2）ANLL 诱导治疗（与其他药物联合使用）：100mg/m^2，24h 连续静脉输注，连用 7 天；或者 100mg/m^2，静脉输注，每 12 小时 1 次，连用 7 天。替代给药方案（如大剂量治疗方案，每次剂量≥1g/m^2），查阅当前文献。

（3）鞘内注射（使用不含防腐剂的稀释剂）：30mg/m^2（5～75mg/m^2 剂量范围），每 4 天 1 次，直至脑脊液（CSF）正常，然后再另外增加一次剂量。已有其他给药剂量和使用频次。

4. 剂量调整标准

（1）肝脏/肾脏：肝功能或肾功能差的患者慎用，并可能减少剂量（无具体标准）。

（2）非造血系统毒性（神经毒性）：有。

5. 不良反应

（1）皮肤和皮肤系统：皮疹、脱发。

（2）胃肠系统：恶心/呕吐（＞1g/m^2：中度；≤200mg/m^2：低度）、厌食、腹

泻、黏膜炎、胰腺炎（先前接受过天冬酰胺酶治疗的患者）。

（3）造血系统：骨髓抑制。

（4）肝脏：LFT 指标升高。

（5）神经系统：小脑功能障碍、嗜睡、昏迷（大剂量治疗时常见）和化学性蛛网膜炎（鞘内注射）。

（6）视觉系统：结膜炎（大剂量治疗常见）。

（7）其他：阿糖胞苷（Ara-C）综合征（包括发热、肌痛、骨痛、皮疹、结膜炎、全身不适）；大剂量治疗方案中报道出现急性呼吸窘迫综合征。

6. 注意事项

（1）当治疗急性白血病时，应考虑对肿瘤溶解综合征进行适当预防。

（2）当应用大剂量阿糖胞苷治疗时，应考虑局部使用类固醇眼药水，以预防结膜炎。

（3）如果应用大剂量阿糖胞苷治疗时出现急性 CNS 毒性，应中断治疗。

达拉非尼（Dabrafenib）

1. 作用机制　本品为一种 *BRAF* V600E、V600K 和 V600D 突变的激酶抑制剂。

2. 美国 FDA 批准的适应证

（1）转移性黑色素瘤

1）作为单一药物用于治疗由美国 FDA 批准的检测为 *BRAF* V600E 突变的不可切除或转移性黑色素瘤。

2）联合曲美替尼用于治疗由美国 FDA 批准的检测为 *BRAF* V600E 或 V600K 突变的不可切除或转移性黑色素瘤。

3）与曲美替尼联合，用于完全切除后淋巴结受累且经美国 FDA 批准的检测发现的 *BRAF* V600E 或 V600K 突变的黑色素瘤患者的辅助治疗。

（2）非小细胞肺癌（NSCLC）：与曲美替尼联合，用于治疗经美国 FDA 批准的检测发现的 *BRAF* V600E 突变的转移性 NSCLC 患者。

（3）间变性甲状腺癌（ATC）：联合曲美替尼，用于治疗 *BRAF* V600E 突变且无满意的局部治疗方案的局部晚期或转移性 ATC 患者。

3. 美国 FDA 批准的剂量　150mg，口服，单药或联合，每天 2 次，饭前至少 1h 或饭后 2h 服用。

4. 剂量调整标准

（1）肾脏（轻度-中度损伤）：无。

（2）肾脏（重度损伤）：无可用的数据。

（3）肝脏（轻度损伤）：无。

（4）肝脏（中至重度损伤）：无可用的数据。

（5）非造血系统毒性：有。

5. 不良反应

（1）心血管系统：心肌病。

（2）皮肤和皮肤系统：新发原发性恶性肿瘤（皮肤鳞状细胞癌、角化棘皮瘤和第二原发黑色素瘤）、角化过度、手足综合征、乳头状瘤、脱发、皮疹。

（3）胃肠系统：恶性/呕吐（中度-高度）。

（4）内分泌系统：高血糖。

（5）造血系统：出血。

（6）神经系统：头痛。

（7）视觉系统：葡萄膜炎。

（8）其他：发热、畏寒和关节痛。

6. 注意事项

（1）筛查药物相互作用。达拉非尼通过 CYP3A4 和 CYP2C8 代谢。这些酶的强效诱导剂或抑制剂会影响药物浓度。达拉非尼是 CYP3A4 和 CYP2C9 的一种诱导剂，可以减少作为这些酶底物的其他伴随药物的全身暴露。

（2）达拉非尼治疗后可能出现新发原发性恶性肿瘤。开始治疗前、治疗时及最后一次服用达拉非尼后 6 个月进行监测。

（3）心肌病：在开始治疗前、开始治疗后 1 个月评估 LVEF，然后在达拉非尼治疗期间每隔 2～3 个月评估 1 次 LVEF。

（4）监测严重皮肤毒性，必要时中断治疗或停药。

（5）葡萄膜炎：监测葡萄膜炎的视觉症状和体征（如视力变化、畏光和眼痛），葡萄膜炎可能需要眼科治疗，中断或停用达拉非尼。

（6）可能会发生严重的发热反应。达拉非尼与曲美替尼合用时，发热发生率较高。

（7）达拉非尼可能会导致葡萄糖-6-磷酸脱氢酶缺乏的患者发生溶血性贫血。

（8）胚胎-胎儿毒性：孕妇使用达拉非尼可能对胎儿造成伤害。

达卡巴嗪（Dacarbazine，三嗪咪唑胺）

1. 作用机制 本品可使核酸甲基化，直接造成 DNA 损伤及抑制嘌呤合成。

2. 美国 FDA 批准的适应证

（1）转移性恶性黑色素瘤。

（2）霍奇金淋巴瘤（二线治疗）。

3. 美国 FDA 批准的剂量

（1）恶性黑色素瘤：2～4.5mg/kg，静脉注射，每天 1 次，连用 10 天，每 4

周重复1次；或250mg/m^2，静脉注射，每天1次，连用5天，每3周重复1次。

（2）霍奇金淋巴瘤：150mg/m^2，静脉注射，每天1次，连用5天，每4周重复1次（与其他药物联合使用）；或375mg/m^2，静脉注射，第1天，每15天重复1次（与其他药物联合使用）。

4. 不良反应

（1）皮肤和皮肤系统：脱发、皮疹、面部潮红、面神经感觉异常。

（2）胃肠系统：恶心/呕吐（高度）、厌食、腹泻。

（3）肝脏：LFT指标升高和肝坏死。

（4）其他：输液时疼痛和烧灼感、过敏反应、发热、肌痛、不适。

达可替尼（Dacomitinib）

1. 作用机制 本品为人EGFR家族（EGFR/HER1、HER2和HER4）和某些EGFR激活突变体（外显子19缺失或外显子21 L858R置换突变）激酶活性的不可逆抑制剂。

2. 美国FDA批准的适应证 非小细胞肺癌（NSCLC）：通过美国FDA批准的试验检测到*EGFR*外显子19缺失或外显子21 L858R置换突变的转移性NSCLC的一线治疗。

3. 美国FDA批准的剂量 45mg，口服，每天1次，直至疾病进展或出现不可接受的毒性。可在不考虑食物的情况下服用。

4. 剂量调整标准

（1）肾脏（轻度或中度，CrCl 30～89ml/min）：无。

（2）肾脏（严重，CrCl＜30ml/min）：未确定。

（3）肝脏（轻度至重度，Child-Pugh分级A级、B级或C级）：无。

（4）非血液学毒性：有。

5. 不良反应

（1）皮肤和皮肤系统：皮疹、甲沟炎、皮肤干燥、脱发和瘙痒。

（2）胃肠系统：腹泻、口腔炎和食欲减退。

（3）呼吸系统：咳嗽和间质性肺病。

（4）其他：体重减轻。

6. 注意事项

（1）避免同时使用PPI，或使用局部作用的抗酸剂或H_2受体拮抗剂。服用H_2受体拮抗剂前至少6h或服用H_2拮抗剂后至少10h服用达可替尼。

（2）避免同时使用CYP2D6底物，因为CYP2D6底物浓度轻微增加可能导致显著毒性。

（3）胚胎-胎儿毒性：孕妇服用达克替尼可能会对胎儿造成伤害。

放线菌素 D（Dactinomycin，更生霉素）

1. 作用机制　本品为嵌入剂。

2. 美国 FDA 批准的适应证　本品作为以下恶性肿瘤的联合化疗或综合治疗方案的一部分。

（1）肾母细胞瘤（Wilms 瘤）。

（2）儿童横纹肌肉瘤。

（3）尤因肉瘤。

（4）转移性睾丸非精原细胞瘤。

（5）作为治疗妊娠滋养细胞肿瘤的单药或联合方案的一部分。

（6）在局部复发或局部区域实体恶性肿瘤治疗中作为一种局部灌注的药物。

3. 美国 FDA 批准的剂量

（1）对于肥胖或水肿患者，应该根据体表面积计算用药剂量。

（2）剂量强度不超过 15μg/（kg・d），静脉注射，每天 1 次，连用 5 天；或 400～600μg/m^2，静脉注射，每天 1 次，连用 5 天，每 3～6 周重复 1 次。

（3）有关给药方案和指导，查阅当前文献。

4. 剂量调整标准　骨髓抑制：有。

5. 不良反应

（1）皮肤和皮肤系统：脱发、红斑、皮疹、放射回忆反应、伴有外渗的组织损伤/坏死。

（2）电解质紊乱：低钙血症。

（3）胃肠系统：恶心/呕吐（中度）、黏膜炎、厌食和吞咽困难。

（4）造血系统：骨髓抑制。

（5）肝脏：LFT 指标升高和肝毒性。

（6）其他：发热、乏力、肌痛和继发性恶性肿瘤。

6. 注意事项　发泡剂。

达雷妥尤单抗（Daratumumab）

1. 作用机制　本品为一种人免疫球蛋白 G1 κ 单克隆抗体，与 CD38 结合并抑制 CD38 表达肿瘤细胞生长。

2. 美国 FDA 批准的适应证　多发性骨髓瘤。

（1）联合来那度胺和地塞米松用于治疗不符合自体干细胞移植（ASCT）条件的新诊断患者和既往至少接受过一种方案治疗的复发或难治性疾病患者。

（2）联合硼替佐米、美法仑和泼尼松用于治疗不符合 ASCT 条件的新诊断患者。

（3）联合硼替佐米、沙利度胺和地塞米松用于治疗符合 ASCT 条件的新诊断患者。

（4）与硼替佐米和地塞米松联合用于治疗既往至少接受过一种治疗的患者。

（5）与卡非佐米和地塞米松联合用于治疗既往接受过 1～3 线治疗的复发或难治性疾病患者。

（6）与泊马度胺和地塞米松联合用于治疗既往接受过至少 2 种治疗（包括来那度胺和一种 PI）的患者。

（7）单药用于已接受过至少三线方案治疗的患者，包括一种 PI，一种免疫调节剂，或对 PI 和免疫调节剂双重难治性患者。

3. 美国 FDA 批准的剂量

（1）16mg/kg，静脉注射（注意与卡非佐米和地塞米松联合应用除外），根据以下方案使用。

1）单药或联合来那度胺和地塞米松或联合泊马度胺和地塞米松：第 1～8 周，每周 1 次；第 9～24 周，每 2 周 1 次，之后每 4 周 1 次，直至疾病进展。

2）与硼替佐米、美法仑和泼尼松联合使用：第 1～6 周，每周 1 次；第 7～54 周，每 2 周 1 次，然后每 4 周 1 次，直至疾病进展。

3）联合硼替佐米、沙利度胺和地塞米松：第 1～8 周，每周 1 次；第 9～16 周，每 2 周 1 次，然后在 ASCT 治疗后进行巩固治疗，每 2 周给药 4 次。

4）联合硼替佐米和地塞米松：第 1～9 周，每周 1 次；第 10～24 周，每 3 周 1 次，之后每 4 周 1 次，直至疾病进展。

5）与卡非佐米和地塞米松联合使用：8mg/kg，静脉输注，第 1 周的第 1、2 天；然后在第 2～8 周，每周输注 16mg/kg；在第 9～24 周，每 2 周输注 1 次，然后每 4 周输注 1 次，直至疾病进展。

（2）具体稀释和输注速度见表 46.1。

表 46.1　具体稀释和输注速度

	稀释体积	初始速率（第 1 小时）	速率增加	最大速率
第 1 周单剂量输注（16mg/kg）	1000ml	50ml/h	50ml/h	200ml/h
第 1 周分剂量输注（第 1 周第 1 天和第 2 天各 8mg/kg 方案）	500ml	50ml/h		
第 2 周输注（16mg/kg）	500ml	50ml/h		
随后每周的输注（16mg/kg）	500ml	100ml/h		

（3）静脉注射皮质类固醇（请参阅产品说明书以获取建议），口服解热药，口服或静脉注射抗组胺药，进行预处理。

（4）静脉输注应在 15h 内完成。

（5）输注本品后用药：单药治疗输注后第 1 天和第 2 天口服皮质类固醇（请参阅产品说明书以获取建议），联合治疗也可考虑。

4. 剂量调整标准

（1）肾脏（CrCl＞15ml/min）：无。

（2）肝脏（轻中度）：无。

（3）肝脏（重度）：无数据。

（4）骨髓抑制：无（也许需要延迟剂量）。

5. 不良反应

（1）胃肠系统：恶心/呕吐（轻微）、腹泻、便秘和食欲减退。

（2）造血系统：贫血、血小板减少、中性粒细胞减少和淋巴细胞减少。

（3）输液相关反应：输液反应（如支气管痉挛、低氧、呼吸困难、高血压、喉水肿、肺水肿、呼吸系统症状、畏寒、恶心呕吐）。

（4）呼吸系统：咳嗽、鼻塞、呼吸困难、上呼吸道感染、鼻咽炎。

（5）其他：乏力、发热、背痛、关节痛。

6. 注意事项

（1）达雷妥尤单抗可能引起严重的输液反应。约 50%的患者有反应，大多数是在第 1 次输液时。在有紧急设备和适当医疗支持的环境中管理输液反应。

（2）在开始使用达雷妥尤单抗 1 周内，开始进行抗病毒治疗预防水痘-带状疱疹病毒再激活，并持续至治疗后 3 个月。

（3）达雷妥尤单抗可结合红细胞表面的 CD38，导致间接抗人球蛋白试验（Coombs 试验）阳性。

（4）在血清蛋白电泳（SPE）和免疫固定电泳（IFE）中可检测到达雷妥尤单抗，并干扰内源性 M 蛋白的临床监测。

达雷妥尤单抗-透明质酸酶（Daratumumab and Hyaluronidase）

1. 作用机制

（1）达雷妥尤单抗：一种与 CD38 结合并抑制 CD38 表达肿瘤细胞增殖的人免疫球蛋白 G1 κ 型单克隆抗体。

（2）透明质酸酶：降解细胞外基质的重要成分透明质酸，导致皮下组织更具渗透性，从而提供更大的扩散能力和生物利用度。

2. 美国 FDA 批准的适应证

（1）多发性骨髓瘤（MM）

1）联合硼替佐米、美法仑和泼尼松用于治疗不符合 ASCT 条件的新诊断患者。

2）联合来那度胺和地塞米松用于治疗不符合 ASCT 条件的新诊断患者及既往至少接受过一种治疗的复发性或难治性 MM 患者。

3）联合硼替佐米、沙利度胺和地塞米松用于治疗符合 ASCT 条件的新诊断患者。

4）联合硼替佐米和地塞米松用于既往至少接受 1 种方案治疗的患者。

5）单药治疗，针对至少接受过 3 种治疗（包括 PI 和免疫调节剂）或对 PI 和免疫调节剂具有双重耐药性的患者。

（2）轻链淀粉样变：联合硼替佐米、环磷酰胺和地塞米松用于治疗新诊断的轻链淀粉样变患者。

3. 美国 FDA 批准的剂量

（1）用药前预防使用皮质类固醇、对乙酰氨基酚和 H_1 受体拮抗剂。

（2）根据处方信息中概述的时间表，达雷妥尤单抗 1800mg 和透明质酸酶 30 000U 腹部皮下注射 3～5min 以上。

（3）除非背景方案中含有皮质类固醇，否则在给予达雷妥尤单抗-透明质酸酶后的第 2 天开始给予皮质类固醇 2 天。如果没有明显的全身给药的相关反应，可在前 4 次给药后停止给药。

4. 剂量调整标准

（1）不建议减少达雷妥尤单抗-透明质酸酶的剂量。考虑因骨髓抑制而停药。

（2）肾脏（CrCl 15～89ml/min）：对 PK 无显著影响。

（3）肝脏（轻度）：对 PK 无显著影响。

（4）肝脏（中度至重度）：无可用数据。

5. 不良反应

（1）心血管系统：心脏毒性（轻链淀粉样变患者）。

（2）胃肠系统：恶心/呕吐（最小）、便秘和腹泻。

（3）造血系统：中性粒细胞减少、血小板减少、白细胞减少、淋巴细胞减少和贫血。

（4）输液相关反应：超敏反应。

（5）中枢和周围神经系统：周围感觉神经病变。

（6）呼吸系统：咳嗽、肺炎和呼吸困难。

（7）其他：上呼吸道感染、乏力、发热、失眠、背痛、肌肉痉挛和周围水肿。

6. 注意事项

（1）在开始达雷妥尤单抗/透明质酸酶治疗后 1 周内开始抗病毒治疗以防止

水痘-带状疱疹病毒再激活，并在治疗后持续 3 个月。

(2)达雷妥尤单抗与红细胞上的 CD38 结合，导致间接抗球蛋白试验(Coombs 试验)阳性。

(3)胚胎-胎儿毒性：孕妇使用达雷妥尤单抗-透明质酸酶可能会对胎儿造成伤害。

达罗他胺(Darolutamide)

1. 作用机制　本品为一种雄激素受体抑制剂，竞争性抑制雄激素结合、核易位和雄激素受体介导的转录。

2. 美国 FDA 批准的适应证　非转移性去势抵抗性前列腺癌。

3. 美国 FDA 批准的剂量　600mg，口服，每天 2 次，与食物一起服用。

4. 剂量调整标准

(1)肾脏[轻度或中度，eGFR 为 30～89ml/(min·1.73m^2)]：无。

(2)肾脏[严重，eGFR 为 15～29ml/(min·1.73m^2)]：有。

(3)肝脏(轻度)：无。

(4)肝脏(中度)：有。

(5)肝脏(重度)：无可用数据。

(6)非血液学毒性：有。

5. 不良反应

(1)皮肤和皮肤系统：皮疹。

(2)其他：乏力和四肢疼痛。

6. 注意事项

(1)应同时给予 GnRH 类似物，或患者应接受双侧睾丸切除术。

(2)避免同时使用双重 P-gp 和强效或中效 CYP3A 诱导剂。

(3)同时给予双重 P-gp 和强 CYP3A 抑制剂时，应更频繁监测达罗他胺的不良反应。

(4)尽可能避免与 BCRP 底物同时使用。如果不能避免联合用药，监测不良反应并考虑减少 BCRP 底物的剂量。

(5)同时使用 OATP1B1 和 OATP1B3 底物可能会增加这些底物的血浆浓度。如果联合用药，应更频繁监测不良反应，并考虑减少这些药物的剂量。

(6)胚胎-胎儿毒性：达罗他胺可导致胎儿伤害和妊娠损失。建议有生育潜力的男性和女性伴侣在治疗期间及应用最后 1 次剂量后 1 周内采用有效的避孕措施。达罗他胺可能会损害具有生殖潜力的男性的生育能力。

达沙替尼（Dasatinib）

1. 作用机制 本品为 TKI（BCR-ABL、SRC 家族、c-KIT、EPHA-2 和 PDGFRβ）。

2. 美国 FDA 批准的适应证

（1）慢性粒细胞白血病（CML）

1）初诊的成人和 1 岁及以上儿童 Ph^+ CML-CP 患者的初始治疗。

2）包括伊马替尼的既往治疗耐药或不能耐受的成人慢性期、加速期，或髓系或淋巴系急变期 CML。

（2）急性淋巴细胞白血病（ALL）

1）既往治疗耐药或不能耐受的 Ph^+ ALL 成年患者。

2）联合化疗用于治疗初诊 Ph^+ ALL 的 1 岁及以上儿童患者。

3. 美国 FDA 批准的剂量

（1）成人

1）CML 慢性期：100mg，口服，每天 1 次。

2）CML 加速期，或髓系或淋巴系急变期：140mg，口服，每天 1 次。

3）ALL（Ph^+）：140mg，口服，每天 1 次。

（2）CML 或 ALL 儿童：推荐起始剂量见表 46.2；剂量调整见说明书。

表 46.2 CML 或 ALL 儿童应用剂量

体重（kg）	每天剂量（mg）	体重（kg）	每天剂量（mg）
10～<20kg	40	30～<45kg	70
20～<30kg	60	至少 45kg	100

4. 剂量调整标准

（1）肾脏：无数据。

（2）肝脏：无（慎用）。

（3）骨髓抑制：有。

（4）非血液学毒性：有。

5. 不良反应

（1）心血管系统：CHF、QT 间期延长、左心功能不全和心肌梗死。

（2）皮肤和皮肤系统：皮疹。

（3）胃肠系统：恶心/呕吐（轻微-低度）和腹泻。

（4）造血系统：骨髓抑制和出血。

（5）神经系统：头痛。

（6）呼吸系统：胸腔积液、肺水肿、心包积液、呼吸困难和肺动脉高压。

（7）其他：体液潴留（如水肿）、乏力、肌肉骨骼疼痛和肿瘤溶解综合征。

6. 注意事项

（1）出现骨髓抑制时需要停药或减少剂量，应密切监测。

（2）已有报道可发生严重出血相关事件，大多数与血小板减少有关。需要使用药物抑制血小板功能或应用抗凝药的患者慎用。

（3）达沙替尼通过 CYP3A4 同工酶代谢。筛查与 CYP3A4 抑制剂或诱导剂相互作用的药物。

（4）具有或可能发生 QT 间期延长的患者慎用。在开始应用达沙替尼治疗前，应先纠正低钠血症或低镁血症。

（5）达沙替尼可能增加发生肺动脉高压的风险，可能在起始治疗后的任何时候发生，并且停止治疗后可逆。

（6）在达沙替尼治疗的患者中观察到严重的皮肤黏膜毒性（如 SJS 或 TEN）。

（7）达沙替尼的生物利用度是 pH 依赖性的，利用 H_2 受体拮抗剂或质子泵抑制剂有可能降低药物暴露量。抗酸药物给药应与达沙替尼间隔至少 2h。

（8）达沙替尼可能对儿童的生长发育产生不良影响，用药时，监测骨骼生长和发育。

（9）胚胎-胎儿毒性：孕妇使用达沙替尼可能会对胎儿造成损害。

柔红霉素（Daunorubicin，正定霉素）

1. 作用机制　本品为嵌入剂；可抑制拓扑异构酶Ⅱ活性。

2. 美国 FDA 批准的适应证　与其他药物联合使用，用于成人和儿童急性非淋巴细胞白血病（ANLL）患者，或急性淋巴细胞白血病（ALL）患者的缓解诱导治疗。

3. 美国 FDA 批准的剂量

（1）ANLL：与阿糖胞苷联合应用。

1）年龄＜60 岁：第 1 个疗程 45mg/m^2，静脉注射，每天 1 次，连用 3 天（第 1、2、3 天）；以后的疗程 45mg/m^2，静脉注射，每天 1 次，连用 2 天（第 1、2 天）。

2）年龄≥60 岁：第 1 个疗程 30mg/m^2，静脉注射，每天 1 次，连用 3 天（第 1、2、3 天）；以后的疗程 30mg/m^2，静脉注射，每天 1 次，连用 2 天（第 1、2 天）。

（2）ALL：与长春新碱、泼尼松、L-天冬酰胺酶联合应用，45mg/m^2，静脉注射，每天 1 次，连用 3 天（第 1、2、3 天）。

（3）儿童 ALL：与长春新碱、泼尼松联合应用，$25mg/m^2$，静脉注射，每周1次，最初4周。2岁以下及 BSA 小于 $0.5m^2$ 的儿童，剂量应该基于体重（1mg/kg）计算，而不是 BSA。

4. 剂量调整标准

（1）肾脏：有。

（2）肝脏：有。

5. 不良反应

（1）心血管系统：CHF（总的终生累积剂量成人＞400～$550mg/m^2$ 或者儿童累积剂量＞$300mg/m^2$ 后，心脏毒性风险快速增加）、心律失常。

（2）皮肤和皮肤系统：指甲色素沉着、皮疹、脱发、组织损伤/坏死伴外渗。

（3）胃肠系统：恶心/呕吐（中度）和黏膜炎。

（4）造血系统：骨髓抑制。

（5）其他：淡红色尿、发热、畏寒、继发性恶性肿瘤。

6. 注意事项

（1）查阅当前文献寻求用药信息。对大剂量柔红霉素方案（如每次剂量为 $90mg/m^2$）的评估结果显示其在年轻患者群体中优于标准剂量。

（2）发泡剂。

（3）当应用本品治疗急性白血病时，应考虑适当预防肿瘤溶解综合征。

柔红霉素-阿糖胞苷（Daunorubicin and Cytarabine）

1. 作用机制

（1）柔红霉素-阿糖胞苷是柔红霉素和阿糖胞苷以固定的 1∶5 摩尔比例组合的脂质体制剂。

（2）柔红霉素：一种与 DNA 形成复合物的蒽环类药物，抑制拓扑异构酶Ⅱ活性。

（3）阿糖胞苷：为抑制 DNA 聚合酶的抗代谢药物。

2. 美国 FDA 批准的适应证　急性髓细胞性白血病（AML）：新诊断的治疗相关性 AML 或伴有骨髓增生异常相关变化的 AML 的成人和1岁及以上儿童患者。

3. 美国 FDA 批准的剂量

（1）诱导：柔红霉素 $44mg/m^2$ +阿糖胞苷 $100mg/m^2$ 脂质体，静脉输注 90min 以上，第1个周期的第1、3和5天；如需要后续的诱导周期，则在第1、3天给药。

（2）巩固：柔红霉素 $29mg/m^2$ +阿糖胞苷 $65mg/m^2$ 脂质体，静脉输注 90min

以上，第 1、3 天。

4. 剂量调整标准

（1）肾脏（轻度或中度，CrCl 30～89ml/min）：无。

（2）肾脏（严重，CrCl＜30ml/min）：无可用数据。

（3）肝脏（胆红素≤3mg/dl）：无。

（4）肝脏（胆红素＞3mg/dl）：无可用数据。

5. 不良反应

（1）心血管系统：心功能受损和心律失常。

（2）皮肤和皮肤系统：皮疹。

（3）胃肠系统：恶心/呕吐（中度）、黏膜炎、腹泻、便秘、腹痛和食欲减退。

（4）肝脏：出血和发热性中性粒细胞减少。

（5）输液相关反应：药物外渗部位的超敏反应和组织坏死。

（6）中枢和周围神经系统：头痛。

（7）呼吸系统：呼吸困难、咳嗽和肺炎。

（8）其他：水肿、肌肉骨骼疼痛、乏力、菌血症、寒战和睡眠障碍。

6. 注意事项

（1）注射用柔红霉素-阿糖胞苷脂质体与黑框警告相关，建议不要与其他含柔红霉素和（或）阿糖胞苷的产品互换。

（2）Vyxeos 含有蒽环类柔红霉素，这与已知的心脏毒性风险有关。心功能低于正常值或超过最大累积极限的患者不建议治疗。在基线和整个治疗期间监测心功能。

（3）胚胎-胎儿毒性：给孕妇使用柔红霉素-阿糖胞苷可能会对胎儿造成伤害。

地西他滨（Decitabine）

1. 作用机制　地西他滨是一种天然核苷 2′-脱氧胞苷类似物，是一种 DNA 低甲基化药物，也可经过直接掺入 DNA 中起作用。

2. 美国 FDA 批准的适应证　骨髓增生异常综合征（MDS）：所有 FAB 亚型及国际预后评分系统（IPSS）分组中的中危-1 组、中危-2 组和高危组的既往治疗的和未治疗的新发和继发性 MDS。

3. 美国 FDA 批准的剂量　地西他滨有两种给药剂量方案。对于任何一种方案，建议患者至少治疗 4 个周期；然而，完全缓解或部分缓解可能需要比 4 个周期更长的时间。

（1）15mg/m^2，静脉输注至少 3h，每 8 小时 1 次，持续 3 天。血液学恢复后，每 6 周 1 个周期重复 1 次。

（2）20mg/m^2，静脉输注至少 1h，每天 1 次，持续 5 天。血液学恢复后，每 4 周 1 个周期重复 1 次。

4. 剂量调整标准

（1）肾脏：未研究（慎用）。

（2）肝脏：未研究（慎用）。

（3）骨髓抑制：有。

（4）非造血系统毒性：有。

5. 不良反应

（1）心血管系统：水肿。

（2）皮肤和皮肤系统：皮疹、红斑、瘀斑。

（3）电解质紊乱：低镁血症、低钾血症、低钠血症。

（4）内分泌系统：高血糖。

（5）胃肠系统：恶心/呕吐（轻度）、腹泻、便秘、腹痛、口腔炎和消化不良。

（6）造血系统：骨髓抑制。

（7）肝脏：高胆红素血症、LFT 指标升高。

（8）神经系统：头痛、头晕、失眠和意识模糊。

（9）呼吸系统：咳嗽和咽炎。

（10）其他：乏力、发热、寒战、关节痛、四肢或背部疼痛。

6. 注意事项　胚胎-胎儿毒性：孕妇使用地西他滨可能对胎儿造成损害。男性在治疗中或治疗后 2 个月不可生育。

地西他滨-西屈嘧啶（Decitabine and Cedazuridine）

1. 作用机制

（1）地西他滨：天然核苷 2′-脱氧胞苷类似物；作为 DNA 的低甲基化药物，其也通过直接掺入 DNA 而发挥作用。

（2）西屈嘧啶：一种胞苷脱氨酶抑制剂。

（3）胃肠道和肝脏中高水平的胞苷脱氨酶会降解地西他滨，并限制其口服生物利用率。西屈嘧啶与地西他滨合用可增加地西他滨的全身暴露量。

2. 美国 FDA 批准的适应证　骨髓增生异常综合征（MDS），包括既往治疗和未治疗的、新发和继发性 MDS，具有以下法国-美国-英国亚型（难治性贫血、环形铁粒幼红细胞性难治性贫血、难治性贫血伴原始细胞增多和慢性粒-单核细胞白血病）及中间-1、中间-2 和高风险国际预后评分系统分组。

3. 美国 FDA 批准的剂量　一片（地西他滨 35mg 和西屈嘧啶 100mg），空腹口服，每天 1 次，第 1～5 天，每 28 天 1 个周期。

4. 剂量调整标准

（1）肾脏（轻度或中度，CrCl 30～89ml/min）：无。

（2）肾脏（重度，CrCl＜30ml/min）：无可用数据。

（3）肝脏（轻度）：对 PK 无显著影响。

（4）肝脏（中度或重度）：无可用数据。

5. 不良反应

（1）皮肤和皮肤系统：皮疹。

（2）胃肠道：恶心/呕吐（轻微）、便秘、黏膜炎、腹泻和食欲减退。

（3）出血：致命/严重骨髓抑制、出血、发热性中性粒细胞减少、白细胞减少、血小板减少、中性粒细胞下降和贫血。

（4）肝脏：转氨酶升高。

（5）神经：头晕和头痛。

（6）呼吸系统：呼吸困难、咳嗽和肺炎。

（7）其他：感染、乏力、肌痛、关节痛和水肿。

6. 注意事项　胚胎-胎儿毒性：给孕妇服用地西他滨-西屈嘧啶可能会对胎儿造成伤害。根据对动物的研究结果，地西他滨-西屈嘧啶可能会损害男性生育能力。

地加瑞克（Degarelix）

1. 作用机制　本品为 GnRH 受体拮抗剂，与垂体 GnRH 受体可逆性结合，从而减少促性腺激素，并减少睾酮释放。

2. 美国 FDA 批准的适应证　晚期前列腺癌。

3. 美国 FDA 批准的剂量

（1）治疗起始剂量为 240mg，分 2 次皮下注射，每次 120mg。

（2）起始剂量后给予维持剂量 80mg，一次性注射，每 28 天注射 1 次。第 1 次维持剂量应在起始剂量 28 天之后给予。

4. 剂量调整标准

（1）肾脏（CrCl 为 50～80ml/min）：无。

（2）肾脏（CrCl＜50ml/min）：慎用。

（3）肝脏（轻度、中度）：因为肝损伤，可减少地加瑞克暴露，在达到医学去势之前，不应每月监测睾酮浓度。

（4）肝脏（重度）：慎用。

5. 不良反应

（1）心血管系统：高血压、QT 间期延长。

（2）皮肤和皮肤系统：注射部位反应，包括红斑、硬化和结节、疼痛、肿胀。

（3）内分泌系统：潮热。

（4）肝脏：LFT 指标升高、GGT 升高。

（5）其他：背部疼痛、畏寒、乏力、体重增加。

6. 注意事项

（1）长期雄激素剥夺治疗（ADT）可延长 QT 间期。对于有先天性长 QT 间期综合征、电解质紊乱或慢性心力衰竭的患者，以及服用ⅠA 类（如奎尼丁、普鲁卡因胺）或Ⅲ类（如胺碘酮、索他洛尔）抗心律失常药物的患者，ADT 的益处和潜在风险应同时权衡。

（2）地加瑞克皮下注射给药时应选腹部不会受压的区域。注射部位应定期变化。为了尽量减少皮肤暴露的风险，当接触地加瑞克时需要戴不透水的手套。如果地加瑞克溶液接触皮肤，应立即用肥皂水彻底清洗。如果地加瑞克接触黏膜，应立即用水彻底冲洗黏膜。

（3）给予前列腺癌患者皮下注射地加瑞克（240mg，浓度为 40mg/ml）后，药物在体内以双相方式消除，中位终末半衰期约为 53 天。皮下给药后的长半衰期是地加瑞克在注射部位形成沉积非常缓慢释放的结果。

（4）地加瑞克的治疗效果应通过定期测定前列腺特异性抗原（PSA）的血清浓度评估。如果 PSA 升高，应监测睾酮血清浓度。

（5）胚胎-胎儿毒性：地加瑞克不适用于妇女。孕妇使用地加瑞克可对胎儿造成伤害。

地努妥昔单抗（Dinutuximab）

1. 作用机制 本品与糖脂 GD2 结合，后者在神经外胚层来源的神经母细胞瘤细胞和正常细胞上表达。本品与细胞表面 GD2 结合可以通过 ADCC 和补体依赖的细胞毒性（CDC）诱导细胞裂解。

2. 美国 FDA 批准的适应证 神经母细胞瘤：与粒细胞-巨噬细胞集落刺激因子（GM- CSF）、白介素-2（IL-2）和 13-顺式-维甲酸（RA）联合应用于高危神经母细胞瘤儿童，这些患者对既往的一线多药、多模式治疗至少获得部分缓解。

3. 美国 FDA 批准的剂量

（1）预水化：用 0.9%氯化钠溶液（10ml/kg）静脉滴注，至少 1h 后再开始进行输注。

（2）预防性用药。

1）输注前 20min，静脉注射抗组胺药，若耐受，在输注过程中每 4～6 小时重复1次。

2）每次输注前 20min 使用对乙酰氨基酚，根据发热或疼痛的需要，每 4～6 小时重复 1 次。根据需要每 6 小时服用 1 次布洛芬，以控制持续发热或疼痛。

3）硫酸吗啡（50μg/kg）静脉注射后立即开始滴注地努妥昔单抗，然后滴注硫酸吗啡 20～50μg/（kg·h），滴注至地努妥昔单抗输注完成后 2h。

（3）17.5mg/（m^2·d），静脉输注，至少 10～20h，连续 4 天。

（4）开始时静脉输注为 0.875mg/（m^2·h），30min，若耐受，接着增加至 1.75mg/（m^2·h）的最大输注速度。

（5）第 1、3、5 个周期（24 天为 1 个周期）的第 4～7 天使用，第 2、4 个周期（32 天为 1 个周期）的第 8～11 天使用。

4. 剂量调整标准

（1）肾脏：无可用的数据。

（2）肝脏：无可用的数据。

（3）非造血系统毒性：有。

5. 不良反应

（1）心血管系统：毛细血管渗漏综合征和低血压。

（2）皮肤和皮肤系统：荨麻疹。

（3）电解质紊乱：低钠血症、低钾血症和低钙血症。

（4）胃肠系统：恶心/呕吐（中度）和腹泻。

（5）造血系统：血小板减少、贫血、中性粒细胞减少、淋巴细胞减少。

（6）肝脏：ALT/AST 升高。

（7）输液相关反应：面部和上呼吸道水肿、呼吸困难、支气管痉挛、喘鸣、荨麻疹、低血压。

（8）神经系统：输液过程中疼痛（全身疼痛、四肢疼痛、背部疼痛、肌肉骨骼疼痛、关节痛）；周围神经病变、横贯性脊髓炎和 RPLS。

（9）视觉系统：视神经疾病。

（10）其他：发热、低蛋白血症、非典型溶血性尿毒症综合征。

6. 注意事项

（1）输液反应：输注地努妥昔单抗会发生威胁生命的输液不良反应。发生严重输液反应时立即停止，发生过敏反应时永久停用。

（2）地努妥昔单抗可引起严重神经性疼痛。滴注前、滴注期间和滴注后 2h 静脉注射阿片类药物。如果吗啡作为预防性用药不能耐受，考虑使用芬太尼或氢吗啡酮。

（3）如果阿片类药物治疗疼痛效果不佳，考虑静脉注射吗啡联合应用加巴喷丁或利多卡因。

（4）如出现毛细血管渗漏综合征和低血压，则可能需要中断输液、减慢输注速度或永久性终止用药。

（5）眼部神经疾病：评估患者的视觉障碍。据报道，地努妥昔单抗可引起以视物模糊、畏光、瞳孔散大、瞳孔固定或不等、视神经障碍、上睑下垂和视神经盘水肿为特征的眼病。

（6）胚胎-胎儿毒性：孕妇使用本品可导致胎儿损害。

多西他赛（Docetaxel，泰索帝）

1. 作用机制 本品可稳定微管聚合。

2. 美国 FDA 批准的适应证

（1）非小细胞肺癌（NSCLC）

1）与顺铂联合，作为不可切除、局部晚期或转移性 NSCLC 的一线治疗。

2）作为既往以铂类为基础的化疗失败的二线治疗。

（2）乳腺癌

1）局部晚期或转移性乳腺癌（既往化疗失败后）。

2）作为可手术切除的淋巴结阳性乳腺癌的辅助治疗（与多柔比星和环磷酰胺联合应用）。

（3）前列腺癌：雄激素非依赖性（激素难治性）转移性前列腺癌（与泼尼松联合应用）。

（4）胃癌：晚期胃腺癌[包括胃食管结合部腺癌（与顺铂和氟尿嘧啶联合应用）]的一线治疗。

（5）头颈部癌：局部晚期头颈部鳞状细胞癌的诱导治疗（与顺铂和氟尿嘧啶联合应用）。

3. 美国 FDA 批准的剂量

（1）用药前预防超敏反应和体液潴留：多西他赛给药前 1 天开始给予地塞米松 8mg，口服，每天 2 次，连用 3 天。对于转移性去势抵抗性前列腺癌，假如同时使用泼尼松，推荐的地塞米松方案是在多西他赛输注前 12h、3h 和 1h 分别口服 8mg。

（2）NSCLC

1）一线治疗（与顺铂联合）：75mg/m^2，静脉滴注 1h 以上，每 3 周 1 次（应用顺铂前立即给药）。

2）二线治疗（单药）：75mg/m²，静脉滴注 1h 以上，每 3 周 1 次。

（3）乳腺癌

1）局部晚期或转移性乳腺癌：60～100mg/m²，静脉滴注 1h 以上，每 3 周 1 次。

2）辅助治疗：在给予多柔比星 50mg/m² 和环磷酰胺 500mg/m² 后，给予多西他赛 75mg/m²，静脉滴注 1h 以上，每 3 周 1 次，连续 6 个疗程。可以使用预防药物非格司亭。

（4）前列腺癌：75mg/m²，静脉滴注 1h 以上，每 3 周 1 次；泼尼松 5mg，口服，每天 2 次，连续服用。

（5）胃腺癌：推荐剂量 75mg/m²，静脉滴注 1h 以上，每 3 周 1 次（与顺铂和氟尿嘧啶联合使用）。

（6）头颈部癌

1）诱导化疗，随后放疗（TAX323）：75mg/m²，静脉滴注 1h 以上，仅第 1 天使用（与顺铂和氟尿嘧啶联合使用），每 3 周重复 1 个周期，连用 4 个周期。

2）诱导化疗，随后放化疗（TAX324）：75mg/m²，静脉滴注 1h 以上，仅第 1 天使用（与顺铂和氟尿嘧啶联合使用），每 3 周重复 1 个周期，连用 3 个周期。

3）在 TAX323 和 TAX324 多西他赛研究组中，所有患者都接受了预防性抗生素治疗。

4. 剂量调整标准

（1）肝脏：有。

（2）骨髓抑制：有。

（3）非血液学毒性：有（剂量调整指导查阅药物说明书）。

5. 不良反应

（1）皮肤和皮肤系统：伴有局部斑疹的皮疹、红斑和瘙痒、指甲改变（色素沉着、甲剥离、疼痛）、脱发。

（2）胃肠系统：恶心/呕吐（低度）、腹泻、黏膜炎、味觉障碍、厌食、小肠结肠炎、中性粒细胞减少性结肠炎。

（3）造血系统：骨髓抑制。

（4）肝脏：LFT 指标升高。

（5）输液反应：急性超敏反应，包括低血压和（或）支气管痉挛或全身皮疹/红斑。

（6）神经系统：周围感觉神经毒性（感觉异常、感觉迟钝、疼痛）。

（7）其他：严重体液潴留、肌痛、发热、虚弱和肿瘤溶解综合征。

6. 注意事项

（1）先前存在肝功能不全的患者发生严重毒性的风险增加。

（2）先前存在积液的患者，从第一次给药开始就应该密切监测可能的积液恶化。

（3）多西他赛治疗的患者有黄斑囊样水肿的报道。对于出现视力受损的患者，应及时进行评估。

（4）在多西他赛单独使用及联合其他化疗药物治疗的患者中发生了小肠结肠炎和中性粒细胞减少性结肠炎（斑疹伤寒）。注意中性粒细胞减少患者，尤其是有胃肠道并发症风险的患者。

（5）据报道，使用多西他赛治疗的患者可发生第二原发恶性肿瘤（如 AML、MDS、NHL、肾癌）。

（6）乙醇含量：由于含有乙醇，已有多西他赛制剂中毒的病例报道。应就潜在的中枢神经系统影响和避免驾驶或操作机器向患者提供咨询。通常采用较低剂量、每周剂量的方案。有关剂量指南请查阅当前文献。

（7）使用非邻苯二甲酸二异辛酯（DEHP）塑化的容器和给药装置。

（8）胚胎-胎儿毒性：孕妇使用多西他赛可能会对胎儿造成伤害。

多塔利单抗（Dostarlimab）

1. 作用机制　本品为与 PD-1 受体结合的人源化单克隆抗体，阻断其与 PD-1 配体的结合。

2. 美国 FDA 批准的适应证　子宫内膜癌：根据美国 FDA 批准的检测确定的错配修复缺陷型（dMMR）复发或晚期子宫内膜癌，后者在既往的含铂方案治疗期间或之后出现进展。

3. 美国 FDA 批准的剂量

（1）第 1～4 次剂量：500mg，每 3 周 1 次。

（2）后续剂量（第 4 次剂量后 3 周开始）：1000mg，每 6 周 1 次。

（3）静脉输注 30min 以上。继续治疗，直至疾病进展或出现不可接受的毒性。

4. 剂量调整标准

（1）不建议减少剂量。通常因毒性而停药。

（2）肾脏（轻度至重度）：对 PK 无显著影响。

（3）肝脏（轻度至重度）：对 PK 无显著影响。

5. 不良反应

（1）胃肠系统：恶心/呕吐（未分类）、腹泻和便秘。

（2）造血系统：贫血。

（3）输液相关反应：输液相关反应。

（4）其他：乏力、虚弱和 IMAR（任何器官系统）。

6. 注意事项

（1）据报道，给予 PD-1/PD-L1 抑制剂后接受异基因 HSCT 可发生致命的或其他严重并发症。

（2）IMAR 可发生于任何器官系统或组织中，包括以下几种：免疫介导的肺炎、免疫介导的结肠炎、免疫介导的肝炎、免疫介导的内分泌疾病、免疫介导的肾炎和免疫介导的皮肤反应。监测 IMAR 的体征和症状，并查阅处方信息和已制定的管理指南。

（3）胚胎-胎儿毒性：给孕妇使用多塔利单抗可能会对胎儿造成伤害。

多柔比星（Doxorubicin）

1. 作用机制　本品为嵌入剂；可抑制拓扑异构酶Ⅱ活性。

2. 美国 FDA 批准的适应证

（1）乳腺癌：作为多药辅助化疗的组成部分用于原发性乳腺癌切除后腋窝淋巴结受累的女性。

（2）急性淋巴细胞白血病、急性髓细胞性白血病、肾母细胞瘤（Wilms 肿瘤）、神经母细胞瘤、软组织和骨肉瘤、乳腺癌、卵巢癌、甲状腺癌、支气管癌、胃癌、膀胱移行细胞癌、霍奇金淋巴瘤和恶性淋巴瘤。

3. 美国 FDA 批准的剂量

（1）已报道许多给药方案，参考目前的文献，下面列出了常用的给药方案。

（2）单药：60～75mg/m^2，静脉注射，每 21 天重复 1 次。

（3）与其他药物联合使用：40～75mg/m^2，静脉注射，每 21～28 天重复 1 次。

4. 剂量调整标准

（1）肝脏：有。

（2）骨髓抑制：有。

5. 不良反应

（1）心血管系统：CHF（总的终生累积剂量＞450mg/m^2 后，心脏毒性风险快速增加）和心律失常。

（2）皮肤和皮肤系统：指甲色素沉着、甲剥离、脱发、放射回忆性皮炎及伴有渗出的组织损伤/坏死。

（3）胃肠系统：恶心/呕吐（中度）、黏膜炎。

（4）造血系统：骨髓抑制。

（5）其他：淡红色尿、发热、畏寒、继发性恶性肿瘤。

6. 注意事项

（1）继发性恶性肿瘤：蒽环类药物治疗后继发性急性髓细胞性白血病和骨髓增生异常综合征的发生率较高。

（2）多柔比星可以增加放疗引起的毒性。既往放疗后接受多柔比星治疗的患者可能会发生放射回忆反应。

（3）胚胎-胎儿毒性：孕妇使用多柔比星可能伤害胎儿。

（4）发泡剂。

注射用盐酸多柔比星脂质体

（Doxorubicin HCL Liposome Injection）

1. 作用机制 本品为嵌入剂；可抑制拓扑异构酶Ⅱ活性。

2. 美国 FDA 批准的适应证

（1）AIDS 相关卡波西肉瘤（KS）（既往接受联合化疗后疾病进展或对这种治疗不能耐受的患者）。

（2）卵巢癌（以铂类为基础的化疗后进展或复发性疾病）。

（3）多发性骨髓瘤：与硼替佐米联合使用，用于治疗未接受过硼替佐米且既往接受至少一种治疗的患者。

3. 美国 FDA 批准的剂量

（1）AIDS 相关卡波西肉瘤：20mg/m^2，静脉滴注 30min 以上，每 3 周重复 1 次。

（2）卵巢癌：50mg/m^2，静脉滴注 60min 以上，每 4 周重复 1 次。

（3）多发性骨髓瘤：仅在硼替佐米给药后第 4 天给药（硼替佐米剂量为 1.3mg/m^2，静脉推注，第 1、4、8、11 天），30mg/m^2，静脉滴注 60min 以上，每 3 周重复 1 次，可达 8 个周期，直至疾病进展或出现不可接受的毒性。

（4）注意：应最初以 1mg/min 的滴速开始，以使输液反应风险最小化。如果未观察到输液相关的不良反应，滴速可加快。

4. 剂量调整标准

（1）肝脏：有。

（2）骨髓抑制：有

（3）非造血系统毒性（手足综合征、口腔炎）：有。

5. 不良反应

（1）心血管系统：CHF 和心律失常。

（2）皮肤和皮肤系统：手足综合征、脱发和皮疹。

（3）胃肠系统：恶心/呕吐（轻度）、黏膜炎/口腔炎。

（4）造血系统：骨髓抑制。

（5）输液相关反应：潮红、呼吸急促、面部肿胀、头痛、畏寒、胸痛、背痛、胸部或喉部发紧、发热、心动过速、瘙痒、皮疹、发绀、晕厥、支气管痉挛、哮喘、呼吸暂停和（或）低血压。

（6）其他：虚弱和淡红色尿。

6. 注意事项

（1）不要与多柔比星非脂质体剂型相混淆。

（2）同样药物的脂质体剂型可能不是等效的。

（3）本品为刺激物。

（4）仅与5%葡萄糖溶液（D5W）混合；不要使用管状过滤器。

（5）大多数输液相关事件出现在第一次输液期间。

（6）大剂量累积注射用盐酸多柔比星脂质体的经验有限，目前还未建立基于心脏毒性风险的累积剂量限度。生产厂家推荐用传统多柔比星的累积剂量限度作为盐酸多柔比星脂质体的累积剂量限度（如根据风险因素，累积剂量≥400～550mg/m^2）。

（7）胚胎-胎儿毒性：孕妇使用注射用盐酸多柔比星脂质体可能伤害胎儿。

度伐利尤单抗（Durvalumab）

1. 作用机制 本品为与PD-L1结合的人单克隆抗体，阻断与受体的相互作用。

2. 美国FDA批准的适应证

（1）非小细胞肺癌（NSCLC）：在同时接受以铂类为基础的化疗联合放疗后未出现疾病进展的不可切除的Ⅲ期NSCLC患者。

（2）小细胞肺癌（SCLC）：联合依托泊苷和卡铂或顺铂作为广泛期SCLC的一线治疗。

3. 美国FDA批准的剂量

（1）静脉输注超过60min。

（2）NSCLC

1）体重≥30kg：10mg/kg，每2周1次，或1500mg，每4周1次。

2）体重＜30kg：10mg/kg，每2周1次。

（3）SCLC

1）体重≥30kg：联合化疗，1500mg，每3周1次，然后单药，1500mg，每4周1次。

2）体重＜30kg：联合化疗，20mg/kg，每 3 周 1 次，然后单药，10mg/kg，每 2 周 1 次。

4. 剂量调整标准

（1）不建议减少度伐利尤单抗的剂量。通常因毒性而停药。

（2）肾脏（轻度或中度，CrCl 30～89ml/min）：对 PK 无显著影响。

（3）肾脏（严重，CrCl＜30ml/min）：无可用数据。

（4）肝脏（轻度）：对 PK 无显著影响。

（5）肝脏（中度或重度）：无可用数据。

5. 不良反应

（1）皮肤和皮肤系统：皮疹和脱发。

（2）胃肠系统：恶心/呕吐（轻微）。

（3）输液相关反应：输液相关反应。

（4）呼吸系统：咳嗽。

（5）其他：乏力/虚弱、上呼吸道感染、呼吸困难和 IMAR（任何器官系统）。

6. 注意事项

（1）已报道，异基因 HSCT 后接受 PD-1/PD-L1 抑制剂可发生致命的和其他严重的并发症。

（2）IMAR 可以发生于任何器官系统或组织中，包括免疫介导的肺炎、免疫介导的结肠炎、免疫介导的肝炎、免疫介导的内分泌疾病、免疫介导的肾炎和免疫介导的皮肤反应。监测 IMAR 的体征和症状，并查阅处方信息和已制定的管理指南。

（3）胚胎-胎儿毒性：给孕妇使用度伐利尤单抗可能会对胎儿造成伤害。

杜韦利西布（Duvelisib）

1. 作用机制　本品为 PI3Kδ 和 PI3Kγ 的抑制剂（在恶性 B 细胞中表达），阻止关键细胞信号通路，最终导致肿瘤细胞凋亡。

2. 美国 FDA 批准的适应证

（1）慢性淋巴细胞白血病（CLL）/小淋巴细胞淋巴瘤（SLL）：既往至少接受 2 种治疗后复发或难治性 CLL 或 SLL。

（2）滤泡性淋巴瘤（FL）：至少 2 种全身治疗后复发或难治性 FL。

3. 美国 FDA 批准的剂量　25mg，口服，每天 2 次，与食物或不与食物一起服用。

4. 剂量调整标准

（1）肾脏（CrCl 为 23～80ml/min）：对 PK 无显著影响。

（2）肝脏（轻度至重度，Child-Pugh 分级 A 级、B 级或 C 级）：对 PK 无显著影响。

（3）CYP3A4 抑制剂（强效）：有。

（4）血液学毒性：有。

（5）非血液学毒性：有。

5. 不良反应

（1）皮肤和皮肤系统：皮疹和严重皮肤反应。

（2）胃肠系统：恶心/呕吐（轻微-低度）和腹泻/结肠炎。

（3）造血系统：中性粒细胞减少和贫血。

（4）肝脏：肝毒性。

（5）呼吸系统：咳嗽、肺炎和肺炎。

（6）其他：乏力、发热、上呼吸道感染、严重感染和肌肉骨骼疼痛。

6. 注意事项

（1）杜韦利西布与以下致命和严重毒性相关的黑框警告及 REMS 项目相关：感染（31%）、腹泻或结肠炎（18%）、皮肤反应（5%）和肺炎（5%）。

（2）在治疗期间和治疗后对肺孢子菌肺炎进行预防，直至绝对 $CD4^{+}$ T 细胞计数＞200/μl。考虑进行预防性抗病毒治疗防止巨细胞病毒感染/再激活。

（3）避免同时服用 CYP3A 诱导剂。

（4）如果强效或中效 CYP3A 抑制剂与杜韦利西布同时给药，则监测杜韦利西布毒性。当与强效 CYP3A4 抑制剂联合用药时，减少杜韦利西布剂量。

（5）如果与 CYP3A 底物同时给药，监测与敏感 CYP3A 底物相关的毒性征兆。

（6）胚胎-胎儿毒性：给孕妇服用杜韦利西布可能会对胎儿造成伤害。

埃罗妥珠单抗（Elotuzumab）

1. 作用机制　本品为针对骨髓瘤细胞和 NK 细胞表达的信号淋巴细胞激活分子家族成员 7（SLAMF7）蛋白的人源化 IgG1 单克隆抗体。埃罗妥珠单抗与 SLAMF7 结合有助于激活 NK 细胞与骨髓瘤细胞之间的相互作用，从而导致 ADCC。

2. 美国 FDA 批准的适应证　多发性骨髓瘤。

（1）联合来那度胺和地塞米松治疗既往接受过 1～3 种方案治疗的成人患者。

（2）联合泊马度胺和地塞米松治疗既往接受过至少 2 种方案治疗的成人患者，包括来那度胺和 1 种 PI。

3. 美国 FDA 批准的剂量

（1）联合来那度胺和地塞米松治疗多发性骨髓瘤

1）埃罗妥珠单抗给药前 3～24h 预先给予地塞米松 28mg，口服；或给药前

45～90min，给予地塞米松 8mg，静脉注射，以及 H_1 受体拮抗剂、H_2 受体拮抗剂和对乙酰氨基酚。

2）前 2 个周期每周静脉注射 10mg/kg，此后每 2 周 1 次，联合使用来那度胺和地塞米松。28 天为 1 个周期。

（2）联合泊马度胺和地塞米松治疗多发性骨髓瘤

1）给药前 3～24h，75 岁以下患者口服地塞米松 28mg，75 岁以上患者口服地塞米松 8mg，给药前 45～90min 静脉注射地塞米松 8mg、H_1 受体拮抗剂、H_2 受体拮抗剂和对乙酰氨基酚。

2）前 2 个周期每周静脉输注 10mg/kg，然后从第 3 周期开始，每 4 周静脉输注 20mg/kg，并与泊马度胺和地塞米松联合使用。1 个周期持续时间为 28 天。

（3）根据患者耐受性逐步提高输注率。对于 10mg/kg 剂量，开始第 1 周期，第 1 次剂量为 0.5ml/min。输液速度可每隔 30min 加倍，最大速度为 2ml/min。第 1 周期，第 2 次剂量可以 3ml/min 开始，30min 后增加至 4ml/min。随后的 10mg/kg 剂量可从 5ml/min 开始。对于 20mg/kg 剂量，以 3ml/min 开始第 1 次给药，30min 后增至 4ml/min。如果耐受，所有后续剂量可按 5ml/min 输注。

4. 剂量调整标准

（1）肾脏：无。

（2）肝脏（轻度）：无。

（3）肝脏（中度至重度）：无数据。

5. 不良反应

（1）胃肠系统：腹泻和便秘。

（2）造血系统：血小板减少。

（3）肝脏：ALT/AST 和总胆红素升高。

（4）输液相关反应：发热、畏寒和高血压。

（5）神经系统：周围神经病变、头痛。

（6）呼吸系统：肺炎、咳嗽和鼻咽炎。

（7）其他：疲劳、发热和感染。

6. 注意事项

（1）埃罗妥珠单抗可引起输液反应，可能很严重。需要进行预处理，反应严重时可能需要中断用药或减慢输液速度。

（2）临床试验中的感染发生率很高。监测发热和其他感染症状并及时治疗。

（3）在使用埃罗妥珠单抗治疗的患者中观察到第二原发恶性肿瘤的发生率较高，应注意监测。

（4）肝毒性：治疗期间定期监测肝酶。肝酶升高 3 级或以上时停止治疗。恢复至基线值后，可考虑恢复治疗。

（5）在骨髓瘤患者的血清蛋白电泳和血清免疫荧光分析中可检测到埃罗妥珠单抗，影响正确的反应分类。

恩西地平（Enasidenib）

1. 作用机制　本品为异柠檬酸脱氢酶（*IDH2*）变异体基因突变的小分子抑制剂，该突变可导致 D-2-羟基戊二酸（D-2-HG）水平降低、原始细胞计数减少和成熟髓细胞百分比增加。

2. 美国 FDA 批准的适应证　急性髓细胞性白血病（AML）：通过美国 FDA 批准的试验检测到的携带 *IDH2* 突变的复发性或难治性 AML。

3. 美国 FDA 批准的剂量　100mg，口服，每天 1 次，直至疾病进展或出现不可接受的毒性。可在不考虑食物的情况下服用。

4. 剂量调整标准

（1）肾脏（轻度或中度，CrCl≥30ml/min）：对 PK 无显著影响。

（2）肾脏（严重，CrCl＜30ml/min）：无可用数据。

（3）肝脏（轻度）：对 PK 无显著影响。

（4）肝脏（中度或重度）：无可用数据。

（5）血液学毒性：有。

（6）非血液学毒性：有。

5. 不良反应

（1）胃肠系统：恶心/呕吐（中度高）、腹泻和食欲减退。

（2）肝脏：胆红素升高。

（3）其他：分化综合征。

6. 注意事项

（1）恩西地平与分化综合征的黑框警告有关，如果不治疗，可能会致命。如果怀疑有分化综合征，应开始皮质类固醇治疗和血流动力学监测，直至症状消失。

（2）当与 OATP1B1、OATP1B3、BCRP 和 P-gp 底物同时给药时，根据处方信息和临床指征减少底物的剂量。

（3）胚胎-胎儿毒性：给孕妇服用恩西地平可能会对胎儿造成伤害。

康奈非尼（Encorafenib）

1. 作用机制　本品为靶向 *BRAF* V600E 及野生型 *BRAF* 和 *CRAF* 的激酶抑制剂。

2. 美国 FDA 批准的适应证

（1）转移性黑色素瘤：与比美替尼（Binimetinib）联合治疗经美国 FDA 批准的试验检测到的 *BRAF* V600E 或 V600K 突变的不可切除的或转移性黑色素瘤。

（2）转移性结直肠癌（mCRC）：与西妥昔单抗联合治疗 *BRAF* V600E 突变的 mCRC，该突变可通过美国 FDA 批准的试验在既往治疗之后检测到。

3. 美国 FDA 批准的剂量

（1）转移性黑色素瘤：450mg，口服，每天 1 次，与比美替尼联合使用，直至疾病进展或出现不可接受的毒性。可在不考虑食物的情况下服用。

（2）mCRC：300mg，口服，每天 1 次，联合西妥昔单抗，直至疾病进展或出现不可接受的毒性。可在不考虑食物的情况下服用。

4. 剂量调整标准

（1）肾脏（轻度或中度，CrCl 为 30～＜90ml/min）：无。

（2）肾脏（严重，CrCl＜30ml/min）：未确定。

（3）肝脏（轻度，Child-Pugh 分级 A 级）：无。

（4）肝脏（中度或重度，Child-Pugh 分级 B 级或 C 级）：未确定。

（5）CYP3A4 抑制剂（强效或中效）：有。

（6）非血液学毒性：有。

5. 不良反应

（1）心血管系统：QT 间期延长。

（2）皮肤和皮肤系统：痤疮样皮炎、皮疹和新的原发性恶性肿瘤（皮肤）。

（3）胃肠系统：恶心/呕吐（中度-高度）、腹痛、腹泻和食欲减退。

（4）造血系统：出血。

（5）视觉系统：葡萄膜炎。

（6）其他：疲劳、关节痛和新的原发性恶性肿瘤（非皮肤）。

6. 注意事项

（1）康奈非尼不适用于治疗野生型 *BRAF* 黑色素瘤或 CRC 患者。*BRAF* 野生型肿瘤中的细胞增殖和肿瘤诱发可能会发生。

（2）胚胎-胎儿毒性：当给孕妇服用康奈非尼时，可能会对胎儿造成伤害。康奈非尼可能会降低具有生殖潜力男性的生育能力。

恩诺单抗（Enfortumab Vedotin）

1. 作用机制　作为一种 Nectin-4 导向的 ADC，恩诺单抗与肿瘤细胞上的 Nectin-4 结合，发生内化，然后释放细胞毒性有效载荷 MMAE（一种微管破坏剂），导致DNA损伤和细胞凋亡。

2. 美国FDA批准的适应证 尿路上皮癌：既往在新辅助/辅助治疗、局部晚期或转移性肿瘤治疗的情况下使用PD-1或PD-L1抑制剂和含铂化疗药治疗后的局部晚期或转移性尿路上皮癌。

3. 美国FDA批准的剂量 1.25mg/kg（最大剂量为125mg），静脉输注30min以上，第1、8、15天，每28天1个周期，直至疾病进展或出现不可接受的毒性。

4. 剂量调整标准

（1）肾脏：无。

（2）肝脏（轻度，Child-Pugh分级A级）：无。

（3）肝脏（中度或重度，Child-Pugh分级B级或C级）：避免使用。

（4）血液学毒性：有。

（5）非血液学毒性：有。

5. 不良反应

（1）皮肤和皮肤系统：皮疹、脱发、瘙痒、皮肤干燥和严重皮肤不良反应。

（2）内分泌系统：高血糖。

（3）胃肠系统：恶心/呕吐（低度）、食欲减退、味觉障碍和腹泻。

（4）输液相关反应：输液部位外渗。

（5）中枢和周围神经系统：周围神经病变。

（6）视觉系统：干眼症和角膜疾病。

（7）其他：乏力。

6. 注意事项

（1）同时使用强效CYP3A4抑制剂可能会增加MMAE的暴露。

（2）胚胎-胎儿毒性：给孕妇使用恩诺单抗可能会对胎儿造成伤害。

恩曲替尼（Entrectinib）

1. 作用机制 本品为原肌球蛋白受体酪氨酸激酶（TRK）（如TRKA、TRKB和TRKC）[由神经营养酪氨酸受体激酶（*NTRK*）基因编码]、ROS1和ALK抑制剂。恩曲替尼阻断由TRK、ROS1和ALK激酶结构域的融合蛋白驱动的下游信号通路的过度激活。

2. 美国FDA批准的适应证

（1）非小细胞肺癌（NSCLC）：ROS1阳性转移性NSCLC成年患者。

（2）患有实体瘤的成人和12岁及以上儿童

1）具有*NTRK*基因融合，无已知的获得性耐药突变。

2）转移性或手术切除可能导致严重的并发症。

3）在治疗后出现进展或没有令人满意的替代治疗。

3. 美国 FDA 批准的剂量

（1）*ROS1* 融合突变的 NSCLC：600mg，口服，每天 1 次。

（2）*NTRK* 基因融合阳性肿瘤的成人：600mg，口服，每天 1 次。

（3）*NTRK* 基因融合阳性肿瘤的 12 岁及以上儿童

1）BSA＞$1.50m^2$，600mg，口服，每天 1 次。

2）BSA 1.11～$1.50m^2$，500mg，口服，每天 1 次。

3）BSA 0.91～$1.10m^2$，400mg，口服，每天 1 次。

（4）对于所有适应证，给药时不要考虑食物，直至疾病进展或出现不可接受的毒性。

4. 剂量调整标准

（1）肾脏（轻度或中度，CrCl 30～＜90ml/min）：无。

（2）肾脏（严重，CrCl＜30ml/min）：无可用数据。

（3）肝脏（轻度）：无。

（4）肝脏（中度或重度）：无可用数据。

（5）CYP3A 抑制剂（强效或中效）：有。

（6）血液学毒性：有。

（7）非血液学毒性：有。

5. 不良反应

（1）心血管系统：CHF 和 QT 间期延长。

（2）胃肠系统：恶心/呕吐（轻微至低度）、便秘、腹泻和发音障碍。

（3）肝脏：肝毒性。

（4）中枢和周围神经系统：感觉障碍和中枢神经系统影响（认知障碍、情绪障碍、头晕和睡眠障碍）。

（5）视觉系统：视力障碍。

（6）呼吸系统：呼吸困难和咳嗽。

（7）其他：乏力、水肿、肌痛、体重增加、发热、关节痛、骨折和高尿酸血症。

6. 注意事项

（1）开始治疗前评估 LVEF，监测 CHF 的体征和症状。

（2）避免同时服用中效和强效 CYP3A 抑制剂。如果需要联合用药，请减少恩曲替尼的剂量。

（3）避免同时服用中效和强效 CYP3A 诱导剂。

（4）胚胎-胎儿毒性：给孕妇服用恩曲替尼可能会对胎儿造成伤害。

恩扎鲁胺（Enzalutamide）

1. 作用机制　本品抑制雄激素与雄激素受体结合，抑制雄激素受体的核易位及其与 DNA 的相互作用。

2. 美国 FDA 批准的适应证　前列腺癌；去势抵抗性前列腺癌（CRPC）或转移性去势敏感性前列腺癌（mCSPC）患者。

3. 美国 FDA 批准的剂量　160mg，口服，每天 1 次，进食时或非进食时服用。

4. 剂量调整标准

（1）肝脏（Child-Pugh 分级 A 级、B 级、C 级）：无。

（2）肾脏（CrCl 为 30～89ml/min）：无。

（3）肾脏（CrCl＜30ml/min，ESRD）：未知。

（4）非造血系统毒性：有。

5. 不良反应

（1）心血管系统：高血压。

（2）内分泌系统：潮热。

（3）胃肠系统：腹泻。

（4）泌尿生殖系统：血尿。

（5）造血系统：中性粒细胞减少。

（6）肝脏：LFT 指标升高。

（7）呼吸系统：下呼吸道感染。

（8）神经系统：马尾综合征、幻觉、头痛、感觉异常、惊厥和脊髓压迫。

（9）其他：焦虑、关节痛、乏力、腰痛、乏力、肌肉无力、肌肉骨骼疼痛和外周性水肿。

6. 注意事项

（1）恩扎鲁胺的半衰期为 5.8 天。随着每天给药，恩扎鲁胺在 28 天达到稳态。

（2）避免与强效 CYP2C8 抑制剂（如吉非罗齐、利托那韦和索拉非尼）联合应用。如果有必要联合用药，恩扎鲁胺的剂量减少至 80mg，每天 1 次。如果联合应用的强效抑制剂停止使用，可从原始剂量重新开始。

（3）避免与强效 CYP3A4 诱导剂联合应用。如果需要联合用药，将恩杂鲁胺的剂量从 160mg 增加至 240mg，每天 1 次。避免与窄治疗指数的 CYP3A4、CYP2C9 和 CYP2C19 底物联合应用，因为恩杂鲁胺可能会降低这些药物的血浆暴露。

（4）如果恩扎鲁胺与华法林联用，应进行 INR 监测。

（5）在临床试验中，0.9%使用恩扎鲁胺治疗的患者出现癫痫发作。癫痫发生于开始治疗后 31～603 天。恩扎鲁胺在有癫痫诱发因素患者中的安全性仍未知。

（6）神经毒性：据报道，恩扎鲁胺可引起癫痫和可逆性后部脑病综合征。

（7）胚胎-胎儿毒性：妇女不适合应用恩扎鲁胺。孕妇使用恩扎鲁胺可伤害胎儿。

表柔比星（Epirubicin）

1. 作用机制 本品为嵌入剂；可抑制拓扑异构酶Ⅱ活性。

2. 美国 FDA 批准的适应证 腋窝淋巴结阳性乳腺癌的辅助治疗。

3. 美国 FDA 批准的剂量

（1）在试验中应用以下给药方案，支持使用表柔比星作为腋窝淋巴结阳性乳腺癌患者辅助治疗的一部分。

（2）CEF120 方案：60mg/m^2，静脉注射，第 1、8 天分别给予 1 次（每个周期的总剂量为 120mg/m^2），每 28 天重复 1 次，6 个周期（与环磷酰胺和氟尿嘧啶联合使用）。

（3）FEC100 方案：100mg/m^2，第 1 天给予 1 次，每 21 天重复 1 次，6 个周期（与环磷酰胺和氟尿嘧啶联合使用）。

4. 剂量调整标准

（1）肾脏：有。

（2）肝脏：有。

（3）骨髓抑制：有。

5. 不良反应

（1）心血管系统：CHF（总的终生累积剂量＞900mg/m^2 后，心脏毒性风险快速增加）和心律失常。

（2）皮肤和皮肤系统：脱发、皮疹、瘙痒、放射回忆反应和组织损伤/坏死伴外渗。

（3）胃肠系统：恶心/呕吐（中度）、黏膜炎和腹泻。

（4）造血系统：骨髓抑制。

（5）视觉系统：结膜炎和角膜炎。

（6）其他：面部潮红、闭经、嗜睡和继发性恶性肿瘤。

6. 注意事项

（1）胚胎-胎儿毒性：孕妇使用表柔比星可能对胎儿造成伤害。

（2）发泡剂。

厄达替尼（Erdafitinib）

1. 作用机制 本品为结合并抑制成纤维细胞生长因子受体（FGFR）1、

FGFR2、FGFR3 和 FGFR4 的激酶抑制剂。厄达替尼还结合 RET、集落刺激因子 1 受体（CSF1R）、PDGFR、FLT4、KIT 和 VEGFR。

2. 美国 FDA 批准的适应证 尿路上皮癌：局部晚期或转移性尿路上皮癌，在至少一线既往含铂化疗后进展，且携带 *FGFR3* 或 *FGFR2* 易感基因突变。

3. 美国 FDA 批准的剂量 8mg，口服，每天 1 次，如果符合标准，剂量增加至 9mg，每天 1 次。可在不考虑食物的情况下服用，维持治疗至疾病进展或出现不可接受的毒性。

4. 剂量调整标准

（1）肾脏[轻度或中度，根据 MDRD 公式，eGFR≥30ml/（min · 1.73m^2）]：对 PK 无显著影响。

（2）肾脏[严重，根据 MDRD 公式，eGFR＜30ml/（min · 1.73m^2）]：无可用数据。

（3）肝脏（轻度）：对 PK 无明显影响。

（4）肝脏（中度或重度）：无可用数据。

（5）CYP2C9 或 CYP3A4 诱导剂：有。

（6）非血液学毒性：有。

5. 不良反应

（1）肌酐：肌酐升高。

（2）皮肤和皮肤系统：甲癣、皮肤干燥、手足综合征。

（3）电解质紊乱：高磷血症、低磷血症、高钠血症、低镁血症和高钙血症。

（4）胃肠系统：恶心/呕吐（轻微-低度）、口腔炎、腹泻、口干、食欲减退、发音障碍、便秘和腹痛。

（5）造血系统：贫血。

（6）肝脏：ALT 升高、AST 升高、碱性磷酸酶升高。

（7）视觉系统：干眼症和中心性浆液性脉络膜视网膜病变/视网膜色素上皮层脱离。

（8）其他：乏力、低蛋白血症和肌肉骨骼疼痛。

6. 注意事项

（1）高磷血症是一种药效学效应，是抑制 FGFR 通路的结果，FGFR 通路参与近端小管的钠依赖性磷酸盐协同转运。在初始剂量调整期前避免与可能改变血清磷酸盐水平的药物同时使用。

（2）在治疗的前 4 个月，每月进行眼科检查，之后每 3 个月复查 1 次。

（3）避免与以下药物同时使用：中效 CYP2C9 或强效 CYP3A4 抑制剂，强效 CYP2C9 或强效 CYP3A4 诱导剂，以及具有窄的治疗指数的 CYP3A4 底物。

（4）当给予中效 CYP2C9 或 CYP3A4 诱导剂时，增加厄达替尼的剂量。

（5）避免同时使用有机阳离子转运体底物，或考虑根据耐受性降低 OCT2 基质的剂量。

（6）在给予具有窄治疗指数的 P-gp 底物之前或之后至少 6h 给予厄达替尼。

（7）胚胎-胎儿毒性：给孕妇服用厄达替尼可能会对胎儿造成伤害。

艾日布林（Eribulin）

1. 作用机制 本品抑制微管的生长期而不会影响缩短期，并隔离微管成为非解聚的聚集体。艾日布林是非紫杉类微管动力抑制剂。

2. 美国 FDA 批准的适应证

（1）乳腺癌：既往接受过至少 2 种化疗方案治疗的转移性乳腺癌患者。在辅助治疗或转移性疾病的情况下，既往的治疗应该包括蒽环类和紫杉类。

（2）脂肪肉瘤：既往接受过蒽环类药物治疗的无法切除或转移性脂肪肉瘤患者。

3. 美国 FDA 批准的剂量 1.4mg/m^2，静脉注射，2～5min 以上，第 1、8 天使用，每 21 天为 1 个周期。

4. 剂量调整标准

（1）肾脏（轻度）：无。

（2）肾脏（CrCl 为 15～49ml/min）：有。

（3）肾脏（CrCl＜15ml/min）：无研究。

（4）肝脏（轻度，Child–Pugh 分级 A 级）：有。

（5）肝脏（中度，Child–Pugh 分级 B 级）：有。

（6）肝脏（Child–Pugh 分级 C 级）：无研究。

（7）血液学毒性：有。

（8）非血液学毒性：有。

5. 不良反应

（1）皮肤和皮肤系统：脱发。

（2）心血管系统：QT 间期延长。

（3）电解质紊乱：低钾血症、低钙血症、低磷血症。

（4）胃肠系统：厌食、便秘、腹泻、腹痛和恶心/呕吐（低度）。

（5）泌尿生殖系统：尿路感染。

（6）造血系统：贫血和中性粒细胞减少。

（7）肝脏：LFT 指标升高。

（8）神经系统：头痛、外周运动神经和感觉神经病变。

（9）呼吸系统：咳嗽和呼吸困难。

（10）其他：脱发、关节痛/肌痛、虚弱、腰痛、骨痛、体重下降、乏力、四肢疼痛、发热。

6. 注意事项

（1）不要与其他药物混合或用含葡萄糖的溶液给药。

（2）对于CHF、缓慢性心律失常、已知服用可延长QT间期的药物（包括Ⅰa类和Ⅲ类抗心律失常药）和电解质紊乱的患者，需要对QT间期进行监测。避免将本品用于有先天性长QT间期综合征的患者。开始艾日布林治疗前纠正低钾血症或低镁血症，且治疗期间定期监测电解质。

（3）应密切监测患者的外周运动神经和感觉神经病变的症状。

（4）胚胎-胎儿毒性：当给予孕妇艾日布林时，预期会对胎儿造成伤害。女性患者在治疗期间应采取有效的避孕措施。

厄洛替尼（Erlotinib）

1. 作用机制　本品为酪氨酸激酶抑制剂［表皮生长因子受体1型（EGFR/HER1）］。

2. 美国FDA批准的适应证

（1）通过美国FDA批准的检测发现的具有*EGFR*外显子19缺失或外显子21（L858R）置换突变的转移性疾病患者的一线治疗。

（2）非小细胞肺癌（NSCLC）：经美国FDA批准的检测方法测定的肿瘤具有*EGFR*外显子19缺失或外显子21（L858R）置换突变的转移性疾病患者的一线、维持或至少一个先前化疗方案进展的二线或二线后的治疗。

（3）胰腺癌：与吉西他滨联合使用，一线治疗局部晚期、不可切除的或转移性胰腺癌患者。

3. 美国FDA批准的剂量

（1）非小细胞肺癌：150mg，口服，每天1次（至少在食物摄入前1h或食物摄入后2h给药）。

（2）胰腺癌：100mg，口服，每天1次（至少在食物摄入前1h或食物摄入后2h给药），与吉西他滨联合使用。

4. 剂量调整标准

（1）肾脏：无

（2）肝脏：慎用

（3）骨髓抑制：无

（4）非造血系统毒性：有。

5. 不良反应

（1）皮肤和皮肤系统：皮疹、瘙痒、干性皮肤、大疱性和剥脱性皮肤疾病。

（2）胃肠系统：恶心/呕吐（轻微）、腹泻、厌食、胃肠道穿孔。

（3）泌尿生殖系统：肾功能不全、急性肾衰竭、肝肾综合征。

（4）肝脏：LFT 指标升高、肝衰竭、肝肾综合征。

（5）视觉系统：结膜炎、干燥性角结膜炎、角膜穿孔、溃疡。

（6）呼吸系统：呼吸困难、咳嗽、间质性肺病。

（7）其他：乏力。

6. 注意事项

（1）*KRAS* 突变预示着对抗 EGFR 药物如厄洛替尼缺乏疗效。在开始治疗前，考虑评估 *KRAS* 突变。

（2）出现新的或进展性肺部症状急性发生（如呼吸困难、咳嗽或发热）的患者应中断治疗，进行诊断评估。如果诊断为间质性肺病，应终止厄洛替尼治疗。

（3）腹泻通常使用洛哌丁胺处理。对于洛哌丁胺治疗无效或已出现脱水的严重腹泻患者，中断治疗或减少剂量可能是必要的。

（4）在厄洛替尼治疗期间，监测转氨酶、胆红素和碱性磷酸酶。如果肝功能损害严重，应停止厄洛替尼治疗。

（5）在使用厄洛替尼治疗的胰腺癌患者中，心肌梗死、脑血管意外和微血管性溶血性贫血的风险增加。

（6）厄洛替尼通过 CYP3A4 和 CYP1A2 同工酶代谢。筛查与 CYP3A4 和 CYP1A2 抑制剂或诱导剂有相互作用的药物。其他的相互作用包括吸烟（降低厄洛替尼暴露）、服用香豆素类抗凝剂（INR 升高和出血事件），以及服用降低胃 pH 的药物（PPI、H_2 受体拮抗剂和抗酸药）。

（7）胚胎-胎儿毒性：孕妇使用厄洛替尼可造成胎儿伤害。

雌莫司汀（Estramustine）

1. 作用机制 本品是一种烷化剂、微管不稳定剂，且具有雌激素活性作用。

2. 美国 FDA 批准的适应证 转移性和（或）进展性前列腺癌的姑息治疗。

3. 美国 FDA 批准的剂量

（1）4.67mg/kg，口服，每天 3 次，或者 3.5mg/kg，口服，每天 4 次；每天总剂量 14mg/kg。

（2）餐前 1h 或餐后 2h 用水服药。避免同时给予牛奶、乳制品和富含钙的食物或药物。

4. 剂量调整标准　肝脏：慎重使用，无专门的剂量调整。

5. 不良反应

（1）心血管系统：水肿、体液潴留、VTE、高血压。

（2）内分泌系统：高血糖、男子乳房发育、阳痿。

（3）胃肠系统：腹泻和恶心（中度-高度）。

（4）肝脏：LFT 指标升高[尤其是 AST 或乳酸脱氢酶（LDH）]。

（5）呼吸系统：呼吸困难。

依托泊苷（Etoposide）

1. 作用机制　本品可抑制拓扑异构酶Ⅱ活性。

2. 美国 FDA 批准的适应证

（1）睾丸癌：与其他药物联合用于治疗难治性疾病。

（2）小细胞肺癌（SCLC）：与其他药物联合用于一线治疗。

3. 美国 FDA 批准的剂量

（1）睾丸癌：50～100mg/m^2，静脉滴注，30～60min 以上，每天 1 次，连用 5 天（第 1～5 天），每 3～4 周重复 1 次；或者 100mg/（m^2 · d），静脉滴注，30～60min 以上（第 1、3、5 天），每 3～4 周重复 1 次（与其他批准的药物联合使用）。查阅现有文献寻求推荐剂量。

（2）SCLC：35～50mg/（m^2 · d），静脉滴注，30～60min 以上，每天 1 次，连用 4～5 天，每 3～4 周重复 1 次（与其他药物联合使用）。查阅现有文献寻求推荐剂量。

（3）口服胶囊剂：在 SCLC 中，依托泊苷胶囊的推荐剂量是静脉注射剂量的 2 倍，精确至最接近 50mg。

4. 剂量调整标准　肾脏：有。

5. 不良反应

（1）皮肤和皮肤系统：脱发、皮疹、荨麻疹、瘙痒。

（2）胃肠系统：恶心/呕吐（静脉：低度；口服：中度至高度）、黏膜炎、厌食。

（3）造血系统：骨髓抑制。

（4）输液相关反应：低血压（与输液速度有关）、过敏反应[特征为畏寒、发热、心动过速、支气管痉挛、呼吸困难和（或）低血压]。

（5）其他：继发性恶性肿瘤。

磷酸依托泊苷（Etoposide phosphate）

1. 作用机制 本品在血浆中快速且完全转化为依托泊苷，从而抑制拓扑异构酶Ⅱ活性。

2. 美国 FDA 批准的适应证

（1）睾丸癌：与其他药物联合用于治疗难治性疾病。

（2）小细胞肺癌（SCLC）：与其他药物联合用于一线治疗。

3. 美国 FDA 批准的剂量

（1）睾丸癌：50～100mg/m^2，静脉滴注，每天 1 次，连用 5 天（第 1～5 天），每 3～4 周重复 1 次；或者 100mg/（m^2·d），静脉滴注，第 1、3、5 天，每 3～4 周重复 1 次（与其他批准的药物联合使用）。查阅现有文献寻求推荐剂量。

（2）SCLC：35～50mg/m^2，静脉滴注，每天 1 次，连用 4～5 天，每 3～4 周重复 1 次（与其他药物联合使用）。查阅现有文献寻求推荐剂量。

（3）与依托泊苷比较，已经使用较高速率的静脉给药，而且患者对磷酸依托泊苷的耐受性更好。磷酸依托泊苷给药时长为 5～210min（通常采用 5～30min 的输液持续时间）。

4. 剂量调整标准 肾脏：有。

5. 不良反应

（1）皮肤和皮肤系统：脱发、皮疹、荨麻疹、瘙痒。

（2）胃肠系统：恶心/呕吐（低度）、黏膜炎和厌食。

（3）造血系统：骨髓抑制。

（4）输液相关反应：低血压（与输液速度有关）、过敏反应[特征为畏寒、发热、心动过速、支气管痉挛、呼吸困难和（或）低血压]。

（5）其他：继发性恶性肿瘤。

6. 注意事项 磷酸依托泊苷是依托泊苷的一种水溶性酯类。磷酸依托泊苷的水溶性减少了稀释后和静脉给药期间沉淀出现的可能性。与传统依托泊苷相比，水溶性增强，也允许较低的稀释量和更快的静脉注射速度。

依维莫司（Everolimus）

1. 作用机制 本品抑制哺乳动物雷帕霉素靶蛋白（mTOR），是一种 PI3K/AKT 通路下游的丝氨酸-苏氨酸激酶。依维莫司与细胞内蛋白 FKBP-12 结合，与 mTOR 复合体 1 形成抑制复合物，因而抑制 mTOR 激酶活性。

2. 美国 FDA 批准的适应证

（1）乳腺癌：来曲唑或阿那曲唑治疗失败后，与依西美坦联合用于 HR 阳性、HER-2 阴性的绝经后晚期女性乳腺癌。

（2）进展性胰腺神经内分泌肿瘤（pNET）和胃肠或肺源性进展性、分化良好、无功能的神经内分泌肿瘤，这些肿瘤为不可切除、局部晚期或转移性肿瘤。

（3）舒尼替尼或索拉非尼治疗失败后的晚期肾细胞癌（RCC）。

（4）结节性硬化症（TSC）

1）不需要立即手术治疗的 TSC 相关性肾血管平滑肌脂肪瘤。

2）需要治疗干预，但无法根治性切除的 1 岁及以上儿童和成人 TSC 相关性室管膜下巨细胞星形细胞瘤（SEGA）患者。

3）2 岁及以上儿童和成人 TSC 相关性部分发作性癫痫患者的辅助治疗。

3. 美国 FDA 批准的剂量

（1）晚期 HR 阳性乳腺癌、晚期 NET、晚期 RCC 或有 TSC 的肾血管平滑肌脂肪瘤：10mg，口服，每天 1 次，进食时或非进食时服用。

（2）TSC 相关性 SEGA：4.5mg/m^2，口服，每天 1 次。

（3）TSC 相关性部分发作性癫痫：5mg/m^2，口服，每天 1 次。

4. 剂量调整标准

（1）肾脏：无。

（2）肝脏（Child-Pugh 分级 A 级、B 级或 C 级）：有。

（3）非血液学毒性：有

5. 不良反应

（1）肌酐：肌酐升高和肾衰竭。

（2）心血管系统：水肿。

（3）皮肤和皮肤系统：口腔溃疡和皮疹。

（4）电解质紊乱：低磷血症。

（5）内分泌系统：高胆固醇血症、高血糖和高三酰甘油血症。

（6）胃肠系统：腹痛、食欲减退、腹泻、黏膜炎、恶心（轻微至低度）和口腔炎。

（7）泌尿生殖系统：蛋白尿。

（8）造血系统：贫血、淋巴细胞减少、中性粒细胞减少和血小板减少。

（9）神经系统：头痛。

（10）呼吸系统：咳嗽、肺炎和呼吸道感染。

（11）其他：虚弱、乏力、发热、伤口愈合不良和感染。

6. 注意事项

（1）禁用于对依维莫司或其他西罗莫司衍生物或任何赋形剂超敏的患者。Afnitor Disperz®含有甘露醇。

（2）可用片剂和口服混悬片剂（Afinitor Disperz）。Afinitor Disperz 只推荐用

于治疗 SEGA 或 TSC 相关性部分性癫痫发作的患者，以及与治疗药物监测相结合。维持谷浓度在 5～15ng/ml。

（3）避免使用活疫苗，避免与接种活疫苗的人密切接触。

（4）避免使用含乙醇、过氧化物、碘或百里香的漱口水，因为它们可能会加剧口腔溃疡、口腔黏膜炎和口腔炎。

（5）依维莫司是 CYP3A4、P-gp 的底物和中效抑制剂。避免同时使用强效 CYP3A4 抑制剂和诱导剂。当依维莫司与 CYP3A4 和（或）P-gp 的中效抑制剂或强效 CYP3A4 诱导剂同时使用时，建议调整剂量。

（6）依维莫司具有免疫抑制特性，并且可以使患者易感染细菌、真菌、原虫或病毒，包括乙型肝炎病毒再激活。

（7）非感染性肺炎是西罗莫司衍生物的一种类效应。应监测患者低氧、胸腔积液、咳嗽或呼吸困难。

（8）据报道，在依维莫司治疗之前、期间或之后接受放疗的患者存在放疗增敏和放射回忆反应。

（9）胚胎-胎儿毒性：给予孕妇依维莫司可能会造成胎儿伤害。

依西美坦（Exemestane）

1. 作用机制 本品为一种不可逆的芳香化酶灭活剂。

2. 美国 FDA 批准的适应证

乳腺癌

1）用于前期已接受 2～3 年他莫昔芬治疗，后期转向依西美坦以完成总共连续 5 年辅助内分泌治疗的绝经后女性、ER 阳性早期乳腺癌。

2）用于他莫昔芬治疗失败后的绝经后女性患者的辅助治疗。

3. 美国 FDA 批准的剂量 25mg，口服，每天 1 次，饭后服用。

4. 剂量调整标准

（1）肾脏：无。

（2）肝脏：无[注意：肝功能不全或肾功能不全者，药物暴露增加。在这些情况下的长期（慢性）给药的安全性未进行研究。基于依西美坦重复剂量高达每天 200mg 时显示非危及生命的不良反应适度增加的经验，剂量调整似乎没有必要]。

5. 不良反应

（1）心血管系统：潮热和水肿

（2）胃肠系统：恶心和食欲增加。

（3）造血系统：淋巴细胞减少。

（4）神经系统：头痛、抑郁、失眠和焦虑。

（5）其他：肿瘤部位疼痛、虚弱、乏力、出汗增加和发热。

6. 注意事项

（1）随着时间推移，依西美坦的使用可降低骨密度（BMD）。患骨质疏松症的女性或有骨质疏松风险的女性应进行 BMD 评估和监测。应在开始治疗前评估维生素 D 水平，如果发现缺乏维生素 D，应补充维生素 D。

（2）同时使用强效 CYP3A4 诱导剂（如利福平、苯妥英）和依西美坦可减少依西美坦的暴露，需要将剂量调整至 50mg，每天 1 次。

德曲妥珠单抗（Fam-trastuzumab deruxtecan）

1. 作用机制 作为HER-2导向的ADC,德曲妥珠单抗与肿瘤细胞上的HER-2结合，经历内化，然后释放细胞毒性有效载荷 DXd（拓扑异构酶Ⅰ抑制剂），导致 DNA 损伤和细胞凋亡。

2. 美国 FDA 批准的适应证

（1）乳腺癌：在转移条件下接受 2 种或 2 种以上基于 HER-2 的抗-HER2 治疗后，无法切除的或转移性 HER-2 阳性乳腺癌。

（2）胃癌：既往采取以曲妥珠单抗为基础的治疗方案治疗后的局部晚期或转移性 HER-2 阳性胃腺癌或胃食管结合部腺癌的治疗。

3. 美国 FDA 批准的剂量

（1）乳腺癌：5.4mg/kg，静脉滴注，每 3 周 1 次，直至疾病进展或出现不可接受的毒性。

（2）胃癌：6.4mg/kg，静脉滴注，每 3 周 1 次，直至疾病进展或出现不可接受的毒性。

4. 剂量调整标准

（1）肾（轻度或中度，CrCl 为 30～＜90ml/min）：无。

（2）肾脏（严重，CrCl＜30ml/min）：无可用数据。

（3）肝脏（轻度或中度）：无。

（4）肝脏（严重）：无可用数据。

（5）血液学毒性：有。

（6）非血液学毒性：有。

5. 不良反应

（1）心血管系统：左心功能障碍。

（2）皮肤和皮肤系统：脱发。

（3）电解质紊乱：低钾血症。

（4）胃肠系统：恶心/呕吐（中度）、便秘、腹泻和食欲减退。

（5）造血系统：白细胞减少、贫血、中性粒细胞减少、血小板减少和淋巴细胞减少。

（6）肝脏：胆红素升高、AST 升高、ALT 升高及碱性磷酸酶升高。

（7）呼吸系统：咳嗽和间质性肺病/肺炎。

（8）其他：乏力和发热。

6. 注意事项

（1）德曲妥珠单抗的处方信息包含间质性肺病和肺炎的黑框警告。已报道死亡病例，应监测患者有无新的或恶化的呼吸道症状。

（2）德曲妥珠单抗的处方信息包含关于胚胎-胎儿毒性的黑框警告。在开始治疗前，告知患者需要有效避孕，并核实女性的妊娠状况。

（3）在开始使用德曲妥珠单抗之前，定期评估 LVEF。有症状的 CHF 患者应停止服用。

菲卓替尼（Fedratinib）

1. 作用机制　本品为具有抗 Janus 激酶（JAK2）和 FLT3 活性的激酶抑制剂。菲卓替尼抑制与骨髓增殖性肿瘤相关的 JAK2 异常激活。

2. 美国 FDA 批准的适应证　骨髓纤维化：中危-2 或高危原发性或继发性（真性红细胞增多症后或原发性血小板增多症后）骨髓纤维化。

3. 美国 FDA 批准的剂量　基线血小板计数≥50×10^9/L 的患者，400mg，口服，每天 1 次，可与食物一起或不与食物一起服用，但与高脂膳食一起服用可降低恶心/呕吐的发生率。

4. 剂量调整标准

（1）肾脏（轻度至中度，CrCl 为 30～89ml/min）：无。

（2）肾脏（重度，CrCl 为 15～29ml/min）：有。

（3）肝脏（轻度至中度）：对 PK 无显著影响。

（4）肝脏（重度）：避免使用。

（5）CYP3A4 抑制剂（强效）：有。

（6）血液学毒性：有。

（7）非血液学毒性：有。

5. 不良反应

（1）胃肠系统：恶心/呕吐（中度-高度）、腹泻、淀粉酶升高和脂肪酶升高。

（2）造血系统：贫血和血小板减少。

（3）肝脏：肝毒性。

（4）中枢和周围神经系统：脑病。

6. 注意事项

（1）菲卓替尼与包括 Wernicke 脑病在内的严重和致命性脑病的黑框警告相关。在开始服用菲卓替尼之前，在治疗期间定期评估所有患者的硫胺素水平，并根据临床指征进行评估。不要给予硫胺素缺乏患者菲卓替尼，并按照指征补充硫胺素。

（2）避免同时使用以下药物：强效和中效 CYP3A4 诱导剂及 CYP3A4 和 CYP2C19 双重抑制剂。如果不能避免使用强效 CYP3A4 抑制剂，则应减少菲卓替尼的剂量。

氟尿苷（Floxuridine）

1. 作用机制 本品为抗代谢药物（分解代谢为氟尿嘧啶）。

2. 美国 FDA 批准的适应证 用于已转移至肝脏的胃肠道腺癌的姑息治疗，用于精心选择的被认为通过外科手术或其他方法无法治愈的患者，采用持续区域动脉灌注给药。

3. 美国 FDA 批准的剂量 0.1～0.6mg/（kg · d），持续动脉灌注。肝动脉灌注通常采用更高的剂量[0.4～0.6mg/（kg · d）]，肝脏可以代谢这种药物，因此降低了全身毒性的可能性。治疗可以连续进行，直至出现不良反应；当毒性消退后，治疗可恢复。只要氟尿苷对患者继续有效，可以维持治疗。

4. 剂量调整标准

（1）肾脏：无。

（2）肝脏：无，慎用。

（3）骨髓抑制：有。

（4）非血液学毒性：有。

5. 不良反应

（1）心血管系统：心肌缺血。

（2）皮肤和皮肤系统：脱发、皮炎、皮疹。

（3）胃肠系统：恶心/呕吐、口腔炎、腹泻、肠炎、胃肠道溃疡和出血。

（4）造血系统：骨髓抑制。

（5）肝脏：LFT 指标升高。

（6）输液相关反应：区域动脉灌注操作并发症，如动脉瘤、动脉缺血、动脉血栓形成、栓塞、纤维肌炎、血栓性静脉炎、肝坏死、脓肿、导管部位感染、导管部位出血、导管阻塞、导管移位、导管漏。

（7）其他：发热、嗜睡、全身不适、虚弱。

氟达拉滨（Fludarabine）

1. 作用机制 本品为抗代谢物。

2. 美国 FDA 批准的适应证

（1）B 细胞 CLL，作为烷化剂治疗后的二线治疗。

（2）CLL：25mg/m^2，静脉滴注，30min 以上，每天 1 次，连用 5 天，每 28 天重复 1 次。

3. 剂量调整标准 肾脏：有。

4. 不良反应

（1）心血管系统：水肿。

（2）皮肤和皮肤系统：皮疹。

（3）胃肠系统：恶心/呕吐（轻微）、腹泻和厌食。

（4）造血系统：骨髓抑制、自身免疫性溶血性贫血和淋巴细胞减少。

（5）神经系统：虚弱、焦虑不安、精神错乱、视觉障碍、昏迷（严重神经毒性通常可见于大剂量给药方案中，但是在推荐剂量下罕见）、周围神经病变。

（6）呼吸系统：肺炎及严重肺部毒性的病例已报道。

（7）其他：肌痛、肿瘤溶解综合征和乏力。

5. 注意事项

（1）监测溶血性贫血。

（2）在一项研究氟达拉滨联合喷司他丁的试验中，可见致命性肺部毒性的高发生率。不推荐氟达拉滨与喷司他丁联合应用。

（3）在接受氟达拉滨治疗的患者中，输入非照射血液后已观察到罕见输血相关的移植物抗宿主病（GVHD）。如果正在接受氟达拉滨治疗的患者需要输血，应该考虑只应用照射后的血液制品。

（4）伴有巨大肿瘤负荷的 CLL 患者开始应用氟达拉滨治疗时，应监测肿瘤溶解综合征并考虑预防。

（5）胚胎-胎儿毒性：孕妇使用氟达拉滨可产生胎儿毒性。

氟尿嘧啶（Fluorouracil）

1. 作用机制 本品为抗代谢物。

2. 美国 FDA 批准的适应证 结肠癌、直肠癌、乳腺癌、胃癌和胰腺癌的姑息治疗。

3. 美国 FDA 批准的剂量 请查阅最近的文献资料。

4. 不良反应

（1）心血管系统：心绞痛、心肌缺血。

（2）皮肤和皮肤系统：干性皮肤、光敏性、手足综合征、脱发、皮炎和血栓性静脉炎。

（3）胃肠系统：恶心/呕吐（低度）、黏膜炎、腹泻、厌食、胃肠溃疡和出血。

（4）造血系统：骨髓抑制。

（5）神经系统：急性小脑综合征、眼球震颤、头痛、视觉改变和畏光。

（6）其他：过敏反应和全身过敏反应。

5. 注意事项 可以采用持续静脉输注或快速静脉给药（静脉推注或团注）。给药途径改变氟尿嘧啶的毒性谱（如持续静脉输注给药出现胃肠道毒性的可能性比黏膜炎和腹泻的可能性大，以及静脉团注给药有更多的血液学毒性）。

氟他胺（Flutamide）

1. 作用机制 本品为抗雄激素。

2. 美国 FDA 批准的适应证 适用于治疗 D2 期转移性前列腺癌（与促黄体生成素释放激素激动剂联合使用）或 B2～C 期局限性前列腺癌（与促黄体生成素释放激素激动剂和放疗联合治疗）。

3. 美国 FDA 批准的剂量

（1）D2 期转移性前列腺癌：250mg，口服，每天 3 次（每 8 小时 1 次）。

（2）B2-C 期前列腺癌：250mg，口服，每天 3 次（每 8 小时 1 次），于放疗前 8 周开始使用，并在整个放疗期持续给药。

4. 不良反应

（1）皮肤和皮肤系统：皮疹。

（2）胃肠系统：恶心/呕吐、腹泻、便秘。

（3）泌尿生殖系统：阳痿。

（4）内分泌系统：性欲丧失、潮热和男子乳房发育。

（5）肝脏：LFT 指标升高（定期监测 LFT，因为与胆汁淤积性黄疸、肝坏死和肝性脑病的罕见相关性）。

5. 注意事项 与华法林会发生相互作用；密切监测 INR。

氟维司群（Fulvestrant）

1. 作用机制　本品为 ER 拮抗剂。

2. 美国 FDA 批准的适应证　乳腺癌。

（1）既往未接受内分泌治疗的绝经后妇女中 HR 阳性、HER-2 阴性晚期乳腺癌患者的治疗。

（2）抗雌激素治疗后疾病进展的绝经后妇女中 HR 阳性转移性乳腺癌患者的治疗。

（3）与瑞博西尼联合作为初始内分泌为基础的治疗或内分泌治疗出现疾病进展后的绝经后妇女中 HR 阳性、HER-2 阴性晚期或转移性乳腺癌患者的治疗。

（4）与帕博西利或阿贝西利联合用于内分泌治疗后疾病进展的女性中 HR 阳性、HER-2 阴性晚期或转移性乳腺癌患者。

3. 美国 FDA 批准的剂量　500mg，肌内注射（两剂 5ml 注射液，每侧臀部各 1 剂），第 1、15、29 天，且以后每月 1 次。

4. 剂量调整标准

（1）肾脏：无。

（2）肝脏（轻度损伤）：无。

（3）肝脏（中度损伤）：有。

（4）肝脏（重度损伤）：没有试验过。

5. 不良反应

（1）心血管系统：外周性水肿。

（2）内分泌系统：潮热。

（3）胃肠系统：恶心/呕吐（未分类）、便秘、腹泻、腹痛、厌食。

（4）肝脏：LFT 指标升高。

（5）神经系统：头痛。

（6）呼吸系统：咳嗽、呼吸困难。

（7）其他：疼痛、乏力、咽炎、注射部位反应、虚弱。

6. 注意事项

（1）有出血倾向，血小板减少或使用抗凝药的患者慎用。

（2）胚胎-胎儿毒性：孕妇使用氟维司群可造成胎儿伤害。

吉非替尼（Gefitinib）

1. 作用机制　本品为 TKI（主要是 EGFR）。

2. 美国 FDA 批准的适应证　非小细胞肺癌（NSCLC）：通过美国 FDA 批准的测试检测到的具有 *EGFR* 外显子 19 缺失或外显子 21（L858R）置换突变的转移性疾病患者的一线治疗。

3. 美国 FDA 批准的剂量　250mg，口服，每天 1 次。

4. 剂量调整标准

（1）肾脏：在严重肾损害患者中未评估，慎用。

（2）肝脏：无；监测中至重度损伤的不良反应。

5. 不良反应

（1）皮肤和皮肤系统：皮疹、痤疮、干性皮肤和瘙痒。

（2）胃肠系统：恶心/呕吐（轻微）、腹泻、厌食。

（3）肝脏：LFT 指标升高。

（4）视觉系统：结膜炎、眼睑炎、角膜炎、干眼症、眼痛和角膜糜烂/溃疡（有时与异常睫毛生长有关）。

（5）呼吸系统：间质性肺病（间质性肺炎和肺泡炎）。

（6）其他：虚弱和体重减轻。

6. 注意事项

（1）对于出现急性发作或肺部症状恶化（呼吸困难、咳嗽和发热）的患者，应中断吉非替尼治疗，并立即调查这些症状。已报道与间质性肺病有关的死亡。

（2）腹泻可能很严重；对于严重或持续性腹泻患者，应停用吉非替尼。

（3）已报道发生大疱性或剥脱性皮肤病。治疗严重的大疱、脓疱或剥脱性皮肤疾病时应中断或停止使用吉非替尼。

（4）胚胎-胎儿毒性：孕妇使用吉非替尼可能造成胎儿伤害。

（5）吉非替尼在肝脏内广泛代谢，主要通过 CYP3A4 代谢。已注意到吉非替尼与强效 CYP3A4 抑制剂或诱导剂存在潜在的药物相互作用。当与强效 CYP3A4 酶诱导剂（如苯妥英或利福平）联合使用时，可以考虑将吉非替尼的剂量增至 500mg/d。

（6）吉非替尼可以与华法林发生潜在的相互作用，从而导致 PT 延长、INR 升高和出血事件；同时使用时，应定期监测 PT/INR。

吉西他滨（Gemcitabine）

1. 作用机制　本品为抗代谢物。

2. 美国 FDA 批准的适应证

（1）胰腺癌：作为局部晚期（不可切除的Ⅱ期或Ⅲ期）或转移性（Ⅳ期）胰腺癌患者的一线治疗，以及既往接受过氟尿嘧啶治疗的胰腺癌患者的治疗。

（2）非小细胞肺癌（NSCLC）：作为不可手术切除的，局部晚期（Ⅲa 期或Ⅲb 期）或转移性（Ⅳ期）NSCLC 患者的一线治疗（与顺铂联合应用）。

（3）转移性乳腺癌：作为既往采用含蒽环类辅助方法治疗失败的转移性乳腺癌患者的一线治疗（与紫杉醇联合应用），除非蒽环类药物有临床禁忌。

（4）卵巢癌：与卡铂联合用于治疗以铂类为基础的化疗完成后至少 6 个月复发的晚期卵巢癌患者。

3. 美国 FDA 批准的剂量

（1）胰腺癌（单药应用）：1000mg/m^2，静脉输注 30min 以上，每周 1 次，连用 7 周，随后休息 1 周。以后的周期应包括 1000mg/m^2，静脉输注 30min 以上，每周 1 次，每 4 周连用 3 周。

（2）NSCLC（与顺铂联合应用）

1）4 周方案：1000mg/m^2，静脉输注 30min 以上，第 1、8、15 天，每 28 天为 1 个周期。顺铂（100mg/m^2，静脉输注，1 次）仅在第 1 天应用吉西他滨后给药。

2）3 周方案：1250mg/m^2，静脉输注 30min 以上，第 1、8 天，每 21 天为 1 个周期。顺铂（100mg/m^2，静脉输注，1 次）仅在第 1 天应用吉西他滨后给药。

（3）转移性乳腺癌（与紫杉醇联合应用）：1250mg/m^2，静脉输注 30min 以上，第 1、8 天，每 21 天为 1 个周期。紫杉醇于应用吉西他滨前给药，剂量 175mg/m^2，静脉输注 3h 以上，1 次给药（仅第 1 天）。

（4）卵巢癌：1000mg/m^2，静脉输注 30min 以上，第 1、8 天，每 21 天为 1 个周期。卡铂（AUC=4）在第 1 天应用吉西他滨后静脉输注。

4. 剂量调整标准

（1）肾脏：慎用。

（2）肝脏：慎用。

（3）骨髓抑制：有。

（4）非血液学毒性：有。

5. 不良反应

（1）皮肤和皮肤系统：皮疹和脱发。

（2）胃肠系统：恶心/呕吐（低度）、便秘、腹泻和黏膜炎。

（3）泌尿生殖系统：蛋白尿、血尿、溶血性尿毒症综合征。

（4）造血系统：骨髓抑制。

（5）肝脏：LFT 指标升高和胆红素升高，罕见报道严重肝毒性。

（6）呼吸系统：呼吸困难及罕见报道的严重肺部毒性（肺炎、肺纤维化、肺水肿、急性呼吸窘迫综合征）。

（7）其他：发热、疼痛及罕见报道的血管毒性（血管炎）。

6. 注意事项

（1）已证明静脉输注速度会影响疗效和毒性。关于具体方案的合适给药速度请参考发表的文献。

（2）肺毒性：出现无法解释的新发的或恶化的呼吸困难或有严重肺毒性证据时，停用吉西他滨。

（3）在使用吉西他滨治疗的患者中，已报道有溶血性尿毒症综合征发生。在开始治疗前，评估肾功能，并在治疗期间定期评估。对于溶血性尿毒症综合征或严重肾功能损害患者，停用吉西他滨。

（4）放射治疗毒性加重：在放射治疗期间或在放射治疗后 7 天内给药可能会造成严重或危及生命的毒性。

（5）吉西他滨治疗的患者可能出现毛细血管渗漏综合征。

（6）在使用吉西他滨治疗的患者中，可发生 RPLS。在治疗过程中，如果发生 RPLS，则停用吉西他滨。

（7）胚胎-胎儿毒性：孕妇使用吉西他滨可能导致胎儿毒性。

吉妥珠单抗奥唑米星（Gemtuzumab Ozogamicin）

1. 作用机制　作为一种 CD33 导向的 ADC，吉妥珠单抗与表达 CD33 的肿瘤细胞结合，发生内化，然后释放有效载荷卡利奇霉素（一种诱导双链 DNA 断裂的细胞毒性剂），导致细胞凋亡。

2. 美国 FDA 批准的适应证

（1）急性髓细胞性白血病（AML）。

（2）新诊断的 CD33 阳性的 1 个月及以上儿童和成人 AML 的治疗。

（3）复发或难治性 CD33 阳性的 2 岁及以上儿童和成人 AML 的治疗。

3. 美国 FDA 批准的剂量

（1）用药前使用皮质类固醇、抗组胺药和对乙酰氨基酚。在输注期间和输注结束后至少 1h 监测患者。

（2）新诊断的 AML（联合方案）。

1）成人

诱导：$3mg/m^2$（最多 4.5mg），第 1、4 和 7 天，与柔红霉素和阿糖胞苷联合应用。

巩固：$3mg/m^2$（最高 4.5mg），第 1 天，联合应用柔红霉素和阿糖胞苷。

2）1 个月及以上的儿童

如果 BSA≥$0.6m^2$，则为 $3mg/m^2$；

如果 BSA＜$0.6m^2$，则为 0.1mg/kg。

（3）新诊断的 AML（单药治疗）

1）诱导：$6mg/m^2$，第 1 天；$3mg/m^2$，第 8 天。

2）巩固：$2mg/m^2$，第 1 天，每 4 周 1 个周期，持续 8 个周期。

3）不限于 4.5mg 剂量。

（4）复发或难治性 AML（单药治疗）：2 岁及以上的儿童和成人，$3mg/m^2$（最高 4.5mg），第 1、4 和 7 天。

4. 剂量调整标准

（1）肾脏（轻度或中度，CrCl 30～89ml/min）：对 PK 无显著影响。

（2）肾脏（严重，CrCl＜30ml/min）：无可用数据。

（3）肝脏（轻度）：对 PK 无显著影响。

（4）肝脏（中度或重度）：无可用数据。

（5）治疗期间的肝毒性：有。

（6）血液学毒性：有。

（7）非血液学毒性：有。

5. 不良反应

（1）皮肤和皮肤系统：皮疹。

（2）胃肠系统：恶心/呕吐（低度）、便秘、黏膜炎和食欲减退。

（3）造血系统：出血和发热性中性粒细胞减少。

（4）肝脏：肝毒性、肝静脉闭塞性疾病、AST 升高和 ALT 升高。

（5）输液相关反应：输液相关反应（包括过敏反应）。

（6）中枢和周围神经系统：头痛。

（7）其他：感染和发热。

6. 注意事项

（1）吉妥珠单抗奥唑米星与黑框警告的肝毒性（包括严重或致命的肝静脉闭塞性疾病）相关。

（2）胚胎-胎儿毒性：孕妇使用吉妥珠单抗奥唑米星可能会对胎儿造成伤害。

吉瑞替尼（Gilteritinib）

1. 作用机制 本品为在表达 FLT3-ITD、TKD-FLT3-D835Y 和 FLT3-ITD-D835Y 的细胞中抑制酪氨酸激酶（包括 FLT3）的小分子。因此，吉瑞替尼抑制表达 FLT3-ITD 的白血病细胞的受体信号传导，从而导致细胞凋亡。

2. 美国 FDA 批准的适应证 急性髓细胞性白血病（AML）：通过美国 FDA

批准的检测发现的携带 *FLT3* 突变的复发性或难治性 AML。

3. 美国 FDA 批准的剂量 120mg，口服，每天1次，与食物或不与食物一起。如果没有疾病进展或不可接受的毒性，建议至少治疗6个月，以便于留出临床缓解的时间。

4. 剂量调整标准

（1）肾脏（轻度至中度，CrCl 30～80ml/min）：对 PK 无显著影响。

（2）肾脏（严重，CrCl＜30ml/min）：无可用数据。

（3）肝脏（轻度或中度，Child-Pugh 分级 A 级或 B 级）：对 PK 无显著影响。

（4）肝脏（严重，Child-Pugh 分级 C 级）：无可用数据。

（5）非血液学毒性：有。

5. 不良反应

（1）血清肌酐：肾损害。

（2）心血管系统：低血压和 QT 间期延长。

（3）皮肤和皮肤系统：皮疹。

（4）胃肠系统：恶心/呕吐（轻微-低度）、黏膜炎、非感染性腹泻、便秘和胰腺炎。

（5）造血系统：转氨酶升高。

（6）中枢和周围神经系统：头痛、头晕和 RPLS。

（7）视觉系统：眼部疾病。

（8）呼吸系统：呼吸困难和咳嗽。

（9）其他：肌痛/关节痛、疲劳/不适、发热、水肿和分化综合征。

6. 注意事项

（1）吉瑞替尼与分化综合征的黑框警告有关，如果不治疗，可能会致命。如果怀疑有分化综合征，应开始应用皮质类固醇治疗和进行血流动力学监测，直至症状消失。

（2）避免同时服用 P-gp 和强效 CYP3A 的共同诱导剂。

（3）考虑采用替代疗法代替强效 CYP3A 抑制剂治疗。如果不能避免联合用药，应更加频繁地监测吉瑞替尼的不良反应。

（4）胚胎-胎儿毒性：孕妇服用吉瑞替尼可能会对胎儿造成伤害。

格拉吉布（Glasdegib）

1. 作用机制 本品为 Hedgehog 通路抑制剂，结合并抑制平滑蛋白，后者是一种参与 Hedgehog 信号转导的跨膜蛋白。

2. 美国 FDA 批准的适应证 急性髓细胞性白血病（AML）：与低剂量阿糖胞

苷联合应用治疗 75 岁或以上新诊断的 AML 成年患者，或排除使用强化诱导化疗合并症的患者。

3. 美国 FDA 批准的剂量 在无不可接受的毒性或没有失去疾病控制的情况下，100mg，口服，每天 1 次。可在不考虑食物的情况下服用。

4. 剂量调整标准

（1）肾脏（轻度至重度，eGFR 15～89ml/min）：无。

（2）肝脏（轻度）：对 PK 无显著影响。

（3）肝脏（中度或重度）：未确定。

（4）CYP3A 诱导剂（中度）：有。

（5）血液学毒性：有。

（6）非血液学毒性：有。

5. 不良反应

（1）心血管系统：QT 间期延长。

（2）皮肤和皮肤系统：皮疹。

（3）胃肠系统：恶心/呕吐（轻微）、食欲减退、味觉障碍、黏膜炎和便秘。

（4）造血系统：贫血、出血、发热性中性粒细胞减少和血小板减少。

（5）呼吸系统：呼吸困难。

（6）其他：疲劳、肌肉骨骼疼痛和水肿。

6. 注意事项

（1）避免同时使用强效 CYP3A4 抑制剂或诱导剂。

（2）避免同时使用中效 CYP3A 诱导剂。如果需要联合用药，增加格拉吉布的剂量。

（3）格拉吉布可导致 QT 间期延长；监测心电图和电解质。避免同时使用延长 QT 间期的药物。如果需要联合用药，密切监测 QT 间期延长的风险。

（4）建议患者在治疗期间及最后 1 次剂量后至少 30 天内不要献血。

（5）格拉吉布处方信息包含一个关于胚胎-胎儿毒性的黑框警告，毒性包括孕妇服用时发生胚胎-胎儿死亡或存在严重出生缺陷风险。在开始治疗前进行妊娠检测，并建议有生育潜力的女性在治疗期间和最后 1 次剂量后至少 30 天内采用有效的避孕措施。告知男性本品有通过精液暴露的潜在风险，并在治疗期间和最后 1 次剂量后至少 30 天内与妊娠的伴侣或具有生殖潜力的女性伴侣一起使用避孕套。

醋酸戈舍瑞林缓释植入剂（Goserelin Acetate Implant）

1. 作用机制 本品为 LHRH 激动剂；长期给药可导致垂体促性腺激素持续抑制，以及随后男性血清睾酮和女性血清雌二醇水平抑制。

2. 美国 FDA 批准的适应证

（1）前列腺癌

1）晚期前列腺癌的姑息治疗。

2）T2b-T4 期（B2～C 期）前列腺癌：与氟他胺和放射治疗联合使用。应在开始放射治疗 8 周前开始应用醋酸戈舍瑞林和氟他胺治疗。

（2）乳腺癌：绝经前期或围绝经期女性晚期乳腺癌的姑息治疗。

（3）其他适应证：子宫内膜异位症、子宫内膜变薄。

3. 美国 FDA 批准的剂量

（1）晚期前列腺癌：3.6mg，皮下植入，每月 1 次；或者 10.8mg，皮下植入，每 12 周 1 次。

（2）B2～C 期前列腺癌：初次放射治疗前 8 周开始使用，并贯穿整个放射治疗期。方案为首先 3.6mg，皮下植入，28 天后 10.8mg，皮下植入；另一种方法，3.6mg，皮下植入，共注射 4 次，每次间隔 28 天，放射治疗前和放射治疗期间各皮下植入 2 次。

（3）乳腺癌：3.6mg，皮下植入，每 4 周 1 次。

4. 剂量调整标准

（1）肾脏：无

（2）肝脏：无

5. 不良反应

（1）心血管系统：血压暂时性改变（低血压或高血压）。

（2）内分泌系统：男性，潮热、乳房发育、性功能障碍、勃起减少；女性，潮热、头痛、阴道干燥、阴道炎、情绪不稳定、性欲改变、抑郁、出汗增加、乳房大小改变。

（3）泌尿生殖系统：勃起功能障碍和下尿路症状。

（4）神经系统：疼痛。

（5）其他：在治疗的前几周出现肿瘤复发、BMD 下降、骨质疏松、骨折和虚弱。

6. 注意事项 有发生输尿管梗阻或脊髓压迫风险的患者慎用。

醋酸组氨瑞林植入剂（Histrelin Acetate Implant）

1. 作用机制 本品为 LHRH 激动剂：长期给药导致垂体促性腺激素持续抑制，以及随后的男性血清睾酮和女性血清雌二醇抑制。

2. 美国 FDA 批准的适应证

（1）前列腺癌：晚期前列腺癌的姑息治疗。

（2）其他适应证：中枢性性早熟（替代产品：组氨瑞林 LA）。

3. 美国 FDA 批准的剂量 晚期前列腺癌：50mg，皮下植入，每 12 个月 1 次。植入上臂内侧皮下，每年 1 次。治疗 12 个月后，在用于连续治疗的新植入剂植入前，必须移除上次的植入物。皮下植入是一种手术操作。

4. 剂量调整标准

（1）肾脏：无。

（2）肝脏：未研究。

5. 不良反应

（1）内分泌系统：男性表现为潮热、乳房发育、性功能障碍、勃起减少。

（2）皮肤和皮肤系统：植入部位反应（疼痛、酸痛、压痛、红斑）。

（3）泌尿生殖系统：勃起功能障碍、肾损伤。

（4）其他：治疗的前几周出现肿瘤进展、BMD 下降、骨质疏松、骨折、疲劳。

6. 注意事项 有发生输尿管梗阻或脊髓压迫风险的患者慎用。

羟基脲（Hydroxyurea）

1. 作用机制 本品为抗代谢物；抑制 DNA 合成；放射增敏剂。

2. 美国 FDA 批准的适应证

（1）慢性粒细胞白血病（CML）：耐药 CML。

（2）与放化疗联合治疗局部晚期头颈部（除口唇）鳞癌。

（3）镰状细胞贫血伴复发性中度至重度疼痛危象。

3. 美国 FDA 批准的剂量

（1）根据实际体重或 IBW 计算剂量，以较小者为准。

（2）基于肿瘤类型、疾病状态、对治疗的反应、患者危险因素和现行临床实践标准进行个性化治疗。镰状细胞贫血：15mg/kg，口服，每天 1 次。

4. 剂量调整标准

（1）肾毒性：有。

（2）肝毒性：慎用。

（3）骨髓抑制：有。

5. 不良反应

（1）皮肤和皮肤系统：皮疹、周围和面部红斑、皮肤溃疡、皮肌炎样皮肤变化、色素沉着和皮肤血管炎毒性。

（2）胃肠系统：恶心/呕吐（轻微-低度）、腹泻、厌食、黏膜炎和便秘。

（3）造血系统：骨髓抑制（白细胞减少、贫血＞血小板减少）。

（4）神经系统：嗜睡（大剂量）。

6. 注意事项

（1）在接受羟基脲治疗的骨髓增生性疾病患者中出现皮肤血管炎毒性，包括血管炎性溃疡和坏疽。如果发生皮肤血管炎性溃疡，停止使用羟基脲。

（2）可能发生放射回忆反应。对以前接受过放射治疗患者的皮肤红斑进行监测。

（3）胚胎-胎儿毒性：孕妇使用羟基脲可引起胎儿毒性。

（4）避免活疫苗和抗反转录病毒药物与羟基脲同时使用。

（5）在治疗的早期，羟基脲可能导致自限性大红细胞症，建议预防性服用叶酸。

伊布替尼（Ibrutinib）

1. 作用机制 本品为BTK的小分子抑制剂。

2. 美国FDA批准的适应证

（1）套细胞淋巴瘤（MCL）：既往接受过至少一种治疗的成年患者。

（2）边缘区淋巴瘤（MZL）：需要系统性治疗且既往至少接受过一种基于抗CD20治疗的成年患者。

（3）慢性淋巴细胞白血病（CLL）/小淋巴细胞淋巴瘤（SLL）。

（4）17p缺失的CLL/SLL。

（5）华氏巨球蛋白血症（WM）。

（6）慢性移植物抗宿主病（cGVHD）：一线或多线系统性治疗失败后的成年cGVHD患者。

3. 美国FDA批准的剂量

（1）MCL和MZL：560mg，口服，每天1次，直至疾病缓解或出现不可接受的毒性。

（2）CLL/SLL和WM：420mg，口服，每天1次，直至疾病缓解或出现不可接受的毒性。

（3）对于CLL/SLL，伊布替尼可作为单一药物给药，或与利妥昔单抗或奥滨尤妥珠单抗联合使用，或与苯达莫司汀和利妥昔单抗联合使用。对于WM，伊布替尼可作为单一药物或与利妥昔单抗联合用药。

（4）cGVHD：420mg，口服，每天1次，直至疾病进展、潜在恶性肿瘤复发，或出现不可接受的毒性。

4. 剂量调整标准

（1）肾脏（CrCl≥25ml/min）：无须调整剂量。

（2）肾脏（CrCl＜25ml/min）：无可用数据。

（3）肝脏（轻度至中度，Child–Pugh 分级 A 级和 B 级）：有。

（4）肝脏（重度，Child–Pugh 分级 C 级）：不推荐使用。

（5）骨髓抑制：有。

（6）非造血系统毒性：有。

5. 不良反应

（1）心血管系统：心房颤动、室性快速心律失常、高血压和心力衰竭。

（2）皮肤和皮肤系统：皮疹。

（3）胃肠系统：腹泻、恶心/呕吐（轻微-低度）、便秘、腹痛和食欲减退。

（4）造血系统：出血、中性粒细胞减少、血小板减少和贫血。

（5）呼吸系统：上呼吸道感染。

（6）其他：乏力、外周性水肿、肌肉骨骼疼痛、发热和肿瘤溶解综合征。

6. 注意事项

（1）伊布替尼是 CYP3A4 的底物。避免同时使用中效或强效 CYP3A4 抑制剂及强效 CYP3A4 诱导剂。如果必须同时使用伊布替尼和中效 CYP3A4，建议降低伊布替尼的剂量。剂量调整建议见产品说明书。

（2）出血：使用伊布替尼治疗的患者发生过致命性出血事件。同时使用抗凝剂或抗血小板药物会增加出血风险。监测出血的体征和症状。根据手术类型和出血风险，在手术前和手术后考虑暂停治疗 3～7 天。

（3）在伊布替尼治疗的患者中观察到第二原发性恶性肿瘤，包括皮肤癌和其他癌症。

（4）胚胎-胎儿毒性：孕妇使用可对胎儿造成伤害。

伊达比星（Idarubicin）

1. 作用机制　本品为嵌入剂；抑制拓扑异构酶Ⅱ活性。

2. 美国 FDA 批准的适应证　与其他药物联合使用，治疗成年 AML（FAB M1～7 型）患者。

3. 美国 FDA 批准的剂量　与阿糖胞苷联合使用，用于 AML 诱导：12mg/m^2，缓慢静脉注射（10～15min），每天 1 次，连用 3 天。

4. 剂量调整标准

（1）肾脏：慎用。

（2）肝脏：有。

（3）非造血系统毒性（黏膜炎）：有。

5. 不良反应

（1）心血管系统：CHF和心律失常。

（2）皮肤和皮肤系统：脱发、放射回忆反应、皮疹。

（3）胃肠系统：恶心/呕吐（中度）、黏膜炎、腹部绞痛和腹泻。

（4）造血系统：骨髓抑制。

6. 注意事项

（1）发泡剂。

（2）既往接受过蒽环类药物治疗或有心脏病的患者，心脏毒性增加。包装说明书内未确立累积剂量限值。

（3）当治疗急性白血病时，应考虑对肿瘤溶解综合征进行适当预防。

艾基维仑赛（Idecabtagene vicleucel）

1. 作用机制 本品治疗是一种针对在正常和恶性浆细胞上表达BCMA的自体CAR-T细胞治疗。艾基维仑赛的抗原特异性激活导致CAR阳性T细胞增殖、细胞因子分泌和随后BCMA表达细胞的细胞溶解性杀伤。

2. 美国FDA批准的适应证 多发性骨髓瘤（MM）：在四线或四线以上的治疗（包括免疫调节剂、PI和抗CD38单克隆抗体）后复发或难治性MM。

3. 美国FDA批准的剂量

（1）输注前给予环磷酰胺和氟达拉滨的淋巴细胞耗竭化疗方案。

（2）对乙酰氨基酚和H_1受体拮抗剂预防用药。

（3）推荐剂量范围为（300～460）$\times 10^6$ CAR阳性活化T细胞，用于静脉输注。

4 剂量调整标准

（1）不建议对艾基维仑赛进行剂量调整。

（2）未进行肝和肾损害研究。

5. 不良反应

（1）胃肠系统：恶心/呕吐（未分类）、腹泻和食欲减退。

（2）造血系统：持续性细胞减少和噬血细胞性淋巴组织细胞增多症/巨噬细胞活化综合征（HLH/MAS）。

（3）输液相关反应：超敏反应。

（4）中枢和周围神经系统：严重或危及生命的神经毒性、脑病和头痛。

（5）呼吸系统：咳嗽。

（6）其他：感染、低丙种球蛋白血症、继发性恶性肿瘤、CRS、乏力、肌肉骨骼疼痛、水肿和发热。

6. 注意事项

（1）艾基维仑赛只能通过 REMS 项目获得，并且只能在认证的医疗机构进行管理。

（2）艾基维仑赛与以下黑框警告相关

1）CRS，包括致命和危及生命的反应。在输注前确认托珠单抗（Tocilizumab）的可用性，并使用托珠单抗±皮质类固醇用于治疗严重或危及生命的 CRS。

2）神经毒性，可能严重或危及生命。监测神经系统事件，并根据需要提供支持性护理和（或）皮质类固醇。

3）噬血细胞性淋巴组织细胞增生症/巨噬细胞活化综合征（HLH/MAS）与高死亡率相关，若不能早期识别，可依照机构标准治疗。

4）伴有出血和感染的持续性细胞减少，包括致命性后果。

（3）艾基维仑赛可能会影响驾驶和使用机器的能力。建议患者在给药后至少 8 周内不要操作重型或危险机械。

艾代拉利司（Idelalisib）

1. 作用机制　本品为 PI3K δ 激酶抑制剂，该激酶在正常和恶性 B 细胞中表达。

2. 美国 FDA 批准的适应证

（1）因为其他并发症而被认为适合使用利妥昔单抗单药治疗的复发性 CLL 患者，本品与利妥昔单抗联合应用治疗。

（2）既往至少接受过 2 种全身治疗的复发性滤泡 B 细胞非霍奇金淋巴瘤。

（3）既往至少接受过 2 种全身治疗的复发性 SLL。

3. 美国 FDA 批准的剂量　150mg，口服，每天 2 次，直至疾病进展或出现不可接受的毒性。

4. 剂量调整标准

（1）肾脏（CrCl≥15ml/min）：无。

（2）肝脏（ALT/AST＞2.5×ULN，或胆红素＞1.5×ULN）：无可用的数据。

（3）骨髓抑制：有。

（4）非造血系统毒性：有。

5. 不良反应

（1）皮肤和皮肤系统：皮疹、严重皮肤反应。

（2）胃肠系统：腹泻或结肠炎、消化道穿孔、恶心/呕吐（轻度）、腹痛。

（3）造血系统：中性粒细胞减少。

（4）肝脏：ALT/AST 升高。

（5）呼吸系统：咳嗽、肺部感染和肺炎。

（6）其他：过敏反应（包括严重过敏反应）、发热、畏寒和乏力。

6. 注意事项

（1）艾代拉利司是 CYP3A4 的一种底物。应避免同时使用强效 CYP3A 诱导剂。如果与强效 CYP3A 抑制剂同时使用，应监测是否存在毒性症状。艾代拉利司也是一种强效 CYP3A 抑制剂，可增加其他 CYP3A 底物的暴露。筛查潜在的药物相互作用。

（2）肝毒性：已报道致命或严重的肝毒性。在治疗前和治疗期间监测肝功能。可能有必要中断或停止艾代拉利司的治疗。

（3）可发生严重腹泻和结肠炎，可能有必要中断或停止艾代拉利司的治疗。

（4）可能发生肺炎。监测肺部症状和双侧间质浸润。必要时中断治疗。

（5）严重的皮肤反应已有报道，可能有必要中断或停止艾代拉利司的治疗。

（6）监测感染的症状或体征，这些可能是严重的和（或）致命的。

（7）胚胎-胎儿毒性：孕妇使用艾代拉利司可能对胎儿造成伤害。

异环磷酰胺（Ifosfamide）

1. 作用机制　本品为烷化剂。

2. 美国 FDA 批准的适应证　睾丸生殖细胞癌（与其他药物联合使用作为三线治疗）。

3. 美国 FDA 批准的剂量　1.2g/m^2，静脉注射，每天 1 次，连用 5 天，每 3 周重复 1 次。大量水化和美司钠用于降低出血性膀胱炎的发病率。美司钠给药方式为 3 次静脉团注，或者 1 次静脉注射，然后再 2 次口服。当以 3 次静脉团注方式给药时，在异环磷酰胺给药时给予美司钠 20%（*W*/*W*；异环磷酰胺剂量 1.2g/m^2，美司钠每剂 240mg/m^2），然后在异环磷酰胺给药后 4h 和 8h，再分别给予 1 次。或者在异环磷酰胺注射时，给予 20%的异环磷酰胺剂量的美司钠静脉团注，接着在异环磷酰胺注射后 2h 和 6h，口服 40%的异环磷酰胺剂量的美司钠。

4. 剂量调整标准

（1）肾脏：未知。

（2）肝脏：未知。

（3）骨髓抑制：有。

（4）非造血系统毒性（神经毒性）：有。

5. 不良反应

（1）皮肤和皮肤系统：脱发。

（2）胃肠系统：恶心/呕吐（中度）。

（3）泌尿生殖系统：出血性膀胱炎、范科尼综合征（近端肾小管损伤）、肾小球或肾小管中毒。

（4）造血系统：骨髓抑制。

（5）肝脏：LFT 指标升高。

（6）神经系统：脑病、嗜睡、意识障碍、抑郁症、幻觉、眩晕。

6. 注意事项

（1）确保足够的水化（每天至少 2L，或口服或静脉水化）；同时给予美司钠；监测镜下血尿。

（2）肾毒性严重，其可导致肾衰竭。

（3）发生神经毒性时需要停止治疗。肾功能损害和（或）血清白蛋白水平低下的患者，其 CNS 毒性的发生率可能更高。

（4）心脏毒性包括心律失常和心肌病，与异环磷酰胺有关。有心脏疾病危险因素或已有心脏病的患者慎用。

（5）间质性肺炎、肺纤维化和其他形式的肺毒性可导致致命的后果。监测肺毒性的体征和症状。

（6）异环磷酰胺是 CYP3A4 和 CYP2B6 的一种底物。CYP3A4 的诱导剂或抑制剂可改变异环磷酰胺的代谢，影响疗效或增加毒性风险。

（7）胚胎-胎儿毒性：孕妇使用可引起胎儿毒性。

甲磺酸伊马替尼（Imatinib mesylate）

1. 作用机制 本品为多种酪氨酸激酶的抑制剂，包括 BCR-ABL 酪氨酸激酶，后者在 CML 中由于费城染色体异常而产生。甲磺酸伊马替尼还是血小板源性生长因子（PDGF）受体、干细胞因子（SCF）、c-Kit 的受体酪氨酸激酶抑制剂，可抑制由 PDGF 和 SCF 介导的细胞事件。

2. 美国 FDA 批准的适应证

（1）慢性粒细胞白血病（CML）

1）用于新确诊的 Ph^+ CML 慢性期成年和儿童患者的一线治疗。

2）α 干扰素治疗失败后的急变期、加速期或慢性期患者的二线治疗。

（2）急性淋巴细胞白血病（ALL）

1）用于治疗成年复发或难治性 Ph^+ ALL 患者。

2）与化疗联合用于治疗新确诊的 Ph^+ ALL 儿童患者。

（3）骨髓增生异常综合征/骨髓增生性疾病（MDS/MPD）：具有血小板源性生长因子受体（PDGFR）基因重排相关的 MDS/MPD 成年患者。

（4）不伴有 D816V *c-Kit* 突变或 *c-Kit* 突变状态未知的侵袭性系统性肥大细胞增多症（ASM）成年患者。

（5）嗜酸细胞增多综合征（HES）和（或）慢性嗜酸性粒细胞白血病（CEL）：具有 FIP1L1-PDGFR α-融合激酶的成年患者及有 FIP1L1-PDGFR α-融合激酶阴性或未知的患者。

（6）隆突性皮肤纤维肉瘤（DFSP）：不可切除的、复发和（或）转移性 DFSP 成年患者。

（7）胃肠道间质瘤（GIST）

1）用于治疗 Kit（CD 117）阳性、不可切除的和（或）转移性 GIST。

2）用于 Kit（CD 117）阳性 GIST 切除术后成年患者的辅助治疗。

3. 美国 FDA 批准的剂量

（1）CML

1）成年患者，慢性期：400mg/d，口服。根据临床指征（参见关于剂量标准的说明书），剂量可以增加至 600mg/d。

2）成年患者，加速期：600mg/d，口服。根据临床指征（参见关于剂量标准的说明书），剂量可以增加至 800mg/d（400mg，口服，每天 2 次）。

3）儿童患者：340mg/（m^2·d），口服（NTE，600mg/d）。

（2）ALL

1）成年患者：600mg/d，口服。

2）儿童患者：340mg/（m^2·d），口服（NTE，600mg/d）。

（3）MDS/MDP：对于成年患者，400mg/d，口服。

（4）ASM 成年患者

1）不伴有 D816V *c-Kit* 突变的 ASM 成年患者：400mg/d，口服。

2）*c-Kit* 突变情况未知的 ASM 成年患者：对其他疗法无令人满意疗效的患者，可以考虑采用 400mg/d，口服。

3）与嗜酸性粒细胞增多症相关的ASM：推荐起始剂量为 100mg/d，若没有出现不良药物反应且对治疗应答不足，可以考虑将剂量从 100mg/d 增加至 400mg/d。

（5）HES 和（或）CEL：400mg/d，口服（成年人）。对于已证明伴有 FIP1L1-PDGFR α-融合激酶的 HES/CEL 患者，起始剂量为 100mg/d，若没有出现药物不良反应，且对治疗应答不足，可以考虑将剂量从 100mg/d 增加至 400mg/d。

1）DFSP：800mg/d（400mg，口服，每天 2 次）。

2）GIST：转移性或不可切除的疾病，400mg/d 或 600mg/d，口服；辅助治疗，

400mg/d，口服。

3）按照规定的剂量口服给药，与食物和一大杯水一起服用。400mg 或 600mg 剂量应每天 1 次给药，而 800mg 剂量应分为 400mg，每天 2 次给药。对于儿童，伊马替尼可以每天 1 次或分成每天 2 次服用。

4. 剂量调整标准

（1）肾脏：有。

（2）肝脏：有。

（3）骨髓抑制：有

（4）非血液学毒性：有。

5. 不良反应

（1）心血管系统：表浅水肿（眶周、下肢）、严重的体液潴留（胸腔积液、腹水、肺水肿、体重快速增加）、CHF、左心室功能障碍。

（2）皮肤和皮肤系统：皮疹和大疱性皮肤反应。

（3）胃肠系统（≤400mg/d）：恶心/呕吐、腹泻、胃肠道刺激和消化不良。

（4）造血系统：骨髓抑制和出血。

（5）肝脏：LFT 指标升高和严重的肝毒性。

（6）神经系统：头痛和头晕。

（7）呼吸系统：咳嗽。

（8）其他：肌肉痉挛、疼痛（肌肉骨骼、关节、腹部）、鼻咽炎、乏力和发热。

6. 注意事项

（1）CYP3A4 酶是参与伊马替尼代谢的主要酶。注意伊马替尼与强效 CYP3A4 抑制剂或诱导剂的潜在药物相互作用。伊马替尼的剂量应至少增加 50%，并且要仔细监测临床反应，接受伊马替尼和有效的 CYP3A4 诱导剂，如利福平或苯妥英。

（2）定期监测体重增加及体液潴留的体征和症状。非预期的快速体重增加应仔细评估，并进行适当的治疗。使用更高剂量伊马替尼的患者及年龄＞65 岁的患者出现水肿的可能性增加。

（3）开始伊马替尼治疗前监测 LFT，以后每月监测或在有临床指征时监测。

（4）开始伊马替尼治疗前，先监测 CBC，第 1 个月每周检测 1 次，第 2 个月每 2 周检测 1 次，此后根据临床指征定期检测（如每 2～3 个月检测 1 次）。

（5）胚胎-胎儿毒性：给予孕妇伊马替尼治疗可能对胎儿造成伤害。

英菲替尼（Infigratinib）

1. 作用机制　本品为 FGFR 的小分子抑制剂，主要是 FGFR1、FGFR2 和 FGFR3。因此，英菲替尼通过激活 *FGFR* 扩增、突变或融合抑制信号传导并减少癌细胞增殖。

2. 美国 FDA 批准的适应证 胆管癌：经美国 FDA 批准的测试检测到的 *FGFR2* 融合或其他重排的既往治疗过的局部晚期或转移性胆管癌。

3. 美国 FDA 批准的剂量 125mg，口服，每天 1 次，连续 21 天，然后休息 7 天（每 28 天 1 个周期），直至疾病进展或出现不可接受的毒性。在进食前至少 1h 或进食后 2h 空腹。

4. 剂量调整标准

（1）肾脏（轻度至中度，CrCl 30～89ml/min）：有。

（2）肾脏（严重，CrCl＜30ml/min）：未确定。

（3）肝脏（轻度或中度）：有。

（4）肝脏（重度）：未确定。

（5）非血液学毒性：有。

5. 不良反应

（1）血清肌酐：肌酐升高。

（2）心血管系统：高三酰甘油血症。

（3）皮肤和皮肤系统：指甲毒性、脱发、手足综合征、睫毛变化和皮肤干燥。

（4）电解质紊乱：高磷血症、低磷血症、高钙血症、低钠血症和低钾血症。

（5）胃肠系统：恶心/呕吐（未分类）、口腔炎、味觉障碍、便秘、腹泻、腹痛、口干、食欲减退和脂肪酶增加。

（6）造血系统：贫血、淋巴细胞减少、血小板减少和白细胞减少。

（7）肝脏：碱性磷酸酶升高、ALT 升高、AST 升高、胆红素升高。

（8）视觉系统：干眼症、视物模糊和视网膜色素上皮脱落。

（9）其他：乏力、关节痛、低蛋白血症和尿酸盐升高。

6. 注意事项

（1）已有报道视网膜色素上皮脱落。在开始使用英菲替尼之前，在 1 个月、3 个月和之后的治疗期间，进行眼科检查，包括光学相干断层扫描。

（2）高磷血症可能导致软组织矿化、皮肤钙化、非肾性钙过敏症、血管钙化和心肌钙化。根据严重程度进行暂停用药、减少剂量或永久停药。

（3）避免与强效或中效 CYP3A 抑制剂及强效或中效 CYP3A 诱导剂同时给药。

（4）避免同时服用胃酸减少药物，包括 PPI。如果无法避免，则联合用药。

1）在给予 H_2 受体拮抗剂前 2h 或后 10h 给予英菲替尼。

2）在给予局部起作用的抗酸药物之前或之后 2h 内分别给予英菲替尼。

（5）胚胎-胎儿毒性：给孕妇使用英菲替尼可能会对胎儿造成伤害。

Ingenol Mebutate（Picato）

1. 作用机制 本品在光线性角化病病变中诱导细胞死亡的机制尚不清楚。

2. 美国 FDA 批准的适应证 光线性角化病的局部治疗。

3. 美国 FDA 批准的剂量

（1）面部和头皮的光线性角化病：0.015%凝胶涂于患处，每天 1 次，连用 3 天。

（2）躯干和四肢的光线性角化病：0.05%凝胶涂于患处，每天 1 次，连用 2 天。

（3）不能口服、眼部或阴道内用药。

4. 剂量调整标准 无。

5. 不良反应

（1）皮肤和皮肤系统：用药部位感染、刺激、瘙痒、结痂、糜烂/溃疡、红斑/剥落/脱落、肿胀、起疱/脓肿。

（2）神经系统：头痛。

（3）视觉系统：眶周水肿。

（4）其他：鼻咽炎。

6. 注意事项

（1）本品可应用于患处，最多 $25cm^2$ 的连续皮肤区域使用一个单位剂量管。在治疗区域内均匀地扩散后，让凝胶干燥 15min，患者在 6h 内应避免清洗和接触治疗区域。在此之后，患者可以用温和的肥皂水清洗该区域。

（2）直至皮肤从任何既往的药物或手术治疗痊愈之前，不推荐使用本品。

（3）药物暴露后可出现眼部疾病，包括严重眼痛、眼睑水肿、上睑下垂、眶周水肿。使用本品凝胶后，患者应该将手洗干净，并在给药过程中和给药后避免眼部接触药物。如果意外接触，该区域应该用水冲洗，患者应尽快寻求医学治疗。

（4）通常在治疗开始 1 天内发生局部皮肤反应，治疗完成后最多 1 周达到高峰，面部和头皮治疗区域在 2 周内缓解，躯干和四肢治疗区域在 4 周内缓解。

奥英妥珠单抗（Inotuzumab ozogamicin）

1. 作用机制 作为一种 CD22 导向的 ADC，奥英妥珠单抗与表达 CD22 的肿瘤细胞结合，并发生内化，然后释放有效载荷卡利奇霉素（calicheamicin，一种诱导双链 DNA 断裂的细胞毒性剂），导致细胞凋亡。

2. 美国 FDA 批准的适应证 急性淋巴细胞白血病（ALL）：复发或难治性 B 细胞

前体 ALL。

3. 美国 FDA 批准的剂量

（1）在所有输注前使用皮质类固醇、退热药和抗组胺药。在输注过程中和输注结束后至少 1h 内监测输注相关反应。

（2）第 1 个周期及后续的周期中的给药方案取决于对治疗的反应（表 46.3）。

表 46.3　第 1 个周期及后续的周期中的给药方案

	第 1 天	第 2 天	第 15 天
第 1 个周期剂量方案			
剂量	0.8mg/m^2	0.5mg/m^2	0.5mg/m^2
周期长度	21 天（如果需要，可延长至 28 天）		
后续的周期：达到 CR 或 CRi 的患者			
剂量	0.5mg/m^2	0.5mg/m^2	0.5mg/m^2
周期长度	28 天		
后续的周期：未达到 CR 或 CRi 的患者			
剂量	0.5mg/m^2	0.5mg/m^2	0.5mg/m^2
周期长度	28 天		

4. 剂量调整标准

（1）肾脏（轻度至重度，CrCl 15～89ml/min）：对 PK 无显著影响。

（2）肝脏（轻度）：对 PK 无显著影响。

（3）肝脏（中度或重度，总胆红素＞1.5×ULN）：未确定。

（4）血液学毒性：有。

（5）非血液学毒性：有。

5. 不良反应

（1）心血管系统：QT 间期延长。

（2）胃肠系统：恶心/呕吐（低度）和腹痛。

（3）造血系统：血小板减少、中性粒细胞减少、发热性中性粒细胞减少、贫血、白细胞减少和出血。

（4）肝脏：转氨酶升高、GGT 升高和胆红素升高。

（5）输液相关反应：输液相关反应。

（6）中枢和周围神经系统：头痛。

（7）其他：感染、乏力和发热。

6. 注意事项　胚胎-胎儿毒性：给孕妇应用奥英妥珠单抗，可能会对胎儿造成伤害。

伊匹单抗（Ipilimumab）

1. 作用机制　人细胞毒性 T 淋巴细胞相关抗原 4（CTLA-4）抗体与 CTLA-4 结合，并阻断 CTLA-4 与其配体 CD80/CD86 的相互作用。已证实阻断 CTLA-4 可增强 T 淋巴细胞的活化和增殖。

2. 美国 FDA 批准的适应证

（1）恶性黑色素瘤

1）不可手术切除或转移性的成年或≥12 岁儿童黑色素瘤患者的治疗。

2）区域淋巴结病理侵犯超过 1mm 的已完全切除包括全淋巴结切除术的皮肤黑色素瘤的辅助治疗。

3）联合纳武利尤单抗治疗不可切除的或转移性成人黑色素瘤。

（2）肾细胞癌（RCC）：与纳武利尤单抗联合一线治疗中度风险或不良风险的晚期 RCC 患者。

（3）转移性结直肠癌（mCRC）：联合纳武利尤单抗治疗 MSI-H 或 dMMR 的成年和 12 岁及以上 mCRC 患者，这些患者为氟尿嘧啶、奥沙利铂和伊立替康治疗后出现进展的患者。

（4）肝细胞癌（HCC）：与纳武利尤单抗联合治疗 HCC 患者，这些患者既往曾接受索拉非尼治疗。

（5）非小细胞肺癌（NSCLC）

1）联合纳武利尤单抗用于转移性 NSCLC 成年患者的一线治疗，这些患者的肿瘤表达 PD-L1（≥1%，通过美国 FDA 批准的测试确定），且无 *EGFR* 或 *ALK* 基因组肿瘤异常。

2）联合纳武利尤单抗+2 个周期的含铂双药化疗用于无 *EGFR* 或 *ALK* 基因组肿瘤异常的转移性或复发性 NSCLC 成年患者的一线治疗。

（6）恶性胸膜间皮瘤：与纳武利尤单抗联合一线治疗不可切除的恶性胸膜间皮癌成年患者。

3. 美国 FDA 批准的剂量

（1）恶性黑色素瘤：单药治疗。

1）不可切除的或转移性黑色素瘤：3mg/kg，静脉滴注给药，90min 以上，每 3 周 1 次，共 4 次剂量。

2）黑色素瘤辅助治疗：10mg/kg，静脉输注，至少 90min，每 3 周 1 次，共 4 次；之后 10mg/kg，静脉输注，每 12 周 1 次，共 3 年，直至疾病复发或出现不可耐受的毒性。

（2）恶性黑色素瘤：3mg/kg，静脉输注 90min 以上（联合纳武利尤单抗，

1mg/kg，静脉注射 30min 以上），每 3 周 1 次×4 次剂量，或直至出现不可接受的毒性，以先发生者为准。四药联合治疗后，纳武利尤单抗单药继续治疗，直至疾病进展或出现不可接受的毒性。

（3）RCC：1mg/kg，静脉输注 30min 以上（联合纳武利尤单抗，3mg/kg，静脉输注 30min 以上），每 3 周 1 次×4 次剂量。4 次剂量的联合治疗后，纳武利尤单抗单药继续治疗，直至疾病进展或出现不可接受的毒性。

（4）高度微卫星不稳定性（MSI-H）或 dMMR mCRC：1mg/kg，静脉输注 30min 以上（联合纳武利尤单抗，3mg/kg，静脉输注 30min 以上），每 3 周 1 次×4 次剂量。4 次剂量的联合治疗后，纳武利尤单抗单药继续治疗，直至疾病进展或出现不可接受的毒性。

（5）HCC：3mg/kg，静脉输注 30min 以上（联合纳武利尤单抗，1mg/kg，静脉输注 30min 以上），每 3 周 1 次×4 次剂量。4 次剂量的联合治疗后，纳武利尤单抗单药继续治疗，直至疾病进展或出现不可接受的毒性。

（6）NSCLC（表达 PD-L1 的转移性疾病）：1mg/kg，静脉输注 30min 以上，每 6 周 1 次（联合纳武利尤单抗，3mg/kg，静脉输注 30min 以上，每 2 周 1 次），直至疾病进展、出现不可接受的毒性或无疾病进展长达 2 年。

（7）NSCLC（转移性或复发性疾病）：1mg/kg，静脉输注 30min 以上，每 6 周 1 次（联合纳武利尤单抗，3mg/kg，静脉输注 30min 以上，每 3 周 1 次），直至疾病进展、出现不可接受的毒性或无疾病进展长达 2 年。同时，给予基于组织学的含铂双药物化疗，每 3 周 1 个周期，持续 2 个周期。

（8）恶性胸膜间皮瘤：1mg/kg，静脉输注 30min 以上，每 6 周 1 次（联合纳武利尤单抗，300mg，静脉输注 30min 以上，每 2 周 1 次），直至疾病进展、出现不可接受的毒性或无疾病进展长达 2 年。

4. 剂量调整标准

（1）肾脏：无。

（2）肝脏（轻度）：无。

（3）肝脏（中度、重度）：未研究。

（4）免疫介导的毒性：有。

（5）非血液学毒性：有。

5. 不良反应

（1）皮肤和皮肤系统：皮炎、皮疹、瘙痒。

（2）内分泌系统：肾上腺功能不全、性腺功能减退、垂体炎、垂体功能减退、甲状腺功能亢进、甲状腺功能减退、甲状腺炎和 1 型糖尿病。

（3）胃肠系统：恶心/呕吐（轻微）、肠炎和腹泻。

（4）肝脏：LFT 指标升高、高胆红素血症和免疫介导的肝炎。

（5）神经系统：运动或感觉神经病变和头痛。

（6）呼吸系统：肺炎。

（7）其他：输液相关反应、乏力、体重下降、发热。

6. 注意事项

（1）伊匹单抗可因 T 淋巴细胞活化和增殖而造成严重和致命的 IMAR。这些免疫介导的反应可能涉及任何器官系统或组织，包括以下免疫介导的毒性：结肠炎、肝炎、皮炎（以及其他皮肤病不良反应）、内分泌疾病、肺炎和肾炎。以上反应中大多数在治疗过程中表现出来；然而，少数可能发生于停止治疗后几周到几个月。

（2）对患者的症状和体征进行监测，这可能是 IMAR 的临床表现，并评估临床化学指标，包括基线和每次给药前的 LFT 指标、肌酐、促肾上腺皮质激素水平和甲状腺功能。

（3）总之，对于严重的 IMAR（3 级），停用伊匹单抗；对于危及生命的 IMAR（4 级），永久停用伊匹单抗；对于严重、持续或反复发作的免疫介导的反应，全身给予大剂量皮质类固醇。

（4）可能发生严重的输液相关反应。发生轻度或中度输液反应时应中断或减慢输液速度，发生严重或危及生命的输液反应时应停止输液。

（5）在异基因 HSCT 之前或之后接受伊匹单抗的患者可能会发生致命或严重的 GVHD。

（6）不要摇晃伊匹单抗，应用无致热原、低蛋白结合的管状过滤器稀释溶液。

（7）胚胎-胎儿毒性：只有在对胎儿潜在的利益大于风险时，孕妇才可以用药。已知人 IgG1 可以通过胎盘屏障，而伊匹单抗是 IgG1，因此伊匹单抗有可能通过母亲传递给发育中的胎儿。

伊立替康（Irinotecan，开普拓）

1. 作用机制　本品为拓扑异构酶 I 抑制剂。

2. 美国 FDA 批准的适应证　转移性结肠癌或直肠癌。

（1）与氟尿嘧啶和甲酰四氢叶酸联合使用作为一线治疗。

（2）作为以氟尿嘧啶为基础的治疗后的二线治疗（单药）。

3. 美国 FDA 批准的剂量

（1）一线联合药物剂量：氟尿嘧啶/甲酰四氢叶酸剂量参见产品说明书。

1）方案 1：125mg/m^2，静脉滴注 90min 以上，每周 1 次，连用 4 次（第 1、8、15、22 天），接下来休息 2 周；每 6 周重复。

2）方案2：180mg/m^2，静脉滴注90min以上，在每个周期中，每2周（第1、15、29天）1次；每个周期的持续时间为6周。

（2）二线单药剂量

1）每周方案：125mg/m^2，静脉滴注90min以上，每周1次，连用4次（第1、8、15、22天），接下来休息2周；每6周重复。

2）每3周1次方案：350mg/m^2，静脉滴注90min以上，每3周1次。

4. 剂量调整标准

（1）肾脏：无数据，慎用。

（2）肝脏：有。

（3）盆腔/腹部照射：有。

（4）骨髓抑制：有。

（5）非血液学毒性：有（剂量调整参见包装上的标签）。

5. 不良反应

（1）心血管系统：血管舒张。

（2）皮肤和皮肤系统：脱发、出汗、皮疹。

（3）胃肠系统：恶心/呕吐（中度）、腹泻（早发和迟发）、腹痛、黏膜炎、厌食、胃肠胀气。

（4）造血系统：骨髓抑制。

（5）肝脏：LFT指标和胆红素升高。

（6）神经系统：失眠和头晕。

（7）呼吸系统：呼吸困难、咳嗽、鼻炎。

（8）其他：虚弱和发热、超敏反应。

6. 注意事项

（1）本品可引起早期腹泻（给药后24h内）和迟发性腹泻。早发性腹泻本质上是胆碱能综合征，并且可伴有鼻炎、唾液增多、瞳孔缩小、流泪、出汁、潮红和腹部绞痛等症状。这些早期的胆碱能症状可使用阿托品治疗。迟发性腹泻（一般在给药24h后出现）应该用大剂量洛哌丁胺积极治疗。每名患者应该被告知身边准备好洛哌丁胺，以便可以在腹泻最初发病时应用。阿托品和洛哌丁胺的推荐剂量请参见说明书。

（2）UGT1A1活性降低的患者（*UGT1A1**28等位基因纯合子）使用伊立替康时中性粒细胞减少的风险高。

（3）使用伊立替康者曾发生间质性肺病样事件，包括死亡。出现新发或进行性呼吸困难、咳嗽及发热待评估时应中断治疗。

（4）胚胎-胎儿毒性：孕妇使用伊立替康可导致胎儿毒性。

（5）伊立替康和活性代谢物SN-38通过CYP3A4和UGT1A1进行代谢。筛选其与 CYP3A4 抑制剂或诱导剂和 UGT1A1 抑制剂的药物相互作用。

伊立替康脂质体注射液（Irinotecan Liposome Injection）

1. 作用机制　本品为拓扑异构酶 I 抑制剂，被包裹在脂质双层囊泡或脂质体中。

2. 美国 FDA 批准的适应证　与氟尿嘧啶和甲酰四氢叶酸联合用于以吉西他滨为基础的方案治疗后进展的转移性胰腺癌。

3. 美国 FDA 批准的剂量

（1）输液前 30min 应用糖皮质激素和止吐药。

（2）70mg/m^2，静脉注射 90min 以上，每 2 周 1 次。

4. 剂量调整标准

（1）肾脏（轻至中度，CrCl＞30ml/min）：无。

（2）肾脏（重度，CrCl＜30ml/min）：无数据。

（3）肝脏：数据有限，慎用。

（4）血液学或非血液学毒性：有。

5. 不良反应

（1）电解质紊乱：低镁血症和低钾血症。

（2）胃肠系统：腹泻、恶心/呕吐（中度）、口腔炎和食欲减退。

（3）造血系统：中性粒细胞减少、贫血、淋巴细胞减少和血小板减少。

（4）肝脏：ALT 升高。

（5）输液相关反应：超敏反应。

（6）呼吸系统：间质性肺病。

（7）其他：乏力/虚弱、发热、胆碱能反应和超敏反应。

6. 注意事项

（1）不要用其他含有伊立替康的药物代替。

（2）保护稀释溶液不受光照。

（3）UGT1A1 活性降低的患者（*UGT1A1**28 等位基因纯合子）使用伊立替康脂质体，中性粒细胞减少风险增加，需要减少剂量。

（4）尽可能避免使用强效 CYP3A4 诱导剂和强效 CYP3A4 或 UGT1A1 抑制剂。

（5）可能发生严重威胁生命的中性粒细胞减少和中性粒细胞减少性败血症。治疗期间监测血细胞计数。

（6）使用非脂质体伊立替康早期或晚期可发生严重腹泻。关于腹泻的管理见以上的非脂质体伊立替康的注意事项。

（7）胚胎-胎儿毒性：孕妇使用伊立替康脂质体可能会对胎儿造成伤害。

艾沙妥昔单抗（Isatuximab）

1. 作用机制 本品为一种结合造血细胞和肿瘤细胞（包括MM细胞）表面表达的CD38的IgG1单克隆抗体。艾沙妥昔单抗通过ADCC、ADCP和CDC而诱导细胞凋亡。

2. 美国FDA批准的适应证 多发性骨髓瘤（MM）。

（1）在至少2种既往治疗（包括来那度胺和一种PI）后，联合泊马度胺和地塞米松治疗MM。

（2）联合卡非佐米和地塞米松治疗既往1～3线治疗后复发或难治性MM。

3. 美国FDA批准的剂量

（1）地塞米松、对乙酰氨基酚（H_2受体拮抗剂）和苯海拉明预防给药。

（2）10mg/kg，静脉输注，每周1次，持续4周，随后每2周输注1次，直至疾病进展或出现不可接受的毒性。

4. 剂量调整标准

（1）不建议减少艾沙妥昔单抗的剂量。因毒性，考虑剂量延迟。

（2）肾脏[eGFR＜90ml/（min·1.73m^2）]：对PK无显著影响。

（3）肝脏（轻度）：对PK无显著影响。

（4）肝脏（中度或重度）：无可用数据。

5. 不良反应

（1）心血管系统：高血压。

（2）胃肠系统：恶心/呕吐（低度）和腹泻。

（3）造血系统：贫血、中性粒细胞减少、淋巴细胞减少和血小板减少。

（4）输液相关反应：输液相关反应。

（5）呼吸系统：肺炎、呼吸困难、支气管炎和咳嗽。

（6）其他：上呼吸道感染、乏力、失眠、背痛和第二原发恶性肿瘤。

6. 注意事项

（1）艾沙妥昔单抗与红细胞上的CD38结合，导致间接抗球蛋白试验（Coombs试验）呈阳性。

（2）艾沙妥昔单抗可能在SPEP和免疫固定测定中检测到，并干扰内源性M蛋白的临床监测。

（3）胚胎-胎儿毒性：给孕妇服用艾沙妥昔单抗可能会对胎儿造成伤害。

艾伏尼布（Ivosidenib）

1. 作用机制　本品为突变型 *IDH1* 变异体的小分子抑制剂，可导致 2-羟基戊二酸水平降低、原始细胞计数减少和成熟髓细胞百分比增加。

2. 美国 FDA 批准的适应证　急性髓细胞性白血病（AML）：通过美国 FDA 批准的测试检测到 *IDH1* 易感突变的 AML 治疗。

（1）75 岁或以上的新诊断 AML 患者，或患有排除使用强化诱导化疗的合并症的患者。

（2）复发或难治性 AML 成年患者。

3. 美国 FDA 批准的剂量　500mg，口服，每天 1 次，与食物或不与食物一起，直至疾病进展或出现不可接受的毒性。避免高脂肪饮食。

4. 剂量调整标准

（1）肾脏[轻度或中度，根据 MDRD，eGFR≥30ml/（min · 1.73m^2）]：无。

（2）肾脏[严重，根据 MDRD，eGFR＜30ml/（min1.73m^2）]：无可用数据。

（3）肝脏（轻度或中度，Child-Pugh 分级 A 级或 B 级）：无。

（4）肝脏（严重，Child-Pugh 分级 C 级）：无可用数据。

（5）CYP3A4 抑制剂（强效）：有。

（6）血液毒性：有。

（7）非血液学毒性：有。

5. 不良反应

（1）血清肌酐：肌酐升高。

（2）心血管系统：QT 间期延长。

（3）皮肤和皮肤系统：皮疹。

（4）电解质紊乱：低钙血症、低钠血症、低镁血症、低钾血症和低磷血症。

（5）胃肠系统：恶心/呕吐（最低）、腹泻、便秘、黏膜炎和食欲减退。

（6）造血系统：白细胞增多和贫血。

（7）肝脏：AST 升高，碱性磷酸酶升高。

（8）中枢和周围神经系统：吉兰-巴雷综合征。

（9）呼吸系统：呼吸困难和咳嗽。

（10）其他：乏力、关节痛、肌痛、水肿、发热和高尿酸血症。

6. 注意事项

（1）艾伏尼布与黑框警告的分化综合征有关，如果不治疗，可能会致命。如果怀疑有分化综合征，应开始皮质类固醇治疗和血流动力学监测，直至症状消失。

（2）吉兰-巴雷综合征已有报道。监测患者新的运动和（或）感觉发现的体征和症状。

（3）避免同时使用延长 QT 间期的药物。如果需要联合用药，密切监测患者的风险是否增加。

（4）避免同时服用强效 CYP3A4 抑制剂。如果不能避免联合用药，减少艾伏尼布剂量，并监测患者毒性是否增加（如 QT 间期延长）。

（5）避免同时使用强效 CYP3A4 诱导剂。还应避免使用敏感性 CYP3A4 底物，包括激素避孕药。

伊沙匹隆（Ixabepilone）

1. 作用机制　本品为微管抑制剂。

2. 美国 FDA 批准的适应证　乳腺癌。

（1）与卡培他滨联合用于蒽环类和紫杉类治疗失败的转移性或局部晚期乳腺癌。

（2）单药治疗，用于蒽环类、紫杉类和卡培他滨治疗失败的转移性或局部晚期乳腺癌。

3. 美国 FDA 批准的剂量　40mg/m^2，静脉滴注 3h 以上，每 3 周 1 次。

4. 剂量调整标准

（1）肾脏：无。

（2）肝脏：有。

（3）骨髓抑制：有。

（4）非血液学毒性：有。

5. 不良反应

（1）皮肤和皮肤系统：脱发。

（2）胃肠系统：恶心/呕吐（低度）、口腔炎/黏膜炎、腹泻。

（3）造血系统：骨髓抑制。

（4）肝脏：LFT 指标升高。

（5）输液相关反应：超敏反应（如潮红、皮疹、呼吸困难和支气管痉挛）。

（6）神经系统：周围神经病变。

（7）其他：乏力、虚弱、肌痛/关节痛、脱发。

6. 注意事项

（1）在伊沙匹隆输注前约 1h，应预防性给予 H_1 受体拮抗剂（如苯海拉明）和 H_2 受体拮抗剂（如雷尼替丁）。

（2）监测周围神经病变。神经病变是累积性的，通常是可逆转的，应该通过剂量调整和延迟给药管理。

（3）伊沙匹隆通过 CYP3A4 同工酶代谢。筛查与 CYP3A4 抑制剂或诱导剂的药物相互作用。若与强效 CYP3A4 抑制剂同时使用，建议调整使用剂量。

（4）胚胎-胎儿毒性：孕妇使用伊沙匹隆可能会导致胎儿伤害。

伊沙佐米（Ixazomib）

1. 作用机制 本品为可逆性 PI。

2. 美国 FDA 批准的适应证 与来那度胺和地塞米松联合应用于至少接受过一次治疗的多发性骨髓瘤患者。

3. 美国 FDA 批准的剂量 与来那度胺和地塞米松联合应用，4mg，口服，每周 1 次，第 1、8、15 天，28 天为 1 个周期。

4. 剂量调整标准

（1）肾脏（重度，CrCl＜30ml/min 或透析）：有。

（2）肝脏（中至重度，总胆红素＞1.5×ULN）：有。

（3）血液学毒性：有。

（4）非血液学毒性：有。

5. 不良反应

（1）皮肤和皮肤系统：皮疹。

（2）胃肠系统：腹泻、便秘、恶心/呕吐（轻微至低度）。

（3）造血系统：血小板减少和中性粒细胞减少。

（4）肝脏：LFT 指标升高和肝毒性。

（5）神经：周围神经病变。

（6）其他：外周性水肿和背痛。

6. 注意事项

（1）避免与强效 CYP3A 诱导剂联用。

（2）胚胎-胎儿毒性：孕妇使用伊沙佐米可引起胎儿伤害。

拉帕替尼（Lapatinib）

1. 作用机制 本品为 EGFR1 型（EGFR/HER1）和 HER-2/ErbB2 的 TKI。

2. 美国 FDA 批准的适应证 乳腺癌。

（1）与卡培他滨联合使用，治疗 HER-2 过表达且既往接受过治疗的晚期或转移性乳腺癌患者，包括蒽环类抗生素、紫杉类和曲妥珠单抗。

（2）与来曲唑联合应用治疗绝经后HR阳性、HER-2过表达的转移性乳腺癌患者，这些患者具有激素治疗的适应证。

3. 美国FDA批准的剂量

（1）HER-2阳性转移性乳腺癌：1250mg，口服，每天1次，第1～21天持续给药，并与卡培他滨（在第1～14天用药）联合，每21天为1个周期。

（2）HR阳性、HER-2阳性的转移性乳腺癌：1500mg，口服，每天1次，与来曲唑联合。

（3）拉帕替尼应每天1次口服（不要分次服药），至少要在餐前1h或餐后1h服药。

4. 剂量调整标准

（1）肾脏：无。

（2）肝脏：有。

（3）骨髓抑制：有。

（4）非血液学毒性：有。

5. 不良反应

（1）心血管系统：LVEF下降和QT间期延长。

（2）皮肤和皮肤系统：手足综合征和皮疹。

（3）胃肠系统：恶心/呕吐（轻微至低度）、腹泻、口腔炎。

（4）造血系统：骨髓抑制。

（5）肝脏：LFT指标升高。

（6）呼吸系统：间质性肺病和肺炎。

（7）其他：乏力。

6. 注意事项

（1）产品说明书上建议监测基线LVEF及治疗期间的LVEF。出现2级或2级以上的LVEF下降时，必须停止治疗。当LVEF恢复后，以较低剂量重新用药。

（2）监测患者间质性肺病或肺炎。出现3级或3级以上的肺部症状时，应该停止使用拉帕替尼。

（3）已报道有严重的皮肤反应。若怀疑有危及生命的反应，应该停止使用拉帕替尼。

（4）在临床试验中和上市后的实践中已观察到肝毒性。肝毒性可能严重，已有死亡报道。

（5）腹泻通常在治疗期间的早期出现，可能很严重。早期干预对腹泻的最佳管理至关重要。

（6）拉帕替尼通过CYP3A4同工酶代谢。筛查与CYP3A4抑制剂或诱导剂的药物相互作用。如果必须与强效抑制剂或诱导剂同时使用，可能需要调整剂量。

（7）胚胎-胎儿毒性：孕妇使用拉帕替尼可能会导致胎儿伤害。

拉罗替尼（Larotrectinib）

1. 作用机制 本品为 TRKA、TRKB 和 TRKC 抑制剂（由 *NTRK* 基因编码）。拉罗替尼阻断由 TRK 融合蛋白驱动的下游信号通路的过度激活。

2. 美国 FDA 批准的适应证 患有实体瘤的成人和儿童。

（1）具有 *NTRK* 基因融合，却没有已知的获得性耐药性突变。

（2）转移性疾病，或手术切除可能导致严重的并发症，以及在治疗后有进展或没有令人满意的替代治疗。

3. 美国 FDA 批准的剂量

（1）BSA≥$1m^2$ 的成人和儿童患者：100mg，口服，每天 2 次。

（2）BSA＜$1m^2$ 的儿童患者：$100mg/m^2$，口服，每天 2 次。

（3）所有患者：可在不考虑食物的情况下服用，治疗应持续至疾病进展或出现不可接受的毒性。

4. 剂量调整标准

（1）肾脏：无。

（2）肝脏（轻度，Child-Pugh 分级 A 级）：无。

（3）肝脏（中度或重度，Child-Pugh 分级 B 级或 C 级）：有。

（4）CYP3A4 抑制剂（强效）：有。

（5）CYP3A4 诱导剂（强效）：有。

（6）血液学毒性：有。

5. 不良反应

（1）电解质紊乱：低钙血症。

（2）胃肠系统：恶心/呕吐（最低）、便秘、腹泻和腹痛。

（3）造血系统：贫血、中性粒细胞减少、白细胞减少和淋巴细胞减少。

（4）肝脏：肝毒性、ALT 升高、AST 升高和碱性磷酸酶升高。

（5）中枢和周围神经系统：头晕、认知障碍、情绪障碍和睡眠障碍。

（6）呼吸系统：咳嗽。

（7）其他：肌肉骨骼疼痛、乏力、低蛋白血症、发热和骨折。

6. 注意事项

（1）避免同时服用强效 CYP3A4 抑制剂。如果联合用药不可避免，则减少拉罗替尼的剂量。

（2）避免同时服用强效 CYP3A4 诱导剂。如果联合用药不可避免，则增加拉罗替尼的剂量。

（3）胚胎-胎儿毒性：给孕妇服用拉罗替尼可能会对胎儿造成伤害。

来那度胺（Lenalidomide，Revlimid）

1. 作用机制 本品为具有抗肿瘤和抗血管生成特性的免疫调节剂。

2. 美国 FDA 批准的适应证

（1）骨髓增生异常综合征（MDS）：用于伴或不伴其他细胞遗传学异常的，与 5q 缺失细胞遗传学异常相关的低风险或中等程度 1 级风险的 MDS 所致的输血依赖性贫血患者的治疗。

（2）多发性骨髓瘤（MM）

1）与地塞米松联合治疗成年 MM 患者。

2）成年 MM 患者自体 HSCT 后的维持治疗。

（3）套细胞淋巴瘤（MCL）：既往两种方案治疗后复发或进展性疾病的治疗，其中一种方案包括硼替佐米。

（4）滤泡性淋巴瘤（FL）：联合利妥昔单抗治疗既往治疗过的成年 FL 患者。

（5）边缘区淋巴瘤（MZL）：联合利妥昔单抗治疗既往治疗过的成年 MZL 患者。

3. 美国 FDA 批准的剂量

（1）MDS：10mg/d，口服。

（2）MM

1）联合治疗：25mg，口服，每天 1 次，第 1～21 天，与地塞米松联合使用，每 28 天为 1 个周期。

2）自体 HSCT 后的维持治疗：10mg，口服，每天 1 次，连续口服（第 1～28 天，每 28 天 1 个周期重复）。在 3 个周期的维持治疗后，如果耐受，剂量可增加至 15mg，口服，每天 1 次。

（3）MCL：25mg，口服，每天 1 次，第 1～21 天，每 28 天为 1 个周期。

（4）FL 或 MZL：20mg，口服，每天 1 次，第 1～21 天，每 28 天 1 个周期，与利妥昔单抗联合治疗 12 个周期。

4. 剂量调整标准

（1）肾脏：有。

（2）肝脏：无数据。

（3）骨髓抑制：有。

（4）非血液学毒性：有。

5. 不良反应

（1）心血管系统：水肿。

（2）皮肤和皮肤系统：皮疹、瘙痒和干性皮肤。

（3）电解质紊乱：低钾血症。

（4）胃肠系统：腹泻、便秘、恶心/呕吐（轻微至低度）、腹痛和厌食。

（5）造血系统：骨髓抑制。

（6）肝脏：肝毒性。

（7）神经系统：头晕、头痛、失眠和震颤。

（8）呼吸系统：呼吸困难、咳嗽和鼻咽炎。

（9）其他：血栓栓塞事件、乏力、发热、关节痛、背痛或四肢痛、肌肉痉挛、虚弱、过敏反应和肿瘤溶解综合征。

6. 注意事项

（1）通过限制分配程序（Revlimid REMS 项目）才可获得来那度胺。只有在该项目中登记的药剂师和处方者允许处方和发放来那度胺。

（2）胚胎-胎儿毒性。来那度胺是已知致畸剂沙利度胺的一种类似物。来那度胺可以导致严重的出生缺陷或胎儿死亡。关于患者知情同意、妊娠诊断试验要求的相关信息，请参考产品标签，其中患者知情同意是 Revlimid REMS 项目的一部分。

（3）骨髓抑制（尤其是中性粒细胞减少和血小板减少）是一种常见的、剂量限制性毒性。按照产品标签，应密切监测血细胞计数。

（4）来那度胺可引起 VTE。当来那度胺与标准的化学治疗药物包括地塞米松联合应用时，出现血栓栓塞事件的风险上升。应考虑同时采取预防性抗凝或阿司匹林治疗。

（5）据报道，来那度胺可引起严重的皮肤反应，包括 SJS、TEN、嗜酸性粒细胞增多症和全身症状的药物反应。对于 2～3 级皮疹，考虑中断治疗或停止治疗，对于 4 级皮疹，永久停止治疗。

（6）参照药物标签，来那度胺不适用于或不推荐用于慢性淋巴细胞性白血病（CLL）的治疗。有使用来那度胺治疗的 CLL 患者发生严重和致命的心脏不良事件的报道。

（7）在来那度胺治疗的 MM 患者中观察到第二原发恶性肿瘤的发生率更高。

（8）在 CLL 和淋巴瘤的来那度胺临床试验中观察到肿瘤闪烁反应。

（9）干细胞动员受损：使用来那度胺治疗（＞4 个周期）后收集的 $CD34^+$细胞数量下降。

仑伐替尼（Lenvatinib）

1. 作用机制　本品为RTK抑制剂,抑制VEGFR-1～3、FGFR-1～4、PDGFRα、KIT和RET的激酶活性。

2. 美国FDA批准的适应证

（1）分化型甲状腺癌（DTC）：单药治疗局部复发或转移性、进展性、放射性碘难治性DTC。

（2）肾细胞癌（RCC）：与依维莫司联合用于既往抗血管生成治疗的晚期RCC患者。

（3）肝细胞癌（HCC）：不可切除HCC的一线治疗。

（4）子宫内膜癌：与帕博利珠单抗联合治疗，适用于不是MSI-H或dMMR的晚期疾病患者，这些患者在既往全身治疗后出现疾病进展，且不适合进行治疗性手术或放疗。

3. 美国FDA批准的剂量

（1）DTC：24mg，口服，每天1次。

（2）RCC：18mg，口服，每天1次；联合依维莫司，5mg，每天1次。

（3）HCC：体重≥60kg的患者每天口服12mg，体重<60kg的患者每天口服8mg。

（4）子宫内膜癌：20mg，口服，每天1次，联合帕博利珠单抗200mg，静脉输注30min以上，每3周1次。

对于所有适应证，仑伐替尼可继续使用，直至疾病进展或出现不可接受的毒性。

4. 剂量调整标准

（1）肾脏（严重，CrCl<30ml/min）：有；ESRD未研究。

（2）肝脏（严重，Child-Pugh分级C级）：有。

（3）非血液学毒性：有。

5. 不良反应

（1）心血管系统：高血压、心功能障碍、动脉血栓栓塞事件、QT间期延长。

（2）皮肤和皮肤系统：手足综合征和皮疹。

（3）电解质紊乱：低钙血症。

（4）内分泌系统：甲状腺功能减退。

（5）胃肠系统：腹泻、胃肠道穿孔、瘘管形成、恶心/呕吐（中度）、口腔炎、便秘、腹痛、口腔疼痛、食欲减退、味觉障碍。

（6）泌尿系统：蛋白尿、肾衰竭/损伤。

（7）造血系统：出血性事件。

（8）肝脏：LFT 指标升高和肝毒性。

（9）神经系统：头痛和头晕。

（10）呼吸系统：发音困难和咳嗽。

（11）其他：乏力、外周性水肿、关节痛/肌痛和发热。

6. 注意事项

（1）高血压：在使用仑伐替尼前控制血压。1 周后监测血压，前两个月每 2 周监测 1 次，其后至少每月监测 1 次。高血压患者可能需要停药或终止治疗。

（2）肝毒性：在使用仑伐替尼前监测 LFT。前两个月每 2 周监测 1 次 LFT，此后至少每个月监测 1 次。

（3）蛋白尿：在使用仑伐替尼前和整个治疗期间定期监测蛋白尿。

（4）腹泻可能是严重和反复发生的。如有需要，立即开始标准的止泻疗法。监测脱水情况，3 级或 4 级腹泻应停止用药。

（5）已报道 RPLS 与乐伐替尼有关。

（6）仑伐替尼可能影响伤口愈合。在择期手术前至少 1 周停止治疗，在大手术后至少 2 周内及在伤口充分愈合之前不要给药。

（7）据报道，接受仑伐替尼治疗的患者出现了下颌骨坏死。如果可能，服用仑伐替尼时应避免进行侵入性牙科手术，尤其是高危患者。

（8）不能完全吞咽胶囊的患者可将胶囊溶于一汤匙水或苹果汁中。

（9）胚胎-胎儿毒性：孕妇使用乐伐替尼可能会对胎儿造成伤害。

来曲唑（Letrozole）

1. 作用机制　本品为选择性非甾体类芳香化酶抑制剂。

2. 美国 FDA 批准的适应证　乳腺癌。

（1）作为 HR 阳性的绝经后早期乳腺癌患者的辅助治疗。

（2）作为已接受过 5 年他莫昔芬辅助治疗的绝经后早期乳腺癌患者的扩展辅助治疗。

（3）作为 HR 阳性或 HR 未知的绝经后局部晚期或转移性乳腺癌患者的一线和二线治疗。

3. 美国 FDA 批准的剂量　2.5mg，口服，每天 1 次。

4. 剂量调整标准

（1）肾脏（CrCl≥10ml/min）：无。

（2）肝脏（轻度至中度损害）：无。

（3）肝脏（严重损害）：有。

5. 不良反应

（1）胃肠系统：恶心（未分类）、便秘和腹泻。

（2）神经系统：头痛和头晕。

（3）其他：潮热、乏力、嗜睡、肌肉骨骼疼痛、关节痛、出汗增加、高胆固醇血症和外周性水肿。

6. 注意事项　来曲唑可能会导致 BMD 降低和总胆固醇升高，应考虑对这两个指标进行监测。

醋酸亮丙瑞林（Leuprolide Acetate）

1. 作用机制　本品为 GnRH 或 LHRH 激动剂；长期给药可导致垂体促性腺激素的持续抑制，随后抑制男性血清睾酮和女性血清雌二醇。

2. 美国 FDA 批准的适应证

（1）晚期前列腺癌的姑息治疗。

（2）其他适应证：子宫内膜异位症、子宫平滑肌瘤（纤维瘤）和中枢性性早熟。

3. 美国 FDA 批准的剂量　前列腺癌：Lupron，1mg，皮下注射，每天 1 次。Lupron depot 注射剂，7.5mg，肌内注射，每月 1 次；22.5mg，肌内注射，每 3 个月 1 次；30mg，肌内注射，每 4 个月 1 次；45mg，肌内注射，每 6 个月 1 次。Eligard depot 注射剂，7.5mg，皮下注射，每月 1 次；22.5mg，皮下注射，每 3 个月 1 次；30mg，皮下注射，每 4 个月 1 次；45mg，皮下注射，每 6 个月 1 次。

4. 不良反应

（1）心血管系统：血压的短暂变化（低血压或高血压）、QT 间期延长。

（2）内分泌系统：潮热、男性乳房发育、性功能障碍、勃起减少。

（3）泌尿生殖系统：勃起功能障碍、下尿路症状、睾丸萎缩。

（4）其他：治疗的最初几周出现肿瘤闪烁、骨痛、注射部位反应、BMD 丢失、骨质疏松症、骨折、虚弱。

5. 注意事项

（1）有输尿管梗阻或脊髓压迫危险的患者慎用。

（2）据报道，接受 GnRH 类似物如亮丙瑞林治疗的男性血糖过高和患糖尿病的风险增加，应监测血糖。

（3）接受 GnRH 类似物醋酸亮丙瑞林治疗的男性患心血管疾病（心肌梗死、心源性猝死、脑卒中）的风险增加。

（4）因为释放特性不同，3 个月型或 4 个月型醋酸亮丙瑞林储库剂型的分次剂量与同样剂量的每个月型剂型不同，因此不能按分次剂量使用。

利基迈仑赛（Lisocabtagene Maraleucel）

1. 作用机制 针对 CD19 表达的癌细胞和正常 B 细胞的自体 CAR 阳性 T 细胞治疗。利基迈仑赛的抗原特异性激活导致 T 细胞活化、细胞因子分泌和随后 CD19 表达细胞的细胞溶解性死亡。

2. 美国 FDA 批准的适应证 非霍奇金淋巴瘤（NHL）：在两种或多种系统性治疗后复发或难治性大 B 细胞淋巴瘤，包括未另行规定的弥漫大 B 细胞淋巴瘤（DLBCL）、原发性纵隔大 B 细胞白血病、高级别 B 细胞淋巴瘤和滤泡性淋巴瘤（FL）。

3. 美国 FDA 批准的剂量

（1）输注前给予环磷酰胺和氟达拉滨的淋巴细胞耗竭化疗方案。

（2）对乙酰氨基酚和 H_1 受体拮抗剂的预防用药；避免预防性皮质类固醇。

（3）剂量为（50～110）$\times 10^6$ CAR 阳性活性 T 细胞，静脉输注。

4. 剂量调整标准

（1）不建议对利基迈仑赛进行剂量调整。

（2）未进行肝损害和肾损害研究。

5. 不良反应

（1）心血管系统：低血压和心动过速。

（2）胃肠系统：恶心/呕吐（未分类）、食欲减退、腹泻、便秘和腹痛。

（3）造血系统：持续性细胞减少。

（4）输液相关反应：超敏反应。

（5）中枢和周围神经系统：严重或危及生命的神经毒性、脑病和头晕。

（6）呼吸系统：咳嗽。

（7）其他：感染、疲劳、CRS、肌肉骨骼疼痛、水肿、低丙种球蛋白血症和继发性恶性肿瘤。

6. 注意事项

（1）利基迈仑赛只能通过 REMS 项目提供，并且只能在认证的医疗机构进行管理。

（2）利基迈仑赛与以下黑框警告相关

1）CRS，包括致命和危及生命的反应。在输注前确认托珠单抗（tocilizumab）的可用性，并使用托珠单抗+/-皮质类固醇治疗严重或危及生命的 CRS。

2）神经毒性，可能严重或危及生命。监测神经系统事件，并根据需要提供支持性护理和（或）皮质类固醇。

（3）利基迈仑赛可能会影响驾驶和使用机器的能力。建议患者在给药后至少8周内不要操作重型或危险机械。

洛莫司汀（Lomustine）、环己亚硝脲（CCNU）

1. 作用机制 本品为烷化剂。

2. 美国FDA批准的适应证 原发性和转移性脑肿瘤；霍奇金淋巴瘤（与其他药物联合，用于二线治疗）。

3. 美国FDA批准的剂量 单药治疗：100～130mg/m^2，单次口服，每6周1次。

4. 剂量调整标准 骨髓抑制：有。

5. 不良反应

（1）胃肠系统：恶心/呕吐（中度至高度）和黏膜炎。

（2）泌尿生殖系统：尿素氮和肌酐升高。

（3）造血系统：严重迟发性骨髓抑制和累积性骨髓抑制。

（4）肝脏：LFT指标升高。

（5）呼吸系统：肺浸润和（或）纤维化（具有累积性，并且通常在治疗6个月后或终生累积剂量达到1100mg/m^2后出现，但已有报道在终生总剂量低至600mg时出现）。

（6）其他：继发性恶性肿瘤。

6. 注意事项

（1）每6周给予1次剂量。

（2）给予1次剂量后，至少每周监测1次血细胞计数，连续6周。

（3）胚胎-胎儿毒性：给孕妇使用洛莫司汀可能会对胎儿造成伤害。

朗妥昔单抗（Loncastuximab Tesirine）

1. 作用机制 作为一种CD19导向的ADC，朗妥昔单抗与B系起源的细胞上的CD19结合，经历内化，然后释放细胞毒性有效载荷SG3199（一种烷化剂），导致DNA链间交联和随后的细胞死亡。

2. 美国FDA批准的适应证 非霍奇金淋巴瘤（NHL）：两种或多种系统性治疗后复发或难治性大B细胞淋巴瘤，包括未另行规定的弥漫大B细胞淋巴瘤（DLBCL）、低级别淋巴瘤引起的DLBCL和高级别B细胞淋巴瘤。

3. 美国FDA批准的剂量

（1）从朗妥昔单抗前1天开始，每天2次，持续3天。

（2）0.15mg/kg，每 3 周 1 次，给予 2 个周期，然后在随后的周期中 0.075mg/kg，每 3 周 1 次。

4. 剂量调整标准

（1）肾脏（轻度或中度，CrCl 30～<90ml/min）：对 PK 无显著影响。

（2）肾脏（严重，CrCl<30ml/min）：无可用数据。

（3）肝脏（轻度）：无。

（4）肝脏（中度或重度）：无可用数据。

（5）血液学毒性：有。

（6）非血液学毒性：有。

5. 不良反应

（1）心血管系统：心包积液。

（2）皮肤和皮肤系统：皮疹、皮肤反应和光敏反应。

（3）内分泌系统：高血糖。

（4）胃肠系统：恶心/呕吐（未分类）。

（5）造血系统：血小板减少、中性粒细胞减少和贫血。

（6）造血系统：GGT 和转氨酶升高。

（7）呼吸系统：胸腔积液。

（8）其他：乏力、低蛋白血症、水肿、腹水、肌肉骨骼疼痛和感染。

6. 注意事项

（1）监测胸腔积液、心包积液、腹水、外周性水肿和全身水肿的发展。当症状发展或恶化时，考虑影像学诊断。

（2）胚胎-胎儿毒性：给孕妇使用朗妥昔单抗可能会对胎儿造成伤害。

劳拉替尼（Lorlatinib）

1. 作用机制 本品为针对 ALK 和 ROS1 的激酶抑制剂。劳拉替尼已证明对 ALK 酶的突变形式具有活性。

2. 美国 FDA 批准的适应证 非小细胞肺癌（NSCLC）：美国 FDA 批准的测试发现 ALK 阳性转移性 NSCLC。

3. 美国 FDA 批准的剂量 100mg，口服，每天 1 次，直至疾病进展或出现不可接受的毒性。可以不考虑食物而服用。

4. 剂量调整标准

（1）肾脏（轻度或中度）：无。

（2）肾脏（严重，CrCl 15～<30ml/min）：有。

（3）肝脏（轻度）：无。

（4）肝脏（中度或重度）：未确定。

（5）CYP3A 诱导剂（中效）：有。

（6）CYP3A 诱导剂（强效）：禁用。

（7）CYP3A 抑制剂（强效）：有。

（8）非血液学毒性：有。

5. 不良反应

（1）心血管系统：高胆固醇血症、高三酰甘油血症、房室传导阻滞和高血压。

（2）内分泌系统：高血糖。

（3）胃肠系统：恶心/呕吐（轻微至低度）和腹泻。

（4）中枢和周围神经系统：中枢神经系统影响（癫痫发作、精神病性影响、认知功能、情绪、言语、精神状态和睡眠的变化）和周围神经病变。

（5）呼吸系统：呼吸困难、咳嗽和间质性肺病/肺炎。

（6）其他：水肿、体重增加、乏力和关节痛。

6. 注意事项

（1）强效 CYP3A 诱导剂与劳拉替尼同时使用是禁忌的，因为同时使用有严重肝毒性的风险。

（2）避免同时使用中效 CYP3A 诱导剂。如果不能避免联合用药，增加劳拉替尼的剂量。

（3）避免同时使用强效 CYP3A 抑制剂。如果不能避免联合用药，减少劳拉替尼的剂量。

（4）应避免与氟康唑同时使用。如果不能避免联合用药，减少劳拉替尼的剂量。

（5）避免与 CYP3A 或 P-gp 底物同时使用，因为小的浓度变化也可能导致严重的治疗失败。

（6）胚胎-胎儿毒性：给孕妇服用劳拉替尼可能会对胎儿造成伤害。

芦比替定（Lurbinectedin）

1. 作用机制　本品为一种烷化剂，其结合 DNA 小沟中的鸟嘌呤残基，形成加合物，进而导致 DNA 螺旋向大沟弯曲。

2. 美国 FDA 批准的适应证　小细胞肺癌（SCLC）：以铂类为基础的化疗过程中或之后出现进展的转移性 SCLC。

3. 美国 FDA 批准的剂量　$3.2mg/m^2$，静脉输注 60min 以上，每 21 天 1 个周期。

4. 剂量调整标准

（1）肾脏（轻度或中度，CrCl 30～89ml/min）：对 PK 无显著影响。

（2）肾脏（严重，CrCl＜30ml/min）：无可用数据。

（3）肝脏（轻度）：对 PK 无显著影响。

（4）肝脏（中度至重度）：无可用数据。

（5）血液学毒性：有。

（6）非血液学毒性：有。

5. 不良反应

（1）血清肌酐：肌酐升高。

（2）电解质紊乱：低钠血症和低镁血症。

（3）内分泌系统：高血糖。

（4）胃肠系统：恶心/呕吐（中度）、食欲减退、便秘和腹泻。

（5）造血系统：白细胞减少、淋巴细胞减少、贫血、中性粒细胞减少和血小板减少。

（6）肝脏：肝毒性、ALT 升高和 AST 升高。

（7）呼吸系统：呼吸困难和咳嗽。

（8）其他：乏力、肌肉骨骼疼痛和低蛋白血症。

6. 注意事项

（1）避免同时服用强效或中效 CYP3A 抑制剂或诱导剂。

（2）胚胎-胎儿毒性：给孕妇使用芦比替定可能会对胎儿造成伤害。

玛格妥昔单抗（Margetuximab）

1. 作用机制 本品为一种嵌合型 IgG1 单克隆抗体，与HER-2的胞外域结合，导致 ADCC 和 NK 细胞活化。

2. 美国 FDA 批准的适应证 乳腺癌：联合化疗治疗 HER-2 阳性乳腺癌，用于两种或多种既往的抗 HER-2 治疗方案后，后者包括至少一种治疗转移性疾病的方案。

3. 美国 FDA 批准的剂量 15mg/kg，静脉输注，每 3 周 1 次。初次给药超过 120min，随后给药超过 30min。

4. 剂量调整标准

（1）肾脏（轻度或中度，CrCl 30～89ml/min）：对 PK 无显著影响。

（2）肾脏（严重，CrCl＜30ml/min）：无可用数据。

（3）肝脏（轻度）：对 PK 无显著影响。

（4）肝脏（中度或重度）：无可用数据。

（5）非血液学毒性：有。

5. 不良反应

（1）心血管系统：左心室功能障碍。

（2）皮肤和皮肤系统：脱发和手足综合征。

（3）胃肠系统：恶心/呕吐（未分类）、腹泻、便秘、腹痛和食欲减退。

（4）输液相关反应：输液相关反应。

（5）中枢和周围神经系统：头痛和周围神经病变。

（6）呼吸系统：咳嗽和呼吸困难。

（7）其他：乏力/虚弱、发热、关节痛/肌痛和四肢疼痛。

6. 注意事项

（1）玛格妥昔单抗处方信息包含左心室功能障碍的黑框警告。在治疗前和治疗过程中评估心功能，若发现确认的左心室功能在临床上显著下降，停止治疗。

（2）处方信息包含一个关于胚胎-胎儿毒性的黑框警告。暴露会导致胎儿伤害。在开始治疗前，告知患者有效避孕的必要性，并核实女性的妊娠状况。

氮芥（Mechlorethamine，Mustargen）

1. 作用机制 本品为烷化剂。

2. 美国FDA批准的适应证

（1）支气管癌、慢性淋巴细胞白血病（CLL）、慢性粒细胞白血病（CML）、霍奇金淋巴瘤（Ⅲ期和Ⅳ期）、淋巴肉瘤、恶性积液、蕈样肉芽肿病和真性红细胞增多症的全身性（静脉注射）姑息治疗。

（2）胸膜内、腹膜内或心包内给药治疗转移癌引起的恶性积液的姑息治疗。

3. 美国FDA批准的剂量

（1）静脉注射；参考现有文献的剂量推荐。每个疗程的总剂量为0.4mg/kg，静脉注射，1次剂量；或分为0.1～0.2mg/（kg·d）。剂量应以理想的干体重为基础。

（2）MOPP方案（霍奇金淋巴瘤）：氮芥6mg/m^2，静脉注射，1次剂量，第1、8天，每28天为1个周期（与长春新碱、泼尼松和丙卡巴肼联合使用）。

（3）腔内注射：剂量为0.2～0.4mg/kg。参考现有文献的剂量推荐和给药技术。不同腔内给药途径（胸腔内、腹腔内和心包内）采用的技术和剂量是不同的。

4. 剂量调整标准 骨髓抑制：有。

5. 不良反应

（1）皮肤和皮肤系统：脱发、静脉炎，伴有渗出的组织损伤/坏死、皮疹。

（2）胃肠系统：恶心/呕吐（高度）、口中金属味、腹泻。

（3）造血系统：骨髓抑制。

（4）神经系统：眩晕、耳鸣、听力减退。

（5）其他：高尿酸血症、继发性恶性肿瘤、不孕和精子缺乏。

6. 注意事项

（1）发泡剂。

（2）胚胎-胎儿毒性：孕妇使用氮芥时可能会导致胎儿损害。

醋酸甲羟孕酮（Medroxyprogesterone Acetate）

1. 作用机制　本品为孕酮衍生物。

2. 美国 FDA 批准的适应证　不可切除的、复发性和转移性子宫内膜癌或肾癌的辅助治疗和姑息治疗。

3. 美国 FDA 批准的剂量　400～1000mg，肌内注射，1 次剂量。最初，剂量可每周重复 1 次；如果改善显著，可以将药物剂量减少至维持剂量，低至 400mg，肌内注射，每月 1 次。

4. 不良反应

（1）心血管系统：水肿、体重增加和血栓栓塞事件。

（2）皮肤和皮肤系统：荨麻疹、瘙痒、皮疹、痤疮、脱发、多毛症。

（3）内分泌系统：乳房触痛和溢乳。

（4）胃肠系统：恶心（未分类）和胆汁淤积性黄疸。

（5）泌尿生殖系统：暴发性出血、点滴出血、月经变化、闭经、宫颈糜烂和分泌物变化。

（6）神经系统：头痛、神经质、头晕、抑郁。

（7）视觉系统：神经-眼损伤（视网膜血栓形成、视神经炎）。

（8）其他：超敏反应、发热、乏力、失眠、嗜睡、注射部位反应。

5. 注意事项　肿瘤适应证仅使用 400mg/ml 制剂，用于肌内注射。

甲地孕酮（Megestrol，Megace）

1. 作用机制　本品为促孕剂。

2. 美国 FDA 批准的适应证　晚期乳腺癌和子宫内膜癌的姑息治疗。

3. 美国 FDA 批准的剂量

（1）乳腺癌：40mg，口服（每天 4 次；总剂量 160mg/d）

（2）子宫内膜癌：10～80mg，口服（每天 4 次；总剂量 40～320mg/d）。

4. 不良反应

（1）心血管系统：深静脉血栓形成。

（2）皮肤和皮肤系统：脱发。

（3）内分泌系统：库欣综合征、高血糖症、葡萄糖耐受不良、体重增加和潮热。

（4）泌尿生殖系统：阴道出血。

（5）神经系统：情绪改变。

（6）其他：腕管综合征和肿瘤闪烁。

5. 注意事项　其他适应证包括肿瘤和 AIDS 相关性厌食及恶病质，作为食欲刺激剂，其可促进体重增加。常用剂量为 160～800mg/d（查阅最近的文献资料）。

美法仑（Melphalan）

1. 作用机制　本品为烷化剂。

2. 美国 FDA 批准的适应证

（1）多发性骨髓瘤。

（2）多发性骨髓瘤的姑息治疗（口服片剂或注射剂）。

（3）用于多发性骨髓瘤患者造血祖细胞（干细胞）移植前的大剂量预处理。

（4）卵巢癌：适用于不能切除的卵巢上皮癌的姑息治疗（口服片剂）。

3. 美国 FDA 批准的剂量

（1）多发性骨髓瘤

1）口服给药：6mg，口服，每天 1 次，连用 2～3 周。间隔 4 周至血细胞计数恢复，然后以每天 2mg（口服）的维持剂量重新开始治疗，以获得轻度骨髓抑制。对于其他给药方案，参考包装说明书和最近的文献资料。

2）静脉输注（若不适合口服治疗）：16mg/m^2，输注 15～20min 或以上，每 2 周 1 次，共 4 次，毒性完全恢复后，间隔 4 周重复给药。对于其他给药方案，参考最近的文献资料。

3）在预处理治疗方面，美法仑的推荐剂量为 100mg/（m^2·d），30min 或以上，每天 1 次，连续 2 天（第−3 天和第−2 天），在自体干细胞移植（第 0 天）前给药。

（2）卵巢癌：0.2mg/kg，口服，每天 1 次，连用 5 天，根据血液学耐受性，每 4～5 周重复 1 次。对于其他给药方案，参考最近的文献资料。

4. 剂量调整标准

（1）肾脏：有。

（2）骨髓抑制：有。

5. 不良反应

（1）皮肤和皮肤系统：血管炎、脱发、注射部位皮肤溃疡/坏死（罕见）。

（2）造血系统：骨髓抑制和溶血性贫血。

（3）胃肠系统：恶心/呕吐（口服：轻微至低度；静脉注射＜140mg/m^2：中度；静脉注射＞140mg/m^2：高度）、腹泻、黏膜炎和厌食。

（4）肝脏：LFT 指标升高。

（5）呼吸系统：肺部毒性（肺纤维化、间质性肺炎）。

（6）其他：超敏反应、继发性恶性肿瘤、不孕。

6. 注意事项

（1）因为患者与患者之间的全身利用度存在相当大差异，不同患者之间的口服吸收率差异很大。口服剂量可以根据血细胞计数调整，以达到一定程度的骨髓抑制，确保该药物已达到潜在的治疗水平。

（2）美法仑大剂量静脉方案可用作自体和异体血液和骨髓干细胞移植之前的预处理方案。给药方案参考最新的文献。

（3）胚胎-胎儿毒性：孕妇使用美法仑可能导致胎儿伤害。

巯嘌呤（Mercaptopurine）

1. 作用机制　本品为抗代谢物。

2. 美国 FDA 批准的适应证　急性淋巴细胞白血病（ALL）：适用于 ALL 的维持治疗，作为联合方案的一部分。

3. 美国 FDA 批准的剂量　ALL 维持治疗：1.5～2.5mg/kg，口服，每天 1 次。

4. 剂量调整标准

（1）肾脏：有（考虑减少剂量）。

（2）肝脏：有（考虑减少剂量）。

（3）骨髓抑制：有。

5. 不良反应

（1）皮肤和皮肤系统：皮疹、脱发。

（2）胃肠系统：厌食、恶心/呕吐（轻微）、黏膜炎。

（3）造血系统：骨髓抑制。

（4）肝脏：肝脏毒性。

（5）其他：肿瘤溶解综合征。

6. 注意事项

（1）开始时每周监测 LFT 和胆红素，然后每月监测 1 次。

（2）通常与硫鸟嘌呤有完全交叉耐药性。

（3）同时接受别嘌醇治疗的患者，口服巯嘌呤剂量应减少至每天常用剂量的25%～33%。

（4）患者可发生巯嘌呤代谢的变化，这是由巯代嘌呤甲基转移酶（TPMT）的基因多态性导致的。TPMT基因或表型分型可以识别纯合子缺陷，TPMT低度或中度活性低下的患者需要减少剂量，以避免巯嘌呤毒性。

（5）胚胎-胎儿毒性：孕妇使用巯嘌呤可能导致胎儿伤害。

甲氨蝶呤（Methotrexate）

1. 作用机制 本品为抗代谢物。

2. 美国FDA批准的适应证

（1）肿瘤性疾病适应证：妊娠肿瘤（绒毛膜癌、恶性葡萄胎、葡萄胎），急性淋巴细胞白血病（ALL）——与其他药物联合用于维持治疗及脑膜白血病的预防性治疗，脑膜白血病，乳腺癌，头颈部表皮样癌，晚期蕈样肉芽肿，肺癌（尤其是鳞状细胞和小细胞类型），晚期非霍奇金淋巴瘤（NHL）和非转移性肉瘤（大剂量治疗后给予亚叶酸钙解救）。

（2）其他适应证：银屑病（严重、顽固、致残）、风湿性关节炎及多关节型幼年特发性关节炎。

3. 美国FDA批准的剂量

（1）绒毛膜癌和类似的滋养层细胞疾病：15～30mg，口服或肌内注射，每天1次，连用5天。重复3～5个疗程，2个疗程间隔1周或多周，以便于中毒症状消退。可参考最近的文献资料。

（2）ALL维持治疗（诱导后）：$15mg/m^2$，口服或肌内注射，每周2次（每周总剂量为$30mg/m^2$）；或者2.5mg/kg，静脉注射，每14天注射1次（与其他药物联合使用）。可参考最近的文献资料。

（3）脑膜白血病（鞘内给药）：1岁以下幼儿，6mg，鞘内注射；1～2岁儿童，8mg，鞘内注射；2～3岁儿童，10mg，鞘内注射；3岁以上儿童，12mg，鞘内注射。可参考最近的文献资料。

（4）非转移性骨肉瘤：$12g/m^2$，静脉输注4h以上，每周注射1次（术后第4～7周）（给予亚叶酸钙解救、充分水合和碱化尿液），然后在第11、12、15、16、29、30、44、45周各注射1次。应根据甲氨蝶呤的浓度适当调整亚叶酸钙的剂量。甲氨蝶呤通常与其他药物一起使用。可参考最近的文献资料。

（5）其他适应证：参考最近的文献资料。

4. 剂量调整标准 肾脏：有。

5. 不良反应

（1）皮肤和皮肤系统：脱发、皮疹、荨麻疹、毛细血管扩张、痤疮、光过敏、严重的皮肤反应。

（2）胃肠系统：恶心/呕吐（≤50mg/m^2，轻微；50～250mg/m^2，低度；≥250mg/m^2，中度）；黏膜炎/口腔炎和腹泻。

（3）泌尿生殖系统：肾衰竭（大剂量治疗）和膀胱炎。

（4）造血系统：骨髓抑制。

（5）肝脏：LFT 指标升高及急性和慢性肝毒性。

（6）神经系统：急性化学性蛛网膜炎（鞘内给药）、亚急性脊髓病（鞘内给药）、慢性脑白质病（鞘内给药）、急性神经毒性或脑病（大剂量静脉注射）。

（7）呼吸系统：间质性肺病。

（8）其他：发热、全身不适、畏寒、乏力、致畸性、肿瘤溶解综合征。

6. 注意事项

（1）有肾功能损害或第三间隙积液的患者（如腹水、胸腔积液），甲氨蝶呤的清除率下降。甲氨蝶呤分布至第三间隙积液内，甲氨蝶呤清除缓慢及延迟，导致终末血浆半衰期和毒性时间延长。

（2）非甾体抗炎药和酸性药物可以抑制甲氨蝶呤清除。多种潜在的药物相互作用；可参考当前文献。

（3）大剂量治疗时，要采用强烈水化、尿液碱化和亚叶酸钙解救措施。

（4）当采用鞘内注射或大剂量静脉给药方案时，应使用不含防腐剂的产品和稀释剂。

（5）胚胎-胎儿毒性：甲氨蝶呤致畸，孕妇使用可能导致胎儿伤害。

米哚妥林（Midostaurin）

1. 作用机制　本品为抑制野生型 FLT3、FLT3 突变激酶[内部串联重复（ITD）和 TKD]、KIT（野生型和 D816V）、PDGFRA/B 和蛋白激酶 C 家族的几个成员活性的小分子。米哚妥林诱导表达 ITD 和 TKD 突变型 FLT3 或过度表达野生型 FLT3 和 PDGFR 受体的白血病细胞凋亡。

2. 美国 FDA 批准的适应证

（1）急性髓细胞性白血病（AML）：经美国 FDA 批准的测试检测为 *FLT3* 突变阳性的新诊断 AML，与标准阿糖胞苷和柔红霉素诱导及阿糖胞苷巩固联合使用。

（2）侵袭性全身性肥大细胞增多症、伴有相关血液肿瘤的全身性肥大细胞增多症，或肥大细胞白血病。

3. 美国FDA批准的剂量

（1）AML：50mg，口服（与食物一起），每天2次，在每个联合阿糖胞苷+柔红霉素的诱导周期的第8～21天，或联合大剂量阿糖胞苷的巩固周期。

（2）其他适应证：100mg，口服，每天2次，直至疾病进展或出现不可接受的毒性。

4. 剂量调整标准

（1）肾脏（轻度至中度，CrCl≥30ml/min）：对PK无显著影响。

（2）肾脏（严重，CrCl＜30ml/min）：无可用数据。

（3）肝脏（轻度或中度）：对PK无显著影响。

（4）肝脏（严重）：无可用数据。

（5）血液学毒性：有。

（6）非血液学毒性：有。

5. 不良反应

（1）心血管系统：QT间期延长。

（2）皮肤和皮肤系统：瘀斑。

（3）内分泌系统：高血糖。

（4）胃肠系统：恶心/呕吐（中度至高度）、黏膜炎、腹泻、便秘和腹痛。

（5）造血系统：发热性中性粒细胞减少。

（6）中枢和周围神经系统：头痛。

（7）呼吸系统：间质性肺病/肺炎和呼吸困难。

（8）其他：肌肉骨骼疼痛、鼻出血、上呼吸道感染、器械相关感染、水肿、乏力和发热。

6. 注意事项

（1）强效CYP3A4抑制剂可能会增加对米哚妥林及其活性代谢产物的暴露。考虑替代疗法或监测不良反应风险的增加。

（2）避免同时服用强效CYP3A4诱导剂。

（3）胚胎-胎儿毒性：给孕妇服用米哚妥林可能会对胎儿造成伤害。

丝裂霉素（Mitomycin）

1. 作用机制 本品通过烷化作用诱导DNA交联，抑制DNA和RNA合成。

2. 美国FDA批准的适应证

（1）适用于治疗弥漫性胃癌或胰腺癌（与其他药物联合使用，并在其他方式失败时作为姑息治疗）（仅限丝裂霉素制剂和非专利药）。

（2）尿路上皮癌：低级别上尿路上皮癌成年患者的治疗（仅 Jelmyto）。

3. 美国 FDA 批准的剂量

（1）单药治疗：$20mg/m^2$，静脉注射，每 6～8 周重复注射 1 次剂量。

（2）关于替代给药方案和联合治疗方案，可参考当前文献。

（3）上尿路上皮癌（Jelmyto）：根据肾盂造影术的体积测量，通过输尿管导管或肾造口管向肾盂内滴注 4mg/ml，总滴注量不超过 15ml（60mg 丝裂霉素）。每周重复 1 次，持续 6 周。对于 3 个月时 CR 的患者，可每月给药 1 次，最多再另外给药 11 次。

4. 剂量调整标准

（1）肾脏：有。

（2）骨髓抑制：有。

5. 不良反应

（1）心血管系统：CHF（既往接受过多柔比星的患者）。

（2）皮肤和皮肤系统：脱发、瘙痒，伴有渗出的组织损伤/坏死。

（3）胃肠系统：厌食、恶心/呕吐（低度）、黏膜炎和腹泻。

（4）泌尿生殖系统：溶血性尿毒症综合征和肌酐升高。

（5）造血系统：骨髓抑制（可能为累积性的）。

（6）呼吸系统：非排痰性咳嗽、呼吸困难、间质性肺炎。

（7）其他：发热、全身不适、虚弱。

6. 注意事项

（1）发泡剂。

（2）丝裂霉素的替代给药途径包括膀胱内灌注（膀胱癌）、恶性胸膜或心包管理的腔内给药，以及局部应用（青光眼滤过术的辅助治疗）。有关更多信息请参阅原始文献。

（3）Jelmyto 品牌的丝裂霉素仅用于肾盂滴注。它不用于静脉注射、局部使用或口服。剂量制剂是在冷冻条件下使用凝胶稀释剂制备的，该凝胶稀释剂会产生黏性液体（肾盂溶液）。患者应在每次滴注前的晚上、上午和 30min 口服 1.3g 碳酸氢钠（共 3.9g）。

米托坦（Mitotane，Lysodren）

1. 作用机制 本品为肾上腺细胞毒性药物。

2. 美国 FDA 批准的适应证 不可能手术的、功能性和非功能性肾上腺皮质癌。

3. 美国 FDA 批准的剂量 初始剂量：2～6g，口服，每天 1 次，分 3～4 次给药。逐渐增加剂量，使血液浓度达到 14～20mg/L，或达到耐受水平。

4. 不良反应

（1）皮肤和皮肤系统：短暂性皮疹。

（2）胃肠系统：厌食、恶心/呕吐（中度至高度）、腹泻。

（3）神经系统：眩晕、抑郁、昏睡、嗜睡、头晕。

（4）其他：肾上腺功能不全。

5. 注意事项

（1）制订肾上腺功能不全的预防措施。服用米托坦的患者在休克或严重创伤的情况下会发生肾上腺危象。

（2）应就常见的中枢神经系统不良反应向患者提供咨询，对于开车、操作机械和其他需要身心警觉的危险活动，应提醒门诊患者。血浆浓度大于20mg/L与更大的中枢神经系统毒性发生率有关。

（3）米托坦是CYP3A4的强效诱导剂。筛选患者与CYP3A4底物药物的潜在相互作用。

（4）胚胎-胎儿毒性：给孕妇使用米托坦可能对胎儿造成伤害。

米托蒽醌（Mitoxantrone，Novantrone）

1. 作用机制 本品与DNA发生相互作用；嵌入剂；抑制拓扑异构酶Ⅱ。

2. 美国FDA批准的适应证

（1）急性非淋巴细胞白血病（ANLL）（包括粒细胞性、早幼粒细胞性、单核细胞性，以及急性红白血病）：初始治疗（与其他药物联用）。

（2）晚期激素难治性前列腺癌（与糖皮质激素联用）。

（3）其他适应证：多发性硬化症。

3. 美国FDA批准的剂量

（1）ANLL：诱导治疗，$12mg/m^2$，静脉注射，每天1次，连用3天（第1、2、3天），与阿糖胞苷联用；巩固治疗，$12mg/m^2$，静脉注射，每天1次，连用2天（第1、2天），与阿糖胞苷联用。

（2）前列腺癌：$12\sim14mg/m^2$，静脉注射，每21天1次，与泼尼松或氢化可的松联用。

4. 剂量调整标准

（1）肾脏：无数据，未知。

（2）肝脏：有（谨慎使用；考虑调整剂量）。

5. 不良反应

（1）心血管系统：CHF（终生累积剂量达$140mg/m^2$后，临床风险增加）、心动过速、心电图变化、胸痛。

（2）皮肤和皮肤系统：皮疹、脱发、荨麻疹、甲床改变。

（3）胃肠系统：恶心/呕吐（低度）、黏膜炎、便秘、厌食。

（4）造血系统：骨髓抑制。

（5）肝脏：LFT 指标升高。

（6）呼吸系统：呼吸困难。

（7）其他：蓝绿色尿、巩膜会变蓝、静脉炎（刺激性）、乏力、继发性白血病、肿瘤溶解综合征。

6. 注意事项

（1）当治疗急性白血病时，考虑对肿瘤溶解综合征进行适当预防。

（2）米托蒽醌可能增加继发性恶性肿瘤如白血病的风险。

（3）胚胎-胎儿毒性：给孕妇使用米托蒽醌可能对胎儿造成伤害。

莫格利珠单抗（Mogamulizumab）

1. 作用机制 本品为针对 CC 趋化因子受体 4（CCR4）表达细胞的重组人源化单克隆抗体，导致抗体依赖性细胞毒性。CCR4 在一些 T 细胞恶性肿瘤的表面表达。

2. 美国 FDA 批准的适应证 蕈样肉芽肿（MF）或 Sézary 综合征（SS）：至少 1 次既往治疗后复发或难治性 MF 或 SS 的成年患者的治疗。

3. 美国 FDA 批准的剂量 1mg/kg，静脉输注至少 60min，第 1、8、15、22 天，每 28 天 1 个周期，然后在随后的 28 天周期中的第 1、15 天给药，直至疾病进展或出现不可接受的毒性。

4. 剂量调整标准

（1）肾脏：无。

（2）肝脏（轻度至中度）：无。

（3）肝脏（重度）：无数据。

（4）非血液学毒性：有（停药参数）。

5. 不良反应

（1）心血管系统：高血压。

（2）皮肤和皮肤系统：皮疹、皮炎和严重皮肤毒性。

（3）胃肠系统：恶心/呕吐（低度）、腹泻、便秘和黏膜炎。

（4）造血系统：贫血和血小板减少。

（5）中枢和周围神经系统：头痛。

（6）呼吸系统：咳嗽。

（7）其他：输液反应、感染、乏力、发热、肌肉骨骼疼痛和水肿。

6. 注意事项

（1）皮肤毒性：莫格利珠单抗治疗的患者出现了致命和危及生命的皮肤不良反应，包括 SJS 和 TEN。皮疹（药疹）是一种常见的毒性。监测皮疹，1 级皮疹考虑局部使用皮质类固醇；2 级或 3 级皮疹中断治疗，并至少服用皮质类固醇 2 周。4 级皮疹永久停止治疗。

（2）输液反应：已报道有致命和危及生命的输液反应。考虑所有患者第一次输液前预防用药（如对乙酰氨基酚和苯海拉明）。密切监测患者输液反应的体征和症状，并中断输液以便于发现任何级别的反应并及时给予治疗。

（3）自身免疫并发症已被报道，可能需要中断或终止治疗。

（4）已报道，在莫格利珠单抗治疗后接受异基因 HSCT 的患者中，移植并发症的风险增加，包括严重的 GVHD 和移植相关死亡。

（5）胚胎-胎儿毒性：给孕妇使用莫格利珠单抗可能会对胎儿造成伤害。

莫塞妥莫单抗（Moxetumomab Pasudotox）

1. 作用机制 本品结合在 B 细胞表面的 CD22，然后被内化，从而导致延伸因子 2 的 ADP 核糖基化、蛋白质合成的抑制和凋亡细胞死亡。莫塞妥莫单抗是一种与假单胞菌外毒素融合的小鼠免疫球蛋白。

2. 美国 FDA 批准的适应证 毛细胞白血病（HCL）：至少 2 种既往全身治疗后复发或难治性 HCL，包括用嘌呤核苷类似物治疗。

3. 美国 FDA 批准的剂量

（1）支持性治疗

1）在所有输注前，预防使用对乙酰氨基酚、抗组胺药和 H_2 受体拮抗剂。

2）在整个治疗过程中维持充足的水化。

3）在每个 28 天周期的第 1～8 天服用小剂量阿司匹林。

（2）0.04mg/kg，静脉输注 30min 以上，第 1、3、5 天，每 28 天 1 个周期。

4. 剂量调整标准

（1）肾脏（轻度或中度，CrCl 30～89ml/min）：对 PK 无显著影响。

（2）肾脏（严重，CrCl＜30ml/min）：避免使用。

（3）肝脏（轻度）：对 PK 无显著影响。

（4）肝脏（中度或重度）：未确定。

5. 不良反应

（1）血清肌酐：肌酐升高。

（2）电解质紊乱：低钙血症和低磷血症。

（3）胃肠系统：恶心/呕吐（低）、便秘和腹泻。

（4）造血系统：贫血。

（5）肝脏：ALT 升高，AST 升高。

（6）输液相关反应：输液相关反应。

（7）中枢和周围神经系统：头痛。

（8）其他：水肿、乏力、发热和低蛋白血症。

6. 注意事项 胚胎-胎儿风险：给孕妇使用莫塞妥莫单抗可能会对胎儿造成伤害。

那昔妥单抗（Naxitamab）

1. 作用机制 本品与糖脂 GD2 结合，GD2 在神经母细胞瘤细胞和神经外胚层来源的正常细胞上表达。那昔妥单抗与细胞表面 GD2 结合通过 ADCC 和 CDC 诱导细胞溶解。

2. 美国 FDA 批准的适应证 神经母细胞瘤：与 GM-CSF 联合治疗复发或难治性骨或骨髓高风险神经母细胞癌的 1 岁及以上儿童和成年患者，这些患者对既往治疗表现出部分缓解、微小缓解或疾病稳定。

3. 美国 FDA 批准的剂量

（1）支持性治疗

1）在每个周期第 1 次输注那昔妥单抗前 5 天，开始 12 天（第–4～7 天）为 1 个疗程的神经性疼痛预防性用药（如加巴喷丁）。

2）每次输注前 45～60min 口服阿片类药物，并根据需要补充阿片类药物，以缓解暴发性疼痛。

（2）其他预防性治疗

1）第 1 次输注前 30min～2h，如果出现严重输注反应，则在随后的输注前使用皮质类固醇（如甲泼尼松龙 2mg/kg，最大剂量为 80mg）。

2）每次输注前 30min 服用抗组胺药、H_2 受体拮抗剂、对乙酰氨基酚和止吐药。

（3）在每个治疗周期的第 1、3、5 天，静脉输注 3mg/（kg · d）（最多 150mg/d）。

（4）第 1 次输注 60min 以上，随后输注 30～60min 以上，视情况而定。每次输注后，至少观察患者 2h。

（5）治疗周期，每 4 周重复 1 次，直至完全或部分缓解，然后每 4 周 1 个周期再重复 5 次。随后的周期每 8 周重复 1 次。

4. 剂量调整标准

（1）肾脏：无可用数据。

（2）肝脏：无可用数据。

（3）非血液学毒性：有。

5. 不良反应

（1）心血管系统：心动过速和高血压。

（2）皮肤和皮肤系统：多形性红斑、荨麻疹和注射部位反应。

（3）电解质紊乱：低钾血症、低钙血症、低钠血症和低磷血症。

（4）内分泌系统：低血糖。

（5）胃肠系统：恶心/呕吐（未分类）、腹泻和食欲减退。

（6）造血系统：淋巴细胞减少、中性粒细胞减少、贫血和血小板减少。

（7）肝脏：ALT 升高。

（8）输液相关反应：严重输液相关反应。

（9）中枢和周围神经系统：疼痛、头痛和其他神经毒性（周围神经病变、眼部神经系统疾病、长期尿潴留）。

（10）呼吸系统：咳嗽。

（11）其他：乏力、发热、水肿、焦虑、易怒和低蛋白血症。

6. 注意事项

（1）那昔妥单抗含有严重输液相关反应的黑框警告，包括心搏骤停、过敏反应、低血压、支气管痉挛和喘鸣。根据严重程度预防性用药并降低速率、中断输注或停用那昔妥单抗。

（2）那昔妥单抗含有严重神经毒性的黑框警告，包括严重神经性疼痛、横贯性脊髓炎和 RPLS。如上所述，预防性用药并治疗神经性疼痛。

（3）在输注过程中和输注后监测高血压，并根据严重程度暂停、降低输注率或停止输注。

（4）胚胎-胎儿毒性：给孕妇应用那昔妥单抗可能会对胎儿造成伤害。

耐昔妥珠单抗（Necitumumab）

1. 作用机制 本品为重组人 IgG1 单克隆抗体，与人 EGFR 结合，并阻断 EGFR 与其配体结合。

2. 美国 FDA 批准的适应证 鳞状非小细胞肺癌（NSCLC）：与吉西他滨和顺铂联合用于转移性鳞状 NSCLC 的一线治疗。

3. 美国 FDA 批准的剂量 800mg，静脉输注，60min 以上，第 1、8 天，每 21 天为 1 个周期，直至疾病进展或出现不可耐受的毒性。

4. 剂量调整标准

（1）肾脏：无。

（2）肝脏（轻度至中度）：无。

（3）肝脏（严重）：无可用的数据。

（4）非血液学毒性（皮肤科）：有。

5. 不良反应

（1）皮肤和皮肤系统：皮疹、痤疮样皮炎、痤疮、干性皮肤和瘙痒。

（2）电解质紊乱：低镁血症、低钾血症、低钙血症和低磷血症。

（3）输液反应：输液相关反应（通常发生于第 1 次或第 2 次输液期间）。

6. 注意事项

（1）耐昔妥珠单抗不适用于非鳞状 NSCLC 的治疗。

（2）输液相关反应可能需要降低输液速度或中断输液。有 1 级或 2 级输液相关反应的患者应在随后的输液前服用苯海拉明。出现第 2 次输液反应的患者应在以后的输液前接受苯海拉明、对乙酰氨基酚和地塞米松。

（3）在使用耐昔妥珠单抗联合吉西他滨和顺铂治疗的患者中有心搏呼吸骤停和（或）猝死的报道。密切监测血清电解质，包括血清镁、钾、钙，并在必要时进行积极补充。

（4）在治疗期间，可能发生静脉和动脉血栓栓塞事件。

（5）胚胎-胎儿毒性：给孕妇使用耐昔妥珠单抗可能对胎儿造成伤害。

奈拉滨（Nelarabine）

1. 作用机制 本品为抗代谢药物。

2. 美国 FDA 批准的适应证 T 细胞急性淋巴细胞白血病（ALL）和 T 淋巴母细胞淋巴瘤：至少 2 种化疗方案无效或治疗后复发的成人和≥1 岁的儿童患者。

3. 美国 FDA 批准的剂量

（1）成人：1500mg/m^2，静脉输注 2h 以上，第 1、3、5 天，每 21 天为 1 个周期。

（2）儿童：650mg/m^2，静脉输注 1h 以上，每天 1 次，连用 5 天，每 21 天为 1 个周期。

4. 剂量调整标准

（1）肾脏：未知，中重度肾损害的患者慎用。

（2）肝脏：未知，重度肝损害的患者慎用。

（3）骨髓抑制：无。

（4）非血液学毒性：有。

5. 不良反应

（1）胃肠系统：恶心/呕吐（低度）、腹泻、便秘。

（2）造血系统：骨髓抑制。

（3）肝脏：LFT指标升高。

（4）神经系统：神经毒性（参见注意事项）、嗜睡、头晕、头痛、周围神经病变。

（5）呼吸系统：咳嗽、呼吸困难、胸腔积液。

（6）其他：肿瘤溶解综合征、发热、虚弱、乏力、水肿、肌痛/关节痛。

6. 注意事项

（1）奈拉滨所致的神经毒性为剂量限制性毒性。奈拉滨诱导的神经毒性的常见症状包括嗜睡、意识模糊、惊厥、共济失调、感觉异常和感觉迟钝。严重的神经毒性表现为昏迷、癫痫持续状态、脑脊髓脱髓鞘或类似于吉兰-巴雷综合征表现的上行性神经病变。曾经接受过鞘内化疗或同步接受鞘内化疗，或曾经接受过脑脊髓照射的患者可能会出现神经不良事件风险增加。

（2）对于被认为有风险的患者，在开始奈拉滨治疗前，应采取适当的措施（如静脉水化、尿液碱化和别嘌醇等）预防肿瘤溶解综合征。

（3）胚胎-胎儿毒性：给孕妇使用奈拉滨可能会对胎儿造成伤害。

来那替尼（Neratinib）

1. 作用机制　本品为激酶抑制剂，不可逆地与EGFR、HER-2和HER-4结合，从而抑制下游MAPK和AKT信号传导和细胞增殖。

2. 美国FDA批准的适应证　乳腺癌。

（1）采用以曲妥珠单抗为基础的辅助治疗后，单药用于早期HER-2阳性乳腺癌的延长辅助治疗。

（2）联合卡培他滨用于治疗晚期或转移性HER-2阳性乳腺癌，这些患者既往在转移条件下使用了两线或两线以上基于HER-2的抗-HER-2方案。

3. 美国FDA批准的剂量

（1）延长辅助治疗：240mg，口服，每天1次，与食物一起持续应用直至疾病复发，或持续1年。

（2）晚期或转移性治疗：240mg，口服，每天1次，第1～21天，每21天为1个周期，与食物一起；与卡培他滨联合使用，直至疾病进展或出现不可接受的毒性。

4. 剂量调整标准

（1）肾脏：未确定。

（2）肝脏（轻度或中度，Child-Pugh 分级 A 级或 B 级）：无。

（3）肝脏（重度，Child-Pugh 分级 C 级）：有。

（4）非血液学毒性：有。

5. 不良反应

（1）血清肌酐：肾损害。

（2）皮肤和皮肤系统：皮疹、指甲紊乱和皮肤干燥。

（3）胃肠系统：恶心/呕吐（最低）、腹泻、便秘、腹痛、口腔炎、食欲减退和消化不良。

（4）泌尿生殖系统：尿路感染。

（5）肝脏：肝毒性、ALT 升高和 AST 升高。

（6）中枢和周围神经系统：头晕。

（7）其他：上呼吸道感染、疲劳/乏力、肌肉痉挛、腹胀、鼻出血、体重减轻、背痛和关节痛。

6. 注意事项

（1）腹泻应通过来那替尼剂量递减或洛哌丁胺预防性治疗。如果发生腹泻，按照临床指征使用另外的止泻剂、液体和电解质进行治疗。严重或持续腹泻时暂停用药或停药。

（2）避免同时使用以下药物：强效 CYP3A4 抑制剂；双重 P-gp 和中效 CYP3A4 抑制剂；以及强效或中效 CYP3A4 诱导剂。

（3）监测 P-gp 底物的不良反应，当与来那替尼同时给药时，微小的浓度变化可能导致严重不良反应。

（4）避免同时服用 PPI。或者，在局部作用抗酸剂后 3h 或 H_2 受体拮抗剂前至少 2h 或后至少 10h 给予来那替尼。

（5）胚胎-胎儿毒性：给孕妇服用来那替尼可能会对胎儿造成伤害。

尼洛替尼（Nilotinib）

1. 作用机制　本品为 TKI（BCR-ABL、PDGFR 和 c-KIT）。

2. 美国 FDA 批准的适应证　慢性粒细胞白血病（CML）。

（1）初诊的费城染色体阳性（Ph^+）CML 慢性期（CML-CP）的成人和儿童患者（1 岁及以上）的初始治疗。

（2）包括对伊马替尼在内的既往治疗耐药或不能耐受的 Ph^+ CML-CP 和加速期的成年患者的治疗。

（3）对既往 TKI 治疗耐药或不能耐受的 Ph^+ CML-CP 儿童患者（1 岁及以上）的治疗。

3. 美国 FDA 批准的剂量

（1）CML，成年患者：新确诊的 Ph^{+} CML-CP，300mg，口服，每天 2 次；耐药或不能耐受的 Ph^{+} CML-CP 或 AP，400mg，口服，每天 2 次。

（2）CML，儿童患者：新确诊的 Ph^{+} CML-CP，或耐药或不能耐受的 Ph^{+} CML-CP，230mg/m^2，口服，每天 2 次，四舍五入为最接近的 50mg 剂量（最大单次剂量为 400mg）。

尼洛替尼应空腹服用，2 次间隔约 12 小时（服用前 2h 和服用后 1h 内不要进食）。

4. 剂量调整标准

（1）肾脏：无。

（2）肝脏：有。

（3）骨髓抑制：有。

（4）非血液学毒性：有。

5. 不良反应

（1）心血管系统：QT 间期延长。

（2）皮肤和皮肤系统：皮疹、瘙痒。

（3）电解质紊乱：低磷血症、低钾血症、高钾血症、低钙血症和低钠血症。

（4）胃肠系统：恶心/呕吐（轻微至低度）、便秘和腹泻。

（5）造血系统：骨髓抑制。

（6）肝脏：LFT 指标升高。

（7）神经系统：头痛。

（8）呼吸系统：咳嗽和呼吸困难。

（9）其他：乏力、胰腺炎且脂肪酶升高、发热、虚弱、外周性水肿、液体潴留（如胸腔积液或心包积液）、肌痛/关节痛、鼻咽炎、发热、盗汗和肿瘤溶解综合征。

6. 注意事项

（1）骨髓抑制常见。在治疗的前 2 个月，每 2 周检测 1 次全血细胞计数，此后每月至少检测 1 次，或者根据临床指征检测。

（2）在开始治疗前纠正电解质紊乱（如低钾血症和低镁血症），并且治疗期间要定期监测。先获得基线心电图，治疗 7 天后再做一次心电图，此后根据临床指征定期监测。不要将尼洛替尼与其他能导致 QT 间期延长的药物同时使用。有患者在接受尼洛替尼治疗期间突然死亡的报道。

（3）心脏和动脉血管闭塞事件与尼洛替尼治疗相关。尼洛替尼治疗期间，应评估患者的心血管状况，并监测和积极管理心血管危险因素。

（4）尼洛替尼通过 CYP3A4 同工酶代谢。筛查与 CYP3A4 抑制剂或诱导剂有潜在相互作用的药物。如果不可避免与强效 CYP3A4 诱导剂或抑制剂同时使用，剂量调整是有必要的。另外，尼洛替尼是一种多重 CYP 同工酶及 P-gp 的竞争性抑制剂和诱导剂，随后可以增加或减少伴随药物的浓度。关于附加信息，请参考产品标签。

（5）胚胎-胎儿毒性：给孕妇使用尼洛替尼可能会对胎儿造成伤害。

尼鲁米特（Nilutamide）

1. 作用机制 本品为抗雄激素。

2. 美国 FDA 批准的适应证 转移性前列腺癌（D2 期；与外科去势治疗联合使用）。外科去势当天或第 2 天开始给予尼鲁米特治疗。

3. 美国 FDA 批准的剂量 给予剂量为每天 300mg，口服，连用 30 天；然后每天剂量为 150mg，口服（随或不随食物一起服用）。

4. 不良反应

（1）心血管系统：高血压和心绞痛。

（2）内分泌系统：潮热、阳痿和性欲低下。

（3）胃肠系统：恶心（未分类）、厌食、便秘。

（4）肝脏：LFT 指标升高（定期监测 LFT 即可，因为其与胆汁淤积性黄疸、肝坏死和脑病罕见相关）。

（5）神经系统：头晕。

（6）视觉系统：视觉障碍、暗适应能力受损。

（7）呼吸系统：间质性肺病和呼吸困难。

5. 注意事项

（1）开始治疗前，应先做 X 线检查（考虑基线肺功能检查）。应告知患者报告任何新出现的呼吸症状或呼吸急促恶化，如果出现这些症状，应立即停止使用尼鲁米特。

（2）先监测基线 LFT，前 4 个月每隔一定时间监测，此后定期监测。

尼拉帕利（Niraparib）

1. 作用机制 本品为聚 ADP 核糖聚合酶（PARP）抑制剂，包括 PARP1 和 PARP2，它们在 DNA 修复中起作用。

2. 美国 FDA 批准的适应证 卵巢癌。

（1）作为晚期卵巢上皮癌、输卵管癌或原发性腹膜癌在一线以铂类为基础的化疗后获得完全或部分缓解的维持治疗。

（2）作为以铂类为基础的化疗后完全或部分缓解的复发性卵巢上皮癌、输卵管癌或原发性腹膜癌症的维持治疗。

（3）晚期卵巢癌、输卵管癌或原发性腹膜癌在接受 3 种或 3 种以上化疗方案治疗后出现同源重组缺陷（HRD）阳性状态定义：有害或疑似有害 *BRCA* 突变，或最后一次以铂类为基础的化疗后＞6 个月进展的基因组不稳定性。

3. 美国 FDA 批准的剂量

（1）晚期卵巢癌的一线维持治疗

1）患者体重＜77kg 或血小板＜150×10^9/L，推荐剂量为 200mg，每天 1 次。

2）患者体重≥77kg 或血小板≥150×10^9/L，推荐剂量为 300mg，每天 1 次。

（2）其他适应证：300mg，口服，每天 1 次。

（3）所有适应证：可在不考虑食物的情况下服用。继续治疗，直至疾病进展或出现不可接受的毒性。

4. 剂量调整标准

（1）肾脏（轻度至中度，CrCl 30～89ml/min）：无。

（2）肾脏（重度，CrCl＜30ml/min）：无可用数据。

（3）肝脏（轻度）：无。

（4）肝脏（中度）：有。

（5）肝脏（重度）：无可用数据。

（6）血液学毒性：有。

（7）非血液学毒性：有。

5. 不良反应

（1）心血管系统：高血压。

（2）皮肤和皮肤系统：皮疹。

（3）电解质紊乱：低镁血症。

（4）胃肠系统：恶心/呕吐（中度至高度）、便秘、腹泻、腹痛和食欲减退。

（5）泌尿生殖系统：尿路感染、急性肾损伤。

（6）造血系统：血小板减少、贫血、中性粒细胞减少、白细胞减少和 MDS/AML。

（7）中枢和周围神经系统：头痛和头晕。

（8）呼吸系统：呼吸困难和咳嗽。

（9）其他：乏力、肌肉骨骼疼痛和失眠。

6. 注意事项

（1）已报道，在接受尼拉帕利治疗 0.5 个月至 4.9 年的患者中发生 MDS/AML，包括具有致命性结果的病例。监测血液学毒性。

（2）尼拉帕利胶囊含有 FD&C 黄色 5 号（柠檬黄），可能会导致易感人群的过敏反应。

（3）胚胎-胎儿毒性：给孕妇服用尼拉帕利可能会对胎儿造成伤害。

纳武利尤单抗（Nivolumab）

1. 作用机制　本品为可与 PD-1 受体结合的人单克隆抗体，阻断 PD-1 与其配体结合。

2. 美国 FDA 批准的适应证

（1）黑色素瘤

1）作为单一药物或与伊匹单抗联合用于治疗不可切除的或转移性黑色素瘤。

2）作为淋巴结转移或转移性疾病的黑色素瘤患者的辅助治疗，这些患者已接受完全切除。

（2）非小细胞肺癌（NSCLC），转移性

1）与伊匹单抗联合用于一线治疗转移性 NSCLC 成年患者，其肿瘤表达 PD-L1（≥1%），通过美国 FDA 批准的测试确定无 *EGFR* 或 *ALK* 基因组异常。

2）联合伊匹单抗和 2 个周期的含铂双药化疗用于一线治疗转移性或复发性 NSCLC 的成年患者，后者无 *EGFR* 或 *ALK* 基因组异常。

3）在以铂类为基础的化疗期间或之后出现疾病进展的转移性 NSCLC 的单药治疗。*EGFR* 或 *ALK* 基因组异常的患者在接受纳武利尤单抗之前，应在美国 FDA 批准的治疗中取得进展。

（3）恶性胸膜间皮瘤：与伊匹单抗联合一线治疗不可切除的恶性胸膜间皮癌成年患者。

（4）晚期肾细胞癌（RCC）

1）联合伊匹单抗一线治疗中风险或低风险晚期 RCC 患者。

2）联合卡博替尼用于晚期肾细胞癌患者的一线治疗。

3）单药疗法用于治疗既往接受过抗血管生成治疗的晚期肾细胞癌患者。

（5）经典型霍奇金淋巴瘤（cHL）：在以下情况下复发或进展的成年 cHL 患者的治疗。

1）自体 HSCT 和移植后维布妥昔单抗。

2）包括自体 HSCT 在内的三种或多种系统性治疗。

（6）头颈部鳞状细胞癌（SCCHN）：治疗复发或转移性 SCCHN 患者，后者在以铂类为基础的化疗期间或之后出现疾病进展。

（7）尿路上皮癌：在含铂类化疗期间或之后，或在新辅助治疗或含铂类化疗辅助治疗 12 个月内出现疾病进展的局部晚期或转移性尿路上皮肿瘤患者的治疗。

（8）MSI-H 或 dMMR 转移性结直肠癌（mCRC）：单药或与伊匹单抗联合

治疗患有 MSI-H 或 dMMR mCRC 的成人和 12 岁及以上儿童，这些患者在使用氟尿嘧啶、奥沙利铂和伊立替康治疗后取得进展。

（9）肝细胞癌（HCC）：单药或与伊匹单抗联合治疗既往曾用索拉非尼治疗的 HCC 患者。

（10）食管癌

1）在接受新辅助放化疗的患者中，对完全切除的食管癌或胃食管结合部癌伴残留病理性疾病的患者进行辅助治疗。

2）氟尿嘧啶和铂类化疗后无法切除的晚期、复发性或转移性食管鳞状细胞癌（ESCC）患者的治疗。

（11）胃癌、胃食管结合部癌和食管腺癌：与含氟尿嘧啶和铂类药物化疗联合，治疗晚期或转移性胃癌、胃食管结合部癌和食管癌患者。

3. 美国 FDA 批准的剂量

（1）单药治疗

1）不可切除或转移性黑色素瘤、转移性 NSCLC、晚期 RCC、cHL、SCCHN、尿路上皮癌、HCC、ESCC：240mg，静脉输注 30min 以上，每 2 周 1 次；或 480mg，静脉输注 30min 以上，每 4 周 1 次，直至疾病进展或出现不可接受的毒性。

2）黑色素瘤的辅助治疗：240mg，静脉输注 30min 以上，每 2 周 1 次；或 480mg，静脉输注 30min 以上，每 4 周 1 次，直至疾病复发或 1 年内出现不可接受的毒性。

3）MSI-H 或 dMMR mCRC。

A. 成年患者和 12 岁及以上、体重 40kg 或以上的儿童患者：240mg，静脉输注 30min 以上，每 2 周 1 次；或 480mg，静脉输注 30min 以上，每 4 周 1 次，直至疾病进展或出现不可接受的毒性。

B. 12 岁及以上且体重小于 40kg 的儿童患者：3mg/kg，静脉输注 30min 以上，每 2 周 1 次，直至疾病进展或出现不可接受的毒性。

4）切除的食管癌或胃食管结合部癌的辅助治疗：240mg，静脉输注 30min 以上，每 2 周 1 次；或 480mg，静脉输注 30min 以上，每 4 周 1 次，直至疾病进展或出现不可接受的毒性，总治疗时间为 1 年。

（2）联合治疗

1）不可切除或转移性黑色素瘤：1mg/kg，静脉输注 30min 以上（联合伊匹单抗 3mg/kg，静脉输注 90min 以上），每 3 周 1 次，给予 4 次剂量，或直至出现不可接受的毒性，以较早者为准，随后给予伊匹单抗 240mg，静脉输注 30min 以上，每 2 周 1 次，或者 480mg，静脉输注 30min 以上，每 2 周 1 次，直至疾病进展或出现不可接受的毒性。

2）表达 PD-L1 的转移性 NSCLC：3mg/kg，静脉输注 30min 以上，每 2 周 1

次（联合伊匹单抗 1mg/kg，静脉输注 30min 以上，每 6 周 1 次），直至疾病进展、出现不可接受的毒性或无疾病进展长达 2 年。

3）转移性或复发性 NSCLC：360mg，静脉输注 30min 以上，每 3 周 1 次（联合伊匹单抗 1mg/kg，静脉输注 30min 以上，每 6 周 1 次，并联合给予组织学类型的含铂双药化疗，每 3 周 1 个周期，给予 2 个周期）。纳武利尤单抗和伊匹单抗可持续使用，直至疾病进展、出现不可接受的毒性，或无疾病进展长达 2 年。

4）恶性胸膜间皮瘤：360mg，静脉输注 30min 以上，每 3 周 1 次（联合伊匹单抗 1mg/kg，静脉输注 30min 以上，每 6 周 1 次），直至疾病进展、出现不可接受的毒性，或无疾病进展长达 2 年。

5）晚期 RCC

A. 3mg/kg，静脉输注 30min 以上（联合伊匹单抗 1mg/kg，静脉输注 30min 以上），每 3 周 1 次，共 4 次剂量；然后纳武利尤单抗 240mg，静脉输注 30min 以上，每 2 周 1 次，直至疾病进展或出现不可接受的毒性。

B. 240mg，静脉输注 30min 以上，每 2 周 1 次，或者 480mg，静脉输注 30min 以上，每 4 周 1 次（联合卡博替尼 40mg，口服，每天 1 次），直至疾病进展或出现不可接受的毒性，或使用纳武利尤单抗长达 2 年。

6）MSI-H 或 dMMR mCRC：3mg/kg，静脉输注 30min 以上（联合伊匹单抗 1mg/kg，静脉输注 30min 以上），每 3 周 1 次，共 4 次；然后纳武利尤单抗 240mg，静脉输注 30min 以上，每 2 周 1 次，或者 480mg，静脉输注 30min 以上，每 4 周 1 次，直至疾病进展或出现不可接受的毒性。对于 12 岁及以上且体重小于 40kg 的儿童患者，纳武利尤单抗 3mg/kg，静脉输注 30min 以上，每 2 周 1 次。

7）HCC：1mg/kg，静脉输注 30min 以上（联合伊匹单抗 3mg/kg，静脉输注 30min 以上），每 3 周 1 次，共 4 次；然后纳武利尤单抗 240mg，静脉输注 30min 以上，每 2 周 1 次，或者 480mg，静脉输注 30min 以上，每 4 周 1 次，直至疾病进展或出现不可接受的毒性。

8）胃癌、胃食管结合部癌和食管腺癌

A. 240mg，静脉输注 30min 以上，每 2 周 1 次（与含氟尿嘧啶和含铂类药物化疗联合使用，每 2 周 1 次）。

B. 360mg，静脉输注 30min 以上，每 3 周 1 次（与含氟尿嘧啶和含铂类药物化疗联合，每 3 周 1 次）。

C. 持续至疾病进展或出现不可接受的毒性，或应用长达 2 年。

9）当在同一天给予序贯的纳武利尤单抗联合治疗时：与伊匹单抗联合，首先给予纳武利尤单抗，然后给予伊匹单抗。与伊匹单抗和含铂双药化疗联合使用时，先给药纳武利尤单抗，然后给药伊匹单抗，再给药化疗。与含氟尿嘧啶和（或）含铂化疗联合使用，在化疗前给予纳武利尤单抗。

4. 剂量调整标准

（1）肾脏：无。

（2）肝脏（轻度或中度）：无。

（3）肝脏（严重）：尚未研究。

（4）应保持剂量，而不是因为毒性而减少剂量。有关保持剂量和开始使用皮质类固醇的具体建议请参阅说明书。

5. 不良反应

（1）皮肤和皮肤系统：皮疹、瘙痒、免疫介导的皮肤毒性。

（2）电解质紊乱：低钠血症和高钾血症。

（3）内分泌系统：免疫介导的内分泌疾病（垂体炎、肾上腺功能不全、甲状腺功能减退症/甲状腺功能亢进症和 1 型糖尿病）。

（4）胃肠系统：免疫介导的结肠炎、恶心/呕吐（轻微）、腹泻和便秘。

（5）泌尿生殖系统：免疫介导的肾炎和肾功能不全。

（6）肝脏：免疫介导的肝炎、LFT 指标升高。

（7）输液相关反应：输液相关反应。

（8）神经系统：免疫介导的脑炎。

（9）呼吸系统：免疫介导的肺炎、咳嗽和呼吸困难。

（10）其他：关节痛、肌肉骨骼痛、乏力、虚弱和发热。

6. 注意事项

（1）由于 T 细胞活化和增殖，纳武利尤单抗可引起严重和致命的 IMAR。这些免疫介导的反应可能涉及任何器官系统或组织，包括以下免疫介导的毒性：结肠炎、肝炎、皮炎（和其他皮肤病不良反应）、内分泌疾病、肺炎和肾功能不全肾炎。这些反应中大多数在治疗期间表现出来；然而，少数情况可能发生在停止治疗数周至数月后。

（2）监测患者可能是 IMAR 临床表现的体征和症状，并在基线和治疗期间定期评估临床生化，包括 LFT、肌酐和甲状腺功能。

（3）一般情况下，对于严重（3 级）的患者，停用纳武利尤单抗，对于危及生命（4 级）的 IMAR、需要全身免疫抑制治疗的复发性严重 IMAR，或在开始使用类固醇后 12 周内无法将皮质类固醇剂量减至每天 10mg 或更少的泼尼松或同等剂量的患者，永久停用纳武利尤单抗。

（4）如果纳武利尤单抗因严重 IMAR 需要中断或停用，则给予全身大剂量皮质类固醇[1～2mg/（kg·d）泼尼松或等效药物]，直至病情改善至 1 级或以下，然后在至少 1 个月内逐渐减少皮质类固醇剂量。考虑经皮质类固醇治疗未控制的 IMAR 患者使用其他全身免疫抑制剂。

（5）可能发生严重的输液相关反应。出现轻度或中度输液反应时中断或减慢输液速度，出现严重或危及生命的输液反应时停止输液。

（6）接受 HSCT 的患者在接受纳武利尤单抗后出现了严重的移植相关并发症，包括致命性事件。密切关注患者是否有移植相关并发症的早期证据，如GVHD、发热综合征、肝静脉闭塞病和其他免疫介导的不良反应。

（7）胚胎-胎儿毒性：给孕妇使用纳武利尤单抗可能对胎儿造成伤害。

奥滨尤妥珠单抗（Obinutuzumab）

1. 作用机制 本品为靶向前体 B 淋巴细胞和成熟 B 淋巴细胞表面表达的 CD20 抗原的单克隆抗体。

2. 美国 FDA 批准的适应证

（1）慢性淋巴细胞白血病（CLL）：联合苯丁酸氮芥用于未经治疗的 CLL。

（2）滤泡性淋巴瘤（FL）

1）患有复发性疾病或对含有利妥昔单抗的方案耐药，与苯达莫司汀联合序贯奥滨尤妥珠单抗单药治疗 FL 患者。

2）既往未经治疗的Ⅱ期大体积、Ⅲ期或Ⅳ期 FL 的成年患者，与化疗联合；在获得至少部分缓解的患者中联合化疗后序贯奥滨尤妥珠单抗单药治疗。

3. 美国 FDA 批准的剂量

（1）CLL

1）第 1 个周期，第 1 天：100mg，静脉输注，4h 以上。

2）第 1 个周期，第 2 天：900mg，以滴速 50mg/h 开始，每 30 分钟增加 50mg/h，最大速率为 400mg/h。

（2）FL

1）第 1 个周期：1000mg，静脉输注，第 1、8、15 天，每周 1 次，共 3 次。

2）第 2～6 个周期：1000mg，静脉输注，第 1 天。

3）以 50mg/h 开始第 1 次剂量，每 30 分钟增加 50mg/h，最大剂量为 400mg/h。如果既往的输液耐受性良好，随后的输液可以开始于 100mg/h，并且每 30 分钟增加 100mg/h，达到最大 400mg/h。

4）联合苯达莫司汀治疗复发性或难治性 FL：继续联合治疗 6 个 28 天周期。在第 6 个周期后，对于获得至少部分缓解的患者，继续奥滨尤妥珠单抗作为单药治疗，每 2 个月静脉注射 1000mg，持续 2 年。

（3）联合化疗治疗既往未经治疗的 FL

1）苯达莫司汀联合治疗：持续 6 个 28 天周期的联合治疗。

2）CHOP 联合：继续进行 6 个 21 天周期的联合治疗，然后再进行 2 个 21 天的奥滨尤妥珠单抗单药治疗。

3）CVP 联合：持续 8 个 21 天周期的联合治疗。

4）在 6～8 个周期的联合治疗后获得完全或部分缓解的患者中，每 2 个月静脉输注 1000mg 奥滨尤妥珠单抗，持续 2 年。

4. 剂量调整标准

（1）肾脏（轻度至中度，CrCl＞30ml/min）：无。

（2）肾脏（严重，CrCl＜30ml/min）：无数据。

（3）肝脏：无数据。

（4）血液学毒性和非血液学毒性：应保持剂量，不得因毒性而减少剂量。有关保持剂量参数的具体建议请参阅说明书。

5. 不良反应

（1）电解质紊乱：低钙血症、低钠血症和肿瘤溶解综合征。

（2）胃肠系统：恶心/呕吐（轻微）、腹泻和便秘。

（3）造血系统：中性粒细胞减少、血小板减少、淋巴细胞减少和贫血。

（4）输液相关反应：低血压、心动过速、呼吸困难、恶心、乏力、头晕、腹泻、高血压、面红、头痛、发热和畏寒。38%～65%的患者可能在首次输液期间发生。

（5）其他：乙型肝炎病毒（HBV）再激活、乏力、虚弱、关节痛、肿瘤溶解综合征。

6. 注意事项

（1）在开始治疗前评估肿瘤溶解综合征的风险。

（2）首次输注前给予静脉注射糖皮质激素、对乙酰氨基酚和抗组胺药物预处理。随后的预处理建议基于患者的疾病状态和对先前输液的耐受性。

（3）在开始治疗前对所有患者进行 HBV 感染筛查。对于有 HBV 感染证据的患者，关于 HBV 抗病毒治疗的监测和考虑，应咨询具有管理 HBV 感染专业知识的医生。

（4）在应用奥滨尤妥珠单抗治疗的患者中观察到了 PML。

（5）在治疗期间和 B 淋巴细胞恢复之前，不建议使用活病毒疫苗进行免疫。

（6）胚胎-胎儿毒性：给孕妇使用奥滨尤妥珠单抗可能对胎儿造成伤害。

奥法木单抗（Ofatumumab）

1. 作用机制　本品为靶向杀伤 CD20 阳性细胞的单克隆抗体，该分子标志可在正常 B 淋巴细胞和慢性淋巴细胞白血病细胞中表达。

2. 美国 FDA 批准的适应证

（1）慢性淋巴细胞白血病（CLL）。

（2）与苯丁酸氮芥联合用于未经治疗的 CLL 患者，这些患者被认为不适合使用氟达拉滨。

（3）与氟达拉滨和环磷酰胺联合用于治疗复发性 CLL。

（4）用于复发性或进行性 CLL 患者在至少经过两线治疗获得完全或部分缓解后的延长治疗。

（5）对氟达拉滨和阿仑单抗耐药的 CLL 的治疗。

3. 美国 FDA 批准的剂量

（1）先前未治疗的 CLL，与苯丁酸氮芥联合。

1）300mg，静脉输注，第 1 天；随后 1000mg，第 8 天，静脉输注（第 1 个周期）。

2）随后 1000mg，静脉输注，第 1 天，每 28 天为 1 个周期，至少 3 个周期，直到最佳缓解或最多进行 12 个周期。

3）复发 CLL，与氟达拉滨和环磷酰胺联合。

4）300mg，静脉输注，第 1 天；随后 1000mg，静脉输注，第 8 天（第 1 个周期）。

5）随后 1000mg，静脉输注，第 1 天，每 28 天为 1 个周期，最多进行 6 个周期。

（2）CLL 的延长治疗

1）300mg，静脉输注，第 1 天；随后 1000mg，静脉输注，第 8 天（第 1 个周期）。

2）7 周后，1000mg，静脉输注，每 8 周 1 次，最多 2 年。

（3）难治性 CLL

1）300mg，静脉输注，第 1 天，1 周后进行下一步。

2）2000mg，静脉输注，每周 1 次，总共 7 次，4 周后进行下一步。

3）2000mg，静脉输注，每 4 周 1 次，总共 4 次。

4）不要静脉推注或团注给药。

5）用对乙酰氨基酚、抗组胺药和皮质类固醇进行预处理。

4. 剂量调整标准

（1）输液相关反应：调整输液速度。

（2）肾脏（CrCl＞30ml/min）：无。

（3）肝脏：未知。

5. 不良反应

（1）皮肤和皮肤系统：皮疹。

（2）胃肠系统：腹泻和恶心（轻微）。

（3）造血系统：贫血、中性粒细胞减少和血小板减少。

（4）输液相关反应：腹痛、血管性水肿、腰痛、支气管痉挛、心肌缺血/梗死、呼吸困难、喉水肿、肺水肿、面红、高血压、低血压、发热、皮疹、晕厥和荨麻疹。

（5）呼吸系统：支气管炎、咳嗽、呼吸困难、肺炎和上呼吸道感染。

（6）其他：发热、乏力和肿瘤溶解综合征。

6. 注意事项

（1）可发生严重的输液反应。每1次给药前可口服对乙酰氨基酚，口服或静脉注射抗组胺药，或静脉输注皮质类固醇进行预处理。请参阅产品说明书，以获取有关药物和剂量，以及皮质类固醇剂量调整的建议。前两次输液时，输液反应更频繁。

（2）对高危患者的肿瘤溶解综合征进行预测并进行预防。

（3）可能发生严重的血细胞减少。迟发性（最后一次治疗后42天以上发生）和长期中性粒细胞减少（在最后一次治疗后24～42天未解决）已被报道。在治疗期间和结束后，应定期监测CBC。

（4）可能会发生PML。监测神经系统症状或体征。

（5）在开始使用奥法木单抗前需要筛查 HBV 感染高风险患者。治疗后可发生HBV再激活。

（6）可发生小肠梗阻。

（7）近期使用奥法木单抗的患者应避免使用活病毒疫苗。

（8）胚胎-胎儿毒性：在孕妇中奥法木单抗尚无充分或良好对照研究。

奥拉帕利（Lynparza）

1. 作用机制 本品为PARP抑制剂，包括PARP1、PARP2和PARP3，它们在DNA修复中起作用。

2. 美国FDA批准的适应证

（1）卵巢癌

1）对*BRCA*突变的晚期卵巢上皮癌、输卵管癌或原发性腹膜癌的成年患者进行一线维持治疗，这些患者对一线以铂类为基础的化疗完全或部分缓解。

2）联合贝伐珠单抗作为晚期卵巢上皮癌、输卵管癌或原发性腹膜癌的成年患者的一线维持治疗，这些患者对一线以铂类为基础的化疗完全或部分缓解，且其癌症与HRD阳性状态相关。

3）复发性卵巢上皮癌、输卵管癌或原发性腹膜癌的成年患者，对铂类化疗完全或部分缓解的维持治疗。

4）既往接受过 3 种或 3 种以上化疗的 *BRCA* 突变晚期卵巢癌成年患者的治疗。

（2）乳腺癌：治疗胚系 *BRCA* 突变、HER-2 阴性转移性乳腺癌的成年患者，这些患者在新辅助、辅助或转移情况下接受了化疗。HR 阳性乳腺癌患者应事先接受内分泌治疗，或认为不适合内分泌治疗。

（3）胰腺癌：在一线以铂类为基础的化疗方案至少 16 周后，作为胚系 *BRCA* 突变的转移性胰腺癌成年患者的维持治疗。

（4）前列腺癌：治疗胚系或体细胞同源重组修复基因突变的转移性去势抵抗性前列腺癌（mCRPC）的成年患者，这些患者在既往使用恩杂鲁胺或阿比特龙治疗后出现疾病进展。

3. 美国 FDA 批准的剂量

（1）300mg，口服，每天 2 次，与食物或不与食物同时服用。

（2）mCRPC：接受奥拉帕利治疗 mCRPC 的患者还应同时接受 GnRH 类似物治疗，或应进行双侧睾丸切除术。

（3）治疗持续时间。

1）*BRCA* 突变或 HRD 阳性晚期卵巢癌的一线维持治疗：继续治疗，直至疾病进展、出现不可接受的毒性或完成 2 年的治疗。2 年时完全缓解（无影像学疾病证据）的患者应停止治疗。治疗医疗保健提供者认为，2 年时有疾病证据的患者可从持续奥拉帕尼治疗中获得进一步益处，治疗可超过 2 年。

2）所有其他适应证：继续治疗，直至疾病进展或出现不可接受的毒性。

4. 剂量调整标准

（1）肾脏（轻度，CrCl 51～80ml/min）：无。

（2）肾脏（中度，CrCl 31～50ml/min）：有。

（3）肾脏（严重，CrCl＜30ml/min）：无数据。

（4）肝脏（轻度至中度，Child-Pugh 分级 A 级或 B 级）：无。

（5）肝脏（严重，Child-Pugh 分级 C 级）：无可用数据。

（6）骨髓抑制：有。

（7）非血液学毒性：有。

5. 不良反应

（1）皮肤和皮肤系统：皮疹和皮炎。

（2）胃肠系统：腹痛/不适、食欲减退、恶心/呕吐（中度至高度）、腹泻、消化不良。

（3）造血系统：贫血、中性粒细胞减少、血小板减少和淋巴细胞减少。

（4）神经系统：头痛和味觉障碍。

（5）呼吸系统：咳嗽、上呼吸道感染/鼻咽炎和肺炎。

（6）其他：乏力/虚弱、关节痛/肌肉骨骼痛和肌痛。

6. 注意事项

（1）在接受奥拉帕尼治疗的患者中已有发生骨髓增生异常综合征/急性髓细胞性白血病的报道。在基线和之后每月监测患者的血液学毒性。

（2）在接受奥拉帕尼治疗的患者中已报道了肺炎的发生，包括死亡病例。若有症状，应中断治疗，评估患者是否出现新的或恶化的肺部症状。

（3）在一项随机临床试验中，接受奥拉帕利联合 ADT 的 mCRPC 患者的 VTE 事件发生率高于接受恩杂鲁胺或阿比特龙联合 ADT 的患者。监测患者静脉血栓形成和肺栓塞（PE）的体征和症状，并根据医学情况进行治疗。

（4）奥拉帕利是 CYP3A4 的一种底物。避免同时使用 CYP3A 诱导剂及强效或中效 CYP3A4 抑制剂。如果必须同时使用强效或中效 CYP3A4 抑制剂，建议减少奥拉帕利的剂量。

（5）胚胎-胎儿毒性：给孕妇使用奥拉帕利可能对胎儿造成伤害。

高三尖杉酯碱（Omacetaxine Mepesuccinate）

1. 作用机制 本品抑制蛋白质合成，且不依赖于与 BCR-ABL 蛋白直接结合。

2. 美国 FDA 批准的适应证 慢性粒细胞白血病（CML）：对 2 种或 2 种以上的 TKI 耐药或不能耐受的慢性期或加速期 CML。

3. 美国 FDA 批准的剂量

（1）CML 诱导剂量：1.25mg/m^2，皮下注射，每天 2 次，连续 14 天，每 28 天为 1 个周期。

（2）CML 维持剂量：1.25mg/m^2，皮下注射，每天 2 次，连续 7 天，每 28 天为 1 个周期。

（3）每 28 天重复 1 次为 1 个周期，直至患者获得血液学反应。只要患者在临床上从治疗中获益，治疗就应该继续。

4. 剂量调整标准

（1）肾脏：无数据。

（2）肝脏：无数据。

（3）血液学毒性：有。

5. 不良反应

（1）肌酐：血清肌酐升高。

（2）皮肤和皮肤系统：脱发和皮疹。

（3）电解质紊乱：尿酸升高。

（4）内分泌系统：高血糖和低血糖。

（5）胃肠系统：腹痛、便秘、腹泻、恶心/呕吐（低度）和上腹部疼痛。

（6）造血系统：贫血、白细胞减少、中性粒细胞减少、血小板减少。

（7）输液相关反应：注射部位反应。

（8）呼吸系统：咳嗽。

（9）其他：关节痛、虚弱、水肿、鼻出血、乏力、出血、感染、肢体疼痛和发热。

6. 注意事项

（1）在诱导期间，开始维持治疗的几个周期，每周监测 CBC；在维持治疗期间每 2 周监测 1 次，根据临床指征监测。在高三尖杉酯碱的临床试验中，可见 3/4 级血小板减少、中性粒细胞减少和贫血。

（2）在评估高三尖杉酯碱的临床试验中，致命的脑出血及严重、非致命的胃肠出血可发生于应用高三尖杉酯碱治疗的 2%的患者。

（3）常密切监测血糖水平，尤其是糖尿病患者或具有糖尿病危险因素的患者。

（4）胚胎-胎儿毒性：给孕妇应用高三尖杉酯碱可能对胎儿造成伤害。高三尖杉酯碱可能会伤害男性的生育能力。

奥希替尼（Osimertinib）

1. 作用机制　本品为 EGFR 酪氨酸激酶抑制剂（EGFR-TKI），在浓度比野生型低 9 倍的情况下，不可逆转地与 *EGFR* 的 T790M、L858R 和外显子 19 缺失突变体结合。

2. 美国 FDA 批准的适应证　非小细胞肺癌（NSCLC）。

（1）*EGFR* 外显子 19 缺失或外显子 21 L858R 突变的成年 NSCLC 患者肿瘤切除后的辅助治疗。

（2）*EGFR* 外显子 19 缺失或外显子 21 L858R 突变的成年转移性 NSCLC 患者的一线治疗。

（3）EGFR-TKI 治疗期间或之后发生 *EGFR* T790M 突变的成年转移性 NSCLC 患者的治疗。

3. 美国 FDA 批准的剂量

（1）80mg，口服，每天 1 次，与食物或不与食物一同口服。

（2）治疗持续时间

1）在辅助情况下，治疗患者，直至疾病复发或出现不可接受的毒性，或治疗长达3年。

2）治疗转移性疾病患者，直至疾病进展或出现不可接受的毒性。

4. 剂量调整标准

（1）肾脏（CrCl≥15ml/min）：无。

（2）肾脏（ESRD，CrCl＜10ml/min）：无数据。

（3）肝脏（轻度至中度，Child-Pugh 分级 A 级和 B 级）：无。

（4）肝脏（严重，Child-Pugh 分级 C 级）：无数据。

（5）非血液学毒性：有。

5. 不良反应

（1）心血管系统：QT 间期延长和心肌病。

（2）皮肤和皮肤系统：皮疹、干性皮肤和指甲毒性。

（3）电解质紊乱：低钠血症和高镁血症。

（4）胃肠系统：腹泻和恶心/呕吐（轻微至低度）。

（5）造血系统：淋巴细胞减少、血小板减少、贫血和中性粒细胞减少。

（6）视觉系统：角膜炎。

（7）呼吸系统：肺炎。

6. 注意事项

（1）吞咽困难的患者可将药片溶解在2盎司（60ml）的非碳酸水中。

（2）心肌病：用药前评估 LVEF，之后每3个月评估1次。

（3）间质性肺病/肺炎已被报道与奥希替尼有关。停止治疗并评估新的或恶化的肺部症状。

（4）在奥希替尼治疗的患者中观察到角膜炎。立即将有角膜炎症状和体征的患者转诊至眼科医生进行评估。

（5）奥希替尼上市后的皮肤血管炎病例已有报道。如果怀疑皮肤血管炎，则停止治疗，评估全身受累情况，并考虑皮肤科咨询。

（6）已报道奥希替尼上市后严重皮肤毒性病例（SJS 和重症多形性红斑）。如果怀疑这些毒性，则停止治疗，如果确认，则永久停止治疗。

（7）奥希替尼是 CYP3A4 的一种底物。避免与强效 CYP3A4 诱导剂同时使用，或者，如果需要同时用药，应考虑调整剂量。奥希替尼是 BCRP 的抑制剂，会影响 BCRP 底物的药物暴露。筛选药物相互作用。

（8）胚胎-胎儿毒性：给孕妇应用奥希替尼可能对胎儿造成伤害。

奥沙利铂（Oxaliplatin，乐沙定）

1. 作用机制 本品为产生 DNA 链间交联的烷化样药物。

2. 美国 FDA 批准的适应证　结直肠癌。

（1）与静脉滴注氟尿嘧啶和亚叶酸钙联合用于已经实施完全切除术的Ⅲ期结肠癌患者的辅助治疗。

（2）与静脉滴注氟尿嘧啶和亚叶酸钙联合用于治疗晚期结直肠癌患者。

3. 美国 FDA 批准的剂量

（1）与静脉滴注氟尿嘧啶和亚叶酸钙联合使用（FOLFOX 方案）。

（2）第 1 天：奥沙利铂 85mg/m^2，静脉滴注 120min 以上，同时联合亚叶酸钙 200mg/m^2，静脉滴注 120min 以上；接下来氟尿嘧啶 400mg/m^2，静脉推注 2～4min 以上；然后再给予氟尿嘧啶 600mg/m^2，静脉持续输注 22h。

（3）第 2 天：亚叶酸钙 200mg/m^2，静脉滴注 120min 以上；接下来氟尿嘧啶 400mg/m^2，静脉推注 2～4min 以上；然后再给予氟尿嘧啶 600mg/m^2，静脉持续输注 22h。

（4）治疗周期：每 2 周重复 1 次。用于辅助治疗时，推荐治疗总时间为 6 个月（12 个周期）。用于治疗晚期肿瘤时，建议治疗持续至疾病进展或出现不可耐受的毒性。

4. 剂量调整标准

（1）肾脏（轻度至中度，CrCl＞30ml/min）：无。

（2）肾脏（严重，CrCl＜30ml/min）：有。

（3）骨髓抑制：有。

（4）非血液学毒性：有。

5. 不良反应

（1）中枢神经系统：周围感觉神经病变（参见下面的注意事项）、头痛。

（2）心血管系统：水肿、血栓栓塞事件和 QT 间期延长。

（3）皮肤和皮肤系统：注射部位反应。

（4）胃肠系统：恶心/呕吐（中度）、腹泻、黏膜炎/口腔炎、腹痛、厌食、味觉异常。

（5）泌尿生殖系统：血清肌酐升高。

（6）造血系统：骨髓抑制。

（7）肝脏：LFT 指标升高。

（8）呼吸系统：咳嗽、呼吸困难和间质性肺病。

（9）其他：乏力、发热、背痛、疼痛、横纹肌溶解和超敏反应。

6. 注意事项

（1）已有过敏反应的报道，并且可能在奥沙利铂给药后数分钟内出现。肾上腺素、糖皮质激素和抗组胺药已被用于缓解过敏症状。

（2）胚胎-胎儿毒性：给孕妇使用奥沙利铂可能对胎儿造成伤害。

（3）奥沙利铂与两种类型的周围神经病变有关。

1）早发型（给药后数小时至1～2天）：急性、可逆的主要是周围感觉神经病变，通常会在14天内消失，但再次给药后经常会再次发生。其症状包括暂时性感觉异常、感觉迟钝，以及手、足、口腔周围或咽喉感觉迟钝。暴露于低温或冷的物体可能会使这些症状突然发生或加重。应告知患者避免喝冷饮和使用冰块，并且在暴露于低温或接触冷的物体前先遮盖裸露的皮肤。

2）持续型（大于14天）：主要是周围感觉神经病变，通常具有感觉异常、感觉迟钝和感觉减退等特征，但是也可能会有影响日常活动的本体感觉缺失。对于持续性2级神经毒性，建议调整给药剂量；对于持续性3级神经毒性，建议停止治疗。

紫杉醇（Paclitaxel）

1. 作用机制　本品可促进微管装配，并使已形成的微管稳定。

2. 美国FDA批准的适应证

（1）晚期卵巢癌（一线治疗和后续治疗）。对于一线治疗，紫杉醇与顺铂联合是有适应证的。

（2）乳腺癌。

1）淋巴结阳性乳腺癌的辅助治疗（标准的含多柔比星联合化疗后序贯给药）。

2）适用于乳腺癌的二线治疗（转移性疾病联合化疗失败后或者辅助治疗6个月内复发的患者）。

（3）非小细胞肺癌（NSCLC）：与顺铂联合一线治疗不适合潜在的根治性手术和（或）放疗的患者。

（4）艾滋病相关卡波西肉瘤（二线治疗）。

3. 美国FDA批准的剂量

（1）给药前应先给患者使用地塞米松、苯海拉明（或其同等物）和一种H_2受体拮抗剂预防严重的超敏反应。包装说明书上建议的预防方案：在紫杉醇给药约12h和6h前分别口服地塞米松20mg；给药前30～60min静脉注射苯海拉明50mg；给药前30～60min静脉注射西咪替丁300mg或者静脉注射雷尼替丁50mg。关于替代预防方案，查阅当前文献。

（2）卵巢癌的一线治疗：135mg/m^2，静脉连续输注24h以上；或者175mg/m^2，静脉输注3h以上（随后顺铂75mg/m^2，静脉输注），每3周为1个周期。

（3）卵巢癌的二线治疗：135mg/m^{2}或175mg/m^2，静脉输注3h以上，每3周为1个周期。关于替代方案，查阅当前文献。

（4）淋巴结阳性乳腺癌的辅助治疗：175mg/m^2，静脉输注3h以上，每3周为 1 个周期，共 4 个周期（含多柔比星方案化疗后序贯给药）。

（5）乳腺癌二线化疗：175mg/m^2，静脉滴注 3h 以上，每 3 周为 1 个周期。

（6）非小细胞肺癌：135mg/m^2，持续静脉输入 24h 以上（随后顺铂 75mg/m^2，静脉滴注），每 3 周为 1 个周期。

（7）艾滋病相关卡波西肉瘤：135mg/m^2，静脉滴注 3h 以上，每 3 周为 1 个周期；或者 100mg/m^2，静脉滴注 3h，每 2 周 1 次（注意：地塞米松预处理剂量减少至 10mg，口服，而不是 20mg）。

4. 剂量调整标准

（1）肝脏：有。

（2）骨髓抑制：有。

（3）非血液学毒性（神经病变）：有。

5. 不良反应

（1）心血管系统：低血压、心动过缓、心电图变化。

（2）皮肤和皮肤系统：脱发、甲剥离（每周给药更为常见）、注射部位皮肤反应。

（3）胃肠系统：恶心/呕吐（低度）、腹泻和黏膜炎。

（4）造血系统：骨髓抑制。

（5）注射反应：急性超敏反应。

（6）神经系统：周围感觉神经毒性（感觉异常、感觉迟钝和疼痛）。

（7）其他：关节痛和肌肉痛。

6. 注意事项

（1）使用非邻苯二甲酸二异辛酯（DEHP）增塑的溶液容器和给药设备。

（2）给药过程中需要使用管状过滤器（0.22μm 滤过膜）。

（3）低剂量，周剂量方案常用。剂量指南请参考现有文献。

（4）胚胎-胎儿毒性：给孕妇使用紫杉醇可能对胎儿造成伤害。

白蛋白结合型紫杉醇（Paclitaxel Protein-Bound）

1. 作用机制 本品为微管抑制剂，促进微管蛋白二聚体的微管聚合，并通过防止解聚而稳定微管。

2. 美国 FDA 批准的适应证

（1）乳腺癌：转移性疾病联合化疗失败后或 6 个月内辅助化疗复发。除非有临床禁忌证，既往治疗应包括一种蒽环类药物。

（2）非小细胞肺癌（NSCLC）：联合卡铂作为一线用药治疗局部晚期或转移性非小细胞肺癌，患者不适合根治性手术或放射治疗。

（3）胰腺癌：联合吉西他滨作为转移性腺癌的一线治疗方法。

3. 美国 FDA 批准的剂量

（1）转移性乳腺癌：260mg/m^2，静脉滴注，30min 以上，每 3 周为 1 个周期。

（2）非小细胞肺癌：100mg/m^2，静脉滴注，30min 以上，第 1、8、15 天，每 21 天为 1 个周期；每 21 天 1 个周期的第 1 天静脉滴注卡铂，在白蛋白结合型紫杉醇输注后立即给药，每 21 天为 1 个周期。

（3）胰腺癌：125mg/m^2，静脉滴注，30～40min 以上，第 1、8、15 天，每 28 天为 1 个周期；在白蛋白结合型紫杉醇输注后立即使用吉西他滨，第 1、8、15 天，每 28 天为 1 个周期。

4. 剂量调整标准

（1）肾脏（轻度至中度）：无

（2）肾脏（严重）：无数据。

（3）肝脏（轻度）：无。

（4）肝脏（中度、重度）：有。

（5）骨髓抑制：有。

（6）非血液学毒性：有。

5. 不良反应

（1）肌酐：血清肌酐升高。

（2）心血管系统：心电图异常。

（3）皮肤和皮肤系统：脱发和皮疹。

（4）胃肠系统：腹泻、恶心/呕吐（低度）和食欲减退。

（5）造血系统：贫血、中性粒细胞减少和血小板减少。

（6）肝脏：碱性磷酸酶升高和 LFT 指标升高。

（7）感染：感染。

（8）输液相关反应：过敏性休克、心律失常、胸痛、呼吸困难、面红和低血压。

（9）神经系统：感觉神经病变。

（10）视觉系统：视物模糊、角膜炎和眼/视觉障碍。

（11）呼吸系统：肺炎。

（12）其他：关节痛、虚弱、水肿、乏力、发热、肌痛和指甲变化。

6. 注意事项

（1）如果中性粒细胞计数＜1.5×10^9/L，禁用。

（2）不可替代为其他紫杉醇制剂或被其他紫杉醇制剂替代。

（3）白蛋白结合型紫杉醇包含白蛋白（人源性）。基于有效的供体筛查和产品制造工艺，其病毒性疾病的传播风险很小。

（4）在给药前不需要进行预处理，但曾有超敏反应的患者需要术前给药。

（5）已有致死性后果的严重超敏反应的报道，不要再次给药。

（6）不建议使用管状过滤器。

（7）胚胎-胎儿毒性：给孕妇应用白蛋白结合型紫杉醇可能对胎儿造成伤害。当接受白蛋白结合型紫杉醇时，应告知男性不要生育。

哌柏西利（Palbociclib，爱博新）

1. 作用机制 本品为CDK4和CDK6的抑制剂，CDK4/6位于导致细胞增殖的信号通路下游。

2. 美国FDA批准的适应证 乳腺癌：HR阳性、HER-2阴性的晚期或转移性乳腺癌，联合来曲唑作为绝经后女性或男性的初始内分泌治疗，或者联合氟维司群用于内分泌治疗后疾病进展的患者。

3. 美国FDA批准的剂量

（1）125mg，口服，每天1次，第1～21天，每28天为1个周期，联合芳香化酶抑制剂或氟维司群。

（2）哌柏西利有胶囊和片剂剂型。哌柏西利胶囊应与食物一起服用，片剂可与食物一起或不与食物一起使用。

（3）根据目前的临床实践标准，采用哌柏西利和氟维司群联合治疗的绝经前/围绝经期妇女也应使用LHRH激动剂治疗。根据目前的临床实践标准，采用哌柏西利和芳香化酶抑制剂联合治疗的男性也应考虑使用LHRH激动剂治疗。

4. 剂量调整标准

（1）肾脏（轻度至中度，CrCl＞30ml/min）：无。

（2）肾脏（严重，CrCl＜30ml/min）：无数据。

（3）肝脏（中度至严重，Child-Pugh分级A级和B级）：无数据。

（4）骨髓抑制：有。

（5）非血液学毒性：有。

5. 不良反应

（1）皮肤和皮肤系统：脱发和皮疹。

（2）胃肠系统：食欲减退、口腔炎、恶心/呕吐（轻微、低度）、腹泻和便秘。

（3）造血系统：中性粒细胞减少、白细胞减少、贫血和血小板减少。

（4）神经系统：头痛。

（5）呼吸系统：上呼吸道感染、间质性肺病（ILD）/肺炎。

（6）其他：乏力、虚弱和发热。

6. 注意事项

（1）在与内分泌治疗联合服用哌柏西利的患者中，已报道出现严重、危及生命和致命的ILD和（或）肺炎病例。监测患者有无提示ILD/肺炎的肺部症状（如缺氧、咳嗽、呼吸困难），并且严重ILD或肺炎患者永久停止治疗。

（2）哌柏西利既是CYP3A的底物，又是CYP3A的时间依赖性抑制剂。避免同时使用强效 CYP3A 抑制剂或诱导剂与哌柏西利，并评估药物与药物的相互作用，这些药物的血浆浓度可能会被哌柏西利改变。

（3）胚胎-胎儿毒性：给孕妇使用哌柏西利可能对胎儿造成伤害。

帕尼单抗（Panitumumab）

1. 作用机制　本品为人EGFR的单克隆抗体。

2. 美国FDA批准的适应证　结直肠癌：由美国FDA批准的检测发现的野生型*KRAS*（*KRAS*和*NRAS*均定义为野生型）转移性疾病。

1）与FOLFOX联合化疗作为一线治疗。

2）单药治疗，用于在含氟尿嘧啶、奥沙利铂和伊立替康的化疗方案治疗过程中或之后出现疾病进展的转移性结直肠癌。

3. 美国FDA批准的剂量　6mg/kg，静脉滴注，60min以上，每14天1次。剂量高于1000mg时，给药90min以上。

4. 剂量调整标准

（1）肾脏（轻度至中度）：无。

（2）肾脏（严重）：无数据。

（3）肝脏（轻度至中度）：无。

（4）肝脏（严重）：无数据。

（5）骨髓抑制：无。

（6）非血液学毒性：有。

5. 不良反应

（1）皮肤和皮肤系统：痤疮样皮炎、瘙痒、红斑、皮疹、皮肤剥落、甲沟炎、干性皮肤、光过敏。

（2）电解质紊乱：低镁血症和低钙血症。

（3）胃肠系统：恶心/呕吐（轻度）、腹痛、腹泻、口腔炎/黏膜炎。

（4）输液相关反应：发热、寒战、呼吸困难、支气管痉挛和低血压。

（5）视觉系统：结膜炎、眼充血和泪液增多。

（6）呼吸系统：间质性肺病和肺纤维化（罕见）。

（7）其他：乏力。

6. 注意事项

（1）*RAS* 突变预示对抗 EGFR 药物如帕尼单抗缺乏疗效。*RAS* 突变阳性转移性结直肠癌或者 *RAS* 状态未知的患者不适合帕尼单抗治疗。

（2）在结直肠癌临床研究中登记的患者需要用免疫组化方法检测 EGFR 表达；这些是仅有的参加研究的患者，并已经显示出获益。

（3）有轻度或中度（1～2 级）输液反应的患者，应减慢输液速度至 50%。有严重（3～4 级）输液反应的患者应立即并永久停止使用帕尼单抗。在临床试验中，应用单抗前预防性用药没有标准化，因此应用单抗前用药的作用是不清楚的。

（4）对于 3 级或 3 级以上或被认为不可接受的皮肤毒性，禁用帕尼单抗。有关皮肤毒性的剂量修改，请参阅产品说明书。

（5）胚胎-胎儿毒性：给孕妇应用帕尼单抗可能会对胎儿造成伤害。

帕比司他（Panobinostat）

1. 作用机制 本品为 HDAC 抑制剂。

2. 美国 FDA 批准的适应证 多发性骨髓瘤（MM）：与硼替佐米和地塞米松联合用于既往接受至少 2 种治疗方案（包括硼替佐米和一种免疫调节剂）治疗的多发性骨髓瘤患者。

3. 美国 FDA 批准的剂量 20mg，口服，每天 1 次，每周 3 次（第 1、3、5、8、10、12 天），在以每 3 周为 1 个周期的第 1 周和第 2 周使用，连续 8 个周期。若患者临床获益，可考虑继续另外 8 个周期的治疗。

4. 剂量调整标准

（1）肾脏（轻度至严重）：无（在终末期肾病未研究）。

（2）肝脏（轻度至中度）：有。

（3）肝脏（严重损害）：避免使用。

（4）骨髓抑制：有。

（5）非血液学毒性：有。

5. 不良反应

（1）心血管系统：心脏缺血事件、严重心律失常和心电图改变。

（2）电解质紊乱：低钾血症、低磷血症和低钠血症。

（3）胃肠系统：腹泻、恶心/呕吐（轻微至低度）和食欲减退。

（4）造血系统：血小板减少、中性粒细胞减少、贫血和出血。

（5）肝脏：ALT/AST 升高，总胆红素水平升高。

（6）其他：乏力、外周性水肿和发热。

6. 注意事项

（1）帕比司他是CYP3A4和P-gp的底物。避免同时使用强效CYP3A4抑制剂或诱导剂。如果必须同时使用强效CYP3A4抑制剂，可以考虑减少帕比司他的剂量。帕比司他是CYP2D6抑制剂。筛选药物的相互作用。

（2）腹泻可能很严重。腹泻发作时应立即使用止泻药。监测水化状态和电解质。对于中度腹泻（每天4～6次大便）患者，应暂时中断使用帕比司他，随后考虑减少剂量或停药。

（3）使用帕比司他治疗的患者出现过严重和致命的缺血事件、严重心律失常和心电图改变。应根据临床症状在基线状态和治疗期间监测心电图和电解质。不建议同时使用抗心律失常的药物和延长QT间期的药物。

（4）胚胎-胎儿毒性：给孕妇使用帕比司他可能对胎儿造成伤害。

培唑帕尼（Pazopanib）

1. 作用机制 本品为多种酪氨酸激酶抑制剂，包括VEGF受体（VEGFR）-1、VEGFR-2和VEGFR-3；PDGFR-α和PDGFR-β；FGFR1和FGFR3；细胞因子受体（Kit）；IL-2受体诱导的T细胞激酶（Itk）；白细胞特异性蛋白酪氨酸激酶（Lck）；以及跨膜糖蛋白受体酪氨酸激酶（c-Fms）。

2. 美国FDA批准的适应证

（1）晚期肾细胞癌（RCC）。

（2）已接受过化疗的晚期软组织肉瘤（STS）。

（3）使用限制：培唑帕尼治疗脂肪细胞STS或胃肠道间质瘤的有效性还没有得到证实。

3. 美国FDA批准的剂量 800mg，口服，每天1次，空腹服药，在饭前至少1h或饭后至少2h服用。

4. 剂量调整标准

（1）肾脏（轻度至严重）：无（未研究ESRD）。

（2）肝脏（轻度）：无。

（3）肝脏（中度）：有。

（4）肝脏（严重）：不建议。

（5）骨髓抑制：无。

（6）非血液学毒性：有。

5. 不良反应

（1）心血管系统：心功能不全、高血压、QT间期延长。

（2）皮肤和皮肤系统：头发颜色变化、皮肤色素减退和创伤愈合并发症。

（3）电解质紊乱：低镁血症、低钠血症、低磷血症。

（4）内分泌系统：高血糖和甲状腺功能减退。

（5）胃肠系统：腹泻、恶心/呕吐（轻微至低度）。

（6）泌尿生殖系统：蛋白尿。

（7）造血系统：白细胞减少、淋巴细胞减少、中性粒细胞减少和血小板减少。

（8）肝脏：胆红素升高和 LFT 指标升高。

（9）神经系统：头痛和味觉障碍。

（10）呼吸系统：呼吸困难和间质性肺病。

（11）其他：乏力、食欲减退、体重下降、出血、感染、肌肉骨骼疼痛、血栓形成、肿瘤疼痛、脂肪酶升高。

6. 注意事项

（1）可发生严重和致命的肝毒性。在治疗开始前和治疗过程中定期监测肝功能。

（2）培唑帕尼不适合与其他药物联合用于癌症治疗。

（3）CYP3A4 抑制剂：避免使用强效抑制剂。如果有必要同时给药，则减少培唑帕尼的剂量。避免食用葡萄柚和葡萄柚汁。

（4）CYP3A4 诱导剂：考虑选用其他没有或很少有酶诱导潜力的药物，或避免使用培唑帕尼。

（5）CYP 底物：不建议培唑帕尼与由 CYP3A4、CYP2D6 或 CYP2C8 代谢的窄治疗窗药物同时使用。

（6）避免同时使用抑酸药。

（7）同时使用培唑帕尼和辛伐他汀，可增加 ALT 升高的风险，应谨慎使用并密切监测。

（8）QT 间期延长风险较高的患者慎用。应考虑监测心电图和电解质。

（9）可发生 CHF 和 LVEF 降低。及时监测血压和控制高血压。在有心功能不全风险的患者中建议进行 LVEF 基线评估和周期性评估。

（10）培唑帕尼在过去 6 个月内有咯血、脑出血和胃肠道出血病史的患者中的应用目前还没有研究，不建议应用于这些患者。

（11）动脉和静脉血栓栓塞事件风险增加的患者慎用。监测 VTE 和 PE 的症状和体征。

（12）有胃肠道穿孔或瘘管形成风险的患者慎用。

（13）如果出现 RPLS 的症状或体征，永久停止使用培唑帕尼。

（14）使用培唑帕尼前应使血压得到良好控制。培唑帕尼开始使用 1 周内密切监测血压，之后经常监测。

（15）建议接受手术的患者中断培唑帕尼治疗。培唑帕尼应在择期手术前至少 7 天停止使用。

（16）24h 尿蛋白≥3g 时应暂停使用培唑帕尼，如果减量后仍然反复发作，应停止使用。

（17）已经报道严重感染（有或没有中性粒细胞减少），一些感染有致命的后果。监测活动性感染的体征和症状，并及时治疗。

（18）胚胎-胎儿毒性：给孕妇使用培唑帕尼可能对胎儿造成伤害。

帕博利珠单抗（Pembrolizumab）

1. 作用机制 本品为阻断 PD-1 与其配体 PD-L1 和 PD-L2 之间的相互作用的人源化单克隆抗体。

2. 美国 FDA 批准的适应证

（1）黑色素瘤

1）无法切除的或转移性黑色素瘤患者的治疗。

2）完全切除后淋巴结受累的黑色素瘤患者的辅助治疗。

（2）非小细胞肺癌（NSCLC）

1）与培美曲塞和铂类化疗联合一线治疗转移性非鳞状细胞肺癌患者，这些患者无 *EGFR* 或 *ALK* 基因组异常。

2）与卡铂和紫杉醇或白蛋白结合型紫杉醇联合一线治疗转移性鳞状 NSCLC 患者。

3）表达 PD-L1 的 NSCLC 患者的单药一线治疗[肿瘤比例评分（TPS）≥1%]，这些患者无 *EGFR* 或 *ALK* 基因组异常，且为Ⅲ期、不适合手术切除或确定性放化疗，或转移性患者。

4）表达 PD-L1 的转移性 NSCLC 患者的单药治疗（TPS≥1%），在含铂化疗期间或之后疾病进展。*EGFR* 或 *ALK* 基因组异常的患者在接受帕博利珠单抗治疗之前，应在接受美国 FDA 批准的针对这些异常的治疗后出现疾病进展。

（3）头颈部鳞状细胞癌（HNSCC）

1）与铂类和氟尿嘧啶联合用于一线治疗转移性或不可切除复发性 HNSCC 患者。

2）转移性或不可切除的复发性 HNSCC 患者的单药一线治疗，其肿瘤表达 PD-L1[联合阳性评分（CPS）≥1 分]。

（4）复发或转移性 HNSCC 患者在含铂化疗期间或之后出现病情进展的单药治疗。

（5）经典型霍奇金淋巴瘤（cHL）

1）复发或难治性 cHL 成年患者的治疗。

2）难治性 cHL 或两种或多种治疗后复发的 cHL 儿童患者的治疗。

（6）原发性纵隔大 B 细胞淋巴瘤（PMBCL）

1）用于治疗难治性 PMBCL 的成人和儿童患者，或两线或多线治疗后复发的患者。

2）使用限制：对于需要进行紧急肿瘤细胞减灭治疗的 PMBCL 患者，不建议使用帕博利珠单抗。

（7）尿路上皮癌

1）局部晚期或转移性尿路上皮癌患者的治疗，这些患者不符合含顺铂化疗的条件，且其肿瘤表达 PD-L1（CPS≥10 分），或不符合任何含铂化疗的条件（无论 PD-L1 状态如何）。

2）用于治疗局部晚期或转移性尿路上皮癌患者，这些患者在含铂化疗期间或之后，或在含铂化疗新辅助治疗或辅助治疗后 12 个月内出现疾病进展。

3）治疗卡介苗无反应、高危、非肌层浸润性膀胱癌（NMIBC）伴原位癌（CIS）且有或无乳头状肿瘤的患者，这些患者不适合或选择不接受膀胱切除术。

（8）MSI-H 或错配修复缺陷型癌症 dMMR

1）用于治疗患有无法切除的或转移性 MSI-H 或 dMMR 实体瘤的成人和儿童，这些实体瘤在既往治疗后进展，且没有令人满意的替代治疗方案。

2）使用限制：帕博利珠单抗在 MSI-H 中枢神经系统癌症儿童患者中的安全性和有效性尚未确定。

（9）MSI-H 或 dMMR CRC：不可切除的或转移性 MSI-H 或 dMMR CRC 患者的治疗。

（10）胃癌

1）与曲妥珠单抗和含氟尿嘧啶和铂类药物的化疗联合，用于局部晚期不可切除的或转移性 HER-2 阳性胃腺癌或胃食管结合部（GEJ）腺癌患者的一线治疗。

2）复发性局部晚期或转移性胃腺癌或 GEJ 腺癌患者的单药治疗，其肿瘤表达 PD-L1（CPS≥1 分），且在两线或两线以上既往治疗（包括含氟尿嘧啶类和含铂类药物化疗，如果合适，进行 HER-2/neu 靶向治疗）之后出现疾病进展。

（11）食管癌：局部晚期或转移性食管癌或 GEJ 癌（肿瘤中心位于 GEJ 上方 1～5cm）患者的治疗，这些患者不适合手术切除或确定性放化疗；或与基于铂类和氟尿嘧啶类的化疗相结合，或对于表达 PD-L1（CPS≥10）的鳞状细胞组织学肿瘤患者，在一线或多线既往的系统性治疗后进行单药治疗。

（12）宫颈癌：用于治疗化疗过程中或化疗后出现病情进展的肿瘤表达 PD-L1（CPS≥1 分）的复发或转移性肿瘤患者。

（13）肝细胞癌（HCC）：既往曾接受过索拉非尼治疗的HCC患者的治疗。

（14）Merkel细胞癌：复发性局部晚期或转移性Merkel细胞癌的成人和儿童患者的治疗。

（15）肾细胞癌（RCC）：与阿昔替尼联合用于晚期RCC患者的一线治疗。

（16）子宫内膜癌：与乐伐替尼联合用于治疗非MSI-H或dMMR的晚期子宫内膜癌患者的治疗，这些患者在任何情况下均为既往全身治疗后出现疾病进展，且不适合治愈性手术或放疗。

（17）高肿瘤突变负荷（TMB-H）肿瘤

1）不可切除的或转移性[≥10个突变/兆碱基（mut/mB）]TMB-H的成人和儿童实体瘤患者的治疗，这些实体瘤在既往的治疗后进展，且没有令人满意的替代治疗方案。

2）使用限制：尚不确定帕博利珠单抗在TMB-H CNS儿童患者中的安全性和有效性。

（18）皮肤鳞状细胞癌（cSCC）：复发或转移性cSCC或局部晚期cSCC患者的治疗，这些患者无法通过手术或放疗治愈。

（19）三阴乳腺癌（TNBC）

1）高风险早期TNBC患者的治疗，与联合化疗作为新辅助治疗，然后在手术后继续应用单药作为辅助治疗。

2）用于治疗肿瘤表达PD-L1（CPS≥10分）的局部复发性不可切除的或转移性TNBC患者。

3. 美国FDA批准的剂量

（1）成年患者：200mg，静脉输注30min以上，每3周1次；或400mg，静脉输注30min以上，每6周1次。

（2）儿科患者：2mg/kg（最多200mg），静脉输注30min以上，每3周1次。

（3）当与化疗联合治疗时，在同一天给药时，在化疗前给予帕博利珠单抗。

4. 治疗持续时间

（1）不可切除或转移性黑色素瘤成年患者：持续至疾病进展或出现不可接受的毒性。

（2）成年黑色素瘤患者的辅助治疗：持续至疾病进展、出现不可接受的毒性，或长达12个月。

（3）患有NSCLC、HNSCC、cHL、PMBCL、局部晚期或转移性尿路上皮癌、MSI-H或dMMR肿瘤、MSI-H或dMMR CRC、胃癌、食管癌、宫颈癌、HCC、MCC、RCC、子宫内膜癌、TMB-H肿瘤，或cSCC的成年患者：持续至疾病进展、出现不可接受的毒性，或长达24个月。

（4）高危BCG无效的NMIBC成年患者：持续到持续性或复发性高危

NMIBC、疾病进展或出现不可接受的毒性，或长达 24 个月。

（5）高风险、早期 TNBC 的成年患者：联合化疗继续新辅助治疗至 24 周或直至疾病进展或出现不可接受的毒性，然后给予单药帕博利珠单抗辅助治疗长达 27 周或直至病情进展或出现不可接受的毒性。

（6）不可切除的局部复发或转移性 TNBC 的成年患者：持续至疾病进展、出现不可接受的毒性，或长达 24 个月。

（7）cHL、PMBCL、MSI-H 肿瘤、MCC，或 TMB-H 肿瘤的儿科患者：持续至疾病进展、出现不可接受的毒性，或长达 24 个月。

5. 剂量调整标准

（1）肾脏（CrCl＞15ml/min）：无。

（2）肝脏（轻度）：无。

（3）肝脏（中度至严重）：无数据。

（4）应该维持剂量，而不是因为毒性减少剂量。有关维持剂量和开始使用皮质类固醇的具体建议请参阅药品说明书。

6. 不良反应

（1）皮肤和皮肤系统：皮疹和瘙痒。

（2）电解质紊乱：低钠血症。

（3）内分泌系统：免疫介导的内分泌疾病（垂体炎、甲状腺功能减退症/甲状腺功能亢进症、1 型糖尿病）。

（4）胃肠系统：免疫介导的结肠炎、恶心/呕吐（轻微）、腹泻、便秘和食欲减退。

（5）泌尿生殖系统：免疫介导的肾炎和肾功能不全。

（6）造血系统：贫血和淋巴细胞减少。

（7）肝脏：免疫介导的肝炎。

（8）输液相关反应：输液相关的反应。

（9）呼吸系统：免疫介导的肺炎和呼吸困难。

（10）其他：乏力和关节痛。

7. 注意事项

（1）由于 T 细胞活化和增殖，帕博利珠单抗可引起严重和致命的 IMAR。这些免疫介导的反应可能涉及任何器官系统或组织，包括以下免疫介导的毒性：结肠炎、肝炎、皮炎（和其他皮肤病不良反应）、内分泌疾病、肺炎和肾功能不全肾炎。这些反应大多数在治疗期间表现出来；然而，少数患者可能在停止治疗数周至数月后表现出来。

（2）监测患者可能出现的 IMAR 临床表现的体征和症状，并在基线和治疗期间定期评估临床生化指标，包括 LFT、肌酐和甲状腺功能。

（3）一般情况下，对于严重（3 级）的患者，停用帕博利珠单抗，对于危及生命的（4 级）IMAR、需要全身免疫抑制治疗的复发性严重 IMAR，或在开始使用皮质类固醇后 12 周内无法将皮质类固醇剂量降低至每天 10mg 或更少的泼尼松或同等剂量的患者，则永久停用帕博利珠单抗。

（4）如果帕博利珠单抗因严重 IMAR 而需要中断或停用，则给予全身大剂量皮质类固醇[1～2mg/（kg · d）泼尼松或等效药物]，直到改善至 1 级或以下，然后在至少 1 个月内逐渐减少皮质类固醇剂量。对经皮质类固醇治疗未能控制的 IMAR 患者，考虑使用其他全身免疫抑制剂。

（5）可能发生严重的输液相关反应。出现轻度或中度输液反应时，中断或减慢输液速度；出现严重或危及生命的输液反应时，停止输液。

（6）在接受帕博利珠单抗后接受异基因 HSCT 的患者中，出现了严重的移植相关并发症，包括致命性事件。密切关注患者，寻找移植相关并发症的早期证据，如 GVHD、发热综合征、肝静脉闭塞症和其他免疫介导的不良反应。

（7）胚胎-胎儿毒性：给孕妇使用帕博利珠单抗可能对胎儿造成伤害。

培门冬酶（Pegaspargase）

1. 作用机制　本品为 L-天冬酰胺酶的一种改进（聚乙二醇化）类似物。L-天冬酰胺酶可消耗天冬酰胺，天冬酰胺是一种某些白血病细胞必需的氨基酸。

2. 美国 FDA 批准的适应证　急性淋巴细胞白血病（ALL）。

（1）作为多药化疗方案的一种组成部分用于成年和儿童 ALL 患者的一线治疗。

（2）作为多药化疗方案的一部分，用于对 L-天冬酰胺酶过敏的成年和儿童 ALL 患者的治疗。

3. 美国 FDA 批准的剂量　急性淋巴细胞白血病（ALL）用药剂量如下。

（1）21 岁及以下患者：2500IU/m^2，肌内注射或静脉输注 1～2h 以上，每 14 天 1 次。

（2）21 岁以上的患者：2000IU/m^2，肌内注射或静脉输注 1～2h 以上，每 14 天 1 次。

4. 不良反应

（1）心血管系统：胸痛、高血压和低血压。

（2）皮肤和皮肤系统：脱发、瘙痒、注射部位反应。

（3）内分泌系统：高血糖。

（4）胃肠系统：厌食、恶心/呕吐（轻微）、胰腺炎。

（5）泌尿生殖系统：尿素氮和肌酐升高。

（6）造血系统：低纤维蛋白原血症和凝血障碍（血栓形成或出血）。

（7）肝脏：肝毒性和 LFT 指标升高。

（8）神经系统：全身不适、意识模糊、昏睡和抑郁。

（9）呼吸系统：呼吸困难、咳嗽和鼻出血。

（10）其他：超敏反应、发热、关节痛、骨骼肌肉疼痛、肿瘤溶解综合征。

5. 注意事项　禁忌证：既往 L-天冬酰胺酶治疗的胰腺炎病史，既往 L-天冬酰胺酶治疗的严重出血事件或血栓形成病史，以及对培门冬酶有严重过敏反应病史，以及严重肝损害。

聚乙二醇干扰素 α-2b（Peginterferon α-2b）

1. 作用机制　本品为多效性细胞因子；在黑色素瘤患者的作用机制尚不清楚。

2. 美国 FDA 批准的适应证　镜下或肉眼淋巴结转移的黑色素瘤行确定性手术切除（包括完整切除淋巴结）后 84 天内的辅助治疗。

3. 美国 FDA 批准的剂量　6μg/kg，皮下注射，每周 1 次，共注射 8 次；随后，3μg/kg，皮下注射，每周 1 次，长达 5 年。

4. 剂量调整标准

（1）肾脏（中度至严重）：有。

（2）肝脏：无相关研究（中重度病毒性肝炎禁用）。

（3）血液学毒性：有。

（4）非血液学毒性：有。

（5）体能状况，耐受性：有。

5. 不良反应

（1）心血管系统：心绞痛、心律失常、心肌病、低血压和心动过速。

（2）皮肤和皮肤系统：脱发、注射部位反应和皮疹。

（3）内分泌系统：糖尿病、甲状腺功能亢进症和甲状腺功能减退症。

（4）胃肠系统：厌食、腹泻、恶心/呕吐（轻微）。

（5）肝脏：高胆红素血症、碱性磷酸酶升高、LFT 升高。

（6）神经系统：味觉障碍、攻击行为、双相情感障碍、抑郁症、脑病、幻觉、头痛、恢复药瘾的复发风险增加、躁狂症、自杀和杀人意念。

（7）视觉系统：视网膜病变。

（8）其他：寒战、体重下降、头晕、乏力、肌肉痛、嗅觉神经障碍和发热。

6. 注意事项

（1）如果患者已知对干扰素 α-2b 或聚乙二醇干扰素 α-2b 有超敏反应，有自身免疫性肝炎或肝功能失代偿（Child-Pugh 分级 B 级和 C 级），禁用聚乙二醇干扰素 α-2b。

（2）第一次使用聚乙二醇干扰素 α-2b 前 30min 口服对乙酰氨基酚 500～1000mg，并且随后根据需要预防性给药。

（3）谨慎合并使用由 CYP2C9 或 CYP2D6 代谢的药物。

（4）建议患者及其护理者立即向医疗保健机构报告任何抑郁症或自杀意念的症状。在治疗期间和治疗后至少 6 个月内密切监护患者。

（5）在开始使用聚乙二醇干扰素 α-2b 的第 2 周和第 8 周、第 2 个月和第 3 个月监测肝功能，之后当接受聚乙二醇干扰素 α-2b 治疗时，每 6 个月监测 1 次。

（6）应在聚乙二醇干扰素 α-2b 开始治疗之前的 4 周内检测促甲状腺激素水平，并在开始治疗后第 3 个月和第 6 个月监测 1 次，然后当接受聚乙二醇干扰素 α-2b 治疗时，每 6 个月监测 1 次。

（7）胚胎-胎儿毒性：只在潜在获益大于对胎儿的潜在风险的情况下使用聚乙二醇干扰素 α-2b。

培美曲塞（Pemetrexed）

1. 作用机制　本品为抗代谢药，一种破坏细胞复制所必需的叶酸依赖性代谢过程的叶酸拮抗剂。

2. 美国 FDA 批准的适应证

（1）恶性胸膜间皮瘤：与顺铂联合用于不能手术切除或因其他原因不适合根治性手术治疗的患者。

（2）非鳞状非小细胞肺癌（NSCLC）

1）与帕博利珠单抗和含铂化疗联合，一线治疗无 *EGFR* 或 *ALK* 基因组异常的转移性非鳞状 NSCLC 患者。

2）与顺铂联合作为局部晚期或转移性非鳞状 NSCLC 患者的一线治疗。

3）作为在接受 4 个周期以铂类为基础的一线化疗后未出现疾病进展的局部晚期或转移性非鳞状 NSCLC 患者的维持治疗。

4）既往化疗后，单药用于局部晚期或转移性非鳞状 NSCLC 患者的二线治疗。

3. 美国 FDA 批准的剂量

（1）恶性胸膜间皮瘤：500mg/m^2，静脉输注 10min 以上，第 1 天，每 21 天为 1 个周期，与顺铂联合用药，直至疾病进展或出现不可接受的毒性。

（2）NSCLC

1)联合帕博利珠单抗和铂类化疗用于转移性 NSCLC 的一线治疗：500mg/m^2，静脉输注 10min 以上，第 1 天，每 21 天 1 个周期，持续 4 个周期。培美曲塞在帕博利珠单抗后、卡铂和顺铂前给药。在完成以铂类为基础的化疗后，可继续使用培美曲塞（联合或不联合帕博利珠单抗）治疗，直至疾病进展或出现不可接受的毒性。

2）局部晚期或转移性 NSCLC 的一线治疗：在没有疾病进展或不可接受的毒性的情况下，在顺铂前给药，500mg/m^2，静脉输注 10min 以上，第 1 天，每 21 天 1 个周期，可达 6 个周期。

3）NSCLC 的维持治疗：4 个周期的含铂一线化疗后，500mg/m^2，静脉输注 10min 以上，第 1 天，每 21 天 1 个周期，直至疾病进展或出现不可接受的毒性。

4）复发性 NSCLC 的治疗：500mg/m^2，静脉输注 10min 以上，第 1 天，每 21 天 1 个周期，直至疾病进展或出现不可接受的毒性。

（3）关于培美曲塞的预防性用药方案见下文“注意事项”。

4. 剂量调整标准

（1）肾脏（CrCl＞45ml/min）：无。

（2）肾脏（CrCl＜45ml/min）：有，不推荐给药。

（3）肝脏：无数据。

（4）骨髓抑制：有。

（5）非血液学毒性：有。

5. 不良反应

（1）皮肤和皮肤系统：皮疹和脱屑。

（2）胃肠系统：恶心/呕吐（低度）、黏膜炎、咽炎、腹泻和厌食。

（3）造血系统：中性粒细胞减少、血小板减少和贫血。

（4）肝脏：LFT 指标升高。

（5）其他：乏力、发热。

6. 注意事项

（1）补充维生素：应用培美曲塞治疗的患者必须被告知服用叶酸和维生素 B_{12}，作为预防策略以减少治疗相关血液学毒性和胃肠毒性。在首次剂量培美曲塞治疗前的 7 天，患者应至少服用 5 次日剂量的叶酸（400～1000μg，口服，每天 1 次），在整个治疗过程中继续口服，直至最后一次剂量培美曲塞后的 21 天。患者在接受首次培美曲塞前 1 周给予肌内注射维生素 B_{12}（1000μg）1 次，以后每 3 个周期（9 周）1 次。

（2）皮质类固醇预处理：给予地塞米松预处理可以降低皮肤反应的发生率和严重程度。推荐方案（产品标签）：地塞米松 4mg，口服，每天 2 次，连用 3 天（6

次剂量），于培美曲塞开始前一天开始应用（培美曲塞前一天、当天和后一天）。

（3）胚胎-胎儿毒性：给孕妇使用培美曲塞可能对胎儿造成伤害。在小鼠中，培美曲塞有胚胎毒性和致畸作用；培美曲塞在孕妇中没有研究。

佩米替尼（Pemigatinib）

1. 作用机制　本品为靶向 FGFR1、FGFR2 和 FGFR3 的激酶抑制剂，从而抑制导致恶性细胞增殖和存活的 FGFR 信号。

2. 美国 FDA 批准的适应证　胆管癌：经美国 FDA 批准的检测发现的 *FGFR2* 融合或其他重排、曾接受过治疗、不可切除的局部晚期或转移性胆管癌。

3. 美国 FDA 批准的剂量　13.5mg，口服，每天 1 次，连续 14 天，然后休息 7 天（21 天 1 个周期）。可在不考虑食物的情况下服用，治疗应持续至疾病进展或出现不可接受的毒性。

4. 剂量调整标准

（1）肾脏[轻度或中度，根据 MDRD，eGFR 30～89ml/（min · 1.73m^2）]：无。

（2）肾脏[严重，根据 MDRD，eGFR 15～29ml/（min · 1.73m^2）]：有。

（3）肝脏（轻度或中度）：无。

（4）肝脏（重度）：有。

（5）CYP3A 抑制剂（强效或中效）：有。

（6）非血液学毒性：有。

5. 不良反应

（1）皮肤和皮肤系统：脱发、指甲毒性和皮肤干燥。

（2）电解质紊乱：高磷血症和低磷血症。

（3）胃肠系统：恶心/呕吐（轻微）、腹泻、味觉障碍、便秘、口腔炎、口干、食欲减退和腹痛。

（4）视觉系统：干眼症和视网膜色素脱落。

（5）其他：乏力、关节痛和背痛。

6. 注意事项

（1）高磷血症是一种药效学效应，是抑制 FGFR 通路的结果，FGFR 通路参与近端小管中的钠依赖性磷酸盐协同转运。

（2）在开始治疗前，治疗的前 6 个月每 2 个月进行 1 次眼科检查，之后每 3 个月进行 1 次。

（3）避免同时使用强效和中效 CYP3A 抑制剂。如果联合用药不能避免，则减少佩米替尼的剂量。

（4）避免同时使用强效和中效 CYP3A 诱导剂。

（5）胚胎-胎儿毒性：给孕妇使用佩米替尼可能会对胎儿造成伤害。

喷司他丁（Pentostatin）

1. 作用机制 本品为抗代谢药（腺苷脱氨酶抑制剂）。

2. 美国 FDA 批准的适应证 毛细胞白血病（用于一线治疗或 α 干扰素难治性疾病）。

3. 美国 FDA 批准的剂量 $4mg/m^2$，静脉滴注，隔周 1 次。喷司他丁可直接推注或稀释成更大的体积，输注时间 20～30min 或以上。最佳治疗持续时间尚未确定。药品说明书建议持续治疗至获得完全缓解后再给予另外的两次剂量。

4. 剂量调整标准

（1）肾脏：有。

（2）骨髓抑制：有。

（3）肝脏：无。

5. 不良反应

（1）皮肤和皮肤系统：皮疹。

（2）胃肠反应：恶心/呕吐（低度）。

（3）泌尿生殖系统：血清肌酐升高（通常为轻度、可逆性，但可发生轻中度肾毒性）。

（4）造血系统：白细胞减少、贫血和血小板减少。

（5）肝脏毒性：LFT 指标升高。

（6）其他：发热、感染和乏力。

6. 注意事项

（1）在一项探讨氟达拉滨联合喷司他丁的Ⅲ期临床试验中可见致死性肺毒性的高发生率，不推荐喷司他丁与氟达拉滨联合应用。

（2）每次喷司他丁用药前后，患者应该接受静脉水化（500～1000ml）以减少肾毒性的风险。

（3）胚胎-胎儿毒性：给孕妇使用喷司他丁可能对胎儿造成伤害。

帕妥珠单抗（Pertuzumab）

1. 作用机制 本品为重组人源化单克隆抗体，靶向 HER-2 的细胞外二聚化结构域（亚域Ⅱ），从而阻断 HER-2 与包括 EGFR、HER-3 和 HER-4 的其他 HER 家族成员的配体依赖性异二聚化。

2. 美国FDA批准的适应证 乳腺癌。

（1）与曲妥珠单抗和多西他赛联合用于治疗HER-2阳性转移性乳腺癌（MBC）患者，患者既往未接受过抗HER-2治疗或化疗。

（2）作为早期乳腺癌完整治疗方案的一部分，联合曲妥珠单抗和多西他赛作为HER-2阳性、局部晚期、炎症或早期乳腺癌（直径＞2cm或淋巴结阳性）患者的新辅助治疗。

（3）联合曲妥珠单抗+化疗作为HER-2阳性高危复发早期乳腺癌患者的辅助治疗。

3. 美国FDA批准的剂量

（1）起始剂量为840mg，静脉输注60min。

（2）接着，随后每3周给药1次，每次420mg，静脉输注30～60min。

（3）MBC：帕妥珠单抗、曲妥珠单抗，或曲妥珠单抗联合透明质酸酶-oysk，与多西他赛联合，每3周给药1次。

（4）新辅助治疗：术前给予帕妥珠单抗、曲妥珠单抗，或曲妥珠单抗联合透明质酸酶-oysk，与化疗联合，每3周1次，化疗3～6个周期。

（5）辅助治疗：术后给予帕妥珠单抗、曲妥珠单抗，或曲妥珠珠单抗联合透明质酸酶-oysk，与化疗联合，每3周1次，共1年（最多18个周期）。

4. 剂量调整标准

（1）肾脏（轻度至中度）：无。

（2）肾脏（重度，CrCl＜30ml/min）：未知。

（3）肝脏：无数据。

（4）非血液学毒性：有。

5. 不良反应

（1）心血管系统：左心功能不全。

（2）皮肤和皮肤系统：脱发、黏膜炎、甲沟炎、皮疹。

（3）胃肠系统：腹泻和恶心/呕吐（低度）。

（4）造血系统：贫血、白细胞减少及中性粒细胞减少。

（5）输液相关反应：畏寒、味觉障碍、乏力、头痛、超敏反应、肌痛、发热、呕吐。

（6）神经系统：头痛和周围神经病变。

（7）呼吸系统：上呼吸道感染。

（8）其他：虚弱和乏力。

6. 注意事项

（1）检测HER-2蛋白过表达对选择合适的患者是必要的。

（2）如果出现明显的输液反应，应减慢输液速度或中断输液。

（3）当发生给药延迟或遗漏剂量，如果两次连续输注的时间间隔少于 6 周，给予 420mg 静脉输注。如果两次连续输注的时间间隔为 6 周或多于 6 周，应重新给予 840mg 起始剂量，输注 60min，之后按照正常给药计划给药。

（4）可能会发生左心功能不全，其中包括有症状的左心室收缩功能不全及 LVEF 下降。在开始治疗前及治疗过程中定期评估 LVEF。如果患者出现明显的 LVEF 下降（如 LVEF 下降至＜45%；或 LVEF 为 45%～49%，但比治疗前绝对值下降 10%及以上），暂停帕妥珠单抗和曲妥珠单抗治疗，并在 3 周内重新评估 LVEF。如果 3 周后 LVEF 没有改善或进一步下降，则停止用药，除非对患者的益处大于风险。

（5）如果暂停或停止使用曲妥珠单抗，应同时暂停或停止使用帕妥珠单抗。如果停止使用多西他赛，则帕妥珠单抗和曲妥珠单抗的治疗可以继续。

（6）不建议减少帕妥珠单抗剂量。

（7）胚胎-胎儿毒性：给孕妇使用帕妥珠单抗可对胎儿造成伤害。动物研究表明，其可导致羊水过少、肾脏发育迟缓和死亡。

帕妥珠单抗/曲妥珠单抗/透明质酸酶（Phesgo）

1. 作用机制

（1）参见“帕妥珠单抗”和“曲妥珠单抗”。

（2）透明质酸酶降解透明质酸，透明质酸是细胞外基质的重要成分，导致皮下组织更具渗透性，从而提供更大的扩散能力和生物利用度。

2. 美国 FDA 批准的适应证 乳腺癌。

（1）联合化疗作为早期乳腺癌完整治疗方案的一部分，HER-2 阳性、局部晚期、炎症性或早期乳腺癌（直径大于 2cm 或淋巴结阳性）的新辅助治疗。

（2）联合化疗辅助治疗 HER-2 阳性高复发风险早期乳腺癌。

（3）联合多西他赛治疗HER-2 阳性转移性乳腺癌，既往对转移性疾病进行抗 HER-2 治疗或化疗后。

3. 美国 FDA 批准的剂量

（1）初始剂量：帕妥珠单抗 1200mg、曲妥珠单抗 600mg 和透明质酸酶 30 000U，大腿皮下注射约 8min。

（2）随后的剂量：帕妥珠单抗 600mg、曲妥珠单抗 600mg 和透明质酸酶 20 000U，大腿皮下注射约 5min。

（3）新辅助治疗：术前每 3 周 1 次，持续 3～6 个周期。

（4）辅助治疗：术后每3周1次，共1年（最多18个周期）。

（5）转移性：每3周1次。

4. 剂量调整标准

（1）肾脏（轻度至中度，CrCl≥30ml/min）：对PK无显著影响。

（2）肾脏（重度，CrCl＜30ml/min）：无可用数据。

（3）肝脏：无可用数据。

5. 不良反应

（1）心血管系统：心肌病。

（2）皮肤和皮肤系统：脱发和皮疹。

（3）胃肠系统：恶心/呕吐（轻微）和腹泻。

（4）造血系统：贫血和中性粒细胞减少。

（5）输液相关反应：过敏反应和严重超敏反应。

（6）中枢和周围神经系统：周围神经病变。

（7）呼吸系统：间质性肺炎和急性呼吸窘迫综合征。

（8）其他：虚弱和乏力。

6. 注意事项

（1）Phesgo处方信息包含心肌病、胚胎-胎儿毒性和肺毒性的黑框警告。

（2）已报道，亚临床和临床心力衰竭表现为CHF和LVEF降低，在治疗前和治疗期间评估心功能，并停止治疗心肌病。

（3）接触会导致胚胎-胎儿死亡和出生缺陷。在开始治疗前，告知患者需要有效避孕，并核实女性的妊娠状况。

（4）因过敏反应、血管性水肿、间质性肺炎或急性呼吸窘迫综合征而停用Phesgo。

吡昔替尼（Pexidartinib）

1. 作用机制 本品为靶向CSF1R、KIT和具有内部串联重复突变的FLT3的TKI。吡昔替尼抑制CSF1R细胞系增殖。

2. 美国FDA批准的适应证 症状性腱鞘膜巨细胞瘤，伴有严重的并发症或功能限制，且不适合手术治疗。

3. 美国FDA批准的剂量 400mg，口服，每天2次，直至疾病进展或出现不可接受的毒性。空腹，至少在进食前1h或进食后2h。

4. 剂量调整标准

（1）肾脏（轻度至重度，CrCl 15～89ml/min）：有。

（2）肝脏（轻度）：无。

（3）肝脏（中度或重度）：未确定。

（4）CYP3A 抑制剂（强效或中效）：有。

（5）UGT 抑制剂（强效或中效）：有。

（6）非血液学毒性：有。

5. 不良反应

（1）心血管系统：高胆固醇血症。

（2）皮肤和皮肤系统：头发颜色变化和皮疹。

（3）电解质紊乱：低磷血症。

（4）胃肠系统：味觉障碍。

（5）造血系统：中性粒细胞减少、淋巴细胞减少和贫血。

（6）肝脏：LDH 升高、ALT 升高、AST 升高、碱性磷酸酶升高。

（7）其他：乏力和眼部水肿。

6. 注意事项

（1）吡昔替尼与黑框警告的肝毒性相关，仅通过 REMS 项目提供。吡昔替尼可导致严重且可能致命的肝损伤，在开始治疗前，必须按照预先指定的时间间隔监测肝功能。应避免同时使用已知会引起肝毒性的其他产品。

（2）避免与中效或强效 CYP3A 抑制剂或 UGT 抑制剂同时使用。如果不能避免联合用药，应减少吡昔替尼的剂量。

（3）避免与 CYP3A 诱导剂联合用药。

（4）避免同时使用 PPI。或者，在局部作用的抗酸剂前 2h 或后 2h，或在 H_2 受体拮抗剂前 2h 或后 10h，给予吡昔替尼。

（5）胚胎-胎儿毒性：给孕妇使用吡昔替尼可能会对胎儿造成伤害。

泊洛妥珠单抗（Polatuzumab vedotin）

1. 作用机制　作为一种 ADC 药物，泊洛妥珠单抗与 CD79b（一种 B 细胞特异性表面蛋白）结合，发生内化，然后释放细胞毒性有效载荷 MMAE（一种微管破坏剂），导致 DNA 损伤和细胞凋亡。

2. 美国 FDA 批准的适应证　弥漫大 B 细胞淋巴瘤（DLBCL）：至少 2 种既往治疗后，与苯达莫司汀和利妥昔单抗药物联合治疗复发或难治性 DLBCL（未另行规定）。

3. 美国 FDA 批准的剂量

（1）支持性治疗

1）在使用泊洛妥珠单抗治疗的整个过程中，对耶氏肺孢子菌和疱疹病毒感染进行预防。

2）考虑预防性给予 G-CSF 治疗中性粒细胞减少。

3）对肿瘤溶解综合征风险增加的患者进行肿瘤溶解综合征的预防。

4）预防性服用抗组胺药和退热药。

（2）1.8mg/kg，静脉输注 90min 以上，每 21 天 1 个周期，持续 6 个周期。如果耐受性良好，进行后续的输注可在 30min 以上。

4. 剂量调整标准

（1）肾脏（轻度至中度，通过 MDRD 测定 CrCl 30～89ml/min）：对 PK 无显著影响。

（2）肾脏（严重，CrCl＜30ml/min）：无可用数据。

（3）肝脏（轻度）：对 PK 无显著影响。

（4）肝脏（中度至重度）：无可用数据。

（5）血液学毒性：有。

（6）非血液学毒性：有。

5. 不良反应

（1）胃肠系统：恶心/呕吐（无分类共识）、腹泻和食欲减退。

（2）造血系统：中性粒细胞减少症、血小板减少症和贫血。

（3）肝脏：肝毒性。

（4）输液相关反应：输液相关反应。

（5）中枢和周围神经系统：周围神经病变和 PML。

（6）呼吸系统：肺炎。

（7）其他：乏力、发热、严重和机会性感染（细菌、真菌或病毒感染）及肿瘤溶解综合征。

6. 注意事项 胚胎-胎儿毒性：给孕妇应用泊洛妥珠单抗可能会对胎儿造成伤害。

聚苯丙生 20 卡莫司汀植入剂

（Polifeprosan 20 with Carmustine Implant）

1. 作用机制 聚苯丙生 20 卡莫司汀植入剂是为了可以将卡莫司汀直接输送至脑肿瘤切除时形成的手术腔内而设计的。当暴露于切除腔的水环境中时，卡莫司汀就从共聚物中释放，扩散至周围脑组织。卡莫司汀是一种烷化剂。

2. 美国 FDA 批准的适应证

（1）高级别恶性胶质瘤（作为新确诊患者手术和放疗的辅助治疗的一线

治疗）。

（2）复发性多形性胶质母细胞瘤手术后的辅助治疗。

3. 美国 FDA 批准的剂量　每片卡莫司汀植入膜剂含卡莫司汀 7.7mg。手术时最多植入 8 片（8 片的剂量为 61.6mg）。

4. 不良反应

（1）胃肠系统：恶心/呕吐（低度）。

（2）神经系统：脑膜炎、脑脓肿和脑水肿。

（3）其他：伤口愈合异常、疼痛、虚弱和发热。

5. 注意事项　卡莫司汀植入膜剂可拆分为一半使用。应遵守妥善处理和处置注意事项。

泊马度胺（Pomalidomide）

1. 作用机制　本品为具有抗肿瘤活性的免疫调节剂。

2. 美国 FDA 批准的适应证

（1）与地塞米松联合用于至少两种既往治疗（包括来那度胺和一种 PI），并在治疗过程中或最后一次治疗结束后 60 天内证实为疾病进展的多发性骨髓瘤。

（2）卡波西肉瘤（KS）

1）高效抗反转录病毒治疗（HAART）失败后艾滋病相关 KS 成年患者的治疗。

2）HIV 阴性 KS 成年患者的治疗。

3. 美国 FDA 批准的剂量

（1）多发性骨髓瘤：4mg，口服，每天 1 次，第 1～21 天，每 28 天为 1 个周期，联合地塞米松给药，直至疾病进展。

（2）KS：5mg，口服，每天 1 次，第 1～21 天，每 28 天 1 个周期，直至疾病进展或出现不可接受的毒性。继续 HAART 作为艾滋病相关 KS 患者的 HIV 治疗。

4. 剂量调整标准

（1）肾脏（轻度至严重，不需要透析）：无。

（2）肾脏（严重，需要透析）：有。

（3）肝脏（轻度至重度，Child-Pugh 分级 A 级、B 级、C 级）：有。

（4）血液学毒性：有。

（5）非血液学毒性：有。

5. 不良反应

（1）心血管系统：静脉和动脉血栓栓塞。

（2）皮肤和皮肤系统：皮疹。

（3）胃肠系统：恶心/呕吐（轻微至低度）、便秘、腹泻和食欲减退。

（4）造血系统：中性粒细胞减少、贫血和血小板减少。

（5）肝脏：ALT和胆红素升高，肝衰竭。

（6）神经系统：神经病变、乏力和头晕。

（7）呼吸系统：上呼吸道感染和呼吸困难。

（8）其他：超敏反应（血管性水肿、严重皮肤反应）、外周性水肿、发热、背痛、肌肉痉挛、关节痛、乏力、虚弱和肿瘤溶解综合征。

6. 注意事项

（1）泊马度胺只能通过限制分配项目（Pomalyst REMS项目）获得。只有在该项目中注册的处方人员和药剂师才能开具处方并分配泊马度胺。

（2）胚胎-胎儿毒性：泊马度胺是沙利度胺的一种类似物，是一种已知的致畸剂。泊马度胺可能会导致胎儿严重的出生缺陷或死亡。获取有关患者知情同意书、妊娠试验，以及患者知情同意书作为Pomalyst REMS项目的一部分的信息，请参阅产品标签。

（3）骨髓抑制（特别是中性粒细胞减少和血小板减少）是一种常见的、剂量限制性毒性。如产品标签所示，须密切监测血细胞计数。

（4）泊马度胺可能会引起静脉和动脉血栓栓塞事件。建议预防性抗凝治疗。

（5）泊马度胺是CYP1A2的底物。避免同时使用强效CYP1A2抑制剂。如果与CYP1A2抑制剂同时使用是不可避免的，建议减少泊马度胺的剂量。

（6）由于CYP1A2诱导，吸烟可使泊马度胺AUC降低32%。告知患者吸烟会降低疗效。

帕纳替尼（Ponatinib）

1. 作用机制　本品为TKI，靶向*BCR-ABL*和*ABL* T315I突变，以及其他激酶，包括VEGFR、PDGFR、FGFR成员，EPH受体成员和SRC激酶家族，以及KIT、RET、TIE2和FLT-3。

2. 美国FDA批准的适应证

（1）慢性粒细胞白血病（CML）

1）对至少两种既往激酶抑制剂耐药或不耐受的CML慢性期（CP）成人的治疗。

2）无其他TKI治疗指征的CML加速期或急变期患者的治疗。

3）T315I阳性CML的治疗（CP、加速期或急变期）。

（2）急性淋巴细胞白血病（Ph^+ALL）：用于无其他酪氨酸激酶抑制剂可使用的或T315I阳性疾病的成年患者。

3. 美国 FDA 批准的剂量 45mg，口服，每天 1 次，与或不与食物同服。只要患者没有显示疾病进展或出现不可耐受的毒性证据，就继续服药。

4. 剂量调整标准

（1）肾脏：未研究。

（2）肝脏：（轻度至严重）：有。

（3）血液学毒性：有。

（4）非血液学毒性：有。

5. 不良反应

（1）心血管系统：心律失常、CHF、高血压、左心功能不全、心肌梗死和冠状动脉疾病加重。

（2）皮肤和皮肤系统：皮肤干燥和皮疹。

（3）电解质紊乱：碳酸氢盐减少、高血糖、高钾血症、高钠血症、高磷血症、低钙血症、低血糖、低钾血症、低钠血症。

（4）胃肠系统：腹痛、便秘、黏膜炎、恶心/呕吐（轻微至低度）、胰腺炎。

（5）造血系统：贫血、淋巴细胞减少、中性粒细胞减少、血小板减少。

（6）肝脏：LFT 指标升高。

（7）神经系统：头痛、周围神经病变和脑卒中。

（8）视觉系统：视网膜和其他眼部毒性。

（9）呼吸系统：咳嗽、呼吸困难、鼻咽炎、肺炎、上呼吸道感染。

（10）其他：动脉血栓形成、关节痛、虚弱、背痛、乏力、体液潴留、出血、伤口愈合不良、感染、肌肉痉挛、肌肉痛、四肢疼痛、发热、肿瘤溶解综合征、静脉血栓栓塞、脂肪酶升高。

6. 注意事项

（1）有心血管系统危险因素的患者使用帕纳替尼可增加动脉血栓形成的风险。

（2）监测 LFT 基线值，并至少每月监测 1 次，或根据临床指征监测。

（3）监测患者与 CHF 一致的症状和体征。

（4）监测和控制血压升高。

（5）在大手术前至少 1 周停用帕纳替尼。术后何时恢复帕纳替尼治疗，需要根据充分的伤口恢复的临床评估决定。

（6）在基线期间进行 1 次全面的眼科检查，并在治疗期间定期监测眼部毒性。

（7）使用强效 CYP3A 抑制剂的患者需要减少帕纳替尼的剂量。同时服用强效抑制剂可增加不良反应的风险。

（8）应避免同时服用强效 CYP3A 诱导剂。

（9）胃 pH 增高可能会降低帕纳替尼的生物利用度。除非获益大于帕纳替尼暴露不足的可能风险，应避免同时使用质子泵抑制剂、H_2受体拮抗剂或抗酸药。

（10）≥65 岁的患者更可能发生不良反应，包括血小板减少、外周性水肿、脂肪酶升高、呼吸困难、虚弱、肌肉痉挛及食欲减退。老年患者的剂量选择应谨慎。

（11）使用帕纳替尼治疗的患者出现 RPLS 已被报道。出现与 RPLS 一致的体征和症状，应中断治疗。

（12）胚胎-胎儿毒性：给孕妇使用帕纳替尼可对胎儿造成伤害。

光卟啉（Porfimer）

1. 作用机制 本品为光敏剂。

2. 美国 FDA 批准的适应证

（1）食管癌（完全或部分梗阻的姑息治疗）。

（2）支气管内 NSCLC。

1）针对完全或部分阻塞的支气管内 NSCLC 患者，为减轻阻塞症状进行姑息治疗。

2）不适宜手术和放疗的微浸润支气管内 NSCLC 患者的治疗。

（3）高级别不典型增生的巴雷特食管（不能接受食管切除术的高级别不典型增生患者的消融治疗）。

3. 美国 FDA 批准的剂量 2mg/kg，静脉注射，3～5min 以上，给药 1 次，随后采用光动力学治疗。对于食管和支气管内癌的治疗，患者接受 3 个另外的疗程治疗；每个疗程应在前一疗程治疗后 30 天内给予。对于高级别不典型增生的巴雷特食管患者的消融治疗，患者接受 3 个额外的周期治疗；每个周期应在前一周期治疗后 90 天内给予。

4. 不良反应

（1）心血管系统：高血压、低血压、心力衰竭、胸痛、心房颤动、心动过速。

（2）皮肤和皮肤系统：光过敏。

（3）造血系统：贫血。

（4）胃肠系统：恶心/呕吐（未分类）、腹痛、食欲减退、便秘、吞咽困难、食管水肿、食管狭窄。

（5）神经系统：焦虑、意识模糊、失眠。

（6）呼吸系统：胸腔积液、呼吸困难、肺炎、咽炎、咳嗽、呼吸功能不全、气管-食管瘘。

（7）其他：发热。

5. 注意事项 给药后至少 30 天，患者会出现光过敏（包括眼部）。

普拉曲沙（Pralatrexate）

1. 作用机制 本品为叶酸类似物代谢抑制剂，它可竞争性抑制二氢叶酸还原酶，也是一种通过聚谷氨酰胺化（polyglutamylation）合成酶而起作用的聚谷氨酰胺化的竞争性抑制剂，该抑制作用可导致胸苷和其他生物分子耗竭。

2. 美国 FDA 批准的适应证 复发性或难治性外周 T 细胞淋巴瘤（PTCL）。

3. 美国 FDA 批准的剂量 30mg/m^2，静脉推注，3～5min 以上，每周 1 次，共 6 周，每 7 周为 1 个周期。

4. 剂量调整标准

（1）肾脏（轻度至中度）：无；监测毒性。

（2）肾脏［重度，eGFR 15～30ml/（min · 1.73m^2）］：有；并监测毒性。

（3）肾脏［ESRD/（或）透析］：避免使用。

（4）肝脏：未评估。

（5）血液学毒性：有。

（6）非血液学毒性：有。

5. 不良反应

（1）肌酐：血清肌酐升高。

（2）心血管系统：心动过速。

（3）皮肤和皮肤系统：TEN 和 SJS 的大疱性剥脱性皮肤反应，以及瘙痒和皮疹。

（4）电解质紊乱：低钾血症。

（5）胃肠系统：腹痛、便秘、腹泻、黏膜炎和恶心/呕吐（低度）。

（6）造血系统：贫血、中性粒细胞减少和血小板减少。

（7）肝脏：LFT 指标升高。

（8）呼吸系统：咳嗽、呼吸困难、上呼吸道感染。

（9）其他：虚弱、背部疼痛、脱水、水肿、鼻出血、乏力、盗汗、四肢疼痛、咽喉疼痛、发热、败血症和肿瘤溶解综合征。

6. 注意事项

（1）在开始使用普拉曲沙前，患者应补充维生素 B_{12} 1mg，肌内注射，每 8～10 周 1 次；以及叶酸 1～1.25mg，口服，每天 1 次。

（2）每周监测黏膜炎，如果观察到≥2 级的黏膜炎，则省略或减少产品标签中推荐的剂量。

（3）普拉曲沙不应稀释，它是一种透明的黄色溶液。

（4）与丙磺舒或其他可能影响相关转运系统的药物（如 NSAID）合用时需要

密切监测全身毒性症状。

（5）胚胎-胎儿毒性：给孕妇应用普拉曲沙可对胎儿造成伤害。当给予普拉曲沙治疗时，建议女性不要母乳喂养。

普拉替尼（Pralsetinib）

1. 作用机制　本品为野生型 *RET*、致癌 *RET* 融合和选择性突变的激酶抑制剂。普拉替尼还可能抑制其他途径，包括通过 FLT3、JAK1-2、PDGFRB、VEGFR-2 和 FGFR1 的途径。RET 融合蛋白和激活的点突变可以通过促进肿瘤细胞系的细胞增殖而作为致癌驱动因素，而普拉替尼可以抑制这一过程。

2. 美国 FDA 批准的适应证

（1）非小细胞肺癌（NSCLC）：美国 FDA 批准的检测发现的转移性 *RET* 融合阳性 NSCLC 成年患者的治疗。

（2）甲状腺髓样癌

1）用于需要系统性治疗的晚期或转移性 *RET* 突变甲状腺髓样癌成人和 12 岁及以上儿童患者的治疗。

2）用于治疗晚期或转移性 *RET* 融合甲状腺癌成人和 12 岁及以上的儿童患者——需要全身治疗且放射性碘难治的患者（如果放射性碘合适）。

3. 美国 FDA 批准的剂量　400mg，口服，每天 1 次，直至疾病进展或出现不可接受的毒性。空腹服用，服用普拉替尼前 2h 和服用后 1h 内不得进食。

4. 剂量调整标准

（1）肾脏（轻度或中度，CrCl 30～89ml/min）：对 PK 无显著影响。

（2）肾脏（严重，CrCl＜15ml/min）：无可用数据。

（3）肝脏（轻度）：对暴露无显著影响。

（4）肝脏（中度或重度）：无可用数据。

（5）双重 P-gp 和 CYP3A 抑制剂（强效）：有。

（6）CYP3 诱导剂（强效）：有。

（7）非血液学毒性：有。

5. 不良反应

（1）心血管系统：高血压。

（2）电解质：低磷血症、低钙血症和低钠血症。

（3）皮肤和皮肤系统：恶心/呕吐（轻微至低度）、便秘和腹泻。

（4）胃肠系统：淋巴细胞减少、中性粒细胞减少、贫血、血小板减少和出血。

（5）肝脏：肝毒性、AST 升高、ALT 升高和碱性磷酸酶升高。

（6）呼吸系统：间质性肺病/肺炎。

（7）其他：乏力、肌肉骨骼疼痛、肿瘤溶解综合征和伤口愈合受损。

6. 注意事项

（1）在开放生长板的青少年患者中，监测生长板异常。

（2）在择期手术前，停用普拉替尼至少 5 天。在大手术后至少 2 周内及伤口充分愈合之前不要给药。

（3）避免同时服用强效 CYP3A 抑制剂。

（4）避免同时服用双重 P-gp 和强效 CYP3A 抑制剂。如果不能避免联合用药，则减少普拉替尼的剂量。

（5）避免与强效 CYP3A 诱导剂同时给药。如果不能避免联合用药，增加普拉替尼的剂量。

（6）胚胎-胎儿毒性：给孕妇使用普拉替尼可能会对胎儿造成伤害。

丙卡巴肼（Procarbazine，甲基苄肼）

1. 作用机制 尚不明确。有证据表明，丙卡巴肼有抑制蛋白、RNA 及 DNA 合成的作用。

2. 美国 FDA 批准的适应证 Ⅲ期和Ⅳ期霍奇金淋巴瘤：与其他抗肿瘤药物联合用于一线治疗［丙卡巴肼为 MOPP（氮芥、长春新碱、泼尼松、丙卡巴肼）化疗方案的一部分］。

3. 美国 FDA 批准的剂量

（1）所有剂量基于实际体重计算，除非患者肥胖或出现假性体重增加，在这种情况下，应该用患者瘦体重（干重）计算剂量。

（2）药物可以每天单次剂量给予或全天分次给予。

（3）治疗霍奇金淋巴瘤的 MOPP 方案：$100mg/m^2$，口服，每天 1 次，连续 14 天（与氮芥、长春新碱、泼尼松联合应用）。

（4）成人单药治疗：2～4mg/kg，口服，每天 1 次，连用 7 天，然后 4～6mg/kg，口服，每天 1 次，直到获得最大缓解。维持剂量：1～2mg/kg，口服，每天 1 次。

（5）小儿单药治疗：$50mg/m^2$，口服，每天 1 次，连用 7 天，然后 $100mg/m^2$，口服，每天 1 次，直到获得最大缓解。维持剂量：$50mg/m^2$，口服，每天 1 次。

4. 不良反应

（1）皮肤和皮肤系统：瘙痒、色素沉着过多、脱发。

（2）胃肠系统：厌食、恶心/呕吐（中度至高度）、口腔炎、口腔干燥、腹泻和便秘。

（3）造血系统：骨髓抑制。

（4）神经系统：感觉异常、意识模糊、嗜睡、抑郁。

（5）其他：发热和肌痛。

5. 注意事项

（1）可以发生双硫仑样反应（戒酒硫）；接受丙卡巴肼治疗时应避免饮用含乙醇的饮料。

（2）丙卡巴肼是一种弱的单胺氧化酶抑制剂；应避免与富含酪氨酸的食物、拟交感神经药、抗抑郁药（如三环类或选择性5-羟色胺再摄取抑制剂）等同时服用。筛查其他有潜力的药物相互作用。

雷洛昔芬（Raloxifene）

1. 作用机制 本品为雌激素激动剂/拮抗剂（选择性ER调节剂）。

2. 美国FDA批准的适应证

（1）降低绝经后骨质疏松症女性患者浸润性乳腺癌的发生风险。

（2）降低浸润性乳腺癌高风险的绝经后女性发生浸润性乳腺癌的风险。

（3）治疗和预防绝经后女性的骨质疏松症。

3. 美国FDA批准的剂量 60mg，口服，每天1次。

4. 剂量调整标准

（1）肾脏：无须调整剂量（中度或严重肾损害的患者谨慎使用）。

（2）肝脏：无须调整剂量（轻度或严重肝损害的患者需要慎用）。

（3）骨髓抑制：无须调整剂量。

（4）非血液学毒性：无须调整剂量。

5. 不良反应

（1）心血管系统：外周性水肿。

（2）胃肠系统：恶心/呕吐（未分类）。

（3）其他：潮热、下肢痉挛、流感样综合征、关节痛、出汗、VTE事件（深静脉血栓形成、PE、视网膜静脉血栓形成、浅表血栓性静脉炎）。

6. 注意事项

（1）有活动性或既往有VTE病史的女性不宜服用雷洛昔芬。长期制动（如术后恢复）期间及长期制动前至少72h应停用雷洛昔芬。

（2）在一项证明绝经后女性有冠状动脉心脏病或冠状动脉事件风险增加的临床试验中，观察到雷洛昔芬治疗后脑卒中死亡风险增加。然而，治疗组之间脑卒中发生率的差异无统计学意义。

（3）考来烯胺（以及其他阴离子交换树脂）不应与雷洛昔芬同时服用。

（4）如果正在应用华法林，在开始或停止使用雷洛昔芬时，需要监测凝血时间。

（5）雷洛昔芬与蛋白高度结合（95%），因此与其他蛋白高度结合的药物一起应用时需要谨慎。

（6）胚胎-胎儿毒性：给孕妇使用雷洛昔芬可能对胎儿造成伤害。

雷莫芦单抗（Ramucirumab）

1. 作用机制 本品为重组人 IgG1 单克隆抗体，与 VEGFR-2 结合。

2. 美国 FDA 批准的适应证

（1）胃癌：治疗晚期或转移性胃腺癌或胃食管结合部（GEJ）腺癌，该腺癌在既往的氟尿嘧啶或含铂化疗期间或之后出现进展。可单药或与紫杉醇联合使用。

（2）非小细胞肺癌（NSCLC）

1）与厄洛替尼联合用于转移性 NSCLC 患者的一线治疗，其肿瘤具有 *EGFR* 外显子 19 缺失或外显子 21（L858R）替代突变。

2）与多西他赛联合用于以铂类为基础的治疗期间或之后出现疾病进展的转移性 NSCLC。具有 *EGFR* 或 *ALK* 突变的患者应在美国 FDA 批准的针对这些突变的治疗中出现疾病进展。

（3）结直肠癌（CRC）：与 FOLFIRI 联合用于治疗转移性结直肠癌，这些患者既往使用贝伐珠单抗、奥沙利铂和氟尿嘧啶治疗后出现病情进展。

（4）肝细胞癌（HCC）：甲胎蛋白≥400ng/ml 且已接受索拉非尼治疗的 HCC 患者的单药治疗。

3. 美国 FDA 批准的剂量

（1）胃癌：8mg/kg，静脉输注 60min 以上，每 2 周 1 次，单药使用或与每周紫杉醇联合使用。

（2）非小细胞肺癌

1）与厄洛替尼联合用于一线治疗：10mg/kg，静脉输注 60min 以上，每 2 周 1 次。

2）与多西他赛联合用于治疗以铂类为基础的化疗期间或之后的疾病进展：10mg/kg，静脉输注 60min 以上，第 1 天，每 21 天为 1 个周期，在多西他赛输注之前给药。

（3）结直肠癌：8mg/kg，静脉输注 60min 以上，每 2 周 1 次，在 FOLFIRI 治疗之前给药。

（4）HCC：8mg/kg，静脉输注60min以上，每2周1次。

（5）如果最初的60min静脉输注雷莫昔单抗可以耐受，随后的输注可在30min内进行。

（6）所有适应证：继续使用直至病情进展或出现不可耐受的毒性。

4. 剂量调整标准

（1）肾脏：无。

（2）肝脏[轻度至中度（总胆红素＜3×ULN）]：无；在接受单药雷莫芦单抗的Child-Pugh分级B级或C级肝硬化患者中有临床恶化的报道。

（3）非血液学毒性：有。

5. 不良反应

（1）心血管系统：高血压和动脉栓塞事件。

（2）内分泌系统：甲状腺功能减退症。

（3）胃肠系统：胃肠道穿孔、恶心/呕吐（轻微）、腹泻和口腔炎。

（4）泌尿生殖系统：蛋白尿。

（5）造血系统：出血、中性粒细胞减少和血小板减少。

（6）输液相关反应：寒战/颤抖、背部疼痛/痉挛、胸痛、畏寒、发红、呼吸困难、喘息和缺氧。

（7）其他：伤口愈合不良、乏力、虚弱和输液反应。

6. 注意事项

（1）每次输注前，静脉注射H_1受体拮抗剂。有1级或2级输液相关反应的患者也应接受地塞米松和对乙酰氨基酚作为预处理用药。

（2）出血：雷莫芦单抗增加了出血和胃肠道出血的风险，包括严重的、有时是致命的出血事件。严重出血的患者应停止治疗。

（3）雷莫芦单抗是一种抗血管生成药物，可导致胃肠道穿孔和伤口愈合不良等并发症。在手术前和发生胃肠道穿孔或伤口愈合并发症的患者中停止使用雷莫芦单抗。

（4）高血压：在开始治疗前控制高血压，在治疗期间监测血压。

（5）蛋白尿：监测蛋白尿。尿蛋白水平≥2g/24h时停止，尿蛋白水平超过3g/24h或肾病综合征时永久停药。

（6）在使用雷莫芦单抗的患者中，很少被报道可逆性后部白质脑病综合征。

（7）胚胎-胎儿毒性：给孕妇使用雷莫芦单抗可能对胎儿造成伤害。

瑞戈非尼（Regorafenib，Stivarga）

1. 作用机制 本品为多种膜结合和细胞内激酶的抑制剂。

2. 美国 FDA 批准的适应证

（1）结直肠癌：用于曾接受过以氟尿嘧啶、奥沙利铂和伊立替康为基础的化疗的转移性疾病患者。作为一种抗 VEGF 治疗；若患者为 *KRAS* 野生型，作为一种抗 EGFR 治疗。

（2）胃肠道间质瘤（GIST）：局部进展期、不能切除，或以前曾使用甲磺酸伊马替尼和苹果酸舒尼替尼治疗的转移性 GIST。

（3）肝细胞癌（HCC）：用于既往接受过索拉非尼治疗的 HCC 患者。

3. 美国 FDA 批准的剂量　160mg，口服，每天 1 次，连用 21 天，每 28 天为 1 个周期，与低脂早餐同服。

4. 剂量调整标准

（1）肾脏（轻度至严重）：无。

（2）肾脏（终末期肾病或透析）：无数据。

（3）肝脏（轻度至中度，Child-Pugh 分级 A 级或 B 级）：无。

（4）肝脏（严重，Child-Pugh 分级 C 级）：未研究。

（5）非血液学毒性：有。

5. 不良反应

（1）心血管系统：心肌缺血、心肌梗死和高血压。

（2）皮肤和皮肤系统：手足皮肤反应和皮疹。

（3）电解质紊乱：低钙血症、低钾血症、低钠血症和低磷血症。

（4）胃肠系统：食欲减退、腹泻、黏膜炎、腹痛和恶心/呕吐（轻微至低度）。

（5）泌尿生殖系统：蛋白尿。

（6）造血系统：贫血、淋巴细胞减少和血小板减少。

（7）肝脏：胆红素升高和 LFT 指标升高。

（8）其他：虚弱、发声障碍、乏力、出血、感染、体重减轻、伤口愈合并发症、发热、淀粉酶和（或）脂肪酶升高。

6. 注意事项

（1）在临床试验中已观察到严重的，有时甚至是致命的肝毒性。在开始使用瑞戈非尼前获得 LFT 结果，并在治疗开始后前 2 个月内至少每 2 周监测 1 次。此后，每月监测 1 次，或者根据临床指征更频繁地监测。若患者出现 LFT 升高，则每周监测 LFT，直至改善后低于 3 倍 ULN 或基线值。根据肝毒性表现为 LFT 升高或肝细胞坏死的严重程度和持续时间，决定暂时停用且减少剂量或永久停止使用瑞戈非尼。

（2）对于皮肤毒性，根据毒性的严重程度和持续时间，决定暂停使用瑞戈非尼，或减少剂量，或永久停止治疗。

（3）瑞戈非尼可增加出血发生率。若患者出现严重或威胁生命的出血，永久停止使用瑞戈非尼。服用华法林的患者应更频繁地监测 INR 水平。

（4）瑞戈非尼增加心肌缺血和心肌梗死的发生率。新发或急性发作心肌缺血或心肌梗死的患者暂停使用瑞戈非尼。

（5）在治疗开始前 6 周每周监测血压，之后每个周期监测 1 次，对于有临床指征的患者，监测应更频繁。严重或未控制的高血压患者应暂时或永久停止使用瑞戈非尼。

（6）可能发生胃肠道穿孔或瘘管形成。这些患者永久停止使用瑞戈非尼。

（7）择期手术前至少 2 周停止瑞戈非尼治疗。

（8）伤口裂开的患者应停止使用瑞戈非尼。

（9）监测 RPLS。发生 RPLS 的患者，通过 MRI 确认 RPLS 的诊断，并停止使用瑞戈非尼。

（10）强效 CYP3A4 抑制剂和诱导剂应避免与瑞戈非尼同时使用。瑞戈非尼及其代谢物竞争性地抑制 UGT1A9 和 UGT1A1，这可能增加 UGT1A1 底物的暴露（如伊立替康），瑞戈非尼也可能增加 BCRP 底物（如甲氨蝶呤、瑞舒伐他汀）的暴露。

（11）胚胎-胎儿毒性：给孕妇使用瑞戈非尼可能对胎儿造成伤害。动物研究结果表明，瑞戈非尼会造成男性和女性不孕不育。

瑞卢戈利（Relugolix，Orgovyx）

1. 作用机制 本品为竞争性结合垂体 GnRH 受体的 GnRH 拮抗剂，从而减少促性腺激素和睾酮释放。

2. 美国 FDA 批准的适应证 晚期前列腺癌患者的治疗。

3. 美国 FDA 批准的剂量 360mg，口服，第 1 天，随后 120mg，口服，每天 1 次。可与食物一起或不与食物一起服用。

4. 剂量调整标准

（1）肾脏（轻度至重度，CrCl 15～89ml/min）：对 PK 无显著影响。

（2）肝脏（轻度或中度，Child-Pugh 分级 A 级或 B 级）：对 PK 无显著影响。

（3）肝脏（重度，Child-Pugh 分级 C 级）：无可用数据。

（4）双重 P-gp 和 CYP3A 抑制剂（强效）：有。

5. 不良反应

（1）心血管系统：高三酰甘油血症和 QT 间期延长。

（2）内分泌系统：潮热和高血糖。

（3）胃肠系统：便秘和腹泻。

（4）造血系统：贫血。

（5）肝脏：ALT 升高，AST 升高。

（6）其他：肌肉骨骼疼痛和乏力。

6. 注意事项

（1）避免与口服 P-gp 抑制剂同时给药。如果无法避免联合用药，则先服用瑞卢戈利，并至少 6h 后分开给药。

（2）避免同时使用双重 P-gp 和强效 CYP3A 诱导剂。如果联合用药不可避免，则增加瑞卢戈利剂量。

（3）胚胎-胎儿毒性：给孕妇使用瑞卢戈利可造成胎儿伤害。建议有女性伴侣的男性采用有效的避孕措施。

瑞博西尼（Ribociclib）

1. 作用机制 本品为 CDK4 和 CDK6 的抑制剂，可阻断视网膜母细胞瘤蛋白磷酸化，导致细胞周期 G_1 期阻滞。

2. 美国 FDA 批准的适应证 乳腺癌。

（1）联合芳香化酶抑制剂治疗 HR 阳性、HER-2 阴性的绝经前/围绝经期或绝经后女性晚期乳腺癌或转移性乳腺癌，作为初始内分泌治疗。

（2）与氟维司群联合治疗 HR 阳性、HER-2 阴性的绝经后女性晚期乳腺癌或转移性乳腺癌，作为初始内分泌治疗或用于内分泌治疗后出现疾病进展者。

3. 美国 FDA 批准的剂量 600mg，口服，每天 1 次，与食物或不与食物一起，连续 21 天，然后休息 7 天（28 天周期）。继续治疗，直至疾病进展或出现不可接受的毒性。

4. 剂量调整标准

（1）肾脏（轻度或中度，CrCl 30～＜90ml/min）：无。

（2）肾脏（严重，CrCl 15～＜30ml/min）：有。

（3）肝脏（轻度，Child-Pugh 分级 A 级）：无。

（4）肝脏（中度或重度，Child-Pugh 分级 B 级或 C 级）：有。

（5）CYP3A 抑制剂（强效）：有。

（6）血液学毒性：有。

（7）非血液学毒性：有。

5. 不良反应

（1）心血管系统：QT 间期延长。

（2）皮肤和皮肤系统：脱发、皮疹和严重皮肤不良反应。

（3）胃肠系统：恶心/呕吐（无分类共识）、腹泻和便秘。

（4）造血系统：中性粒细胞减少和白细胞减少。

（5）肝脏：血清转氨酶升高。

（6）中枢和周围神经系统：头痛。

（7）呼吸系统：咳嗽和间质性肺病/肺炎。

（8）其他：感染和乏力。

6. 注意事项

（1）避免同时使用 CYP3A 抑制剂。如果不能避免联合用药，则减少瑞博西尼的剂量。

（2）如果与瑞博西尼同时给药，则可能需要减少具有窄治疗指数的敏感 CYP3A 底物的剂量。

（3）避免同时使用已知延长 QT 间期的药物。监测心电图和电解质。

（4）胚胎-胎儿毒性：给孕妇服用瑞博西尼可能会对胎儿造成伤害。

瑞派替尼（Ripretinib）

1. 作用机制 本品为靶向 KIT 和 PDGFRA 的激酶抑制剂。瑞派替尼还抑制 PDGFRβ、TIE2、VEGFR-2 和 BRAF。

2. 美国 FDA 批准的适应证 胃肠道间质瘤（GIST）：使用三种或多种激酶抑制剂（包括伊马替尼）治疗后的晚期 GIST。

3. 美国 FDA 批准的剂量 150mg，口服，每天 1 次，与食物或不与食物一起，直至疾病进展或出现不可接受的毒性。

4. 剂量调整标准

（1）肾脏（轻度或中度，CrCl 30～<90ml/min）：对 PK 无显著影响。

（2）肾脏（严重，CrCl<30ml/min）：无可用数据。

（3）肝脏（轻度）：对 PK 无显著影响。

（4）肝脏（中度或重度）：无可用数据。

（5）CYP3A 诱导剂（中效）：有。

（6）非血液学毒性：有。

5. 不良反应

（1）心血管系统：高血压和心功能障碍。

（2）皮肤和皮肤系统：脱发、手足综合征和新发的原发性皮肤恶性肿瘤。

（3）电解质紊乱：低磷血症。

（4）胃肠系统：恶心/呕吐（轻微）、腹痛、便秘、腹泻、食欲减退和脂肪酶增加。

（5）其他：乏力、肌痛和伤口愈合受损。

6. 注意事项

（1）在开始使用瑞派替尼治疗前评估 LVEF，并在整个治疗过程中进行监测。

（2）在择期手术前至少 1 周停用瑞派替尼。在大手术后至少 2 周内及伤口充分愈合之前不要给药。

（3）避免同时服用强效 CYP3A 诱导剂。

（4）如果需要同时服用 CYP3A 抑制剂，则应更频繁地监测瑞派替尼的不良反应。

（5）避免同时服用中效 CYP3A4 诱导剂。如果不能避免联合用药，则增加瑞派替尼的剂量频率。

（6）胚胎-胎儿毒性：给孕妇使用瑞派替尼可能会对胎儿造成伤害。

利妥昔单抗（Rituximab）

1. 作用机制　本品为一种嵌合型（小鼠、人类）单克隆抗体，靶点为表达于正常和恶性 B 细胞表面的 CD20 抗原。

2. 美国 FDA 批准的适应证

（1）非霍奇金淋巴瘤（NHL）

1）单药用于复发或难治性低级别或滤泡性、$CD20^+$ B 细胞 NHL。

2）与一线化疗联合用于以前未经治疗的滤泡性、$CD20^+$ B 细胞 NHL，作为单药用于对利妥昔单抗联合化疗获得完全或部分缓解患者的维持治疗。

3）非进展性（包括疾病稳定）、低级别、$CD20^+$ B 细胞 NHL 的单药治疗，或者一线 CVP 化疗后应用。

4）初治弥漫大 B 细胞、$CD20^+$ NHL，与 CHOP 或其他以蒽环类为基础的化疗方案联合应用。

（2）慢性淋巴细胞白血病（CLL）：与氟达拉滨和环磷酰胺（FC）联合用于初治和曾经治疗的 $CD20^+$ CLL 患者。

（3）其他：类风湿关节炎，肉芽肿性血管炎（韦格纳肉芽肿）及显微镜下多血管炎，寻常型天疱疮（PV）。

3. 美国 FDA 批准的剂量

（1）每次注射前应给予对乙酰氨基酚和抗组胺药（如苯海拉明）进行预处理。

（2）如果患者出现输液相关反应，应立即停止输液，然后对症处理，待症状缓解后以减半的速度重新输注。

（3）NHL：每次剂量 375mg/m^2，静脉滴注，按以下方案给药。

1）复发或难治性、低级别或滤泡性、CD20$^+$ B 细胞 NHL：每周 1 次，共给药 4～8 次。

2）复发或难治性、低级别或滤泡性、CD20$^+$ B 细胞 NHL 的再次治疗：每周 1 次，共给药 4 次。

3）初治、滤泡性、CD20$^+$ B 细胞 NHL：每个周期化疗的第 1 天给药，给药可达 8 次。用于获得完全或部分缓解患者的维持治疗时，单药给药，每 8 周 1 次，共给药 12 次。

4）非进展性、低级别、CD20$^+$ B 细胞 NHL，一线 CVP 化疗后：每周给药 1 次，共给药 4 次，在 6 个月的时间间隔最多可给药 16 次。

5）弥漫大 B 细胞 NHL：每个周期化疗的第 1 天给药，共给药 8 次。

（4）CLL：氟达拉滨和环磷酰胺化疗方案开始的前一天给药，375mg/m^2，静脉滴注，之后的第 2~6 个周期（每 28 天为 1 个周期）的第 1 天给药，500mg/m^2，静脉滴注。

（5）速率滴定：第 1 次输注速率从 50mg/h 开始，然后每 30 分钟可以增加 50mg/h，最大可达 400mg/h。如果首次输注可以耐受，后续的输注可以提高速率，或者以标准输注速率滴定，或者更快的 90min 滴定形式适于某些患者人群。

1）标准输注滴定：起始速率为 100mg/h，之后每 30 分钟增加 100mg/h，最大可达 400mg/h。

2）提高速率 90min 输注（在初治的滤泡性 NHL 和弥漫大 B 细胞淋巴瘤患者，使用含糖皮质激素的化疗方案中评价过）：在前 30min 给予总剂量的 20%，总剂量剩余的 80%在接下来的 60min 内给予。

4. 不良反应

（1）心血管系统：低血压、心律失常、外周性水肿。

（2）皮肤和皮肤系统：皮疹、瘙痒、荨麻疹和严重的皮肤黏膜反应。

（3）胃肠系统：恶心/呕吐（轻度）和腹痛。

（4）造血系统：白细胞减少、血小板减少和中性粒细胞减少。

（5）输液相关反应：发热、畏寒、寒战、缺氧、肺浸润、成人呼吸窘迫综合征、血管性水肿、心肌梗死、心室颤动或心源性休克。

（6）神经系统：头痛和头晕。

（7）其他：咽喉刺激、鼻炎、支气管痉挛、超敏反应、肌痛、背部疼痛、肿瘤溶解综合征、虚弱和感染。

5. 注意事项

（1）已报道肿瘤溶解综合征可发生于输注后的 12～24h（高风险：大量循环肿瘤细胞）。

（2）轻中度的输液反应包括发热、畏寒和寒战，大多数患者发生于第 1 次输液过程中。缓解输液反应可通过减慢或中断输液及给予相应的支持治疗等措施达到。随着后续的输液，输液反应的发生率下降。

（3）更加严重的输液相关综合征通常在第一次输液中报道（缺氧、肺浸润、成人呼吸窘迫综合征、心肌梗死、心室颤动或心源性休克），可导致死亡。

（4）严重的皮肤黏膜反应，某些有致命的后果，已经报道与利妥昔单抗治疗有关。

（5）严重的感染，包括细菌、真菌、新发病毒感染和病毒再激活造成的感染，可发生在以利妥昔单抗为基础的治疗期间或治疗完成后。已报道的感染并发症包括继发于 JC 病毒的进行性多灶性白质脑病，以及 HBV 再激活而导致的急性重型肝炎、肝衰竭和死亡。

（6）HBV 再激活：在开始利妥昔单抗治疗前，通过测定 HBsAg 和抗 HBc 筛查所有 HBV 感染者。对于有 HBV 感染病史的患者（HBsAg 阳性或 HBsAg 阴性但抗-HBc 阳性），在利妥昔单抗治疗后的几个月内监测其再激活情况。监测和考虑抗病毒预防方面的内容可咨询在管理乙型肝炎方面有专业知识的医生。

（7）利妥昔单抗通常与细胞毒性化疗药物联合用于治疗各种类型的 B 细胞 NHL。给药方案参考目前的文献。

利妥昔单抗-透明质酸酶（Rituximab and Hyaluronidase）

1. 作用机制

（1）利妥昔单抗：针对正常和恶性 B 淋巴细胞表面 CD20 抗原的嵌合（鼠、人）单克隆抗体。

（2）透明质酸酶：降解透明质酸，后者是细胞外基质的重要成分，导致皮下组织更具渗透性，从而提供更大的扩散能力和生物利用度。

2. 美国 FDA 批准的适应证

（1）滤泡性淋巴瘤（FL）

1）作为单药用于治疗复发或难治性 FL。

2）联合一线化疗用于既往未经治疗的 FL，以及对利妥昔单抗联合化疗获得完全或部分缓解的患者，作为单药维持治疗。

（2）弥漫大 B 细胞淋巴瘤（DLBCL）：与环磷酰胺、多柔比星、长春新碱、泼尼松或其他蒽环类化疗方案联合使用用于既往未经治疗的 DLBCL。

（3）慢性淋巴细胞白血病（CLL）：联合氟达拉滨和环磷酰胺用于治疗既往未治疗和既往曾治疗的 CLL。

3. 美国FDA批准的剂量

（1）每次给药前服用对乙酰氨基酚和抗组胺药；也可以考虑糖皮质激素预防性处理。

（2）FL/DLBCL：利妥昔单抗1400mg和透明质酸酶23 400U，皮下注射约5min，根据处方信息中列出的时间表。

（3）CLL：利妥昔单抗1600mg和透明质酸酶26 800U，皮下注射约7min，根据处方信息中列出的时间表。

4. 剂量调整标准

（1）不建议减少利妥昔单抗/透明质酸酶的剂量。

（2）肾脏：无可用数据。

（3）肝脏：无可用数据。

5. 不良反应

（1）血清肌酐：肾毒性。

（2）心血管系统：心脏事件（心室颤动、心肌梗死和心源性休克）。

（3）皮肤和皮肤系统：脱发和严重的黏膜皮肤反应。

（4）胃肠系统：恶心/呕吐（最小）、肠梗阻、穿孔和便秘。

（5）造血系统：中性粒细胞减少、贫血和血小板减少。

（6）肝脏：乙型肝炎再激活。

（7）输液相关反应：超敏反应和局部皮肤反应。

（8）中枢和周围神经系统：PML。

（9）呼吸系统：咳嗽。

（10）其他：肿瘤溶解综合征、感染、乏力和发热。

6. 注意事项

（1）只有在患者通过静脉输注至少1次完整剂量的利妥昔单抗药品后，才开始使用利妥昔单抗/透明质酸酶进行治疗。

（2）利妥昔单抗-透明质酸酶与以下黑框警告相关。

1）严重的黏膜皮肤反应，一些具有致命的后果。

2）HBV再激活，在某些情况下导致急性重型肝炎、肝衰竭和死亡。

3）PML可导致死亡。

（3）不建议在治疗前和治疗期间接种活病毒。

（4）胚胎-胎儿毒性：给孕妇使用利妥昔单抗-透明质酸酶可能会对胎儿造成伤害。

罗米地辛（Romidepsin）

1. 作用机制 本品为HDAC抑制剂。

2. 美国FDA批准的适应证

（1）接受过至少一种系统治疗的皮肤T细胞淋巴瘤（CTCL）患者。

（2）接受过至少一种治疗的外周T细胞淋巴瘤（PTCL）患者。

3. 美国FDA批准的剂量 14mg/m^2，静脉输注，4h以上，第1、8、15天，每28天为1个周期。每28天重复1次，前提是患者继续受益并对该药耐受。

4. 剂量调整标准

（1）肾脏（轻度至严重）：无。

（2）肾脏（ESRD）：暂无相关研究，慎用。

（3）肝脏（轻度）：无。

（4）肝脏（中度、重度）：无资料，慎用。

（5）骨髓抑制：有。

（6）非血液学毒性：有。

5. 不良反应

（1）心血管系统：心电图T波和ST段改变、低血压及心动过速。

（2）皮肤和皮肤系统：皮炎、剥脱性皮炎、瘙痒。

（3）电解质紊乱：高镁血症、高尿酸血症、低钙血症、低钾血症、低镁血症、低钠血症、低磷血症。

（4）内分泌系统：高血糖。

（5）胃肠系统：腹痛、厌食、便秘、腹泻、恶心/呕吐（中度）、口腔炎。

（6）造血系统：贫血、淋巴细胞减少、中性粒细胞减少和血小板减少。

（7）肝脏：LFT指标升高和低蛋白血症。

（8）神经系统：味觉障碍。

（9）呼吸系统：咳嗽和呼吸困难。

（10）其他：虚弱、畏寒、体重下降、乏力、感染、外周性水肿、发热和肿瘤溶解综合征。

6. 注意事项

（1）罗米地辛治疗期间和治疗后30天内已经报道有严重甚至致命的感染，包括EB病毒和HBV在内的病毒再激活已经在临床试验中被报道。对于既往有HBV感染病史的患者，考虑监测HBV再激活和预防性抗病毒。

（2）同时服用罗米地辛和华法林衍生物的患者需要密切监测PT和INR。

（3）应避免同时服用强效CYP3A4抑制剂和诱导剂与罗米地辛。

（4）在先天性长 QT 间期综合征的患者中，有明显心血管系统疾病史，以及服用可导致 QT 间期显著延长的抗心律失常药物的患者，应考虑适当的心血管监测和采取预防措施，如监测基线时的电解质和心电图，并在治疗过程中定期监测。罗米地辛给药前钾和镁应在正常范围内。

（5）胚胎-胎儿毒性：基于作用机制和在动物体内的研究结果发现，给孕妇使用罗米地辛可能对胎儿造成伤害。

卢卡帕尼（Rucaparib）

1. 作用机制 本品为 PARP 抑制剂，包括 PARP1、PARP2 和 PARP3，它们在 DNA 修复中起作用。

2. 美国 FDA 批准的适应证

（1）卵巢癌

1）对复发性卵巢上皮癌、输卵管癌或原发性腹膜癌的成年患者进行维持治疗，这些患者对以铂类为基础的化疗获得完全或部分缓解。

2）治疗有有害的 *BRCA* 突变[胚系和（或）体细胞]的成年患者，这些患者与卵巢上皮癌、输卵管癌或原发性腹膜癌相关，并接受了两种或多种化疗。

（2）前列腺癌：治疗罹患有害 *BRCA* 突变[胚系和（或）体细胞]相关转移性去势抵抗性前列腺癌（mCRPC）的成年人，这些患者接受了雄激素导向的治疗和基于紫杉类的化疗。

3. 美国 FDA 批准的剂量

（1）600mg，口服，每天 2 次，与食物或不与食物一起服用，直至病情进展或出现不可接受的毒性。

（2）接受卢卡帕尼治疗的 mCRPC 患者还应同时应用 GnRH 类似物，或应进行双侧睾丸切除术。

4. 剂量调整标准

（1）肾脏（轻度至中度，CrCl＞30ml/min）：无。

（2）肾脏（严重，CrCl＜30ml/min）：无数据。

（3）肝脏（轻度）：无。

（4）肝脏（中度至重度）：无数据。

（5）骨髓抑制：有。

（6）非血液学毒性：有。

5. 不良反应

（1）胃肠系统：腹痛、食欲减退、恶心/呕吐（中度至高度）、腹泻和便秘。

（2）泌尿生殖系统：血清肌酐增加。

（3）造血系统：贫血、中性粒细胞减少、血小板减少和淋巴细胞减少。

（4）肝脏：AST/ALT 升高。

（5）神经系统：味觉障碍。

（6）呼吸系统：呼吸困难。

（7）其他：乏力/虚弱和高胆固醇血症。

6. 注意事项

（1）骨髓增生异常综合征/急性髓细胞性白血病在接受过本品的患者中已有报道。在基线和之后的每月监测患者的血液学毒性。

（2）胚胎-胎儿毒性：给孕妇使用本品可能对胎儿造成伤害。

芦可替尼（Ruxolitinib）

1. 作用机制 本品抑制 Janus 相关激酶（JAK）JAK1 和 JAK2，后两者介导细胞因子和生长因子信号通路，这些通路对造血和免疫功能很重要。JAK 信号通路参与募集信号转导和转录激活因子（STAT）与细胞因子受体的结合，以及随后的 STAT 定位到核内，后者导致基因表达调节。

2. 美国 FDA 批准的适应证

（1）骨髓纤维化：中等程度或高风险性骨髓纤维化，包括原发性骨髓纤维化、真性红细胞增多后骨髓纤维化和原发性血小板增多症后骨髓纤维化。

（2）真性红细胞增多症：对羟基脲反应不充分或不能耐受的患者。

（3）急性 GVHD：成人和 12 岁及以上儿童患者类固醇难治性急性 GVHD。

3. 美国 FDA 批准的剂量

（1）骨髓纤维化

1）起始剂量根据患者基线血小板计数计算。

2）血小板计数大于 200×10^9/L 的患者，20mg，口服，每天 2 次。

3）血小板计数为（100～200）$\times10^9$/L 的患者，15mg，口服，每天 2 次。

4）血小板计数为（50～100）$\times10^9$/L 的患者，5mg，口服，每天 2 次。

5）根据患者的反应逐渐增加剂量，直至达到最大剂量 25mg，口服，每天 2 次。

6）如果 6 个月后脾脏无缩小或症状无改善，停止使用。

（2）真性红细胞增多症：起始剂量为 10mg，口服，每天 2 次。剂量可以根据安全性和有效性进行滴定。

（3）急性 GVHD：建议起始剂量为 5mg，口服，每天 2 次。与芦可替尼给药第 1 天的中性粒细胞计数（ANC）和血小板计数相比较，若治疗 3 天后的 ANC

和血小板计数没有下降至 50%或更多，则考虑将剂量增加到 10mg，每天 2 次。对于停止皮质类固醇治疗剂量后有效的患者，可在 6 个月治疗后考虑逐渐减量。

4. 剂量调整标准

（1）肾脏（轻度）：无。

（2）肾脏（中度、重度、ESRD）：使用和剂量调整依赖于血小板计数。

（3）肝损伤：使用和调整剂量依赖于血小板计数。

（4）血液学毒性：有。

5. 不良反应

（1）皮肤和皮肤系统：瘀伤。

（2）胃肠系统：胃肠胀气。

（3）泌尿生殖系统：尿路感染。

（4）造血系统：贫血、中性粒细胞减少、血小板减少。

（5）神经系统：头晕和头痛。

（6）其他：感染和体重增加。

6. 注意事项

（1）可以通过鼻胃管（≥8F）给药。将一片药放在 40ml 水中搅拌约 10min。药片溶解后 6h 内，将悬液置于合适的注射器通过鼻胃管给药。用 75ml 水冲洗鼻胃管。

（2）给药前应控制严重的活动性感染。

（3）可能导致血脂升高。开始治疗后 8～12 周监测血脂水平。

（4）筛选药物相互作用。其与强效 CYP3A4 抑制剂或氟康唑同时使用可能需要暂时中断使用、减少剂量或停用。

（5）芦可替尼可能增加非黑色素瘤皮肤癌的风险；定期进行皮肤检查。

（6）胚胎-胎儿毒性：尚无孕妇使用芦可替尼的充分和良好对照研究。

戈沙妥珠单抗（Sacituzumab Govitecan）

1. 作用机制　作为 Trop2 导向的 ADC，戈沙妥珠单抗与 Trop2 表达的癌细胞结合，进行内化，然后释放细胞毒性有效载荷 SN-38（拓扑异构酶 I 抑制剂），导致 DNA 损伤和细胞凋亡。

2. 美国 FDA 批准的适应证

（1）乳腺癌：经过 2 种或 2 种以上的系统性治疗（包括至少一种治疗转移性疾病的治疗）后，无法切除的局部晚期或转移性三阴乳腺癌。

（2）尿路上皮性癌：既往使用含铂化疗和 PD-1 或 PD-L1 抑制剂治疗的局部晚期或转移性尿路上皮癌。

3. 美国 FDA 批准的剂量

（1）预防性用药

1）用于预防输液相关反应：退热药、H_1受体拮抗剂和 H_2受体拮抗剂。考虑对既往有反应的患者使用皮质类固醇。

2）按照既定指南使用止吐药。

（2）10mg/kg，静脉输注，第 1、8 天，每 21 天 1 个周期。继续治疗，直至疾病进展或出现不可接受的毒性。

（3）第 1 次输注 3h 以上，如果既往的输注耐受，则随后输注超过 1～2h。输液结束后至少观察 30min。

4. 剂量调整标准

（1）肾脏（轻度）：对 PK 无显著影响。

（2）肾脏（中度或重度）：无可用数据。

（3）肝脏（轻度）：对 PK 无显著影响。

（4）肝脏（中度或重度）：无可用数据。

（5）血液学毒性：有。

（6）非血液学毒性：有。

5. 不良反应

（1）皮肤和皮肤系统：脱发和皮疹。

（2）胃肠系统：恶心/呕吐（高度）、腹泻、便秘、食欲减退和腹痛。

（3）造血系统：中性粒细胞减少和贫血。

（4）输液相关反应：超敏反应和输液相关反应（包括过敏反应）。

（5）其他：乏力。

6. 注意事项

（1）SN-38 通过 UGT1A1 代谢。*UGT1A1**28 等位基因纯合子的个体发生中性粒细胞减少、发热性中性粒细胞减少和贫血的风险增加。

（2）避免同时使用 UGT1A1 抑制剂或诱导剂。

（3）胚胎-胎儿毒性：给孕妇使用戈沙妥珠单抗可能会对胎儿造成伤害。

塞利尼索（Selinexor）

1. 作用机制 本品为通过阻断输出蛋白 1（XPO1），抑制肿瘤抑制蛋白、生长调节剂和致癌蛋白 mRNA 的核输出的一种可逆抑制剂。XPO1 抑制导致肿瘤抑制蛋白在细胞核内积聚，从而导致癌细胞的细胞周期阻滞和凋亡。

2. 美国 FDA 批准的适应证

（1）多发性骨髓瘤（MM）

1）联合硼替佐米和地塞米松用于治疗至少 1 种既往治疗后的 MM。

2）与地塞米松联合用于治疗至少 4 种既往治疗后复发或难治性 MM，并且对至少 2 种 PI、至少 2 种免疫调节剂和抗 CD38 单克隆抗体具有难治性。

（2）弥漫大 B 细胞淋巴瘤（DLBCL）：用于治疗复发性或难治性 DLBCL（未另行规定），包括 FL 引起的 DLBCL，至少两线治疗后。

3. 美国 FDA 批准的剂量

（1）联合硼替佐米和地塞米松治疗 MM：100mg，口服，每周 1 次。

（2）联合地塞米松治疗 MM：80mg，口服，每周的第 1、3 天。

（3）DLBCL：60mg，每周第 1 天和第 3 天口服。

4. 剂量调整标准

（1）肾脏（轻度至重度，CrCl 15～89ml/min）：对 PK 无显著影响。

（2）肝脏（轻度）：对 PK 无显著影响。

（3）肝脏（中度至重度）：无可用数据。

（4）血液学毒性：有。

（5）非血液学毒性：有。

5. 不良反应

（1）电解质紊乱：低钠血症。

（2）胃肠系统：恶心/呕吐（中度至高度）、食欲减退、腹泻和便秘。

（3）造血系统：贫血、中性粒细胞减少、白细胞减少、血小板减少和淋巴细胞减少。

（4）中枢和周围神经系统：周围神经病变、头晕和精神状态变化。

（5）视觉系统：白内障。

（6）呼吸系统：呼吸困难。

（7）其他：乏力、上呼吸道感染、严重感染、体重减轻和发热。

6. 注意事项

（1）神经系统毒性可能发生，包括头晕和精神状态变化。建议患者在神经毒性解决之前不要驾驶和从事危险的职业或活动。

（2）胚胎-胎儿毒性：当给孕妇应用时，塞利尼索可能会对胎儿造成伤害。

塞普替尼（Selpercatinib）

1. 作用机制　本品为野生型 *RET* 和多种突变 *RET* 亚型及 VEGFR-1、VEGFR-3 和 FGFR1、2 和 3 的激酶抑制剂。*RET* 中的点突变或涉及 *RET* 框内融合的染色体重排可以通过促进肿瘤细胞系的细胞增殖而作为致癌驱动因素，而塞普替尼抑制了这一过程。

2. 美国 FDA 批准的适应证

（1）非小细胞肺癌（NSCLC）：转移性 *RET* 融合阳性 NSCLC 成年患者的治疗。

（2）甲状腺髓样癌

1）治疗需要系统性治疗的晚期或转移性 *RET* 突变甲状腺髓样癌的成人和 12 岁及以上的儿童患者。

2）治疗晚期或转移性 *RET* 融合阳性甲状腺癌的成人和 12 岁及以上的儿童患者，这些患者需要进行系统性治疗，并且对放射性碘不敏感（如果放射性碘合适）。

3. 美国 FDA 批准的剂量

（1）体重＜50kg：120mg，口服，每天 2 次。

（2）体重≥50kg：160mg，口服，每天 2 次。

4. 剂量调整标准

（1）肾脏（轻度至重度，根据 MDRD，eGFR≥15～89ml/min）：无。

（2）肝脏（轻度或中度）：无。

（3）肝脏（重度）：有。

（4）CYP3A 抑制剂（强效或中效）：有。

（5）非血液学毒性：有。

5. 不良反应

（1）血清肌酐：肌酐升高。

（2）心血管系统：高血压、高胆固醇血症和 QT 间期延长。

（3）皮肤和皮肤系统：皮疹。

（4）电解质紊乱：低钙血症和低钠血症。

（5）内分泌系统：高血糖。

（6）胃肠系统：恶心/呕吐（轻微）、口干、腹泻和便秘。

（7）造血系统：白细胞增多、血小板减少和出血。

（8）肝脏：肝毒性、AST 升高、ALT 升高和碱性磷酸酶升高。

（9）其他：低蛋白血症、乏力、水肿、超敏反应、肿瘤溶解综合征和伤口愈合不良。

6. 注意事项

（1）在生长板开放的青少年患者中，监测生长板异常。

（2）在择期手术前至少 7 天内停用塞普替尼。在大手术后至少 2 周内及伤口充分愈合之前不要给药。

（3）避免同时使用胃酸减少药物，如果不能避免同时使用：

1）与 PPI 联合用药时，将塞普替尼和食物同时服用。

2）在 H_2 受体拮抗剂给药前 2h 或给药后 10h 服用塞普替尼。

3）在局部作用的抗酸剂给药前 2h 或给药后 2h 服用塞普替尼。

（4）避免同时服用强效和中效 CYP3A 抑制剂。如果不能避免联合用药，则减少塞普替尼的剂量。

（5）避免与强效和中效 CYP3A 诱导剂同时给药。

（6）避免与 CYP2C8 和 CYP3A 底物同时给药。如果不能避免联合用药，按照产品说明书中的建议修改底物剂量。

（7）胚胎-胎儿毒性：给孕妇使用塞普替尼可能会对胎儿造成伤害。

司美替尼（Selumetinib）

1. 作用机制 本品为 MEK1 和 MEK2 激酶活性抑制剂，导致 ERK 通路下游信号传导抑制。

2. 美国 FDA 批准的适应证 1 型神经纤维瘤病（NF1）：患有 NF1 的 2 岁及以上儿童，有症状且无法手术的丛状神经纤维瘤。

3. 美国 FDA 批准的剂量 $25mg/m^2$，口服，每天 2 次，直至疾病进展或出现不可接受的毒性。空腹服用（每次服用前 2h 或服用后 1h 不进食）。

4. 剂量调整标准

（1）肾脏：无。

（2）肝脏（轻度，Child-Pugh 分级 A 级）：无。

（3）肝脏（中度，Child-Pugh 分级 B 级）：有。

（4）肝脏（重度，Child-Pugh 分级 C 级）：未确定。

（5）CYP3A4 抑制剂（强效或中效，氟康唑）：有。

（6）非血液学毒性：有。

5. 不良反应

（1）心血管系统：心肌病。

（2）皮肤和皮肤系统：皮疹、皮肤干燥、甲沟炎和瘙痒。

（3）胃肠系统：恶心/呕吐（中高度）、腹痛、腹泻和口腔炎。

（4）造血系统：出血风险增加。

（5）中枢和周围神经系统：头痛。

（6）视觉系统：视觉变化、视网膜静脉阻塞和视网膜色素上皮脱落。

（7）其他：乏力、肌肉骨骼疼痛、CPK 升高和发热。

6. 注意事项

（1）避免同时服用强效或中效 CYP3A4 抑制剂或氟康唑。如果不能避免联合用药，减少司美替尼的剂量。

（2）避免同时使用强效和中效 CYP3A4 诱导剂。

（3）治疗前、第 1 年每 3 个月评估 1 次 LVEF，之后每 6 个月评估 1 次。

（4）治疗前进行眼科评估，以后定期进行。

（5）司美替尼胶囊含有维生素 E，每天摄入的维生素 E 可能超过建议的限度，并可能增加出血的风险。

（6）胚胎-胎儿毒性：给孕妇使用司美替尼可能会对胎儿造成伤害。

Sipuleucel-T（Provenge）

1. 作用机制 自体细胞免疫治疗，设计为可诱导靶向前列腺酸性磷酸酶（PAP）的免疫应答，PAP 是一种在大部分前列腺癌中表达的抗原。Sipuleucel-T 由自体外周血单核细胞组成，后者由含有 PAP 的重组人蛋白激活，PAP 连接在粒细胞-巨噬细胞集落刺激因子（GM-CSF）上。

2. 美国 FDA 批准的适应证 无症状或症状轻微的转移性去势抵抗（激素抵抗）前列腺癌。

3. 美国 FDA 批准的剂量

（1）给药 3 次，每次间隔约 2 周。

（2）Sipuleucel-T 每剂至少含有 5000 万 PAP-GM-CSF 激活的自体 $CD54^+$ 细胞。

4. 剂量调整标准 输液相关反应：调慢速度。

5. 不良反应 输液相关反应：发热、畏寒、乏力、晕厥、低血压、高血压、恶心、关节痛、背痛、呼吸事件（呼吸困难、缺氧、支气管痉挛）、心动过速。

6. 注意事项

（1）注射 Sipuleucel-T 后可发生血栓栓塞事件，包括深静脉血栓形成和 PE。有血栓栓塞事件危险因素的患者慎用。

（2）在输注前 3 天，通过标准白细胞分离方法获得患者的外周血单核细胞。Sipuleucel-T 细胞组成取决于从患者白细胞分离获得的细胞组成。除了抗原提呈细胞，最终产物中还含有 T 细胞、B 细胞、自然杀伤细胞及其他细胞。

（3）常规情况下，不对 Sipuleucel-T 检测具有传染性的感染性疾病；因此，应在处理 Sipuleucel-T 或白细胞分离材料时采取普通的预防措施。

（4）仅供自体使用；仅供静脉应用。不要使用细胞过滤器。不要注入过期产品。Sipuleucel-T 输液袋必须保存在绝缘聚氨酯容器中，直至给药。

（5）如果输液必须中断，Sipuleucel-T 输液袋在室温下放置 3h 以上则不应继续输注。

（6）输注 Sipuleucel-T 前 30min，用对乙酰氨基酚和口服抗组胺药预处理。

（7）如果患者不能接受 Sipuleucel-T 定期输注，将需要进行一次额外的白细胞分离。

（8）关于化疗和免疫抑制剂与 Sipuleucel-T 的同时使用，目前还没有研究。

索立德吉（Sonidegib，Odomzo）

1. 作用机制 本品抑制 Hedgehog 通路。

2. 美国 FDA 批准的适应证 用于在手术或放疗后复发的局部晚期基底细胞癌（BCC），或不是手术或放疗候选者的 BCC 患者。

3. 美国 FDA 批准的剂量 200mg，口服，每天 1 次，直至病情进展或出现不可耐受的毒性。空腹服用，至少在餐前 1h 服用或餐后 2h 服用。

4. 剂量调整标准

（1）肾脏（轻度至中度，CrCl ≥30ml/min）：无。

（2）肝脏（轻度至重度，Child-Pugh 分级 A 级、B 级、C 级）：无。

（3）非血液学毒性（肌肉骨骼系统和肌酸激酶升高）：有。

5. 不良反应

（1）皮肤和皮肤系统：脱发和瘙痒。

（2）胃肠系统：恶心/呕吐（轻微至低度）、腹泻、食欲减退和腹痛。

（3）神经系统：头痛和味觉障碍。

（4）其他：血清肌酸激酶升高、肌肉痉挛、肌肉骨骼疼痛、肌痛和乏力。

6. 注意事项

（1）胚胎-胎儿毒性：在开始使用索立德吉之前，确认具有生殖能力女性的妊娠状态。孕妇使用索立德吉会导致胎儿死亡或严重的出生缺陷。

（2）肌肉骨骼毒性：在开始服用索立德吉前、治疗期间及临床需要时，定期检测血清肌酸激酶水平。

（3）献血：建议患者在使用索立德吉治疗期间和最后一次治疗后至少 20 个月内不要献血。

（4）索立德吉是 CYP3A4 的底物，避免同时使用强效或中效 CYP3A4 抑制剂或诱导剂。

索拉非尼（Sorafenib）

1. 作用机制 本品为 TKI（Raf 激酶、VEGFR-2、VEGFR-3、FLT-3、KIT、PDGFR-β）。

2. 美国 FDA 批准的适应证

（1）晚期肾细胞癌（RCC）。

（2）不可切除的肝细胞癌（HCC）。

（3）分化型甲状腺癌（DTC）：局部复发或转移性、进展性、对放射性碘治疗不敏感的 DTC。

3. 美国 FDA 批准的剂量 400mg，口服，每天 2 次，空腹（于进食前 1h 或进食后 2h 服用）。持续治疗直至患者不再从治疗中获益或直至出现不可接受的毒性。

4. 剂量调整标准

（1）肾脏（轻度至重度）：无（暂无透析患者的研究）。

（2）肝脏（轻度至中度）：无。

（3）肝脏（重度，Child-Pugh 分级 C 级）：无数据。

（4）骨髓抑制：无。

（5）非血液学毒性：有。

5. 不良反应

（1）心血管系统：高血压、心肌缺血/心肌梗死（见"注意事项"）及 QT 间期延长。

（2）皮肤和皮肤系统：手足综合征、皮疹、脱发、瘙痒、皮肤干燥、红斑、严重的大疱性和剥脱性皮肤反应。

（3）电解质紊乱：低磷血症。

（4）胃肠系统：恶心/呕吐（轻微至低度）、腹泻、厌食、腹痛、胃肠道穿孔（罕见）。

（5）造血系统：骨髓抑制。

（6）肝脏：LFT 指标升高和药物性肝炎。

（7）神经系统：周围神经病变（感觉）。

（8）其他：出血、乏力、疲劳、体重下降、脂肪酶/淀粉酶升高。

6. 注意事项

（1）手足皮肤反应（手足综合征）和皮疹是索拉非尼最常见的不良事件。密切监测，给予支持治疗，必要时调整剂量或中断治疗（见产品标签）。

（2）治疗的前 6 周及治疗期间每周监测血压，并因此按照标准医学实践进行监测和治疗。

（3）索拉非尼可影响伤口愈合，接受重大手术的患者应临时中断索拉非尼治疗。

（4）在美国 FDA 批准的适应证的安慰剂对照试验中，索拉非尼治疗的患者心肌缺血/心肌梗死的发生率高于安慰剂组。对于发生心肌缺血和（或）心肌梗死的患者，应考虑暂时或永久停用索拉非尼。

（5）索拉非尼可损害外源性甲状腺抑制。对于分化型甲状腺癌患者，每月监测 TSH 水平并根据需要调整甲状腺替代药物。

（6）索拉非尼在肝脏代谢，通过 CYP3A4 同工酶及 UGT1A9 介导的葡萄糖醛酸化而进行氧化代谢，因此药物暴露可能受 CYP3A4 或 UGT1A9 诱导剂或抑制剂的影响。索拉非尼也是多种细胞色素酶的竞争性抑制剂（如 CYP2B6、CYP2C8），也是通过 UGT1A1 和 UGT1A9 通路的葡萄糖醛酸化的竞争性抑制剂。参考产品标签和其他适当的参考材料筛查潜在的药物相互作用。

（7）胚胎-胎儿毒性：给孕妇使用索拉非尼可能对胎儿造成伤害。

索托拉西布（Sotorasib）

1. 作用机制 本品为 $KRAS^{G12C}$ 抑制剂，$KRAS^{G12C}$ 是一种肿瘤限制性的、*KRAS* 癌基因的突变形式。通过形成不可逆的共价键，索托拉西布将蛋白质锁定在非活性状态，阻止下游信号传导。

2. 美国 FDA 批准的适应证 非小细胞肺癌（NSCLC）：根据美国 FDA 批准的检测确定的 $KRAS^{G12C}$ 突变的局部晚期或转移性 NSCLC，患者至少在既往进行过一种系统性化疗。

3. 美国 FDA 批准的剂量 960mg，口服，每天 1 次，与食物或不与食物一起，直至疾病进展或出现不可接受的毒性。

4. 剂量调整标准

（1）肾脏[轻度或中度，eGFR≥30ml/（min · 1.73m^2）]：对 PK 无显著影响。

（2）肾脏[重度，eGFR＜30ml/（min · 1.73m^2）]：无可用数据。

（3）肝脏（轻度）：对 PK 无显著影响。

（4）肝脏（中度或重度）：无可用数据。

（5）非血液学毒性：有。

5. 不良反应

（1）血清肌酐：尿蛋白增加。

（2）电解质紊乱：低钙血症和低钠血症。

（3）胃肠系统：恶心/呕吐（未分类）和腹泻。

（4）造血系统：淋巴细胞减少和贫血。

（5）肝脏：肝毒性、AST 升高、ALT 升高和碱性磷酸酶升高。

（6）呼吸系统：咳嗽和间质性肺病/肺炎。

（7）其他：肌肉骨骼疼痛和乏力。

6. 注意事项

（1）避免与 PPI 和 H_2 受体拮抗剂联合应用。如果无法避免使用酸还原剂，则在局部作用抗酸剂前 4h 或后 10h 服用索托拉西布。

（2）避免与强效 CYP3A4 诱导剂同时给药。

（3）避免与 CYP3A4 底物同时给药，因为轻微的浓度变化可能导致底物的治疗失败。如果不能避免联合用药，根据其处方信息调整基质剂量。

（4）避免与 P-gp 底物同时给药，因为轻微的浓度变化可能导致严重毒性。如果不能避免联合用药，根据其处方信息减少底物剂量。

链脲霉素（Streptozotocin）

1. 作用机制 本品为烷化剂。

2. 美国 FDA 批准的适应证 转移性胰腺胰岛细胞瘤（功能性和非功能性肿瘤）。

3. 美国 FDA 批准的剂量

（1）每天计划：500mg/m^2，静脉注射，每天 1 次，连用 5 天，每 6 周为 1 个周期，直至最大获益或出现治疗限制性毒性。

（2）周计划：在最初的 2 个周期，1g/m^2，静脉注射，每周 1 次。后续的周期中，在既往的治疗周期没有获得治疗反应且没有发生严重毒性的患者，药物剂量可以提升。然而，单剂量不应超过 1500mg/m^2。

4. 剂量调整标准 肾脏：需要谨慎使用，考虑减少剂量。

5. 不良反应

（1）皮肤和皮肤系统：注射部位反应（刺激性）。

（2）电解质紊乱：低磷血症。

（3）内分泌系统：糖代谢异常，可导致胰岛素依赖性糖尿病。

（4）胃肠系统：恶心/呕吐（高度）、腹泻。

（5）泌尿生殖系统：氮质血症、无尿、肾小管酸中毒、尿素氮和肌酐升高、尿糖。

（6）造血系统：骨髓抑制。

（7）肝脏：LFT 指标升高。

6. 注意事项 肾脏并发症为剂量相关性和累积性的。轻度蛋白尿通常是即将发生的肾功能不全的早期症状。连续的尿液分析对蛋白尿的早期发现很重要，且当发现蛋白尿时应收集 24h 尿液进行蛋白定量。充足的水化可帮助减少肾毒性的危险。避免与其他肾毒性药物同用。

舒尼替尼（Sunitinib）

1. 作用机制　本品为 TKI（VEGFR-1、VEGFR-2、VEGFR-3、FLT-3、KIT、PDGFR-α、PDGFR-β、CSF-1R、RET）。

（1）胃肠道间质瘤（GIST）：甲磺酸伊马替尼治疗后疾病进展或不能耐受的 GIST 成年患者的治疗。

（2）肾细胞癌（RCC）

1）成人晚期肾细胞癌的治疗。

2）肾切除术后高复发风险成年肾细胞癌患者的辅助治疗。

（3）晚期胰腺神经内分泌肿瘤（pNET）：进展期、分化良好的不可手术切除的局部晚期或转移性 pNET 成年患者。

2. 美国 FDA 批准的剂量

（1）GIST 和晚期 RCC：50mg，口服，每天 1 次，时间表为治疗 4 周，然后休息 2 周，直至疾病进展或出现不可接受的毒性。

（2）RCC 辅助治疗：50mg，口服，每天 1 次，时间表为治疗 4 周，然后休息 2 周，共 9 个 6 周周期。

（3）pNET：37.5mg，口服，每天 1 次，连续服用，无计划的停药期。持续到疾病进展或出现不可接受的毒性。

（4）舒尼替尼可以与食物一起服用，也可以不与食物一起使用。

3. 剂量调整标准

（1）肾脏（中度至重度）：无。

（2）肝脏（轻度至中度；Child-Pugh 分级 A 级和 B 级）：无。

（3）肝脏（重度；Child-Pugh 分级 C 级）：无数据。

（4）骨髓抑制：无。

（5）非血液学毒性：有。

4. 不良反应

（1）心血管系统：高血压、左心功能不全、QT 间期延长。

（2）皮肤和皮肤系统：手足综合征、皮疹、皮肤变色（黄色）、皮肤干燥。

（3）内分泌系统：甲状腺功能减退和低血糖。

（4）胃肠系统：恶心/呕吐（轻微至低度）、腹泻、黏膜炎/口腔炎、消化不良、腹痛、便秘、味觉改变和厌食。

（5）泌尿系统：蛋白尿和肾病综合征。

（6）造血系统：骨髓抑制。

（7）肝脏：LFT 指标升高和肝毒性。

（8）神经系统：周围神经病变（感觉）。

（9）其他：出血/失血、乏力、疲劳、肌痛/四肢疼痛、淀粉酶/脂肪酶升高、下颌骨坏死、肿瘤溶解综合征。

5. 注意事项

（1）已观察到肝毒性，包括肝衰竭。舒尼替尼治疗前监测肝功能，之后每个周期治疗过程中应根据临床指征监测。发生 3 级或 4 级肝脏不良事件时中断治疗，若没有解决，则停止治疗。

（2）可能会发生高血压，监测血压并根据需要治疗。

（3）已有使用舒尼替尼出现蛋白尿和肾病综合征的报道。监测蛋白尿的发展或恶化。

（4）严重的皮肤反应已被报道，如多形性红斑、SJS、TEN 和坏死性筋膜炎。如果观察到或怀疑有严重的皮肤反应，则停用舒尼替尼。

（5）肿瘤微血管病变（TMA）与舒尼替尼治疗有关。如果在治疗过程中发生 TMA，停用舒尼替尼。

（6）可发生 LVEF 下降。监测患者 CHF 的症状或体征。

（7）已观察到可造成 QT 间期延长和尖端扭转型室性心动过速。处于高风险的患者慎用。监测基线和治疗时的心电图，并监测电解质。

（8）已观察到包括肿瘤相关出血的事件。进行连续的 CBC 和体格检查。

（9）可发生甲状腺功能减退，有甲状腺功能减退症状或体征的患者应监测甲状腺功能，并按照标准医疗实践接受治疗。

（10）在动物研究中观察到肾上腺出血。如果有应激情况，如手术、外伤或严重感染，应监测肾上腺功能。

（11）建议接受重大外科手术的患者暂时中断舒尼替尼治疗。

（12）舒尼替尼在肝脏代谢，通过 CYP3A4 进行氧化代谢，因此药物暴露可能受到 CYP3A4 或 UGT1A9 诱导剂或抑制剂的影响。参考产品标签和其他适当的参考资料筛查潜在的药物相互作用。

（13）胚胎-胎儿毒性：给予孕妇舒尼替尼可能对胎儿造成伤害。

Tagraxofusp（Elzonris）

1. 作用机制 本品为重组人 IL-3 和截短型白喉毒素融合蛋白组成的 CD123 定向细胞毒素。

2. 美国 FDA 批准的适应证 成人和 2 岁及以上儿童的母细胞性浆细胞样树突细胞肿瘤。

3. 美国 FDA 批准的剂量

（1）预防用药：H_1 受体拮抗剂、对乙酰氨基酚、皮质类固醇和 H_2 受体拮抗剂。

（2）12μg/kg，静脉注射 15min 以上，每天 1 次，第 1～5 天，每 21 天 1 个周期。

4. 剂量调整标准

（1）肾脏[轻度或中度，根据 MDRD，eGFR 30～89ml/（min·1.73m^2）]：对 PK 无显著影响。

（2）肾脏[重度，根据 MDRD eGFR＜30ml/（min·1.73m^2）]：无可用数据。

（3）肝脏（轻度或中度）：对 PK 无显著影响。

（4）肝脏（重度）：无可用数据。

（5）非血液学毒性：有。

5. 不良反应

（1）电解质紊乱：低钙血症和低钠血症。

（2）内分泌系统：高血糖。

（3）胃肠系统：恶心/呕吐（低度）。

（4）造血系统：血小板减少和贫血。

（5）肝脏：肝毒性、ALT 升高和 AST 升高。

（6）输液相关反应：超敏反应。

（7）其他：毛细血管渗漏综合征、乏力、外周性水肿、发热、体重增加和低蛋白血症。

6. 注意事项

（1）Tagraxofusp 与黑框警告的毛细血管渗漏综合征相关。

（2）第 1 个周期的 Tagraxofusp 给予必须在住院设置中进行。后续周期可在住院或门诊条件下进行（视情况而定）。

Tafasitamab（Monjuvi）

1. 作用机制 本品为一种 Fc 修饰的单克隆抗体，与一些 B 细胞恶性肿瘤上表达的 CD19 抗原结合，通过 ADCC 和 ADCP 导致 B 细胞裂解。

2. 美国 FDA 批准的适应证

（1）弥漫大 B 细胞淋巴瘤（DLBCL）：与来那度胺联合治疗复发或难治性 DLBCL（未另行规定），适用于无 ASCT 资格的患者。

（2）在前 3 次输液之前，需要预防性用药，以尽量减少输液相关反应的风险。出现反应的患者应在每次后续输注前继续进行药物治疗。预防性用药的实例包括对乙酰氨基酚、H_1 受体拮抗剂、H_2 受体拮抗剂和（或）糖皮质激素。

（3）根据以下计划（每个周期为 28 天），静脉输注 12mg/kg。

1）第 1 个周期：第 1、4、8、15 和 22 天。

2）第 2～3 个周期：第 1、8、15 和 22 天。

3）第 4 个周期及以后的周期：第 1 天和第 15 天。

（4）对于第 1 次输注，在前 30min 采用 70ml/h 的输注速率，然后增加速率，以便在 1.5～2.5h 完成输注。在 1.5～2h 进行所有后续输注。

（5）与来那度胺联合用药最多 12 个周期，然后继续 Tafasitamab 作为单药疗法，直至疾病进展或出现不可接受的毒性。

3. 剂量调整标准

（1）肾脏（轻度或中度，CrCl 30～89ml/min）：对 PK 无显著影响。

（2）肾脏（重度，CrCl＜30ml/min）：无可用数据。

（3）肝脏（轻度）：对 PK 无显著影响。

（4）肝脏（中度或重度）：无可用数据。

（5）血液学毒性：有。

（6）非血液学毒性：有。

4. 不良反应

（1）胃肠系统：恶心/呕吐（低度）、腹泻和食欲减退。

（2）造血系统：中性粒细胞减少、贫血和血小板减少。

（3）输液相关反应：输液相关反应。

（4）呼吸系统：咳嗽和呼吸道感染。

（5）其他：感染（细菌、真菌和病毒感染）、乏力、发热和周围水肿。

5. 注意事项　胚胎-胎儿毒性：给孕妇使用 Tafasitamab 可能会对胎儿造成伤害。

他拉唑帕尼（Talazoparib）

1. 作用机制　本品为 PARP 抑制剂，包括 PARP1 和 PARP2，它们在 DNA 修复中起作用。

2. 美国 FDA 批准的适应证　乳腺癌：有害或可疑有害胚系 *BRCA* 突变 HER-2 阴性局部晚期或转移性乳腺癌。

3. 美国 FDA 批准的剂量　1mg，口服，每天 1 次，与食物或不与食物一起，直至疾病进展或出现不可接受的毒性。

4. 剂量调整标准

（1）肾脏（轻度，CrCl≥60～89ml/min）：无。

（2）肾脏（中度或重度，CrCl 15～59ml/min）：有。

（3）肝脏（轻度）：无。

（4）肝脏（中度或重度）：无可用数据。

（5）P-gp 抑制剂（选择药物）：有。

（6）血液学毒性：有。

（7）非血液学毒性：有。

5. 不良反应

（1）皮肤和皮肤系统：脱发。

（2）电解质紊乱：低钙血症。

（3）内分泌系统：高血糖。

（4）胃肠系统：恶心/呕吐（轻微）、腹泻和食欲减退。

（5）造血系统：贫血、中性粒细胞减少、血小板减少、淋巴细胞减少、白细胞减少、MDS/AML。

（6）肝脏：ALT 升高、AST 升高、碱性磷酸酶升高。

（7）神经：头痛。

（8）其他：乏力。

6. 注意事项

（1）据报道，在治疗持续时间为 4～24 个月后，接受他拉唑帕利治疗的患者发生 MDS/ AML，包括具有致命性结局的病例。监测血液学毒性。

（2）应避免与下列 P-gp 抑制剂同时用药：伊曲康唑、胺碘酮、卡维地洛、克拉霉素、伊曲康唑和维拉帕米。当与其他 P-gp 抑制剂同时给药时，监测潜在的不良反应增加。

（3）与 BCRP 抑制剂同时给药可能会增加他拉唑帕利的暴露。如果不能避免联合用药，则监测潜在增加的不良反应。

（4）胚胎-胎儿毒性：给孕妇使用他拉唑帕利可能会对胎儿造成伤害。

Talimogene Laherparepvec（Imlygic）

1. 作用机制 Talimogene Laherparepvec 是一种活的、经基因修饰的减毒 HSV-1，可以在肿瘤内复制并产生免疫刺激蛋白 GM-CSF，导致肿瘤溶解，随后释放肿瘤衍生抗原，促进抗肿瘤免疫反应。

2. 美国 FDA 批准的适应证 黑色素瘤：初始手术后复发的、不可切除的皮肤、皮下黑色素瘤和黑色素瘤淋巴结病变的局部治疗。

3. 美国 FDA 批准的剂量

（1）10^6空斑形成单位（PFU）/ml——仅供初始剂量使用。

（2）10^8 空斑形成单位（PFU）/ml——供所有后续治疗使用。

（3）初始治疗后 3 周进行第 2 次治疗，其他所有后续治疗应该是每 2 周 1 次。

（4）每次就诊的最大注射量为 4ml。根据病灶大小，参见产品标签获得注射量。至少持续 6 个月，或者直到没有可注射的病变需要治疗。

4. 剂量调整标准

（1）肾脏：未研究。

（2）肝脏：未研究。

5. 不良反应

（1）皮肤和皮肤系统：注射部位疼痛及并发症（如肿瘤组织坏死或溃疡）。

（2）胃肠系统：恶心/呕吐（低度）和腹泻。

（3）神经系统：头痛。

（4）其他：疱疹性感染（包括口唇疱疹和疱疹性角膜炎）、乏力、寒战、发热、流感样疾病。

6. 注意事项

（1）免疫介导的事件：在临床研究中，免疫介导的事件包括肾小球肾炎、血管炎、肺炎、恶化的银屑病和白癜风已在使用 Talimogene Laherparepvec 治疗的患者中被报道。在有潜在基础免疫性疾病的患者开始治疗前，或者在出现免疫介导事件的患者继续治疗前，应考虑风险和获益。

（2）只适用于病灶内注射给药，不要静脉注射。

（3）不要给免疫功能缺陷的患者使用。

（4）免疫缺陷或妊娠的卫生保健提供者不应准备或使用 Talimogene Laherparepvec 或接触治疗患者的注射部位、敷料或体液。

（5）不要给妊娠的患者使用。

（6）Talimogene Laherparepvec 对阿昔洛韦和其他抗病毒药物敏感，因此同时使用抗病毒药物可能会影响治疗效果。

（7）按照通用的生物危害预防措施进行准备、管理和处理。

他莫昔芬（Tamoxifen）

1. 作用机制 本品为非甾体类抗雌激素药物。

2. 美国 FDA 批准的适应证 乳腺癌。

（1）ER 阳性（ER+）转移性乳腺癌成年患者的治疗。

（2）早期 ER+乳腺癌成年患者的辅助治疗；作为乳腺癌辅助治疗时，减少对侧乳腺癌的发病率。

（3）导管原位癌（DCIS）：减少乳腺癌手术及放疗后的浸润性乳腺癌的风险。

（4）降低乳腺癌高危女性的乳腺癌发病率。

3. 美国 FDA 批准的剂量

（1）转移性乳腺癌治疗：20mg，口服，每天 1 次，或 10～20mg，口服，每天 2 次（20～40mg/d）。剂量＞20mg/d，应分次给药（上午和晚上）。

（2）辅助治疗：每天口服 20mg，持续 5～10 年。

（3）降低高危女性的 DCIS 和乳腺癌的发病率：20mg，口服，每天 1 次，持续 5 年。

4. 不良反应

（1）心血管系统：血栓栓塞、脑卒中和 PE。

（2）皮肤和皮肤系统：皮疹。

（3）内分泌系统：潮热。

（4）胃肠系统：恶心/呕吐（未分类）和厌食。

（5）泌尿生殖系统：月经不调、外阴瘙痒、阴道分泌物增多或出血。

（6）造血系统：骨髓抑制。

（7）视觉系统：视物障碍和白内障。

（8）呼吸系统：呼吸困难、胸痛和咯血。

（9）其他：头晕、头痛、肿瘤或骨疼痛、盆腔疼痛、子宫恶性肿瘤。

5. 注意事项

（1）对于乳腺癌风险降低的指征，高风险被定义为年龄至少 35 岁的女性，根据基于乳腺癌预防试验（NSABP P-1）的盖尔（Gail）模型预测，乳腺癌 5 年预测风险为 1.67%。卫生保健专业人员可以访问国家癌症研究所网站（www.cancer.gov/bcrisktool）的乳腺癌风险评估工具。

（2）在风险降低的情况下，与他莫昔芬相关的严重的及危及生命的风险包括子宫恶性肿瘤、脑卒中及 PE。参考产品说明书获得另外的信息。

他泽司他（Tazemetostat）

1. 作用机制 本品是一种甲基转移酶 *EZH2* 基因（zeste 同源物 2 的增强子）和一些 *EZHE* 基因的功能增益突变（包括 Y646X、A682G 和 A692V）的抑制剂，*EZHE* 基因在许多癌症中过度表达或突变。

2. 美国 FDA 批准的适应证

（1）上皮样肉瘤：患有转移性或局部晚期上皮样肉瘤的成人和 16 岁及以上儿童，该肉瘤不适合完全切除。

（2）滤泡性淋巴瘤（FL）

1）对于复发性或难治性 FL 的成年患者，其肿瘤中含有经美国 FDA 批准的检测发现的 *EZH2* 突变，且已接受至少两种全身治疗。

2）对于复发性或难治性 FL 的成年患者，没有令人满意的替代治疗方案。

3. 美国 FDA 批准的剂量　800mg，口服，每天 2 次，直至疾病进展或出现不可接受的毒性。可在不考虑食物的情况下服用。

4. 剂量调整标准

（1）肾脏（轻度至重度）：无。

（2）肝脏（轻度）：无。

（3）肝脏（中度或重度）：无可用数据。

（4）CYP3A 抑制剂（强效或中效）：有。

（5）血液学毒性：有。

（6）非血液学毒性：有。

5. 不良反应

（1）胃肠系统：恶心/呕吐（轻微）、食欲减退和便秘。

（2）中枢和周围神经系统：疼痛。

（3）其他：上呼吸道感染、乏力、肌肉骨骼疼痛和继发性恶性肿瘤。

6. 注意事项

（1）避免与强效或中效 CYP3A 抑制剂同时服用。如果不能避免联合用药，则减少他泽司他的剂量。

（2）避免与强效或中效 CYP3A 诱导剂同时给药。

（3）胚胎-胎儿毒性：给孕妇使用他泽司他可能会对胎儿造成伤害。

替莫唑胺（Temozolomide）

1. 作用机制　本品为烷化剂。

2. 美国 FDA 批准的适应证

（1）多形性胶质母细胞瘤（GBM）：与放疗同步治疗新诊断的成年患者，然后用于维持治疗。

（2）间变性星形细胞瘤：作为含亚硝基脲和丙卡巴肼的方案治疗后疾病进展的成年患者的二线治疗。

3. 美国 FDA 批准的剂量

（1）新诊断 GBM：75mg/m^2，口服或静脉注射，每天 1 次，连用 42 天，同步进行局部放疗，随后替莫唑胺维持治疗 6 个周期。替莫唑胺剂量应在整个 42

天的同步期给药并持续，以达到可以接受的血液学和非血液学参数（见药品说明书）。在替莫唑胺和放疗同时给予时需要预防卡氏肺孢子虫感染，出现淋巴细胞减少的患者应继续给药。

（2）维持治疗

1）第1个周期：150mg/m^2，口服或静脉注射，每天1次，连用5天，随后23天无治疗，在替莫唑胺联合放疗后4周重新开始。

2）第2～6个周期：若满足血液学和非血液学毒性参数（见产品说明书），剂量可加至200mg/m^2。每一个随后周期的前5天，剂量仍为200mg/（m^2·d），除非发生毒性。

（3）难治性间变性星形细胞瘤：初始剂量150mg/m^2，口服或静脉注射，每天1次，连用5天，每28天重复1次。如果初始剂量在最低点和给药日导致可接受的血液学参数（见产品说明书标准），替莫唑胺剂量可增加至200mg/m^2，口服或静脉注射，每天1次，连用5天，每28天为1个治疗周期。

（4）当静脉输注90min以上时，口服和静脉注射制剂之间的生物等效性才建立。输液时间较短或较长可能会导致次优给药剂量。

4. 剂量调整标准

（1）肾脏（重度损害）：谨慎使用。

（2）肝脏（重度损害）：谨慎使用。

（3）骨髓抑制：有。

5. 不良反应

（1）造血系统：骨髓抑制。

（2）胃肠系统：恶心/呕吐（口服：中度至高度；静脉应用：中度）、便秘、厌食。

（3）肝脏：LFT指标升高和肝毒性。

（4）神经系统：头痛。

（5）其他：虚弱、乏力、脱发，骨髓增生异常综合征和继发性恶性肿瘤已有报道。

6. 注意事项

（1）胶囊必须用水口服。为了降低恶心/呕吐的风险，推荐空腹口服替莫唑胺。

（2）在治疗周期中，骨髓抑制发生较晚。在一项158例间变性星形细胞瘤患者的研究中，发生血小板减少的中位最低点为26天（范围为21～40天），中性粒细胞减少为28天（范围为1～44天）。药品说明书推荐在第22天查CBC（第1次剂量后21天），此后每周检查1次，直至ANC超过1.5×10^9/L，血小板计数超过100×10^9/L，否则不应开始下一周期的替莫唑胺治疗。剂量调整指南参见产品说明书。

（3）已报道替莫唑胺可导致致命和严重的肝毒性。在基线，第 1 个周期的中间、每个后续周期之前及最后一次给药后 2～4 周监测 LFT。

（4）胚胎-胎儿毒性：给孕妇使用替莫唑胺可能对胎儿造成伤害。

替西罗莫司（Temsirolimus）

1. 作用机制　本品为 mTOR 抑制剂。

2. 美国 FDA 批准的适应证　晚期肾细胞癌（RCC）。

3. 美国 FDA 批准的剂量　25mg，静脉滴注，30～60min 以上，每周 1 次。治疗直至疾病进展或出现不可耐受的毒性。建议使用前预先给予抗组胺药物。

4. 剂量调整标准

（1）肾脏：无。

（2）肝脏：有。

（3）骨髓抑制：有。

（4）非血液学毒性：无。

5. 不良反应

（1）皮肤和皮肤系统：皮疹、瘙痒、指甲疾病、皮肤干燥。

（2）内分泌系统：高血糖/糖耐量异常。

（3）电解质紊乱：低磷血症和低钾血症。

（4）胃肠系统：恶心/呕吐（未分类）、黏膜炎、厌食、体重减轻、腹泻、便秘、味觉丧失/反常、肠穿孔（罕见）。

（5）泌尿生殖系统：血清肌酐升高和肾衰竭。

（6）造血系统：骨髓抑制。

（7）肝脏：LFT 指标升高（AST、碱性磷酸酶等升高）。

（8）输液相关反应：超敏反应（过敏反应、呼吸困难、面红、胸部疼痛）。

（9）神经系统：头痛和失眠。

（10）呼吸系统：间质性肺病。

（11）其他：虚弱、发热、免疫抑制、高三酰甘油血症、伤口愈合不良、出血/失血、水肿、背部疼痛/关节痛。

6. 注意事项

（1）为了减少超敏反应发生，在替西罗莫司使用前给予患者 H_1 受体拮抗剂进行预处理。如果患者发生输液反应，应中断输液并对患者进行密切观察。医生自行决定，在给予另外的抗组胺药物治疗后［H_1 受体拮抗剂和（或）H_2 受体拮抗剂］，输液是否可以恢复，并以更加缓慢的速度输注替西罗莫司。

（2）在应用替西罗莫司之前及用药过程中需要监测血糖。患者可能需要增加胰岛素的剂量，开始胰岛素治疗和（或）口服降血糖药治疗。

（3）三酰甘油升高为常见的不良反应，并需要治疗。监测血脂。

（4）监测间质性肺病的症状或影像学变化。如果毒性发生，应停止替西罗莫司治疗，并考虑给予糖皮质激素治疗。

（5）可能发生肠穿孔。及时评价发热、腹痛、血便和（或）急腹症。

（6）可发生肾衰竭；监测基线肾功能和治疗期间的肾功能。

（7）由于伤口愈合不良，围术期患者应慎用。

（8）接种活疫苗者及与活疫苗接种者密切接触的人群应避免使用替西罗莫司。

（9）替西罗莫司主要通过肝细胞 CYP3A4 同工酶进行氧化代谢，因此药物暴露可能受强效 CYP3A4 抑制剂或诱导剂影响。参考产品标签及其他适当的参考资料，以筛查潜在的相互作用的药物。

（10）胚胎-胎儿毒性：给孕妇使用替西罗莫司可能对胎儿造成伤害。

替尼泊苷（Teniposide）

1. 作用机制　本品为拓扑异构酶Ⅱ抑制剂。

2. 美国 FDA 批准的适应证　急性淋巴细胞白血病（ALL）：与其他药物联合作为二线治疗用于难治性儿童 ALL。

3. 美国 FDA 批准的剂量　参照目前的文献寻求给药方案。基于不同的研究，引用以下 2 种剂量方案。

（1）与阿糖胞苷联合：165mg/m^2，静脉注射，30～60min 以上，每周 2 次，共 8～9 次剂量。

（2）与长春新碱和泼尼松联合：250mg/m^2，静脉注射，30～60min 以上，每周 1 次，共 4～8 次剂量。

4. 剂量调整标准

（1）肾脏：谨慎使用，无可用的指南。

（2）肝脏：谨慎使用，无可用的指南。

5. 不良反应

（1）心血管系统：输液速度过快可发生低血压。

（2）皮肤和皮肤系统：脱发、血栓性静脉炎、继发于药物外渗的组织损伤。

（3）胃肠系统：腹泻、恶心/呕吐（未分类）、黏膜炎。

（4）造血系统：骨髓抑制。

（5）输液相关反应：过敏反应和超敏反应（发热、畏寒、荨麻疹、心动过速、支气管痉挛、呼吸困难、高血压、低血压、皮疹和颜面潮红）。

6. 注意事项

（1）第一次服用替尼泊苷可能引起过敏反应。过敏反应可能是在载体中存在聚氧乙基代蓖麻油（cremaphor EL）或替尼泊苷本身引起。用药后至少观察60min。

（2）发生超敏反应后，考虑给予抗组胺药物进行预处理和（或）给予糖皮质激素再次治疗（若有指征）。

（3）使用非DEHP塑化的容器及输液装置。

（4）胚胎-胎儿毒性：给孕妇使用替尼泊苷可能对胎儿造成伤害。

特泊替尼（Tepotinib）

1. 作用机制　本品为靶向MET激酶的抑制剂，包括外显子14跳跃产生的突变变异体。因此，特泊替尼抑制下游信号传导，并最终抑制MET依赖性癌细胞存活。

2. 美国FDA批准的适应证　非小细胞肺癌（NSCLC）：携带MET外显子14跳跃突变的转移性NSCLC。

3. 美国FDA批准的剂量　450mg，口服，每天1次，直至疾病进展或出现不可接受的毒性。

4. 剂量调整标准

（1）肾脏（轻度或中度，CrCl 30～89ml/min）：无。

（2）肾脏（严重，CrCl＜30ml/min）：未确定。

（3）肝脏（轻度或中度，Child-Pugh分级A级或B级）：无。

（4）肝脏（重度，Child-Pugh分级C级）：未确定。

（5）非血液学毒性：有。

5. 不良反应

（1）电解质紊乱：低钠血症。

（2）胃肠系统：恶心/呕吐（未分类）、腹泻和淀粉酶升高。

（3）造血系统：淋巴细胞减少和贫血。

（4）肝脏：肝毒性、GGT升高、ALT升高和AST升高。

（5）呼吸系统：间质性肺病/肺炎和呼吸困难。

（6）其他：水肿、乏力、肌肉骨骼疼痛和低蛋白血症。

6. 注意事项

（1）避免同时使用以下药物：双重强效CYP3A和P-gp抑制剂；强效CYP3A诱导剂；以及微小的浓度变化可能导致显著毒性的P-gp底物。

（2）胚胎-胎儿毒性：给孕妇使用特泊替尼可能会对胎儿造成伤害。

沙利度胺（Thalidomide）

1. 作用机制　本品为具有抗肿瘤和抗血管特性的免疫调节剂。

2. 美国 FDA 批准的适应证

（1）多发性骨髓瘤：与地塞米松联合用于新诊断的多发性骨髓瘤患者的一线治疗。

（2）其他适应证：麻风结节性红斑。

3. 美国 FDA 批准的剂量　多发性骨髓瘤：200mg，口服，每天 1 次，最好在睡前和晚餐后至少 1h 服用。沙利度胺联合地塞米松给药，每 28 天为 1 个周期。地塞米松剂量为 40mg，口服，每天 1 次，第 1～4、9～12、17～20 天，每 28 天为 1 个周期。参考现有文献以获得替代剂量的建议。

4. 剂量调整标准

（1）肾脏：无（除透析患者外暂无相关研究）。

（2）肝脏：无数据。

（3）骨髓抑制：有。

（4）非血液学毒性：有。

5. 不良反应

（1）心血管系统：水肿、直立性低血压和心动过缓。

（2）皮肤和皮肤系统：皮疹、脱屑、皮肤干燥和大疱性表皮剥脱性皮肤反应。

（3）电解质紊乱：低钙血症。

（4）胃肠系统：便秘和恶心/呕吐（轻微至低度）。

（5）造血系统：骨髓抑制。

（6）神经系统：周围神经病变（感觉和运动）、困倦、嗜睡、头晕、神志不清、震颤和癫痫发作。

（7）呼吸系统：呼吸困难。

（8）其他：血栓栓塞事件、超敏反应、乏力和肿瘤溶解综合征。

6. 注意事项

（1）沙利度胺只能通过限制分配程序（Thalomid REMS）获得。只有该项目的注册医生和药剂师才能开具处方和分发沙利度胺。

（2）胚胎-胎儿毒性：沙利度胺是一种已知的致畸剂，并会导致严重的出生缺陷或死胎。参考药物说明书，获取患者知情同意、妊娠试验和 Thalomid REMS 项目的患者知情要求。

（3）沙利度胺可导致静脉血栓栓塞事件。当沙利度胺与标准的化疗药物包括地塞米松联合应用时，血栓事件的发生风险增加。用沙利度胺和地塞米松治疗的患者也会发生缺血性心脏病和脑卒中。考虑同时给予预防性抗凝或阿司匹林治疗。

（4）周围神经病变是一种常见、潜在的严重毒性，可能是不可逆转的。建议进行基线电生理检测，以后定期检测。

（5）沙利度胺导致严重的皮肤反应（如 SJS、TEN）已被报道。如果怀疑有皮肤反应，应停药。

硫鸟嘌呤（Thioguanine）

1. 作用机制 本品为抗代谢药物。

2. 美国 FDA 批准的适应证 急性非淋巴细胞白血病（ANLL）：缓解诱导，缓解巩固。由于其肝毒性风险高，不建议将硫鸟嘌呤用于维持治疗或类似的长期连续治疗。

3. 美国 FDA 批准的剂量

（1）联合治疗：参考当前文献。

（2）单药治疗：剂量为 2mg/kg，口服，每天 1 次。4 周后若无临床改善，单药剂量可提高至 3mg/kg，口服，每天 1 次。

4. 不良反应

（1）胃肠系统：厌食、口腔炎、恶心/呕吐（轻微至低度）。

（2）造血系统：骨髓抑制。

（3）肝脏：LFT 指标升高和胆红素升高（白血病患者接受联合化疗时，已报道发生静脉闭塞性肝病的病例）。

（4）其他：高尿酸血症和肿瘤溶解综合征。

5. 注意事项

（1）由于硫代嘌呤甲基转移酶（TPMT）基因的多态性，患者可能出现硫鸟嘌呤代谢的变异性。*TPMT* 基因或表型分型可以确定纯合子缺陷或低度或中度 TPMT 活性的患者，以及需要减少剂量以避免硫鸟嘌呤中毒的患者。

（2）与巯嘌呤有交叉耐药性。

（3）当治疗急性白血病时，考虑适当预防肿瘤溶解综合征。

（4）胚胎-胎儿毒性：给孕妇使用硫鸟嘌呤可能对胎儿造成伤害。

塞替派（Thiotepa）

1. 作用机制 本品为烷化剂。

2. 美国 FDA 批准的适应证

（1）浅表性膀胱乳头状癌。

（2）控制继发于各种浆膜腔弥漫性或局限性肿瘤的腔内积液。

（3）乳腺癌。

（4）卵巢腺癌。

（5）与大剂量白消安和环磷酰胺联合使用可作为一种预处理方案，可降低 3 级 β-珠蛋白生成障碍性贫血（Tepadina）患儿异基因造血祖（干）细胞移植的排斥反应风险。

3. 剂量调整标准

（1）肾脏（中度至重度）：谨慎使用，并监测毒性。

（2）肝脏（中度至重度）：谨慎使用，并监测毒性。

4. 美国 FDA 批准的剂量

（1）乳腺癌或卵巢腺癌：0.3～0.4mg/kg，静脉注射，间隔 1～4 周重复 1 次。参阅目前文献寻求替代给药方案。

（2）浅表性膀胱乳头状癌：膀胱内给药，患者在灌药前脱水 8～12h。塞替派 60mg，加入 30～60ml 的生理盐水进行膀胱内灌注。为了获得最大的临床疗效，药物应在膀胱内保留 2h。如果需要，患者应每 15 分钟更换 1 次体位，以使药物与组织最大程度接触。每周重复给药，连续 4 周，为 1 个周期（4 次剂量），必要时可重复 2 个以上的周期，但必须注意继发性骨髓抑制。

（3）腔内给药：0.6～0.8mg/kg，一次性给药，通过导管从腔内排出液体。

（4）3 级 β-珠蛋白生成障碍性贫血的预处理方案：在异基因造血干细胞移植前第 6 天，联合大剂量白消安和环磷酰胺，5mg/kg，每 12 小时 1 次，静脉输注超过 3h，分 2 次给药。

5. 不良反应

（1）中枢神经系统：头晕、头痛、视物模糊、结膜炎和脑病（大剂量）。

（2）皮肤和皮肤系统：脱发和注射部位疼痛、皮疹和皮肤毒性（大剂量）。

（3）胃肠系统：厌食、恶心/呕吐（中度）、腹泻和黏膜炎（大剂量时）。

（4）泌尿生殖系统：闭经、精子减少、排尿困难、化学性或出血性膀胱炎（膀胱内）。

（5）造血系统：骨髓抑制和出血。

（6）肝脏：LFT 指标升高（AST、ALT、胆红素升高）及肝静脉闭塞病（大剂量）。

（7）其他：发热、超敏反应、无力、虚弱、疲乏和过敏反应。

6. 注意事项

（1）皮肤毒性：大剂量的塞替派和（或）其活性代谢物可能部分通过皮肤排

出，这可能导致皮肤变色、瘙痒、起疱、脱屑和脱皮。患者应被告知在给药后 48h 内每天至少淋浴 2 次，并应该每天更换床单。

（2）胚胎-胎儿毒性：给孕妇使用塞替派可能会对胎儿造成伤害。

Tisagenlecleucel（Kymriah）

1. 作用机制　针对 CD19 表达的癌细胞和正常 B 细胞的自体 CAR 阳性 T 细胞治疗。与 CD19 表达细胞结合后，CAR 传递信号促进 T 细胞扩增、活化和靶细胞耗竭。

2. 美国 FDA 批准的适应证

（1）急性淋巴细胞白血病（ALL）：25 岁以下难治性或继发或复发的 B 细胞前体 ALL 患者。

（2）非霍奇金淋巴瘤（NHL）：两线或多线系统治疗后复发或难治性大 B 细胞淋巴瘤的成年患者，包括未另行规定的弥漫大 B 淋巴细胞淋巴瘤（DLBCL）、高级别 B 细胞淋巴瘤和滤泡性淋巴瘤（FL）引起的 DLBCL。

3. 美国 FDA 批准的剂量

（1）如果需要，在输注前进行淋巴耗竭化疗方案。

（2）预防性应用对乙酰氨基酚和 H_1 受体拮抗剂；避免预防性皮质类固醇。

（3）ALL

1）≤50kg 的患者，每千克体重静脉注射（0.2～5）$\times10^6$ 个 CAR 阳性活 T 细胞。

2）＞50kg 的患者，静脉注射（0.1～2.5）$\times10^8$ 个 CAR 阳性活 T 细胞（不基于体重）。

（4）DLBCL：静脉注射（0.6～6）$\times10^8$ 个 CAR 阳性活 T 细胞。

4. 剂量调整标准

（1）不建议对 Tisagenlecleucel 进行剂量调整。

（2）未进行肝损害和肾损害研究。

5. 不良反应

（1）泌尿生殖系统：急性肾损伤。

（2）心血管系统：低血压和心律失常。

（3）胃肠系统：恶心/呕吐（低）、腹泻和食欲减退。

（4）造血系统：持续性细胞减少、发热性中性粒细胞减少和出血发作。

（5）输液相关反应：超敏反应。

（6）中枢和周围神经系统：严重或危及生命的神经毒性、头痛和脑病。

（7）呼吸系统：咳嗽、缺氧和呼吸困难。

（8）其他：严重感染、低丙种球蛋白血症、继发性恶性肿瘤、CRS、发热、乏力、疼痛和水肿。

6. 注意事项

（1）Tisagenlecleucel 只能通过 REMS 项目获得，并且只能在经认证的医疗机构进行管理。

（2）Tisagenlecleucel 与以下黑框警告相关

1）CRS，包括致命和危及生命的反应。在输注前确认托珠单抗的可用性，并使用托珠单抗±皮质类固醇治疗严重或危及生命的 CRS。

2）神经毒性，可能严重或危及生命。监测神经系统事件，并根据需要提供支持性治疗和（或）皮质类固醇。

（3）Tisagenlecleucel 可能会影响驾驶和使用机器的能力。建议患者在给药后至少 8 周内不要操作重型或危险机械。

替沃扎尼（Tivozanib）

1. 作用机制 本品为靶向 VEGFR-1、VEGFR-2 和 VEGFR-3 激酶的抑制剂，可抑制血管生成、血管通透性和肿瘤生长。替沃扎尼还针对 c-kit 和 PDGFRβ。

2. 美国 FDA 批准的适应证 肾细胞癌（RCC）：两种或两种以上系统性治疗后复发或难治性晚期 RCC。

3. 美国 FDA 批准的剂量 1.34mg，口服，每天 1 次，连续 21 天，随后休息 7 天（每 28 天 1 个周期），与食物或不与食物一起，直至疾病进展或出现不可接受的毒性。

4. 剂量调整标准

（1）肾脏（轻度至重度，CrCl 15～89ml/min）：无。

（2）肝脏（轻度）：无。

（3）肝脏（中度）：有。

（4）肝脏（严重）：未确定。

（5）非血液学毒性：有。

5. 不良反应

（1）心血管系统：高血压、高血压危象、心力衰竭、心肌缺血、动脉血栓栓塞事件和静脉血栓栓塞事件。

（2）电解质紊乱：低钠血症和低磷血症。

（3）内分泌系统：甲状腺功能障碍。

（4）胃肠系统：恶心/呕吐（未分类）、腹泻、食欲减退、口腔炎和脂肪酶增加。

（5）泌尿生殖系统：蛋白尿。

（6）造血系统：出血。

（7）中枢和周围神经系统：RPLS。

（8）呼吸系统：咳嗽。

（9）其他：乏力、发音困难和伤口愈合受损。

6. 注意事项

（1）在择期手术前至少 24 天停用替沃扎尼。在大手术和伤口充分愈合后，至少 2 周内不要给药。

（2）替沃扎尼胶囊含有 FD&C 黄色 5 号（柠檬黄），可能导致易感人群的过敏反应。

（3）胚胎-胎儿毒性：给孕妇服用替沃扎尼可能会对胎儿造成伤害。根据动物研究的结果，替沃扎尼会降低具有生殖潜力的雌性和雄性的生育能力。

拓扑替康（Topotecan）

1. 作用机制 本品为拓扑异构酶 I 抑制剂。

2. 美国 FDA 批准的适应证

（1）转移性卵巢癌：作为初始治疗失败后的二线治疗或后续的化疗（拓扑替康注射液）。

（2）小细胞肺癌（SCLC）：用于一线化疗失败后的敏感性疾病的二线治疗（拓扑替康注射液及口服胶囊）。

（3）宫颈癌：与顺铂联合用于ⅣB 期、复发或持续性宫颈癌患者，这些患者不适合行治愈性手术和（或）放疗。

3. 美国 FDA 批准的剂量

（1）卵巢癌：1.5mg/m^2，静脉注射 30min 以上，每天 1 次，连用 5 天，每 21 天为 1 个周期。

（2）SCLC

1）注射：1.5mg/m^2，静脉注射 30min 以上，每天 1 次，连用 5 天，每 21 天为 1 个周期。

2）口服胶囊：2.3mg/m^2，口服，每天 1 次，连用 5 天，每 21 天为 1 个周期。

（3）宫颈癌：0.75mg/m^2，静脉注射 30min 以上，每天 1 次，连用 3 天（第 1、2、3 天），随后给予顺铂 50mg/m^2，静脉注射，仅第 1 天；每 21 天重复 1 次（每

21天为1个周期)。

4. 剂量调整标准

(1)肾脏(轻度受损，CrCl 40～60ml/min)：无。

(2)肾脏(中度受损，CrCl 20～39ml/min)：有。

(3)肾脏(重度受损，CrCl＜20ml/min)：未知。

(4)肝脏(胆红素轻度至中度升高)：无。

(5)骨髓抑制：有。

(6)非血液学毒性：有。

5. 不良反应

(1)皮肤和皮肤系统：脱发、皮疹和注射部位反应。

(2)造血系统：骨髓抑制。

(3)胃肠系统：恶心/呕吐(轻度)、腹泻、便秘、腹痛、口腔炎和厌食。

(4)神经系统：头痛和疼痛。

(5)呼吸系统：呼吸困难、咳嗽和间质性肺病。

(6)其他：乏力、疲劳、发热。

6. 注意事项

(1)骨髓抑制(主要为中性粒细胞减少)是拓扑替康的一种剂量限制性毒性。拓扑替康只能应用于基线中性粒细胞计数≥1.5×10^9/L 及血小板计数≥100×10^9/L的患者。

(2)拓扑替康诱导的中性粒细胞减少会导致中性粒细胞减少性结肠炎。

(3)有报道称口服拓扑替康胶囊可导致严重腹泻，需要住院治疗，应调整剂量。

(4)与非格司亭合用可导致中性粒细胞减少加重。如果应用，应在最后一次拓扑替康治疗后至少24h再开始。

(5)P-gp抑制剂(如环孢素、依克立达、酮康唑、利托那韦、沙奎那韦)可引起拓扑替康暴露剂量显著增加。

(6)胚胎-胎儿毒性：给孕妇使用拓扑替康可能会对胎儿造成伤害。

托瑞米芬(Toremifene)

1. 作用机制 本品为非甾体类抗雌激素药物。

2. 美国FDA批准的适应证 HR阳性或不明的绝经后女性的转移性乳腺癌。

3. 美国FDA批准的剂量 60mg，口服，每天1次，直至疾病进展。

4. 不良反应

(1)心血管系统：血栓栓塞、脑卒中、肺栓塞和QT间期延长。

（2）皮肤和皮肤系统：皮肤变色和皮炎。

（3）电解质紊乱：高钙血症。

（4）内分泌系统：潮热。

（5）胃肠系统：恶心/呕吐（未分类）、便秘和 LFT 指标升高。

（6）泌尿生殖系统：阴道分泌物增多和阴道出血。

（7）神经系统：头晕和抑郁。

（8）视觉系统：眼睛干涩、视力改变和白内障。

（9）其他：出汗和肿瘤闪烁。

5. 注意事项

（1）不应用于有血栓栓塞性疾病或子宫内膜增生症病史的患者。

（2）已证明托瑞米芬以剂量和浓度相关的方式延长 QT 间期。避免在有长 QT 间期综合征的患者中应用。CHF、肝损害、电解质紊乱患者慎用。应该避免与其他可能延长 QT 间期的药物联合应用。在风险增加的患者中监测心电图。

（3）托瑞米芬主要由 CYP3A4 广泛代谢，与强效 CYP3A4 抑制剂或诱导剂合用会显著影响托瑞米芬的血清浓度，应避免应用或谨慎使用。托瑞米芬是一种弱效 CYP2C9 抑制剂，可与 CYP2C9 底物相互作用（如华法林和苯妥英）。

（4）胚胎-胎儿毒性：给孕妇使用托瑞米芬可能会对胎儿造成伤害。

曲贝替定（Trabectedin）

1. 作用机制　本品为一种烷化剂，结合 DNA 小沟中的鸟嘌呤残基，形成加合物，并使 DNA 螺旋向大沟弯曲。

2. 美国 FDA 批准的适应证　既往含蒽环类药物治疗后的无法切除或转移性脂肪肉瘤或平滑肌肉瘤。

3. 美国 FDA 批准的剂量

（1）1.5mg/m^2，经过中心静脉导管静脉输注 24h 以上，每 21 天为 1 个周期，直至病情进展或出现不可接受的毒性。

（2）每次输注前 30min 预先使用地塞米松 20mg，静脉输注。

4. 剂量调整标准

（1）肾脏（轻度至中度，CrCl≥30ml/min）：无。

（2）肾脏（重度，CrCl＜30ml/min）：无数据。

（3）肝脏（中度）：有。

（4）肝脏（重度）：避免使用。

（5）骨髓抑制：有。

（6）非血液学毒性：有。

5. 不良反应

（1）心血管系统：心肌病。

（2）皮肤和皮肤系统：伴有渗出的组织损伤/坏死。

（3）胃肠系统：恶心/呕吐（中度）、便秘、腹泻和食欲减退。

（4）泌尿生殖系统：肌酐升高。

（5）造血系统：中性粒细胞减少、贫血和血小板减少。

（6）肝脏：AST/ALT 升高和碱性磷酸酶升高。

（7）神经系统：头痛和失眠。

（8）呼吸系统：呼吸困难。

（9）其他：横纹肌溶解/肌肉骨骼毒性、关节痛、肌痛、CPK 升高、乏力和外周性水肿。

6. 注意事项

（1）发泡剂。

（2）横纹肌溶解：曲贝替定与横纹肌溶解和肌肉骨骼毒性有关。在每次服用曲贝替定前评估 CPK 水平，如果血清 CPK 水平超过正常水平上限的 2.5 倍，则停止治疗。

（3）心肌病：在开始治疗前评估 LVEF，在治疗期间每隔 2～3 个月评估 1 次。

（4）据报道，曲贝替丁可导致以低血压、水肿和低蛋白血症为特征的毛细血管渗漏综合征（CLS）。监测症状和体征，如果出现 CLS，则停止治疗，并立即开始 CLS 的标准管理。

（5）曲贝替定是 CYP3A4 的底物，应避免与强效 CYP3A 抑制剂或诱导剂联合使用。

（6）胚胎-胎儿毒性．给孕妇使用曲贝替定可能对胎儿造成伤害。

曲美替尼（Trametinib）

1. 作用机制　本品为 MEK1 和 MEK2 激活的可逆性抑制剂，以及 MEK1 和 MEK2 激酶活性的可逆性抑制剂。MEK 蛋白是 ERK 通路的上游调节器，可促进细胞增殖。*BRAF* V600E 突变导致 BRAF 通路的组成性激活，其中包括 MEK1 和 MEK2。

2. 美国 FDA 批准的适应证

（1）黑色素瘤

1）作为单药或与达拉非尼联用治疗有 *BRAF* V600E 或 V600K 突变的不可切除的或转移性黑色素瘤患者。

2）*BFAF* V600E 或 V600K 突变及完全切除后淋巴结受累的黑色素瘤患者的辅助治疗。

（2）非小细胞肺癌（NSCLC）：联合达拉非尼治疗 *BRAF* V600E 突变的转移性 NSCLC 患者。

（3）间变性甲状腺癌（ATC）：联合达拉非尼用于治疗局部晚期或转移性 ATC 患者，后者伴有 *BRAF* V600E 突变，且没有令人满意的局部治疗方案。

3. 美国 FDA 批准的剂量

（1）2mg，口服，每天 1 次。饭前至少 1h 或饭后至少 2h 服用。

（2）治疗持续时间

1）无法治愈或转移性黑色素瘤、NSCLC、ATC：持续至疾病进展或出现不可接受的毒性。

2）黑色素瘤的辅助治疗：继续曲美替尼和达拉非尼辅助治疗，直至疾病复发或出现不可接受的毒性，持续 1 年。

4. 剂量调整标准

（1）肾脏（轻度至中度）：无。

（2）肾脏（严重）：无数据。

（3）肝脏（轻度）：无。

（4）肝脏（中度或严重）：无数据。

（5）非血液学毒性：有。

5. 不良反应

（1）心血管系统：心肌病和高血压。

（2）皮肤和皮肤系统：新发原发性恶性肿瘤（皮肤鳞状细胞癌、角化棘皮瘤、基底细胞癌和第二原发黑色素瘤）、皮疹、痤疮样皮炎、手足综合征、红斑和瘙痒。

（3）电解质紊乱：低钠血症。

（4）内分泌系统：高血糖。

（5）胃肠系统：腹泻、口腔炎和恶心/呕吐（轻微至低度）。

（6）造血系统：出血、VTE、贫血、中性粒细胞减少、淋巴细胞减少和血小板减少。

（7）肝脏：AST/ ALT 升高和碱性磷酸酶升高。

（8）视觉系统：视网膜静脉阻塞和视网膜色素上皮脱离。

（9）呼吸系统：间质性肺病。

（10）其他：严重的发热反应（当使用达拉非尼时）、寒战、淋巴水肿、低白蛋白血症。

6. 注意事项

（1）新发原发性恶性肿瘤（皮肤和非皮肤的）可能发生于使用曲美替尼之后。

在开始治疗前、治疗中及服用最后一剂曲美替尼后 6 个月监测。

（2）心肌病：开始治疗前、治疗开始后 1 个月，以及在曲美替尼治疗期间，每隔 2～3 个月评估 1 次 LVEF。

（3）监测严重的皮疹，如有必要，需要中断、减少或停止使用曲美替尼。

（4）眼毒性：定期进行眼科检查，检查是否有视觉障碍。

（5）胚胎-胎儿毒性：给孕妇使用曲美替尼可能对胎儿造成伤害。

曲妥珠单抗（Trastuzumab）

1. 作用机制 本品为针对 HER-2 的人源化单克隆抗体。

2. 美国 FDA 批准的适应证

（1）乳腺癌的辅助治疗：作为含多柔比星、环磷酰胺及联合紫杉醇或多西他赛的方案的一部分，或者与多西他赛和卡铂联合，或者作为以蒽环类药物为基础的多种方式治疗后的单药用于 HER-2 过表达、淋巴结阳性或淋巴结阴性（ER/PR 阴性或具有一个高危因素）乳腺癌的辅助治疗。

（2）肿瘤 HER-2 蛋白过表达的转移性乳腺癌患者

1）联合紫杉醇作为一线治疗。

2）已接受 1 种或更多化疗方案的转移性疾病患者的单药治疗。

（3）转移性胃癌：与顺铂和卡培他滨或 5-FU 联合用于 HER-2 过表达的转移性胃癌或食管胃结合部癌患者的一线治疗。

3. 美国 FDA 批准的剂量

（1）乳腺癌的辅助治疗：按照下列给药剂量和计划之一给药，共 52 周。

1）紫杉醇、多西他赛或多西他赛/卡铂治疗过程中或治疗之后。

初始剂量：4mg/kg，静脉输注 90min 以上，随后 2mg/kg，静脉输注 30min 以上，每周 1 次，持续前 12 周（紫杉醇或多西他赛）或 18 周（多西他赛/卡铂）。最后一次周剂量后 1 周，曲妥珠单抗剂量 6mg/kg，静脉注射 30～90min 以上，每 3 周 1 次。

2）以蒽环类为基础的多种化疗方案完成后 3 周内，作为单药治疗。

初始剂量为 8mg/kg，静脉注射 90min 以上，随后剂量为 6mg/kg，静脉注射 30～90min 以上，每 3 周 1 次。

（2）转移性乳腺癌：单独给药或与紫杉醇联合，初始剂量为 4mg/kg，静脉注射 90min 以上，随后每周 1 次的剂量为 2mg/kg，静脉注射 30min 以上，直至疾病进展。

（3）转移性胃癌：初始剂量为 8mg/kg，静脉注射 90min 以上，随后的剂量为

6mg/kg，静脉注射 30～90min 以上，每 3 周 1 次，直至疾病进展。

4. 不良反应

（1）心血管系统：心肌病、心功能不全、CHF（同步接受化疗的患者发生率更高）、低血压（输液反应）。

（2）皮肤和皮肤系统：皮疹。

（3）造血系统：骨髓抑制（同步化疗出现贫血和白细胞减少）。

（4）胃肠系统：腹泻、恶心/呕吐（轻微）、厌食。

（5）输液相关反应（第一次输注）：畏寒、发热、恶心、呕吐、疼痛（肿瘤部位）、寒战、头痛、头晕、呼吸困难、皮疹、低血压、虚弱。

（6）神经系统：头痛、头晕（见输液反应）。

（7）呼吸系统：咳嗽、呼吸困难、鼻炎、成人呼吸窘迫综合征、支气管痉挛、血管性水肿、喘鸣、胸腔积液、肺浸润、非心源性肺水肿、肺功能不全、缺氧（一些严重肺反应需要吸氧或通气支持）。

（8）其他：感染（在一项随机试验中观察到轻度上呼吸道感染和导管感染的发生率较高）、虚弱、过敏反应。

5. 注意事项

（1）心肌病：在使用曲妥珠单抗治疗之前和治疗期间应评估所有患者的左心功能。在接受辅助治疗的患者中停用曲妥珠单抗，在转移性疾病的患者中因左心功能临床显著下降而停用曲妥珠单抗。

（2）曲妥珠单抗可导致严重和致命的输液反应和肺部毒性。已报道曲妥珠单抗输注 24h 内可出现死亡。最严重的反应似乎发生于具有明显的预先存在的肺损害患者，后者继发于固有的肺部疾病和（或）恶性肿瘤肺部受侵犯。

（3）不能静脉推注或团注。

（4）若患者对苯甲醇过敏（提供的稀释液为抑菌注射用水），可以使用无菌水进行注射液配制；药品应立即应用，而且未使用部分应立即丢弃。

（5）包括更长给药间隔的可选择性给药方案的研究一直在进行；参阅目前文献。

（6）胚胎-胎儿毒性：给孕妇使用曲妥珠单抗可对胎儿造成伤害。

曲妥珠单抗-透明质酸酶（Trastuzumab and Hyaluronidase）

1. 作用机制

（1）曲妥珠单抗：针对 HER-2 的人源化单克隆抗体。

（2）透明质酸酶：降解透明质酸，后者是细胞外基质的重要成分，导致皮下组织更具渗透性，从而提供更大的扩散能力和生物利用度。

2. 美国 FDA 批准的适应证　HER-2 过表达的乳腺癌。

3. 美国 FDA 批准的剂量　曲妥珠单抗 600mg 和透明质酸酶 10 000U，皮下注射，2～5min 以上，每 3 周 1 次。

4. 剂量调整标准

（1）不建议减少曲妥珠单抗/透明质酸酶的剂量。

（2）肾脏：无可用数据。

（3）肝脏：无可用数据。

5. 不良反应

（1）心血管系统：CHF。

（2）皮肤和皮肤系统：皮疹。

（3）胃肠系统：恶心/呕吐（轻微）和腹泻。

（4）造血系统：化疗引起的中性粒细胞减少恶化。

（5）输液相关反应：注射部位反应和超敏反应（包括过敏反应）。

（6）中枢和周围神经系统：头痛。

（7）呼吸系统：咳嗽、间质性肺炎和急性呼吸窘迫综合征。

（8）其他：乏力、关节痛、感染、肌痛、水肿、潮红、发热、寒战、四肢疼痛和失眠。

6. 注意事项　曲妥珠单抗-透明质酸酶与以下黑框警告相关。

（1）心肌病：亚临床和临床心力衰竭表现为 CHF 和 LVEF 降低。治疗前和治疗期间评估心功能。

（2）肺毒性：出现过敏反应、血管性水肿、间质性肺炎或急性呼吸窘迫综合征的患者应停用曲妥珠单抗-透明质酸酶。

（3）胚胎-胎儿毒性：妊娠期间接触曲妥珠单抗-透明质酸酶可导致羊水过少，在某些情况下还会并发肺发育不全和新生儿死亡。告知患者这些风险和有效避孕的必要性。

图卡替尼（Tucatinib）

1. 作用机制　本品为 HER-2 和 HER-3 的激酶抑制剂，导致下游 MAPK 和 AKT 信号传导和细胞增殖抑制。

2. 美国 FDA 批准的适应证　乳腺癌：联合曲妥珠单抗和卡培他滨用于治疗晚期不可切除的或无转移性 HER-2 阳性的乳腺癌，包括脑转移，在转移条件下使用一种或多种基于抗 HER-2 的治疗方案。

3. 美国 FDA 批准的剂量　300mg，口服，每天 2 次，直到疾病进展或出现不可接受的毒性。可以不考虑食物而服用。

4. 剂量调整标准

（1）肾脏（轻度或中度，CrCl 为 30～89ml/min）：无。

（2）肾脏（重度，CrCl＜30ml/min）：未确定。

（3）肝脏（轻度或中度，Child-Pugh 分级 A 级或 B 级）：无。

（4）肝脏（重度，Child-Pugh 分级 C 级）：有。

（5）CYP2C8 抑制剂（强效）：有。

（6）非血液学毒性：有。

5. 不良反应

（1）皮肤和皮肤系统：手足综合征和皮疹。

（2）胃肠系统：恶心/呕吐（轻微）、腹泻、口腔炎、食欲减退和腹痛。

（3）造血系统：贫血。

（4）肝脏：肝毒性。

（5）中枢和周围神经系统：头痛。

（6）其他：乏力。

6. 注意事项

（1）已报道发生包括脱水、急性肾损伤和死亡的严重腹泻。根据临床指征而进行止泻治疗，并根据严重程度中断、减少剂量或停止治疗。

（2）避免同时服用强效 CYP3A 诱导剂或中效 CYP2C8 诱导剂。

（3）避免同时服用强效 CYP2C8 抑制剂。如果需要联合用药，需要减少图卡替尼的剂量。

（4）避免同时服用 CYP3A 底物，因为轻微的浓度变化可能导致显著的毒性。

（5）考虑减少 P-gp 底物的剂量，因为轻微的浓度变化可能导致显著的毒性。

（6）胚胎-胎儿毒性：给孕妇服用图卡替尼可能会对胎儿造成伤害。

维甲酸（Tretinoin）

1. 作用机制 本品诱导急性早幼粒细胞白血病（APL）细胞成熟、分化、增殖减少。

2. 美国 FDA 批准的适应证 急性早幼粒细胞白血病（APL）：APL FAB M3（包括变异型 M3）患者的诱导缓解治疗，APL FAB M3 患者的特征是具有 t（15：17）和（或）存在 *PML/RARα* 基因，这些患者对蒽环类药物治疗无效或蒽环类药物治疗后复发或对蒽环类药物治疗有禁忌证。

3. 美国 FDA 批准的剂量 22.5mg/m^2，口服，每天 2 次（每天总量：45mg/m^2），直至证实为完全缓解（CR）。治疗应在获得 CR 后 30 天或治疗 90 天后停止，以先达到者为准。

4. 不良反应

（1）心血管系统：高血压、心律失常和潮红。

（2）皮肤和皮肤系统：皮肤/黏膜干燥、皮疹、瘙痒、脱发和黏膜炎。

（3）胃肠系统：恶心/呕吐（轻微至低度）、腹泻、便秘、消化不良。

（4）造血系统：白细胞增多。

（5）肝脏：LFT 指标升高。

（6）神经系统：头晕、焦虑、失眠、头痛、抑郁、神志模糊、颅内高压、焦虑不安、耳痛、听力下降、假性脑瘤。

（7）视觉系统：视觉变化。

（8）其他：呼吸困难、发热、寒战、维甲酸-APL（RA-APL）综合征（发热、呼吸困难、体重增加、X 线肺部浸润及胸腔积液或心包积液等），以及高脂血症。

5. 注意事项

（1）致畸性；女性必须在治疗期间及治疗后 1 个月内采取有效的避孕措施。

（2）用药第 1 个月内，RA-APL 综合征的发生率可高达 25%。应早期识别并应用大剂量糖皮质激素进行处理（地塞米松 10mg，静脉推注，每 12 小时 1 次，连续 3 天或直至症状缓解）。

（3）维甲酸治疗期间，约 40%的患者会出现快速进展的白细胞增多症，这与威胁生命的并发症高风险相关。如果 RA-APL 综合征的症状和体征与白细胞增多同时存在，应立即给予大剂量皮质类固醇治疗。出现白细胞增多（白细胞计数＞5×10^9/L）或出现迅速进展的白细胞增多的患者，化疗常与维甲酸联合应用。

（4）关于 APL 的治疗，请参阅最新文献。

曲氟尿苷/替匹嘧啶（Trifluridine/Tipiracil）

1. 作用机制 曲氟尿苷是一种基于胸苷的核苷类似物，替匹嘧啶是一种胸苷磷酸化酶抑制剂。替匹嘧啶通过抑制胸苷磷酸化酶增加癌细胞与曲氟尿苷的接触。

2. 美国 FDA 批准的适应证

（1）转移性结直肠癌（mCRC）：适用于既往接受过以氟尿嘧啶、奥沙利铂和伊立替康为基础的化疗和抗 VEGF 生物治疗及 *RAS* 野生型且行抗 EGFR 治疗的 mCRC 成年患者。

（2）转移性胃癌：用于成年转移性胃癌或胃食管结合部腺癌患者的治疗，这些患者既往至少接受过两线化疗，包括氟尿嘧啶、铂类、紫杉类或伊立替康，以及 HER-2 靶向治疗。

3. 美国 FDA 批准的剂量　35mg/m^2，最大剂量 80mg（基于曲氟尿苷成分），口服（与食物一起），每天 2 次，在以 28 天为 1 个周期的第 1～5 天和第 8～12 天服用，直至病情进展或出现不可耐受的毒性。

4. 剂量调整标准

（1）肾脏（轻度至中度，CrCl≥30ml/min）：无（监测毒性）。

（2）肾脏（重度，CrCl＜30ml/min）：有。

（3）肝脏（轻度）：无。

（4）肝脏（中度至重度）：避免应用。

（5）骨髓抑制：有。

（6）非血液学毒性：有。

5. 不良反应

（1）胃肠系统：恶心/呕吐（轻微至低度）、腹泻、腹痛、食欲减退。

（2）造血系统：贫血、中性粒细胞减少、血小板减少（骨髓抑制可能很严重）。

（3）其他：虚弱/乏力、发热。

6. 注意事项　胚胎-胎儿毒性：孕妇使用曲氟尿苷/替匹嘧啶可能导致胎儿伤害。

曲普瑞林（Triptorelin）

1. 作用机制　本品为 GnRH 或 LHRH 激动剂；持续缓慢给药导致垂体促性腺激素持续抑制及男性血清睾酮和女性血清雌二醇的随后抑制。

2. 美国 FDA 批准的适应证　晚期前列腺癌的姑息治疗。

3. 美国 FDA 批准的剂量

（1）曲普瑞林 3.75mg，肌内注射，每 4 周 1 次。

（2）曲普瑞林 11.25mg，肌内注射，每 12 周 1 次。

（3）曲普瑞林 22.5mg，肌内注射，每 24 周 1 次。

4. 不良反应

（1）心血管系统：高血压、外周性水肿和 QT 间期延长。

（2）内分泌系统：潮热、男性乳房发育、乳房疼痛、性功能障碍、勃起减少和高血糖。

（3）泌尿生殖系统：勃起功能障碍、下尿路症状和睾丸萎缩。

（4）其他：在治疗的最初几周可出现肿瘤闪烁、骨疼痛、注射部位反应、BMD 损失、骨质疏松、骨折、虚弱。

5. 注意事项　有进展为输尿管梗阻或脊髓压迫风险的患者谨慎使用。

厄布利塞（Umbralisib）

1. 作用机制 本品为 PI3Kδ 和酪蛋白激酶（CK）1ε 的抑制剂（与淋巴系统恶性肿瘤的发病机制有关）。

2. 美国 FDA 批准的适应证

（1）边缘区淋巴瘤（MZL）：既往至少一种基于抗 CD20 的方案治疗后复发或难治性 MZL。

（2）滤泡性淋巴瘤（FL）：既往至少三线系统性治疗后复发或难治性 FL。

3. 美国 FDA 批准的剂量 300mg，口服（与食物一起），每天 1 次，直至疾病进展或出现不可接受的毒性。

4. 剂量调整标准

（1）肾脏（轻度或中度，CrCl 为 30～89ml/min）：无。

（2）肾脏（严重，CrCl＜30ml/min）：无可用数据。

（3）肝脏（轻度）：无。

（4）肝脏（中度或重度）：无可用数据。

（5）血液学毒性：无。

（6）非血液学毒性：有。

5. 不良反应

（1）血清肌酐：肌酐升高。

（2）皮肤和皮肤系统：皮疹和严重皮肤不良反应。

（3）胃肠系统：恶心/呕吐（未分类）、腹泻/结肠炎、腹痛和食欲减退。

（4）造血系统：中性粒细胞减少、贫血和血小板减少。

（5）肝脏：肝毒性和转氨酶升高。

（6）其他：乏力、肌肉骨骼疼痛、感染和上呼吸道感染。

6. 注意事项

（1）厄布利塞片剂含有 FD&C 黄色 5 号（柠檬黄），可能导致易感人群出现过敏性反应。

（2）胚胎-胎儿毒性：给孕妇服用厄布利塞可能会对胎儿造成伤害。

戊柔比星（Valrubicin）

1. 作用机制 本品为嵌入剂，抑制拓扑异构酶Ⅱ。

2. 美国 FDA 批准的适应证 膀胱原位癌：对于立即行膀胱切除术会导致不可接受的并发症或死亡的患者，可使用本药作为 BCG（卡介苗）治疗后的二线膀胱内灌注治疗。

3. 美国 FDA 批准的剂量　800mg，膀胱内灌注，每周 1 次，连续 6 周。每次灌注时，戊柔比星 800mg 用 0.9%氯化钠溶液稀释至总量为 75ml。一旦注入膀胱，患者在排尿前应保留药物 2h。

4. 不良反应　泌尿生殖系统：膀胱刺激征（尿频、尿痛、尿急）、血尿、膀胱痉挛、膀胱疼痛、尿失禁、膀胱炎、操作相关的局部灼热症状、淡红色尿。

5. 注意事项

（1）患者治疗后应保持足够的水化。

（2）在灌注和保留戊柔比星过程中及排尿后一段有限的时间内，可出现膀胱刺激征。在给药后的最初 24h 内，可出现典型的红色尿。患者应立即向医生报告长期的膀胱易激症状或长时间的红色尿液。

（3）使用非 DEHP 塑化的容器和给药装置。

凡德他尼（Vandetanib）

1. 作用机制　本品为多靶点酪氨酸激酶抑制剂。体外研究显示，凡德他尼可抑制 EGFR、VEGF、转染期间重排（RET）、蛋白酪氨酸激酶 6（BRK）、TIE2 和 EPH 受体激酶家族成员，以及酪氨酸激酶 Src 家族成员的活性。

2. 美国 FDA 批准的适应证　甲状腺髓样癌：对患有不可切除的局部晚期或转移性疾病的有症状或进展性甲状腺髓样癌患者的治疗。

3. 美国 FDA 批准的剂量　300mg，口服，每天 1 次，与食物或不与食物一起服用，直至疾病进展或出现不可接受的毒性。

4. 剂量调整标准

（1）肾脏（轻度）：无。

（2）肾脏（CrCl＜30～49ml/min）：有。

（3）肝脏（轻度）：无。

（4）肝脏（中度、重度）：不推荐使用。

（5）非血液学毒性：有。

5. 不良反应

（1）心血管系统：心力衰竭、高血压和 QT 间期延长。

（2）皮肤和皮肤系统：粉刺、痤疮性皮炎、干性皮肤、瘙痒、皮疹、光敏性、手足综合征和严重的大疱性/脱落性皮肤反应（包括 SJS）。

（3）电解质紊乱：低钙血症、低血糖、低钾血症、高钾血症。

（4）内分泌系统：甲状腺功能减退。

（5）胃肠系统：腹痛、厌食、腹泻、消化不良和恶心（轻微至低度）。

（6）泌尿生殖系统：蛋白尿。

（7）肝脏：ALT 升高。

（8）神经系统：头痛和缺血性脑血管病事件。

（9）呼吸系统：间质性肺病和上呼吸道感染。

（10）其他：虚弱、乏力和出血。

6. 注意事项

（1）只有限制分配程序（Caprelsa REMS 项目）认证的医生和药剂师可以开具处方及发放凡德他尼。

（2）凡德他尼不用于低钾血症、低镁血症、低钙血症或长 QT 间期综合征的患者。在用药前应纠正电解质紊乱；应避免使用已知可延长 QT 间期的药物。鉴于半衰期为 19 天，开始凡德他尼治疗后，应通过心电图监测基线、2～4 周、8～12 周的 QT 间期，以后每 3 个月检测 1 次。有关 QT 间期延长的任何剂量减少或任何剂量中断超过数周，应进行 QT 间期评估。

（3）惰性、无症状或缓慢进展疾病的患者应用凡德他尼应慎重，因为存在凡德他尼治疗相关的风险。

（4）中断凡德他尼治疗并探查不明原因的呼吸困难、咳嗽、发热。建议患者迅速报告任何新的或恶化的呼吸道症状。

（5）近期咯血量≥1/2 茶匙的患者，不要给予凡德他尼。

（6）任何患者出现癫痫发作、头痛、视力障碍、困惑或精神状态改变，应考虑 RPLS。

（7）推荐常规止泻剂。如果腹泻严重，应停止凡德他尼治疗直至腹泻改善，改善后恢复治疗，但应减少剂量。

（8）避免与强效 CYP3A4 诱导剂同时使用，避免与可能延长 QT 间期的药物同时使用。

（9）给予局部和全身性糖皮质激素、口服抗组胺药，以及局部和全身抗生素治疗轻度至中度的皮肤反应。如果发生常见不良反应事件评价标准（CTCAE）3 级级或 3 以上的皮肤反应，停止凡德他尼治疗直至改善，而且改善后应考虑以减少剂量的方法给予凡德他尼继续治疗或永久停用凡德他尼。

（10）凡德他尼可能会妨碍伤口愈合。择期手术前暂停用药 1 个月，在大手术后至少 2 周内及在伤口充分愈合之前不要给药。

（11）当需要暴露在阳光下时，建议患者使用防晒霜和防护服。由于凡德他尼半衰期长，停药后，防护服和防晒霜的使用应该持续 4 个月。

（12）凡德他尼片不要压碎口服。如果患者吞咽片剂有困难，片剂可以放于玻璃杯中，玻璃杯中倒入 2 盎司（1 盎司=29.57ml）非碳酸水，并搅拌约 10min 直至片剂分散（不完全溶解）。具体可查看产品标签的额外信息。

（13）胚胎-胎儿毒性：给孕妇使用凡德他尼可能对胎儿造成伤害。

维莫非尼（Vemurafenib）

1. 作用机制　本品抑制 BRAF 丝氨酸-苏氨酸激酶的某些突变形式，包括 *BRAF* V600E，在 *BRAF* 基因中的某些突变包括 V600E 可导致组成性激活的 BRAF 蛋白，在缺乏增殖正常需要的生长因子时，可导致细胞增殖。

2. 美国 FDA 批准的适应证

（1）黑色素瘤：携有 *BRAF* V600E 突变的不可切除或转移性黑色素瘤患者的治疗。

（2）Erdheim-chester 病（ECD）：*BRAF* V600 突变的 ECD 患者的治疗。

3. 美国 FDA 批准的剂量　960mg，口服，每 12 小时 1 次，直至疾病进展或出现不可接受的毒性。

4. 剂量调整标准

（1）肾脏（轻至中度）：无。

（2）肾脏（重度）：无数据，谨慎给药。

（3）肝脏（轻度至中度）：无。

（4）肝脏（重度）：无数据，谨慎给药。

（5）非血液学毒性：有。

5. 不良反应

（1）心血管系统：QT 间期延长。

（2）皮肤和皮肤系统：脱发、皮肤鳞状细胞癌、皮肤干燥、红斑、角化过度、过敏反应[全身性皮疹、红斑、大疱性剥脱性皮肤反应（如 SJS、TEN）]、新发原发性恶性黑色素瘤、光敏性、皮肤瘙痒、皮疹、皮肤乳头状瘤。

（3）胃肠系统：食欲减退、便秘、腹泻和恶心/呕吐（轻微至低度）。

（4）泌尿生殖系统：血清肌酐升高、间质性肾炎、急性肾小管坏死。

（5）肝脏：碱性磷酸酶升高、胆红素升高和 LFT 指标升高。

（6）神经系统：头痛。

（7）视觉系统：视物模糊、虹膜炎、畏光、视网膜静脉阻塞和葡萄膜炎。

（8）其他：关节痛、水肿、乏力、肌痛、四肢疼痛。

6. 注意事项

（1）维莫非尼不推荐用于 *BRAF* 野生型黑色素瘤患者，必须用美国 FDA 批准的检测发现 *BRAF* V600E 突变。

（2）维莫非尼增加对紫外线（UV）A 的光敏性，UVA 能穿透玻璃。当在室外和开车时，建议患者应用广谱 UVA/UVB 系列的防晒霜和润唇膏[防晒系数

(SPF)≥30]。

(3)24%的患者发生皮肤鳞状细胞癌。在治疗开始前和治疗期间每2个月进行1次皮肤评估。手术切除和继续治疗不进行剂量调整。不推荐剂量调整或中断。维莫非尼还可能促进新的非皮肤鳞状细胞癌和其他恶性肿瘤发生。

(4)在使用维莫非尼治疗之前、治疗期间或治疗之后接受放疗的患者中，曾有报道涉及皮肤和内脏器官的放射致敏和放射回忆。不推荐维莫非尼与由CYP3A4、CYP1A2和CYP2D6代谢的治疗窗口窄的药物同时使用。

(5)与华法林同时给予，维莫非尼可增加其暴露。操作应小心，应考虑额外的INR监测。

(6)不建议维莫非尼用于电解质异常未纠正的、长QT间期综合征或正在服用QT间期延长药物的患者。

(7)胚胎-胎儿毒性：给孕妇使用维莫非尼可能对胎儿造成伤害。

维奈克拉(Venetoclax)

1. 作用机制 本品为抗凋亡蛋白Bcl-2的选择性抑制剂。

2. 美国FDA批准的适应证

(1)慢性淋巴细胞白血病(CLL)/小淋巴细胞淋巴瘤(SLL)。

(2)急性髓细胞性白血病(AML)：用于新诊断的AML的75岁或以上的成年患者的治疗，或存在合并症者，无法使用与阿扎胞苷、地西他滨或小剂量阿糖胞苷联合的强化诱导治疗的患者。

3. 美国FDA批准的剂量

(1)CLL/SLL：剂量从20mg增加到400mg，使用以下5周爬坡计划。第1周每天20mg，第2周每天50mg，第3周每天100mg，第4周每天200mg，第5周及以后每天400mg。维奈克拉可作为单药疗法或与奥滨尤妥珠单抗或利妥昔单抗联合使用。有关联合治疗的详细信息请参阅产品说明书。

(2)AML：剂量从100mg增加到400mg或600mg，具体取决于所用的联合用药，采用3天或4天的爬坡计划。第1天口服100mg，第2天口服200mg，第3天口服400mg，然后400mg，口服，每天1次，联合阿扎胞苷或地西他滨，每28天1个周期，或600mg，口服，每天1次，联合小剂量阿糖胞苷，每28天1个周期。

(3)维奈克拉片剂应每天口服1次，随餐和水服用。

4. 剂量调整标准

(1)肾脏(轻度至重度，CrCl≥15ml/min)：无。

（2）肾脏（ESRD，CrCl＜15ml/min）：无数据。

（3）肝脏（轻度至中度）：无（监测毒性）。

（4）肝脏（严重，总胆红素＞3×ULN）：无数据。

（5）骨髓抑制：有。

（6）非血液学毒性：有。

5. 不良反应

（1）胃肠系统：腹泻、恶心/呕吐（轻微至低度）。

（2）造血系统：中性粒细胞减少、贫血和血小板减少。

（3）神经系统：头痛。

（4）呼吸系统：上呼吸道感染。

（5）其他：乏力、发热和肿瘤溶解综合征。

6. 注意事项

（1）预测和评估肿瘤溶解综合征（TLS）的风险，并提供适当的预防措施。实验室检查可能会提示 TLS，可以早至第 1 次给药后 6～8h 发生。剂量的缓慢增加是为了降低 TLS 的发生率。

（2）维奈克拉是 CYP3A4/5、P-pg 和 BCRP 的底物。禁止在“爬坡”阶段同时使用强效 CYP3A 抑制剂。如有可能，避免使用中效或强效 CYP3A4 抑制剂、强效 CYP3A4 诱导剂和 P-pg 抑制剂。当必须同时使用中效或强效抑制剂时，使用的维奈克拉剂量应减少。筛选药物相互作用。

（3）在使用维奈克拉治疗前、治疗期间或治疗后，直到 B 细胞恢复前，不要使用减毒活疫苗。

（4）胚胎-胎儿毒性：给孕妇使用维奈克拉可能对胎儿造成伤害。

长春碱（Vinblastine）

1. 作用机制 本品抑制微管形成。

2. 美国 FDA 批准的适应证 下列恶性肿瘤的姑息治疗。

1）常有效的恶性肿瘤：睾丸癌、霍奇金淋巴瘤、非霍奇金淋巴瘤、蕈样肉芽肿、卡波西肉瘤、组织细胞性淋巴瘤、Letterer-Siwe 病（朗格汉斯细胞组织细胞增生症）。

2）较少敏感的恶性肿瘤：乳腺癌和耐药性绒毛膜癌。

3. 美国 FDA 批准的剂量

（1）初始（成人）：3.7mg/m^2，静脉注射，每周 1 次。可以逐步增加每周剂量至最大剂量 18.5mg/m^2 以维持白细胞＞3000/ml（见药品说明书）。

（2）儿童：关于剂量方案，请查阅现有文献。

（3）关于替代给药方案，请查阅现有文献。

4. 剂量调整标准

（1）肾脏：无。

（2）肝脏：有。

（3）骨髓抑制：有。

5. 不良反应

（1）心血管系统：高血压。

（2）皮肤和皮肤系统：脱发和伴有渗出的组织损伤/坏死。

（3）胃肠系统：恶心/呕吐（轻微）、口腔炎、便秘和肠梗阻。

（4）泌尿生殖系统：尿潴留和多尿。

（5）造血系统：骨髓抑制。

（6）神经系统：周围神经病变、感觉异常、深部腱反射消失和抗利尿激素分泌失调综合征。

（7）其他：骨痛、下颌痛、肿瘤性疼痛、虚弱、不适和雷诺现象。

6. 注意事项

（1）发泡剂。

（2）只能通过静脉途径给药。鞘内注射其他长春花生物碱已有致死性的报道。

（3）为了减少因给药途径不正确而导致致命用药错误的可能性，长春新碱应在一个柔性塑料容器（迷你袋）中稀释，并在醒目处标记适应证“仅用于静脉注射，如果通过其他途径给药则致命”。安全用药实践研究所（www.ismp.org）强烈建议在迷你袋（而不是注射器）中配备长春新碱。如果是用注射器制备，则必须用外包装包装，外包装上标有“注射前不得移除覆盖物。仅用于静脉注射——如果采用其他方法，将导致死亡”。

（4）胚胎-胎儿毒性：给孕妇使用长春碱可能对胎儿造成伤害。

长春新碱（Vincristine）

1. 作用机制 本品抑制微管形成。

2. 美国 FDA 批准的适应证

（1）急性淋巴细胞白血病（ALL）。

（2）长春新碱与其他药物联合在霍奇金淋巴瘤、非霍奇金淋巴瘤、神经母细胞瘤、肾母细胞瘤、横纹肌肉瘤中已经显示有效。

3. 美国 FDA 批准的剂量

（1）成人：$1.4mg/m^2$，静脉注射，1 次剂量。每周可重复一次给药。一些临床医生限制个体剂量最大（上限）为 2mg。

（2）儿童：1.5～2mg/m^2，静脉注射，1 次剂量。对于体重为 10kg 或以下的儿童患者，0.05mg/kg，静脉注射，1 次剂量。每周可重复一次给药。一些临床医生限制个体剂量最大（上限）为 2mg。

4. 剂量调整标准

（1）肾脏：无。

（2）肝脏：有。

5. 不良反应

（1）皮肤和皮肤系统：脱发和渗出性组织损伤/坏死。

（2）胃肠系统：恶心/呕吐（轻微）、口腔炎、厌食、腹泻、便秘和肠梗阻。

（3）泌尿生殖系统：尿潴留。

（4）神经系统：周围神经病变、感觉异常、麻木、深部腱反射消失和抗利尿激素分泌失调综合征。

（5）视觉系统：眼肌麻痹和眼外肌麻痹。

（6）呼吸系统：咽炎。

（7）其他：下颌疼痛。

6. 注意事项

（1）发泡剂。

（2）只能通过静脉途径给药。鞘内注射长春新碱已报道有致死性。

（3）为了减少因给药途径不正确而导致致命用药错误的可能性，长春新碱应在一个柔性塑料容器（迷你袋）中稀释，并在醒目处标记适应证“仅用于静脉注射，如果通过其他途径给药则致命”。安全用药实践研究所（www.ismp.org）强烈建议在迷你袋（而不是注射器）中配备长春新碱。

（4）CYP3A4 抑制剂会增加长春新碱药物的暴露，增加神经毒性的风险。

（5）胚胎-胎儿毒性：给孕妇使用长春新碱可能对胎儿造成伤害。

（6）对所有接受长春新碱的患者，推荐对便秘进行常规的预防性治疗。

硫酸长春新碱脂质体（Vincristine Sulfate Liposome）

1. 作用机制 本品与微管蛋白结合，改变微管蛋白聚合平衡，从而导致微管的结构和功能改变，并稳定纺锤体，防止染色体分离，触发中期停滞，并抑制有丝分裂。

2. 美国 FDA 批准的适应证 急性淋巴细胞白血病（ALL）：2 次或 2 次以上复发，或者 2 种或 2 种以上抗白血病方案治疗后病情进展的 Ph^- ALL 患者的治疗。

3. 美国 FDA 批准的剂量

（1）2.25mg/m^2，静脉注射 1h 以上，每 7 天 1 次。

（2）仅用于静脉注射；如果通过其他途径给予，有致死性。

4. 剂量调整标准

（1）肾脏：暂无相关研究。

（2）肝脏（轻度、中度）：无。

（3）肝脏（重度）：无资料。

（4）骨髓抑制：有。

（5）非血液学毒性：有。

5. 不良反应

（1）心血管系统：低血压。

（2）胃肠系统：肠梗阻、便秘、腹泻、肠梗阻、恶心/呕吐（轻度）。

（3）造血系统：贫血、中性粒细胞减少和血小板减少。

（4）肝脏：LFT 指标升高。

（5）神经系统：运动和感觉周围神经病变。

（6）其他：乏力、失眠、疼痛、发热和肿瘤溶解综合征。

6. 注意事项

（1）如果给予鞘内注射，有致死性。

（2）硫酸长春新碱脂质体与硫酸长春新碱注射液有不同的推荐剂量。

（3）硫酸长春新碱脂质体需要大量的制备时间（60～90min 的制备时间）。

（4）硫酸长春新碱脂质体禁用于脱髓鞘患者（包括 Charcot-Marie-Tooth 综合征患者）。

（5）硫酸长春新碱脂质体是一种发泡剂。如果怀疑外渗，立即停止输液，并考虑局部治疗措施。

（6）监测患者的外周和运动感觉、中枢及自主神经病变，并减少、中断、停止用药。感觉和运动神经病变为累积性的。

（7）通过预防性肠道治疗方案防止潜在的便秘、肠梗阻和（或）麻痹性肠梗阻。

（8）预计硫酸长春新碱脂质体与已知的和非脂质体硫酸长春新碱有相互作用的药物有相互作用。应避免与强效 CYP3A 抑制剂和诱导剂同时使用，同样也避免与 P-gp 抑制剂或诱导剂同时使用。

（9）胚胎-胎儿毒性：给孕妇使用硫酸长春新碱脂质体可能对胎儿造成伤害。

长春瑞滨（Vinorelbine）

1. 作用机制 本品抑制微管形成。

2. 美国FDA批准的适应证 本品可作为单药用于转移性NSCLC患者或与顺铂联合用于局部晚期或转移性NSCLC患者的一线治疗。

3. 美国FDA批准的剂量

（1）单药：30mg/m^2，静脉注射6～10min以上，每周1次。

（2）长春瑞滨联合顺铂

1）长春瑞滨25mg/m^2，静脉注射6～10min以上，第1、8、15天，每28天1个周期，联合顺铂100mg/m^2，静脉注射，每4周为1个周期。

2）或长春瑞滨30mg/m^2，静脉注射6～10min以上，每周1次，联合顺铂120mg/m^2，静脉注射，第1、29天，每6周为1个周期。

（3）长春瑞滨给药后，用75～125ml液体（如0.9%氯化钠溶液）冲洗管道。

4. 剂量调整标准

（1）肾脏：无。

（2）肝脏：有。

（3）骨髓抑制：有。

（4）非血液学毒性（神经毒性）：有。

5. 不良反应

（1）心血管系统：血栓栓塞事件、胸痛。

（2）皮肤和皮肤系统：脱发、静脉色素沉着、静脉疼痛、化学性静脉炎和组织损伤/坏死伴渗出。

（3）胃肠系统：恶心/呕吐（轻微）、口腔炎、厌食、便秘和肠梗阻。

（4）造血系统：骨髓抑制（粒细胞减少＞血小板减少或贫血）。

（5）肝脏：LFT指标升高。

（6）神经系统：周围神经病变和深部腱反射消失。

（7）呼吸系统：间质性肺病和呼吸急促。

（8）其他：下颌疼痛、肿瘤性疼痛、乏力、过敏反应。

6. 注意事项

（1）发泡剂。

（2）只能通过静脉途径给药。鞘内注射其他长春花生物碱已有死亡的报道。

（3）胚胎-胎儿毒性：给孕妇使用长春瑞滨可能对胎儿造成伤害。

维莫德吉（Vismodegib）

1. 作用机制　本品为 Hedgehog 通路抑制剂，结合并抑制 smoothened——一种参与 Hedgehog 信号转导的跨膜蛋白。

2. 美国 FDA 批准的适应证

（1）转移性基底细胞癌。

（2）手术后复发的局部晚期基底细胞癌患者或不适合手术的患者，以及不适合放疗的患者。

3. 美国 FDA 批准的剂量　150mg，口服，每天 1 次，直至疾病进展或出现不可接受的毒性。

4. 剂量调整标准

（1）肾脏：无。

（2）肝脏：无。

5. 不良反应

（1）皮肤和皮肤系统：脱发。

（2）电解质紊乱：氮质血症、低钾血症、低钠血症。

（3）胃肠系统：厌食、便秘、腹泻、恶心/呕吐（轻微至低度）。

（4）神经系统：味觉障碍（味觉缺失或障碍）。

（5）其他：闭经、食欲减退、乏力、肌肉痉挛和关节痛。

6. 注意事项

（1）胚胎-胎儿毒性：维莫德吉可导致胎儿死亡或严重的出生缺陷。开始服用前应核实妊娠状态，在治疗后的 7 个月和治疗过程中，建议女性避孕，并告知男性维莫德吉有通过精液暴露的潜在风险。在治疗期间和最后一次剂量后 2 个月，即使在输精管结扎术后，男性患者在与女性伴侣性交过程中也应该使用有杀精作用的避孕套。如果妊娠期间有维莫德吉暴露，应通过 Genentech 不良事件热线进行报告。鼓励患者参与维莫德吉妊娠药物警戒计划。

（2）在接受维莫德吉期间及最后一次剂量后至少 7 个月，建议患者不要捐献血液。

伏立诺他（Vorinostat）

1. 作用机制　本品为 HDAC 抑制剂。

2. 美国 FDA 批准的适应证　皮肤 T 细胞淋巴瘤（CTCL）：两种系统性方案治疗期间或治疗后的进展性、持续性或复发性 CTCL 患者的皮肤表现的治疗。

3. 美国 FDA 批准的剂量　400mg，口服，每天 1 次，与食物一起服用，直至疾病进展或出现不可耐受的毒性。

4. 剂量调整标准

（1）肾脏：无（慎用）。

（2）肝脏：有（轻至中度损害，严重损害数据有限）。

（3）骨髓抑制：有。

（4）非血液学毒性：有。

5. 不良反应

（1）心血管系统：QT 间期延长。

（2）皮肤和皮肤系统：脱发。

（3）内分泌系统：高血糖。

（4）胃肠系统：恶心/呕吐（轻微至低度）、腹泻、厌食、体重减轻、便秘和口干。

（5）泌尿生殖系统：肌酐和尿蛋白增加。

（6）造血系统：骨髓抑制（血小板减少和贫血）。

（7）神经系统：味觉障碍。

（8）其他：全身症状（乏力和畏寒）、血栓栓塞事件（包括 PE）、脱水和肌肉痉挛。

6. 注意事项

（1）已报道深静脉血栓和 PE 事件，应监测相关体征和症状。

（2）患者可能需要应用止吐药、止泻药，并补充液体和电解质以防脱水。

（3）高血糖常有报道。调整饮食和（或）高血糖的治疗可能是必要的。

（4）已观察到 QT 间期延长。监测基线电解质和心电图，并在治疗期间定期监测。

（5）在最初的 2 个月治疗期间，每 2 周监测 1 次血细胞计数和生化检验，以后每月 1 次。

（6）伏立诺他和其他 HDAC 抑制剂（如丙戊酸）同时使用，已有发生重度血小板减少和胃肠道出血的报道。

（7）胚胎-胎儿毒性：给孕妇使用伏立诺他可能对胎儿造成伤害。

泽布替尼（Zanubrutinib）

1. 作用机制 本品为 BTK 小分子抑制剂，导致 BTK 酶活性抑制。

2. 美国 FDA 批准的适应证 至少既往一种方案治疗后的套细胞淋巴瘤。

3. 美国 FDA 批准的剂量 160mg，口服，每天 2 次，或 320mg，口服，每天 1 次，与食物或不与食物一起服用。继续治疗，直至疾病进展或出现不可接受

的毒性。

4. 剂量调整标准

（1）肾脏（轻度至中度，CrCl≥30ml/min）：无。

（2）肾脏（严重，CrCl＜30ml/min）：无可用数据。

（3）肝脏（轻度或中度）：无。

（4）肝脏（重度）：有。

（5）CYP3A 抑制剂（强效或中效）：有。

（6）血液学毒性：有。

（7）非血液学毒性：有。

5. 不良反应

（1）心血管系统：心律失常。

（2）皮肤和皮肤系统：皮疹。

（3）胃肠系统：恶心/呕吐（最低）和腹泻。

（4）造血系统：中性粒细胞减少、血小板减少、白细胞减少、贫血和出血。

（5）呼吸系统：咳嗽。

（6）其他：瘀伤、感染和第二原发恶性肿瘤。

6. 注意事项

（1）第二原发恶性肿瘤，包括非皮肤癌，发生于 9%接受泽布替尼治疗的患者中。6%的患者报告皮肤癌；监测并建议防晒措施。

（2）避免同时服用中效或强效 CYP3A 诱导剂。

（3）如果需要同时服用中效或强效 CYP3A 抑制剂，则调整泽布替尼的剂量。

（4）胚胎-胎儿毒性：给孕妇使用泽布替尼可能会对胎儿造成伤害。

阿柏西普（Ziv-aflibercept）

1. 作用机制 阿柏西普作为一种可溶性受体结合 VEGF-A、VEGF-B 和胎盘生长因子（PIGF）。通过结合这些内源性配体，阿柏西普可抑制其同源受体的结合和激活。这种抑制作用可导致新生血管形成减少及血管通透性降低。

2. 美国 FDA 批准的适应证 对含奥沙利铂方案耐药，或者治疗后进展的转移性结直肠癌：阿柏西普用于联合 FOLFIRI（氟尿嘧啶、亚叶酸钙和伊立替康）。

3. 美国 FDA 批准的剂量 4mg/kg，静脉注射 1h 以上，每 2 周 1 次，与 FOLFIRI 化疗联合，直至疾病进展或出现不可接受的毒性。

4. 剂量调整标准

（1）肾脏：无。

（2）肝脏（轻度至中度）：无。

（3）肝脏（重度）：无数据。

（4）非血液学毒性：有。

5. 不良反应

（1）心血管系统：高血压和动脉血栓栓塞事件。

（2）胃肠系统：腹泻、口腔炎、体重减轻、食欲减退、腹痛、消化道瘘、穿孔、出血。

（3）泌尿生殖系统：血清肌酐和蛋白尿增加。

（4）造血系统：骨髓抑制（白细胞减少、中性粒细胞减少和血小板减少）。

（5）肝脏系统：LFT 指标升高。

（6）神经系统：头痛和 RPLS。

（7）其他：乏力、鼻出血、声音嘶哑、伤口愈合不良。

6. 注意事项

（1）直至中性粒细胞计数$\geq 1.5\times 10^9$/L 时才给予阿柏西普/FOLFIRI 方案。

（2）在择期手术前至少 4 周，以及大手术后至少 4 周，应停用阿柏西普。不要恢复阿柏西普治疗，直至手术伤口完全愈合。

（3）至少每 2 周监测血压 1 次，复发或严重高血压时暂停阿柏西普治疗。一旦高血压得到控制，重新开始治疗时应减少阿柏西普的剂量。

（4）24h 尿蛋白$\geq$2g 时，应暂停阿柏西普治疗。对于复发性蛋白尿，应减少阿柏西普的剂量。

（5）给予老年患者阿柏西普/FOLFIRI 方案治疗，其腹泻和脱水的风险更高，应密切监测。

（6）阿柏西普应通过 0.2μm 聚醚砜过滤器给药。不应使用聚偏氟乙烯或尼龙过滤器。

（7）胚胎-胎儿毒性：目前还没有阿柏西普用于孕妇的充分和良好的对照研究。在治疗过程中及最后一剂阿柏西普后至少 3 个月，男性和女性均应采取避孕措施。

（崔诗允　山长平　周慧俊　李　响　刘连科　译）

参 考 文 献